"十二五"国家重点图书

注意缺陷多动障碍

Attention Deficit Hyperactivity Disorder

主　编　王玉凤

副主编　（按姓氏汉语拼音排序）

　　　　曹庆久　刘　璐　钱秋谨

　　　　孙　黎　杨　莉

北京大学医学出版社

ZHUYI QUEXIAN DUODONG ZHANGAI

图书在版编目（CIP）数据

注意缺陷多动障碍 / 王玉凤主编 . —北京：北京大学医学出版社，2019.9（2025.1 重印）
ISBN 978-7-5659-2013-4

Ⅰ . ①注…　Ⅱ . ①王…　Ⅲ . ①多动症—诊疗　Ⅳ .
① R741

中国版本图书馆 CIP 数据核字（2019）第 162658 号

注意缺陷多动障碍

主　　编：王玉凤
出版发行：北京大学医学出版社
地　　址：（100191）北京市海淀区学院路 38 号　北京大学医学部院内
电　　话：发行部 010-82802230；图书邮购 010-82802495
网　　址：http：//www.pumpress.com.cn
E-mail：booksale@bjmu.edu.cn
印　　刷：中煤（北京）印务有限公司
经　　销：新华书店
策划编辑：董采萱
责任编辑：刘　燕　靳　奕　　责任校对：靳新强　　责任印制：李　啸
开　　本：889 mm×1194 mm　1/16　　印张：32.25　　字数：950 千字
版　　次：2019 年 9 月第 1 版　2025 年 1 月第 3 次印刷
书　　号：ISBN 978-7-5659-2013-4
定　　价：150.00 元
版权所有，违者必究
（凡属质量问题请与本社发行部联系退换）

本书由
北京大学医学出版基金
资助出版

编委会

主　　编　王玉凤

副 主 编（按姓氏汉语拼音排序）

　　曹庆久　刘　璐　钱秋谨　孙　黎　杨　莉

编者名单（按姓氏汉语拼音排序）

　　安　莉　天津大学心理健康教育中心

　　曹庆久　北京大学第六医院/精神卫生研究所/国家精神心理疾病临床医学研究中心

　　程　嘉　北京大学第六医院/精神卫生研究所/国家精神心理疾病临床医学研究中心

　　杜亚松　上海交通大学医学院附属精神卫生中心

　　范　津　纽约城市大学　西奈山伊坎医学院

　　Jeffrey H. Newcorn　西奈山伊坎医学院

　　Kurt P. Schulz　西奈山伊坎医学院

　　李岳玲　米尔克里克社区医院

　　林　红　北京大学第六医院/精神卫生研究所/国家精神心理疾病临床医学研究中心

　　刘　靖　北京大学第六医院/精神卫生研究所/国家精神心理疾病临床医学研究中心

　　刘　璐　北京大学第六医院/精神卫生研究所/国家精神心理疾病临床医学研究中心

　　刘豫鑫　北京大学第六医院/精神卫生研究所/国家精神心理疾病临床医学研究中心

　　钮文异　北京大学公共卫生学院

　　钱秋谨　北京大学第六医院/精神卫生研究所/国家精神心理疾病临床医学研究中心

　　钱　英　北京大学第六医院/精神卫生研究所/国家精神心理疾病临床医学研究中心

　　帅　澜　上海交通大学医学院附属新华医院/国家精神心理疾病临床医学研究中心

苏林雁　中南大学湘雅二医院精神卫生研究所/国家精神心理疾病临床医学研究中心

苏　怡　北京大学第六医院/精神卫生研究所/国家精神心理疾病临床医学研究中心

孙　黎　北京大学第六医院/精神卫生研究所/国家精神心理疾病临床医学研究中心

Thomas E. Brown　南加州大学 Keck 医学院

Tina Gurnani　子午线行为健康服务股份有限公司

王　鹏　北京大学第六医院/精神卫生研究所/国家精神心理疾病临床医学研究中心

王玉凤　北京大学第六医院/精神卫生研究所/国家精神心理疾病临床医学研究中心

吴赵敏　深圳市儿童医院

杨　莉　北京大学第六医院/精神卫生研究所/国家精神心理疾病临床医学研究中心

郑　毅　首都医科大学附属北京安定医院/国家精神心理疾病临床医学研究中心

周晓林　北京大学心理与认知科学学院

序

在公众的认知里，注意缺陷多动障碍（attention dificit hyperactivity disorder，ADHD）是现代社会才出现的疾病，但实际上ADHD的历史可以追溯到20世纪初甚至更早。1902年，英国儿科学之父George Still在《柳叶刀》发表文章，描述了一群具有ADHD临床特征的儿童。一个多世纪过去了，ADHD得到了越来越多的临床关注，ADHD的药物处方量显著增加，尤其是在高收入国家。临床治疗的增加表明父母和老师对ADHD的关注增加了，一方面可能是公众对ADHD的认知确实得到了提升，另一方面也可能是由于ADHD导致的患儿功能的损伤更加明显。尽管科研投入增加，但ADHD的病因和发病机制尚不清楚，我们只知道与其他复杂的精神疾病一样，ADHD是多种遗传及环境因素共同作用的结果。ADHD常起病于童年期，随着年龄的增长，ADHD核心症状会减轻，但注意缺陷的问题却持续存在，广泛影响患者的学业水平、职业规划及社会生活能力。因此，ADHD不仅是需要重视的儿童精神问题，更是影响成人健康的社会问题。对ADHD的研究需要医生、家长及老师等多方的努力协作，任重而道远。

王玉凤教授师从沈渔邨院士，是我国培养的第一位精神病与精神卫生学博士，是我国儿童精神卫生领域的泰斗级人物。对于王玉凤教授而言，儿童精神卫生并不仅仅是一份职业，更是一份信仰。为了能使更多的患者得到诊治，王玉凤教授总是会延长自己的门诊时间；为了发展有效的诊疗方法，王玉凤教授克服万难，率先引进了儿童感觉统合训练方法。作为一名优秀的博士生导师，王玉凤教授带领研究团队承担了十余项国家及部委级科研课题，为国家培养了一大批临床水平高超、科研能力精锐的精神科人才。在几十年的职业生涯中，王玉凤教授用实际行动为我们诠释了什么是匠人精神。

《注意缺陷多动障碍》一书从ADHD的概述讲到病因及发病机制，从临床评估讲到治疗及干预，在总结王玉凤教授团队科研成果的基础上，结合国际相关领域的最新进展，深入浅出地为读者呈现了ADHD临床及科研发展的全貌。本书的编撰过程历时三载有余，凝聚了王玉凤教授及其团队的智慧和汗水。有幸在第一时间阅读到本书，并受邀为本书写序，我实感荣幸。在阅读中，我感受到了王玉凤教授深厚的专业底蕴，以及精益求精的专业态度。我相信，无论是精神科或儿科医生、科研工作者、教育工作者，抑或是为人父母者，阅读本书都将有所裨益。希望本书的面世能激发出更多的医学后起之秀对儿童精神科的热情，积极投入到儿童精神科临床和科研的工作中来，助力儿童精神科学的蓬勃发展！

中国科学院院士
北京大学第六医院院长
2019年7月

前 言

注意缺陷多动障碍（ADHD），俗称多动症，是一种常见的神经发育性障碍，患病率约为5%。ADHD常见于学龄期儿童，但有70%的患儿症状持续到青春期，30%～50%持续到成年期。ADHD常共病学习障碍、对立违抗性障碍、情绪障碍，以及适应障碍等，对患者的学业、职业和社会生活等方面产生广泛而消极的影响，给家庭和社会均造成了沉重的负担。总之，ADHD是一个重要的公共卫生问题。

ADHD疾病特点包括覆盖的年龄跨度大，从学龄前期到成年期，涉及人群较广；往往共病多种神经精神障碍，且共患率均较高，是一种复杂性疾病。令人欣慰的是，在儿童精神病领域，ADHD是治疗效果较好、可治疗性较强的一种疾病。但遗憾的是，目前该病的治疗依从性仍较差。ADHD的治疗从单一到综合，需要包括医生、家长、患者与老师等多方力量的联盟。此外，该病的病因不清，涉及遗传、认知和脑等多个维度和层面。

针对ADHD的疾病特点，我们邀请了国内外从事ADHD及相关领域工作的研究者和专家，共同撰写了本书。内容包括资深研究者和临床治疗专家对研究和经验的分享、本团队中在20世纪末至21世纪初已成长起来的中青年研究者在病因及治疗方面的工作积累，以及当前的国际研究新进展。

本书共分为6篇22章。概述篇包括第一章至第四章，分别为注意缺陷多动障碍的概念及发展历史、流行病学，正常儿童心理发展，注意网络与注意缺陷多动障碍，以及注意缺陷多动障碍的预后及其影响因素。病因及发病机制篇包括第五章至第八章，从分子遗传学研究、神经影像学研究、神经生理学研究及神经心理学研究等多个维度系统探讨了ADHD的病理发病机制。临床评估篇包括第九章至第十二章，详细、全面地介绍了ADHD临床评估及诊断的程序及工具。治疗篇包括第十三至第十八章，从药物治疗、父母培训、家庭心理治疗、学校干预、行为治疗、健康教育等多个方面探讨了ADHD临床干预的策略和实施方法。此外，针对容易被忽视的成年期ADHD，本书也专设了一篇，详细介绍成年期ADHD的评估、诊断和治疗。特殊人群共病ADHD篇包括第二十一章至第二十二章，从复杂疾病诊疗的角度分享了临床经验。

本书的结构脉络是从正常儿童心理发展到ADHD的临床特点、从基础病因研究到临床诊疗研究、从学龄期儿童到成人，在"横向覆盖"的基础上结合"纵向深入"，希望能为初涉ADHD领域的研究生提供入门阶段的引领，为中青年医生的临床和科研工作提供业务参考，也希望能为部分家长和老师提供相关知识的普及。本书也是对社会、各项基金（卫生部临床学科重点项目、国家科技相关计划及国家重点基础研究发展计划等）和家长的一个集中反馈与汇报。

感谢我的恩师沈渔邨院士，引领并指导我开始了对ADHD的研究；感谢中国科学院院士、北京大学第六医院院长陆林教授为本书作序，陆教授一直关注着国内儿童精神病学事业的发展，并积极推动国内ADHD临床诊疗和基础研究的发展；感谢国际同行Brown教授、Newcorn教授及范津教授，他们在国际ADHD研究领域均享有颇高的声誉，感谢他们在本书中充分分享了各自的研究经验；感谢周晓林教授和钮文异教授，他们从学科交叉/融合的角度，为ADHD的诊疗及研究提供了新的思路；感谢国内同行苏林雁教授、杜亚松教授及郑毅教授，他们在ADHD的不同研究领域的突出成果和贡献使本书增加精彩；感谢北京大学第六医院ADHD团队及团队培养的每一位骨干，刘靖、钱秋谨、孙黎、程嘉、杨莉、曹庆久、林红、刘豫鑫、钱英、刘璐、苏怡、李海梅、帅澜、安莉、李岳玲、王鹏、吴赵敏，正是每一位骨干日复一日、年复一年的努力和贡献，才推动了团队在ADHD临床诊疗和研究上的进步；特别要感谢刘璐博士，作为编委之一，她还承担了学术秘书的工作，在联络、组稿及校对工作中做出了突出的贡献，充分体现了其严谨的科学态度和高效的执行力；最后，感谢所有参与校稿工作的研究生们，以及那些参与了ADHD研究、现已从事其他工作的小伙伴们。

ADHD是一个重要的公共卫生问题，需要国家、社会、医院、学校等多个层面的共同努力，希望本书的出版能够在推动ADHD研究和治疗方面发挥一定的作用。

我们衷心希望每一名儿童都能够在科学引领下，快乐成长！

北京大学第六医院/精神卫生研究所
国家精神心理疾病临床医学研究中心（北京大学第六医院）
国家卫生健康委员会精神卫生学重点实验室（北京大学）
2019年7月

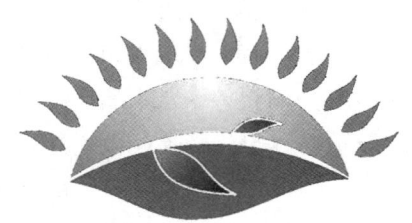

科学引领　　快乐成长

目　录

第一篇　概述篇

第一章　注意缺陷多动障碍的发展历史及流行病学 ……… 2
第一节　注意缺陷多动障碍的概念及发展历史 ……… 2
第二节　注意缺陷多动障碍的流行病学和防治现状 ……… 3
第三节　注意缺陷多动障碍的危险因素 ……… 4

第二章　正常儿童心理发育 ……… 16
第一节　引言 ……… 16
第二节　认知发展 ……… 18
第三节　社会发展 ……… 25

第三章　注意网络与注意缺陷多动障碍 ……… 33
第一节　注意、注意功能及注意的重要性 ……… 33
第二节　注意的神经网络 ……… 34
第三节　注意网络测试 ……… 36
第四节　注意缺陷多动障碍个体注意网络的特点 ……… 40

第四章　注意缺陷多动障碍的预后及其影响因素 ……… 45
第一节　各类预后的表现 ……… 45
第二节　预后的预测因素 ……… 48

第二篇　病因及发病机制篇

第五章　注意缺陷多动障碍的分子遗传学研究 ……… 60
第一节　基因组连锁分析 ……… 60
第二节　候选基因研究 ……… 60
第三节　全基因组关联研究 ……… 72
第四节　内表型研究 ……… 74
第五节　影响注意缺陷多动障碍分子遗传学研究的因素 ……… 76

第六章　注意缺陷多动障碍的神经影像学研究 ……… 85
第一节　概述 ……… 85
第二节　注意缺陷多动障碍的脑结构磁共振研究 ……… 85

第三节　注意缺陷多动障碍的功能磁共振研究 ……… 91
第四节　注意缺陷多动障碍的脑连接组学 ……… 108
第五节　注意缺陷多动障碍的弥散张量成像研究 ……… 111
第六节　药物影像学（翻译稿） ……… 115

第七章　注意缺陷多动障碍的神经生理学研究 ……… 145
第一节　神经电生理研究 ……… 145
第二节　平衡功能 ……… 160

第八章　注意缺陷多动障碍的神经心理学研究 ……… 180

第一节　总论（翻译稿）…………… 180
第二节　操作性执行功能…………… 189
第三节　生态执行功能…………………… 209

第三篇　临床评估篇

第九章　诊断和鉴别诊断……………… 230
第一节　对注意缺陷多动障碍症状认识和
　　　　诊断的历史回顾………………… 230
第二节　筛查……………………………… 232
第三节　病史采集和访谈………………… 233
第四节　诊断标准………………………… 238
第五节　不同年龄阶段注意缺陷多动障碍的
　　　　诊断……………………………… 240
第六节　鉴别诊断………………………… 241
第七节　综合性诊断……………………… 244

第十章　注意缺陷多动障碍的常见共患疾病
………………………………………… 246
第一节　概述……………………………… 246
第二节　注意缺陷多动障碍共病对立违抗性
　　　　障碍……………………………… 247
第三节　注意缺陷多动障碍共病品行障碍… 249
第四节　注意缺陷多动障碍共病焦虑障碍… 252
第五节　注意缺陷多动障碍共病抽动障碍… 254
第六节　注意缺陷多动障碍共病孤独症谱系
　　　　障碍……………………………… 256

第七节　注意缺陷多动障碍共病物质使用
　　　　障碍……………………………… 257
第八节　注意缺陷多动障碍共病学习障碍… 259
第九节　注意缺陷多动障碍共病双相障碍… 262

第十一章　常用临床评定量表及使用……… 268
第一节　评定量表概述…………………… 268
第二节　量表的标准化…………………… 270
第三节　常用量表介绍…………………… 272
第四节　简明儿童少年国际神经精神访谈… 285
第五节　执行功能行为评定量表………… 287
第六节　Weiss 功能缺陷量表…………… 293
附　录　常用临床评定量表……………… 305

第十二章　诊断会谈和临床检查………… 327
第一节　病史采集………………………… 327
第二节　精神检查………………………… 329
第三节　病历记录提纲…………………… 331

第四篇　治疗篇

第十三章　药物治疗……………………… 336
第一节　药物治疗的效果与评估………… 336
第二节　药物品种………………………… 339
第三节　药物疗效的个体差异…………… 346
第四节　治疗……………………………… 351

第十四章　父母培训……………………… 361

第一节　行为父母培训方法概述………… 361
第二节　亲子成长八步法………………… 362
第三节　正面管教………………………… 362
第四节　父母培训的效果………………… 363

第十五章　家庭心理治疗………………… 366

第一节	家庭与童年期注意缺陷多动障碍的关系 366
第二节	家庭心理治疗对注意缺陷多动障碍患儿干预的意义 367
第三节	注意缺陷多动障碍患儿的家庭心理治疗 368

第十六章　注意缺陷多动障碍的学校系统干预 373

第一节	概述 373
第二节	学校系统干预的评估 376
第三节	学校系统干预计划的制定和实施 377
第四节	注意缺陷多动障碍学校系统干预的方法 378
第五节	注意缺陷多动障碍学校系统干预的前景 384

第十七章　注意缺陷多动障碍的行为治疗 387

第一节	概述 387
第二节	注意缺陷多动障碍行为治疗的相关理论 388
第三节	注意缺陷多动障碍患者行为的评估 389
第四节	注意缺陷多动障碍行为治疗的方法 391
第五节	注意缺陷多动障碍的认知行为治疗 395
第六节	注意缺陷多动障碍行为治疗效果的评价 396

第十八章　健康教育 399

第一节	健康教育与健康促进概述 399
第二节	健康传播的基本概念与理论简介 404
第三节	健康教育效果评价 410
第四节	健康教育干预策略与方法 411

第五篇　成年期注意缺陷多动障碍

第十九章　成年期注意缺陷多动障碍的诊断 424

| 第一节 | 成年期注意缺陷多动障碍的临床特点 424 |
| 第二节 | 成年期注意缺陷多动障碍的诊断及评估 427 |

第二十章　成年期注意缺陷多动障碍的治疗 433

第一节	成年期注意缺陷多动障碍的药物治疗 433
第二节	成年期注意缺陷多动障碍的心理治疗 434
第三节	成年期注意缺陷多动障碍共病的治疗 437

第六篇　特殊人群共病注意缺陷多动障碍

第二十一章　Tourette 综合征共病注意缺陷多动障碍 444

第一节	Tourette 综合征概述 444
第二节	Tourette 综合征与注意缺陷多动障碍共病的病因学研究 447
第三节	Tourette 综合征与注意缺陷多动障碍共病的临床特点 448

第四节 Tourette综合征与注意缺陷多动障碍
共病的诊断原则……………………450
第五节 Tourette综合征与注意缺陷多动障碍
共病的治疗…………………………451

第二十二章 孤独症共病注意缺陷多动障碍
……………………………………458
第一节 孤独症概述……………………………458
第二节 孤独症或孤独症谱系障碍共病注意
缺陷多动障碍………………………459

附录

附录一 第六章英文原文………………474
附录二 第八章英文原文………………487

第一篇

概述篇

第一章　注意缺陷多动障碍的发展历史及流行病学

第一节　注意缺陷多动障碍的概念及发展历史

注意缺陷多动障碍（attention deficit hyperactivity disorder，ADHD）是一种神经发育障碍，主要表现为与年龄不相称的注意力易分散、不分场合的过度活动和情绪冲动，并伴有认知障碍和学习困难，智力正常或接近正常。ADHD常见于学龄期儿童，但有70%的症状持续到青春期，30%～50%持续到成年期。ADHD常共病学习障碍、对立违抗性障碍、心境障碍以及适应障碍等，对患者的学业、职业和社会生活等方面产生广泛而消极的影响。目前，儿童精神科学者们普遍认为ADHD是一种影响终身的慢性疾病。

早在1845年，Hoffmann已把儿童的活动过度作为病态来描述。1937年，Bradley指出这是一种儿童行为障碍的特殊形式，临床应用苯丙胺治疗取得很好的疗效。1947年，Strauss认为脑损伤是其重要病因，故取名为"脑损伤综合征"。1949年Clements等认为这种脑损伤是轻微的，故称为"轻微脑损伤综合征"（minimal brain damage），简称MBD。1966年Gessel指出多动症不是轻微脑损伤，而是"轻微脑功能失调"（minimal brain dysfunction），也简称MBD。随着对疾病本质的逐步认识，1980年美国精神病协会（American Psychiatric Association，APA）在《精神疾病诊断和统计手册》（第3版）（*Diagnostic and Statistical Manual of Mental Disorders，Third Edition*，DSM-Ⅲ）中提出该病，当时的名称是注意缺陷障碍（attention deficit disorder，ADD），明确诊断要求在注意缺陷、冲动两个症状群中症状的数量分别达到一定的条目数，在此基础上，如能满足多动症状群中的条目数，则诊断为注意缺陷障碍伴多动（attention deficit disorder with hyperactivity，ADDH），如达不到，诊断为注意缺陷障碍不伴多动（attention deficit disorder without hyperactivity）。1987年修订后出现了DSM-Ⅲ-R诊断标准，疾病名称改为注意缺陷多动障碍，对症状的描述有所改变，要求在14个症状条目中达到8条，不再分型，而按严重程度划分为轻、中、重三级。1994年修订而成的DSM-Ⅳ仍沿用注意缺陷多动障碍的名称，但诊断的结构发生了较大变化，反映了对疾病实质的一些新认识和观点。DSM-Ⅳ将症状分为两大核心症状，一组为注意缺陷症状，要求符合9个条目中的6条；另一组多动/冲动症状，也为9个条目，同样要求符合其中的6条。将ADHD分为三型：如仅满足前者，即诊断注意缺陷为主型（predominately inattentive type，ADHD-I），仅满足后者诊断为多动/冲动为主型（predominately hyperactive-impulsive type，ADHD-HI），两者均满足诊断为混合型（combined type，ADHD-C）。2013年修订的DSM-5仍称为ADHD，增加了成人患者诊断所需的症状条目。近年来，世界卫生组织（WHO）在《国际疾病分类》第9版（ICD-9）中将该病命名为"儿童多动综合征"，第10版（ICD-10）命名为"多动性障碍"。第11版（ICD-11）则命名为"注意缺陷多动障碍"并增加相应介绍。

目前现行的两个系统ICD-10和DSM-5，用于确定诊断的18个症状条目描述完全一致，不同之处在于：ICD-10要求注意缺陷、多动/冲动症状两大组症状都要同时明显存在，而DSM-5则只要一组症状明显存在即可；ICD-10提倡一元诊断和诊断等级，一旦存在心境障碍、焦虑障碍和广泛性发育障碍，则优先诊断这些疾病，而DSM-5允许ADHD和心境障碍、焦虑障碍共病。对于起病年龄，在ICD-10及DSM-5中有不同的要求：ICD-10要求在7岁之前起病，而DSM-5仅要求在12岁之前起病。

不论是多动症、注意缺陷障碍或注意缺陷多动障碍，这些名称均不涉及对病因的描述，而是症状描述性用语。

第二节 注意缺陷多动障碍的流行病学和防治现状

一、注意缺陷多动障碍的流行病学概况

ADHD的患病率一般报告为3%~5%，男女比例为4~9∶1。跨文化研究发现几乎在所有的国家和文化背景中均有ADHD发生，但在不同的国家和社会经济文化阶层中，其患病率有差异。英国报告患病率不到1%，一般他们把该类问题归为儿童行为问题；荷兰报告为5%~20%；20世纪70—80年代美国报告ADHD的患病率为5%~10%，按DSM-Ⅳ标准，为3%~5%；日本为4%；我国报告的学龄期ADHD的患病率为1.3%~13.4%，七项大型调查研究的meta分析得出患病率为4.31%~5.83%[1-5]。此外研究发现，ADHD患儿来自父母分居或离婚、父亲经济地位低或为体力劳动者、父母婚姻不和谐以及家庭教育不一致的家庭较多见。ADHD患儿的父亲和男性亲属出现物质滥用、母亲和女性亲属出现Briquet综合征（Briquet syndrome，一种癔症）等病理心理问题明显多见。

ADHD的患病率主要与研究者所使用的评定工具、诊断标准（ICD或DSM）、取样方法、报告人（父母、教师或两者都参与）、共病情况、选择人群的年龄、国家及人口特征有关。应用DSM-Ⅳ诊断标准得到ADHD的患病率为5%~10%[6-8]；Scahill和Schwab-Stone[9]总结以往研究得出应用DSM诊断标准得到ADHD的患病率为1.9%~14.4%；Danckaerts和Taylor[10]的综述及Swanson等[11]的研究发现应用较严格的ICD诊断标准，单纯ADHD（无共患疾病）的患病率仅为1%~2%。通常在DSM-Ⅳ-TR中报道学龄期儿童ADHD患病率为3%~7%，男性多于女性，男女之比为2.5∶1至5.6∶1。ADHD在学龄期男童中患病率最高，青春期患病率下降；女童患病率低，但各年龄段患病率并无差异；城市ADHD患病率高于农村[12]。

近年来，成年期ADHD日益受到关注。美国对18~44岁成人进行调查，ADHD的患病率为4.4%。WHO对十个国家的18~44岁人群进行调查，结果显示ADHD的平均患病率为3.5%。

ADHD的症状基本在学龄期前出现，但在9岁时最为突出。随着年龄的增长，共病学习困难和其他精神障碍的概率明显增加：共病破坏性行为障碍者占23%~64%，心境障碍占10%~75%，焦虑障碍占8%~30%，学习困难占6%~92%，抽动障碍占7%。总体来说，约65%的患儿存在一种或更多的共患疾病。共患疾病的存在常导致患儿社会功能严重受损，临床疗效降低，预后不良。为了使ADHD患儿的学业水平能与其智力能力保持一致，大约有20%的ADHD患儿需要给予特殊教育，15%的ADHD患儿需要提供特殊的行为矫正服务。

二、我国注意缺陷多动障碍的防治现状和任务

据美国儿童青少年精神病学会报告，美国现在有经过全面培训、注册的儿童精神科医生6 300名。为了满足750万~1 400万儿童精神障碍患者，尤其是其中5%~9%有明显功能损害的患者的服务需要，还需要3万名儿童精神科医生，因此，计划于2020年儿童精神科医生人数要增加1倍（达13 000名）。此外，如果考虑到目前成年期ADHD、成年期孤独症谱系障碍和成年期抽动障碍仍到儿童精神科医生处就诊，也许需要儿童精神科医生的量多于此，才能满足社会需求。

与国外相比，我国目前的防治形势和我们的任务更加严峻。ADHD是最常见的儿童行为问题，根据我国七项主要研究的meta分析，ADHD患病率为4.31%~5.83%，估计全国有患儿1 461万~1 979万人。其中，纯粹的ADHD仅为28.1%，71.19%的患者有共病。即使纯粹的ADHD患者可由儿科医生治疗，那么还有剩余的71.19%，即1 022万~1 385万有共患疾病的ADHD患者，需要专门从事儿童精神病的专科医生服务。而我国注册儿童精神科医生估计不足百名，他们还承担着儿童重症精神病的防治。来自北京、上海和长沙3个城市的812例ADHD影响与服务调查结果显示：90%以上的ADHD患儿父母报告患儿在学习、遵守纪律和完成家庭作业方面存在一定困难，62%的父母报告患儿在按

时起床、准备上学方面有一定困难，87.2%的父母对患儿的ADHD症状感到紧张、焦虑，94.8%父母担心ADHD症状影响患儿的学业，88.9%的父母担心ADHD症状影响患儿将来事业的发展，34.2%的父母认为家庭活动遭到破坏，26.8%的父母婚姻关系遭到破坏。由此可见，目前我国ADHD防治领域的形势十分严峻。

此外，据调查，目前我国ADHD的就诊率仅有10%，而且治疗的依从性也很低。国外文献报告ADHD患儿的治疗依从性为35%~80%，台湾地区是74.3%。而国内朱大倩等报告使用哌甲酯治疗ADHD患儿，50%的患儿用药时间短于6个月，依从性好者仅有33.7%，依从性处于较低水平。

面对如上重大公共卫生问题和我国专业人员十分匮乏的现实，我中心多名专家提出以下几点建议。

- 整合医学、教育、社会和家庭各方面力量，增加对儿童精神卫生事业投入；建立ADHD治疗联盟，包括医生、父母、老师与年长患者本人共同参与。
- 大力在中小学校和幼儿园教师中进行继续教育与健康教育，这对ADHD的早期识别、早期干预及综合干预有很大帮助；
- 逐步建立多个培训中心，目前在有条件的单位开始试点，大力加快对儿童精神病与精神卫生高级人才培养，并制定有关的倾斜政策；
- 协同中华医学会儿科学分会的小儿神经学组和儿童保健学组进行ADHD知识的继续教育。

总之，要努力整合社会资源，加强对ADHD的防治，提高我国人口素质。

第三节 注意缺陷多动障碍的危险因素

ADHD病因和发病机制尚不清楚，但众多证据提示，ADHD是一种神经发育性障碍。整合全基因组关联研究发现，与ADHD高度关联的85个候选基因中，由其中45个候选基因编码的蛋白质组成的神经发育网络涉及定向的神经轴突生长。来自ADHD患者的重复片段数量变异的研究以及动物模型研究的结果进一步支持这一神经发育网络涉及ADHD病因学[13]。

神经心理学研究发现，ADHD患儿的转换功能水平与较其年龄小2~3岁的正常儿童相当[14-15]。ADHD男童的运动平衡功能落后于正常男童[16]。脑电波α波的8 Hz成分增多[17]、磁共振质子波谱（1H-MRS）双侧苍白球氮-乙酰天冬氨酸/肌酸比值（NAA/Cr）明显降低[18]，均反映ADHD患儿脑发育延迟。神经影像学研究进一步发现ADHD患儿大脑皮质的成熟较正常对照人群约晚3年，特别是前额叶皮质及颞叶皮质[19]；静息态脑功能成像的数据显示，ADHD成人的脑功能与正常成人对照有明显的差异，而与正常青少年相似[20]。以上研究结果均提示，ADHD患者脑发育延迟，ADHD是一种神经发育性障碍。

一、注意缺陷多动障碍的危险因素

目前认为ADHD是由多种生物学因素、心理因素及社会因素单独或协同作用造成的一种综合征[21]。病因及危险因素总结如下。

（一）生物学因素

1. 遗传因素 多年来的研究发现ADHD患儿的生物学亲属的心理障碍往往比非ADHD患儿的亲属多，尤其是抑郁、酒精使用障碍、品行问题或反社会行为、多动。这些研究提示ADHD可能有遗传倾向。

（1）家系和双生子研究：这是确定ADHD是否遗传的一种方法。一些研究比较了ADHD患儿的一级亲属（父亲、母亲和兄弟姐妹）、正常儿童（即无任何精神障碍的儿童）及其家庭成员中的患病情况，结果发现ADHD患儿的一级亲属中超过25%的人也患有ADHD，而在另外两组只有5%，随机抽取的任一儿童样本中有5%的概率（人群整体患病率）。因此，如果一个儿童患有ADHD，那么其家庭成员罹患ADHD的风险为普通人群的 5 倍。

双生子研究更具有说服力。科学家们发现，如果双生子之一患有 ADHD，那么另一个患病的风险是 80%～90%。一般来说，同卵双生子的患同种疾病的风险是 79%，而异卵双生子只有 32%，但是后者与其他儿童 3%～5% 的患病率相比，风险高了 6～10 倍。

近期几项大型双生子研究显示儿童多动、冲动行为的遗传度是 55%～97%，平均是 80%。环境因素，如饮食、铅等毒素或母孕期及围生期并发症，仅能解释病因的 1%～20%。由此可见，遗传因素在 ADHD 发病中起了主要作用。

（2）分子遗传学研究：ADHD 的遗传方式至今仍存在很多疑问，是单基因遗传，还是多基因遗传？它和儿童的性别有关吗？可以确定基因在特定染色体上的位置吗？能通过检测血样来明确个体患病风险吗？随着科学的发展，我们很有可能在今后的几十年中得到答案。目前多数学者认为 ADHD 为多基因遗传[22-23]。分子遗传学研究发现儿茶酚胺类（多巴胺、去甲肾上腺素和 5-羟色胺）神经递质代谢通路上的受体、转运体、代谢酶等多个基因可能是 ADHD 的易感基因[24-26]，但是到目前为止尚无肯定的结论。ADHD 是一组复杂的人格特征，而这种特征常常由多基因决定，今后的研究方向无疑就是找出多基因如何相互作用从而导致了 ADHD。

2. 环境因素

（1）孕产期不利因素：母孕期吸烟摄入的尼古丁以及饮酒摄入的酒精都可以造成儿童大脑尾状核和额叶区的发育出现明显异常。1992 年，一项较大规模的研究发现受孕时直接吸烟或怀孕后被动吸烟可以增加儿童行为问题出现的概率。如果受孕时和怀孕后均有尼古丁暴露，那么儿童出现行为问题的可能性就更大。有研究发现，孕期吸烟的数量和子代患 ADHD 的风险之间有显著相关，甚至控制 ADHD 家族史后，仍有类似结果。综上，科学研究的结果表明吸烟与 ADHD 的高患病风险相关。研究表明饮酒母亲的子代更容易出现多动和注意力不集中的问题，甚至是 ADHD。母孕期饮酒量直接和 4～7 岁儿童出现注意力不集中、多动问题的风险程度相关。

除此之外，动物研究已经表明尼古丁和酒精能够造成特定脑区的发育异常，这些异常可以导致多动、冲动和注意力不集中。所以母孕期吸烟或饮酒最有可能增加子代出现 ADHD 的风险，尤其当母亲本人也是 ADHD 时，这种风险就更大。

ADHD 患儿有一定比例围生期异常史。母孕期（尤其是孕早期）感染、中毒、营养不良、服药、饮酒、吸烟、X 线照射，以及各种原因所致新生儿脑损伤（宫内窒息、分娩时所致脑损伤）和非正常分娩（产程过长、过期产、早产）、低体重儿等均可能引起神经发育异常，出现多动和行为问题，成为 ADHD 患病的危险因素。

（2）铅暴露：一些科学迹象表明，儿童体内高血铅水平可能和多动、注意力不集中有关。如果儿童存在铅暴露，体内高水平的血铅有可能是 ADHD 的原因，因为研究表明中度至高度铅暴露可以损伤大脑细胞。正如酒精和尼古丁一样，铅是作用于大脑的一种毒素，可以把它看成 ADHD 的潜在病因。

3. 大脑发育异常 到目前为止，多角度的科学研究结果表明，ADHD 人群存在大脑中特定的化学物质发生改变，且特定脑区活动下降、发育不成熟和体积萎缩。大脑额叶区可能和 ADHD 的发生有关，它的许多连接通路经过神经纤维与尾状核（纹状体的一部分）相连，而尾状核与大脑深层的边缘系统相连。这些大脑区域可以帮助我们抑制行为、保持注意，并且控制我们的反应。它们同样可以抑制和控制我们的感情与动机，同时帮助我们使用语言（规则或指示语）来控制行为和对未来做出计划。

（1）神经生化研究：对 ADHD 的生化研究提出了去甲肾上腺素（norepinephrine，NE）功能不足、多巴胺（dopamine，DA）功能不足、5-羟色胺（5-hydroxytryptamine，5-HT）功能过高或相对不足等假说。Quay 引用行为促进系统和行为抑制系统的观点，解释了神经递质系统与儿童行为之间的关系，推测 ADHD 可能是神经递质失调或 NE、DA、5-HT 这三个系统出现失调所致的行为障碍。研究还发现 ADHD 也可能存在兴奋性氨基酸（Glu、Asp）和抑制性氨基酸（GABA、Gly）的代谢失调。

（2）轻微脑损伤及神经系统发育障碍：自 ADHD 被提出以来，曾有一种"轻微脑损伤"的假说，但一些严格的病例对照研究表明，患儿有明显脑损伤的比例并不太高。根据神经电生理研究结果，提出了 ADHD 患儿脑发育迟滞[27]、脑发育偏离正常[28]、觉醒不足[29] 三个假说。神经影像学研究主要发现 ADHD 患儿前额叶体积减小、右侧尾状核增大或左侧尾状核缩小、苍白球体积减小、胼胝体体积减小、小脑后下蚓部体积明显减小等[30-33]。

(二) 社会心理因素

1. 心理行为因素 个性是个体特定的行为方式或风格，个性和行为是密切相关的。周韦华等[34]研究发现 ADHD 患儿同正常儿童相比，情绪不稳、容易激动、行为不顾后果、自控能力差更为多见，并且容易出现攻击行为。国内外研究证实，ADHD 患儿自我意识水平低，自尊水平也偏低，他们对自己的行为、智力，以及在学校的表现评价过低，并且幸福与满足感较低[35]。与正常儿童相比，ADHD 患儿表现得更为外倾[36]。关于 ADHD 患儿个性特点的研究发现，其偏离人数所占比例高于正常儿童组[37]。

父母个性特点和精神病理对于 ADHD 的发生也起着重要作用。研究发现 ADHD 患儿父母的社交障碍、嗜酒、歇斯底里发生率高于正常儿童父母[38-39]。Cathering 等报道，如父母存在心理问题，如抑郁、焦虑或其他情绪问题，其子女 ADHD 的患病率明显高于父母心理健康的儿童。共病品行障碍的 ADHD 患儿的父亲，其神经质倾向比不共病品行障碍的 ADHD 患儿的父亲更明显。陈顺珍等[40]研究发现，ADHD 患儿中，父母性格不良者占76.09%。Nigg 和 Hinshaw[41]研究发现 ADHD 男童的母亲曾有重性抑郁发作和（或）有明显的焦虑症状、父亲儿时有 ADHD 病史者多于正常儿童。

儿童不良行为的形成与家庭教育中的阳性强化和阴性强化有关，父母个性特征如神经质、责任感低，以及与子女的对立关系均可导致 ADHD 患儿不良行为的发生与发展。其途径可能通过直接的影响，如父母行为的示范或遗传作用；也可能通过间接的作用，如父母的个性影响养育方式或亲子间的相互作用方式，从而进一步影响儿童的行为。Walker 等[42]提出了儿童病理心理形成的应激-素质模式，强调了儿童气质和养育环境的相互作用。该理论认为，多动儿童可能会给父母形成不寻常的应激事件，导致易感素质的父母，特别是高神经质倾向的父母，对儿童的养育能力下降，因此，多动儿童形成不良社会行为的危险性增加。

2. 家庭环境因素 儿童的行为与家庭环境密切相关，不良的家庭环境对儿童的不良行为起示范和强化作用，主要家庭环境因素包括以下几个方面。

（1）家庭关系严重不和睦：ADHD 患儿父母比正常儿童父母存在更多的婚姻问题，家庭成员之间缺乏信任和支持，容易导致冲突，缺乏亲密、轻松、积极、健康的家庭环境。儿童生活在父母经常吵架、相互谩骂、攻击、讽刺、挖苦，甚至分居、离婚的环境中，精神常常处于紧张、压抑、恐惧、不安和矛盾的状态，容易出现神经兴奋性异常、功能紊乱、难以自控，进而出现冲动多动、注意力不集中、情绪不稳等行为问题，或加重 ADHD 的某些症状。Biederman 等[43]研究发现 ADHD 患儿的家庭亲密、情感表达和组织性等方面均低于正常儿童，提示不和谐的家庭环境是导致 ADHD 患儿发生各种不良行为的重要因素。

（2）父母教育方式：不当的教育方式也是儿童患 ADHD 的危险因素之一。父母经常粗暴打骂儿童、干涉儿童的活动，极大程度地挫伤了儿童的自尊心和自信心，儿童在这种教育方式的直接影响下，精神常常处于高度警觉状态，唯恐触怒父母。长此以往，儿童就会缺乏独立性、自主性，一旦条件适宜，将毫无自控力地发泄自己的心理能量，表现为活动过度、注意力不集中和冲动等行为问题。放任型教育方式下，儿童虽然可自由发展、不受约束，但由于儿童缺乏适当的关心、爱护和适宜的管教，加之儿童神经系统功能发育不完善，认知能力、自控能力均较差，这种教育方式也有可能成为引发 ADHD 的因素[44]。

季军等[45]的研究也表明 ADHD 患儿的父母养育子女的方式偏于拒绝、过度保护与缺乏温暖。皇甫智敏[46]研究发现，不同父母教育方式间 ADHD 患儿的检出率有显著性差异，检出率大小依次为干涉、溺爱和严厉型教育方式。金星明等[47]研究发现父母对 ADHD 患儿存在着不良的应答模式，ADHD 组父母斥责打骂儿童的比例高达37.8%，这些儿童较少受到父母的鼓励、赞扬和抚慰；而父母的粗暴行为又促成儿童的固执与蔑视，造成亲子关系紧张，形成恶性循环，加重 ADHD 的行为症状。

（3）父母社会经济阶层：父母经济阶层低（包括父母受教育程度和父母职业、经济收入）是 ADHD 的重要影响因素。国外将社会经济阶层作为一项综合指标，探讨社会经济水平对不同健康人群的影响，发现家庭经济收入低、住房拥挤、学习环境差都是 ADHD 的危险因素。Paternite 研究发现，家庭的社会经济地位与 ADHD 的继发性症状，如攻击行为、冲动破坏及缺乏自尊等有关。洪峻峰等[48]研究发现母亲文化程度为"小学"或"文盲"的子女发生 ADHD 的风险分别为母亲文化程度为"大学"的 5.6 倍和 9 倍，母亲职业为"工人或农民"或"个体"的子女发生 ADHD 的风险分别为母亲职业为"技术干部"的 4 倍和 9 倍。

流行病学调查研究也显示父母文化程度和职业与 ADHD 的检出率有关[46, 49-50]。父母的文化层次、职业直接影响其对儿童的培养和教育方式，父母本身不注重提高文化修养、对儿童的学习采取放任的态度，其子女往往对学习缺乏追求、行为缺乏规范，这是 ADHD 的危险因素。因此，家长应提高自身及整个家庭的文化素质培养。通常母亲比父亲有更多的时间接触孩子，对子女的影响更大，因此，应注意提高母亲的素质，为儿童的心理发育创造一个和谐健康的家庭环境。

3. 学校因素　儿童缺乏安全感可引起多动。众多文献提示，在学校缺乏安全感的 ADHD 患儿常伴有咬指甲现象，因此，咬指甲是 ADHD 患儿内心缺乏安全感的一种外在表现。老师处理问题不当，可引起"情景性活动过多"和注意力不集中。如老师对 ADHD 患儿缺乏理解，采取打骂或侮辱人格的方法，将严重影响儿童行为和情绪的发展，导致多动的发生，甚至促发反社会行为，导致青少年犯罪。

4. 社会因素　儿童生活在社会中，必然受到周围社会大环境的影响，不良的社会风气，如吸烟、喝酒、父母离异，甚至吸毒对儿童心理将产生巨大影响。ADHD 患儿是患品行障碍、青少年犯罪的高危群体，更易受不良社会风气影响，成为青少年犯罪率上升的重要因素。在社会因素中，社会发展、生活工作节奏快、脑力劳动增加、就业竞争激烈、学习压力增大等均可增加儿童的社会心理压力，使其精神紧张，引起他们的心理行为障碍。

（三）哪些人有罹患 ADHD 的危险

儿童在出生前，特定的血缘和家庭特点就能够影响他发展为 ADHD 的概率。这些危险因素不会直接导致 ADHD，但出生在这种家庭的儿童比其他儿童更倾向于患有 ADHD[51]。

1. 家长和家庭的特征　由于遗传因素的作用，如家长患有 ADHD，其子代更有可能患有 ADHD。实际上，任何 ADHD 家族史都能增加儿童罹患 ADHD 的概率。例如，同胞中有一人是 ADHD，那么另外的人罹患 ADHD 的可能性是 25%～35%。不考虑患有 ADHD 的同胞的性别，科学家们估计这种危险性在女童中是 13%～17%，男童中是 27%～30%。目前尚不清楚为什么在同一个家庭中男童患病的风险比女童大，有可能是遗传方面的原因。这种性别差异不仅突出体现在 ADHD 上，而且在精神发育迟滞、阅读障碍、学习障碍等方面都是如此。无论原因是什么，总之不能归为单纯的社会因素，如仅仅是家长对男童和女童采取不同的对待方式所造成。

其他和 ADHD 早期形成和症状迁延相关的家庭危险因素是：①母亲教育程度低；②父母的社会经济地位低；③单亲家庭；④家庭被父亲抛弃。然而，这些因素只能使 ADHD 的风险轻度增加，而不会导致 ADHD。

2. 母孕期的特点　一些研究表明经历孕期或分娩期并发症的母亲比那些没有并发症的母亲更倾向于娩出 ADHD 患儿。并发症的类型似乎并不比并发症的数目重要。这种并发症可以通过影响胎儿的正常脑发育而造成 ADHD，或者存在第三种因素——母亲自身罹患 ADHD。在这种情况下，ADHD 母亲在围生期不会很好地照顾自己，引起较多并发症的发生，而子代的 ADHD 是由遗传造成的。

实际上几乎没有迹象表明孕期或分娩期并发症可以导致 ADHD。20 世纪 70 年代由美国进行的一项大型研究"围生期协作项目"表明，下述的因素可以（轻度）增加儿童罹患 ADHD 的风险：母亲每天的吸烟量较多、母亲抽搐发作、母亲孕期住院次数较多、分娩过程中和分娩后婴儿的呼吸困难、分娩后受检胎盘的重量较轻和健康状况较差。如果这些方面出现问题，就会增加儿童出现ADHD症状的概率。母亲的情况越糟，子代的症状就越严重。

对早产儿和低体重儿的研究表明，这些儿童在童年后期很有可能成为ADHD患者，其风险是普通儿童的5～7倍，其原因可能是早产儿和低体重儿出现颅内少量出血的风险较高。研究发现在存在颅内少量出血的婴儿中有40%在童年后期符合ADHD诊断标准（同时存在其他发育和学习问题），而没有颅内出血的婴儿很少出现这些问题。

3. 婴幼儿期的特点 围生期协作项目发现下列因素是和童年后期多动相关的危险因素，包括运动发育迟缓、出生和1岁时头围小、羊水被胎粪（胎儿肠道内的物质）污染、出生后有神经系统受损的体征、有呼吸问题、体重低等。然而，即使这些体征存在，患病风险也很小。那些婴儿期或学龄前健康状态欠佳、运动协调能力发育缓慢的儿童，其童年期形成ADHD和ADHD症状迁延的风险较高。

当然，过度活泼的儿童，即使是在婴儿期，其形成ADHD的风险也很高。同样，那些关注外界事物或玩具时间短暂、不能一直追踪视野范围内物体或对外界刺激有强烈反应的儿童都是高危人群。许多心理学家确信这些表现恰好是ADHD的早期症状，而ADHD症状不可能在婴幼儿期就充分发展、形成。

4. 学龄前的特点 在学龄前期（2～5岁），伴有高度注意力不集中和情绪障碍（如易怒或经常发脾气，或容易沮丧）的幼儿也容易长大后罹患ADHD。

另外，性情消极、尖刻的儿童之后容易被诊断为ADHD。"性情/气质"指早期形成的持续存在的人格特征，包括活动水平、对刺激的反应强度、注意力的持久性、对别人的要求、情绪特点（易激惹、易怒或情绪外露）、适应能力、睡眠-觉醒周期和排泄（控制大小便的能力）的规律性。作为预测因素，这些特征在学龄前和婴幼儿期都具有同样重要的作用。在这些特征当中，过度活动、反应强度高、注意力不集中、情绪消极和适应能力差，还可以预示童年后期ADHD的转归较差。当然，那些有严重注意力不集中或多动症状的儿童足以被诊断为ADHD，而且在随后的5～10年间依然会满足该诊断。

家长的人格特点也很重要，研究结果发现，早期母亲消极、挑剔和严厉的管教模式可以预示多动儿童后期行为问题的存在。充满敌意或有婚姻问题的家长也可以是伴有消极气质的学龄前期儿童形成ADHD的危险因素。可以说儿童的气质是一项重要的早期危险因素，而且能够通过家长创造的家庭环境以及他们对待困难儿童的反应模式而改善或加重。这种环境氛围可以结合儿童的早期气质问题，增加后期形成ADHD的危险。

总之，在儿童进入幼儿园之前（甚至2～3岁期间），就有可能确定形成早发和持续型ADHD症状的风险。下面按照严重性的主次顺序罗列潜在的预测因素，对于判断儿童是否早期形成ADHD以及症状是否持续很有帮助：①在婴幼儿时期和学龄前期出现活动水平增加和家长过于苛刻；②在幼儿期家长的批评/强制性行为，因多动而遭受到家长的批评；③ADHD家族史；④母亲孕期吸烟、饮酒、体质差；⑤母孕期出现超过正常数量的并发症[尤其是早产和（或）与颅内出血有关的低体重]；⑥单亲家庭，同时文化水平低于正常要求（这可以提示家长可能存在ADHD症状）；⑦婴儿期身体素质差，运动和言语发育迟缓。

二、注意缺陷多动障碍的危害和终生影响

20世纪70年代，很多医生认为ADHD患者到青春期时症状就会缓解。80年代初，相继有学者[52-54]对ADHD症状到青春期缓解这一观点提出了挑战。他们认为，到青春期后，症状并未缓解，只是表现形式发生了变化。ADHD患者仍持续存在与年龄不相称的症状（如过度活动减轻，但注意缺陷依然存在）。目前一般认为，虽然ADHD常见于学龄期儿童，但有70%的症状持续到青春期，30%持续到成年期。ADHD易共病学习障碍、情绪障碍，以及社会关系适应障碍，对患者的学业、职业和社会生活等方面产生广泛而消极的影响[55-57]。

Barkley[55]等于1980年前后对158例多动儿童进行基线评估，除了父母和教师的主诉外，还要求在两个标准行为评定量表上的得分大于正常对照人群得分均值2个标准差以上方能入组。8年后对123例处于青春期的患者进行随访（平均年龄14.9岁），符合DSM-Ⅲ-R标准的为71.5%（对照组为3%）。如以大于对照人群得分均值2

个标准差以上为确诊标准,则高达 83.3% 的随访患者符合 ADHD 诊断。将这部分患者继续追踪至成年早期时,高达 46% 的患者符合诊断,如以同年龄正常对照人群的症状条目数作为参考进行诊断,则 ADHD 诊断的保持率上升到 66%。Biederman[58] 等以 DSM-Ⅲ-R 为标准,对 128 例注意缺陷多动障碍患者追踪至青春期的研究也发现,65% 的患者仍完全符合 ADHD 的诊断。其他两项[59-60] 相对近期的随访研究也表明经过 4～12 年后仍有相当比例的患者符合 ADHD 诊断。北京大学第六医院课题组对 88 例 ADHD 患儿进行了随访,发现仅有 24% 的患者恢复了正常。有 48 例(54%)仍符合 ADHD 诊断,21 例(24%)已不符合任何疾病诊断,另外 19 例(22%)虽不符合 ADHD 诊断,但仍存在行为、心境或学习等方面的障碍。

(一)共病破坏性行为障碍

破坏性行为障碍(disruptive behavior disorder,DBD)是青春期和成年早期 ADHD 患者常出现的问题。虽然使用了不同的诊断体系和界定方法,关于儿童和青少年期的横断面研究大多指出 ADHD 与破坏性行为障碍的高共患率。流行病学调查(流调)研究显示 ADHD 患者共病对立违抗性障碍或品行障碍的比例在 30%～50% 之间,甚至有高达 93% 的报道[61-64]。随访研究也得到较为一致的结果,提示 ADHD 患儿长大以后,即使部分患者 ADHD 症状缓解,但总体上他们共病对立违抗性障碍或品行障碍的比例还是高于一般人群。Weiss[65] 的研究发现,25% 的患儿在青春期有反社会行为,这一比例远远高于对照人群。继续追踪至成年早期,其中有 23% 的患者符合 DSM-Ⅲ 反社会型人格障碍的诊断,对照人群中仅为 2.4%,两组之间有显著性差异,这也是唯一能区别两组人群的 DSM-Ⅲ 疾病诊断。Gittelman 等[66] 和 Mannuzza 等[67] 对两个队列追踪至青春期末的研究得到了非常相似的结果,共病反社会型人格障碍或品行障碍的比例在患者组和对照组队列中分别为 32% 和 8% 及 27% 和 8%,ADHD 组显著高于正常对照组,而两个队列分别追踪至成年早期时,反社会型人格障碍的发生率分别是 18% 和 2%,病例组与对照组之间存在显著性差异。Barkley[55] 和 Biederman[56] 等对 ADHD 患儿追踪至青春期的研究也得到了类似的发现。前者的研究中,患者组和对照组共病对立违抗性障碍的概率为 59.3% vs. 11.5%,品行障碍为 43.5% vs. 1.6%;后者的研究中,共病对立违抗性障碍的概率为 73% vs. 16%,品行障碍为 28% vs. 6%。Barkley[68] 的研究还发现,成年早期的 ADHD 患者符合反社会型人格障碍诊断的比例为 21%,是一般人群的 5 倍。丹麦的一项研究[69] 对 208 例初诊年龄为 4～15 岁的 ADHD 患儿进行追踪调查,了解他们成年后因精神疾患而住院的情况。随访的年限由 10～30 年不等,随访时的平均年龄为 31 岁。其中 47 例(22.6%)在平均年龄为 23 岁的时候第一次因精神疾病住院,最常见的诊断为各种类型的人格障碍,其中又以反社会型人格障碍为最多,占 50% 以上。

(二)共病心境障碍

Biederman 等[70] 提出 ADHD 和心境障碍是共同的病理基础呈现出的不同表现,两者在遗传上关系紧密。就诊的成年 ADHD 患者有 16%～31% 同时符合重性抑郁发作的诊断,相比一般人群,其恶劣心境的比例是 19%～37%[71-73]。几项针对儿童和青春前期进行的大型流行病学结果显示 ADHD 患儿共病抑郁障碍的比例为 5%～40% 不等[61,63-64,74-75]。虽然具体的共病率报道并不一致,但大多数研究都发现 ADHD 患者共病抑郁障碍的比例高于一般人群,提示 ADHD 患者确实更容易出现抑郁障碍。

Mannuzza 等的系列研究一致性地显示青春期和成年期 ADHD 患者出现抑郁障碍的比例并不高于一般人群[67,76-77]。首先,至青春期随访时,两个队列的 ADHD 患者中没有一个人有持续的抑郁症状。其次,如以抑郁障碍的终生患病率进行计算,将两个队列的样本继续随访至成年早期,ADHD 组共病心境障碍的比例仍均与对照组无异。而 Biederman 等[58] 的研究得出了迥然不同的结论,其结果显示至青春期随访时,ADHD 患者共病单相抑郁发作(重度)的终生患病率为 45%,双相情感障碍为 23%,均显著高于对照组。因此认为 ADHD 显著增加了共病抑郁障碍的风险。研究者还发现,基线时共病心境障碍是青春期时共病心境障碍的预测因子,也就是说心境障碍的存在比较稳定,因此推测 ADHD 患者出现的情绪问题是一种"真"抑郁,而并非是病耻感或受挫后的继发情绪反应[78],这也进一步佐证了他们关于 ADHD 与心境障碍有共同病理基础的假设[79]。两个研究差异的最大原因可能是样本的来源不同，前者基线时均因多动问题由教师推荐就诊，而后者入组时ADHD并不一定是主要诊断，在基线时就有29%的患者符合重性抑郁发作标准。由此可见入选样本的不同对结果有着很大的影响。其他的一些随访研究也得出了矛盾的结果。Hansen等[80]随访研究支持ADHD并不增加成年期共病抑郁障碍的风险。而Fischer等[81]对样本追踪至成年早期，ADHD共病抑郁障碍的比例高于正常对照人群（26%vs.12%），更接近Biederman的研究结果。此问题还需要进一步研究。

（三）共病焦虑障碍

随年龄增大，ADHD患儿因为常遭受挫折，非常容易出现焦虑障碍。多项研究[82-83]显示青春期或成年早期ADHD患者较对照组更多地自我报告存在焦虑、恐惧及躯体化症状。综合各项结果，就诊的成年期ADHD患者，共病广泛性焦虑障碍者为24%～43%，共病焦虑障碍者为52%[84-86]。如前所述，对ADHD和焦虑障碍间关系的理解也需要结合流行病学调查和随访的结果才能看清问题的全貌。对童年期和青春前期的ADHD患儿的流调研究显示，ADHD患儿中出现焦虑障碍的比例大体在10%～25%之间[61,63,74]，具体的数值与使用诊断标准（定式访谈或量表测查）和对焦虑障碍界定（如统计总体的焦虑障碍或单种焦虑障碍，如分离焦虑）的不同有关。有学者[87]通过计算联合OR（joint OR）来反映两个疾病的关联程度，ADHD和焦虑障碍的关联虽有显著性意义，即ADHD患者比一般人群更容易出现焦虑障碍，但两者的关联程度（联合OR为3.0）显著性地低于ADHD和抑郁障碍的关联（联合OR为5.5）。从纵向的角度来看，随访研究大多显示童年期存在ADHD并不增加青春期乃至成年早期出现焦虑障碍的风险。在这方面，除Biederman[88]发现青春期ADHD患者的各种焦虑障碍（除惊恐发作外）的终生患病率高于对照组以外，Mannuzza等[76-77]的系列研究、Barkley等[55]和Hansen等[80]的随访研究均未发现ADHD患者共病焦虑障碍与对照组有差别。

（四）认知功能、学业及职业能力受损

与正常人群比较，ADHD患者认知功能、学业和职业能力常有损害。现有的研究较为一致地发现ADHD患者在青春期和成年期的学业及职业水平低于一般人群。纵向的随访研究发现，他们在学校期间，出现学习困难、阅读水平差，以及发生留级、休学、退学或就读于特殊班级的比例更高，他们比一般学生需要更多的额外辅导，至青春期时，大约有10%的患者曾出现过退学情况。ADHD患者受教育年限短、学历低，和对照人群相比，受正规教育的平均年限要少两年。另有研究[80]显示ADHD患者中约30%不能从高中正常毕业，只有20%能够进入大学学习，而仅有5%～12%最后可完成大学学业，对照人群里的相应比例则超过一半以上。当然，虽不能如期得到学位，但很多ADHD患者以后可以相继获得同等学力。尽管大部分ADHD患儿进入成年期能找到工作，就业率与一般人群无明显差异，但其所从事工作的专业技术性不强，社会经济地位低于对照组，也低于同胞。此外，成年期ADHD患者的工作表现差、更容易被解雇、更频繁地更换工作。对就诊于临床的成年期ADHD患者的研究也发现了相似的结果，16%～40%的患者留过级，43%接受了额外的帮助教程，28%接受了特殊教育，这些比例均高于一般人群。然而，与接受随访至成年期的患者相比，就诊的ADHD患者结局要更好。他们的智商与一般人群无明显差异，尽管成就测验低于对照人群，但仍在正常范围内，且出现各种学习困难的比例也较低（0～12%）[89]，其中有92%的患者完成高中学业，68%的患者进入大学学习。分析其原因，主动就诊反映了患者本身有一定的经济能力、工作较稳定、对自身的问题有自省和觉察、有求治的愿望。因此，他们应该属于成年期ADHD患者中功能较好的人群。而被动接受随访的成年期ADHD患者则不同，他们在童年期可能症状较突出，所以父母才带他们到临床就诊，而且往往存在较明显问题的患者倾向于长期接受随访，因此考察ADHD的预后应综合两方面的因素。

（五）共病物质依赖及犯罪风险高

ADHD患者出现物质依赖、犯罪是一般人群的5～10倍。ADHD患者更早尝试吸烟[90]及饮酒[91]。ADHD患者从童年期至青春期吸烟的比例高于对照人群，但并不增加其他精神活性药物成瘾的风险，但至成年期，ADHD药物成瘾的风险

就大大增加。随访研究[76]发现成年期ADHD患者药物成瘾是正常对照组的4.6倍，在有反社会行为的患者中，10%~20%的患者可诊断药物滥用。另一个队列研究显示[77]成年期ADHD患者非酒精的物质依赖比例明显高于对照组（12%vs. 3%）。就诊的成年ADHD患者中，32%~53%曾出现过酒精成瘾或滥用，其中又有8%~32%同时有另外一种药物成瘾或滥用[84-86]。

与前述ADHD患者出现更多反社会人格以及酒精和药物依赖的结果相关，他们也有更多的违法犯罪行为。Mannuzza[67,92]的随访研究发现，青春期ADHD患者被拘留（39%）、判刑（28%）及监禁（9%）的比例均高于对照组（分别为20%、11%、1%）。Satterfield报道[93]，患者青春期及成年期被拘留（46%vs.11%）及监禁（21%vs.1%）的比例都比对照组高。Barkley[55,94]的研究结果也大同小异。仅Weiss等[91]的研究得出了较为不同的结果，他们对ADHD患者进行了为期10~15年的追踪，发现无论是青春期还是成年早期随访时，患者与对照组在违法犯罪率方面并无不同，但患者确实常因诸如超速驾车等问题被传讯至法庭。其他研究也发现ADHD患者违章驾车（主要是超速驾车）的概率、车祸的发生率都高于一般人群[95-96]。

（六）不良人际关系和家庭问题多

ADHD患者的社会功能受损造成的人际关系和家庭（婚姻）问题很多。ADHD患儿常受到同伴的拒绝，对患儿随访至青春期，发现很多患儿仍然存在社交困难。Bagwell[97]等的研究发现，与对照相比，ADHD患儿在青春期后朋友较少，更多地受到同伴拒绝。一项有关社交技能的研究[82]也发现ADHD患儿成年后存在更多社交技能和交流技巧方面的问题，特别在与异性交往以及自我肯定方面有所欠缺。Wilson[65]的研究发现随访ADHD患儿至14~18岁时，他们的人际沟通能力欠缺、社会适应水平低于同年龄的一般人群，而这些缺陷在共病品行障碍的患者中尤其突出。

Barkley等的研究[98]显示，追踪至青春期的ADHD患儿和母亲的冲突超过对照组，患儿的母亲报告亲子冲突和烦恼的概率更高、程度更剧烈。对亲子沟通模式的观察发现，ADHD患儿更倾向于采用消极和控制性的行为模式。Biederman[58]的研究提示他们与同龄人的交往、与同胞的交往，以及和父母的关系都存在更多的困难，患儿的家庭中冲突更多、亲密程度更低。当然，混乱的家庭环境，尤其父母患精神障碍本身就是ADHD发病的危险因素，因此患儿家庭不良的家庭功能并不能简单地理解为疾病的结果。此外，成年期ADHD患者婚姻状况也常常有更多的问题。一项对172例成年期ADHD患者的研究[71]发现，与对照组相比，他们的离婚率更高，且更多地报告对目前婚姻不满。

综上所述，ADHD患者在青春期和成年期的多个领域的功能都存在着或大或小损害，表现在共病破坏性行为障碍及心境障碍的比例高、学业和职业成就差、出现违法犯罪行为更多，以及人际和家庭关系不良等方面。

（刘豫鑫　王玉凤　编，陈　维　曹庆久　校）

参考文献

[1] 忻仁娥，廖惠珍，徐秋香，等. 轻度脑功能障碍症状群700例临床分析[J]. 神经精神疾病杂志，1981，7：226-228.

[2] Shen YC, Wang YF, Yang XL. An epidemiological investigation of minimal brain dysfunction in six elementary schools in Beijing [J]. J Child Psychol Psychiatry, 1985, 26: 777-787.

[3] 万国斌. 7~11岁儿童单纯性肥胖症高危因素与心理特征的对照研究[D]. 长沙：湖南医科大学中南大学，1990.

[4] 李雪荣，王明祥. 湖南省4岁~16岁儿童少年精神卫生问题流行学调查[J]. 湖南医科大学学报，1993，18：43-46.

[5] 胡虞志，吴汉荣，余剑强. 6~12岁儿童注意缺陷多动障碍的分型及病因研究[J]. 中国校医，1998，12：321-324.

[6] Offord DR, Boyle MH, Jones BR. Psychiatric disorder and poor school performance among welfare children in Ontario [J]. Can J Psychiatry, 1987, 32: 518-525.

[7] Fergusson DM, Horwood LJ, Lynskey MT. Prevalence and comorbidity of DSM-Ⅲ-R diagnoses in a birth cohort of 15 year olds [J]. J Am Acad Child Adolesc Psychiatry, 1993, 32: 1127-1134.

[8] Newman DL, Moffitt TE, Caspi A, et al. Psychiatric disorder in a birth cohort of young adults: prevalence,

comorbidity, clinical significance, and new case incidence from ages 11 to 21 [J]. J Consult Clin Psychol, 1996, 64: 552-562.

[9] Scahill L, Schwab-Stone M. Epidemiology of ADHD in school-age children [J]. Child Adolesc Psychiatr Clin N Am, 2000, 9: 541-555.

[10] Taylor MA, Amir N. Sinister psychotics. Left-handedness in schizophrenia and affective disorder [J]. J NervMent Dis, 1995, 183: 3-9.

[11] Swanson JM, Wigal SB, Udrea D, et al. Evaluation of individual subjects in the analog classroom setting: I. Examples of graphical and statistical procedures for within-subject ranking of responses to different delivery patterns of methylphenidate [J]. Psychopharmacol Bull, 1998, 34: 825-832.

[12] Szatmari P, Offord DR, Boyle MH. Correlates, associated impairments and patterns of service utilization of children with attention deficit disorder: findings from the ontario child health study [J]. J Child Psychol Psychiatry, 1989, 30: 205-217.

[13] Poelmans G, Pauls DL, Buitelaar JK, et al. Integrated genome-wide association study findings: identification of a neurodevelopmental network for attention deficit hyperactivity disorder [J]. Am J Psychiatry, 2011, 168: 365-377.

[14] Chelune GJ, Ferguson W, Koon R, et al. Frontal lobe disinhibition in attention deficit disorder. Child Psychiatry Hum Dev, 1986, 16: 221-234.

[15] Qian Y, Shuai L, Chan RC, et al. The developmental trajectories of executive function of children and adolescents with attention deficit hyperactivity disorder [J]. Res Dev Disabil, 2013, 34: 1434-1445.

[16] 程嘉, 王玉凤. 注意缺陷多动障碍儿童与正常儿童平衡功能发育特点比较[J]. 北京大学学报(医学版), 2007, 39: 531-534.

[17] 孙黎, 王玉凤, 何华, 等. 注意缺陷多动障碍患儿各亚型α波竞争图特点. 北京大学学报(医学版), 2002, 34: 704-708.

[18] Sun L, Jin Z, Zang YF, et al. Differences between attention-deficit disorder with and without hyperactivity: a 1H-magnetic resonance spectroscopy study [J]. Brain Dev, 2005, 27: 340-344.

[19] Shaw P, Eckstrand K, Sharp W, et al. Attention-deficit/hyperactivity disorder is characterized by a delay in cortical maturation [J]. Proc Natl Acad Sci U S A, 2007, 104: 19649-19654.

[20] Sato JR, Hoexter MQ, Castellanos XF, et al. Abnormal brain connectivity patterns in adults with ADHD: a coherence study [J]. PLoS One, 2012, 7: e45671.

[21] 李雪荣. 现代儿童精神医学 [M]. 湖南: 湖南科学技术出版社, 1994.

[22] Comings DE, Wu S, Chiu C, et al. Polygenic inheritance of Tourette syndrome, stuttering, attention deficit hyperactivity, conduct, and oppositional defiant disorder: the additive and subtractive effect of the three dopaminergic genes——DRD2, D beta H, and DAT1 [J]. Am J Med Genet, 1996, 67: 264-288.

[23] Comings DE. Why different rules are required for polygenic inheritance: lessons from studies of the DRD2 gene [J]. Alcohol, 1998, 16: 61-70.

[24] Blum K, Braverman E R, Holder J M, et al. Reward deficiency syndrome: a biogenetic model for the diagnosis and treatment of impulsive, addictive, and compulsive behaviors [J]. J Psychoactive Drugs, 2000, 32 Suppl: 1-112.

[25] Morrow D M, Tagle D A, Shiloh Y, et al. TEL1, an S. cerevisiae homolog of the human gene mutated in ataxia telangiectasia, is functionally related to the yeast checkpoint gene MEC1 [J]. Cell, 1995, 82: 831-840.

[26] Seeger G, Schloss P, Schmidt MH. Functional polymorphism within the promotor of the serotonin transporter gene is associated with severe hyperkinetic disorders [J]. Mol Psychiatry, 2001, 6: 235-238.

[27] WiklerA, Dixon JF, Parker JJ. Brain function in problem children and controls: psychometric, neurological, and electroencephalographic comparisons [J]. Am J Psychiatry, 1970, 127: 634-645.

[28] Chabot RJ, Merkin H, Wood LM, et al. Sensitivity and specificity of QEEG in children with attention deficit or specific developmental learning disorders [J]. Clin Electroencephalogr, 1996, 27: 26-34.

[29] Satterfield JH, Cantwell DP, Lesser LI, et al. Physiological studies of the hyperkinetic child. [J] Am J Psychiatry, 1972, 128: 1418-1424.

[30] Semrud-Clikeman M, Steingard RJ, Filipek P, et al. Using MRI to examine brain-behavior relationships in males with attention deficit disorder with hyperactivity [J]. J Am Acad Child Adolesc Psychiatry, 2000, 39: 477-484.

[31] Castellanos FX, Giedd JN, Marsh WL, et al. Quantitative brain magnetic resonance imaging in attention-deficit hyperactivity disorder [J]. Arch Gen Psychiatry, 1996, 53: 607-616.

[32] Baumgardner TL, Singer HS, Denckla MB, et al. Corpus callosum morphology in children with Tourette syndrome and attention deficit hyperactivity disorder [J]. Neurology, 1996, 47: 477-482.

[33] Mostofsky SH, Mazzocco MM, Aakalu G, et al. Decreased cerebellar posterior vermis size in fragile X syndrome: correlation with neurocognitive performance [J]. Neurology, 1998, 50: 121-130.

[34] 周韦华, 罗学荣, 韦臻, 等. 注意力缺陷障碍伴多动儿童个性和行为特点与其家庭环境 [J]. 中国临床康复, 2005, 9: 72-74.

[35] 施意, 林英明, 杜亚松. 注意缺陷多动障碍自我意识和家庭环境情况的初步研究 [J]. 四川精神卫生, 1998, 11: 245-247.

[36] Barkley RA. Attention-deficit hyperactivity disorder [J]. Sci Am, 1998, 279: 66-71.

[37] 虞琳. 注意缺陷多动障碍儿童智力的对照研究 [J]. 江苏大学学报(医学版), 1999, 9: 31.

[38] Morrison JR, Stewart MA. A family study of the hyperactive child syndrome [J]. Biol Psychiatry, 1971, 3: 189-195.

[39] Cantwell DP. Psychiatric illness in the families of hyperactive children [J]. Arch Gen Psychiatry, 1972, 27: 414-417.

[40] 陈顺珍, 曾芳, 唐辉屏, 等. 桂林市儿童注意缺陷多动障碍的流行病学调查及相关因素分析 [J]. 中国临床心理学杂志, 2004, 12: 386-387.

[41] Nigg JT, Hinshaw SP. Parent personality traits and psychopathology associated with antisocial behaviors in childhood attention-deficit hyperactivity disorder [J]. J Child Psychol Psychiatry, 1998, 39: 145-159.

[42] Walker DK, Epstein SG, Taylor AB, et al. Perceived needs of families with children who have chronic health conditions [J]. Child Health Care, 1989, 18: 196-201.

[43] Biederman J, Faraone SV. Current concepts on the neurobiology of attention-deficit/hyperactivity disorder [J]. J AttenDisord, 2002, 6 Suppl 1: S7-S16.

[44] 王丽敏, 赵亚双, 彭涛, 等. 家庭环境因素与儿童多动症的相关性分析 [J]. 中华行为医学与脑科学杂志, 1996, 5: 150-151.

[45] 季军, 王玉凤, 顾伯美, 等. 多动症和学习困难儿童父母教育方式探讨 [J]. 心理发展与教育, 1994: 52-57.

[46] 皇甫智敏. 佛山市注意缺陷-多动障碍儿童的流行病学情况及家庭因素研究 [J]. 中国现代医学杂志, 2006, 16: 149-150.

[47] 金星明, 章依文, 王建忠. 注意缺陷障碍的临床研究 [J]. 中国实用儿科杂志, 2005, 20: 18-20.

[48] 洪峻峰, 黄新芳. 注意缺陷多功能障碍发病的非生物学因素探讨 [J]. 中国儿童保健杂志, 2002, 10: 73-75.

[49] 王玉凤, 沈渔邨, 杨晓玲. 北京市不同地区六所小学MBD调查报告 [J]. 中国神经精神疾病杂志, 1985, 11: 274-276.

[50] 王丽敏, 应长青. 哈尔滨市动力区7-10岁儿童多动症流行病学调查 [J]. 中华行为医学与脑科学杂志, 1997, 6: 284-286.

[51] Barkley RA. Genetics of childhood disorders: XVII. ADHD, Part 1: The executive functions and ADHD [J]. J Am Acad Child Adolesc Psychiatry, 2000, 39: 1064-1068.

[52] Clampit MK, Pirkle JB. Stimulant medication and the hyperactive adolescent: myths and facts [J]. Adolescence, 1983, 18: 811-822.

[53] Thorley G. Review of follow-up and follow-back studies of childhood hyperactivity [J]. Psychol Bull, 1984, 96: 116-132.

[54] Brown GW, Craig TK. Psychiatric cases in community studies: how important an issue? SocSci Med, 1986, 22: 173-183.

[55] Barkley RA. A critique of current diagnostic criteria for attention deficit hyperactivity disorder: clinical and research implications [J]. J Dev BehavPediatr, 1990, 11: 343-352.

[56] Biederman J, Faraone S, Mick E, et al. Attention-deficit hyperactivity disorder and juvenile mania: an overlooked comorbidity? [J]. J Am Acad Child Adolesc Psychiatry, 1996, 35: 997-1008.

[57] Tannock R. Attention deficit hyperactivity disorder: advances in cognitive, neurobiological, and genetic research [J]. J Child Psychol Psychiatry, 1998, 39: 65-99.

[58] Biederman J, Faraone SV, Milberger S, et al. Is childhood oppositional defiant disorder a precursor to adolescent conduct disorder? Findings from a four-year follow-up study of children with ADHD [J]. J Am Acad Child Adolesc Psychiatry, 1996, 35: 1193-1204.

[59] Claude C, Ginovart F, Leon J. Nonlinear theory of transient stimulated Raman scattering and its application to long-pulse experiments [J]. Phys Rev A, 1995, 52: 767-782.

[60] Hart EL, Lahey BB, Loeber R, et al. Developmental change in attention-deficit hyperactivity disorder in boys: a four-year longitudinal study [J]. J Abnorm Child Psychol, 1995, 23: 729-749.

[61] Anderson JC, Williams S, Mcgee R, et al. DSM-III disorders in preadolescent children. Prevalence in a large sample from the general population [J]. Arch Gen Psychiatry, 1987, 44: 69-76.

[62] Bird TD. Charcot-Marie-Tooth Hereditary Neuropathy Overview. 1993 [M]. Adam MP, Ardinger HH, Pagon RA, et al. GeneReviews®[Internet]. Seattle (WA): University of Washington, Seattle: 1993-2018.

[63] Angold A, Costello EJ. Depressive comorbidity in children and adolescents: empirical, theoretical, and methodological issues [J]. Am J Psychiatry, 1993, 150: 1779-1791.

[64] Costello EJ, Farmer EM, Angold A, et al. Psychiatric disorders among American Indian and white youth in Appalachia: the Great Smoky Mountains Study [J]. Am J Public Health, 1997, 87: 827-832.

[65] Wilson JM, Marcotte AC. Psychosocial adjustment and educational outcome in adolescents with a childhood diagnosis of attention deficit disorder [J]. J Am Acad Child Adolesc Psychiatry, 1996, 35: 579-587.

[66] Gittelman R, Mannuzza S, Shenker R, et al. Hyperactive boys almost grown up: I. Psychiatric status [J]. Arch Gen Psychiatry, 1985, 42: 937-947.

[67] Mannuzza S, Klein G, Addalli KA. Young adult mental status of hyperactive boys and their brothers: a prospective follow-up study [J]. J Am Acad Child Adolesc Psychiatry, 1991, 30: 743-751.

[68] Barkley RA. International Consensus Statement on ADHD [J]. J Am Acad Child Adolesc Psychiatry, 2002, 41: 1389.

[69] Dalsgaard S, Mortensen PB, Frydenberg M, et al. Conduct problems, gender and adult psychiatric outcome of children with attention-deficit hyperactivity disorder [J]. Br J Psychiatry, 2002, 181: 416-421.

[70] Biederman J, Faraone SV, Keenan K, et al. Familial association between attention deficit disorder and anxiety disorders [J]. Am J Psychiatry, 1991, 148: 251-256.

[71] Murphy K, Barkley RA. Attention deficit hyperactivity disorder adults: comorbidities and adaptive impairments [J]. Compr Psychiatry, 1996, 37: 393-401.

[72] Roy-Byrne P, Scheele L, Brinkley J, et al. Adult attention-deficit hyperactivity disorder: assessment guidelines based on clinical presentation to a specialty clinic [J]. Compr Psychiatry, 1997, 38: 133-140.

[73] Shekim WO, Asarnow R F, Hess E, et al. A clinical and demographic profile of a sample of adults with attention deficit hyperactivity disorder, residual state [J]. Compr Psychiatry, 1990, 31: 416-425.

[74] Mcgee R, Feehan M, Williams S, et al. DSM-Ⅲ disorders in a large sample of adolescents [J]. J Am Acad Child Adolesc Psychiatry, 1990, 29: 611-619.

[75] Bird HR, Gould MS, Staghezza BM. Patterns of diagnostic comorbidity in a community sample of children aged 9 through 16 years [J]. J Am Acad Child Adolesc Psychiatry, 1993, 32: 361-368.

[76] Mannuzza S, Klein RG, Bessler A, et al. Adult outcome of hyperactive boys. Educational achievement, occupational rank, and psychiatric status [J]. Arch Gen Psychiatry, 1993, 50: 565-576.

[77] Mannuzza S, Klein RG, Bessler A, et al. Adult psychiatric status of hyperactive boys grown up [J]. Am J Psychiatry, 1998, 155: 493-498.

[78] Biederman J, Russell R, Soriano J, et al. Clinical features of children with both ADHD and mania: does ascertainment source make a difference [J]? J Affect Disord, 1998, 51: 101-112.

[79] Biederman J, Faraone SV, Keenan K, et al. Evidence of familial association between attention deficit disorder and major affective disorders [J]. Arch Gen Psychiatry, 1991, 48: 633-642.

[80] Hansen C, Weiss D, Last CG. ADHD boys in young adulthood: psychosocial adjustment [J]. J Am Acad Child Adolesc Psychiatry, 1999, 38: 165-171.

[81] Fischer M, Barkley RA, Smallish L, et al. Young adult follow-up of hyperactive children: self-reported psychiatric disorders, comorbidity, and the role of childhood conduct problems and teen CD [J]. J Abnorm Child Psychol, 2002, 30: 463-475.

[82] Weiss RE, Stein MA, Trommer B, et al. Attention-deficit hyperactivity disorder and thyroid function [J]. J Pediatr, 1993, 123: 539-545.

[83] Rucklidge JJ, Tannock R. Psychiatric, psychosocial, and cognitive functioning of female adolescents with ADHD [J]. J Am Acad Child Adolesc Psychiatry, 2001, 40: 530-540.

[84] Biederman J, Faraone SV, Doyle A, et al. Convergence of the Child Behavior Checklist with structured interview-based psychiatric diagnoses of ADHD children with and without comorbidity [J]. J Child Psychol Psychiatry, 1993, 34: 1241-1251.

[85] Barkley RA, Shelton TL, Crosswait C, et al. Preliminary findings of an early intervention program with aggressive hyperactive children [J]. Ann N Y AcadSci, 1996, 794: 277-289.

[86] Murphy KR, Barkley RA. Parents of children with attention-deficit/hyperactivity disorder: psychological and attentional impairment [J]. Am J Orthopsychiatry, 1996, 66: 93-102.

[87] Angold A, Costello EJ, Erkanli A. Comorbidity [J]. J Child Psychol Psychiatry, 1999, 40: 57-87.

[88] Biederman J, Faraone S, Milberger S, et al. A prospective 4-year follow-up study of attention-deficit hyperactivity and related disorders. Arch Gen Psychiatry, 1996, 53: 437-446.

[89] Matochik JA, Zametkin AJ, Cohen RM, et al.

Abnormalities in sustained attention and anterior cingulate metabolism in subjects with resistance to thyroid hormone [J]. Brain Res, 1996, 723: 23-28.

[90] Milberger S, Biederman J, Faraone SV, et al. Associations between ADHD and psychoactive substance use disorders. Findings from a longitudinal study of high-risk siblings of ADHD children [J]. Am J Addict, 1997, 6: 318-329.

[91] Ercan ES, Coskunol H, Varan A, et al. Childhood attention deficit/hyperactivity disorder and alcohol dependence: a 1-year follow-up [J]. Alcohol, 2003, 38: 352-356.

[92] Mannuzza S, Klein RG, Konig PH, et al. 1989. Hyperactive boys almost grown up: Ⅳ. Criminality and its relationship to psychiatric status [J]. Arch Gen Psychiatry, 1989, 46: 1073-1079.

[93] Satterfield JH, Schell A. A prospective study of hyperactive boys with conduct problems and normal boys: adolescent and adult criminality [J]. J Am Acad Child Adolesc Psychiatry, 1997, 36: 1726-1735.

[94] Barkley RA. Adolescents with attention-deficit/hyperactivity disorder: an overview of empirically based treatments. J Psychiatr Pract, 2004, 10: 39-56.

[95] Barkley RA, Guevremont DC, Anastopoulos AD, et al. Driving-related risks and outcomes of attention deficit hyperactivity disorder in adolescents and young adults: a 3- to 5-year follow-up survey [J]. Pediatrics, 1993, 92: 212-218.

[96] Nada-Raja S, Langley JD, Mcgee R, et al. Inattentive and hyperactive behaviors and driving offenses in adolescence [J]. J Am Acad Child Adolesc Psychiatry, 1997, 36: 515-522.

[97] Bagwell CL, Molina BS, Pelham WE Jr, et al. Attention-deficit hyperactivity disorder and problems in peer relations: predictions from childhood to adolescence [J]. J Am Acad Child Adolesc Psychiatry, 2001, 40: 1285-1292.

[98] Barkley RA, Anastopoulos AD, Guevremont DC, et al. Adolescents with ADHD: patterns of behavioral adjustment, academic functioning, and treatment utilization [J]. J Am Acad Child Adolesc Psychiatry. 1991, 30: 752-761.

第二章　正常儿童心理发育

第一节　引　言

儿童时期是个体生理和心理高速发育时期，绝大多数的注意缺陷多动障碍（ADHD）患者在童年期就表现出了明显问题，例如他们需要反复提醒和帮助才能完成简单的任务[1]。但是由于童年在发育速度上存在个体差异，因此在出现这些症状的时候，我们很难鉴别是由发育迟缓还是功能受损所致。

但是从心理形成和发展的视角看，无论是ADHD患儿还是正常儿童，都要经历从婴幼儿到青少年的发展阶段。他们会受到遗传因素和生理成熟状态的影响，也受到环境教育和训练的影响。两者表现出相似的年龄特点，有着相同的一般发展规律和基础，也有着同样的发展阶段和年龄特征。

综上可见，ADHD患儿的心理发展存在着一般性和特殊性。因此，童年期ADHD的研究应该在发展心理学的框架内，进行多重比较。本章我们将具体介绍正常儿童的心理发育，以便帮助我们根据儿童心理发展的规律对ADHD患儿进行有效的教育、训练和康复。

一、发展时期

从受精卵形成开始，人一生的发育可以分为以下几个阶段。

（一）胎儿期

胎儿期（prenatal period）指从受精卵形成到出生。这9个月是发展变化急剧、快速的时期，个体由单细胞转变成可以适应外界环境的婴儿。

（二）婴儿和学步期

婴儿期和学步期（infancy and toddlerhood）指从出生到2岁。这一阶段婴儿的大脑和身体发生极为显著的变化，以便为运动、感知和智力等能力的出现提供支持。同时这一阶段也是语言的形成时期，以及个体首次与他人结成亲密关系的时期。

（三）童年早期

童年早期（early childhood）指从2岁到6岁。这一时期个体身体发育迅速，运动技能趋于精细。儿童的自控能力和自理能力提高，思维和语言高速发展，道德感变得清晰，和同伴建立起联系。

（四）童年中期

童年中期（middle childhood）指从6岁到11岁。这段学龄期，儿童逐渐掌握有规则的组织游戏，思维加工更加具有逻辑性，掌握了基本读写能力，并且在自我理解、道德和友谊方面变得更加成熟。

（五）青少年期

青少年期（adolescent）指从11岁到18岁。这一时期为成年期的过渡阶段。青少年期发育使青少年具备了成人般的身体和性方面的成熟，个体思维更加抽象和理想化，开始确立个人价值观和目标。

（六）成年期

成年期（adulthood）指从18岁到死亡。这一时期又可以划分为成年早期、成年中期和成年晚期，属于人类毕生发展的范畴[2]。

本章我们主要关注儿童阶段的发展。

二、研究领域

在发展心理学领域，研究者通常将研究问题

划分为三个宽泛的领域：身体（physical）、认知（cognitive）、社会性（social）。身体发展包括躯体的大小、比例、外表、躯体系统的功能和运动的能力，以及身体健康等方面的变化。认知发展包括智力方面的变化，如注意力、记忆、学业、语言和创造力等。社会性发展则包括情绪、自我意识、社会关系等方面的变化。需要注意的是，以上三个领域并非截然对立，而是相互结合、互相影响，以一种综合的、整体的方式影响着儿童的成长过程。本章中，我们将主要关注心理的角度，从认知和社会性两个领域来介绍正常儿童的心理发育。

三、发展的关键问题

发展心理学的研究中，包含很多理论，不同的理论对儿童是怎样发展变化等问题持有不同观点。由于儿童本身就是一个复杂的存在，儿童阶段是一个心理和生理不断发展变化的阶段，因此迄今为止没有一个理论能够对所有方面都做出解释。

尽管存在诸多理论，我们依然可以根据它们在基本性问题上持有的立场，将它们组织在一起。

（一）发展的过程是连续的还是非连续的？

一些理论家相信发展是一个平稳连续的过程，儿童会逐渐获得更多的同类技能；另外一些理论家则认为发展是以非连续的阶段形式出现，当儿童迈向一个新的发展水平时，他们的变化极为快速，而在一段时间内又很少发生变化，在每一个发展阶段，儿童解释和回应外界的方式存在质的不同。当代理论家多认为儿童发展是量变到质变的过程，发展既是连续的，又是分阶段的，前一个阶段是后一个阶段的基础，后一个阶段又是前一个阶段的延伸。

（二）发展的进程是单一的还是多样的？

阶段理论家们认为在任何地方人们的发展都遵循着相同的顺序。例如说在认知领域，一个阶段理论家可能会去尽力证实存在这样一种普遍的影响，它使人们在儿童早期通过语言和假装游戏来表征世界，在儿童中期以更具逻辑性和系统性的方式来思考问题，在青少年期以抽象性的方式进行推理。

与此同时，儿童发展领域也开始越来越注重儿童成长的不同情境（contexts），或者说开始注重那些由于人格和周围环境的独特结合而造成的不同的发展变化路线。例如，一个惧怕与社会接触的害羞儿童与另一个乐于与人交往的好交际的同龄儿童相比，他们两人成长的环境是大相径庭的[3]。非西方国家中的乡村儿童与西方国家中的大城市儿童相比，他们在家庭与社区中的遭遇是相差极大的。这些不同的环境孕育了个体不同的认知能力、社会技能，以及对自己和他人的情感[4]。

当代理论家们将铸就发展的情境视为多层次的、复杂的体系。从个体的角度来讲，它们包括遗传、生物性的成分；从环境的角度来讲，它们既包括直接的背景，如家庭、托儿所、学校和邻居，也包括与儿童日常生活距离较远的环境，如社区资源、历史时期等。

（三）遗传和环境何者更重要？

除了描述发展的进程之外，每种理论都对影响发展进程的根本原因有所涉及，即遗传与环境何者对发展的影响更为重要，也就是古老的先天与后天之争。先天（nature）是指天生的生物性状——受精时父母给予我们的遗传信息；后天（nurture）是指影响生命发育过程中的自然环境和社会因素。

越来越多的研究者认为，遗传和环境不可分离地互相影响，一个因素都会影响另一因素改变儿童品质和能力的可能性[5]。行为遗传学家不再以先天还是后天这些词来考虑问题，他们试图探究这两个重要的影响源是怎样联合或者交互来促进发展变化的。一种是基因、环境相关，即人们拥有的经验与他们所具有的特殊基因相关的程度。这种相关的个体往往生活在与其遗传物质相适应的环境中。例如，智力较高的儿童很有可能生活在一个相对有很多书籍的家庭中，攻击性较强的儿童观看更多的暴力电视节目，而有艺术天赋的儿童更倾向于选择具有同样性质的节目[6]。另外一种则是基因、环境交互作用，即环境对个体的影响随个体基因组成的不同有差异。例如，与迟钝的儿童相比，情绪敏感的儿童更易受到家庭压力的影响[7]；无法代谢牛奶中的苯丙氨酸的儿童与其他正常儿童相比，智力低下的风险更大[8]。

第二节 认知发展

在此节，我们将首先介绍认知功能发展的生理基础——大脑的发展。然后，分别介绍认知的三个主要功能——注意、记忆和语言的发展过程。最后简要介绍皮亚杰的发展阶段理论。

一、大脑发育

人的认知功能离不开大脑这一生理基础。出生时，脑比其他任何身体结构都更接近成年期的大小，并且它在婴儿期的发育速度十分惊人，超越了其他部分。

（一）婴幼儿时期

人脑有一千亿至两千亿个神经元（neurons）或者神经细胞，它们储存和传递信息，许多神经元与其他神经元有数千条直接联系。神经元与其他身体细胞不同，它们不是紧密塞满在一起的。它们之间存在小的空隙，或突触（synapses），空隙连接的是不同神经元的纤维，以便彼此之间传递信息。

脑发育的基本过程涉及神经元如何发展和建立这种精密的交流系统。神经元延伸其纤维与邻近细胞建立突触联系，并建立各自独特的功能。在婴儿期和学步期，神经纤维的数量以惊人的速度增加[9]。

当神经元建立联系时，刺激对它们的存活至关重要。那些被来自周围环境的输入所刺激的神经元继续建立新的突触，形成更加精细的联系回路。这些联系回路具有更复杂的能力。那些很少接受刺激的神经元很快失去它们的突触，这一过程叫做突触剪除（prunning）。不必要的连接和路径将会被除去。此现象可以给我们一些启示，显然大脑的发育遵循"用则灵，不用则废"的原则。相比刺激较少的环境里长大的儿童，一个在刺激丰富环境中长大的儿童会保留更为复杂的突触网络[10]。一些动物实验研究证实了这一点，与隔离环境相比，在物理刺激和社会刺激丰富的环境下抚养的动物，其大脑会有更为密集的突触接触[11]。另外，婴儿的脑比儿童或成人有更大的弹性，这也意味着婴儿期是最容易产生缺陷的时期。婴儿在出生后前几个月如果饮食不适宜或者严重缺乏刺激，会对儿童后期认知发展有着微妙的负影响[12]。

（二）童年早期

相比婴儿期而言，大脑的发展、突触的形成及髓鞘化在童年早期均较为缓慢。然而，生长速度的缓慢并不意味着大脑的发育已经完成。实际上，在2～6岁时，大脑重量增长到了成人大脑的70%～90%。在这段时期里，儿童习得大量技能——身体协调能力、注意力、记忆力、语言能力等得到了显著的发展。

1. 大脑皮质 大脑皮质由两个半球组成。对不同皮质区域神经元活动的脑电图研究和功能磁共振成像研究表明，3～6岁额叶区域发展得非常迅速，这部分区域主要负责注意、计划并组织行为。而且，对于大部分儿童来说，3～6岁期间左脑尤为活跃，之后活跃水平下降。相反，在整个童年早期与中期，右脑一直保持稳定增长趋势，8～10岁期间，会有一个轻微的迸发[13]。

2. 小脑 小脑位于脑的后面和底部，是帮助控制平衡和身体运动的结构。个体出生后，连接小脑和大脑皮质的纤维开始成长并髓鞘化，但是直到4岁这个过程才完成。这一变化无疑促进了动作控制能力的获得，所以到学龄前期末期，儿童就可以做需要精细控制的运动，例如荡秋千、协调地扔一个球。

3. 网状结构 网状结构是一个位于脑干部位的结构，主要控制警戒、意识、突触的产生，以及童年早期至青春期的纤维的髓鞘化。网状结构中的神经元会把纤维输送到大脑的其他区域。很多纤维被输送到大脑皮质，以促进持续的、可控的注意力的发展。

4. 胼胝体 胼胝体是用来连接两个大脑半球的一大束纤维。相比于生命中其他时期，童年早期大脑左右半球皮质更多地通过胼胝体进行交流、生长，以及成熟。突触的产生和胼胝体的髓鞘化在1岁的时候开始加速，3至6岁时达到顶峰。胼胝体使得身体两侧的运动得以协调，并且完善认知的许多方面，如知觉、注意、记忆、语言及问题解决。任务越复杂，两个半球之间的信息传递就越关键。

（三）童年中期

在童年中期，大脑重量不再像早期一般快速增加，但是大脑中某些结构发生了重要发展。利用磁共振技术，我们可以探测大脑中两种基本组织的容量：白质（white matter）和灰质（gray matter）。白质主要包括有髓鞘的神经纤维，灰质主要包括神经元和支持物。白质在童年期稳定增长，尤其在大脑皮质的额叶、顶叶和胼胝体等部分。随着儿童获得越来越多的复杂能力，突触连接中的神经元增加，神经纤维变得更加髓鞘化，与此同时，由于突触剪除和周围神经元的死亡，灰质减少。结果，大脑的单侧化增强了。

除了大脑的结构发展，有一种观点认为，许多发展是在神经递质（neurotransmitters）的层面发生的。神经递质指的是通过突触，使神经元得以交流的化学物。随着时间的推移，神经元变得越来越有选择性，只对某些化学信息起反应。这一变化导致学龄期儿童的思维和行为更加有效、灵活。特定神经递质的分泌物与认知表现、社会和情感调节，以及耐受压力的能力有关。当神经递质没有保持适当的平衡时，儿童会产生严重的神经发育问题，如注意缺陷多动障碍、情绪障碍、癫痫等[14]。

二、注意

（一）概述

注意是一种贯穿所有行为的基本认知能力，在人们的日常生活中时刻发挥着重要作用。注意是心理活动对一定对象的指向与集中。也就是说，当人们的心理活动有选择地指向一个对象时，这就是注意。注意不是独立的心理过程，它是在感觉、知觉、记忆、思维、意志等心理过程中表现出来的，是各种心理过程所共有的特性，任何一个心理过程自始至终都离不开注意。因此其发展与评估是儿童认知研究领域的重要课题之一。注意能力与智力、学业成就之间有着非常紧密的联系。

注意作为心理活动的调节机制，在近代心理学发展的初期即已受到重视。20世纪60年代中期认知心理学兴起后，对注意的研究也愈来愈广泛和深入。认知心理学强调注意的选择性，将注意看作是一种对刺激进行选择性控制与调节行为的内部机制，认为这种主动性的信息舍弃是为了更加有效地加工获得的重要信息。

而ADHD患儿不能将注意力集中到需要几分钟的任务上，因为在注意力集中方面有困难，ADHD患儿在智力测验方面比其他儿童低7～15分[15]。这些儿童在完成需要持续性注意的任务方面表现很差，因为他们难以忽略不相关信息，在记忆、计划、推理、学习和社会情景中的问题解决方面有困难。

众所周知，个体在对信息进行编码、保存，并运用它解决问题之前，首先必须觉察和注意到信息。虽然年幼儿童会注意到感觉输入的信息，但通常都是客观物体和事件引起了他们的注意：1个月大的婴儿不会自己主动去选择注意人脸，而是人脸吸引了他的注意。同样，全神贯注于某项活动的学龄前期儿童会很快对活动失去兴趣，而沉迷于另一项活动中。但随着年龄的增长，儿童开始能够保持自己的注意力，对所注意的信息也有了选择性，还开始有能力制定和执行系统性的计划，以搜集信息达到特定的目标。

根据注意产生和保持时思维有无预定的目的以及是否需要意志努力，可将注意分为无意注意和有意注意两种。无意注意是指没有一定的目的，也不需做意志努力的注意；有意注意是指有预定的目的，在必要时还需做一定意志努力的注意。在实际活动中，这两种注意是共同参与、相互配合和交替的。只有这样，才能使人们自觉地、有兴趣地投入到活动中去，使活动达到最佳效果。一般认为，学龄前期儿童的无意注意达到了高度发展，而有意注意还在逐步形成中。在这个时期，儿童的注意不容易受目的支配，所以外界的无关新异刺激对他们有很大的引诱力。如4～5岁的幼儿，虽然可以兴致勃勃地倾听故事，但是一群做游戏的儿童跑来，他们的注意马上就会离开故事而转向游戏。

ADHD的主要症状是有意注意功能减弱，无意注意相对增强，主要表现为注意不能持久和难以集中。举例来说，一个经典认知任务持续性操作测验通常用来测查儿童的持续性注意能力，尤其是在筛查注意缺陷儿童方面被应用得非常广泛。其操作非常简单,比如单个呈现1～9的数字,要求儿童看到1时按键,看到其他数字不按键。这个任务对所有5岁以上的儿童来说都是可以正确完成的,其区别在于有些儿童可以坚持几分钟,几分钟之后就开始频频出错,而有些儿童可以坚持更长时间,甚至可以达到20～30 min。ADHD患儿能够完成这个任务,却很难维持较长的时间。

(二)注意的发展

1. 持续性注意的发展 持续性注意(sustained attention)是指注意在一定时间内保持在某个认识客体或活动上,也叫注意的稳定性。由于年幼儿童的注意容易受到干扰,而且很难抑制与任务无关的思维活动,他们无法长时间保持注意力[16]。即使是做自己喜欢的事情,如玩皮球或看电视,他们也会四处张望,到处走动,把注意力分散到其他地方,而只把很少的注意力放在正在做的事情上。随着中枢神经系统的成熟,处在学龄期和青少年初期的儿童保持注意力的能力逐渐提高。如青少年和成人可能会为了即将到来的考试或第一天要上交的学期论文,连续学习几个小时。此外,注意持续能力随年龄增长而提高,也可能是因为年龄较大的儿童会使用更有用的策略来调节注意。

2. 选择性注意的发展 选择性注意(selective attention)是指将注意力保持在与任务相关的信息上而忽视无关或干扰信息的能力。研究发现,儿童控制注意的能力在童年中期迅速提高。研究者们通过将不相关的刺激引入任务,来研究这种增长中的注意选择性,并观察儿童如何对其核心要素进行反应。例如,他们可能在电脑屏幕上呈现一串数字,然后要求儿童在两个固定数字按照顺序先后出现(如先出现1然后出现9)后按按钮。这项任务及其他的试验结果表明,选择性注意在6～10岁之间增长迅速,而且一直持续到成年期[17]。较大的儿童还能灵活地使注意力适应各种情境的瞬间要求。研究发现,年幼儿童的选择性注意能力很差,他们无法把注意力集中在与任务相关的刺激物上,容易受到环境中无关刺激物的干扰。此外,他们的研究还发现,年纪较小的儿童对无关信息的回忆成绩和相关信息的回忆成绩大致是一样的。总之,与年幼儿童相比,年长儿童能更好地过滤掉那些对任务起干扰作用的无关信息,而把注意力集中到与任务相关的信息上[18]。

3. 注意的计划性发展 随着年龄的增长,儿童搜集信息逐渐具有更多的计划性和系统性。在一系列的经典研究中,研究者让4～10岁的儿童比较两张房子的图片,判断窗户里的物体是否一样。结果表明,四五岁的儿童缺乏计划性,只比较窗户的一部分,通常会得出错误的结论。与此相比,6岁以上的儿童则更有计划性和系统性,他们会一对一对地把两个房子相对应的窗户联系起来比较,再做出判断,这种判断通常都是正确的。年长的儿童还会制定系统的计划去寻找丢失的玩具,他们会把寻找的范围限定在最后一次看到玩具的地方和发现丢失的地方之间,而年幼儿童只会无目的地四处寻找。儿童这种有计划地搜集信息的能力,在学龄中期会逐渐得到发展。

学龄儿童的注意策略也变得越来越有计划性。与学龄前儿童相比,他们能更深入地搜寻细节丰富的图片和文字材料中的相似点和不同点[19]。针对复杂任务,学龄期儿童可以用有序的方式决定先做什么、后做什么。在一项研究中,给予5～9岁的儿童物品清单,让他们在玩具杂货店里获取这些物品,较大的儿童往往更多地在购物前花时间扫视商店,他们在拿物品前更多地停下去寻找物品。因此,他们行走的路线更短[20]。

计划的发展说明了注意力是如何与其他认知过程相协调的。解决问题包括了多重步骤,儿童必须推迟行动以利于权衡选择、组织任务材料(如杂货清单上的物品),并且记住他们计划的步骤,这样他们才能按顺序注意每一个步骤。在过程中,他们必须监控计划执行的情况并且在必要的时候进行修正。很明显,计划对工作记忆能力的要求很高。因此,更小的儿童在计划时常常忘记了重要的步骤。

三、记忆

(一)概述

记忆是个体对其经验的编码、保持和再现(回忆和再认)。编码是记忆的开始阶段,是获得知识经验的记忆过程。保持是编码过的经验在大脑中的巩固过程。再现包括回忆和再认。回忆和再认，是在不同的情况下恢复经验的过程。对儿童而言，记忆伴随着他们的成长而不断地变化发展，扮演着十分重要的角色。记忆是在知觉的基础上进行的，而知觉的发展离不开记忆。此外，儿童的语言学习、想象和思维过程都依靠记忆的发展。

（二）记忆的发展

1. 童年早期 儿童最初出现的记忆，属于短时记忆，长时记忆的出现和发展稍晚。短时记忆比长时记忆早出现，这与儿童大脑发育，即与记忆生理基础的成熟有关。短时记忆活动不能长时间保持，随着时间的推移自行消失，而且消失后不能恢复。短时记忆只能保持30 s，在30 s的短暂时间内短时记忆中的一些信息被提取，并且要经过一定的加工才能转化为长时记忆。长时记忆的痕迹是结构性的，即有关的神经组织发生了结构性的变化，这些结构性的变化包括神经细胞突触联系的增长、传递物质的变化、神经细胞内部发生的变化。结构变化使得长时记忆的痕迹能够长久保存[21]。

工作记忆是Baddeley等提出的概念，它被认为是一种对信息进行暂时加工和贮存的有限记忆系统[22]。短时记忆过程仅仅强调暂时性的信息存储，而工作记忆需要把新输入的信息和记忆中原有的知识经验联系起来，具有暂时性的信息加工能力。儿童时期随着年龄的增加，工作记忆力也会逐步增强，但是发展速度很慢。在数字广度测试中，通过要求儿童重复数字串来评价工作记忆广度，2岁时儿童平均回忆2个数字，7岁时平均回忆5个[23]。因为存在这些缺陷，学龄前期儿童很难同时做到记忆具体的信息和运用策略。

随着儿童与成人不断地交流过去的事情，他们可以提高情节记忆能力。分享的历史加强了儿童与父母之间的亲密关系。与此观点一致的是，安全依恋型的父母和学龄前儿童经常会产生更精细的回忆[24]。自传体陈述是情节记忆的一种，指对个人有意义的一次性事件的描述。随着3～6岁儿童认知和交流技能的提高，他们对特殊事件的描述更有组织性、更详细、和他们自己的经验更加相关。成人可以通过和儿童的互动来促进儿童的自传体陈述，例如在儿童描述事件的时候不断提问细节、添加额外信息，并向儿童提供自己对该事件的组织和评价。这种精细指导下的学龄前儿童在随后的1～2年里会创造出更有组织性、更详细的人物故事[25]。总体来说，亲子关系的情绪质量会影响儿童自传体记忆的丰富性，反过来，也会影响儿童参与到社会情景的程度。

再认和回忆是在不同的情况下恢复经验的过程。再认是指出一个刺激是否与原来看到过的情景相同或相似的能力，回忆则是在知觉支持缺失下的回忆。对儿童而言，再认和回忆的发展过程不尽相同。试着给儿童呈现10个玩具，然后把它们与儿童不熟悉的玩具混合在一起，要求儿童指出原来呈现过的玩具，你会发现学龄前儿童的再认能力已经发展得很为完善。实际上，4～5岁的儿童就表现得几乎完美。现在给儿童一个要求更高的任务，在儿童看不见原来呈现物体的情况下，要儿童说出他曾经看到过的物体，这就需要回忆。年幼儿童记忆中一个最明显的特征就是在这些任务中，他们的回忆需要有对信息的储存，所以回忆比再认的表现要差很多。2岁时，他们仅仅能够回忆1～2个物体，4岁的时候仅仅回忆出3～4个[26]。由此可见，学龄前儿童的回忆能力较弱。童年早期的回忆能力和语言发展有着密切的关系，语言能力能够大大促进儿童对过去经验的长时间表征[27]。但是即使是语言发展良好的学龄前儿童，回忆的能力也非常差，原因就在于他们在使用记忆策略（memory strategy）上依然没有成人有效。记忆策略指的是我们用来存储和保留信息的有意识的心理行为。换句话说，学龄前儿童还不太会有意识地采用技巧来增强识记效果。例如当你想要记住枯燥的历史事件的时候，你也许会采用顺口溜的方式来帮助记忆，但学龄前儿童并不善于采用策略帮助记忆。这一问题的可能原因之一是使用策略会加重他们有限工作记忆的负担。

2. 童年中期 随着注意力增强，记忆策略也随之增强。在学龄期，工作记忆中保留信息的技能以及转变成我们长期知识库的能力向前迈进了一大步。在童年中期，长期知识库变得越来越强大，变成了有组织的、逐渐精细的、有等级结构的网络。知识的快速增长帮助儿童运用策略和记忆。换句话说，对一个话题知道得越多，新的信息就会更容易熟悉，也更有意义，这样就更利于记忆的存储和恢复。研究发现，有知识的儿童在其擅长的领域记忆信息时采取组织性策略，较少或者不需花费努力，因为他们迅速将新项目和已知的大量知识联系起来。因此，专家不仅学得更多，并且可以提供更多的工作记忆资源，用他们所学的知识去推理和解决问题。虽然知识有很强的影响作用，但是却不是儿童策略性记忆处理的唯一重要因素。在某一领域是专家的儿童往往有很强的动机。结果，他们不仅学习知识更快，而且积极运用其知识来增加更多的知识。相比较而言，学习不成功的儿童常常不会考虑先前储存的信息如何使新材料变得更清晰。这反过来又干扰到知识库的建立。在学龄期末，广博知识的建立和记忆策略的运用是相辅相成的。

四、语言

（一）概述

语言（language），就是将少量单个、无意义的符号，根据公认的规则进行组合，产生无数信息的一种复杂的符号系统[28]。作为人类交往的手段和思维工具，所有语言都是由一套抽象的符号以及一系列将这些符号合并为更大单元的规则组成，具体包括语音、词汇、语法、语义、语用等五种要素。其中，语音、词汇和语法使语言有了某种规范化的形式，语义使语言具有一定的内容，而语用使语言的使用符合特定的情境，从而达到沟通的目的。

随着知觉和认知的进步，儿童为学习语言这一特别的人类功能做好了准备。和其他认知功能相比，儿童在语言方面有着惊人的发展速度。那他们是如何习得语言这一技能的呢？

（二）语言发展的三种理论

1．行为主义 行为主义者 B.F. Skinner 提出，语言与其他行为一样，是通过条件反射获得的。当婴儿发出声音时，父母通过微笑、拥抱和回答强化那些更像单词的声音。

尽管强化和模仿对早期语言发展做出贡献，但是它们并不能完全解释语言的发展。最好将它们视为是支持而不是完全解释语言的发展。年幼儿童有能力创造很多新颖的表达，很多表达是他们从没有接触过的表达。

2．先天论观点 语言学家 Noam Chomsky（1957）提出先天论，认为年幼儿童惊人的语言技能刻在人脑结构中。他认为，所有儿童天生有一种语言获得装置（language acquisition device, LAD），即一种天生的系统，包含所有语言共同的一套规则。它使得儿童不管听到哪种语言，一旦他们获得足够的单词，都能以规则为导向的方式说话。

儿童是否具有预先准备好获得语言的生理基础？新生儿对语言声音格外敏感，喜欢听人类的语音。并且，世界各地的儿童的语言发展关键期相似——这些证据与具有生物基础的语言程序相吻合[29]。这些发现与 Chomsky 认为人类是唯一为语言做好准备的物种这一观点相一致。

大脑中具有专门的语言区域，以及语言发展敏感期的证据也可支持 Chomsky 的理论。人类已经进化出支持语言技能的专门脑区。多数人的语言位于大脑皮质的左半球。在它内部是两个特定的语言结构。布罗卡区（Broca's area）位于左侧额叶，控制语言产生。维尔尼克区（Wernicke's area）位于颞叶，负责语言解释。

需要注意的是，出生时的脑没有完全偏侧化；事实上，它是高度可塑的。随着儿童获得语言，脑逐渐变得更加专门化。并且，如果左半球早年受到损伤，其他区域将接管它的语言功能。因此，脑并不是天生就为语言规划好，而是语言学习经验使得特定脑区变得专注于语言[30]。

3．交互作用观点 关于语言发展的最新观点强调内在能力和环境影响之间的交互作用。尽管存在几种交互作用理论，所有的理论都强调语言发展的社会情境。一个主动的儿童，具有获得语言的天赋，并且观察和参与社会交流。根据这些经验，儿童逐渐发现语言的功能和规则。根据交互作用的观点，天生的能力、与他人交往的强烈愿望，以及丰富的语言和社会环境共同帮助儿童建立一套交流系统。并且，由于基因和环境的贡献在不同儿童的身上有所不同，交互作用的观点认为语言学习存在个体差异[31]。

以上理论都没有经过完全检验。事实上，生物、认知和社会经验可能以不同的方式，均衡作用于语言的不同方面：发音、词汇、语法和交流技能。

（三）语言的发展阶段

儿童语言发展的阶段划分，在学术界很不一致，最主要的原因在于人们划分阶段的标准不同。儿童的语言发展，与儿童的自然年龄、生理发育阶段、心理发展水平有一定的关系。但是，语言发展必然不同于生理的发育和心理的发展，因此，划分儿童的语言发展阶段，应采用语言学的标准。依据语言系统发展和语言运用发展相结合的语言学标准，儿童的语言发展可以划分为五个大的发展阶段[32]：

1. 声音发展阶段（0～6个月左右） 此阶段婴幼儿只是发出无意义的声音，对语音开始有最初的模仿。婴幼儿和成人之间的交流还不是语言性质，只是一些非条件反射和低级的条件反射。从语音系统发展来看，这一阶段可以分为两个小阶段：非自控音阶段和咕咕声阶段。

（1）非自控音阶段：大约指从出生到20天这段人生的最初时期，研究表明，婴儿听觉反应和对人类声音的特别兴趣，是一种与生俱来的生物学现象。在20天之内，新生儿就可以建立初步的听觉条件反射，这一阶段的新生儿的发声以哭声为主，也有一些是咳嗽声和吃奶时的发音。这些声音绝大多数都是新生儿不能自己控制而发出的，因此，可称为"非自控音"。

（2）咕咕声阶段：出生后21天到5个月，是咕咕声（cooing）阶段，原因是婴儿开始发出类似元音的声音，有愉悦的"oo"音。此阶段儿童的声音听辨能力（已有区分音高、音长、音色和语音情感等初步能力）和发音能力（若干个音节不间断地发出即滑动音流）都有较大的发展，有大量"玩弄"声音的现象，有了最初的语音模仿和"对话"意识。

2. 被动语言交际阶段（6个月～1岁） 在此阶段中，婴儿虽然还不会说话，但已能对话语进行初步的理解，开始以被动的方式参与语言交际，对人生具有重要意义的第二信号系统也在此阶段开始建立。此外，婴儿可以用简单的体态语与成人进行交际，表现出最初的社会交际意识。从语音系统发展来看，辅音逐渐出现，婴儿在长串音节中重复辅音-元音组合，例如"babababababa"，因此这一时期称为呀呀语（babbling）阶段。呀呀语阶段，即从出生后6个月至1岁左右说出第一批真正的词这一时期。早期呀呀语的出现，似乎是由于脑的成熟，世界各地的婴儿几乎同时发出呀呀语，并产生类似范围的早期语音。但是呀呀语要进一步发展的话，必须要有良好的听觉，如果婴儿听力受损，那些类似说话的声音就会严重延迟，在聋童身上则完全缺失[33]，这一现象支持了行为主义的观点。此阶段正常婴儿的听觉分析器已经相当敏锐，在他的头脑中已经开始建立起较为复杂的语音表象。婴儿已经把声音的听辨纳入语言的范畴，出现了早期的话语理解反应，这标志着儿童语言活动的开始。众多的研究表明，在1岁前婴儿已经获得了最基本的语调类型。

3. 特殊语言交际阶段（1岁至2岁半） 在这一时期，儿童已能以主动方式进行词语言语交际活动，即不仅能听，而且能说。但此时儿童所使用的语言还不成熟、不完整，属于幼儿的特殊语言。儿童这一特殊语言，若孤立地看，是有歧义甚至让人无法理解的，但在一定的交流背景下（即有一定的上下文语境），并伴随儿童的手势、体态、表情，儿童用这类不完整的语言和别人交流将不会有什么障碍。从语法系统发展来看，这一时期又可划分为独词句、双词句和电报句三个子阶段。

（1）独词句阶段：独词句阶段是儿童开口说话的阶段，一般在儿童1岁左右时开始，到1岁半前后结束。独词句中的词不仅是一个词，而且还是一个句子。独词句阶段的"词"同前言语阶段相比，发音逐渐清晰，意义所指逐渐明确，音义的结合也逐渐稳定。但是同目标语言相比，其音义的含混性和音义结合的不稳定性，依然为此时期语言单位的一个重要特征。

当幼儿刚学会单词时，他们有时会过于狭窄地使用这些单词，这种错误叫做外延过窄（underextension）。更常见的错误是过度扩展（overextension）——用一个单词指代比正确范围更广的一群客体和事件。例如，幼儿用小汽车指代公共汽车、火车、卡车和消防车。学步期幼儿的过度扩展反映了他们对类别的敏感。他们将新词应用于一组类似的体验，这意味着儿童有时有意进行过度扩展，因为他们难以回忆或者还没有获得适合的单词。并且，当一个词难以发音时，学步期幼儿很可能用一个他们能够说清楚的相关词来代替[34]。随着词汇和发音的进步，过度扩展逐渐消失。

（2）双词句阶段：从独词句阶段到双词句阶段是儿童语言发展的必经之路，也是一次大的飞跃。双词句阶段与独词句阶段的本质差异，不在于句子的长短，而在于双词句阶段儿童使用的最小语言单位具有了词的资格，即具有组合功能。

起初，儿童缓慢地增加他们的词汇，速度是每个月1～3个词。在18～24个月之间，通常会发生一次词汇的爆发。儿童识别口语句子中单词的速度加快，记忆、分类以及检测说话同伴意图的能力也提高[35]。结果是，许多儿童每周的词汇量增加10～20个新词[36]。

（3）电报句阶段：当儿童的词汇量接近200个词时，他们开始结合两个词。这些双词句被叫做电报句（telegraphic speech）。一般说来，儿童在2岁至2岁半，语法发展处于电报句阶段。电报句阶段既是双词句的扩展，又是向成人语法过渡的阶段。这一阶段的语句仍然比较简略，主要是一些传递信息的关键词，就像是人们打电报时用的语句一样。从语法的情况考察，电报句阶段主要具有以下特点：开始建立句子的基本模型，出现了一些语法类化现象，句子表意较为复杂化和明显化。

4. 目标口语发展阶段（2岁半至6岁） 这一阶段是从2岁半至6岁。在这一阶段，儿童的特殊语言成分已经大大减少，语言已经纳入了目标语言的轨道，语音系统和基本的语法规则已经掌握，具有一定的词汇量和一定的语言运用技能，可以用词语来解释词语，并能进行一般的日常语言交际。从语法系统发展的角度来看，这一阶段的儿童处于语感逐步形成阶段。

语言能力的形成和发展，主要表现为语感的形成和发展。语感由多个子系统构成，其中最为重要的是语法感。在电报句阶段，儿童已开始对成人的语法有所感知，并开始由儿童的特殊语法向成人语法转变。当儿童的语言超越电报句阶段之后，语法发展便是在成人语法的框架里进行的。儿童的语言一旦纳入成人语法的轨道，就开始了形成语法感的阶段。有规律、成系统的类化现象的出现，是电报句阶段结束和语法感形成阶段开始的标志。当儿童进入语法感形成阶段以后，最有意义的发展表现在两个方面：改正语法错误、谈论语言。"改错"行为的出现，表明儿童已经建立起语法感；儿童能够谈论语言，表明儿童的语法感已基本形成，儿童的语法发展已经步入了初步成熟的阶段。

5. 成熟阶段（大约6岁至少年期结束） 在这一阶段中，儿童逐渐完善自己的语言系统和语言运用能力、掌握一些较难的语流发音形式和一些特殊的语法现象、迅速扩充词汇量、发展出各种语用技能。在一般的教育条件下，书面语也有较大的发展，并对口语产生重大影响，使之渐趋规范化。此期，儿童语言已经与目标语言几乎没有差别，语言发展趋于成熟。

当然，这种阶段的划分不是绝对的，不仅阶段与阶段之间存在着交叉现象，而且各个儿童的实际发展过程，也会与各阶段的年龄界定有出入。就语言的每一子系统而言，又各具自己的发展阶段。语音有语音的发展阶段，语法有语法的发展阶段，各种具体语言现象的发展阶段也不一定与总体发展阶段相吻合。

五、皮亚杰的认知发展阶段

认知理论学家皮亚杰（Jean Piaget，1896—1980）对现代儿童发展领域影响深远。皮亚杰认为，随着大脑的发展和儿童经验的增加，个体发展经过了四个主要阶段，每个阶段均以不同质的思维方式为特色。换句话说就是，儿童在不同阶段理解事物的方式不同，譬如皮亚杰相信婴儿早期不会认识到客观存在的物体隐没在视野之外后依然存在。

（一）感知运动阶段（出生至2岁左右）

这一阶段主要指语言发展以前的阶段，婴儿主要通过感觉运动图式来和外界取得平衡，处理主客体的关系，例如眼睛、耳朵、手掌和嘴巴。结果他们创造了解决感知动作问题的方法，例如寻找隐藏的玩具，推拉物品等。

（二）前运算阶段（2岁左右至7岁左右）

语言的出现和发展，促使儿童日益频繁地用表象符号来代替外界事物，出现了表象思维。这一阶段儿童的认识活动的特点包括以下几点。

（1）相对的具体性：借助于表象进行思维活动，还不能进行运算思维。

（2）不可逆性：表现为关系是单向的，不可逆的，不能进行可逆运算，且关系还没有守恒结构。

（3）自我中心性：儿童以自我经验为中心，参照他人才能理解事物，认识不到自己的思维过程。他的谈话多半以自我为中心，缺乏一般性。

（4）刻板性：一是在思考眼前问题时，其注意力还不能转移，还不善于分配；二是概括事物性质时,还缺乏等级的观念。

(三) 具体运算阶段(7岁左右至11岁左右)

这是由前一阶段很多表象图式融化、协调而形成的。在具体运算阶段,儿童思维出现了守恒和可逆性,因而可以进行群集运算。群集运算包括:①组合性;②可逆性;③结合性;④同一性;⑤重复性。但这个阶段的运算一般还离不开具体事物的支持,还不能组成一个结构的整体、一个完整的系统,因而这种运算是"具体的"运算。

(四) 形式运算阶段(11岁左右至15岁左右)

形式运算就是命题运算思维。这是和成人思维接近的、达到成熟的思维形式,这种思维形式,可以在头脑中把形式和内容分开,可以离开具体事物,根据假设来进行逻辑推演。尽管此时还不能意识到诸如"四变换群"和"格"(组合分析)等逻辑结构,但儿童已经能够运用这些形式运算来解决面临的逻辑课题,例如组合、包含、比例、排除、概率、因素分析等,此时思维已经达到了逻辑思维的高级阶段。

第三节 社会发展

儿童社会化是人的社会化的第一阶段。儿童在成长的过程中,通过个人和社会的交互作用,获得语言、思维、情感等能力和最初行为的方式,逐步了解社会、掌握生存能力,成为"社会人"。在此节,我们将首先介绍儿童自我概念的发展,然后从情绪发展、社会道德、人格发展三个方面分别介绍儿童社会化的发展。

一、自我发展

自我概念(self-concept)是指个体关于自己知觉的认知。自我的出现,不是意识对象或意识内容的简单转移,而是人的心理发展进入的一个全新的阶段,是个体社会化的结果,是人类特有的高级心理活动形式之一。

(一) 婴幼儿期

婴儿时期出现最早的自我意识。自我最早出现的方面是主体我(I-self),将自我看作行动者的认识。有时候也称为存在性自我,因为关键的意识似乎是我存在。

婴儿在两三个月的时候,和他世界里的物体及人每天大量地互动,他明白他能对外界事物产生影响。比如,当儿童触摸小球时,它滚动起来了;当他哭的时候,有人做反应;当他笑的时候,母亲也对他笑。通过这一过程,婴儿将自己与其他东西分离,一种"我"的感觉开始出现。

8～12个月时,婴儿对客体永久性有了完全的理解,主观自我出现了。正如他明白看不见爸爸和妈妈时他们还存在一样,他明白——至少以某种初步的方式明白,他独立地存在,并具有一定的永久性。

婴儿的第二个重要任务是理解他自己也是世界当中的一个物体。正如球是圆形的,"我"也有一定的素质或特点,如性别、体格等。这种自我意识是身份的第二个侧面,即自我的第二个方面——客体我(me-self),把自我看成一个知识体和评价体。它涵盖所有使自我独特的属性,包括身体特征、拥有物和态度、信念,以及人格。

由于婴儿语言发展的限制,我们很难判断一个儿童在什么时候形成了最初的自我意识来描绘客体我的形成。最经典的试验是将儿童放在镜子前面,看他有什么样的行为。大多数9～12个月的婴儿会看着自己的镜像,做鬼脸,或试图以某种方式与镜子中的婴儿互动。之后,试验者假装用一块毛巾擦婴儿的脸,在婴儿鼻子上用口红点一下,然后再一次让婴儿看镜子。检验自我认知的,也是对自我有意识的最关键的是,婴儿是否摸自己鼻子上的点,而不是镜子中脸上的鼻子。

研究发现,9～12个月的婴儿很少摸自己的鼻子,但21个月的孩子中有3/4表现了这一水平的自我认知。到2岁时,几乎所有儿童都会使用他们自己的名字或者人称代词来指代自己。到3岁半左右,儿童还会用典型的情绪和态度来描述

(二) 童年早期

由于成长过程中,儿童的认知能力迅速发展,自我理解能力也在童年早期有了实质性提高。新的表征能力让儿童可以对自己进行反思,语言使他们可以谈论"主体我",也就是他们自己的主观体验。随着主体我变得越来越稳定,他们又更多地发展"客体我"——对自我特征的知识和评价,即个体确信可以用于描述自己的一系列属性、能力、态度等。学龄前儿童的自我概念非常具体,通常他们会谈及可以看见的身体外表、拥有的玩具,以及日常行为。

自我概念中开始出现新的成分——社会自我,儿童自我意识出现的另一面是越来越强烈地意识到他自己是社会游戏中的一员。2岁时,学步儿已经学到了多种与他人交往的规则。

从过家家游戏中我们可以清楚地看到,儿童开始承担明确的角色:"我是爸爸,你是妈妈",或"我是老板"。作为同一过程中的一部分,儿童也开始慢慢地了解他在家庭中的位置,他有姐妹、兄弟、父亲、母亲等。

(三) 童年中期

在童年中期,儿童发展出更精确的自我概念,这一变化主要发生在8~11岁期间。他们开始全面客观地描述自己,不仅提到积极的特点也会提到消极的特点。和较小儿童相比,较大的学龄儿童已经逐渐学会不再用全或无的方式描述自己了[37]。童年中期发生的自我概念的另一个变化是儿童开始进行社会比较(social comparison),通过与他人的容貌、能力、行为的比较来判断自己的位置。儿童进入到一个更加广泛的学校和社会环境之中,他们会寻求更多的人来获取与自己有关的信息,因此他们的自我描述中常常会参考社会群体。个体在家庭、幼儿园、学校中游戏、学习、劳动,通过模仿、认同、练习等方式,逐步形成各种角色观念,如性别角色、家庭角色、伙伴角色、学生角色等。可以说,这一阶段自我发展的过程就是社会化的过程。

二、情绪发展

情绪(emotion)是生理行为和情感体验的复杂复合体。人与人交流过程中,情绪扮演了重要的角色。研究者对婴儿和学步儿的观察发现,情绪在组织社会关系、对环境的探索,以及自我发现方面起着重大作用[38]。随着儿童年龄的增长,情绪变得更加复杂和多样[39]。

情绪的发展可以理解为掌握良好的情绪运用能力。心理学家提出了情绪智力这一概念,并将其分成几个维度,不同的理论给出的定义不同,不过主要包含两个方面:情绪理解(emotional understanding)和情绪管理(emotional regulation)。情绪理解,即一种区分和解释自我情绪以及知觉和理解他人情绪的能力。情绪管理是指我们将情绪状态调节到一个舒适的强度水平,从而达到目标的策略[40]。

下面我们将从情绪理解和情绪管理两个方面来介绍儿童的情绪发展过程。

(一) 童年早期

童年早期的情绪理解和表达能力有明显增强。表征、语言和自我概念的发展会促进儿童情绪的发展。在2~6岁,儿童对情绪的理解能力增强,可以更好地理解自己和他人的情绪,并能更好地表达自己的情绪。

1. 情绪理解能力 情绪理解只有在发展达到一定阶段才能出现,随着认知的发展,自我意识能力出现,儿童开始有能力触及情绪的原因、结果和行为后果,并且随着年龄的增长,他们的理解会更加复杂和准确。儿童对他人情绪的理解与他们自己理解自己情绪的能力是密切相连的[41]。不过学龄前儿童的理解会倾向于外部因素,而不是内部因素。在识别他人情绪方面,儿童可以根据同伴所表达的情绪来预测其接下来的行为。

不仅认知发展会促进儿童对情绪的理解,社会经验在其中也起到了重要作用。父母对情绪的标识越多,给儿童关于情绪的解释越多,儿童在谈话中使用情绪词语的频率就越高。如果父母经常认可儿童的情绪反应,并且明确教给儿童各类情绪,那么儿童能够更好地判断他人的情绪。

学龄前儿童在和成人的互动中逐渐提高对情绪的理解,并会把这些知识迁移到其他情景中去,这表明,情绪知识对儿童和其他人的交往有很大帮助。在3~5岁,情绪知识促进友善、体贴等亲社会行为,以及伤害他人后愿意和解的意愿。在和同伴交流的时候，谈到情绪越多的儿童就越受欢迎[42]。

2. 情绪管理能力 随着儿童年纪的增长，以及更好地理解在不同环境中表达适当的情绪，儿童的情绪调节会更加熟练。语言的发展也会促进学龄前儿童的情绪自我调控，控制自己情绪的表达。

有些情境刺激能引发一种几乎不可控制的情绪反应。大脑内部边缘结构的杏仁核控制着诸如恐惧、生气、攻击性等情绪，对个体察觉到的有威胁的刺激立即做出反应，并引发一系列行为的、心理的反应和激素的分泌[43]。这种快速反应模式具有适应性功能，就像人们对火警的反应为心跳加快、想快速逃跑、寻找建筑物的出口那样。这种情境下的唤起状态使自我调控、计划，以及理性思考变得更加困难[44]。然而，通过参与火警训练（讨论和角色扮演），儿童会习得在紧急情况出现时应该做出什么行为，并练习这种行为，而不会因紧急情况而出现情绪唤起水平升高和潜在的认知障碍。

情绪调节使个体从自动、激动的情绪转向更冷静、合理推理的反应，这样就能找到更大范围的认知资源[45]。在发展的早期，儿童很难调节和抑制自己激动的反应（这常常包含一些冲动或攻击的形式）。学龄前儿童也许会因为受到了同伴的嘲笑，而愤怒地去踢同伴（激动的反应），而不是考虑其他可能的选择，如用语言制止同伴或请老师干预（冷静的反应）。冷静的反应包括对话和协商、冲突解决技能，或如深呼吸等自我放松。冷静过程在4岁左右出现，随着年龄增长慢慢占主导地位[46]。

（二）童年中期

1. 情绪理解能力 学龄前儿童对心理活动的理解，意味着他们更有可能用内在的心理状态，如愉快或悲伤的想法，来解释情绪，而不是像学龄前儿童那样用外在的事件来解释[47]。该阶段儿童对于情绪体验的多样性有了更多的意识。大约到8岁左右，儿童开始意识到，他们可以同时感受不同的积极和消极情绪，并且强度上也可能有所差异[48]，如儿童在收到生日礼物的时候，会说："我很高兴收到了礼物，可是我又有一点难过，因为我没有收到我想要的那个礼物。"

对于复杂情绪的理解能力，让儿童认识到人们的表情未必是他们情感的真实反映，这也能促进儿童对情绪的自我认识，如8～9岁的儿童能够理解羞愧是两种情绪的结合体：对于自身能力匮乏的气恼，以及令他人失望的伤感[49]。而且，学龄期儿童还表现出其他形式的复杂情绪推理能力。在童年中期，儿童对社会信息的敏感性增强，儿童经常使用社会参照（social referencing），这是一种运用他人反应来解释情境和做出反应决定的策略[50]。家长可以通过表现出与自己情绪一致的行为，以及通过在不同环境中适当表达情绪的示范来指导儿童的情绪反应。他们能够把互为矛盾的面部线索和情境线索相调和来推测他人的情绪；他们还能够根据对别人过去经历的理解，来预测他人在新情境中会有何感觉。例如他们意识到当一个儿童被他最好的朋友拒绝后，再次遇到那个朋友时，他会感觉到难过；可是更小些的孩子只会依靠现时的情境来判断说："他会很高兴看到他的朋友"。

2. 情绪管理能力 情绪管理能力的迅速发展发生在童年中期。前文我们提到了童年中期会出现社会比较，当儿童开始和同伴进行比较，并开始在意他人对自我的认可时，他就需要学会应对可能威胁到自尊的负面情绪。10岁时，大多数儿童会学会两种应对压力的策略并有选择地使用。在问题中心应对（problem-centered coping）策略中，他们评估情境的可变性，确定困难所在，并决定如何去处理这个问题。如果解决不了这个问题，他们就会陷入情绪中心应对（emotion-centered coping）策略中，这种应对是内在的、秘密的，目的是在对结果无能为力时，控制忧虑的情绪[51]。

和学龄前儿童相比，学龄期儿童更经常使用这些内在策略来调节情绪，这种变化主要因为他们评估情境的能力、反思能力和情感能力的提高[52]。

认知的发展以及不断丰富的社会经验，使得儿童能够更加灵活地改变他们应对问题的策略。而且通过与父母、老师，以及同伴的互动，儿童用社会可接受的方式，越来越得心应手地表达情绪。随着年龄的增长，他们越来越倾向于使用言语策略，而不是用哭闹、生气或攻击性等情绪表达方法。当情绪自我调节有了很好的发展，学龄期儿童获得了一种情绪自我效能感（emotional self-efficacy），这种对他们自己的情绪经历能够掌控的感觉，促使儿童形成良好的自我形象和积极乐观的人生观，这些又进一步使他们能够面对情绪的挑战。

能够很好地调节情绪的儿童，通常心境乐观，有移情能力和亲社会能力，并且深得同伴喜欢。与之相对照的是，情绪调节能力差的儿童，通常被消极的情绪所控制，这会干扰他们的亲社会行为以及影响他们被同伴接纳。

三、道德发展

儿童社会化过程中的一个重要目标就是成为有道德的人。这里的道德是指作为个体人格倾向的道德品质，简称品德或道德。在实际生活中，我们经常要面对正确还是错误的道德判断。你认为说谎是错的吗？杀人是错的吗？多数人都会回答"是的"。然而我们在某些时候也会说谎，尽管我们中的多数不会杀人，但也要考虑到例外。当我们思考这些道德问题时，这一过程被称作道德推理（moral reasoning）。

人们会思考什么是对的、什么是错的，但他们的行为总是无法与那些想法相一致。然而，个体必须在他们能够以适当的方式行动前理解对错。因此，有关道德推理的理论关注个体用来决定对错的思维过程，而不是关注个体表现出来的道德（或非道德）行为。

探究儿童的道德发展规律是发展心理学领域的重要课题，下面我们将介绍发展心理学领域几个著名的道德发展理论。

（一）皮亚杰道德发展阶段理论

发展心理学家皮亚杰在1932年发表了《儿童的道德判断》一书，开创了在认知领域对道德发展进行研究的先河。皮亚杰从一系列儿童道德判断的试验研究中总结了一条发展顺序，形成了有关道德发展的四阶段理论。

（1）第一阶段：前道德阶段（出生至2岁）。此阶段儿童处于感知运动时期，行为主要与满足生理本能有关，还未有任何道德观念的发展。

（2）第二阶段：他律道德阶段（2～8岁）。此时儿童正向具体运算思维过渡，其道德判断仅根据客观的效果，而不考虑主观动机，以他律的绝对规则或对权威的绝对服从和崇拜为特征。

（3）第三阶段：自律道德阶段（8～10岁），又称可逆性阶段。此时儿童思维达到具体运算阶段，有守恒和可逆性的特点。儿童在其道德判断中获得了独立，不再绝对服从成人的命令或把规则看成不可改变的，从而导致一定程度的自律。

（4）第四阶段：公正阶段（10～12岁）。此时儿童逐渐形成运算思维，在可逆性自律阶段基础上逐步发展了公正观念，儿童的道德观念逐步从形式上的公正向真正的公正发展，并能将规则与整个社会和人类的利益联系起来。

（二）柯尔伯格道德推理理论

劳伦斯·柯尔伯格（Lawerence Kohlberg）是皮亚杰的学生，他认为道德推理的发展要比皮亚杰的理论更为复杂，皮亚杰的研究是围绕从道德他律向道德自律发展的主线展开的，其中道德自律发生在青春早期（10～11岁左右）。此时正是形式运算的开始，智力的发展也并未停止，而皮亚杰的道德发展阶段理论似乎就只能研究到道德规则相对变化这一深度。柯尔伯格则揭示了向青年期发展的附加阶段，他提出了一个更为详细、系统的道德思维发展的阶段理论——道德发展的三水平理论。每个水平又包括两个阶段。

1. 前习俗水平（preconventional level） 处于该水平的个体对是非持自我中心、利己主义的观点，忽视社会标准或习俗的要求。自我中心主义（egocentrism）只关注自我，不考虑他人或他人的观点。它包括两个阶段，即第一、第二阶段。

（1）第一阶段：是以惩罚与服从为定向的阶段。处于这一阶段的儿童，为了避免惩罚，认为服从就是对的，对就能避免惩罚。

（2）第二阶段：是以工具性相对主义为定向的阶段。处于第二阶段的儿童，认为正确的行为就是那些可以满足个人的需要，有时也可以满足他人需要的行为。这一阶段的儿童知道公平、呼唤和平等的概念，但往往根据市场上等量的公平交换来满足自己和他人。

2. 习俗水平（conventional level） 这一水平的特点，是儿童着眼于社会的希望和要求，认为道德的价值在于为他人和社会尽义务。个体判断对错时关注外在的权威，由于自我中心关注的减少以及思维技能的提高，处于习俗水平的儿童能够判断行为的意图，如"他不是有意绊倒我的"。

（1）第三阶段：即以人际关系的和谐一致为定向的阶段。处于第三阶段的儿童，能意识到人际关系的重要性，能重视别人的感情，在进行道德评价时总是考虑到他人和社会对一个"好孩子"的期望与要求，并力争按此要求进行思维和行动。

（2）第四阶段：以社会秩序和法则为定向的阶段。处于这一阶段的儿童，认为尽自己的义务、对权威表示尊敬、维护既定的社会秩序就是正确的，并开始懂得每个社会成员都应遵守全社会共同约定的某些行为准则。

3. 后习俗水平（postconventional level） 这一水平的特点，是儿童不但能自觉地遵守某些行为准则，还能认识到法律的人为性，并在考虑"正义"和"个人尊严"的基础上形成某些法律的普遍原则。后习俗水平也包括两个阶段。

（1）第五阶段：以社会契约和个人权利为定向的阶段，以社会契约来看待道德责任。此阶段的儿童不再将社会制定的规则看作一成不变的，并认为只有在公平合理的情况下才应遵守它。

（2）第六阶段：以普遍的伦理原则为定向的阶段。处于第六阶段的儿童，进行道德判断时，主要是依据伦理法则，如公平原则、人权原则和尊重个人原则等。一经认准这些原则便愿为之献身，所以此阶段也称为以有意识的决定和自我选择伦理原则为定向的阶段。

柯尔伯格道德发展理论是以个体道德认知发展为主的理性模式。该模式认为，尽管个体道德发展速度可能存在不同，但这个阶段发展顺序是固定不变的，个体道德发展只能从低层次向高层次逐渐提升，不能跳跃。第六阶段的有原则的道德判断阶段是道德发展的最高阶段。

四、人格发展

在社会性发展领域中，埃里克森的心理社会理论，是横跨一生最合适的发展理论之一，为我们提供了人格发展的概况。下面我们将简要介绍这一发展领域的经典理论。

埃里克森（E.H. Erikson，1902）是美国著名精神病医生，新精神分析派的代表人物。他认为，人的自我意识发展持续一生，他把自我意识的形成和发展过程划分为八个阶段，这八个阶段的顺序是由遗传决定的，但是每一阶段能否顺利度过却是由环境决定的，所以这个理论可称为"心理社会"阶段理论。每一个阶段都是不可忽视的，在每一个发展阶段，个体要面临一种新的心理挑战，称为心理社会危机（psychosocial crisis）。每一个心理社会危机都有两种发展结果——积极或消极。如果各个阶段都保持向积极品质发展，就算完成了这个阶段的任务，逐渐实现了健全的人格，否则就会产生心理社会危机，出现情绪障碍，形成不健全的人格。

（一）婴儿期（0～1.5岁）：基本信任和不信任的冲突

第一阶段包括婴儿期，当婴儿哭或饿时，父母是否出现则是建立信任感的重要问题。父母或者最初的照顾者对婴儿的需求做出反应，这会为婴儿提供一种信息：他的需要会被注意到，这使他学会信任这个世界。反之他们的需要若未得到满足，他们则认为这个世界也许不能满足他的需要，他则发展出不信任感。

此时是基本信任和不信任的心理冲突期，信任在人格中形成了"希望"这一品质，它起着增强自我的力量。具有信任感的儿童敢于希望，富于理想，具有强烈的未来定向。反之则不敢希望，时时担忧自己的需要得不到满足。埃里克森把希望定义为"对自己愿望的可实现性的持久信念，反抗黑暗势力、标志生命诞生的怒吼。"

（二）童年期（1.5～3岁）：自主与羞愧怀疑的冲突

这一时期，儿童掌握了大量的技能，如爬、走、说话等。更重要的是他们学会了怎样坚持或放弃，也就是说儿童开始"有意志"地决定做什么或不做什么。这时候父母与子女的冲突很激烈，也就是第一个反抗期的出现，一方面父母必须承担起控制儿童行为使之符合社会规范的任务，即养成良好的习惯，如训练儿童大小便，使他们对肮脏的随地大小便感到羞耻，训练他们按时吃饭，节约粮食等；另一方面儿童开始有了自主感，他们坚持自己的进食、排泄方式，所以训练良好的习惯不是一件容易的事。这时儿童会反复应用"我""我们""不"来反抗外界控制，而父母决不能听之任之、放任自流，这将不利于儿童的社会化。反之，若过分严厉，又会伤害儿童自主感和自我控制能力。如果父母对儿童的保护或惩罚不当，儿童就会产生怀疑，并感到害羞。因此，把握住"度"的问题，才有利于在儿童人格内部形成意志品质。埃里克森把意志定义为"不顾不可避免的害羞和怀疑心理而坚定地自由选择或自我抑制的决心"。

（三）学龄初期（3～5岁）：主动对内疚的冲突

在这一时期如果幼儿表现出的主动探究行为受到鼓励，幼儿就会形成主动性，这为他将来成为一个有责任感、有创造力的人奠定了基础。如果成人讥笑幼儿的独创行为和想象力，那么幼儿就会逐渐失去自信心，这使他们更倾向于生活在别人为他们安排好的狭窄圈子里，缺乏自己开创幸福生活的主动性。

当儿童的主动感超过内疚感时，他们就有了"目的"。埃里克森把目的定义为"一种正视和追求有价值目标的勇气，这种勇气不为幼儿想象的失利、罪疚感和惩罚的恐惧所限制"。

（四）学龄期（6～12岁）：勤奋对自卑的冲突

这一阶段的儿童都应在学校接受教育。学校是训练儿童适应社会、掌握今后生活所必需的知识和技能的地方。如果他们能顺利地完成学习课程，他们就会获得勤奋感，这使他们在今后的独立生活和承担工作任务时充满信心。反之，就会产生自卑。另外，如果儿童养成了过分看重自己工作的态度，而对其他方面木然处之，这种人的生活是可悲的。埃里克森说："如果他把工作当成他唯一的任务，把做什么工作看成是唯一的价值标准，那他就可能成为自己工作技能和老板们最驯服和最无思想的奴隶。"

当儿童的勤奋感大于自卑感时，他们就会获得有"能力"的品质。埃里克森说："能力是不受儿童自卑感削弱的，完成任务所需要的是自由操作的熟练技能和智慧。"

（五）青春期（12～18岁）：自我同一性和角色混乱的冲突

一方面青少年本能冲动的高涨会带来问题，另一方面更重要的是青少年面临新的社会要求和社会的冲突而感到困扰和混乱。所以，青春期的主要任务是建立一个新的同一感或自己在别人眼中的形象，以及他在社会集体中所占的情感位置。这一阶段的危机是角色混乱。

埃里克森把同一性危机理论用于解释青少年对社会不满和犯罪等社会问题上，他说："如果一个儿童感到他所处的环境剥夺了他在未来发展中获得自我同一性的种种可能性，他就将以令人吃惊的力量抵抗社会环境。"在人类社会的丛林中，没有同一性的感觉，就没有自身的存在。所以，他宁愿做一个坏人，或干脆死人般地活着，也不愿做不伦不类的人，他自由地选择这一切。

随着自我同一性形成了"忠诚"的品质。埃里克森把忠诚定义为"不顾价值系统的必然矛盾，而坚持自己确认的同一性的能力。"

（六）成年早期（18～25岁）：亲密对孤独的冲突

只有具有牢固的自我同一性的青年人，才敢于冒与他人发生亲密关系的风险。因为与他人发生爱的关系，就是把自己的同一性与他人的同一性融合一体。这里有自我牺牲或损失，只有这样才能在恋爱中建立真正亲密无间的关系，从而获得亲密感，否则将产生孤独感。埃里克森把爱定义为"压制异性间遗传的对立性而永远相互奉献"。

（汪雪莹　周晓林 编，李　卉　曹庆久 校）

参考文献

[1] Willcutt EG, Doyle AE, Nigg JT, et al. Validity of the executive function theory of attention-deficit/hyperactivity disorder: a meta-analytic review [J]. Biological Psychiatry, 2005, 57: 1336-1346.

[2] Berk LE. Infants, children and adolescents [J]. Antimicrob Agents Chemother, 2011, 21: 282-287.

[3] Rubin K, Bukowski W, Parker JG. Peer interactions, relationships, and Groups [M].// N. Eisenberg. Handbook of Child Psychology: Vol. 3. Social, Emotional, and Personality Development. 5th ed. New York: Wiley, 1998. 619-700.

[4] Shweder RA, Goodnow JJ, Giyoo H, et al. The Cultural Psychology of Development: One Mind, Many Mentalities [M].//Nancy Eisenberg Handbook of Child Psychology. 6 th ed. New York: Wiley, 2007.

[5] Werner EE, Smith RS. Journeys from childhood to midlife : risk, resilience, and recovery [J]. Pediatrics, 2004, 114 : 492.

[6] Huesmann LR, Moise-Titus J, Podolski CL, et al. Longitudinal relations between children's exposure to TV violence and their aggressive and violent behavior in young adulthood : 1977-1992 [J]. Developmental Psychology, 2003, 39 : 201-221.

[7] Hershberger S. Genes and environment in personality development [J]. Behavior Genetics, 1994, 24 : 299-300.

[8] Widaman KF. Phenylketonuria in children and mothers : genes, environments, behavior [J]. Current Directions in Psychological Science, 2009, 18 : 48-52.

[9] Michellrobinson MA, Touil H, Healy LM, et al. Roles of microglia in brain development, tissue maintenance and repair [J]. Brain, 2015, 138 : 1138-1159.

[10] Johnson MH. Functional brain development in infants : elements of an interactive specialization framework [J]. Child Development, 2000, 71 : 75-81.

[11] Isaacs KR, Anderson BJ, Alcantara AA, et al. Exercise and the brain : angiogenesis in the adult rat cerebellum after vigorous physical activity and motor skill learning [J]. Journal of Cerebral Blood Flow & Metabolism Official Journal of the International Society of Cerebral Blood Flow & Metabolism, 1992, 12 : 110-119.

[12] Jednoróg K, Altarelli I, Monzalvo K, et al. The influence of socioeconomic status on children's brain structure [J]. PLoS One, 2012, 7 : e42486.

[13] Thatcher RW, Giudice S. Human cerebral hemispheres develop at different rates and ages [J]. Science, 1987, 236 : 1110-1113.

[14] Dammerman RS, Flint AC, Noctor S, et al. An excitatory GABA ergic plexus in developing neocortical layer 1 [J]. Journal of Neurophysiology, 2000, 84 : 428-434.

[15] Barkley RA. Attention-Deficit/Hyperactivity Disorder [M]. //Mash EJ, Barkley RA. Child Psychopathology. 2nd ed. New York : Guilford, 2003.

[16] Fischer M, Barkley RA, Edelbrock CS, et al. The adolescent outcome of hyperactive children diagnosed by research criteria : II. Academic, attentional, and neuropsychological status [J]. Journal of Consulting & Clinical Psychology, 1990, 58 : 580-588.

[17] Goldberg MC, Maurer D, Lewis TL. Developmental changes in attention : the effects of endogenous cueing and of distractors [J]. Developmental Science, 2001, 4 : 209-219

[18] Miller PH, Weiss MG. Children's attention allocation, understanding of attention, and performance on the incidental learning task [J]. Child Development, 1981, 52 : 1183-1190.

[19] Vurpillot E. The development of scanning strategies and their relation to visual differentiation [J]. Journal of Experimental Psychology, 1968, 6 : 632-650.

[20] Gathercole SE, Adams AM, Hitch GJ. Do young children rehearse? An individual-differences analysis [J]. Memory & Cognition, 1994, 22 : 201-207.

[21] 陈帼眉. 学前心理学 [M]. 北京：人民教育出版社，1989.

[22] Baddeley AD, Hitch G. Working memory. Comptes Rendus De Lacadémie Des Sciences Série Ⅲ Sciences [J]. De La Vie, 1998, 321 : 556-559.

[23] Leonard LB, Susan EW, Miller CA, et al. Speed of processing, working memory, and language impairment in children [J]. Journal of Speech Language & Hearing Research, 2007, 50 : 408-428.

[24] Kelly KB, Eunsil Choi, Maria SW. Narrative structure and emotional references in parent-child reminiscing : associations with child gender, temperament, and the quality of parent-child interactions [J]. Early Child Development & Care, 2010, 180 : 139-156.

[25] Farrant K, Reese E. Maternal style and children's participation in reminiscing : stepping stones in children's [J]. Journal Of Cognition & Development, 2000, 1 : 193.

[26] Ashmead DH, Perlmutter M. Infant memory in everyday life [J]. New Directions for Child & Adolescent Development, 1980, 10 : 1-16.

[27] Gabrielle S, Harlene H. Age-related changes in verbal and nonverbal memory during early childhood [J]. Developmental Psychology, 2003, 39 : 805-814.

[28] Pennebaker JW, Mehl MR, Niederhoffer KG. Psychological aspects of natural language. use : our words, our selves [J]. Annual Review of Psychology, 2003, 54 : 547-577.

[29] Newport E, Gleitman L. The invention of language by children : Environmental and biological influence [J]. Foundations of Cognitive Psychology Core Readings, 2002, 685-704.

[30] Bates E. On The Nature And Nurture Of Language [EB/OL] [2003]. grammar.vcsd.edu/course/hdp1/Readings/bates-impress.pdf.

[31] Holes J. The development of language (review) [J]. Language, 2004, 80 : 347.

[32] 朱曼殊. 儿童语言发展研究. 上海：华东师范大学出版社，1986.

[33] Eilers RE, Oller DK. Infant vocalizations and the early diagnosis of severe hearing impairment [J].

Journal of Pediatrics, 1994, 124:199-203.

[34] Klein ER, Hammrich PL, Stefanie B, et al. Language development and science inquiry: the head start on science and communication program [J]. Early Childhood Research & Practice, 2000, 2:1-22.

[35] Bates E, Marchman V, Thal D, et al. Development and stylistic variation in the composition of early vocabulary [J]. Journal of Child Language, 1994, 21:85-123.

[36] Dapretto M, Bjork EL. The development of word retrieval abilities in the second year and its relation to early vocabulary growth. child development [J], 2000, 71:635-648.

[37] Harter S. The Development of Self-Representation during Childhood and Adolescence [M]. //Leary MR, Tangney JP. Handbook of Self and Identity. New York, NY: Guilford Press, 2003. 611-642.

[38] Frijda NH. Emotion theory [J]. Behavioral & Brain Sciences, 2000, 23:199-200.

[39] Hubbard JA. Emotion expression processes in children's peer interaction: the role of peer rejection, aggression, and gender [J]. Child Development, 2001, 72:1426-1438.

[40] Thompson RA. Emotion regulation: a theme in search of definition [J]. Monographs of the Society for Research in Child Development, 1994, 59:25-52.

[41] Thompson RA. Emotional regulation and emotional development [J]. Educational Psychology Review, 1991, 3:269-307.

[42] Eisenberg N, Cumberland A, Spinrad TL, et al. The relations of regulation and emotionality to Children's externalizing and internalizing problem behavior [J]. Child Development, 2001, 72:1112-1134.

[43] Amorapanth P, Ledoux JE, Nader K. Different lateral amygdala outputs mediate reactions and actions elicited by a fear-arousing stimulus [J]. Nature Neuroscience, 2000, 3:74-79.

[44] Jonason PK, Tost J. I just cannot control myself: the dark triad and self-control [J]. Personality & Individual Differences, 2010, 49:611-615.

[45] Rodriguez ML, Mischel W, Shoda Y. Cognitive person variables in the delay of gratification of older children at risk [J]. Journal of Personality & Social Psychology, 1989, 57:358-367.

[46] Ellis LK, Rothbart MK, Posner MI. Individual differences in executive attention predict self-regulation and adolescent psychosocial behaviors [J]. Annals of the New York Academy of Sciences, 2004, 1021:337-340.

[47] Flavell JH. Development of children understanding of connections between thinking and feeling [J]. Psychological Science, 2001, 12:430-432.

[48] Pons F, Lawson J, Harris PL, et al. Individual differences in children's emotion understanding: effects of age and language [J]. Scandinavian Journal of Psychology, 2003, 44:347-353.

[49] Mills RSL, Hastings PD, Serbin LA, et al. Depressogenic thinking and shame proneness in the development of internalizing problems [J]. Child Psychiatry & Human Development, 2013, 46:194-208.

[50] Campos JJ. The Importance of Affective Communication in Social Referencing: a Commentary on Feinman [M]. Detroit: Wayne State University Press, 1982, 29:83-87.

[5] Kliewer W, Miller PA. Coping socialization in middle childhood: tests of maternal and paternal influences [J]. Child Development, 1996, 67:2339-2357.

[52] Brenner EM, Salovey P. Emotion Regulation during Childhood: Developmental, Interpersonal, and Individual Considerations [M]. //SaloveyP, Sluyter DJ. Emotional Development and Emotional Intelligence. New York: Basic Books, 1997.

第三章 注意网络与注意缺陷多动障碍

第一节 注意、注意功能及注意的重要性

一、注意的定义

William James 提出"谁都知道注意是什么……注意是在多个可能的对象或一系列思维过程同时发生的情况下，某一个对象或思维以清晰生动的形式占据我们的心理……其本质是意识的指向与集中"[1]。但一百多年后，Elizabeth Styles 在其《注意心理学》一书中却表示"谁都不知道注意是什么"[2]。这是因为注意不是单一的概念，而是大量心理现象共用的一个名称，涉及不同的情境和经验。例如，我们注意到一个苹果突然从树上掉下来，在朋友的指示下注意到某片树叶上有一只美丽的蝴蝶，这两种注意的过程和性质是不同的，这涉及注意过程和功能的多样性。注意可以分成很多种，根据诱发因素的不同，注意可分为刺激驱动注意（也叫外源性注意、自下而上的注意）、目标导向注意（也叫内源性注意、自上而下的注意），及记忆导向注意。根据注意选择单元的不同，注意可分为基于空间的注意、基于客体的注意、基于特征的注意和基于时间的注意。有关注意的作用机制，有过滤器模型、衰减器模型、反应选择模型、资源分配理论、知觉负载理论、偏向竞争理论等。可见，注意是一个复杂的概念。

尽管认知心理学在注意机制的研究上取得了大量成果，但对注意本质的认识，仍充满争议。如国内的《普通心理学》教材普遍把注意看成一种伴随其他心理过程的心理状态，认为注意本身不是独立的心理过程。但 Posner 在其《注意的认知神经科学》一书中指出，注意是拥有自己的解剖、细胞结构、神经递质、遗传基因和发展规律的器官系统。把注意定义为器官系统使得我们能够研究它的功能和支持这些功能的神经结构[3]，这就是注意的神经网络。随着认知神经科学的发展，人们的共识越来越多。注意网络理论为注意的功能和神经机制研究构建了清晰的理论框架，并提供了一系列的实验范式[4-5]。注意网络理论强调，对注意的认识必须建立在其神经基础的理解之上。注意是一个基于人体器官的系统，有其独特的功能和解剖学构造，其定义可以表述为，注意是某些大脑网络通过对其他大脑网络计算的优先性的影响，使得某一特定的信息加工（比如视觉）达到意识水平和产生可观测行为的活动。该理论在推动注意基本理论研究的同时，也促进了很多临床心理问题的注意机制研究，包括注意缺陷多动障碍（ADHD）。

二、注意的功能

心理学教材中，一般把注意分为三种功能：选择功能、保持功能和调节监督功能。三者分别强调了注意在信息选择、记忆保持和认知控制中的作用。不过这种区分具有一定的主观色彩，且缺乏统一的理论框架。而根据脑损伤研究及脑成像研究中注意任务所引发的稳定的脑激活模式，注意网络理论认为注意的主要功能包括警觉（alerting）、定向（orienting）和执行控制（executive control）[4-6]。警觉是指对输入刺激产生或保持高敏感状态的能力，包括持续性警觉和相位性警觉。持续性警觉主要指觉醒水平或唤醒程度，与生物节律、疲劳、无聊感及其他一些因素有关；相位性警觉则指在接受外部预警信号后加强应对目标的能力，可由警示信号诱发。警觉功能有助于提高个体在高级认知任务上的表现[7]。定向是指在多种感觉输入中挑选特定信息的能力。根据线索的类型，可分为外源性定向和内源性定向。外源性定向由外部刺激诱发，属于自下而上的加工过程，也叫刺激驱动的注意；内源性定向由个体内部目标引导，属于自上而下的过程，也叫目标驱动的注意。根据是否

伴随眼动或姿势改变，可分为外显定向和内隐定向。外显定向是指伴随眼球运动或身体姿势改变的定向；内隐定向则指不需要眼球运动或不改变姿势的定向。在外显定向中，通常注视点和注意焦点是重合的；但在内隐定向中，二者可以分离。定向过程包含三个基本成分：①注意脱离（disengagement），即注意从当前关注的刺激脱离；②注意转移（shifting），即注意从旧的目标转移到新的目标；③注意锁定（engaging），即把注意集中到新的目标上。执行控制是对有冲突的思维加工进行调制以使当前的最重要的加工过程不受或少受影响。执行控制在对思维、情感和行为等复杂活动以及冲突进行监控和调节中至关重要。在计划、决策、错误检测、危险处境和改变习惯性行为的过程中，涉及大量的执行控制。执行功能有很多不同的形式，如冲突监控与解决、抑制、任务转移、计划、工作记忆更新、自我控制等。其中自我控制是更高一级的心理学概念，涉及更多的认知功能。

①注意对其他心理过程的加工效率具有重要影响。大量研究表明，在有效注意的条件下，知觉加工、记忆编码和保持、语言理解与生成、推理和决策都具有更高的效率。②注意网络是认知控制的基础，冲突解决、行为抑制、任务转移、计划监控、自我调节等认知控制活动与注意网络有极其密切的关系[8]。有研究者认为ADHD的核心问题是执行控制缺损[9]。而执行控制功能又是通过注意网络实现的，其重要性不言而喻。③注意研究对意识问题的探讨具有重要意义。注意对于意识研究的重要性，就相当于DNA对于生命科学研究的重要性一样[10]；虽然DNA不能解释生命的所有方面，但毫无疑问它促进了我们对生命的理解。同样，注意虽然不能解释意识的全部奥秘，但无疑会起到至关重要的作用。意识包括两大主题：一是对周围世界的觉知（awareness），二是对我们自己思想和行为的自主控制（voluntary control）。注意的发展研究和遗传学研究为理解意识控制的生理基础提供了契机[11]。

三、注意的重要性

注意的重要性可以从以下三个方面来理解：

第二节　注意的神经网络

随着脑功能证据的积累，人们对注意脑机制的认识越来越清晰，使我们可以把注意看成一个具体的器官系统。根据注意的功能，这个系统可以分成至少三个神经网络：警觉网络、定向网络和执行控制网络。这三个网络相互独立又有交互作用，以实现认知控制。

一、警觉网络

警觉功能与中脑的蓝斑核及扣带区有特殊的关系，同时也与丘脑、前额叶和顶叶有关[6,12]。脑成像研究表明，要求受试者保持相位性警觉状态时，额叶和顶叶被显著激活。脑损伤的研究表明，右侧额叶损伤会损害主动保持警觉的能力；右侧顶叶受损的患者保持警觉和定向的功能都受到损害，在左视野出现严重的半球忽视。由中脑蓝斑核分泌的去甲肾上腺素对警觉网络起重要调节作用。动物研究显示抑制去甲肾上腺素系统会破坏警示信号的提示作用。去甲肾上腺素-蓝斑系统通过唤醒阶段性和持久性的活动来优化个体的行为表现。眶额皮质和前扣带回都有到蓝斑的投射，参与蓝斑活动的调控。有研究表明，丘脑也参与对警觉的调控。

二、定向网络

视觉通道的定向网络包括顶上小叶、颞顶交界区、额叶眼运动区[13]、上丘脑和丘脑枕核，以及基底核[3,12]。事件相关脑功能成像研究显示，顶上小叶与紧跟在线索呈现之后的定向有关。当靶子出现在未提示位置时，注意从原位置的脱离以及向新位置的转移活动与颞顶交界区有关。顶叶沟附近的后侧顶叶区以及额叶眼运动区主要参与定向过程。丘脑枕核负责将定向系统与加工颜色、运动、形状的感觉区域联系起来。内源性定向与外源性定向的脑激活区有很大的重合。颞顶交界区主要参与刺激驱动的定向，而顶上回与顶下回主要参与目标驱动的主动定向。顶叶损伤会造成注意脱离能力的缺陷，上丘脑及中脑其他结构的损伤会造成注意转移缺陷，而丘脑枕核损伤会造成注意锁定困难。另外，基底核接受绝大多数大脑区域的信息输入，在任务相关信息加工过程和无关任务加工过程中都起着重要的作用。发源于基底前脑的胆碱能系统对定向网络有重要的调控作用。对灵长类动物的研究表明，向顶内沟侧部注射东莨菪碱会明显延长外显定向任务的反应时间和降低正确率，这说明定向网络与乙酰胆碱有关。值得注意的是，去甲肾上腺素只影响警觉而不影响定向；而乙酰胆碱只影响定向不影响警觉，这说明神经递质对注意网络的调控作用具有特异性。

三、执行控制网络

执行控制网络主要与前扣带回和外侧前额叶的活动有关，受腹侧背盖区多巴胺系统的调控。背侧前额叶、前脑岛、前额下回、后顶叶也是探测并解决冲突的重要脑区[5]。有关执行控制网络的具体构成及功能，有多种不同的理论观点。冲突监控理论特别强调前扣带回和背侧前额叶的作用，认为前扣带回主要负责冲突的检测，而背外侧前额叶主要负责冲突的解决[14]。当个体面临不利结果、反应错误、反应冲突和决策的不确定时，都会激活前扣带回的活动，发出需要执行控制的信号，由背侧前额叶接收信号并完成执行控制过程[15]。层次组织理论认为背侧前额叶的执行功能是按照从前到后的梯度分层组织起来的，任务越复杂负责执行控制的背侧前额叶激活区越靠近额叶皮质的前部[16]。不过这些理论因为把执行控制网络只局限于前扣带回和背侧前额叶这样有限的少数脑区，已经受到质疑。

越来越多的研究发现，执行控制网络是由额叶-顶叶网络及一些皮质下脑区组成的。系列fMRI研究表明，认知控制网络包括前扣带回/前补充运动区、背侧前额叶、额下回、前脑岛、背侧前运动皮质以及后顶叶等六大激活区[17]。元分析结果显示，执行控制网络是一个由"额叶-扣带回-顶叶-皮质下脑区"组成的高级认知控制网络，具体包括背侧前额叶、前扣带回，顶叶和基底神经节及小脑等[18]。双网络模型认为，执行控制网络由两个平行的控制系统组成：一是额叶-顶叶网络，由背侧前额叶、顶下小叶、顶内沟、楔前叶和中扣带回组成；二是"带状盖网络"，由前额叶前部、前脑岛/额叶岛盖、背侧前扣带回/内上额皮质和丘脑组成。前者负责执行控制的激发和适应性调节，后者负责任务目标的维持[19]。不过，对于不同脑区在执行控制中的作用，尚存在较大分歧。

结合我们的fMRI研究和大型的元分析研究，我们认为执行控制网络是一个跨通道跨领域的高级认知控制网络，普遍存在于涉及不确定加工的认知任务中。该网络的构成包括额叶-顶叶网络的额叶眼运动区、顶内沟区域、背侧前额叶，带状盖网络的前扣带回/补充运动区、前脑岛、丘脑，以及纹状体的尾状核及核壳[20-21]。该网络具有高度的可靠性，在上千个fMRI研究中被稳定而一致地激活。有关各组成部分的具体分工以及相互之间的联系，则需要进一步的研究。

除了各自有不同的激活区域外，有研究发现，这三个注意网络之间还依存于共同的皮质下结构，且存在着动态的交互作用[12]。此项研究表明，丘脑是三个注意网络共同激活的皮质下区域。丘脑层内区域及网状核参与警觉网络的活动，背侧丘脑枕、眼动丘脑和尾部层内核参与定向网络的活动；而与以往研究一致，大部分丘脑区域参与执行控制网络的活动。这说明，丘脑不仅仅扮演了注意"探照灯"的角色，而且是认知功能中的重要结构，大部分的输入信息正是通过丘脑传至皮质区域进行进一步处理加工的。该研究还发现，警觉网络和执行控制网络的交互作用与额顶叶区域、枕叶区域、壳核及脑干的活动有关。不仅如此，双侧丘脑、双侧前扣带回、右侧脑岛和额顶叶的部分区域的激活与警觉网络及执行控制网络的联合活动有关。这说明，这两个注意网络存在部分重合的神经基础。

第三节 注意网络测试

一、经典注意网络测试

1. 实验设计 注意网络测试（attention network tests，ANT）是空间线索任务和侧翼（flanker）干扰任务的结合，通过测量警觉线索、空间线索和侧翼干扰对反应时和正确率的影响来检验三个注意网络的效应[5]。此测试具有易于操作、结果稳定等特点，已被广泛应用于研究多种精神及脑疾病患者注意网络功能损伤的测试中。在 ANT 测验中，受试者的任务是快速准确地对目标刺激的中央箭头的方向进行按键反应（图 3-1）。任务包括练习阶段和测试阶段两部分，练习阶段提供反应时和正确率的反馈，测试阶段则无反馈。试验包括 312 个试次，包括练习 24 次和正式试验 288 试次，约 30 min。测试分为三个阶段，中间可休息。对于每个试次，依次呈现的刺激包括中央注视点、线索提示（cue）、靶刺激（target）。其中线索提示随机出现以下几种条件：无线索、中央线索、上下双线索，以及上或下空间线索。靶刺激是在注视点上方或者下方随机出现，包括以下条件：单箭头和中性（无方向）的侧翼直线，一串 5 个箭头的中间箭头与侧翼箭头方向一致或不一致。

2. 试验程序 在本试验进行过程中，受试者的眼睛要一直盯着屏幕中心的注视点，手指置于键盘的反应键上，试验任务为要求受试者迅速判断靶子箭头（单个箭头或者一串箭头最中间的箭头）的朝向并按相应的反应键：即如果箭头方向朝左，按左键反应；箭头方向朝右，按右键反应。记录受试者的反应时（reaction time，RT）和正确率（accuracy rate，AT）。测试过程中测试者应该一直观察受试者的反应并确认受试者对这个任务给予最大的注意力。

3. 数据分析 根据 ANT 设计的原理，注意网络的警觉、定向和执行控制功能的效应可以通过不同条件下的反应时或错误率进行减法计算。警觉效应是无线索条件下与双线索条件下的平均反应时之差。这两种试验条件均没有对目标刺激的位置提供任何信息提示。在无线索条件下，注意分散在目标刺激可能出现的两个位置上。而在双线索条件下，尽管注意依旧分散在目标刺激可能出现的两个位置上，但提示着受试者目标刺激

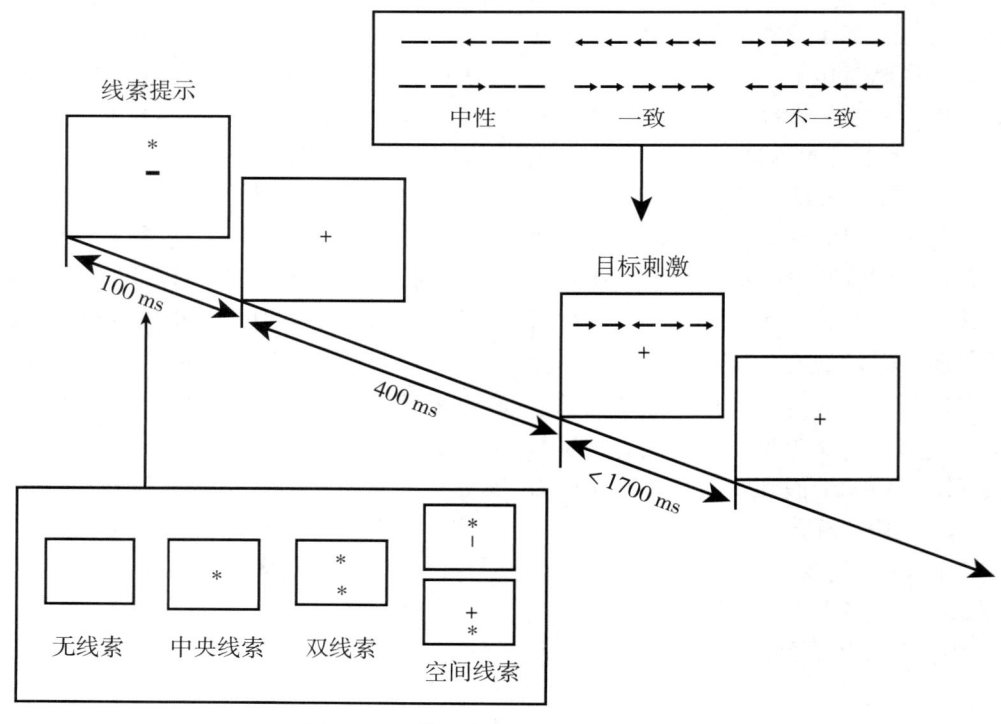

图 3-1　经典注意网络测试示意图

将很快出现，涉及警觉的功能。

警觉网络效应＝无提示实验条件－中央提示实验条件

在行为研究中，定向功能常通过呈现线索指示目标是否会出现来计算。空间线索表明目标刺激即将出现在指定位置。而中央线索或双线索条件下目标刺激即将出现在上或下不确定。空间线索能够提高目标加工的效应。中央线索、双线索和空间线索都具有警觉作用，但只有空间线索能提供预测性空间信息，使得受试者在目标刺激出现之前将注意指向合适的位置。中央线索和双线索作为控制条件，只有提高注意警觉的作用，不能将注意指向某个位置。双线索条件的反应时或错误率与空间线索条件相减，二者差值就是定向网络效应。

定向网络效应＝双线索提示实验条件－空间线索提示实验条件

不一致条件与一致条件下的反应时之差，就是执行控制网络效应。在此，中性条件下的反应时只比一致条件下的反应时慢大约 10 ms，因此可以不使用中性条件。

执行控制网络冲突效应＝不一致条件－一致条件

警觉及定向网络效应是提示信号对靶刺激反应的促进和好处，而冲突效应是侧翼干扰刺激对反应效率的负影响。

二、注意网络测试的变式

经过多年的发展，注意网络功能测试目前除了经典 ANT 之外，还有儿童版（ANT）、修订版（ANT-R）、听觉版（ANT-A）和偏侧化版（ANT-L）等多个版本。

1. 注意网络测试-儿童版　在早期 ANT 版本中，儿童版具有适合儿童测试的功能，当输入受试者年龄小于 12 岁时，呈现的刺激并非传统侧翼干扰任务的箭头，而是颜色鲜艳的卡通鱼的图片（1 条或者 5 条）代替，如图 3-2 所示。儿童

a. 儿童版ANT使用的6种刺激

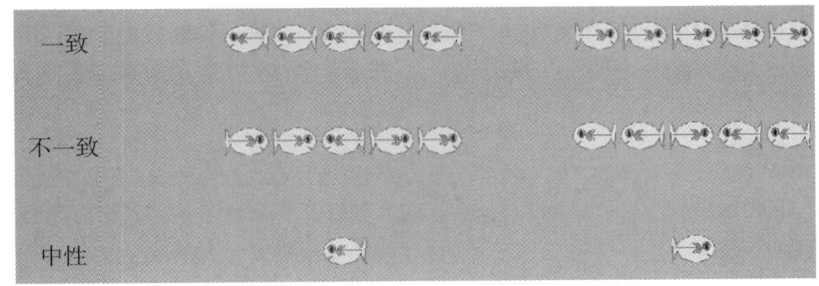

b. 实验程序示意

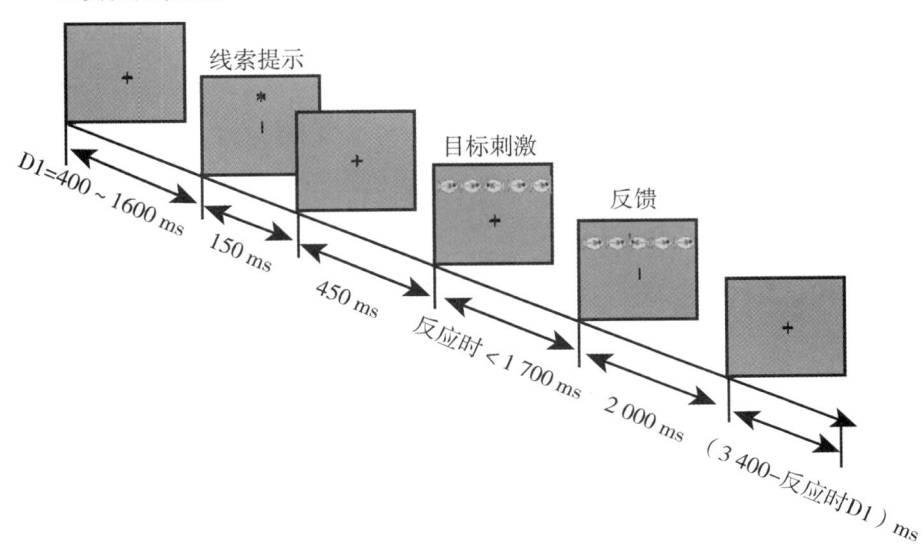

图 3-2　注意网络测试 - 儿童版示意图

对中间的鱼游的方向进行按键反应，分析方法和 ANT 版本的方法一样。通过适当引入声音及动画的反馈使得儿童版的任务更吸引儿童受试者。

2. 注意网络测试-修订版 在 ANT 经典版本基础上，ANT-R 将线索提示变换为在注视点左右侧呈现的长方形方框（图 3-3 所示）。在试验过程中，线索刺激通过边框的亮度变化起到提示作用。目标刺激是在方框中出现的一连串箭头中的中央箭头的方向，目标刺激与线索提示可能在同一位置出现（有效线索），也可能在线索提示的对侧出现（无效线索）。与经典 ANT 版本相比，该版本只包括三个提示条件：无线索、双线索、空间线索。试验操纵的条件还包括提示的有效性、线索-靶子时间间隔、侧翼干扰的一致性、位置的一致性等。无线索条件和双线索条件用于评估警觉效应。75% 的空间线索为有效提示，靶箭头出现在提示位置；25% 的空间线索为无效提示，靶箭头出现在提示位置的对侧。空间线索的有效性可以用来测量注意的脱离和移动。为了增加执行控制功能的挑战性，该任务同时结合了侧翼冲突效应和位置冲突效应（西蒙效应）。例如，如果靶子出现在注视点右侧，中央箭头和侧翼箭头都指向右侧，这是侧翼-位置均一致条件；如果靶子出现在注视点右侧，而中央箭头和侧翼箭头都指向左侧，这是侧翼一致-位置不一致条件；如果靶子出现在注视点右侧，而中央箭头指向左侧，侧翼干扰指向右侧，这是侧翼-位置均不一致条件。试验包括 4 个运程 (run)，每个运程有 72 个试次，分别为 12 次无线索、12 次双线索、12 次无效空间线索、36 次有效空间线索。各注意网络（过程）指标的计算方法如下：

警觉效应 = 无线索条件 − 双线索条件

定向效应 = 双线索条件 − 有效提示条件 = 转移 + 锁定

有效提示效应 = 无效提示条件 − 有效提示条件 = 脱离 +（转移 + 锁定）

脱离效应（disengaging）= 无效提示条件 − 双线索条件

侧翼冲突效应 = 侧翼不一致条件 − 侧翼一致条件

位置冲突效应 = 位置不一致条件 − 位置一致条件

侧翼−位置交互作用 = 侧翼-位置均不一致条件 − 另外三种条件

可见，ANT 的修订版具有更丰富的功能，除了测量三种基本的注意网络功能，还可进一步测查定向网络的注意解脱、注意转移和注意锁定的

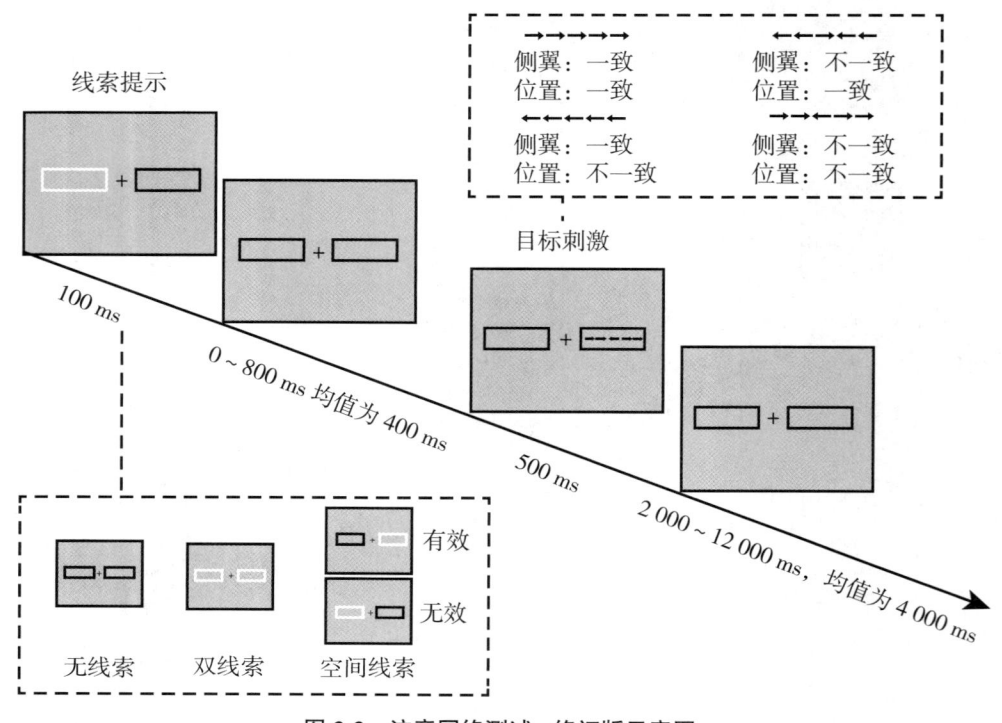

图 3-3　注意网络测试-修订版示意图

加工效应,以及检测定向功能和执行功能的交互作用。

3. 注意网络测试-听觉版 它是基于声音刺激的听觉通道的注意网络功能检测[22]。该版本通过空间的线索提示,以及对音频高低或声音长短进行判断,可以检测在听觉通道中的三个注意网络功能。听觉 ANT 又分成听觉空间提示 ANT 和听觉频率提示 ANT。

听觉空间 ANT 的试验程序与视觉空间 ANT 类似,主要区别在于前者采用音调高低的辨别作为试验任务。在试验中,给受试者相继呈现两个各持续 100 ms 的声音(两个声音间隔时间也是 100 ms)。两个声音作用于同一只耳朵,左耳或右耳。高频音为 1 250 Hz,低频音为 750 Hz。第一个音被定义为靶子,第二个音被定义为侧翼干扰。高频-高频和低频-低频属于一致条件;高频-低频和低频-高频为不一致条件。要求受试者对靶子的高低音做按键反应。线索刺激是一个持续 30 ms 的"咔"声(click),在靶子之前 800 ms 出现。提示条件有三种:①无线索,不出现"咔"声;②双线索,在两只耳朵都出现"咔"声;③空间线索,仅在一只耳朵"咔"声。

听觉频率提示 ANT 是一种非空间提示任务,如图 3-4 所示。在该任务中,受试者听到双耳相继呈现的两个高频或低频音,两个声音间隔 150 ms,要求受试者报告第一声音的持续时间长还是短,做按键反应。第二个声音作为侧翼干扰:长-长和短-短属于一致条件,短-长和长-短为不一致条件。线索提示音持续时间 60 ms,双耳呈现。三种提示条件分别为:①无线索,靶子前不呈现提示音;②双线索,呈现一个由 1 000 Hz 和 1 500 Hz 叠加起来的混合音;③频率线索,1 000 Hz 或 1 500 Hz 的纯音。在有效定向提示条件下,线索音与靶子音的频率相同,都是 1 000 Hz 或都是 1 500 Hz。在无效定向提示条件下,线索音与靶子音的频率不同。最近研究发现,在三个注意网络中,仅仅执行控制网络具有跨通道特点,视觉与听觉通道具有相关性,而警觉以及定向网络都是通道特异性的[22]。

4. 注意网络测试-偏侧化版 ANT-L 基于大脑半球注意具有偏侧化特点,在经典 ANT 的基础上,将原来的刺激旋转 90°,分列于注视点两侧,提示与刺激箭头竖向呈现于左右视野,要求受试者对中央箭头的朝向做按键反应(图 3-5 所示)。试验也可以操纵 3 个自变量,有 4 种提示条件:①无线索,②中央线索,③双线索,④空间线索。试验有 3 种侧翼干扰,中性、一致、不一致;有两个视野:左视野和右视野。通

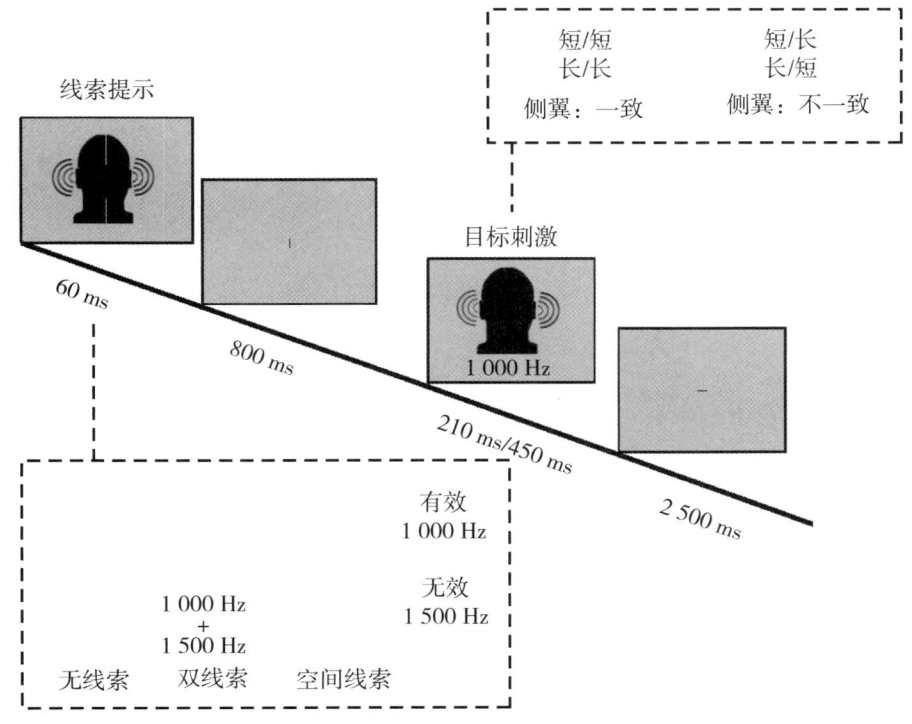

图 3-4 注意网络测试-听觉版的示意图

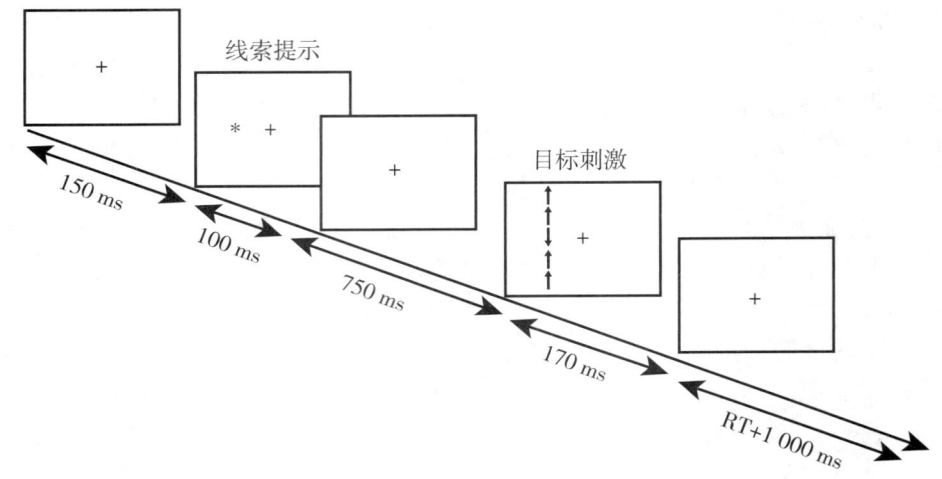

图 3-5 注意网络测试 - 偏侧化版的示意图

过该任务可以分别测查左右半球的三个注意网络[23]。三种注意网络效应的算法与经典 ANT 类似，但是网络效应指标需要对靶刺激的视野（左或右）区分计算，以比较大脑两半球注意效率的不同。ANT-L 还可根据 ANT-R 旋转 90°来改变成 ANT-RL，以便测量出更多的指标。

第四节　注意缺陷多动障碍个体注意网络的特点

一、ADHD 个体注意网络的行为研究

注意缺陷多动障碍的核心缺陷包括"注意力"以及执行功能的损害。以往研究使用空间定向任务，发现 ADHD 个体在没有线索提示的情况下不能维持警觉状态[24]。许多关于 ADHD 认知缺陷的研究发现，这种警觉状态的缺失可能是由于右侧大脑半球受到了损害。注意网络理论及测试的发展，有助于进一步深入理解和探讨 ADHD 患者注意功能缺陷的病因机制。但基于注意网络测试的 ADHD 研究结果并不完全一致，这里将介绍部分相关的行为研究、脑电波研究和功能成像研究。

汪冰等[25]将 25 例 ADHD 患儿和 25 名年龄、性别和智商匹配的正常儿童作为研究对象，探讨其在警觉、定向以及执行控制 3 个注意网络上的差异。结果发现，ADHD 患儿组的平均正确率显著低于正常儿童组。不仅如此，ADHD 患儿组的冲突效应显著高于正常儿童组，说明他们不能很好地解决冲突。这说明 ADHD 患儿的执行控制网络可能存在缺陷。但这两组儿童在警觉网络及定向网络上无显著差异。该研究首次对 ADHD 患儿注意网络的特点进行研究，验证了 ADHD 患儿执行控制网络受损的理论模型。

Johnson 等[26]利用注意网络测试的变式（除一致试次和不一致试次之外，加入了中性试次），对 73 名 ADHD 患儿及 73 名对照组受试者进行了测试。由于冲突和线索的交互作用显著，该研究为了获得更好的警觉效应及定向效应，在计算警觉效应和定向效应时，只使用了一致试次和中性试次的反应时，并没有将不一致试次纳入分析范围，但冲突效应的计算方法不变。结果发现，ADHD 患儿在注意网络测试中的平均反应时更长，错误率更高，而且在一致试次，不一致试次和中性试次上的反应时分布均表现为更加离散。这说明反应时的离散性可作为测量 ADHD 患儿一般认知功能缺陷的敏感指标。但并未发现 ADHD 患儿在不同注意网络的离散性与控制组的显著差异，说明这种离散性并不能作为 ADHD 患儿具体认知功能缺陷的指标。就不同注意网络来说，ADHD 组与控制组在警觉效应和定向效应的反应时指标上无显著差异，但 ADHD 组的冲突效应显著高于控制组，这说明 ADHD 组在解决冲突时比正常组更困难。不仅如此，该研究还对漏报错

误进行了分析，结果发现，ADHD组在警觉网络中的缺陷表现为更多的漏报错误，但并没有在定向网络中存在明显缺陷。这些结果的效应量为中等，说明ADHD患儿在警觉和冲突网络上存在缺陷，但其定向网络的功能保持正常。

但也有研究并未发现ADHD患儿与正常儿童在注意网络上的差异，如Adolfsdottir等[27]对ADHD患儿的注意网络是否会表现出特异的缺陷模式进行了探讨。该研究纳入了157名儿童，其中45名儿童被诊断患有ADHD（ADHD组），55名儿童被诊断出有其他症状（其他症状组），57名儿童无任何症状（对照组）。试验任务采用注意网络测试-儿童版。结果发现，ADHD组表现出注意力不集中、正确率较低、反应模式较为分散；ADHD组的智力水平与注意网络测试的指标显著相关；未发现三组儿童在警觉网络、定向网络和执行控制网络上反应时和正确率的差异。这些研究结果的不一致可能是由于使用的研究任务不同，也可能是因为没有进一步划分ADHD亚型或没有有效的试验控制。

除了冲动/多动亚型，ADHD还可分为混合型和注意缺陷亚型。以往研究发现，这两种ADHD亚型在性别比例、共病、学业表现和社交障碍等方面表现出许多差异。而关于这两种ADHD亚型患儿的注意网络功能，Booth等发现，与ADHD混合型相比，ADHD注意缺陷亚型具有警觉效应异常，在定向效应和执行控制效应上没有显著异常[24]。但这两种ADHD亚型与正常儿童相比，并未发现显著不同，说明ADHD不同亚型患儿之间不存在质的差异，只是在警觉效应上存在量的差异。

但关于ADHD不同亚型的研究结果也不一致。Mullane等[28]采用注意网络测试的变式，将ADHD混合型和注意缺陷亚型的患儿与正常儿童的注意网络特点进行了对比。该研究在测量执行控制效应时，一半刺激使用侧翼干扰任务，另一半刺激使用Simon任务。结果发现，与正常儿童相比，ADHD患儿表现出明显的警觉网络和执行控制网络缺陷，但在定向网络上没有显著差异；而ADHD的两种不同亚型在这三个注意网络上没有显著不同。有个研究则发现，与正常儿童相比，被诊断为ADHD混合型的儿童在有侧翼干扰刺激时的反应时更长，且这种差异并不是由于正确率-速度权衡导致的，ADHD混合型患儿在有侧翼干扰刺激时正确率也更低。被诊断为ADHD注意缺陷亚型的儿童无论是在警觉网络、定向网络或执行控制网络上，都与正常儿童无明显差异[29]。

以往研究多集中于ADHD症状对认知功能的影响，后来研究发现ADHD症状与情感障碍的关系对于理解成年期ADHD患者和ADHD患儿的认知特点起着重要的作用，情感障碍的症状与执行功能的缺失紧密相关[30-31]。由于成年期ADHD个体较容易出现情感障碍，Lundervold等探讨了成年期ADHD患者的注意网络与情感波动之间的关系[32]。该研究发现，与对照组相比，成年期ADHD患者在3个注意网络之间并不存在显著差异，但在控制了年龄和智力之后，成年期ADHD患者的正确率更低，任务表现的变异性更大。根据情绪波动分数，ADHD组的个体可以细分为两组：情绪波动组和情绪正常组。相比于情绪正常组，情绪波动组的反应时更长，警觉反应分数更低，冲突反应分数更高。当控制了成人的ADHD分数和智力分数之后，只有警觉网络还存在着显著的组间差异。这些结果表明，成年期ADHD患者在注意网络测试中的正确率和变异性上存在缺陷。具有情绪缺陷的ADHD个体表现出警觉状态异常，这可能是由于这类ADHD个体大多具有高焦虑特质，表现出更高的唤醒状态。不仅如此，具有情绪缺陷的ADHD个体受到冲突刺激的干扰更大，这也有可能与高焦虑和情绪波动有关，它们影响了执行功能自上而下的控制作用。具有情绪缺陷的ADHD个体在警觉网络和冲突网络上的缺陷，也印证了这两个网络可能共享部分大脑激活区的理论[12]。

二、ADHD个体注意网络的诱发电位及脑功能成像研究

Kratz等[33]采用事件相关电位（event-related potential，ERP）技术，对不同亚型ADHD患儿的注意网络进行了研究。研究发现，ADHD患儿在行为水平上，表现出更高的反应时变异性。在ERP指标上，ADHD患儿与正常儿童相比，具有更小的线索P3波幅，说明ADHD患儿并没有将注意力集中在线索加工上。不仅如此，ADHD患儿的目标P3波幅也更小。但ADHD患儿组在线索和目标P3波幅上并没有显著差异，正常儿童组也是如此。3个注意网络之间并没有显著的

组间差异，但在校正了线索 P3 的组间差异后，ADHD 患儿的警觉网络分数比控制组高。研究结果表明，ADHD 患儿与注意网络效应只存在部分相关。这些发现与 ADHD 的欠佳能量状态调节模型（suboptimal energetic state regulation）相符合。不同 ADHD 亚型的注意网络特点的研究结果存在分歧，可能是由于样本量过小，或没有很好地控制年龄以及学习障碍等因素。未来研究可尝试扩大样本量，并通过严格控制无关因素来探究 ADHD 不同亚型在注意网络上的差异。

有研究比较了哌甲酯和托莫西汀这两种药物对 ADHD 患儿注意网络的行为表现及神经元水平上的影响，包括这两种药物对去甲肾上腺素激活的警觉网络以及多巴胺系统相关的执行控制网络的影响。哌甲酯和托莫西汀两种药物是治疗 ADHD 的常用药物，尤其哌甲酯是治疗 ADHD 的一线药物，主要作用是抑制多巴胺的受体、抑制肾上腺素的再摄取、提高脑内多巴胺和肾上腺素的浓度。而托莫西汀主要通过抑制去甲肾上腺素的突触前转运，增强去甲肾上腺的功能，从而改善 ADHD 的症状，对多巴胺系统影响较小。Kratez 等[34]对 19 例 ADHD 患儿进行了 3 次注意网络测试，并记录了 ERPs。这三次注意网络测试为药物治疗前基线测试。依次使用哌甲酯和托莫西汀各 8 周，在第 8 周结束之后分别重复进行了注意网络测试。尽管两种药物治疗都能有效缓解 ADHD 的症状，哌甲酯相比于托莫西汀，对注意网络测试的表现起着更显著的改善作用，更大程度上降低了反应时变异性，而且出现了更高的与哌甲酯相关的关联性负相波（contingent negative variation，CNV）。与预期不一致的是，托莫西汀组并没有出现特定的警觉网络效应。与托莫西汀相比，哌甲酯所引起的不同行为模式可能与大脑皮质-纹状体-丘脑-皮质回路中的多巴胺效应有关。

最后，关于 ADHD 个体注意网络的脑成像研究较少。Konrad 等[35]使用事件相关功能磁共振成像研究，对 16 名 ADHD 患儿及 16 名正常儿童的 3 个注意网络激活模式进行研究。行为结果发现，与正常儿童相比，ADHD 患儿只在执行控制网络上存在注意缺陷，而功能成像结果发现，与正常儿童相比，ADHD 患儿在执行 3 个注意功能时激活的脑区不完全相同。ADHD 患儿的警觉功能在右侧前扣带回的激活更少；在重定向功能上，存在更多的额叶-纹状体-脑岛的激活；在执行控制功能上，存在更少的额叶-纹状体激活。不仅如此，在重定向和执行控制过程中，壳核的血氧水平依赖信号的失调与 ADHD 症状严重程度相关。这些结果说明，ADHD 个体在 3 个注意网络的脑活动上均存在异常，且壳核的功能异常可能是 ADHD 个体的表现特征之一。

五、小结与展望

注意网络理论阐明了注意的性质和功能，确定了注意的神经网络，并提供了应用广泛的注意网络测试工具。注意网络理论及系列测试工具对深入理解和探讨 ADHD 认知缺陷发挥了一些作用。运用 ANT 的研究表明，相比正常儿童，ADHD 患儿的执行控制网络可能存在缺陷，在解决冲突时有较大困难。ADHD 患儿的警觉网络可能也存在一定缺陷，而在定向网络上，两组并无显著差别。与 ADHD 注意缺陷亚型相比，ADHD 混合型的警觉功能相对较差。具有情绪缺陷的成年期 ADHD 患者在警觉网络和执行控制网络上也存在一定缺陷。

在 ERP 指标上，ADHD 患儿与正常组相比，线索和目标 P3 波幅都相对较小，说明 ADHD 患儿并没有将注意力集中在线索和目标加工上。药物干预的研究发现，哌甲酯相比于托莫西汀，对注意网络测试具有更显著的改善作用，更大程度上降低了反应时变异性，出现了更高的 CNV。fMRI 研究则表明，ADHD 个体在 3 个注意网络的脑活动上均存在异常，且壳核的功能异常可能是 ADHD 个体脑功能的突出特征之一。

但是，我们也认识到，有关 ADHD 个体的注意网络研究，结果并不是很一致。有的研究甚至没有发现 ADHD 患者与正常组在 3 个注意网络上有任何差别。但脑成像的研究结果却明确揭示了二者在 3 个注意功能网络上均有差异。对于今后的研究，我们认为一方面要加强对行为试验的混淆因素的控制、增大样本量、明确 ADHD 的亚型和筛查标准，甚至进行元分析研究；另一方面，要开展更多的有关 ADHD 个体注意网络的脑成像研究，以增加研究结果的可靠性。

（陈彩琦　田仰华　陈昱范津编，
卢青　程嘉校）

参考文献

[1] James W. The Principles of Psychology [M]. New York: Dover, 1890.
[2] Styles E. The Psychology of Attention [M]. Hove Psychology Press, 2006.
[3] Posner MI, Fan J. Attention as an organ system [J]. Topics in Integrative Neuroscience, 2008: 31-61.
[4] Posner MI, Petersen SE. The Attention System of the Human Brain [J]. Annual Review Neuroscience, 1990, 13: 25-42.
[5] Fan J, Mccandliss BD, Sommer T, et al. Testing the efficiency and independence of attentional networks [J]. Journal of Cognitive Neuroscience, 2002, 14: 340-347.
[6] Fan J, Mccandliss BD, Fossella J, et al. The activation of attentional networks [J]. Neuroimage, 2005, 26: 471-479.
[7] Fan J, Raz A, Posner MI. Attentional mechanisms [J]. Encyclopedia of the Neurological Sciences, 2003, 1: 292-299.
[8] Mackie MA, Van Dam NT, Fan J. Cognitive control and attentional functions [J]. Brain & Cognition, 2013, 82: 301-312.
[9] Barkley, Russell A. Behavioral inhibition, sustained attention, and executive functions: constructing a unifying theory of ADHD [J]. Psychological Bulletin, 1997, 121: 65-94.
[10] Koch C, Tsuchiya N. Attention and consciousness: two distinct brain processes [J]. Trends in Cognitive Sciences, 2007, 11: 0-22.
[11] Posner MI. Attentional networks and consciousness [J]. Frontiers in Psychology, 2012, 3: 64.
[12] Xuan B, Mackie MA, Spagna A, et al. The activation of interactive attentional networks [J]. Neuroimage, 2016, 129: 308-319.
[13] Corbetta M, Shulman GL. Control of goal-directed and stimulus-driven attention in the brain [J]. Nature Reviews Neuroscience, 2002, 3: 201.
[14] Botvinick MM. Conflict monitoring and cognitive control [J]. Psychological Review, 2001, 108: 624-52.
[15] Ridderinkhof KR. The role of the medial frontal cortex in cognitive control [J]. Science, 2004, 306: 443-447.
[16] Koechlin E. The architecture of cognitive control in the human prefrontal cortex [J]. Science, 2003, 302: 1181-1185.
[17] Schneider W, Cole SW. The cognitive control network: integrated cortical regions with dissociable functions. Neuroimage, 2007, 37: 343-360.
[18] Niendam TA, Laird AR, Ray KL, et al. Meta-analytic evidence for a superordinate cognitive control network subserving diverse executive functions [J]. Cognitive Affective & Behavioral Neuroscience, 2012, 12: 241-268.
[19] Grimes ML, Dosenbach NUF, Palmer RE, et al. A core system for the implementation of task sets [J]. Neuron, 2006, 50: 799-812.
[20] Fan J. An information theory account of cognitive control [J]. Frontiers in Human Neuroscience, 2014, 8: 680.
[21] Fan J, Dam NTV, Gu X, et al. Quantitative characterization of functional anatomical contributions to cognitive control under uncertainty [J]. Journal of Cognitive Neuroscience, 2014, 26: 1490-1506.
[22] Spagna A, Mackie MA, Fan J. Supramodal executive control of attention [J]. Frontiers in Psychology, 2015, 6: 65.
[23] Greene DJ, Barnea A, Herzberg K, et al. Measuring attention in the hemispheres: the lateralized attention network test (LANT) [J]. Brain & Cognition, 2008, 66: 0-31.
[24] Booth JE, Carlson CL, Tucker DM. Performance on a neurocognitive measure of alerting differentiates ADHD combined and inattentive subtypes: a preliminary report [J]. Archives of Clinical Neuropsychology, 2007, 22: 0-432.
[25] 汪冰, 隋嫚秋, 王玉凤, 等. 注意缺陷多动障碍儿童注意网络的特点 [J]. 北京大学学报 (医学版), 2004, 36: 370-373.
[26] Johnson KA, Robertson IH, Barry E, et al. Impaired conflict resolution and alerting in children with ADHD: evidence from the Attention Network Task (ANT) [J]. Journal of Child Psychology and Psychiatry, 2008, 49: 9.
[27] Adolfsdottir S, Sorensen L, Lundervold AJ. The attention network test: a characteristic pattern of deficits in children with ADHD [J]. Behavioral and Brain Functions, 2008, 4: 9.
[28] Mullane JC, Corkum PV, Klein RM, et al. Alerting, orienting, and executive attention in children with ADHD [J]. Journal of Attention Disorders, 2011, 15: 310.
[29] Kooistra L, Crawford S, Gibbard B, et al. Comparing attentional networks in fetal alcohol spectrum Disorder and the inattentive and combined subtypes of attention deficit hyperactivity disorder [J]. Developmental Neuropsychology, 2011, 36: 566-577.
[30] Nigg JT, Casey BJ. An integrative theory of attention-deficit/hyperactivity disorder based on the cognitive and affective neurosciences [J]. Development &

Psychopathology, 2005, 17: 785-806.
[31] Sobanski E, Banas chewski T, Asherson P, et al. Emotional lability in children and adolescents with attention deficit/hyperactivity disorder (ADHD): clinical correlates and familial prevalence [J]. Journal of Child Psychology & Psychiatry, 2010, 51: 915-923.
[32] Plessen KJ. Attention Network Test in adults with ADHD-the impact of affective fluctuations [J]. Behavioral and Brain Functions, 2011, 7: 27.
[33] Kratz O, Studer P, Malcherek S, et al. Attentional processes in children with ADHD: An event-related potential study using the attention network test [J]. International Journal of Psychophysiology Official Journal of the International Organization of Psychophysiology, 2011, 81: 0-90.
[34] Kratz O, Studer P, Baack J, et al. Differential effects of methylphenidate and atomoxetine on attentional processes in children with ADHD: an event-related potential study using the Attention Network Test [J]. Progress in Neuropsychopharmacology & Biological Psychiatry, 2012, 37: 81-89.
[35] Konrad K, Neufang S, Hanisch C, et al. Dysfunctional attentional networks in children with attention deficit/hyperactivity disorder: evidence from an event-related functional magnetic resonance imaging study [J]. Biological Psychiatry, 2006, 59: 643-651.

第四章 注意缺陷多动障碍的预后及其影响因素

注意缺陷多动障碍（ADHD）是童年期最常见的行为障碍。既然称之为"儿童注意缺陷多动障碍"，那么是否该疾病只存在于童年期，随着儿童的成长，就能自行痊愈？如果不是的话，ADHD的预后究竟是怎样的呢？

20世纪六七十年代早期的研究学者曾将ADHD看作局限于童年期的疾病[1-2]，ADHD的诊断标准也均基于童年期情况制定。然而，近30多年来的大量横断面研究、回顾性研究及随访研究逐渐改变了这种观点，现在认为ADHD不仅只局限于童年期，它的影响通常迁延至青少年甚至成年[3-4]。有随访研究结果显示35%～80%的ADHD症状通常持续到青少年[5]；到成年期以前，49%～66%的儿童病例仍有显著性的症状或符合诊断标准[3,6]；还有相当一部分患者的症状持续到成年期[6]。有研究通过美国精神疾病诊断与统计手册（The Diagnostic and Statistical Manual of Mental Disorders，DSM）诊断标准以及在结构性会谈中的自我报告的方法判断，有5%～6%的儿童到成年期以后，ADHD症状仍然持续存在[3,6]，而其他未通过DSM诊断标准的研究结果显示49%～60%的ADHD患儿在成年期仍有显著的ADHD症状主诉[7]。国内的一项15年的随访研究结果也显示，只有约30%的ADHD患儿成年后能痊愈[8]。这些部分缓解的患儿在成年后各个方面的社会功能均有较严重的损害，甚至存在精神疾病或者反社会行为等。

因此，ADHD作为一种慢性迁延性疾病，给患儿及其家庭甚至社会都带来巨大的痛苦和负担。鉴于ADHD的高患病率、慢性迁延性及其对发育过程的多维度的损害，它已经成为了最主要的公共健康问题之一[9-10]。因此，了解有关ADHD在成年期的预后及其预测因素，深刻剖析ADHD对于个人、家庭乃至社会的严重和持续损害，以及造成这些损害的机制，对今后的临床干预及研究尤为重要。

总的来说，童年期患ADHD者的成年期结局可以分为三类：第一类是成年后症状不再存在，不再诊断ADHD，同时各方面的社会功能均保持良好；第二类是成年后仍存在明显的ADHD症状，部分患者甚至满足成年期ADHD的诊断，同时存在明显的社会功能损害；第三类是成年期出现严重的精神问题和（或）反社会问题等。下面分别就以上几种结局，具体讨论各类结局的表现及影响因素等。

第一节 各类预后的表现

一、痊愈

根据既往文献的研究，到成年期ADHD症状完全缓解同时社会功能也较好者只有少部分人，为15%～30%[3]。大约有1/3的ADHD患儿随年龄增长ADHD的症状会逐渐减轻乃至消失。由于青春期后神经系统发育趋于成熟和体内性激素分泌较为旺盛，当这些儿童进入青春期以后，他们的多动和冲动行为就会逐渐减少，注意力也会更集中。有研究认为，认知功能较高的ADHD患儿的听觉反应能力会得到改善，从而借助旁侧通道的建立来促进逻辑思维能力，同时这些儿童由于智商较高，往往善于总结出一套对ADHD症状的应对策略，且对治疗的反应更好。

二、ADHD症状在成年期呈持续状态（即成年期ADHD）

这部分人占50%～60%。注意力不集中、冲动和社会功能问题经常导致ADHD患者在成年期工作困难、人际交往差、自我评价低、冲动、易激惹、焦虑、情绪不稳定等。但是，由于时间的推移、自身的发育，成年期ADHD的症状与童年期和青少年期均有所区别，ADHD患儿在童年期的三大主要症状中的注意缺陷在成年期ADHD中表现为在开会、阅读、文书工作时很难维持注意力，做事拖延、缓慢、效率低，以及时间管理能力差等；冲动症状表现为低挫折耐受性；而多动症状常常表现为内心不安感。可见，由于ADHD主要症状的持续存在以及多伴发其他共患疾病，严重影响成人的社会功能，包括学业困难、低成就、工作困难、家庭压力大、养育子女困难、同伴关系差、社会化不足、人际关系困难等，甚至是造成交通事故和伤害、物质滥用，以及不良行为等。目前的研究普遍认为成年期ADHD是一个有效诊断，可以准确地诊断及预测未来结局[11]。而且，在研究中发现了成年期ADHD的神经认知及生物学的证据，基因传递及脑影像学均发现异常[12]，这也为成年期ADHD诊断的生物学基础提供了直接证据。然而，由于成年期ADHD的诊断手段还不太成熟，因此使用不同的诊断工具，会得出不同的检出率。例如，随访研究认为ADHD患儿成年后，有60%～70%患有成年期ADHD[13]，而应用DSM-Ⅳ的ADHD诊断标准，检出率明显降低[14]，只有58%诊断为成年期ADHD[3]。即便统一使用DSM-Ⅳ标准，诊断结果也不尽相同。当严格满足ADHD的"持续性ADHD"的所有症状的诊断标准时，25岁成人的ADHD的患病率只有15%；但是当诊断标准定义为部分符合DSM-Ⅳ症状者为ADHD部分缓解时，患病率达到了65%。可见，评估ADHD的持续情况是否严重，很大程度取决于我们所应用的诊断工具[15]。

症状的持续存在，导致这些ADHD患者在成年期社会功能的各个方面（如教育、职业和人际关系等）出现持续损害[12,16]，从而导致其生活质量较差[17]。在教育方面，童年期ADHD通常导致成年后的教育功能受损害[16]、受教育程度较低、读不到较高年级、经常留级或者不能毕业[6,18]；在职业方面，通常表现为职位较低、工作业绩较差、经常被解雇[6,18]；在人际交往方面，通常表现为社交技能和交流技巧不足[16]、离婚率高、易对目前婚姻存在不满[12,16]、社会适应能力较差、社会技能和自我评价较低[19]。在违法和犯罪方面，童年期患有ADHD可以增加未来出现犯罪行为、入狱及赌博的危险性[17,20-23]。同时，他们违章驾车、车祸的发生率都高于一般人群[24-25]。

在我国，颜文伟等进行的一项ADHD的随访研究提示，70%的患者至成年期仍有典型症状[8]。2004年国内的一项对ADHD的随访研究显示，79.2%的ADHD患儿仍存在部分症状，其中11.4%符合成年期ADHD的诊断标准[26]。

三、边缘型人格障碍和反社会型人格障碍

多年来，在所有对ADHD预后的研究中，反社会型人格障碍和物质滥用一直是研究的焦点，主要原因是共病这两种疾病的概率较高，对个人和社会的危害较大。前瞻性研究证实了童年期患有ADHD增加其在成年期发展为物质依赖障碍（包括酒精、药物和尼古丁依赖）的可能性[27]；大量随访研究也证实ADHD患儿到成年期存在发展为边缘型人格障碍[17]和反社会型人格障碍的危险性，18%～24%的ADHD患儿在成年早期发展成为反社会型人格障碍[6,18,22,28]。

当ADHD与反社会行为共病时，两种疾病在临床上都将变得更复杂、更持续、预后更差、与神经认知缺陷的关联更大[29]。

四、物质滥用

大量随访调查证实了童年期患ADHD增加青春期更早和更严重的物质及酒精滥用的风险[30]，以及在成年期发展为反社会人格[5-6,18,21]和物质滥用的可能性[6]。

五、其他精神障碍

1．精神病性障碍 ADHD患儿到成年期经常患各种精神疾病，如情绪障碍、焦虑障碍、物质滥用，甚至是反社会型人格障碍等[31-32]，这部分患者的比例为10%～15%。有研究认为，ADHD患儿的成年期结局通常发展为共病精神病性障碍[33]。早在1981年的一项回顾性研究显示，与对照组相比，有精神病性症状和无精神病性症状的精神疾病患者均在童年期有着不同程度的多动症状[34]。2006年，Biederman[27]等的一项病例对照随访研究也显示，ADHD患儿在成年早期罹

患各种精神障碍的危险性较高，尤其容易罹患情绪障碍（风险比值比为 6.1）。

2. 心境障碍以及焦虑障碍　对应于对立违抗性障碍和品行障碍等外显性障碍的描述，有学者将心境障碍和焦虑障碍统称为内化性障碍，以反映患者内心的主观情感体验。而对于患有 ADHD 是否增加成年期的焦虑障碍、抑郁障碍的患病率，现在还没有定论。

Mannuzza 等的研究显示，ADHD 患儿青春期和成年期出现抑郁障碍的比例并不高于对照组[6,18]。国内对 88 例 ADHD 患儿的随访研究同样发现，截至青春期，ADHD 组与对照组的心境障碍比例（7%：2%）的差异无统计学意义[35]；然而 Biederman 等的结论却截然相反，他们发现，至青春期随访时 ADHD 患者抑郁障碍的累积患病率为 45%，明显高于对照组的 6%[36-37]。

近些年来对于双相情感障碍的研究取得了较大进展。在一项关于 93 例青春期前及青春早期患有双相 I 型障碍的患儿中，首次躁狂发作的平均年龄是 6.8 岁（SD=3.4），而 ADHD 确诊年龄是 4.8 岁（SD=1.5），该研究验证了 ADHD 与双相障碍在发作时间上的前后关系[38]，但是，发现该现象的原因也有可能是因为没有诊断学龄前儿童躁狂的明确手段和方法，而导致对双相情感障碍的漏诊[38-39]。而另一项随访研究认为 ADHD 患儿成长到青春期时，6 年内转化为双相 I 型障碍的转化率为 22.2%，转化为双相 II 型障碍的转化率为 9.9%[40]，童年期的 ADHD 显著增加罹患成人双相障碍的危险性[41]。因此，有关 ADHD 与心境障碍（尤其是双相障碍）的关系有待进一步验证。

随访研究及横断面研究发现，ADHD 患儿在成年后出现情绪和焦虑障碍的情况很常见[27,42]。研究认为，童年期患 ADHD 增加其成年期患情绪障碍的风险[6,17,27]，甚至有增加其自杀风险的危险性[17]。然而，另一部分研究者则持不同意见，他们认为 ADHD 患者在成年期出现抑郁障碍及焦虑障碍的比例并不高于一般人群[18]。推测两种结果差异的最大原因是样本来源不同，因此，ADHD 与抑郁及焦虑障碍的关系尚需进一步研究确定。对于焦虑障碍的研究，同样有一部分研究认为童年期患 ADHD 并不增加青春期及成年期出现焦虑障碍的风险[5,6,12,13]。另外一些研究认为，ADHD 在成年早期患有焦虑障碍的比值比为 2.2[43]，增加其患焦虑障碍和躯体形式障碍的危险性[17]。推测导致两种不同结论的主要原因与上述情绪障碍的结论不同的原因类似，可能是由于样本来源不同。

3. 神经认知功能障碍　ADHD 的执行功能理论认为，ADHD 患儿在执行功能的各个方面均存在损害，包括反应抑制、持续注意困难、非言语与言语性工作记忆、计划性、时间感和情绪控制问题，还包括轻度的言语及非言语流畅性测试完成困难[44]。ADHD 与特异的和普遍的认知缺陷有关，是认知过程某种模式的缺陷或者偏移导致[45]。

最早的有关 ADHD 患儿认知功能发展的研究显示，ADHD 组与对照组相比有明显的执行功能缺陷并且这些缺陷将持续到成年期，研究认为，多动患儿和对照组的认知功能包括注意和抑制功能在成长过程中都有所提高，但是成年期两者的差异还是有显著性差异，那些诊断为多动的患儿在成年早期与对照组相比还是有明显的注意和抑制方面的障碍[46]。一项 1987 年的随访研究也发现，多动问题持续存在的青少年在认知及行为方面均不成熟[47]。神经心理方面的研究也证实了，成年期 ADHD 患者的执行功能缺陷模式与 ADHD 患儿极为相似[48]。

近代随访研究认为，童年期患有 ADHD 且成年早期仍患有 ADHD 者的认知功能（包括注意、抑制、反应时）以及在测试中表现出来的 ADHD 相关行为均与对照组有统计学意义上的差异[24]。多个关于成年期 ADHD 神经心理缺陷的 meta 分析提示，ADHD 患儿成年后神经心理缺陷与童年期时的注意、行为抑制和记忆的损害大致相同[49-50]。

六、其他不良预后表现

1. 学习和职业能力　在教育方面，与对照组相比，童年期的 ADHD 通常导致成年后教育方面的损害[16,51]，ADHD 患儿受教育程度较低、读到较低年级、经常留级或者不能毕业，更多孩子出现学习困难、休学、退学或接受特殊教育。研究还发现早期有 ADHD 的患儿更容易发生高年级及成年早期的行为和教育问题，Hensen 等的一项研究发现，ADHD 的患儿随访至成年早期，约 30% 的人不能正常高中毕业，仅 20% 的人进入大学学习，仅有 5%～12% 最后可完成大学学业[13]。

在职业方面，童年期的 ADHD 通常导致成年后的职业损害[16,51]。具体表现为 ADHD 患儿的职位通常较低，工作成绩较低，而且经常被解雇[18,51]。我国的一项随访研究显示，ADHD 患者至成年期仅 85% 为初中毕业，所从事职业专业化程度低[8]。

2. 人际关系和家庭婚姻状况　童年期 ADHD 通常导致成年后的生活功能如社会关系损害[16,51]。在人际关系方面表现为以低自尊为核心的不善交友、心理适应能力差，与对照组的差别有显著性意义[52]。

ADHD 患儿在青少年期较难建立同伴关系[53]，青春期与同龄人的交往、与同胞的交往以及与父母的关系都存在更多的困难，患者的家庭中冲突更多，与家人的亲密程度低[36]。转入成年期以后，社交技能和交流技巧不足[51]，离婚率更高，更多报告为对目前婚姻的不满意[42]。而如果 ADHD 症状持续到成年期，会导致该人群有较低的社会适应性、社会技能和自我评价[54]。

3. 违法和犯罪　随访研究显示，罹患 ADHD 显著增加未来的犯罪行为及入狱的危险性。ADHD 患儿在青春期及成年早期被拘留、判刑、监禁的比例都高于对照组[55]。与正常对照相比，童年期患有 ADHD 的成年人更容易发生交通事故[24,51]，而且更容易发生违章驾车（主要是超速驾车）和车祸，其发生率都显著高于一般人群[56]。一项最新随访研究中官方驾驶纪录显示，ADHD 组比正常对照组违章行车、无证驾驶、碰撞事故、驾照吊销的次数更多，而且事故造成的损失更大[25]。

另一项长期随访研究发现，ADHD 组与对照组相比，成年期有更多的反社会行为、更多的入狱次数，以及更多的财物盗窃、无秩序行为、暴力袭击、携带武器和携带违法药品等行为[21]。

第二节　预后的预测因素

多年以来，研究者们一直致力于寻找童年期延续到成年期的 ADHD 症状是否有持续的影响因素，以及探讨不同个体症状的不同发展过程。而且，研究证明 ADHD 的缓解和持续是完全可以预测的[57]。最早关于 ADHD 预后预测因素的研究是 Hechtman 等进行的一项长达 12 年的 ADHD 随访研究，研究结果显示，没有特定的成年期结局与某一特定变量相关，而是由于个人的个性特征、社会和家庭参数的整合作用[58]。因此，对预测因素的研究不应只局限于某个因素，或者某类因素，应该尽量结合多种层面的因素综合分析，模拟现实生活对 ADHD 患儿的影响。

除了对男性患者的结局预测外，最近对女性患者的结局预测也逐渐受到关注，由于 ADHD 女童较少表现为公开的攻击性行为，而是表现为社交问题，这可能将来发展为有害的社交行为[59]。因此，ADHD 对于女童的影响较男童更加严重，但是目前这方面研究仍然较少。

总之，只有较好地了解和明确影响 ADHD 预后的各种因素及其作用机制，制定更有效的临床指导方针，才有助于临床医生更早、更准确地进行早期临床干预，避免悲剧的发生。为了便于读者理解和总结，本文将这些预测因素人为分为三大类：环境因素、临床特征，以及遗传因素。以下对各类预测因素一一分析，以便明确早期干预及今后的研究方向。

一、环境因素

主要包括家庭环境因素、家长的精神病理情况和社会心理因素。

1. 家庭因素　对于家庭因素的预测作用，研究者们各持己见，目前尚没有定论。譬如，有研究认为家庭社会因素并不能预测童年期 ADHD 的预后[53]；但其他研究者则认为早期的家庭压力与不良结局相关[60]，社会经济地位良好及家庭和睦与 ADHD 患儿成年期预后良好相关，尤其是保持良好教育水平和职业功能为拥有良好预后的保护因素[61-62]。

而对于家庭关系和教育模式的研究发现，早期不良的家庭关系和教育模式是 ADHD 患儿成年后共病情绪障碍及其他精神疾患的预测因素[63-64]，家长患有反社会型人格障碍是 ADHD 患儿成年期症状持续存在的危险因素[64]，家庭不良事件甚至可以导致患儿未来出现反社会型人格障碍[5,65]。同样地，童年期的同伴拒绝也是ADHD患儿出现反社会型人格障碍的强预测因素[66-68]。

2. 家长的精神疾病情况 ADHD患儿家系中有ADHD患者或者其他精神疾病状况的亲属是其ADHD症状持续存在的预测因素，而家系中有反社会行为的亲属增加患儿在青少年期罹患各类精神疾病的危险性[57]。类似地，亲属中有反社会行为的，可以预测将来儿童行为量表值的偏移，尤其是在焦虑、抑郁，以及不良行为和攻击行为方面。患儿母亲的精神心理疾病状况是预测患儿青少年期乃至成年期ADHD症状持续的强预测因素[69]，也是患儿成年后是否共病情绪障碍及其他精神疾病的预测因素[63]；而患儿父母早期有反复发作的抑郁障碍是其青少年期转化为双相Ⅰ型障碍的预测因素[40]。

3. 儿童教养方式 儿童教养方式包括亲子关系及教育模式等，其在ADHD的发病及预后过程均起到一定作用。ADHD患儿由于症状表现，经常遭受父母严苛的惩罚，甚至引起父母的反感。然而，对于ADHD患儿，良好的亲子环境以及家庭氛围对于其预后有着尤为重要的意义。研究认为，早期不良的家庭关系和教育模式是成年后共病情绪障碍及其他精神疾患的预测因素[63]。大型流行病学调查结果显示8岁时不完整的家庭可预测成年期的各种类型犯罪，而家长的教育水平低显著增加患儿将来发生暴力、财产、交通犯罪的可能性[70]。一项德国的对154名有行为问题的青少年的研究也发现，家长对儿童的拒绝行为是儿童今后冲动、不良行为，以及注意缺陷的唯一明显的预测因素[71]。

二、临床特征预测因素

总的来说，临床特征预测因素包括疾病的严重程度、共病情况及治疗情况，例如是多维度系统治疗还是单一药物治疗、治疗的疗程、患者的配合度等，这些因素都是ADHD预后的重要预测因素。

1. 疾病的症状表现及严重程度

（1）症状表现：在DSM-Ⅳ诊断体系中，ADHD的症状包括注意缺陷、多动、冲动三大主要症状。对于多动或者冲动症状是否直接或者间接地影响到青少年及成人的预后，不同研究者持不同意见。

1）多动症状：一部分随访研究认为，多动和冲动症状的ADHD是青少年物质滥用和反社会型人格障碍的危险因素，以及今后成年期犯罪的预测因素[72]，与成年期结局（包括失业及精神分裂症）有关[73]。而且，多动症状的条数越多，成年期结局越差，两者呈线性相关[73-74]。Sourander等的一项大型流行病学调查结果也认为童年期教师报告有多动问题是成年期各类犯罪的独立预测因素[70]。但是，另一部分研究者却持相反态度，他们认为多动和冲动症状并不能预测以后的犯罪行为或者是物质滥用[53,60,75]。

2）注意缺陷症状：对于注意缺陷症状，多数研究者认为，注意缺陷的严重程度与患儿成年期结局相关[76]，但是与成年期的犯罪行为并无显著关系[53,72]。一项长期随访研究发现，注意缺陷是ADHD患儿在青少年期学业和成绩的唯一预测因素，是其休学和被开除的预测因素[77]。但是，也有少部分研究认为单纯注意问题的ADHD患儿将来发展成为品行障碍以及物质滥用和犯罪行为的风险较小[75]。因此，对于ADHD症状预后的预测作用还需要进一步研究。

（2）严重程度：对于ADHD症状的严重程度的预测作用，主流研究均持相同意见，即认为，其与ADHD预后有显著关系。研究认为，童年期患ADHD的严重性既是青少年早期出现物质滥用的主要预测因素，也是成年后症状持续的预测因素[76,78]，多动症状的条数与成年期反社会型人格障碍及成人的犯罪行为成线性相关，即童年期多动症状越多，将来越容易发展成为反社会型人格障碍，甚至违法犯罪[74]。

2. 行为问题 行为学方面研究显示，符合ADHD的行为学特征是今后社会功能损害的危险因素[79]，ADHD的行为问题预示着今后违法犯罪行为的高发生率[72]。在众多ADHD的行为问题中，对于攻击性行为的研究最多。研究发现，患儿的攻击性行为和反社会行为是今后发展为反社会行为、物质滥用以及重性抑郁发作的预测因素[73,80]。另外，伴攻击性行为的患儿表现出多种社会技能困难，而且患儿的攻击性行为与同伴关系问题密切相关[81]。一些ADHD患儿往往有典型的不顺从性和自我中心，而不顺从性主要表现为攻击性言语和攻击性行为。ADHD

患儿的不顺从性比单纯的攻击性行为对预后的影响更大,该行为的存在会导致将来发展为青少年犯罪、青少年品行问题、休学和被开除、物质滥用,以及内化性问题。除了不顺从外,儿童的自我中心也是今后反社会行为和物质滥用的预测因素[82]。

3. 共患疾病 童年期ADHD如果共病其他精神疾病,例如社会功能障碍、情绪障碍或对立违抗性障碍,是预测ADHD症状持续存在以及成年期社会功能不良的重要因素。然而,由于共患疾病可能更经常发生于ADHD症状严重的患儿,所以这些共病的预测作用和临床ADHD症状的严重程度相互混杂,其预测价值有待进一步研究。

(1)共病破坏性行为障碍:破坏性行为障碍是一组儿童青少年表现出违反社会规则、破坏性行为为主要特征的精神障碍。根据DSM-Ⅳ诊断系统,破坏性行为障碍包括对立违抗性障碍和品行障碍。

1)共病对立违抗性障碍:ADHD共病对立违抗性障碍对ADHD的病程有较大影响。多项追踪研究都发现,共病对立违抗性障碍是青少年品行问题、成年后发展为反社会型人格障碍、犯罪行为及酒精和药物依赖的预测因素,而且与其他多种不良预后相关,如受教育水平和职业水平较低、人际关系不良、成年期因精神疾病入院、出现交通事故等[18,36-37,53,56,60,75]。

2)共病品行问题及品行障碍:流行病学调查研究显示ADHD共病对立违抗性障碍或品行障碍的比例为30%～50%,甚至有高达93%的报道[83]。尽管ADHD和品行障碍经常共病,但是研究认为它们是相互独立的两种疾病。ADHD通常与神经发育不成熟、运动协调困难、认知(尤其是注意和执行功能的损害)相关,而且特别具有遗传性[63]。相反地,品行障碍通常与生活创伤、家庭破裂、家庭教育不当、家长监督不够、交友不慎和较低的言语智力有关,而且遗传性相对较低[84]。即便如此,这两种疾病也通常表现出一些相似的基因易感性[85]。

关于共病品行障碍的追踪研究很多,一般认为共病品行障碍的ADHD患儿比单纯的ADHD患儿症状更为持续和严重。ADHD患儿童年期的品行问题可以独立预测青少年期和成年期的犯罪情况,即使只有一项品行问题,也足以增加青少年及成年期犯罪的危险性[20,72]。Milberger等的研究发现共病破坏性行为障碍的ADHD患儿青春期更早尝试吸烟,而且吸烟人数的比例显著高于对照组[86]。

同时,共病品行障碍的ADHD患儿出现反社会行为的概率及反社会型人格障碍的患病率升高[18,36,74],他们也更容易发展成为阅读障碍[87]。另外有研究发现,童年期ADHD共病品行障碍会增加将来罹患物质滥用的风险[18,37,53],甚至增加出现犯罪行为的可能性[70,72,74];其他成年期可能的危害包括因精神疾病入院、发生交通事故、发生社会问题等多种不良结局[88-90]。同时,共病品行障碍也是ADHD症状持续的预测因素[57],而且品行障碍的症状越严重,成年期越差[74]。

一项通过对1 269对男性双生子的大型流行病学调查建立的酒精滥用及依赖的回归模型发现,品行障碍是早期开始饮酒的最显著预测因素($HR=2.48$)[30]。ADHD共病品行障碍的患儿比单纯的ADHD患儿有更大的物质滥用风险以及更多样的物质滥用行为[21]。

(2)发育性协调障碍:研究发现,ADHD与发育性协调障碍有很多共享的附加遗传成分,两种疾病的共患率大约为7%[91],大约有50%的ADHD病例同时有运动问题,其严重程度达到了发育性协调障碍的诊断标准[92],而且,最初诊断为发育性协调障碍的患儿也有部分发现患有中度到重度的ADHD[91]。一项1 285对双生子的随访研究显示,ADHD注意缺陷型与发育性协调障碍的精细运动型在应用DSM-Ⅳ量表诊断时被发现具有较大关联,提示了两者在遗传学病因上具有较多相似性。

而且,当两种疾病共病时,预后结局通常比只患有一种疾病更糟糕[92]。Rasmussen等的研究发现,共病ADHD和发育性协调障碍的患儿中,60%的人预后不佳,远远高于对照组13%的比例($P<0.001$),两组之间的反社会型人格障碍、酒精滥用、犯罪行为、阅读障碍、低教育水平等多项不良结局发生率的差异均有显著性[93]。

(3)情绪障碍和焦虑障碍:ADHD患儿早期共病焦虑障碍是青少年期社会问题、成年后ADHD症状持续、共病情绪障碍及其他精神疾病的预测因素[63,94],早期焦虑尤其会增加女性患者物质滥用的危险性[95]。

由于焦虑障碍包括的亚型较多,最近的研究将焦虑障碍细分为几个亚型,分别描述其与物质滥用的关系，从而更精确地描述其相互联系。例如，Zimmerman 等发现 ADHD 共病青少年社交恐怖症和惊恐发作可以预测成年后的物质滥用和物质依赖[96]。然而，另一部分研究并没有发现类似联系。这些研究认为单纯共病焦虑障碍与将来的行为问题无必然联系，只有基线时同时共病品行障碍和焦虑障碍能预测将来的焦虑及社会问题[97]，而单纯共病焦虑障碍并不增加之后酒精滥用的危险性[98]。因此共病焦虑障碍的患儿对成年期结局的预测作用有待更多更新的研究进一步验证。

4. 治疗情况 治疗情况包括是否接受过治疗、治疗方式、治疗疗程的长短等，对于这部分预后因素的研究，尤其是有关不同治疗方式对预后的影响，还很不完善。总的来说，童年期 ADHD 患者治疗依从性远远低于成年期 ADHD 患者治疗依从性（15% vs. 87%），影响依从性的主要因素有每日多次服药、ADHD 家族史、药物副反应史、病耻感，以及疗效不佳等[99]。

目前将药物治疗作为预测因素的长期随访研究较少，而且随访时间也较短，最长的观察时间只有 2 年。研究者普遍认为，中枢兴奋剂对于减轻 ADHD 核心症状、减少共患疾病、提高学业和社会功能是有效的[100]。与对照组相比，童年期中枢兴奋剂治疗对 ADHD 患儿成年期的学业、工作、社会和情绪问题均没有改善作用；而对于减少交通事故、提高社会技能和自我评价有长期改善的作用[17,28]。另一项回顾性研究也显示药物治疗对于 ADHD 患儿成年期症状是否持续没有影响[64]。更有甚者，一些研究发现，治疗与预后呈负相关，即既往接受过治疗能预测成年期的预后不良。例如，一项 2005 年的对 3 197 名成年人的回顾性调查研究显示，约 36.3% 的成人童年期曾患 ADHD，而他们的既往治疗经历是其目前 ADHD 症状持续存在的预测因素[101]。Fischer M 的一项研究也同样显示，针对学校行为的精神健康治疗与将来的不良结局相关，童年期接受过特殊教育是青少年期情绪问题的预测因素[60]。那么，究竟治疗是否对 ADHD 患儿将来的预后有帮助呢？有学者分析，这些负关联的研究有可能是研究方法或者样本存在偏移，所以才导致这种越治疗越严重的结论。因为，目前对于系统治疗的定义尚不明确，也常常不一致，而童年期的治疗时间通常较短、疗效不够显著或者药量不足，显然，只定义治疗过是不能代表实际治疗效果的。而且随访研究不是随机选择是否使用过药物治疗的对象，这就可能导致阴性偏倚，因为只有病情严重的病例才会倾向于接受更多和时间更长的治疗。因此，接受过药物治疗是否是不良预后的预测因素需要辩证的理解。

三、认知功能

有研究发现平衡功能差、认知功能缺陷的 ADHD 患儿预后较差，有执行功能缺陷的 ADHD 患儿在成年期仍然残留执行功能的症状，对其工作、生活、社会交往等方面均有影响[102]。

1. 总体认知功能（智力商数） 智力商数（intelligence quotient，IQ），简称智商，经常用于评估总体认知功能。对于 IQ 的预测作用研究结果仍然存在较大争议。一部分研究支持低 IQ 是 ADHD 患儿预后不良的重要预测因素[74]，其中语言和操作智商均与 ADHD 症状持续存在相关，而操作智商还能预测临床损害程度。低智商将预测更多的 ADHD 症状残留，而且成年期有更容易出现犯罪行为的倾向[20,103]。在国内，2015 年一项对 399 例中国汉族 ADHD 患儿的研究显示，高 IQ 是 ADHD 预后较好的持续保护因素[104]。但是，也有部分研究认为虽然高智商的儿童更容易掌握应对 ADHD 症状的策略，但是，他们更容易在成年期发展为其他精神疾病或者功能性损害[90,105]，而且更容易发生物质滥用[20]。

2. 阅读障碍 相对于对智商的研究，阅读障碍对 ADHD 患儿预后影响的研究结果比较一致。研究者普遍认为阅读障碍对预后结局影响不佳，是物质滥用和反社会人格的预测因素[74,76]。Pisecco 等的研究也认为，较好的阅读能力是减少酒精滥用的危险性的强预测因素[106]。

四、遗传学预测因素

ADHD 同其他神经发育障碍一样，有着较强的遗传因素[45]。

家系研究发现一级亲属中有 ADHD 患者的个体患病率较高，相对危险度为 4～5[29]。双生子和寄养子研究发现，遗传学是重要的 ADHD 的发病病因[107]，其遗传度为 60～91[108]。双生子研究发现，ADHD 症状的持续以及今后发展为反社会型人格障碍的主要原因是遗传学因素[64]。

这种具有年龄界限性的ADHD的遗传效应现象提示，ADHD症状的改变可能与遗传因素有关。研究显示某些基因可能导致ADHD症状的持续存在[109]，但是不同的基因位点可能影响不同发展时期的症状，例如，不同的基因变异可能分别与成年期或者童年期的ADHD症状相关。最新的一项大型双生子研究也证实了影响ADHD症状发展以及转化的基因非常特异，这些基因与影响童年期ADHD的基因完全不同。这也就解释了为什么有些ADHD患儿到成年期症状仍未缓解，但是其他患儿痊愈了[110]。

Knopik的一项双生子研究表明，由于基因的多效性，某些增加酒精滥用危险性的基因同时也增加个体ADHD易感性。在遗传学水平上，患有ADHD是酒精滥用的直接危险因素[111]。

目前，对于ADHD预后有影响的基因研究主要聚焦在以下几个方面。

1. 多巴胺受体（dopamine receptor，DRD）   在ADHD患儿的预后研究中，对DRD4的研究最多，结果也最无争议。D4受体基因定位于人第11号染色体短臂15区5带（11p15.5）。目前发现多巴胺D4受体基因有21种多态性位点，包括编码区6种，非编码区15种。其中第3外显子上的48 bp多态性备受关注，现已发现人类大约有10个48 bp可变串联重复（variable number of tandem repeats，VNTR）等位基因，最常见的是4、7和2倍重复等位基因，平均所占比例为64.3%、20.6%和8.2%。在不同人种，4和7倍重复变化范围很大，分别为0.16～0.96及0.01～0.78。目前认为，在DRD4基因第3外显子上携带可变串联重复（VNTR）7倍重复的ADHD患儿倾向于有良好的预后，甚至更好的认知功能[112]。然而，另一些研究持反对意见，Mill等的一项应用2个独立样本进行的研究结果显示，ADHD患儿的DRD4基因的多态性与其IQ有关，而且与成人的预后不佳[113]和ADHD症状持续相关[114]。

2. 多巴胺β羟化酶（dopamine-β-hydroxylase，DBH）   DBH基因定位于9q34，其第5内含子有一个TaqⅠ多态性，PCR产物中不能被TaqⅠ酶切的片断称为A1等位基因，能被TaqⅠ酶切的片断称为A2等位基因。最新的一篇随访研究发现：DBH TaqIA2等位基因是纯合子，与童年期的多动、青少年期的行为问题，以及成年期卡片游戏成绩较低有关[16]。

3. 多巴胺转运基因（dopamine transporter 1，DAT1，也称SLC6A3）   目前关于该基因已有10个多态性位点的报道，最引人注目的多态性是在该基因第15外显子的3′末端非编码区上有一个40 bp的可变串联重复（VNTR）序列。这个重复序列具有多态性，可以重复3～13次，一般正常的儿童少于9次，多于9次的重复序列与ADHD和外化性症状有很大关系。这些患儿发生更多的童年期和青少年期行为问题、有更差的青少年亲子关系和学习成绩，甚至是在健康对照组中，在有多于9次的重复序列的儿童中也发现了他们的高中成绩的等级点均值低和青少年的教师评定外化行为量表的分值高，以及成年后的工作成绩低和连续绩效测验的错误数较多等。多巴胺转运基因40 bp可变串联重复（VNTR）9/10多态性配对可以稳定地预测更多的童年期到成年期的ADHD和外化行为症状，以及成年期的家庭、教育和职业功能不良[16]。Mill等的试验也证实了同样的研究结果，ADHD患儿的多巴胺转运基因的多态性与IQ的变化有关，而且与成年期的预后不良相关[113]。

4. 儿茶酚-邻-甲基转移酶（catechol-o-methyltransferase，COMT）   儿茶酚-邻-甲基转移酶基因定位于22p11，在第158号密码子上可发生G/A置换，而产生氨基酸置换（缬氨酸→甲硫丁氨酸），从而影响儿茶酚-邻-甲基转移酶的活性，缬氨酸等位基因酶比甲硫丁氨酸等位基因酶的活性高3～4倍。对ADHD预后预测的研究发现，儿茶酚-邻-甲基转移酶基因的缬氨酸/甲硫丁氨酸的多态性与今后发展成为品行障碍与反社会型人格障碍有关，而且，儿茶酚-邻-甲基转移酶基因与婴儿低体重之间有明显的基因-环境交互作用[108]。Thapar等随后发现与前额叶皮质功能及出生体重特异相关的儿茶酚-邻-甲基转移酶基因的变异能预测早期反社会行为的高风险，那些有缬氨酸/缬氨酸基因型的人对产前危险因素更易感[29]。

5. 单胺氧化酶（monoamine oxidase，MAO）   单胺氧化酶基因定位于Xp11区域。在其启动子区有一30 bp重复序列多态，可出现2、3、3.5、4、5倍的重复，其中长重复序列（3.5、4、5倍重复）比3倍重复序列转录效率高，其编码的酶活性也升高。目前的研究认为，单胺氧化酶A的变异，与反社会行为有关[29]。另外，Manor 等研究了 133 个核心家系，用改良的传递不平衡检验发现此多态的长等位基因优先传递给 ADHD 先证者[115]。

五、中枢神经系统差异

最新研究证实 ADHD 症状持续的患儿与 ADHD 症状缓解的患儿存在特异的中枢神经系统的差异。这些差异可以用于预测 ADHD 的发展及预后。

影像学随访研究显示，ADHD 患儿的预后与大脑皮质尤其是额叶皮质的厚度相关[116]，大脑皮质轨迹的发育与 ADHD 症状，尤其是注意缺陷的症状的持续存在有显著关系，优势内侧皮质区萎缩的程度与成年期 ADHD 症状的严重程度成正比，而这些区域是支持注意功能、认知控制和默认模式网络的重要组成部分。但是，皮质形态学的改变与基线时的症状严重程度没有任何关系[117]。另一项研究甚至发现，脑电图的形态差异对 ADHD 症状缓解与否也有预测作用，增强的绝对和相对 θ 波，以及减弱的相对 α 波和高 θ 波/β 波比值均是 ADHD 症状在成年期持续存在的预测因素[118]。

综上，ADHD 是严重影响儿童、青少年甚至是成人发育成长和社会功能的一种慢性、迁延性疾病，对于其预后的预测因素虽已陆续开展了大量研究，但是，这些研究仍存在一定的问题。因此，进行更深入的预后预测研究，以便对 ADHD 影响预后的危险因素早期干预，是儿科精神病学家的一项非常重要的任务。

（李岳玲　王玉凤编，董　敏　钱　英校）

参考文献

[1] Laufer MW. Cerebral dysfunction and behavior disorders in adolescents [J]. Am J Orthopsychiatry, 1962, 32：501-506.

[2] Mendelson W. Hyperactive children as teenagers：a followup study [J]. J Nerv Ment Dis, 1971, 153：273-279.

[3] Barkley RA, Fischer M, Smallish L, et al. The persistence of attention-deficit/hyperactivity disorder into young adulthood as a function of reporting source and definition of disorder [J]. J Abnorm Psychol, 2002, 111：279-289.

[4] Gadow KD, Weiss M. Attention-deficit/hyperactivity disorder in adults [J]. Arch Gen Psychiatry, 2001, 58：784.

[5] Barkley RA, Fischer M, Edelbrock CS, et al. The adolescent outcome of hyperactive children diagnosed by research criteria：Ⅰ. An 8-year prospective follow-up study [J]. J Am Acad Child Adolesc Psychiatry. 1990, 29：546-557.

[6] Mannuzza S, Klein RG, Bessler A, et al. Adult psychiatric status of hyperactive boys grown up [J]. Am J Psychiatry, 1998, 155：493-498.

[7] Rasmussen K, Almvik R, Levander S. Attention deficit hyperactivity disorder, reading disability, and personality disorders in a prison population. J Am Acad Psychiatry Law, 2001, 29：186-193.

[8] 颜文伟. 多动儿童成年后的结局调查 [J]. 上海精神医学, 1995, 7：2-5.

[9] Greenhill LL. Diagnosing attention-deficit/hyperactivity disorder in children. J Clin Psychiatry, 1998, 59 Suppl 7：31-41.

[10] Goldman LS, Genel M, Bezman RJ, et al. Diagnosis and treatment of attention-deficit/hyperactivity disorder in children and adolescents. JAMA [J], 1998, 279：1100-1107.

[11] Spencer T, Biederman J, Wilens TE, et al. Adults with attention-deficit/hyperactivity disorder：a controversial diagnosis [J]. J Clin Psychiatry, 1998, 7：59-68.

[12] Faraone SV, Biederman J, Spencer T, et al. Attention-deficit/hyperactivity disorder in adults：an overview [J]. Biol Psychiatry, 2000, 48：9-20.

[13] Hansen C, Weiss D, Last CG. ADHD boys in young adulthood：psychosocial adjustment [J]. J Am Acad Child Adolesc Psychiatry, 1999, 38：165-171.

[14] Kessler RC, Adler L, Ames M, et al. The prevalence and effects of adult attention deficit/hyperactivity disorder on work performance in a nationally representative sample of workers [J]. J Occup Environ Med, 2005, 47：565-572.

[15] Faraone S, Biederman J, Spencer T, et al. Diagnosing adult attention deficit hyperactivity disorder：are late onset and subthreshold diagnoses valid [J]？Am J Psychiatry, 2006, 163：1720.

[16] Barkley RA, Smith KM, Fischer M, et al. An examination of the behavioral and neuropsychological correlates of three ADHD candidate gene polymorphisms（DRD4 7+, DBH TaqI A2, and

DAT1 40 bp VNTR) in hyperactive and normal children followed to adulthood [J]. Am J Med Genet, 2006, 141B: 487-498.

[17] Westmoreland P, Gunter T, Loveless P, et al. Attention deficit hyperactivity disorder in men and women newly committed to prison: clinical characteristics, psychiatric comorbidity, and quality of life [J]. Int J Offender Ther Comp Criminol, 2010, 54: 361-377.

[18] Mannuzza S, Klein RG, Bessler A, et al. Adult outcome of hyperactive boys. Educational achievement, occupational rank, and psychiatric status [J]. Arch Gen Psychiatry, 1993, 50: 565-576.

[19] Gunter TD, Arndt S, Riggins-Caspers K, et al. Adult outcomes of attention deficit hyperactivity disorder and conduct disorder: are the risks independent or additive [J]? Ann Clin Psychiatry, 2006, 18: 233-237.

[20] Satterfield JH, Faller KJ, Crinella FM, et al. A 30-year prospective follow-up study of hyperactive boys with conduct problems: adult criminality [J]. J Am Acad Child Adolesc Psychiatry, 2007, 46: 601-610.

[21] Barkley RA, Fischer M, Smallish L, et al. Young adult follow-up of hyperactive children: antisocial activities and drug use [J]. J Child Psychol Psychiatry, 2004, 45: 195-211.

[22] Mannuzza S, Klein RG, Moulton JR. Lifetime criminality among boys with attention deficit hyperactivity disorder: a prospective follow-up study into adulthood using official arrest records [J]. Psychiatry Res, 2008, 160: 237-246.

[23] Breyer JL, Botzet AM, Winters KC, et al. Young adult gambling behaviors and their relationship with the persistence of ADHD [J]. J Gambl Stud, 2009, 25: 227-238.

[24] Fischer M, Barkley RA, Smallish L, et al. Executive functioning in hyperactive children as young adults: attention, inhibition, response perseveration, and the impact of comorbidity [J]. Dev Neuropsychol, 2005, 27: 107-133.

[25] Fischer M, Barkley RA, Smallish L, et al. Hyperactive children as young adults: driving abilities, safe driving behavior, and adverse driving outcomes [J]. Accid Anal Prev, 2007, 39: 94-105.

[26] 秦小荣, 李毅, 张明秀. 236例儿童注意缺陷与多动障碍成年后结局研究[J]. 四川医学, 2008, 29: 884-885.

[27] Biederman J, Monuteaux MC, Mick E, et al. Young adult outcome of attention deficit hyperactivity disorder: a controlled 10-year follow-up study [J]. Psychol Med, 2006, 36: 167-179.

[28] Fischer M, Barkley RA, Smallish L, et al. Young adult follow-up of hyperactive children: self-reported psychiatric disorders, comorbidity, and the role of childhood conduct problems and teen CD [J]. J Abnorm Child Psychol, 2002, 30: 463-475.

[29] Thapar A, van den Bree M, Fowler T, et al. Predictors of antisocial behaviour in children with attention deficit hyperactivity disorder [J]. Eur Child Adolesc Psychiatry, 2006, 15: 118-125.

[30] Sartor CE, Lynskey MT, Heath AC, et al. The role of childhood risk factors in initiation of alcohol use and progression to alcohol dependence [J]. Addiction, 2007, 102: 216-225.

[31] Biederman J, Faraone SV. Attention-deficit hyperactivity disorder [J]. Lancet, 2005, 366: 237-248.

[32] Biederman J, Faraone SV. The Massachusetts General Hospital studies of gender influences on attention-deficit/hyperactivity disorder in youth and relatives [J]. Psychiatr Clin North Am, 2004, 27: 225-232.

[33] Fisher SE, Francks C, Mccracken JT, et al. A genomewide scan for loci involved in attention-deficit/hyperactivity disorder [J]. Am J Hum Genet, 2002, 70: 1183-1196.

[34] Gomez R, Condon M. Central auditory processing ability in children with ADHD with and without learning disabilities [J]. J Learn Disabil, 1999, 32: 150-158.

[35] 康传媛, 王玉凤, 杨莉. 注意缺陷多动障碍男性患儿至青春期的再评估[J]. 中华精神科杂志, 2006, 39: 16-19.

[36] Biederman J, Faraone S, Milberger S, et al. A prospective 4-year follow-up study of attention-deficit hyperactivity and related disorders [J]. Arch Gen Psychiatry, 1996, 53: 437-446.

[37] Biederman J, Faraone S, Milberger S, et al. Predictors of persistence and remission of ADHD into adolescence: results from a four-year prospective follow-up study [J]. J Am Acad Child Adolesc Psychiatry, 1996, 35: 343-351.

[38] Tillman R, Geller B, Nickelsburg MJ, et al. Life events in a prepubertal and early adolescent bipolar disorder phenotype compared to attention-deficit hyperactive and normal controls [J]. J Child Adolesc Psychopharmacol, 2003, 13: 243-251.

[39] Luby JL, Belden AC, Spitznagel E. Risk factors for preschool depression: the mediating role of early stressful life events [J]. J Child Psychol Psychiatry, 2006, 47: 1292-1298.

[40] Tillman R, Geller B. Controlled study of switching from attention-deficit/hyperactivity disorder to a prepubertal and early adolescent bipolar I disorder

phenotype during 6-year prospective follow-up: rate, risk, and predictors [J]. Dev Psychopathol, 2006, 18: 1037-1053.

[41] Perlis RH, Miyahara S, Marangell LB, et al. Long-term implications of early onset in bipolar disorder: data from the first 1000 participants in the systematic treatment enhancement program for bipolar disorder (STEP-BD) [J]. Biol Psychiatry, 2004, 55: 875-881.

[42] Murphy KR, Barkley RA, Bush T. Young adults with attention deficit hyperactivity disorder: subtype differences in comorbidity, educational, and clinical history [J]. J Nerv Ment Dis, 2002, 190: 147-157.

[43] Angold A, Costello EJ. Depressive comorbidity in children and adolescents: empirical, theoretical, and methodological issues [J]. Am J Psychiatry, 1993, 150: 1779-1791.

[44] Barkley RA. The executive functions and self-regulation: an evolutionary neuropsychological perspective [J]. Neuropsychol Rev, 2001, 11: 1-29.

[45] Rutter M. Implications of resilience concepts for scientific understanding [J]. Ann N Y Acad Sci, 2006, 1094: 1-12.

[46] Hopkins J, Perlman T, Hechtman L, et al. Cognitive style in adults originally diagnosed as hyperactives [J]. J Child Psychol Psychiatry, 1979, 20: 209-216.

[47] Lambert NM, Hartsough CS, Sassone D, et al. Persistence of hyperactivity symptoms from childhood to adolescence and associated outcomes [J]. Am J Orthopsychiatry, 1987, 57: 22-32.

[48] Barkley RA, Murphy KR. Impairment in occupational functioning and adult ADHD: the predictive utility of executive function (EF) ratings versus EF tests [J]. Arch Clin Neuropsychol, 2010, 25: 157-173.

[49] Hervey AS, Epstein JN, Curry JF. Neuropsychology of adults with attention-deficit/hyperactivity disorder: a meta-analytic review [J]. Neuropsychology, 2004, 18: 485-503.

[50] Woods SP, Lovejoy DW, Ball JD. Neuropsychological characteristics of adults with ADHD: a comprehensive review of initial studies [J]. Clin Neuropsychol, 2002, 16: 12-34.

[51] Weiss G, Hechtman L, Perlman T. Hyperactives as young adults: school, employer, and self-rating scales obtained during ten-year follow-up evaluation [J]. Am J Orthopsychiatry, 1978, 48: 438-445.

[52] Slomkowski C, Klein RG, Mannuzza S. Is self-esteem an important outcome in hyperactive children [J]? J Abnorm Child Psychol, 1995, 23: 303-315.

[53] Bagwell CL, Molina BS, Pelham WJ, et al. Attention-deficit hyperactivity disorder and problems in peer relations: predictions from childhood to adolescence [J]. J Am Acad Child Adolesc Psychiatry, 2001, 40: 1285-1292.

[54] ZirtSB, Lehane PL, Chaplin W, et al. Adjustment, social skills, and self-esteem in college students with symptoms of ADHD [J]. J Atten Disord, 2005, 8: 109-120.

[55] Satterfield JH, Schell A. A prospective study of hyperactive boys with conduct problems and normal boys: adolescent and adult criminality [J]. J Am Acad Child Adolesc Psychiatry, 1997, 36: 1726-1735.

[56] Barkley A, Guevremont DC, Anastopoulos AD, et al. Driving-related risks and outcomes of attention deficit hyperactivity disorder in adolescents and young adults: a 3- to 5-year follow-up survey [J]. Pediatrics, 1993, 92: 212-218.

[57] Biederman J, Milberger S, Faraone SV, et al. Family-environment risk factors for attention-deficit hyperactivity disorder. A test of Rutter's indicators of adversity [J]. Arch Gen Psychiatry, 1995, 52: 464-470.

[58] Hechtman L, Weiss G, Perlman T. Hyperactives as young adults: past and current substance abuse and antisocial behavior [J]. Am J Orthopsychiatry, 1984, 54: 415-425.

[59] Johnston C, Chen M, Ohan J. Mothers' attributions for behavior in nonproblem boys, boys with attention deficit hyperactivity disorder, and boys with attention deficit hyperactivity disorder and oppositional defiant behavior [J]. J Clin Child Adolesc Psychol, 2006, 35: 60-71.

[60] Fischer M, Barkley RA, Fletcher KE, et al. The adolescent outcome of hyperactive children: predictors of psychiatric, academic, social, and emotional adjustment [J]. J Am Acad Child Adolesc Psychiatry, 1993, 32: 324-332.

[61] Bedard AC, Trampush JW, Newcorn JH, et al. Perceptual and motor inhibition in adolescents/young adults with childhood-diagnosed ADHD [J]. Neuropsychology, 2010, 24: 424-434.

[62] Halperin JM, Trampush JW, Miller CJ, et al. Neuropsychological outcome in adolescents/young adults with childhood ADHD: profiles of persisters, remitters and controls [J]. J Child Psychol Psychiatry, 2008, 49: 958-966.

[63] Barkley RA. Attention-deficit hyperactivity disorder [J]. Sci Am, 1998, 279: 66-71.

[64] Lara C, Fayyad J, de Graaf R, et al. Childhood predictors of adult attention-deficit/hyperactivity disorder: results from the World Health Organization

World Mental Health Survey Initiative [J]. Biol Psychiatry, 2009, 65: 46-54.

[65] Beitchman JH, Wilson B, Douglas L, et al. Substance use disorders in young adults with and without LD: predictive and concurrent relationships [J]. J Learn Disabil, 2001, 34: 317-332.

[66] Castellanos FX, Giedd JN, Berquin PC, et al. Quantitative brain magnetic resonance imaging in girls with attention-deficit/hyperactivity disorder [J]. Arch Gen Psychiatry, 2001, 58: 289-295.

[67] Mcardle P, O'Brien G, Macmillan A, et al. The peer relations of disruptive children with reference to hyperactivity and conduct disorder [J]. Eur Child Adolesc Psychiatry, 2000, 9: 91-99.

[68] Miller-Johnson S, Coie JD, Maumary-Gremaud A, et al. Peer rejection and aggression and early starter models of conduct disorder [J]. J Abnorm Child Psychol, 2002, 30: 217-230.

[69] Biederman J, Petty CR, Clarke A, et al. Predictors of persistent ADHD: an 11-year follow-up study [J]. J Psychiatr Res, 2011, 45: 150-155.

[70] Sourander A, Elonheimo H, Niemela S, et al. Childhood predictors of male criminality: a prospective population-based follow-up study from age 8 to late adolescence [J]. J Am Acad Child Adolesc Psychiatry, 2006, 45: 578-586.

[71] Barnow S, Lucht M, Hamm A, et al. The relation of a family history of alcoholism, obstetric complications and family environment to behavioral problems among 154 adolescents in Germany: results from the children of alcoholics study in Pomerania [J]. Eur Addict Res, 2004, 10: 8-14.

[72] Babinski LM, Hartsough CS, Lambert NM. Childhood conduct problems, hyperactivity-impulsivity, and inattention as predictors of adult criminal activity [J]. J Child Psychol Psychiatry, 1999, 40: 347-355.

[73] Paternite CE, Loney J, Salisbury H, et al. Childhood inattention-overactivity, aggression, and stimulant medication history as predictors of young adult outcomes [J]. J Child Adolesc Psychopharmacol, 1999, 9: 169-184.

[74] Simonoff E, Elander J, Holmshaw J, et al. Predictors of antisocial personality. Continuities from childhood to adult life [J]. Br J Psychiatry, 2004, 184: 118-127.

[75] Macdonald VM, Achenbach TM. Attention problems versus conduct problems as 6-year predictors of signs of disturbance in a national sample [J]. J Am Acad Child Adolesc Psychiatry, 1999, 38: 1254-1261.

[76] Molina BS, Pelham WJ. Childhood predictors of adolescent substance use in a longitudinal study of children with ADHD [J]. J Abnorm Psychol, 2003, 112: 497-507.

[77] Lee SS, Hinshaw SP. Predictors of adolescent functioning in girls with attention deficit hyperactivity disorder (ADHD): the role of childhood ADHD, conduct problems, and peer status [J]. J Clin Child Adolesc Psychol, 2006, 35: 356-368.

[78] Secnik K, Matza LS, Cottrell S, et al. Health state utilities for childhood attention-deficit/hyperactivity disorder based on parent preferences in the United Kingdom [J]. Med Decis Making, 2005, 25: 56-70.

[79] Pope AW, Bierman KL. Predicting adolescent peer problems and antisocial activities: the relative roles of aggression and dysregulation [J]. Dev Psychol, 1999, 35: 335-346.

[80] Ernst M, Luckenbaugh DA, Moolchan ET, et al. Behavioral predictors of substance-use initiation in adolescents with and without attention-deficit/hyperactivity disorder [J]. Pediatrics, 2006, 117: 2030-2039.

[81] Dodge KA, Coie JD. Social-information-processing factors in reactive and proactive aggression in children's peer groups [J]. J Pers Soc Psychol, 1987, 53: 1146-1158.

[82] August GJ, Stewart MA, Holmes CS. A four-year follow-up of hyperactive boys with and without conduct disorder [J]. Br J Psychiatry, 1983, 143: 192-198.

[83] Costello EJ, Farmer EM, Angold A, et al. Psychiatric disorders among American Indian and white youth in Appalachia: the Great Smoky Mountains Study [J]. Am J Public Health, 1997, 87: 827-832.

[84] Burt SA, Krueger RF, Mcgue M, et al. Sources of covariation among attention-deficit/hyperactivity disorder, oppositional defiant disorder, and conduct disorder: the importance of shared environment [J]. J Abnorm Psychol, 2001, 110: 516-525.

[85] Coolidge FL, Thede LL, Young SE. Heritability and the comorbidity of attention deficit hyperactivity disorder with behavioral disorders and executive function deficits: a preliminary investigation [J]. Dev Neuropsychol, 200, 17: 273-287.

[86] Milberger S, Biederman J, Faraone SV, et al. ADHD is associated with early initiation of cigarette smoking in children and adolescents [J]. J Am Acad Child Adolesc Psychiatry, 1997, 36: 37-44.

[87] Moffitt TE. Juvenile delinquency and attention deficit disorder: boys' developmental trajectories from age 3 to age 15 [J]. Child Dev, 1990, 61: 893-910.

[88] Offord DR, Boyle MH, Racine YA, et al. Outcome, prognosis, and risk in a longitudinal follow-up study [J]. J Am Acad Child Adolesc Psychiatry, 1992, 31: 916-923.

[89] Herrero ME, Hechtman L, Weiss G. Antisocial

disorders in hyperactive subjects from childhood to adulthood: predictive factors and characterization of subgroups [J]. Am J Orthopsychiatry, 1994, 64: 510-521.

[90] Dalsgaard S, Mortensen PB, Frydenberg M, et al. Conduct problems, gender and adult psychiatric outcome of children with attention-deficit hyperactivity disorder [J]. Br J Psychiatry, 2002, 181: 416-421.

[91] Kadesjo B, Gillberg C, Hagberg B. Brief report: autism and Asperger syndrome in seven-year-old children: a total population study [J]. J Autism Dev Disord, 1999, 29: 327-331.

[92] Pitcher TM, Piek JP, Hay DA. Fine and gross motor ability in males with ADHD [J]. Dev Med Child Neurol, 2003, 45: 525-535.

[93] Rasmussen P, Gillberg C. Natural outcome of ADHD with developmental coordination disorder at age 22 years: a controlled, longitudinal, community-based study [J]. J Am Acad Child Adolesc Psychiatry, 2000, 39: 1424-1431.

[94] Allen AJ, Kurlan RM, Gilbert DL, et al. Atomoxetine treatment in children and adolescents with ADHD and comorbid tic disorders [J]. Neurology, 2005, 65: 1941-1949.

[95] Mcmahon RJ. Child and adolescent psychopathology as risk factors for subsequent tobacco use [J]. Nicotine Tob Res, 1999, 1 Suppl 2: S45-S50, S69-S70.

[96] Zimmermann P, Wittchen HU, Hofler M, et al. Primary anxiety disorders and the development of subsequent alcohol use disorders: a 4-year community study of adolescents and young adults [J]. Psychol Med, 2003, 33: 1211-1222.

[97] Newcorn JH, Miller SR, Ivanova I, et al. Adolescent outcome of ADHD: impact of childhood conduct and anxiety disorders [J]. CNS Spectr, 2004, 9: 668-678.

[98] Kaplow JB, Curran PJ, Angold A, et al. The prospective relation between dimensions of anxiety and the initiation of adolescent alcohol use [J]. J Clin Child Psychol, 2001, 30: 316-326.

[99] Charach A, Volpe T, Boydell KM, et al. A theoretical approach to medication adherence for children and youth with psychiatric disorders [J]. Harv Rev Psychiatry, 2008, 16: 126-135.

[100] Hechtman L. Aims and methodological problems in multimodal treatment studies [J]. Can J Psychiatry, 1993, 38: 458-464.

[101] Secnik K, Swensen A, Lage MJ. Comorbidities and costs of adult patients diagnosed with attention-deficit hyperactivity disorder [J]. Pharmacoeconomics, 2005, 23: 93-102.

[102] Biederman J, Petty C, Fried R, et al. Impact of psychometrically defined deficits of executive functioning in adults with attention deficit hyperactivity disorder [J]. Am J Psychiatry, 2006, 163: 1730-1738.

[103] Molina BS, Hinshaw SP, Swanson JM, et al. The MTA at 8 years: prospective follow-up of children treated for combined-type ADHD in a multisite study [J]. J Am Acad Child Adolesc Psychiatry, 2009, 48: 484-500.

[104] Gao Q, Qian Y, He XX, et al. Childhood predictors of persistent ADHD in early adulthood: results from the first follow-up study in China [J]. Psychiatry Res, 2015, 230: 905-912.

[105] Antshel M, Faraone SV, Maglione K, et al. Executive functioning in high-IQ adults with ADHD [J]. Psychol Med, 2010, 40: 1909-1918.

[106] Pisecco S, Baker DB, Silva PA, et al. Boys with reading disabilities and/or ADHD: distinctions in early childhood [J]. J Learn Disabil, 2001, 34: 98-106.

[107] Rietveld MJ, Hudziak JJ, Bartels M, et al. Heritability of attention problems in children: longitudinal results from a study of twins, age 3 to 12 [J]. J Child Psychol Psychiatry, 2004, 45: 577-588.

[108] Thapar A, O'Donovan M, Owen MJ. The genetics of attention deficit hyperactivity disorder [J]. Hum Mol Genet, 2005, 14 Spec No. 2: R275-R282.

[109] Chang Z, Lichtenstein P, Asherson PJ, et al. Developmental twin study of attention problems: high heritabilities throughout development [J]. JAMA Psychiatry, 2013, 70: 311-318.

[110] Greven CU, Asherson P, Rijsdijk FV, et al. A longitudinal twin study on the association between inattentive and hyperactive-impulsive ADHD symptoms [J]. J Abnorm Child Psychol, 2011, 39: 623-632.

[111] Knopik VS, Heath AC, Jacob T, et al. Maternal alcohol use disorder and offspring ADHD: disentangling genetic and environmental effects using a children-of-twins design [J]. Psychol Med, 2006, 36: 1461-1471.

[112] Gornick MC, Addington A, Shaw P, et al. Association of the dopamine receptor D4 (DRD4) gene 7-repeat allele with children with attention-deficit/hyperactivity disorder (ADHD): an update [J]. Am J Med Genet B Neuropsychiatr Genet, 2007, 144B: 379-382.

[113] Miller SR, Miller CJ, Bloom JS, et al. Right hemisphere brain morphology, attention-deficit

hyperactivity disorder (ADHD) subtype, and social comprehension [J]. J Child Neurol, 2006, 21: 139-144.

[114] El-Faddagh M, Laucht M, Maras A, et al. Association of dopamine D4 receptor (DRD4) gene with attention-deficit/hyperactivity disorder (ADHD) in a high-risk community sample: a longitudinal study from birth to 11 years of age [J]. J Neural Transm (Vienna), 2004, 111: 883-889.

[115] Manor I, Tyano S, Mel E, et al. Family-based and association studies of monoamine oxidase A and attention deficit hyperactivity disorder (ADHD): preferential transmission of the long promoter-region repeat and its association with impaired performance on a continuous performance test (TOVA) [J]. Mol Psychiatry, 2002, 7: 626-632.

[116] Shaw P, Lerch J, Greenstein D, et al. Longitudinal mapping of cortical thickness and clinical outcome in children and adolescents with attention-deficit/hyperactivity disorder [J]. Arch Gen Psychiatry, 2006, 63: 540-549.

[117] Shaw P, Malek M, Watson B, et al. Trajectories of cerebral cortical development in childhood and adolescence and adult attention-deficit/hyperactivity disorder [J]. Biol Psychiatry, 2013, 74: 599-606.

[118] Clarke AR, Barry RJ, Dupuy FE, et al. Childhood EEG as a predictor of adult attention-deficit/hyperactivity disorder [J]. Clin Neurophysiol, 2011, 122: 73-80.

第二篇

病因及发病机制篇

第五章 注意缺陷多动障碍的分子遗传学研究

注意缺陷多动障碍（ADHD）是常见的神经发育障碍性疾病，但是目前ADHD的病因尚未明确。ADHD可能是基因及环境因素的交互作用所致。其中，遗传因素起到重要作用。来自家系、双生子以及寄养子的研究均提示ADHD受到遗传因素的影响。据美国、欧洲、澳大利亚、北欧等21项双生子研究估计，ADHD的总体遗传度（heritability）为0.76[1]。家系研究显示ADHD先证者的同胞及其父母罹患ADHD的概率较正常儿童增加2~8倍，ADHD具有家族聚集性。寄养子研究发现，ADHD先证者的生物学亲属中18%罹患ADHD，寄养亲属中6%罹患ADHD，而对照组仅有3%的亲属罹患ADHD，也提示ADHD受遗传因素影响[2]。

既然ADHD主要受到遗传因素影响，那么寻找ADHD的遗传学病因就成为研究者们的兴趣和热点所在。结合已有的研究证据，ADHD是多基因遗传的复杂疾病，是多个微效基因共同作用的结果。以"ADHD"及"genetic"为关键词在Pubmed上进行检索，已有3 000余篇文献报道。目前寻找致病基因的手段主要包括基因组连锁分析、候选基因关联研究、全基因组关联研究等。

第一节 基因组连锁分析

基因组连锁分析（genome wide linkage analysis），又称基因组扫描。此方法以等位基因的继承等同得分为基础，通过检测全基因组范围内众多DNA标记，来确定那些在ADHD家庭成员中共享较多的染色体区域。

最早的一项ADHD的基因组扫描研究来自于美国，该研究以美国126个ADHD同胞对为研究对象，发现可能与ADHD相关的染色体区域有：5p12、10q26、12q23和16p13[3]。然而，随后的几项连锁扫描研究并未能完全重复该结果。其中，在两项以上研究中发现的连锁信号主要在5p13、14q12、17p11等区域。对7项研究进行的meta分析的结果显示，16q23.1-qter区域以及5、6、7、8、9、15、16、17号染色体的部分区域可能与ADHD有关[4]。仅有的一项基于汉族人群的基因连锁扫描研究发现了Xp11.4-Xp21和Xq23与ADHD的连锁信号[5]。除了研究结果的不一致性及难验证性，已有的连锁分析也无法确认对连锁信号起主要作用的基因。最近的一项研究针对ADHD内表型进行了全基因组的连锁分析，结果发现染色体2、15、12等区段的微卫星标记与智商连锁（LOD > 2.0）[6]。

第二节 候选基因研究

候选基因研究是目前ADHD遗传学研究中应用最为广泛的研究策略。候选基因研究往往以药理实验、动物模型、神经影像等神经生物学证据为基础，在已知的神经通路中筛选与ADHD存在关联的易感基因。从研究策略上来说，候选基因的研究一般采用病例对照研究或家系研究。两种研究具有一定的互补性，所以相互结合、相互验证，有利于确认ADHD的易感基因及其变异性。

目前已经发表的ADHD候选基因研究主要聚焦在与前额叶皮质（prefrontal cortex，PFC）、额叶-纹状体等神经通路功能相关的神经递质系统基因，包括多巴胺（DA）系统、去甲肾上腺素

（NE）系统，以及 5- 羟色胺（5-HT）系统。此外，与这些神经递质功能相关的其他系统基因也得到了较为广泛的研究，包括神经营养因子、突触相关蛋白基因等。2006 年，ADHD 国际遗传网络开展的 IMAGE 项目对 776 例 ADHD-C 型患儿及其同胞和父母的样本进行了 51 个候选基因的 1 536 个多态性位点的检测，结果发现了 18 个基因的阳性结果[7]，主要包括单胺神经递质系统相关的基因（如 TPH2、DAT1、MAOA），以及突触功能相关的 SYP 基因等。北京大学第六医院课题组采用病例对照研究设计方法，对单胺神经递质通路的 23 个候选基因的 384 个多态性位点进行基因芯片的筛查，发现了 10 个基因与汉族 ADHD 的关联[8]。Faraone 等[9] 对已有大量研究结果的研究进行 meta 分析发现 DRD4、DRD5、SLC6A3、SNAP25 和 HTR1B 5 个基因可能与 ADHD 的病因有关。此外，还有一些新的候选基因，如 CDH13、LPHN3、SLC9A9 等也逐渐得到研究者们的广泛关注。我们将对目前主要的候选基因研究结果进行总结。

一、多巴胺系统

多巴胺系统功能失调在 ADHD 病理机制中起到非常重要的作用。首先，从神经药理学角度来看，临床上治疗 ADHD 的一线药物——哌甲酯，主要通过拮抗多巴胺转运体实现对 ADHD 的治疗作用。此外，多巴胺神经递质作用于前额叶、纹状体，而前额叶 - 纹状体功能失调在 ADHD 发病过程中起到重要作用。因此，多巴胺系统基因多态性也是 ADHD 分子遗传学研究中最受关注的，主要包括其合成酶基因（TH）、受体基因（DRD2、DRD4、DRD5 等）、转运体基因（DAT1，又称 SLC6A3）、代谢酶基因（COMT 及 MAOA）。其中，COMT 同时参与去甲肾上腺素系统，MAOA 同时参与去甲肾上腺素和 5- 羟色胺系统，仅在一处进行描述。

（一）酪氨酸羟化酶基因（TH）

酪氨酸羟化酶催化酪氨酸转化为二羟基苯丙氨酸（即左旋多巴），是多巴胺合成的限速酶。但是目前已有的有关 TH 基因和 ADHD 的关联研究，研究结果均为阴性。该基因是否参与 ADHD 的遗传学发病机制，尚有待进一步研究探讨。

（二）多巴胺受体基因

多巴胺受体基因包括 DRD1、DRD2、DRD3、DRD4、DRD5 等。其中，DRD1 和 DRD5 在全脑内广泛表达，DRD2 主要在背侧纹状体表达，DRD4 主要在前额叶和边缘系统表达。其中，DRD4 基因的研究最多。Wu 等[10] 对 DA 受体基因与 ADHD 的研究进行了综述，结果显示 DRD4、DRD5 及 DRD2 可能与 ADHD 发病存在关联。

DRD4 基因定位于 11p15.5。D4 受体在大脑内广泛表达，特别是额叶、海马、小脑等区域。动物实验发现该基因敲除的小鼠活动增多，且对可卡因及盐酸哌甲酯的反应增强。在 ADHD 的分子遗传学研究中，研究者们最为关注的遗传变异位点是位于第 3 外显子上的一个 48 bp 的 VNTR。功能研究发现该多态的 7 倍重复等位基因可能影响 D4 受体的编码，降低受体对于多巴胺的敏感度。该多态也是目前 ADHD 候选基因研究中关联最强、重复验证性最好的多态性位点之一。大部分研究集中在高加索人群中，其他人群样本的研究也在一定程度上验证了该多态性位点与 ADHD 的关联。在汉族人群中，管丽丽等[11] 也发现了类似的结果。对已有的研究结果进行 meta 分析后发现，无论是病例对照研究，还是家系研究，该位点 7 倍重复均与 ADHD 患病风险增加有关[2]。后续两项 meta 分析均支持该位点与 ADHD 的关联[10,12]。若将该位点多态分为长等位基因（5～8 倍重复）及短等位基因（2～4 倍重复），meta 分析显示长等位基因可能是 ADHD 的危险因素，短等位基因可能是保护因素[10]。为进一步探讨 7 倍重复参与 ADHD 发病的神经机制，研究者结合影像学数据进行分析，结果发现 7 倍重复携带者右侧眶额皮质、下额叶及顶叶皮质厚度较薄，与正常发育过程中青少年期顶叶皮质增厚的发育轨迹不同[13]。以上证据均支持了该 48 bp 的 VNTR 位点与 ADHD 的关联，未来需要结合功能研究进一步阐释该位点的作用机制。除了 48 bp 的 VNTR，DRD4 基因的其他多态性位点也有一定的研究报道。meta 分析发现位于 DRD4 基因启动子区的 rs1800955 位点的 T 等位基因可能与 ADHD 存在关联[12]，但是最近另一项 meta 分析未能发现该位点与 ADHD 的关联[10]。启动子区的 rs747302 位点、In/Del 位点等与 ADHD 的关联研究结果尚存在不一致性，需要进一步探讨[10]。

此外，*DRD4* 基因与生活应激事件的交互作用可能与 ADHD 有关，提示在 ADHD 未来的分子遗传学研究中需要考虑基因 - 环境交互作用[14]。同时需要注意的是，Qian 等[15]在汉族人群样本中，并未发现 48 bp 的 VNTR 位点 7 倍重复与 ADHD 的关联，提示在未来的研究中考虑种族异质性的重要性。

DRD2 基因定位于 11q23.1。已有的研究主要关注该基因的 TaqIA 多态性位点（rs1800497）。Gizer 等[12]对 3 项家系研究及 3 项病例对照研究进行 meta 分析，结果未发现该位点与 ADHD 的关联。Wu 等[10]对 9 项研究进行 meta 分析，结果提示该位点与 ADHD 可能存在关联。最近的一项 meta 分析纳入了 11 项研究，共计 1 645 例 ADHD 患者及 1 641 名对照，结果显示在显性模型下，rs1800497 位点与 ADHD 存在关联，OR 值为 1.79。进一步针对不同种族的样本进行分析，结果显示关联仅在非洲人群中存在，而在东亚、高加索人群中未发现关联[16]。综合已有的研究，*DRD2* 基因与 ADHD 的关联尚无法定论，需要更多的研究进行重复验证。

DRD5 基因定位于 4p15.3。D5 受体在中枢神经系统内广泛表达，包括额叶、纹状体、海马、杏仁核、下丘脑等，且该受体与 DA 的亲和性比 D1 受体高 10 倍[10]。已有的研究中，大多数关注该基因 5'侧翼区的（CA）n 多态。该位点多态中，148 bp 的位点可能是 ADHD 的危险因素，136 bp 的位点可能是 ADHD 的保护因素[10]。为全面了解 *DRD5* 基因在 ADHD 发病中的作用，未来尚需对该基因进行更为全面的基因检测及分析。

（三）多巴胺转运体基因（*DAT1/SLC6A3*）

多巴胺转运体（DAT）是可溶性载体蛋白，在递质活动中，主要负责将多巴胺重摄取至突触前神经元。DAT 在大脑内的表达主要集中在纹状体和伏隔核部分，同时在前额叶等脑区也有分布。上述脑区结构和功能异常均可能参与 ADHD 的发病机制。盐酸哌甲酯是临床上治疗 ADHD 的一线药物，其作用机制就是通过抑制多巴胺转运体、减少 DA 的重摄取，从而增加突触间隙的 DA 浓度。药物影像学结果显示，在服用哌甲酯后，ADHD 患者突触间隙可用的 DAT 明显减少。此外，动物实验发现 *DAT1* 基因敲除小鼠表现出 ADHD 样行为，如活动增多等。以上多方面的证据强力支持了 *DAT1* 基因与 ADHD 的关联。

DAT1 基因定位于 5p15。研究最为广泛的位点是位于 3'-UTR 的功能多态 40 bp 的 VNTR。该位点能够影响 mRNA 的表达，影响多巴胺转运体的可用性。该位点最常见的等位基因是 10 倍重复（480 bp）和 9 倍重复（440 bp）。最早关于该位点与 ADHD 的关联研究由 Cook 等[17]进行，该研究纳入了 57 例 ADHD 患者，经过单体型相对危险度（HHRR）分析发现该位点的 10 倍重复在 ADHD 中存在过度传递。后续多项研究针对该位点及上述关联进行了重复验证，结果并不完全一致。Faraone 等[2]对该位点进行 meta 分析，结果显示其与 ADHD 存在关联，OR 值为 1.13（95% CI 为 1.03 ~ 1.24）。Gizer 等[12]对 15 项家系研究及 19 项病例对照/HHRR 研究进行 meta 分析，结果同样显示该位点 10 倍重复可能是 ADHD 的危险因素。在汉族人群中，江三多等[18]未发现该多态与 ADHD 的关联。北京大学第六医院课题组对该位点的家系研究发现 10 倍重复等位基因的频率最高；11 倍重复在 ADHD-C 中存在过度传递，9 倍重复在 ADHD-I 患儿中存在过度传递[19]；病例对照分析发现，长重复序列等位基因（11 ~ 12）在 ADHD 中的频率高于对照组[15]。多项研究对 *DAT1* 与 ADHD 认知功能和影像学特征等进行了分析，结果发现该多态可能影响 ADHD 工作记忆功能[20]，影响 ADHD 患儿的大脑右侧腹侧前额叶（BA46）的皮质厚度[21]，影响成年期 ADHD 患者纹状体体积[22]等。未来更多的结合遗传、影像、认知数据的分析，将为进一步阐释该多态的功能提供证据支持。

除了上述 40 bp-VNTR，也有研究对 *DAT1* 基因的其他位点进行了研究，包括位于第 8 内含子的 30 bp 的 VNTR、位于第 8 外显子的 rs6347、位于 3'UTR 区的 rs27072 及 rs40184 等位点。Gizer 等[12]对这些位点的研究结果同样进行了 meta 分析。由于研究较少，结果需要进一步重复验证。

（四）儿茶酚胺氧位甲基转移酶基因（*COMT*）

儿茶酚胺氧位甲基转移酶（COMT）主要负责儿茶酚胺类神经递质多巴胺及去甲肾上腺素的降解。COMT 在额叶高度表达，对于调节突触 DA 及 NE 水平具有重要作用。

COMT 基因定位于 22q11.21。对该基因研究

最多的位点是位于第 4 外显子的 Val158Met 位点（rs4680）。既往多项研究表明，该多态性位点具有功能性，Val 等位基因对应的酶活性高于 Met 等位基因。该多态性位点能够导致多巴胺能系统功能失调，从而引起皮质 DA 传递、皮质成熟、白质连接及情绪加工的异常。已有多项研究针对该位点进行了关联研究，结果在一定程度上支持了其与 ADHD 及其认知功能存在关联，但是由于样本量、种族、亚型等因素影响，结果不能完全重复。Gizer 等[12]对 7 项传递不平衡检验（transmission disequilibrium，TDT）研究及 9 项病例对照/HHRR 研究进行了 meta 分析，结果未能发现该位点与 ADHD 的关联，可能与既往研究样本量小及混杂因素的影响有关。可能影响 COMT 与 ADHD 研究结果的因素包括性别、年龄等。北京大学第六医院课题组在汉族人群中对该位点与 ADHD 的关联进行了研究，结果仅在男性 ADHD 患儿中发现存在关联[23]，考虑到 ADHD 在临床症状、患病率等方面的明显的性别差异，在未来的研究中需要针对性别进行细致分析。Jin 等[24]对 rs4680 位点与 ADHD 患者的工作记忆能力进行分析，结果显示在 ADHD 中，Met 携带者的表现更好，而在正常对照中，Val 纯合子的表现更好，分析可能原因是 ADHD 患者与正常对照人群的基础 DA 水平不同，导致相同的基因型出现不同的认知行为表现。此外，rs4680 对于工作记忆的影响还受到发育因素的影响。最近的一项研究发现在 10.2 岁时 rs4680 对于工作记忆的影响出现变化，Met 纯合子携带者表现由差变好[25]，这可能与基础 DA 水平随发育变化有关。因此，之后关于该位点的研究需要考虑发育因素的影响，特别是病例对照研究需要考虑年龄匹配的问题。还有研究还发现 COMT 与 MAOA 基因可能存在交互作用，影响 ADHD 及其认知功能[26]。结合认知试验、影像数据的研究显示该位点基因型可能与 ADHD 干扰控制能力存在关联[27]，影响 ADHD 大脑皮质体积[28]等。考虑到 rs4680 位点的功能性，未来需要更多的结合神经生物学及脑影像学的研究，深入探讨该位点参与 ADHD 发病的神经机制。

除了 rs4680 位点，研究者还对 COMT 基因其他位点进行了研究，但是研究较少，且未发现与 ADHD 之间的关联[12]。

（五）单胺氧化酶 A 基因（MAOA）

单胺氧化酶基因所编码的酶 MAO-A 和 MAO-B 主要参与中枢神经系统去甲肾上腺素、多巴胺和 5-羟色胺等神经递质的代谢。MAOA 基因敲除小鼠的单胺类神经递质水平的增高与其攻击性行为的增多相关；单胺氧化酶抑制剂可降低 ADHD 的症状。1993 年，Brunner 等发现 MAOA 基因与冲动、易激惹等行为相关，提示 MAOA 与 ADHD 可能存在关联[29]。上述证据均提示 MAOA 基因可能是 ADHD 的重要候选基因[12]。

单胺氧化酶基因定位于 Xp11.23。Jiang 等[30]发现汉族人群中 X 染色体上与 MAO 基因紧密连锁的 DXS7 遗传标记与 ADHD 存在关联，但是该结果在后续研究中未能得到重复验证。已有的研究主要关注 MAOA 基因编码区上游 1.2 kb 处启动子区的 30 bp 重复多态，该多态主要包含 2 倍重复（291 bp）、3 倍重复（321 bp）、3.5 倍重复（336 bp）、4 倍重复（351 bp）及 5 倍重复（381 bp）。重复倍数与基因的转录效率有关。已有的关联研究结果并不一致。最近的一项研究对该位点与 ADHD 的关联研究进行 meta 分析，纳入了 3 项 TDT 研究及 3 项病例对照/HHRR 研究，结果并未显示该多态与 ADHD 存在关联[12]。除了对单个位点的分析外，研究者们还进行了单体型的分析。研究显示 30 bp 的 VNTR 与 rs6323 构成的 3R-T 单体型在 ADHD 家系中存在过度传递[31]。30 bp 的 VNTR、G941T 及（CA）n 构成的单体型可能与 ADHD 存在关联[32]。钱秋谨等对 MAOA 基因 30 bp 多态与 ADHD 患者的智商的关联进行了研究，研究发现该位点及其与 COMT 基因的交互作用可能与 ADHD 患者的总智商及操作智商存在关联[26,33]。

除了 30 bp 的 VNTR，其他位点的研究也支持了 MAOA 基因与 ADHD 的关联。IMAGE 研究中，MAOA 上的 5 个标签单核苷酸多态性（single nucleotide polymorphism，SNP）与 ADHD 显著性关联[7]。MAOA 基因的 rs12843267 位点基因型可能与 ADHD 完成停止信号任务时下额叶的活动有关[34]。北京大学第六医院课题组在汉族病例对照样本中进行的高密度 SNP 筛查，结果显示 MAOA 基因的 12 个 SNP 以及它们构成的单体型与 ADHD（ADHD-I 亚型）存在关联。Liu 等对 MAOA 基因的 5 个 SNP 位点在大样本的汉族人群中进行验证，结果显示 MAOA 基因与 ADHD-HI 亚型及抑制功能缺陷存在关联[35]，与 ADHD 持续注意功能受损存在关联[36]。此外，MAOA 基因可能与 SYP 存在交互作用[37]。

二、去甲肾上腺素系统

去甲肾上腺素系统的广泛脑区投射使其成为脑功能调节的重要神经调节递质之一。在 ADHD 的儿茶酚胺失调假说中，中枢去甲肾上腺素能神经网络失调很早就被提出。去甲肾上腺素之所以成为 ADHD 遗传学研究的焦点之一，主要源自以下几个方面：① ADHD 动物模型存在去甲肾上腺素系统的功能改变，包括 DAT 敲除小鼠（DAT knock-out mice）、缺损突变小鼠（coloboma mutant mouse）、6-羟多巴胺大脑损伤新生大鼠（juvenile rats with neonatal 6-hydroxy-dopamine brain lesions）和自发性高血压大鼠（spontaneously hypertensive rat，SHR）模型；②临床上 ADHD 治疗药物大多能够调节 NE 系统的功能，如中枢兴奋剂哌甲酯、非中枢兴奋剂托莫西汀，以及 $α_2A$ 受体激动剂胍法辛等。最近的一项研究发现低剂量的哌甲酯（0.5 mg/kg）能够显著提高前额叶皮质（prefrontal cortex，PFC）的 NE 浓度，提高幅度达到 280%，且远远高于 DA 浓度提高的水平（130%）[38]。托莫西汀为去甲肾上腺素再摄取抑制剂，其治疗作用与其选择性抑制突触前胺泵对去甲肾上腺素的再摄取效应有关，这种选择性抑制能提高去甲肾上腺素的突触间隙浓度，同时能够提高 PFC 的细胞外多巴胺浓度，从而改善 ADHD 的症状。此外，（选择型）$α_2$ 去甲肾上腺素受体激动剂可乐定和胍法辛等能够增加觉醒度、减少活动行为，改善 ADHD 的症状；③ NE 对于 PFC 功能具有重要作用。中枢的去甲肾上腺素系统有两条清楚的投射，一条源自外侧被盖区，主要与性和进食行为有关；另一条发自蓝斑，与某些认知功能有关。其中，蓝斑去甲肾上腺素能广泛投射至所有的脑区（基底神经节除外），是前脑唯一的 NE 能来源；同时 PFC 是 LC 主要的传入纤维的来源之一。PFC 对于调节注意、警觉、记忆、执行功能、抑制等皮质功能具有重要的作用。PFC 功能损伤能够导致注意力下降、记忆受损及执行功能的损害，包括工作记忆、反应抑制、转换、组织等，PFC 功能损伤可能是 ADHD 的主要发病原因之一。

去甲肾上腺素神经递质通路包括合成、储存、释放、受体作用、重摄取、降解等多个神经生物学环节。其合成是以酪氨酸为底物，经过酪氨酸羟化酶（tyrosine hydroxylase，TH）羟化，多巴脱羧酶（dopa decarboxylase，DDC）脱羧生成多巴胺，多巴胺经过多巴胺 β 羟化酶（dopamine-β-decarboxylase，DβH）羟化形成去甲肾上腺素。其中 TH 是合成的限速酶。多巴胺被转运至能产生 DA 和 NE 的神经元的贮存囊泡内，NE 能神经元囊泡内含有多巴胺 β 羟化酶，通过羟化作用将 DA 转化为 NE。囊泡融合后 NE 释放，一部分作用于突触后膜的受体，一部分被突触前膜的 NE 载体蛋白（norepinephrine transporter，NET）迅速重摄取至突触末梢。重摄取的 NE 可以储存在囊泡中，在下一次冲动到来后再次释放，突触间隙 70%～90% 的 NE 通过此机制被重摄取。NE 的降解主要通过两种酶的作用：单胺氧化酶 A（monoamine oxidase A，MAOA）和儿茶酚氧位甲基转移酶（catechol-O-methyltransferase，COMT）。与上述任一环节相关的基因突变均可能导致 NE 系统功能失调，导致 ADHD 的发生。针对关键神经生物学环节相关基因的全面检测能够帮助我们探讨 NE 系统基因在 ADHD 遗传机制中的作用。

（一）多巴胺 β 羟化酶基因（DBH）

多巴胺 β 羟化酶（DβH）是催化多巴胺转化为去甲肾上腺素的合成酶，其编码基因 DBH 位于染色体的 9q34，约 23 kb，包含 12 个外显子，编码含 603 个氨基酸的蛋白质。DBH 基因是血浆 DβH 活性主要的数量性状基因座（quantitative trait loci，QTL）。已有研究发现 DBH 基因的多个位点的多态性与血浆 DβH 活性和脑脊液 DβH 水平存在关联，包括 STR、444G → A（rs1108580）、910G → T、1603C → T（rs6271）、1912C → T、–1021C → T（rs1611115）、5'-ins/del 和 TaqIA（rs2519152）等。在 ADHD 分子遗传学研究中，研究较多的是 TaqIA（rs2519152）、–1021C → T（rs1611115）等几个位点。

（1）TaqIA（rs2519152）：研究发现该位点可以解释 4% 的血浆 DβH 活性变异[39]。最早关于 TaqIA 多态性位点与 ADHD 的关联的研究由 Daly 等在 1999 年进行，该研究在 86 个核心家系及 19

个单亲家系中采用了 HHRR 和传递不平衡检验（TDT）的方法，结果显示 A2 等位基因可能与 ADHD 存在关联：其中 HHRR 分析发现其 RR 值为 1.31（95% CI 为 1.09～1.56），TDT 分析发现其 OR 值为 1.87（95% CI 为 1.21～12.88）。该关联在后续几项研究中得到了重复验证。但是，也有研究并未发现该多态性位点与 ADHD 的关联或研究的结果相反。对该位点的 meta 分析结果显示其 OR 值为 1.33（95% CI 为 1.11～1.59）[2]。

（2）-1021C→T（rs1611115）：该位点能够解释 30%～50% 的血浆 DβH 活性变异，基因型与血浆 DβH 活性呈基因-剂量效应。CC 基因型携带者血浆 DβH 活性最高，TT 基因型最低，CT 基因型介于二者之间。Kopecková 等[40]在捷克人群中研究了 DBH 基因 7 个多态与 ADHD 的关系，结果发现 -1021C→T 多态（隐性遗传模型）、444G→A 多态（等位基因遗传模型、隐性遗传模型）、1603C→T 多态（等位基因遗传模型、隐性遗传模型）与 ADHD 存在关联。但是 Bhaduri 等[41]基于印度人群的研究未发现 -1021C→T 位点与 ADHD 的关联。Kwon 和 Lim[42]在韩国人群中的研究发现该位点与 ADHD 存在关联。Das 等[43]（2011）发现 DBH 基因 rs1611115 与 rs1108580 构成的 TG 单体型在 ADHD 中出现频率较对照组低，rs1611115 位点能够解释 2.49% 的 ADHD 症状变异。在汉族人群中，张浩波等对 DBH 基因的多个多态做了候选基因的关联研究，HHRR 分析显示 -1021C→T 多态的 T 等位基因与 ADHD-I 型和 ADHD-C 型存在传递不平衡的趋势，在男性 ADHD-C 型核心家系中存在传递不平衡；TDT 分析也支持了该位点与 ADHD 的关联[44-45]。Ji 等[46]发现该位点与 ADHD 患儿反映抑制功能的 Stroop 色词命名测验成绩存在关联，为该位点与 ADHD 的关联提供了进一步的内表型方面的证据支持。

（3）其他与 ADHD 可能存在关联的位点包括位于第 12 内含子的 rs2073837、444G→A（rs1108580）等。Guan 等[8]基于基因芯片的研究发现 DBH 基因在汉族人群中可能与 ADHD 相关，其中 rs1076150 可能与 ADHD-C 型相关；rs1108580、rs2873804、rs1548364、rs2519154 可能与 ADHD-I 型相关。但是在 IMAGE 项目中，纳入了 DBH 基因的 33 个 SNP 位点，结果未发现与 ADHD 存在关联的位点。

综上，DBH 作为 ADHD 重要的候选基因，目前的遗传学研究结果不尽一致，可能与样本量、种族差异、性别差异、疾病异质性等多个因素有关。未来针对 DBH 基因更为全面的检测及分析将进一步促进我们理解其参与 ADHD 发病的机制。

（二）去甲肾上腺素受体 2A 基因（ADRA2A）

α_2A 受体是去甲肾上腺素发挥作用的重要受体之一，其编码基因 ADRA2A 位于 10q23-q25。目前关于 ADRA2A 与 ADHD 的关联的研究主要集中于以下 3 个位点：MspI（rs1800544）、HhaI（rs1800545）、DraI（rs553668）。Comings 等[47]最早在患有抽动秽语综合征的人群中发现 ADRA2A 启动子区域的 rs1800544 与 ADHD 症状得分相关，其与 ADRA2C、DBH 的作用可以解释 3.5% 的 ADHD 症状得分的变异。Roman 等在两个独立的样本[48-49]中重复验证了 ADRA2A 与 ADHD 的关联。但是 Xu 等[50]、Bobb 等[51]未能发现该位点与 ADHD 的关联。Roman[49]等仅发现该位点与 ADHD 总体症状及注意缺陷症状严重程度存在关联。Stevenson 等[52]仅发现其与 ADHD 合并阅读困难（reading difficult，RD）相关。Park 等[53]、Deupree 等[54]对 MspI、HhaI、DraI 3 个位点进行了分析，两项研究结果并不一致。在汉族人群中，Wang 等[55]发现 rs1800544 和 rs553668 多态的 GG 单体型和 ADHD 症状有存在关联的趋势。Guan 等[8]的芯片研究中包含了 ADRA2A 基因的 10 个位点，但是未发现 ADHD 与对照组间存在等位基因频率的差异。此外，rs1800544、rs553668 位点构成的 GG 单体型可能与 ADHD 药物治疗疗效存在关联[56]。

尽管以上 3 个位点在不同的研究中得到了一定的重复，最近的一项 meta 分析未能发现 3 个位点与 ADHD 的关联[12]。已有的研究存在样本量不足的问题，同时部分结果来自于 ADHD 共病的研究，无法排除共患疾病对于结果的影响。因此，需要在较好地控制了混杂因素的大样本中进一步研究验证。

（三）其他受体基因

1. 去甲肾上腺素受体 1A 基因（ADRA1A）

ADRA1A 基因位于染色体 8p21，编码 1A 受体，

1A受体与G蛋白偶联，通过与肾上腺素及去甲肾上腺素结合影响突触神经系统的活动。目前ADRA1A基因与ADHD的关联主要在几项大规模的SNPs研究中发现。Brookes等[7]针对51个候选基因进行的IMAGE研究中，发现ADRA1A基因与ADHD存在关联（$P=0.017$）。Lasky-Su等[57]针对909个ADHD核心家系的37个候选基因的429981个SNPs进行的研究同样支持ADRA1A与ADHD存在关联。最近的一项研究发现ADRA1A启动子区rs3808585及第4内含子区rs17426222、rs4732682、rs573514、rs472151、rs10093667、rs2046186等位点与ADHD存在关联，此外由10个位点构成的单体型与ADHD存在关联[58]。在汉族人群中，刘璐等[59]对ADRA1A基因rs3808585、rs17426222、rs573514 3个位点与ADHD共病学习困难的关联进行了分析，结果显示rs573514位点与ADHD共病学习困难存在关联。考虑到学习困难可能与智商存在关联，研究者进一步对rs573514位点与智商进行了关联分析，结果显示危险等位基因携带者的操作智商较低。此外，Loo等发现ADRA1A基因所在的8p染色体与ADHD患儿的阅读困难存在关联[60]。综合目前的研究结果，ADRA1A基因可能与ADHD相关，其关联可能主要体现在学习困难/阅读困难中。目前针对ADRA1A基因的研究较少，尚需进一步独立样本验证。

2. 去甲肾上腺素受体2C基因（ADRA2C）
ADRA2C基因位于人类染色体的4p16。目前对于ADRA2C与ADHD的关联研究主要集中在（GT）n重复多态（STR, adra2c1）。Comings等[47]最早发现ADRA2C基因的该标记可能与ADHD症状得分相关，其与ADRA2A、ADRA2C、DBH三个基因的作用可以解释3.5%的ADHD症状得分的变异，其中ADRA2C单个基因可以解释2.5%的变异。但是，Barr等[61]未能重复上述研究结果。Cho等[62]基于韩国人群的研究显示该多态在ADHD家系中存在传递不平衡，183 bp等位基因存在过度传递。另外，该研究首次发现了187 bp等位基因与ADHD的关联，可能为ADHD的保护因素。在汉族人群中，Guan等[8]在芯片研究中纳入了4个ADRA2C基因的SNP位点，结果显示rs7682295位点可能与ADHD及ADHD-C存在关联。总之，目前关于ADRA2C基因的探索尚不充分，需要纳入更多的位点、在更大的样本中来验证。

（四）去甲肾上腺素转运体基因（NET1/SLC6A2）

去甲肾上腺素转运体（NET）是可溶性载体蛋白，负责将突触间隙的去甲肾上腺素重摄取回突触前神经末梢，主要在额叶表达。人类的SLC6A2基因位于16q 12.2。虽然神经药理学证据强力支持NET在ADHD发病机制中的重要作用，但是最初关于NET1基因与ADHD的关联的研究并未发现相关的遗传变异。最早几项基于ADHD家系的研究均未发现关联[63-65]。后续有研究发现G1287A（rs5569）、rs998424等位点与ADHD可能存在关联，结果不尽一致。meta分析也未发现这两个位点与ADHD的关联[12,66]。

目前，重复验证性较好的位点是rs3785143和rs11568324。rs3785143位点位于第1内含子，rs11568324位于第5内含子。2006年，Brookes等[7]最早在IMAGE研究中发现这两个位点与ADHD相关，该研究结果在后来Kim等[67]的研究中得到了重复验证。在此之后，Xu等[68]综合了2个研究样本，再次验证了该研究结果。Biederman等[69]基于家系的研究同样支持了该位点与ADHD的关联，但是结果受到性别因素的影响，结果主要存在于ADHD女童中。在汉族样本中，Liu等对rs3785143位点与ADHD的关联进行了研究，无论是家系研究还是病例对照研究，结果均显示该位点与ADHD存在关联，但是仅存在于共病对立违抗性障碍（oppositional defiant disorder, ODD）的ADHD患者中[70-71]。进一步进行数量性状的关联分析，结果显示该位点与ODD症状中的好辩/挑衅（argumentative defiant behavior, ADB）维度存在关联，而该症状维度与ADHD密切相关。Yang等[56]进一步与ADHD临床药物疗效的关联进行了分析，结果提示rs3785143位点与托莫西汀药物反应敏感性存在关联。综合上述几项研究，我们可以看到rs3785143位点与ADHD的关联得到了较好的重复验证，但是同样也发现该结果可能受到性别、共患疾病等因素的影响。因此，在未来的研究中，需要全面考虑这些影响因素。

此外，–3081A/T（rs28386840）是位于NET1基因启动子区域的功能性多态性位点，其T等位基因能够使启动子功能降低约50%。对94例

ADHD 与 60 名正常对照进行组间等位基因分布频率的比较，结果显示 T 等位基因在 ADHD 中的分布频率高于对照组，为危险因素[72]。Joung 等[73] 在韩国人群中扩大样本后验证了该结果。但是，后续两项研究未能重复上述关联结果[74-75]。药物基因组学研究发现该位点还可能与哌甲酯（methylphenidate，MPH）药物疗效存在关联[76]。Liu 等[70] 曾在汉族人群中对该位点进行检测，但是由于该位点未能通过 HEW 检验，未进行下一步分析。最近的一项 meta 分析未发现 –3081A/T（rs28386840）（OR = 1.03，P = 0.641）与 ADHD 存在统计学上的关联[12]。虽然目前的研究结果不完全一致，该位点作为 *NET1* 基因的功能性位点仍然值得关注。

三、5- 羟色胺（5-HT）系统

目前关于 5-HT 系统基因与 ADHD 的关联研究较少，主要原因可能是临床治疗 ADHD 的药物不直接作用于 5-HT 系统。但是，已有的神经生化、动物实验等多方面的研究证据均提示 5-HT 可能参与 ADHD 的发病机制，值得进一步深入研究和探讨。① ADHD 存在 5-HT 水平的异常：早在 1974 年，Rapoport 等[12] 对 ADHD 患者进行了血小板 5-HT 水平的检测，结果显示 ADHD 患者水平降低。后续多项研究发现 ADHD 可能存在 5-HT 活动增强。② 动物模型研究提示 5-HT 系统异常与 ADHD 症状有关：脑内 5-HT 耗竭的大鼠抑制能力下降、注意力减退、无法有效过滤无关刺激。原发性高血压大鼠是比较常用的一种 ADHD 动物模型，其包括额叶、海马等多个脑区的 5-HT 功能均存在异常。*DAT* 敲除小鼠在给予 5-HT 类物质后，多动症状明显减轻。③ 5-HT 与冲动 / 攻击性行为有关：早在 1990s，Kruesi 等[78] 的研究就发现脑脊液 5- 羟吲哚乙酸（5-hydroxy indoleacetic acid，5-HIAA）水平与攻击性行为存在关联，并在随访研究中得到了进一步的验证；④ 5-HT 与 DA 系统之间存在广泛的交互作用。近年来，基于一般人群的多项研究也证明 5-HT 水平异常及 5-HT 系统基因多态与冲动、攻击性行为存在密切的关联。目前，对于 5-HT 系统基因与 ADHD 的关联研究涉及 5-HT 合成、转运、受体作用及代谢等多个通路环节。研究最多的是 *5-HTT* 基因的 5-HTTLPR 多态。

（一）5- 羟色胺转运体基因（*5-HTT/SLC6A4*）

5- 羟色胺转运体负责 5-HT 的再摄取，对于大脑内 5-HT 活动具有重要的调节作用。*5-HTT* 基因定位于 17q11.2，在杏仁核、海马、下丘脑、壳核及前扣带回等脑区表达，而这些脑区与注意、记忆及运动活动等相关。2002 年，Fisher 等[3] 通过全基因组连锁关联分析发现 *5-HTT* 与 ADHD 有关。此后，多项候选基因关联研究开始对该基因进行探讨。研究主要集中在启动子区域一个 44 bp 的插入/缺失多态，即 5-HTTLPR。该功能多态能够影响 *5-HTT* 基因的转录水平，研究大多将该多态分为长等位基因（L）和短等位基因（S），L 等位基因可导致 *5-HTT* 的 mRNA 转录水平增高、5-HT 再摄取增快、5-HT 水平降低，而 S 等位基因可导致再摄取降低、5-HT 水平增高。

最早的一项针对该多态与 ADHD 的关联研究在 98 个以色列家系中进行，结果显示 L 等位基因在 ADHD-C 中存在过度传递。后续多项研究发现 L 等位基因或 LL 基因型可能是 ADHD 的危险因素，S 等位基因或者 SS 基因型是保护因素，但是也有研究并未发现上述关联。对多项家系研究和病例对照研究进行 meta 分析，结果显示该多态的长等位基因（L）可能是 ADHD 的风险等位基因，OR 值为 1.31（95% CI 为 1.09 ~ 1.59）[2]。Gizer 等[12] 对 19 项研究进行的 meta 分析结果同样支持 L 等位基因与 ADHD 的关联，但是最近的一项 meta 分析却未发现该多态与 ADHD 存在关联[79]。在汉族人群中，北京大学第六医院课题组发现 S 等位基因在 ADHD 中存在过度传递，而不是 L 等位基因，提示该多态的作用可能存在种族差异[80]。考虑到目前已有的研究存在样本量小、种族差异、混杂因素影响等多方面的不足，可能影响关联研究的结果。未来需要在同质性好、表型精选的大样本中进行进一步验证。

此外，5-HTTLPR 可能通过与环境因素交互作用，主要是应激暴露，从而参与到 ADHD 发病机制中，该基因 - 环境交互作用的神经基础在于与认知控制有关的脑区[81]。未来，基因 - 环境交互作用也是重要的研究方向。除了 5-HTTLPR 多态，已有研究还涉及了 *5-HTT* 基因的其他多态性位点，包括位于第 2 内含子的 17 bp 的重复多态性 STin2 和位于 3' UTR 的 rs3813034 等，但是对这些位点的 meta 分析结果均未提示其与 ADHD

的关联[12]。

（二）色氨酸羟化酶基因（*TPH1*、*TPH2*）

色氨酸羟化酶（tryptophan hydroxylase，TPH）是催化色氨酸合成 5-HT 的限速酶。TPH 有两种亚型，编码的基因包括 *TPH1* 和 *THP2*。

TPH1 基因定位于 11p15.3-p14。*TPH* 基因与 ADHD 的关联研究较少，且结果不一致。Tang 等[82]对来自中国上海的 69 例核心家系进行研究，结果未发现 A218C 多态（rs1800532）与 ADHD 的关联。北京大学第六医院课题组的研究发现由 218A 和 6526G 等位基因所构成的单体型存在传递减少，特别是在伴有学习障碍的 ADHD 患儿中更显著[83-84]。对 rs1800532 位点进行 meta 分析，结果不支持该位点与 ADHD 的关联[12]。

TPH2 基因定位于 12q21.1，仅在大脑内表达。Walitza 等[85]发现位于转录控制区的 rs4570625 及 rs11178997 位点与 ADHD 存在关联，但是该结果在后续研究中并未得到验证，Sheehan 等[86]在 179 个家系中对 *TPH2* 基因的 8 个 SNP 位点进行检测分析，结果发现 rs1843809 位点、rs1386497 位点可能与 ADHD 存在关联，后续的 IMAGE 研究验证了这两个位点的关联，但是关联的等位基因并不一致。对 rs1843809 及 rs1386493 位点进行的 meta 分析未能发现其与 ADHD 的关联。

（三）5-羟色胺 1B 受体基因（*HTR1B*）

在 5-HT 受体基因与 ADHD 的研究中，受关注最多的是 *HTR1B* 基因。*HTR1B* 基因定位于 6q13，在中缝背核高度表达，该脑区与睡眠/觉醒周期有关；同时，在纹状体、额叶脑区也有表达。动物实验发现 *HTR1B* 基因敲除的小鼠冲动和攻击行为增多。以上证据均提示该基因可能参与 ADHD 的遗传学发病机制。

该基因中研究最多的一个位点是 G861C（rs6296）。最早的研究发现该位点的 G 等位基因在 ADHD 中存在过度传递，但是该结果在后续研究中并未得到很好的验证。对 4 项 TDT 研究及 5 项病例对照研究/HHRR 研究进行 meta 分析，结果发现该位点可能与 ADHD 存在关联，OR 值为 1.11[12]。其中，包括北京大学第六医院课题组在汉族人群中的研究。在汉族人群中，Li 等[87]对 *HTR1B* 基因的 A-161T 及 G861C 位点在 ADHD 患者家系中进行 TDT 分析，结果显示 861G 及其与 A-161T 构成的 GA 单体型在 ADHD-I 中存在过度传递，而 CA 单体型传递减少，在一定程度上支持了 G861C 位点与 ADHD 的关联。

（四）5-羟色胺 2A 受体基因（*HTR2A*）

HTR2A 基因定位于 13q15-q21，在大脑内广泛表达，包括海马、杏仁核、伏膈核等。目前对于 *HTR2A* 基因与 ADHD 的研究主要包括 rs6314、rs6313 以及 rs6311 等位点。对这些位点相关的研究进行 meta 分析，结果提示上述位点与 ADHD 不存在关联[12]。其中，包括北京大学第六医院课题组的研究。在汉族人群中，Li 等[88]在 311 个 ADHD 患者家系中对 rs6313、rs6311 位点进行基因型检测及关联分析，结果未发现其与 ADHD 存在关联；但是，后续研究发现 -1438A→G（rs6311）位点与 ADHD 患儿在青少年期的预后有关[89]。

除了上述几个基因，5-HT 系统其他基因与 ADHD 的研究很少。综合目前已有的研究可以看到，与 DA、NE 系统相比较，5-HT 系统基因与 ADHD 之间的关联研究相对少得多，而且已有的研究中样本量都比较小。考虑到 ADHD 是多基因作用的复杂疾病，已有研究的样本量不足以检测到与疾病相关的微效基因或位点；而且，ADHD 存在较强的异质性，小样本的情况下，无法控制性别、亚型、共患疾病等潜在的混杂因素的影响。因此，5-HT 系统基因与 ADHD 的关联尚需要更多的研究来进行探讨。

四、其他基因

（一）脑源性神经营养因子基因（*BDNF*）

脑源性神经营养因子（brain-derived neurotrophic factor，BDNF）是脑中最丰富的神经营养因子，在脑发育及神经元的生存、分化和生长中发挥重要的作用。BDNF 在精神疾病研究中受到了广泛的关注，其对中脑多巴胺能神经元的存活和分化起着关键作用，而中脑多巴胺能功能失调是 ADHD 重要的发病机制之一。此外，*BDNF* 基因敲除的小鼠出现 ADHD 样行为，如活动过度、攻击性及海马依赖的学习障碍等。*BDNF* 基因位于人类染色体 11p1.3。目前研究最多的是位于 pro-*BDNF*

区域的 rs6265（p.Val66Met）位点，此多态性位点的 Met 携带者的血清 BDNF 浓度增加。

目前该位点与 ADHD 的关联研究结果并不完全一致。最近一项研究对 4 项基于家系的研究及 4 项病例对照研究进行 meta 分析，结果未能发现该位点与 ADHD 的关联[12]。同样地，另一项研究对来自于国际 ADHD 多中心持续合作（IMpACT）的 4 个不同中心的 1 445 例成年期 ADHD 患者和 2 247 名性别配对的对照组进行综合分析，结果仍然未发现该位点与 ADHD 的关联[90]。导致如上阴性关联的可能原因包括样本量小、样本异质性强等。在汉族人群中，李海梅等[91]研究发现该位点可能仅与女性 ADHD 患者存在关联，且该位点与血浆 BDNF 水平存在关联，提示在未来的研究中需要重视性别因素的影响。但是由于 ADHD 患病率存在明显的性别差异，女性患病率较低，导致女性样本量较小，需要在扩大的独立样本中进行验证。虽然已有的结果不能确定 BDNF 与 ADHD 的关联，考虑到 BDNF 对中枢神经系统的重要作用及该位点的功能性，此关联值得未来进一步的探讨。

（二）突触功能相关蛋白基因

中枢神经递质系统功能失调是 ADHD 重要的发病机制之一，包括单胺类神经递质、胆碱类递质等。除了递质合成、再摄取等环节外，神经递质的释放同样是其发挥生理功能的重要环节。神经递质的释放由两个部分重叠的循环过程组成。其中，神经递质（neurotransmitters，NT）循环包括递质的合成、储存、再摄取和降解；突触囊泡（synaptic vesicle，SV）循环包括 SVs 的入坞、融合、内吞和再生。

在神经递质释放过程中，主要的突触相关蛋白包括：①与囊泡定位和入坞有关的突触蛋白（synapsin，SYN），由 synapsinⅠ-Ⅲ三个成员组成，分布在神经元轴突末端，存在于 SVs 的表面，与囊泡的定位和入坞密切相关。编码 SYNⅠ、SYNⅡ、SYNⅢ的基因分别定位于 Xp11.4-p11.2 3p25 和 22q12-q13。②与突触小体关联蛋白受体（SNAP receptor，SNARE）复合物形成有关的蛋白：SNARE 复合物由三个成分组成，包括小突触小泡蛋白（synaptobrevin，又叫 vesicle-associated membrane protein，VAMP），有 VAMP1 和 VAMP2 两种异构体。VAMP2 基因定位于 17p12，VAMP1 基因定位于 12p；突触融合蛋白（syntaxin），由多个家族成员组成，中枢神经系统内主要含有 syntaxin1A（STX1A），编码基因定位于 7q11.2；突触小体相关蛋白 25（synaptosomal-associated protein of 25 kDa，SNAP25），其在 SNARE 复合物形成过程中起调控作用，SNAP25 缺失时 syntaxin 与 synaptobrevin 的结合能力减弱。编码基因定位于 20p11.2。③与钙依赖性融合有关的蛋白，包括突触结合蛋白 synaptotagmin Ⅰ（SYT1）和电压依赖性钙通道蛋白。SYT1 属膜整合蛋白，主要在神经元内表达，定位在突触囊泡膜上。编码基因 SYT1 定位于 12 号染色体 q21 的中心区域；电压依赖性钙通道蛋白可分为 L 型、N 型、T 型、P/Q 型、R 型等多个亚型，其中 N 型和 P/Q 型钙通道广泛分布于突触前神经末梢。N 型钙通道 α_1B 亚基（CACNA1B）参与形成离子通道孔道，基因定位于 9q34。④与囊泡释放调节有关的突触小泡蛋白（synaptophysin，SYP），SYP 参与神经递质释放的调节。SYP 可与小突触小泡蛋白可逆地结合成寡聚体，从而阻碍 SNARE 复合物的形成。SYP 基因定位于 Xp11.23-p11.22。⑤与囊泡装配有关的突触单胺囊泡转运体（synaptic vesicular monoaminetransporter，SVMT），也称为小泡单胺转运蛋白 2（vesicular monoamine transporter 2，VMAT2）或 SLC18A2（solute carrier family 18，member2）。其对多巴胺、去甲肾上腺素、5-羟色胺及组胺在突触囊泡的聚集和释放过程起到重要作用。SLC18A2 基因定位于 10q25。

目前与 ADHD 的作用研究最多的是 SNAP25 基因。SNAP25 广泛分布在中枢神经系统包括大脑皮质、海马、丘脑前核群等部位。已有的关于缺损突变（Coloboma mutant，Cm）小鼠的研究支持了 SNAP25 基因突变可能与 ADHD 有关。早在 1995 年，Hess 等[92]通过连锁分析探讨了 SNAP25 基因与 ADHD 的关联，结果未能发现阳性关联。后续多项基于 SNP 的研究结果也不尽一致。研究较多的位点包括 T1065G（MnlⅠ，rs3746544）和 T1069C（DdeⅠ，rs1051312）。最早 Barr 等[93]在小样本的家系研究中发现了二者及其构成的单体型与 ADHD 的关联。随后多项研究验证了该结果。在汉族人群中，赵爱玲等[94]也对上述两个位点进行了分析，结果发现 rs10151312 位点与 ADHD 可能存在关联。T1065G 位点（rs3746544）

在两项 meta 分析中均显示与 ADHD 存在关联（OR = 1.19, 95% CI 为 1.03 ~ 1.38；OR = 1.15, 95% CI 为 1.01 ~ 1.31）[2,66]，但是针对 rs1051312 的 meta 分析未能发现阳性关联。

除了 SNAP25 基因外，对其他突触功能相关的基因也进行了一些研究。STX1A 和 VAMP2 也是 SNARE 复合物的重要组成成分。STX1A 基因与多个 ADHD 重要候选基因存在相互作用，包括 SNAP25、SLC6A1、SLC6A2、SLC6A3、SLC6A4、SYP，是非常值得进一步研究的基因[95]。Gao 等[96] 首次在 ADHD 研究中探讨了 SNARE 复合物基因及其交互作用与 ADHD 的关联。基于单个 SNP 的关联研究结果显示 STX1A 基因的 rs875324 多态性位点可能与 ADHD 及其工作记忆功能存在关联，进一步的基因 - 基因交互作用提示 SNAP25-STX1A-VAMP2 交互作用与 ADHD 诊断表型及工作记忆功能存在关联。此外，Brookes 等[97] 利用基因池技术（DNA pooling）对调节突触囊泡释放过程有关的基因（STX1A、VAMP2、SYT1、SYP、VMAT2）与 ADHD 的关系进行了系统的研究，结果显示 SYP 基因 rs2293945 多态可能与 ADHD 存在关联。Brookes 等[7] 基于 IMAGE 项目的研究结果显示 SNAP25 基因 5' 非翻译区的 rs363020、rs362567 多态及 SYP 基因 5' 侧翼区的 rs5906754 多态与 ADHD-C 型存在关联。在汉族人群中，Guan 等[8] 对 192 例中国汉族 ADHD 患儿和 192 名正常对照进行了 23 个候选基因的 384 个 SNP 位点的检测及病例对照分析。结果显示了 SYP 基因的 rs5906754 多态和 SYT1 基因的 rs7315638 多态与 ADHD-I 型有关联，以及 SNAP25 基因 5 个 SNPs 相互之间的关联。后续扩大样本后，仍然发现 SYP 基因与 ADHD 存在关联[98]，且与 MAOA 可能存在基因 - 基因交互作用[37]。但是，SYP 与 ADHD 的关联可能受到亚型和性别因素的影响，需要未来在进一步扩大样本的基础上进行选择性表型的细致研究。

（三）谷氨酸系统

目前，谷氨酸系统基因与 ADHD 的关联研究较少。主要的研究结果来自于 CNV 的研究。Elia 等[99] 最早在全基因组关联研究中发现 ADHD 患儿 GRM1、GRM5、GRM8 基因存在 CNVs 的比例较对照组高。后续 Akutagava Martins 等[100] 通过候选基因的策略在成年期 ADHD 中验证了之前的结果。

基于 SNP 的候选基因研究主要集中在 GRM7 基因。Park 等[101] 在韩国人群的研究中发现 GRM7 基因 rs37952452 位点多态可能与 ADHD 存在关联，G 等位基因存在过度传递，且 GG 基因型携带者选择性注意功能损害更严重；进一步的药物基因组学研究发现 rs37952452 位点基因型还与治疗 8 周后的药物反应存在关联[102]。Akutagava Martins 等[103] 后续对 rs37952452 及 rs7623055 位点在巴西人群样本中进行分析，结果未发现任何阳性关联。此外，谷氨酸离子型受体基因（GRIN2B 等基因）也可能与 ADHD 存在关联。同时，LPHN3、NOS1 等基因也是谷氨酸通路的重要成分，且可能与 ADHD 存在关联。未来需要通过基因 - 基因交互作用等进一步探讨谷氨酸通路在 ADHD 发病机制中的作用。

（四）乙酰胆碱系统

目前已有的乙酰胆碱系统与 ADHD 的关联研究主要包括 CHRNA4 和 CHRNA7 基因。多项研究探讨了 CHRNA4 基因多态与 ADHD 的关联。Winterer 等[104] 发现 CHRNA4 第 5 外显子区的多态性位点与注意网络功能存在关联。Lee 等[105] 发现 CHRNA4 基因第 2 外显子与第 2 内含子连接区的一个多态性位点可能与 ADHD 存在关联。Wallis 等[106] 发现 CHRNA4 基因多态可能与 ADHD 存在关联。

既往对 CHRNA7 基因微卫星标记与 ADHD 的研究未发现关联[107]。最近的一项基于 CNV 的研究发现，ADHD 患儿 CHRNA7 基因 CNV 的比例较对照组高[108]。未来针对乙酰胆碱系统基因的关联分析可考虑母亲孕期吸烟情况，通过基因 - 环境交互作用策略深入探讨遗传变异的作用机制。

（五）生物节律系统

生物节律系统异常可能参与精神疾病的发病机制，包括 ADHD。70% 的 ADHD 患者会出现中度 - 重度的睡眠障碍，主要表现为入睡困难、夜间觉醒、早起困难、睡眠呼吸障碍、白天嗜睡等。生物钟系统的遗传学变异可能导致昼夜节律在分子水平上的变化，进而导致 ADHD 的发病。生物钟基因 CLOCK 是几年来研究最多的基因，该基因突变的小鼠腹侧被盖区的多巴胺神经元冲动释放增加，表现出多动、睡眠减少等行为。

早期研究发现CLOCK基因3'非翻译区的T3111C（rs1801260）多态性位点与ADHD症状相关[109]，后续台湾样本的研究虽然同样发现了关联，但是关联的等位基因相反[110]。基于一般人群的研究也发现了该位点与ADHD相关症状的关联[111]。在中国大陆汉族人群中，该位点的C等位基因频率在ADHD患者中显著高于正常对照组，且在ADHD患儿中伴有睡眠障碍患儿的C等位基因频率显著高于不伴有睡眠障碍者[112]。除了CLOCK基因，研究还发现PER1、PER3、BMAL1等基因也可能与ADHD存在关联。PER1基因敲除小鼠表现出ADHD样症状，多巴胺水平下降[113]。为充分探讨生物节律系统功能失调与ADHD的关联，未来需要对该系统的基因进行全面的检测及系统性分析。

（六）新基因（BAIAP2/GUC2C/LPHN3/CDH13）

在ADHD候选基因研究中，除了上述神经递质系统基因、生物节律基因等，还有一些新的基因被发现可能参与ADHD的遗传机制。

1. 脑特异性血管发生抑制剂1相关蛋白2基因（BAIAP2） 神经影像学研究证据表明ADHD患儿大脑半球不对称性发育与正常对照儿童存在明显的差异[114]。神经心理学证据也支持ADHD患者大脑功能存在偏侧化。人类大脑半球的不对称性具有分子遗传学的基础。BAIAP2基因位于人类染色体17q25.3，在人的左大脑皮质中有更高的表达水平，并参与神经元的增生、存活和成熟。最早的一项成年期ADHD研究提示BAIAP2基因与ADHD存在关联，但是在儿童样本中未发现关联[115]。Liu等[116]在汉族人群中对BAIAP2基因的标签SNP与ADHD的关联进行了分析，结果发现该基因可能与ADHD-I型存在关联。

2. 鸟苷酸环化酶C基因（GUC2C） 2011年，Gong等[117]发表在Science上的研究结果显示在小鼠大脑中，鸟苷酸环化酶C（GC-C）在中脑DA神经元内选择性表达，且能够调节神经元对谷氨酸及乙酰胆碱的反应性。鸟苷酸环化酶基因敲除的小鼠表现出ADHD的症状，包括多动、冲动等。Liu等[118]选择了GUC2C基因的7个标签SNP，在小样本的汉族人群样本中进行了分析，结果提示GUC2C基因rs2287172及rs2287171两个多态性位点可能与ADHD及其核心症状存在关联。目前，尚未见其他研究报道。脑-肠轴与精神疾病的发病机制有关，GC-C参与脑-肠轴。GUC2C基因是否通过脑-肠轴参与ADHD的发病过程尚需要更多的研究来进行探讨。

3. 蛛毒素受体3基因（LPHN3） 蛛毒素受体3（latrophilin 3）属于G蛋白偶联受体，与神经发育密切相关。作为突触黏附分子，对神经元活动有重要调控作用。其编码基因LPHN3位于染色体4q13.2。LPHN3基因突变小鼠及基因敲除斑马鱼呈现ADHD相关的表型，提示该基因可能参与ADHD的发病机制。Arcos-Burgos等[119]的一项连锁分析发现了染色体4q13.2可能与ADHD存在关联，随后对位于该区域的LPHN3基因与ADHD进行了关联分析，研究结果支持其可能参与ADHD的遗传易感性图谱[120]。上述关联在后续多项研究中均得到了重复验证。王艺等[121]首次在汉族人群中验证了该基因与ADHD的关联。考虑该基因在已有研究中的可验证性及其在神经发育过程中的重要作用，此基因非常值得进一步探讨和功能验证，以确定该基因参与ADHD发病过程的具体机制。

4. 钙粘连蛋白13基因（CDH13） CDH13是近几年ADHD分子遗传学研究中受关注最多的基因之一。在ADHD的全基因组关联研究（genome-wide association study，GWAS）中，Lasky Su等[57]对ADHD相关的数量性状进行分析，发现CDH13基因与ADHD症状得分存在关联。在IMAGE Ⅱ研究中，CDH13基因与ADHD的关联虽然未达到全基因组显著水平，但是也是关联最强的基因之一。后续多项研究通过候选基因的研究策略对其进行了进一步探讨。Arias Vásquez等发现rs11150556位点基因型与ADHD言语工作记忆功能存在关联[122]。Salatino Oliveira等的病例对照研究虽未发现CDH13与ADHD临床诊断表型的关联，但是rs11150556位点多态性与ADHD的多动、冲动症状有关[123]。另外，还有研究发现该基因的rs11646411多态性位点与ADHD存在关联[124]。由于该基因对于脑网络发育及功能具有重要意义[125]，未来值得更多的研究来进行深入探讨。

第三节 全基因组关联研究

与候选基因关联研究不同，GWAS主要是在不设定假说的情况下，通过检测分布整个基因组的SNPs与某个疾病的关联来发现疾病相关易感遗传变异。近些年来，GWAS研究被广泛应用于各种疾病的研究，是研究多基因复杂疾病的有效工具。在精神疾病领域中，如精神分裂症、双相情感障碍，GWAS研究发现了一些全基因组水平的显著关联位点。目前已有多项ADHD的GWAS研究报道。

一、常见变异

Faraone教授主持的国际第一个ADHD的GWAS研究（IMAGE Ⅰ），共纳入909例ADHD核心家系，采用Illumina芯片，检测全基因组438 784个标签SNPs，但并未发现任何临床表型水平的全基因组的显著关联[126]。随后，对与ADHD相关的数量性状进行分析，发现2个基因的变异达到了全基因组水平的显著关联：编码神经粘连蛋白——钙粘连蛋白13的 CDH13 基因与ADHD症状得分相关，编码葡萄糖果糖氧化还原酶蛋白的 GFOD1 基因与注意缺陷症状相关[57]。在 IMAGE Ⅰ 家系研究的基础上，Faraone教授等又积极地开展了病例对照研究（IMAGE Ⅱ），此项研究共纳入1 150例ADHD样本，2 635名正常对照样本，采用Affymetrix 5.0/6.0芯片，纳入1 033 244个SNP位点，关联最强的位点位于 PRKG1、FLNC、TCERG1L、PPM1H、NXPH1、PPM1H、CDH13、HK1 及 HKDC1 基因，但没有任何一个位点达到全基因组水平的显著性[127]。另外一项对童年期ADHD进行的GWAS研究[128]，及一项对于343例成年期ADHD和304名正常对照的GWAS研究[124]，均未发现任何全基因组水平的显著关联。最近在德国进行的GWAS研究，纳入了495例ADHD患者，1 300名正常成人对照。分析结果显示共有30个SNPs与ADHD的关联有显著性 $P < 7 \times 10^{-5}$），关联性最强的两个位点为 BCL11A 基因的rs2556378（$P=8.38 \times 10^{-7}$）和 GRM5 基因的rs5016282（$P=1.78 \times 10^{-6}$），但同样没有任何位点达到全基因组水平的显著关联[129]。Neale等[130]为了扩大研究样本，对4项ADHD的GWAS研究结果进行了meta分析，包括：①加州儿童医院的CHOP项目，②IMAGE Ⅰ，③IMAGE Ⅱ，④辉瑞公司赞助的由加州大学、洛杉矶大学、华盛顿大学及马萨诸塞州综合医院共同完成的PUWMa项目。分析共纳入2 064例ADHD患者、896例家系及2 455名对照。meta分析的结果并未发现任何全基因组水平的显著关联。

目前，唯一的一项针对单纯汉族ADHD样本的GWAS研究由北京大学第六医院课题组开展[131]。研究采用Affymetrix 6.0芯片，对1 040例ADHD样本及963名正常对照样本进行全基因组的SNPs扫描。尽管对于单个变异仍然没有发现达到全基因组水平的显著关联结果，使用GCTA软件对SNPs总体进行的分析发现其对遗传度的贡献为0.42，说明常见变异是ADHD遗传结构的重要组成成分。此外，研究结果提示神经发育网络基因与ADHD有关，包括与神经元投射发生、神经元迁徙、囊泡膜内吞、突触传递，以及转录相关的基因等。

综合已有的ADHD的GWAS研究，几乎所有的ADHD的GWAS研究均未在全基因组水平上识别出关联基因，但是许多基因存在与ADHD的关联趋势，并且这些基因可能在特定的生物过程中形成各个功能集群。常见变异能够解释ADHD遗传度的40%[132]。研究者通过生物分类系统将GWAS中与ADHD存在关联趋势的基因进行富集，总结出了与之密切相关的生物过程[95]。这些神经通路都值得在未来通过更全面的遗传检测及更系统的遗传关联分析进行深入的探讨。

虽然GWAS研究已经在多种复杂疾病中广泛应用，并取得了较好的研究进展，但是对于ADHD来说，GWAS研究似乎并没有达到研究者们预期的结果，可能原因包括如下几个方面：①样本量，Neale等[130]的meta分析综合了4项研究的样本，样本量达到2 064名ADHD

患者，896例家系及2 455名对照，与发现显著关联的精神分裂症（探索样本21 856例，验证样本29 839例）[133]、双相情感障碍（探索样本7 481例病例/9 250名对照，验证样本4 496例病例/42 422名对照）[134]相比，样本量仍然较小，这对于多个微效基因共同作用的ADHD来说，统计效力远远不足。既往近似规模样本量的精神分裂症、双相情感障碍研究同样未发现全基因组水平的显著关联。由于单个遗传变异的效应很小，仅能解释不超过0.51%的变异[130]，因此需要纳入大量的样本，以保证足够的效力去发现全基因组的显著性P值（$P < 5 \times 10^{-8}$）。值得注意的是，最新发表的一篇meta分析证实了扩大样本量的有效性，该研究纳入了20 183例ADHD患者和35 191名正常对照，发现了12个独立的、达到全基因组显著水平的关联位点，包括 FOXP2、SORCS3、DUSP6等；且关联在后续的独立样本及基于症状分析的一般人群中得到了验证[135]。②异质性，ADHD存在很强的异质性，包括ADHD亚型、共患疾病、性别等各种因素；同时，由于其高异质性的存在，要保证亚组分析的统计效力，需要的样本量更大。③候选基因研究通常仅关注了少数几个基因的有限遗传位点，覆盖的遗传信息较窄；全基因组关联研究的结果假阳性、假阴性率较高，虽然涵盖的基因面较广，但是它检测到的SNPs多位于基因间或者内含子上，很少位于功能区（如外显子区，5'UTR区等）；④GWAS研究主要关注常见变异［MAF（次等位基因频率，minor allele frequency）> 5%］与疾病的关联，对罕见变异（MAF < 5%）或者结构变异不敏感。研究者认为许多复杂的神经系统疾病和精神疾病可能是由罕见变异造成的，某些高遗传性的罕见变异可能能够更好地帮助我们寻找ADHD等复杂性神经精神疾病的病因，如拷贝数变异（CNVs）。

二、罕见变异

常见变异能够解释ADHD约40%的遗传度[132]，但是常见变异的个体效应往往很微弱。相比较而言，罕见变异可能具有更强的效应，能够大力促进ADHD的遗传学研究。有较强的证据提示较大效应的罕见变异可能可以解释复杂疾病遗传度的实质性部分。至今已有多项关于ADHD的CNV的GWAS报道。

由加州儿童医院进行的对近400例ADHD家系进行的CNV的全基因组分析未发现任何全基因组水平的显著关联[136]，但是研究结果显示某些罕见的CNV（如 GRM5）可能与ADHD存在关联，并通过荧光原位杂交（fluorescence in situ hybridization，FISH）技术进行了验证。另外两项研究也发现与正常对照相比，ADHD在16p13.11区域及15q13.3（CHRNA7基因）区域出现片段重复（duplication）的比例增加[108,137]。此外，也有研究者指出影响代谢性谷氨酸受体基因（GRM1、GRM5、GRM7与GRM8）的CNVs在ADHD患者中出现富集[99]；还有研究发现ADHD患儿PARK2基因的CNVs频率显著增加[138]。基于汉族人群的GWAS研究发现，ADHD样本中大片段（> 100 kb）的少见CNVs增加[131]。值得注意的是，不少在ADHD中出现CNVs富集的基因或位点也与孤独症谱系障碍（autism spectrum disorder，ASD）以及精神分裂症相关，这提示遗传学的关联可能突破精神病学诊断的界限，在精神病学领域发挥广泛而重要的作用。

除了CNVs外，少见/罕见的单核苷酸位点突变同样可能参与到ADHD的发病机制中，可通过测序等方法进行检测。最近Lyon等[139]尝试将外显子测序应用于复杂疾病的研究，研究对象为一个高加索ADHD患者家系，研究纳入了该家系的4名成员，包括患有ADHD的父亲、未患ADHD的母亲、2个患有ADHD的成年儿子。通过对全基因组DNA进行外显子测序及结果的比对，显示位于 ATP7B、CSTF2T、ALDH1L1及METTL3基因的无义突变可能与ADHD存在关联，并且既往研究也表明这些基因均在脑内表达，其中一些可能与精神状态有关。同时，测序结果显示了另一个"无关"发现，其中1个ADHD患者同时患有先天性溶血性贫血，通过外显子测序及结果比对，发现PKLR基因的2个非常罕见的突变（c.1022G → C位于第8外显子，导致编码氨基酸的Gly341Ala改变，另一个c.1706G → A位于第12外显子，编码Arg569Gln改变）。既往研究表明该基因编码的丙酮酸激酶（pyruvate kinase，PK）确实与慢性/遗传性非球形红细胞溶血性贫血（CNSHA or HNSHA，OMIM ID #266200）有关。另外还发现了 ULK1 基因的1个突变（NM 003565：exon23：

c.A2446G：p.T816A），但是目前尚没有其他研究报告该基因与先天性溶血性贫血的关联。研究者指出，外显子测序或者全基因组测序有可能在不远的将来应用到临床诊断中。这将对疾病治疗特别是复杂的神经精神疾病的治疗起到重大的推进作用。同时研究者也指出，仅仅根据单一家系的4名成员的基因测序结果并不能有效地证明任何与复杂疾病（如ADHD）相关的特异突变。为了提高检测效力及提供更有利的病因证据，需要在更大的家族样本或者病例对照样本中进行验证。

综合已有研究，我们可以看到常见变异与罕见变异均对ADHD的遗传结构具有贡献。但是，需要注意的是，常见变异与罕见变异的作用也并不是完全独立的。最近的一项研究发现常见变异与罕见变异在对ADHD的作用中可能存在交互作用，提示需要进一步加强二者的联合分析[140]。最近，北京大学第六医院课题组通过在前期采用Affy6.0芯片进行GWAS研究的基础上，结合外显子组芯片检测，一方面在常见变异的基础上综合考虑罕见变异的影响，另一方面能够纳入更多的非同义突变，通过两阶段验证发现*ITGA1*基因可能与ADHD及其核心症状、生态学执行功能存在关联；eQTL分析发现关联位点能够影响ADHD相关脑区*ITGA1*基因的表达，如海马、丘脑等[141]。在未来的研究中，我们可能借助于更先进的基因检测技术及更高级的生物信息学统计方法，更加深入地探讨常见变异和（或）罕见变异在ADHD遗传机制中的作用。

第四节　内表型研究

虽然ADHD具有较高的遗传度，但是已有的大量的遗传学关联研究尚无法明确其易感基因。即使通过统计学分析发现了遗传变异位点与临床诊断表型的关联，也无法阐释其作用机制。内表型介于基因与临床表型之间，在二者之间架起一座有效的桥梁，能够帮助我们寻找与疾病关联的遗传变异，并进一步阐释遗传变异发挥作用的神经生物学机制，比直接分析疾病状态与基因型之间的关系更有成效。

内表型需要满足一定的标准，Gottesman和Gould[142]等提出内表型判定的五大标准：①与疾病共同存在。内表型有助于理解疾病的异质性状态，但不一定存在于所有的病例中，也不一定具有疾病特异性。②内表型是可遗传的。③内表型是状态独立的（无论疾病是否处于活动状态都能表现出来）；内表型状态可用心理测量学属性的工具进行测量，在一段时间内表现出相对的稳定性。④在家族中，内表型和疾病共分离（如先证者的内表型和未患病同胞存在差别）。⑤在受疾病影响的家庭成员中的内表型比未受疾病影响的家庭成员及一般人群中的比例要高。其中最重要的是可遗传性和稳定性（和状态相独立）。内表型可以是神经生理的、生物化学的、神经解剖的、认知的、神经心理学的测量等。

一、神经生化内表型

本节主要从血浆多巴胺β羟化酶和血浆BDNF水平等两个方面介绍神经生化内表型的研究结果。

多巴胺β羟化酶（DβH）是突触囊泡中唯一的儿茶酚胺递质系统所涉及的酶，主要分布在大脑，还有一些会随着胞吐作用分泌至外周循环。分泌至外周循环后，DβH主要出现在脑脊液与血浆当中。目前关于DβH血浆活性与ADHD的关联研究结果尚不一致。早在1982年，Rogeness等[143]发现血浆DβH活性可能与品行障碍存在关联，但是未发现其与ADHD的关联。后续研究发现，低血浆DβH活性的患者共病注意缺陷障碍（attention deficit disorder，ADD）者更多[144]；ADHD可能与低血浆DβH活性有关[145]，需要扩大样本验证。国内，杜亚松等[146]早在1996年对60例ADHD男童及30名正常对照检测了ADHD与血浆DβH活性的关系，结果发现ADHD组血浆DβH活性明显低于对照组，且可经过哌甲酯治疗后改善。血浆DβH活性具有可遗传性，影响其活性的基因被Weinshilboum称为*DBH*基因。*DBH*基因上可能影响DβH活性的位点包括STR/(GT)n、444G→A、910G→T、1603C→T、1912C→T、TaqIA及-1021C→T等。STR/

(GT)n 是最早报道与血浆 DβH 活性相关的 DBH 基因上的基因多态。研究最多的是 -1021C → T (rs1611115)。-1021C → T 多态位于 DBH 基因启动子内，参与基因的转录调节。该位点能够解释 30%～50% 的血浆 DβH 活性变异，基因型与血浆 DβH 活性呈基因 - 剂量效应。CC 基因型携带者血浆 DβH 活性最高，TT 基因型最低，CT 基因型介于二者之间[46]。Bhaduri 等[147]对 DBH 基因、血浆 DβH 水平及 ADHD 的关联进行了研究，结果显示 rs2519152 位点的 G 等位基因在 ADHD 中存在过度传递，rs1611115、rs1108580 及 rs2519152 位点基因型与血浆 DβH 活性存在关联。

目前有关 ADHD 患者的外周 BDNF 水平的研究较少，且结果不一致。Shim 等[148]对 41 例 ADHD 患儿和 107 名对照组的血浆 BDNF 水平进行了检测，结果发现 ADHD 患儿血浆 BDNF 水平较对照组高，且血浆 BDNF 水平和注意缺陷症状的严重程度间存在关联。在汉族人群中，原富强等[149]对 ADHD 共病学习障碍（learning disorder，LD）患儿和对照组进行分析发现 ADHD 共病 LD 组血清 BDNF 水平最低，正常对照组最高，ADHD 不伴 LD 组介于二者之间。但是另外一项研究结果显示 ADHD 患儿血清 BDNF 高于正常对照组。另外，Li 等[91]在汉族人群中发现 ADHD 患儿血浆 BDNF 水平显著高于正常对照组。血清 BDNF 水平具有可遗传性，同胞对研究估计其遗传度约为 0.48。Li 等[91]发现 ADHD 血浆 BDNF 水平受到 BDNF 基因 Val66Met 位点多态的影响，Val 等位基因型携带者低于 Met/Met 基因型携带者。

除了上述两个生化指标，其他的如血清单胺氧化酶水平等也值得在 ADHD 的遗传学研究中进行更多的探讨。

二、神经生理内表型

神经生理指标中，最常用于内表型研究的是脑影像学指标。ADHD 存在大脑结构和功能的异常，且大脑结构和功能具有较高的遗传度。神经影像学研究发现 ADHD 可能存在额叶 - 纹状体、额叶 - 顶叶网络、额叶 - 边缘系统等多个神经通路的异常。那么这些异常神经通路背后的遗传基础是什么？ADHD 易感基因具体是通过影响这些通路的哪些指标最终导致 ADHD 的发生？这些问题均可以通过影像遗传学的策略来解决。目前的影像遗传学研究中大多关注多巴胺、去甲肾上腺素、5-HT 等系统基因。影像遗传学的策略主要包括：①确定疾病相关的易感基因，进而探讨其作用的脑区结构及功能；②确定与疾病相关的脑区结构及功能异常，进而寻找其遗传基础；③结合全基因组关联研究及全脑组分析，在无假设驱动的情况下，广泛寻找与疾病相关的基因及影像指标。

Wu 等[150]对目前 ADHD 的影像遗传学进展进行了综述。已有研究发现 ADHD 中 DRD4 基因第 3 外显子区的 VNTR 多态的 7R 携带者右侧顶叶皮质厚度较未携带者及正常对照人群薄。5-HTTLPR 位点与 ADHD 患者静息状态下默认网络功能异常有关。此外，DAT1、COMT、MAOA、DRD2 等基因多态可能与 ADHD 患者大脑结构和功能存在关联，如 DAT1 基因的 40 bp 的 VNTR 多态可能影响 ADHD 患者的大脑右侧腹侧前额叶（BA46）的皮质厚度[21]，影响成年期 ADHD 患者纹状体体积[22]等。但是，目前的影像遗传学研究仍存在一些问题，包括影像学样本量不足、数据处理问题、混杂因素（包括种族、性别、年龄、智商、扫描参数、任务类型等）等问题，这些因素也导致目前的结果无法有效地应用于临床。未来多中心合作、深入数据挖掘等可以更好地促进 ADHD 影像遗传学的进展。这一方面能够促进人类揭示 ADHD 的病因，同时可能为临床诊断和治疗提供依据，是 ADHD 分子遗传学的重要手段和方向。

三、神经心理内表型

神经心理学指标在目前的内表型研究中应用最为广泛，最主要的原因在于其易操作，能够收集较大的样本满足统计分析的需要。执行功能被认为是精神疾病较好的内表型，包括工作记忆、抑制、计划、转换等。在 ADHD 中，研究较多的是工作记忆和抑制能力，还包括持续注意等。

（一）工作记忆

工作记忆具有遗传性，主要包括空间工作记忆和言语工作记忆。很多研究对 ADHD 候选基因与其工作记忆功能进行了关联研究。研究发现 DBH 基因 TaqIA 多态与 ADHD 患儿工作记忆任务表现存在关联[151]。SNAP25 基因与视空间工作记忆存在较强的关联[152]。CDH13 基因与 ADHD 患者言语工作记忆存在关联[122]。LPHN3 基因与 Rey 复杂图形记忆测试表现存在关联[6]，该任务主要反映视觉工作记忆能力。在汉族人群中，北京大学第六医院课题组发现 SNARE 复合物基因及其交互作用、COMT 基因可能与 ADHD 患儿 Rey 复杂图形记忆测试表现存在关联[24,96]。有意思的发现是，COMT 基因与工作记忆任务的关联在 ADHD 组和正常对照中相反，分析可能原因是 ADHD 组与正常对照的基础 DA 水平不同，导致相同的基因型出现不同的认知行为表现。此外，rs4680 对于工作记忆的作用还受到发育因素的影响，在 10.2 岁时作用方向发生变化，Met 纯合子携带者表现由差变好[25]，但是在 Jin 等[46]的研究中并未发现发育因素的影响。

（二）抑制

多巴胺系统基因变异可能参与反应抑制的神经生理机制，包括 DAT1、COMT 等。van Goozen 等[153]发现 COMT 基因 rs4680 多态的 Val 等位基因携带者反应抑制能力更差。在汉族人群中，北京大学第六医院课题组 Ji 等[46]发现 DBH 基因与 ADHD 患儿 Stroop 色词命名测验表现存在关联。Liu 等[35]发现 MAOA 基因与 ADHD 患儿执行功能行为评定量表（Behavior Rating Inventory of Executive Function，BRIEF）中的抑制因子存在关联。DRD4 基因 7 倍重复能够影响与反应抑制控制相关的脑区的多巴胺功能，7 倍重复能够解释抑制任务中 no-go 范式下血氧水平依赖（blood oxygen level dependent，BOLD）反应的 5%～6% 的变异[154]。近期北京大学第六医院课题组发现了首个在全基因组水平与 ADHD 患者执行抑制功能存在关联的基因——MICALL2 基因，后续动物实验发现该基因敲除的斑马鱼表现出多动/冲动样症状，且该症状能够被 ADHD 临床治疗药物托莫西汀缓解[155]。

需要注意的是，目前用于测量抑制功能的工具或测验有很多，采用不同的任务可能导致不同的研究结果，这也是目前研究结果混杂、结论无法统一的关键影响因素之一。同时，多种认知功能在同一任务中同时涉及，目前尚无法清楚地区分。

（三）持续性注意

持续性注意的遗传度介于 20%～70% 之间。Bellgrove 等[156]在 ADHD 中探索了 DBH 基因 TaqIA 多态与持续性注意和视觉注意的时间分辨力的关系，结果发现含有两条 A2 等位基因的患儿要比其他组和正常组患儿在持续性注意反应任务（sustained attention response task，SART）中表现要差。Kieling 等[157]发现 DBH 基因 -1021C→T 多态与威斯康辛卡片分类测验（Wisconsin card sorting test，WSCT）和持续性操作测验（continuous performance test，CPT）表现有关，CC 基因型的患儿表现较差。北京大学第六医院课题组对 MAOA 基因与 ADHD 患儿的数字划销测验表现进行了关联分析，结果显示危险等位基因纯合子个体的正确率较低、错误率较高、表现较差[36]。

除了上述认知功能，还有其他的一些认知指标可能是 ADHD 遗传学研究中很好的内表型。Kebir 等[158]对 ADHD 的认知内表型研究进行了综述，结果显示研究最多的基因是 DRD4、DAT1、COMT、MAOA 和 DBH，相关的内表型指标包括反应时变异、加工速度等。但是，需要提出的一点是，内表型的标准很多，这些认知指标是否是合格的、真正的内表型，还需要针对内表型的标准进行一一验证。未来更多的，充分结合遗传、影像、认知数据的分析，将为进一步阐释 ADHD 的发病机制提供更多的科学依据。

第五节　影响注意缺陷多动障碍分子遗传学研究的因素

虽然 ADHD 具有很强的遗传基础，遗传度约为 0.76，已有的遗传学研究尚无法确定与 ADHD 发病机制相关的遗传易感性变异。目前 ADHD 的遗传学研究难以重复验证，一致性较差。一方面，ADHD 是复杂的疾病，单个基因或者位点的效应是微弱的，难以检测；另一方面，ADHD 异质性太强，可能影响研究结果的混杂因素太多。

一、样本量

基于多中心合作的样本量扩大是ADHD遗传学研究必要的、重要的一步。可喜的是，当前国际上已经迈出了这一步，并且取得了可喜的成绩[135]。但是，对于汉族人群来说，仍然需要更多的努力进行多中心合作的推进。

二、种族差异

种族差异是影响遗传学研究结果的最重要的因素之一。不同种族的人群在等位基因频率及位点连锁模式方面存在差异，导致研究结果不一致，甚至可能完全相反。同质性较好的人群样本是遗传学研究的最佳选择。在上面提到的扩大样本量的同时，需要注意样本的同质性。

三、性别

ADHD的患病率存在明显的性别差异，不同性别的患者在临床症状、认知功能损害及神经影像学特征等方面均有差异。研究证明这种性别差异并不是由于样本偏差或者测量偏倚导致的。这种性别差异可能存在遗传基础。已有多项遗传关联研究发现，同一个多态基因在不同性别间的关联不一致甚至关联方向相反。因此，在研究中需要充分考虑性别因素。但是，由于女性ADHD患病率较低，目前对于女性ADHD患者的研究较男性少很多，这是未来研究需要关注的焦点之一。

四、亚型

ADHD-C型和ADHD-I型可能具有部分共同的遗传学基础（~50%），但是其在ADHD中存在分离现象，提示二者还可能受到不同遗传因素的影响（~50%）。已有的分子遗传学研究也发现不同的基因可能与不同的亚型存在关联。需要注意的一点是，ADHD的诊断亚型可能随着年龄增长发生变化，随访性的研究可能更能帮助我们探讨它们之间的遗传关联。

五、共患疾病

ADHD常常共病其他精神疾病，包括对立违抗性障碍、品行障碍、抽动障碍等。在DSM-5中，ADHD还可能共病孤独症谱系障碍。它们之间的共病状态可能是源自共同的遗传学基础。已有多项研究结果发现共病状态可能影响基因与ADHD之间的关联，如在汉族人群中，NET1基因仅与ADHD共病ODD存在关联，而在单纯ADHD中未发现显著关联。同样，共患疾病也是一个动态变化的过程，相对于横断面的研究而言，随访研究可能能够更好地探讨共患疾病对遗传关联研究的影响。

综上，遗传因素在ADHD发病机制中占据重要的地位，目前的GWAS及候选基因研究提示单胺类神经递质系统基因、神经生长相关基因、突触功能相关基因及一些新的基因（CDH13、LPHN3等）可能与ADHD存在关联。已有的研究尚不能确认ADHD的遗传易感性基因，解释其高遗传度。未来仍然需要更多的研究对其遗传机制进行阐释。

（刘 璐编，李海梅 杨 莉校）

参考文献

[1] Biederman J, Faraone SV. Attention-deficit hyperactivity disorder [J]. Lancet, 2005, 366：237-248.

[2] Faraone SV, Perlis RH, Doyle AE, et al. Molecular genetics of attention-deficit/hyperactivity disorder [J]. Biol Psychiatry, 2005, 57：1313-1323.

[3] Fisher SE, Francks C, Mccracken JT, et al. A genomewide scan for loci involved in attention-deficit/hyperactivity disorder [J]. Am J Hum Genet, 2002, 70：1183-1196.

[4] Zhou K, Dempfle A, Arcos-Burgos M, et al. Meta-analysis of genome-wide linkage scans of attention deficit hyperactivity disorder [J]. Am J Med Genet B Neuropsychiatr Genet, 2008, 147B：1392-1398.

[5] Jiang SD, He M, Qian YP, et al. Genome-wide search for linkage to attention deficit hyperactivity disorder (ADHD) on the X chromosome [J]. Yi Chuan, 2006, 28：26-30.

[6] Mastronardi CA, Pillai E, Pineda DA, et al. Linkage and association analysis of ADHD endophenotypes in extended and multigenerational pedigrees from a genetic isolate [J]. Mol Psychiatry, 2016, 21: 1434-1440.

[7] Brookes K, Xu X, Chen W, et al. The analysis of 51 genes in DSM-IV combined type attention deficit hyperactivity disorder: association signals in DRD4, DAT1 and 16 other genes [J]. Mol Psychiatry, 2006, 11: 934-953.

[8] Guan L, Wang B, Chen Y, et al. A high-density single-nucleotide polymorphism screen of 23 candidate genes in attention deficit hyperactivity disorder: suggesting multiple susceptibility genes among Chinese Han population [J]. Mol Psychiatry, 2009, 14: 546-554.

[9] Faraone SV, Mick E. Molecular genetics of attention deficit hyperactivity disorder [J]. Psychiatr Clin North Am, 2010, 33: 159-180.

[10] Wu J, Xiao H, Sun H, et al. Role of dopamine receptors in ADHD: a systematic meta-analysis [J]. Mol Neurobiol, 2012, 45: 605-620.

[11] 管丽丽, 王玉凤, 李君, 等. 多巴胺 D4 受体基因多态与共患破坏性行为障碍的注意缺陷多动障碍的关联分析 [J]. 北京大学学报（医学版）, 2007, 39: 233-236.

[12] Gizer I R, Ficks C, Waldman I D. Candidate gene studies of ADHD: a meta-analytic review [J]. Hum Genet, 2009, 126: 51-90.

[13] Shaw P, Eckstrand K, Sharp W, et al. Attention-deficit/hyperactivity disorder is characterized by a delay in cortical maturation [J]. Proc Natl Acad Sci U S A, 2007, 104: 19649-19654.

[14] Sanchez-Mora C, Richarte V, Garcia-Martinez I, et al. Dopamine receptor DRD4 gene and stressful life events in persistent attention deficit hyperactivity disorder [J]. Am J Med Genet B Neuropsychiatr Genet, 2015, 168: 480-491.

[15] Qian Q, Wang Y, Li J, et al. Evaluation of potential gene-gene interactions for attention deficit hyperactivity disorder in the Han Chinese population [J]. Am J Med Genet B Neuropsychiatr Genet, 2007, 144B: 200-206.

[16] Pan Y Q, Qiao L, Xue X D, et al. Association between ANKK1 (rs1800497) polymorphism of DRD2 gene and attention deficit hyperactivity disorder: a meta-analysis [J]. Neurosci Lett, 2015, 590: 101-105.

[17] Cook E J, Stein M A, Krasowski M D, et al. Association of attention-deficit disorder and the dopamine transporter gene [J]. Am J Hum Genet, 1995, 56(4): 993-998.

[18] 江三多, 任大明. 多巴胺转运体基因与注意缺损多动障碍 [J]. 中国神经精神疾病杂志, 1999: 355-357.

[19] Qian Q, Wang Y, Zhou R, et al. Family-based and case-control association studies of DRD4 and DAT1 polymorphisms in Chinese attention deficit hyperactivity disorder patients suggest long repeats contribute to genetic risk for the disorder [J]. Am J Med Genet B Neuropsychiatr Genet, 2004, 128B: 84-89.

[20] Thissen A J, Bralten J, Rommelse N N, et al. The role of age in association analyses of ADHD and related neurocognitive functioning: a proof of concept for dopaminergic and serotonergic genes [J]. Am J Med Genet B Neuropsychiatr Genet, 2015, 168: 471-479.

[21] Fernandez-Jaen A, Lopez-Martin S, Albert J, et al. Cortical thickness differences in the prefrontal cortex in children and adolescents with ADHD in relation to dopamine transporter (DAT1) genotype [J]. Psychiatry Res, 2015, 233: 409-417.

[22] Onnink A M, Franke B, Van H K, et al. Enlarged striatal volume in adults with ADHD carrying the 9-6 haplotype of the dopamine transporter gene DAT1 [J]. Journal of Neural Transmission, 2016, 123: 905-915.

[23] Qian Q, Wang Y, Zhou R, et al. Family-based and case-control association studies of catechol-O-methyltransferase in attention deficit hyperactivity disorder suggest genetic sexual dimorphism [J]. Am J Med Genet B Neuropsychiatr Genet, 2003, 118B: 103-109.

[24] Jin J, Liu L, Gao Q, et al. The divergent impact of COMT Val158Met on executive function in children with and without attention-deficit/hyperactivity disorder [J]. Genes Brain Behav, 2016, 15: 271-279.

[25] Dumontheil I, Roggeman C, Ziermans T, et al. Influence of the COMT genotype on working memory and brain activity changes during development [J]. Biol Psychiatry, 2011, 70: 222-229.

[26] Qian Q J, Yang L, Wang YF, et al. Gene-gene interaction between COMT and MAOA potentially predicts the intelligence of attention-deficit hyperactivity disorder boys in China [J]. Behav Genet, 2010, 40: 357-365.

[27] Park S, Park JE, Yoo HJ, et al. Association of the catechol O-methyltransferase val158-Met polymorphism and reduced interference control in Korean children with attention-deficit hyperactivity disorder [J]. Psychiatry Investig. 2015, 12: 563-565.

[28] Villemonteix T, De Brito SA, Slama H, et al. Structural correlates of COMT Val158Met polymorphism in childhood ADHD: a voxel-based morphometry study

[J]. World J Biol Psychiatry, 2015, 16: 190-199.
[29] Brunner HG, Nelen M, Breakefield XO, et al. Abnormal behavior associated with a point mutation in the structural gene for monoamine oxidase A [J]. Science, 1993, 262: 578-580.
[30] Jiang S, Xin R, Wu X, et al. Association between attention deficit hyperactivity disorder and the DXS7 locus [J]. Am J Med Genet, 2000, 96: 289-292.
[31] Das M, Bhowmik AD, Sinha S, et al. MAOA promoter polymorphism and attention deficit hyperactivity disorder (ADHD) in Indian children [J]. Am J Med Genet B Neuropsychiatr Genet, 2006, 141B: 637-642.
[32] Domschke K, Sheehan K, Lowe N, et al. Association analysis of the monoamine oxidase A and B genes with attention deficit hyperactivity disorder (ADHD) in an Irish sample: preferential transmission of the MAO-A 941G allele to affected children [J]. Am J Med Genet B Neuropsychiatr Genet, 2005, 134B: 110-114.
[33] 钱秋谨, 张浩波, 王玉凤, 等. 单胺氧化酶基因多态性与注意缺陷多动障碍智商的相关性研究 [J]. 中国实用儿科杂志, 2009, 24: 26-30.
[34] Nymberg C, Jia T, Lubbe S, et al. Neural mechanisms of attention-deficit/hyperactivity disorder symptoms are stratified by MAOA genotype [J]. Biol Psychiatry, 2013, 74: 607-614.
[35] Liu L, Guan LL, Chen Y, et al. Association analyses of MAOA in Chinese Han subjects with attention-deficit/hyperactivity disorder: family-based association test, case-control study, and quantitative traits of impulsivity [J]. Am J Med Genet B Neuropsychiatr Genet, 2011, 156B: 737-748.
[36] Liu L, Cheng J, Su Y, et al. Deficiency of sustained attention in ADHD and its potential genetic contributor MAOA [J]. J Atten Disord, 2018, 22: 878-885.
[37] Gao Q, Liu L, Li HM, et al. Interactions between MAOA and SYP polymorphisms were associated with symptoms of attention-deficit/hyperactivity disorder in Chinese Han subjects [J]. Am J Med Genet B Neuropsychiatr Genet, 2015, 168B: 45-53.
[38] Berridge CW, Devilbiss DM, Andrzejewski ME, et al. Methylphenidate preferentially increases catecholamine neurotransmission within the prefrontal cortex at low doses that enhance cognitive function [J]. Biol Psychiatry, 2006, 60: 1111-1120.
[39] Tang Y, Buxbaum SG, Waldman I, et al. A single nucleotide polymorphism at DBH, possibly associated with attention-deficit/hyperactivity disorder, associates with lower plasma dopamine beta-hydroxylase activity and is in linkage disequilibrium with two putative functional single nucleotide polymorphisms [J]. Biol Psychiatry, 2006, 60: 1034-1038.
[40] Kopeckova M, Paclt I, Petrasek J, et al. Some ADHD polymorphisms (in genes DAT1, DRD2, DRD3, DBH, 5-HTT) in case-control study of 100 subjects 6-10 age [J]. Neuro Endocrinol Lett, 2008, 29: 246-251.
[41] Bhaduri N, Mukhopadhyay K. Lack of significant association between -1021C-->T polymorphism in the dopamine beta hydroxylase gene and attention deficit hyperactivity disorder [J]. Neurosci Lett, 2006, 402: 12-16.
[42] Kwon HJ, Lim MH. Association between dopamine Beta-hydroxylase gene polymorphisms and attention-deficit hyperactivity disorder in korean children [J]. Genet Test Mol Biomarkers, 2013, 17: 529-534.
[43] Das M, Das BA, Bhaduri N, et al. Role of gene-gene/gene-environment interaction in the etiology of eastern Indian ADHD probands [J]. Prog Neuropsychopharmacol Biol Psychiatry, 2011, 35: 577-587.
[44] 张浩波, 王玉凤, 李君, 等. 多巴胺β羟化酶基因与伴破坏性行为障碍的注意缺陷多动障碍的关联分析 [J]. 中华儿科杂志, 2005, 43: 26-30.
[45] 张浩波, 王玉凤, 李君, 等. 注意缺陷多动障碍与多巴胺β羟化酶基因多态性的关系 [J]. 北京大学学报 (医学版), 2004, 36: 290-293.
[46] Ji N, Shuai L, Chen Y, et al. Dopamine beta-hydroxylase gene associates with stroop color-word task performance in Han Chinese children with attention deficit/hyperactivity disorder [J]. Am J Med Genet B Neuropsychiatr Genet, 2011, 156B: 730-736.
[47] Comings DE, Gade-Andavolu R, Gonzalez N, et al. Additive effect of three noradrenergic genes (ADRA2a, ADRA2C, DBH) on attention-deficit hyperactivity disorder and learning disabilities in Tourette syndrome subjects [J]. Clin Genet, 1999, 55: 160-172.
[48] Roman T, Polanczyk GV, Zeni C, et al. Further evidence of the involvement of alpha-2A-adrenergic receptor gene (ADRA2A) in inattentive dimensional scores of attention-deficit/hyperactivity disorder [J]. Mol Psychiatry, 2006, 11: 8-10.
[49] Roman T, Schmitz M, Polanczyk GV, et al. Is the alpha-2A adrenergic receptor gene (ADRA2A) associated with attention-deficit/hyperactivity disorder [J]? Am J Med Genet B Neuropsychiatr Genet, 2003, 120B: 116-120.
[50] Xu C, Schachar R, Tannock R, et al. Linkage study of the alpha2A adrenergic receptor in attention-deficit hyperactivity disorder families [J]. Am J Med Genet, 2001, 105: 159-162.
[51] Bobb AJ, Addington AM, Sidransky E, et al. Support

for association between ADHD and two candidate genes: NET1 and DRD1 [J]. Am J Med Genet B Neuropsychiatr Genet, 2005, 134B: 67-72.

[52] Stevenson J, Langley K, Pay H, et al. Attention deficit hyperactivity disorder with reading disabilities: preliminary genetic findings on the involvement of the ADRA2A gene [J]. J Child Psychol Psychiatry, 2005, 46: 1081-1088.

[53] Park L, Nigg JT, Waldman ID, et al. Association and linkage of alpha-2A adrenergic receptor gene polymorphisms with childhood ADHD [J]. Mol Psychiatry, 2005, 10: 572-580.

[54] Deupree JD, Smith SD, Kratochvil CJ, et al. Possible involvement of alpha-2A adrenergic receptors in attention deficit hyperactivity disorder: radioligand binding and polymorphism studies [J]. Am J Med Genet B Neuropsychiatr Genet, 2006, 141B: 877-884.

[55] Wang B, Wang Y, Zhou R, et al. Possible association of the alpha-2A adrenergic receptor gene (ADRA2A) with symptoms of attention-deficit/hyperactivity disorder [J]. Am J Med Genet B Neuropsychiatr Genet, 2006, 141B: 130-134.

[56] Yang L, Qian Q, Liu L, et al. Adrenergic neurotransmitter system transporter and receptor genes associated with atomoxetine response in attention-deficit hyperactivity disorder children [J]. J Neural Transm (Vienna), 2013, 120: 1127-1133.

[57] Lasky-Su J, Neale BM, Franke B, et al. Genome-wide association scan of quantitative traits for attention deficit hyperactivity disorder identifies novel associations and confirms candidate gene associations [J]. Am J Med Genet B Neuropsychiatr Genet, 2008, 147B: 1345-1354.

[58] Elia J, Capasso M, Zaheer Z, et al. Candidate gene analysis in an on-going genome-wide association study of attention-deficit hyperactivity disorder: suggestive association signals in ADRA1A [J]. Psychiatr Genet, 2009, 19: 134-141.

[59] 刘璐, 李海梅, 钱秋谨, 等. 肾上腺素能α1A受体基因多态与注意缺陷多动障碍共患学习困难的关联分析 [J]. 中国心理卫生杂志, 2013, 27: 418-423.

[60] Loo SK, Fisher SE, Francks C, et al. Genome-wide scan of reading ability in affected sibling pairs with attention-deficit/hyperactivity disorder: unique and shared genetic effects [J]. Mol Psychiatry, 2004, 9: 485-493.

[61] Barr CL, Wigg K, Zai G, et al. Attention-deficit hyperactivity disorder and the adrenergic receptors alpha 1C and alpha 2C [J]. Mol Psychiatry, 2001, 6: 334-337.

[62] Cho SC, Kim JW, Kim BN, et al. Association between the alpha-2C-adrenergic receptor gene and attention deficit hyperactivity disorder in a Korean sample [J]. Neurosci Lett, 2008, 446: 108-111.

[63] Barr CL, Kroft J, Feng Y, et al. The norepinephrine transporter gene and attention-deficit hyperactivity disorder [J]. Am J Med Genet, 2002, 114: 255-259.

[64] De Luca V, Muglia P, Jain U, et al. No evidence of linkage or association between the norepinephrine transporter (NET) gene MnlI polymorphism and adult ADHD [J]. Am J Med Genet B Neuropsychiatr Genet, 2004, 124B: 38-40.

[65] Mcevoy B, Hawi Z, Fitzgerald M, et al. No evidence of linkage or association between the norepinephrine transporter (NET) gene polymorphisms and ADHD in the Irish population [J]. Am J Med Genet, 2002, 114: 665-666.

[66] Forero DA, Arboleda GH, Vasquez R, et al. Candidate genes involved in neural plasticity and the risk for attention-deficit hyperactivity disorder: a meta-analysis of 8 common variants [J]. J Psychiatry Neurosci, 2009, 34: 361-366.

[67] Kim CH, Waldman ID, Blakely RD, et al. Functional gene variation in the human norepinephrine transporter: association with attention deficit hyperactivity disorder [J]. Ann N Y Acad Sci, 2008, 1129: 256-260.

[68] Xu X, Hawi Z, Brookes K J, et al. Replication of a rare protective allele in the noradrenaline transporter gene and ADHD [J]. Am J Med Genet B Neuropsychiatr Genet, 2008, 147B: 1564-1567.

[69] Biederman J, Kim JW, Doyle AE, et al. Sexually dimorphic effects of four genes (COMT, SLC6A2, MAOA, SLC6A4) in genetic associations of ADHD: a preliminary study [J]. Am J Med Genet B Neuropsychiatr Genet, 2008, 147B: 1511-1518.

[70] Liu L, Cheng J, Li H, et al. The possible involvement of genetic variants of NET1 in the etiology of attention-deficit/hyperactivity disorder comorbid with oppositional defiant disorder [J]. J Child Psychol Psychiatry, 2015, 56: 58-66.

[71] 刘璐, 高倩, 李海梅, 等. 共患对立违抗障碍影响NET1基因与注意缺陷多动障碍的关联 [J]. 中华医学杂志, 2015, 9: 3351-3356.

[72] Kim CH, Hahn M K, Joung Y, et al. A polymorphism in the norepinephrine transporter gene alters promoter activity and is associated with attention-deficit hyperactivity disorder [J]. Proc Natl Acad Sci USA, 2006, 103: 19164-19169.

[73] Joung Y, Kim CH, Moon J, et al. Association

studies of -3081（A/T）polymorphism of norepinephrine transporter gene with attention deficit/hyperactivity disorder in Korean population [J]. Am J Med Genet B Neuropsychiatr Genet, 2010, 153B: 691-694.

[74] Cho SC, Kim JW, Kim BN, et al. No evidence of an association between norepinephrine transporter gene polymorphisms and attention deficit hyperactivity disorder: a family-based and case-control association study in a Korean sample [J]. Neuropsychobiology, 2008, 57: 131-138.

[75] Renner TJ, Nguyen TT, Romanos M, et al. No evidence for association between a functional promoter variant of the norepinephrine transporter gene SLC6A2 and ADHD in a family-based sample [J]. Atten Defic Hyperact Disord, 2011, 3: 285-289.

[76] Kim BN, Kim JW, Hong SB, et al. Possible association of norepinephrine transporter -3081（A/T）polymorphism with methylphenidate response in attention deficit hyperactivity disorder [J]. Behav Brain Funct, 2010, 6: 57.

[77] Rapoport J, Quinn P, Scribanu N, et al. Platelet serotonin of hyperactive school age boys [J]. Br J Psychiatry, 1974, 125: 138-140.

[78] Kruesi MJ, Rapoport JL, Hamburger S, et al. Cerebrospinal fluid monoamine metabolites, aggression, and impulsivity in disruptive behavior disorders of children and adolescents [J]. Arch Gen Psychiatry, 1990, 47: 419-426.

[79] Lee YH, Song GG. Meta-analysis of case-control and family-based associations between the 5-HTTLPR L/S polymorphism and susceptibility to ADHD [J]. J Atten Disord, 2018, 22: 901-908.

[80] Li J, Wang Y, Zhou R, et al. Association between polymorphisms in serotonin transporter gene and attention deficit hyperactivity disorder in Chinese Han subjects [J]. Am J Med Genet B Neuropsychiatr Genet, 2007, 144B: 14-19.

[81] van der Meer D, Hoekstra PJ, Zwiers M, et al. Brain correlates of the interaction between 5-HTTLPR and psychosocial stress mediating attention deficit hyperactivity disorder severity [J]. Am J Psychiatry, 2015, 172: 768-775.

[82] Tang G, Ren D, Xin R, et al. Lack of association between the tryptophan hydroxylase gene A218C polymorphism and attention-deficit hyperactivity disorder in Chinese Han population [J]. Am J Med Genet, 2001, 105: 485-488.

[83] Li J, Wang Y, Zhou R, et al. Association between tryptophan hydroxylase gene polymorphisms and attention deficit hyperactivity disorder in Chinese Han population [J]. Am J Med Genet B Neuropsychiatr Genet, 2006, 141B: 126-129.

[84] 李君, 王玉凤, 周儒伦, 等. TPH基因多态性与共患学习困难的儿童注意缺陷多动障碍的相关性 [J]. 中华医学杂志, 2003, 83: 2114-2118.

[85] Walitza S, Renner J, Dempfle A, et al. Transmission disequilibrium of polymorphic variants in the tryptophan hydroxylase-2 gene in attention-deficit/hyperactivity disorder [J]. Mol Psychiatry, 2005, 10: 1126-1132.

[86] Sheehan K, Lowe N, Kirley A, et al. Tryptophan hydroxylase 2（TPH2）gene variants associated with ADHD [J]. Mol Psychiatry, 2005, 10: 944-949.

[87] Li J, Wang Y, Zhou R, et al. Serotonin 5-HT1B receptor gene and attention deficit hyperactivity disorder in Chinese Han subjects [J]. Am J Med Genet B Neuropsychiatr Genet. 2005, 132B: 59-63.

[88] Li J, Wang Y, Zhou R, et al. No association of attention-deficit/hyperactivity disorder with genes of the serotonergic pathway in Han Chinese subjects [J]. Neurosci Lett, 2006, 403: 172-175.

[89] Li J, Kang C, Wang Y, et al. Contribution of 5-HT2A receptor gene -1438A → G polymorphism to outcome of attention-deficit/hyperactivity disorder in adolescents [J]. Am J Med Genet B Neuropsychiatr Genet, 2006, 141B: 473-476.

[90] Sanchez-Mora C, Ribases M, Ramos-Quiroga J A, et al. Meta-analysis of brain-derived neurotrophic factor p. Val66Met in adult ADHD in four European populations [J]. Am J Med Genet B Neuropsychiatr Genet, 2010, 153B: 512-523.

[91] Li H, Liu L, Tang Y, et al. Sex-specific association of brain-derived neurotrophic factor（BDNF）Val66Met polymorphism and plasma BDNF with attention-deficit/hyperactivity disorder in a drug-naive Han Chinese sample [J]. Psychiatry Res, 2014, 217: 191-197.

[92] Hess E J, Rogan P K, Domoto M, et al. Absence of linkage of apparently single gene mediated ADHD with the human syntenic region of the mouse mutant coloboma [J]. Am J Med Genet, 1995, 60: 573-579.

[93] Barr CL, Feng Y, Wigg K, et al. Identification of DNA variants in the SNAP-25 gene and linkage study of these polymorphisms and attention-deficit hyperactivity disorder [J]. Mol Psychiatry, 2000, 5: 405-409.

[94] 贾福军, 苏林雁, 罗学荣, 等. 突触体维系蛋白-25基因与注意缺陷多动障碍的关系 [J]. 中华精神科杂志, 2007, 40: 28-31.

[95] Hawi Z, Cummins TD, Tong J, et al. The molecular

genetic architecture of attention deficit hyperactivity disorder [J]. Mol Psychiatry, 2015, 20: 289-297.

[96] Gao Q, Liu L, Chen Y, et al. Synaptosome-related (SNARE) genes and their interactions contribute to the susceptibility and working memory of attention-deficit/hyperactivity disorder in males [J]. Prog Neuropsychopharmacol Biol Psychiatry, 2015, 57: 132-139.

[97] Brookes K J, Knight J, Xu X, et al. DNA pooling analysis of ADHD and genes regulating vesicle release of neurotransmitters [J]. Am J Med Genet B Neuropsychiatr Genet, 2005, 139B: 33-37.

[98] Liu L, Chen Y, Li H, et al. Association between SYP with attention-deficit/hyperactivity disorder in Chinese Han subjects: differences among subtypes and genders [J]. Psychiatry Res, 2013, 210: 308-314.

[99] Elia J, Glessner JT, Wang K, et al. Genome-wide copy number variation study associates metabotropic glutamate receptor gene networks with attention deficit hyperactivity disorder [J]. Nat Genet, 2012, 44: 78-84.

[100] Akutagava-Martins GC, Salatino-Oliveira A, Genro JP, et al. Glutamatergic copy number variants and their role in attention-deficit/hyperactivity disorder [J]. Am J Med Genet B Neuropsychiatr Genet, 2014, 165B: 502-509.

[101] Park S, Jung S W, Kim BN, et al. Association between the GRM7 rs3792452 polymorphism and attention deficit hyperaciltiveity disorder in a Korean sample [J]. Behav Brain Funct, 2013, 9: 1.

[102] Park S, Kim BN, Cho SC, et al. The metabotropic glutamate receptor subtype 7 rs3792452 polymorphism is associated with the response to methylphenidate in children with attention-deficit/hyperactivity disorder [J]. J Child Adolesc Psychopharmacol, 2014, 24: 223-227.

[103] Akutagava-Martins GC, Salatino-Oliveira A, Bruxel EM, et al. Lack of association between the GRM7 gene and attention deficit hyperactivity disorder [J]. Psychiatr Genet, 2014, 24: 281-282.

[104] Winterer G, Musso F, Konrad A, et al. Association of attentional network function with exon 5 variations of the CHRNA4 gene [J]. Hum Mol Genet, 2007, 16: 2165-2174.

[105] Lee J, Laurin N, Crosbie J, et al. Association study of the nicotinic acetylcholine receptor alpha4 subunit gene, CHRNA4, in attention-deficit hyperactivity disorder [J]. Genes Brain Behav, 2008, 7: 53-60.

[106] Wallis D, Arcos-Burgos M, Jain M, et al. Polymorphisms in the neural nicotinic acetylcholine receptor alpha4 subunit (CHRNA4) are associated with ADHD in a genetic isolate [J]. Atten Defic Hyperact Disord, 2009, 1: 19-24.

[107] Kent L, Green E, Holmes J, et al. No association between CHRNA7 microsatellite markers and attention-deficit hyperactivity disorder [J]. Am J Med Genet, 2001, 105: 686-689.

[108] Williams NM, Franke B, Mick E, et al. Genome-wide analysis of copy number variants in attention deficit hyperactivity disorder: the role of rare variants and duplications at 15q13.3 [J]. Am J Psychiatry, 2012, 169: 195-204.

[109] Kissling C, Retz W, Wiemann S, et al. A polymorphism at the 3'-untranslated region of the CLOCK gene is associated with adult attention-deficit hyperactivity disorder. Am J Med Genet B Neuropsychiatr Genet, 2008, 147: 333-338.

[110] Xu X, Breen G, Chen CK, et al. Association study between a polymorphism at the 3'-untranslated region of CLOCK gene and attention deficit hyperactivity disorder [J]. Behav Brain Funct, 2010, 6: 48.

[111] Jeong SH, Yu JC, Lee CH, et al. Human CLOCK gene-associated attention deficit hyperactivity disorder-related features in healthy adults: quantitative association study using Wender Utah Rating Scale [J]. Eur Arch Psychiatry Clin Neurosci, 2014, 264: 71-81.

[112] Cao YL, Cui QT, Tang CH, et al. Association of CLOCK gene T3111C polymorphism with attention deficit hyperactivity disorder and related sleep disturbances in children [J]. Zhongguo Dang Dai Er Ke Za Zhi, 2012, 14: 285-288.

[113] Huang J, Zhong Z, Wang M, et al. Circadian modulation of dopamine levels and dopaminergic neuron development contributes to attention deficiency and hyperactive behavior [J]. J Neurosci, 2015, 35: 2572-2587.

[114] Shaw P, Lalonde F, Lepage C, et al. Development of cortical asymmetry in typically developing children and its disruption in attention-deficit/hyperactivity disorder [J]. Arch Gen Psychiatry, 2009, 66 (8): 888-896.

[115] Ribases M, Bosch R, Hervas A, et al. Case-control study of six genes asymmetrically expressed in the two cerebral hemispheres: association of BAIAP2 with attention-deficit/hyperactivity disorder [J]. Biol Psychiatry, 2009, 66: 926-934.

[116] Liu L, Sun L, Li ZH, et al. BAIAP2 exhibits association to childhood ADHD especially predominantly inattentive subtype in Chinese Han subjects [J].

Behavioral and Brain Functions, 2013, 9: 48.
- [117] Gong R, Ding C, Hu J, et al. Role for the membrane receptor guanylyl cyclase-C in attention deficiency and hyperactive behavior [J]. Science, 2011, 333: 1642-1646.
- [118] Liu L, Li H, Wang Y, et al. Association between GUC2C and ADHD: evidence from both categorical and quantitative traits [J]. Psychiatry Res, 2014, 220: 708-710.
- [119] Arcos-Burgos M, Castellanos FX, Pineda D, et al. Attention-deficit/hyperactivity disorder in a population isolate: linkage to loci at 4q13. 2, 5q33. 3, 11q22, and 17p11 [J]. Am J Hum Genet, 2004, 75: 998-1014.
- [120] Arcos-Burgos M, Jain M, Acosta M T, et al. A common variant of the latrophilin 3 gene, LPHN3, confers susceptibility to ADHD and predicts effectiveness of stimulant medication [J]. Mol Psychiatry, 2010, 15: 1053-1066.
- [121] 王艺, 李海梅, 刘璐, 等. 中国汉族人群LPHN3基因与注意缺陷多动障碍的关联研究 [J]. 中国心理卫生杂志, 2015, 29: 685-691.
- [122] Arias-Vasquez A, Altink ME, Rommelse NN, et al. CDH13 is associated with working memory performance in attention deficit/hyperactivity disorder [J]. Genes Brain Behav, 2011, 10: 844-851.
- [123] Salatino-Oliveira A, Genro JP, Polanczyk G, et al. Cadherin-13 gene is associated with hyperactive/impulsive symptoms in attention/deficit hyperactivity disorder [J]. Am J Med Genet B Neuropsychiatr Genet, 2015, 168B: 162-169.
- [124] Lesch KP, Timmesfeld N, Renner TJ, et al. Molecular genetics of adult ADHD: converging evidence from genome-wide association and extended pedigree linkage studies [J]. J Neural Transm (Vienna), 2008, 115: 1573-1585.
- [125] Rivero O, Sich S, Popp S, et al. Impact of the ADHD-susceptibility gene CDH13 on development and function of brain networks [J]. Eur Neuropsychopharmacol. 2013, 23: 492-507.
- [126] Neale BM, Lasky-Su J, Anney R, et al. Genome-wide association scan of attention deficit hyperactivity disorder [J]. Am J Med Genet B Neuropsychiatr Genet, 2008, 147B: 1337-1344.
- [127] Neale BM, Medland S, Ripke S, et al. Case-control genome-wide association study of attention-deficit/hyperactivity disorder [J]. J Am Acad Child Adolesc Psychiatry, 2010, 49: 906-920.
- [128] Mick E, Todorov A, Smalley S, et al. Family-based genome-wide association scan of attention-deficit/hyperactivity disorder [J]. J Am Acad Child Adolesc Psychiatry, 2010, 49: 898-905.
- [129] Hinney A, Scherag A, Jarick I, et al. Genome-wide association study in German patients with attention deficit/hyperactivity disorder [J]. Am J Med Genet B Neuropsychiatr Genet, 2011, 156B: 888-897.
- [130] Neale BM, Medland S E, Ripke S, et al. Meta-analysis of genome-wide association studies of attention-deficit/hyperactivity disorder [J]. J Am Acad Child Adolesc Psychiatry, 2010, 49: 884-897.
- [131] Yang L, Neale BM, Liu L, et al. Polygenic transmission and complex neuro developmental network for attention deficit hyperactivity disorder: genome-wide association study of both common and rare variants [J]. Am J Med Genet B Neuropsychiatr Genet, 2013, 162B: 419-430.
- [132] Faraone SV, Asherson P, Banaschewski T, et al. Attention-deficit/hyperactivity disorder [J]. Nat Rev Dis Primers, 2015, 1: 15020..
- [133] Ripke S, Sanders AR, Kendler KS, et al. Genome-wide association study identifies five new schizophrenia loci [J]. Nat Genet, 2011, 43: 969-976.
- [134] Large-scale genome-wide association analysis of bipolar disorder identifies a new susceptibility locus near ODZ4 [J]. Nat Genet, 2011, 43: 977-983.
- [135] Demontis D, Walters RK, Martin J, et al. Discovery of the first genome-wide significant risk loci for attention-deficit/hyperactivity disorder [J]. Nat Genet, 2018 Nov 26. doi: 10. 1038/s41588-018-0269-7.
- [136] Elia J, Gai X, Xie HM, et al. Rare structural variants found in attention-deficit hyperactivity disorder are preferentially associated with neurodevelopmental genes [J]. Mol Psychiatry, 2010, 15: 637-646.
- [137] Williams NM, Zaharieva I, Martin A, et al. Rare chromosomal deletions and duplications in attention-deficit hyperactivity disorder: a genome-wide analysis [J]. Lancet, 2010, 376: 1401-1408.
- [138] Jarick I, Volckmar AL, Putter C, et al. Genome-wide analysis of rare copy number variations reveals PARK2 as a candidate gene for attention-deficit/hyperactivity disorder [J]. Mol Psychiatry, 2014, 19: 115-121.
- [139] Lyon GJ, Jiang T, Van Wijk R, et al. Exome sequencing and unrelated findings in the context of complex disease research: ethical and clinical implications [J]. Discov Med, 2011, 12: 41-55.
- [140] Martin J, O'Donovan M C, Thapar A, et al. The relative contribution of common and rare genetic variants to ADHD [J]. Transl Psychiatry, 2015, 5:

e506.
[141] Liu L, Zhang L, Li H, et al. The SNP-set based association study identifies *ITGA1* as a susceptibility gene of attention-deficit/hyperactivity disorder in Han Chinese [J]. Translational Psychiatry, 2017, 7: e1201.
[142] Gottesman II, Gould TD. The endophenotype concept in psychiatry: etymology and strategic intentions [J]. Am J Psychiatry, 2003, 160: 636-645.
[143] Rogeness GA, Hernandez JM, Macedo CA, et al. Biochemical differences in children with conduct disorder socialized and undersocialized [J]. Am J Psychiatry, 1982, 139: 307-311.
[144] Rogeness GA, Maas JW, Javors MA, et al. Attention deficit disorder symptoms and urine catecholamines [J]. Psychiatry Res, 1989, 27: 241-251.
[145] Kopeckova M, Paclt I, Goetz P: Polymorphisms and low plasma activity of dopamine-beta-hydroxylase in ADHD children [J]. Neuro Endocrinol Lett, 2006, 27: 748-754.
[146] 杜亚松, 杨锡兰. 注意缺陷多动障碍血清多巴胺-β-羟化酶活性的测定 [J]. 中国临床心理学杂志, 1996, 4: 32-34.
[147] Bhaduri N, Sarkar K, Sinha S, et al. Study on DBH genetic polymorphisms and plasma activity in attention deficit hyperactivity disorder patients from Eastern India [J]. Cell Mol Neurobiol, 2010, 30: 265-274.
[148] Shim S H, Hwangbo Y, Kwon Y J, et al. Increased levels of plasma brain-derived neurotrophic factor (BDNF) in children with attention deficit-hyperactivity disorder (ADHD) [J]. Prog Neuropsychopharmacol Biol Psychiatry, 2008, 32: 1824-1828.
[149] 原富强, 岳学香, 潘苗, 等. 共患学习障碍的注意缺陷多动障碍儿童脑源性神经营养因子与5-羟色胺的关联性研究 [J]. 中华神经医学杂志, 2012, 11: 294-296.
[150] Wu Z, Yang L, Wang Y. Applying imaging genetics to ADHD: the promises and the challenges [J]. Mol Neurobiol, 2014, 50: 449-462.
[151] Parasuraman R, Greenwood PM, Kumar R, et al. Beyond heritability: neurotransmitter genes differentially modulate visuospatial attention and working memory [J]. Psychol Sci, 2005, 16: 200-207.
[152] Soderqvist S, Mcnab F, Peyrard-Janvid M, et al. The SNAP25 gene is linked to working memory capacity and maturation of the posterior cingulate cortex during childhood [J]. Biol Psychiatry, 2010, 68: 1120-1125.
[153] van Goozen SH, Langley K, Northover C, et al. Identifying mechanisms that underlie links between COMT genotype and aggression in male adolescents with ADHD [J]. J Child Psychol Psychiatry, 2016, 57: 472-480.
[154] Mulligan RC, Kristjansson SD, Reiersen AM, et al. Neural correlates of inhibitory control and functional genetic variation in the dopamine D4 receptor gene [J]. Neuropsychologia, 2014, 62: 306-318.
[155] Yang L, Chang S, Lu Q, et al. A new locus regulating MICALL2 expression was identified for association with executive inhibition in children with attention deficit hyperactivity disorder [J]. Mol Psychiatry, 2018, 23: 1014-1020
[156] Bellgrove MA, Mattingley JB, Hawi Z, et al. Impaired temporal resolution of visual attention and dopamine beta hydroxylase genotype in attention-deficit/hyperactivity disorder [J]. Biol Psychiatry, 2006, 60: 1039-1045.
[157] Kieling C, Genro JP, Hutz MH, et al. The -1021 C/T DBH polymorphism is associated with neuropsychological performance among children and adolescents with ADHD [J]. Am J Med Genet B Neuropsychiatr Genet, 2008, 147B: 485-490.
[158] Kebir O, Joober R: Neuropsychological endophenotypes in attention-deficit/hyperactivity disorder: a review of genetic association studies [J]. Eur Arch Psychiatry Clin Neurosci, 2011, 261: 583-594.

第六章　注意缺陷多动障碍的神经影像学研究

第一节　概　述

注意缺陷多动障碍（ADHD）的病因及神经病理学机制至今仍不明确，一直是临床学家及研究者孜孜探讨的问题。纵观 ADHD 的发展历史，该病既往被认为是脑器质性因素所致[1-3]，但由于无法找到脑部损伤与临床症状的关联，且许多患者既往并无脑损伤的疾病史，故 1966 年，Gessel 指出，该病是"轻微脑功能障碍（minimal brain dysfunction）"，简称 MBD。20 世纪 70 年代，"注意缺陷"开始被认为是 ADHD 的核心缺陷之一[4]，对 ADHD"注意缺陷"机制的探索引发了随后的一系列神经心理和神经生理研究，根据行为学及电生理学的研究结果，许多学者推测 ADHD 的病因和发病机制假说，认为 ADHD 可能存在某些脑区（特别是额叶）的结构和功能异常[5-6]。近年来，随着神经影像学，特别是磁共振成像（magnetic resonance image，MRI）技术的发展，人们可以更精确而直接地在体内（in vivo）探讨脑结构及功能，因此大大推动了对 ADHD 神经病理学机制的研究。本章主要介绍近年来使用 MRI 技术研究 ADHD 神经病理学机制所取得的重要进展。根据不同的影像学成像模式，我们分别从结构 MRI、功能 MRI 及弥散张量成像（diffusion tensor image，DTI）等方面进行介绍。

第二节　注意缺陷多动障碍的脑结构磁共振研究

早期采用计算机断层扫描技术（computed tomography，CT）发现，ADHD 患者有脑体积减小、脑结构不对称或不规则等变化[7]。但因 CT 的组织分辨率较低，很难对脑结构进行精确的观察。

MRI 由于没有电离辐射及其对脑精细解剖结构较高的空间分辨率，成为儿科影像学研究的选择形式。因为 MRI 具有较高的安全性，不仅可以用于儿童的扫描，而且可以对儿童的生长发育进行追踪随访扫描，这种随访的影像学研究对于探讨人脑发育轨迹至关重要。

目前对于 ADHD 的脑结构 MRI 研究结果表明，ADHD 存在全脑多个脑区的结构异常，主要表现为体积，皮质面积或皮质厚度减少。尽管选择的受试者人群、疾病的亚型、共患疾病情况、年龄阶段、使用的影像学分析方法不同，各项研究结果并不完全一致，但研究发现异常较多的为大脑总体积、右侧大脑半球体积，以及额叶、纹状体、胼胝体、小脑等部位[8-9]。

一、全脑总体积及右侧大脑半球体积

多项研究发现，ADHD 患者全脑体积减小[10-18]。

多中心的多项研究均证明了 ADHD 患儿较正常对照全脑体积减小。在各项研究中，由于样本异质性大、共病情况、利手情况以及智商在多项研究中均存在很大异质性，研究发现 ADHD 患儿全脑体积减小 2%～9%[10-11,19]。

也有部分研究并没有发现 ADHD 患儿与正常儿童的全脑体积存在差异，Filipek 等[15]使用手动测量的方法，对 15 例 ADHD 男童（使用的是 DSM-Ⅲ-R 诊断标准，平均年龄 12.4±3.4 岁，无共病）及 15 例年龄（平均年龄 14.4±3.4 岁）、智商、利手相匹配的正常对照组的研究发现，ADHD 患者全脑体积虽较正常对照小 5%，但是差异并未有统计学的显著性。类似地，Bussing 等[20]同样没有发现组间的差异。McAlonan 等[21]也未发现两组人群在全脑体积及灰、白质体积等方面存在

差异。这几项研究样本量均较小，发现组间差异的统计效力不足，这可能是没有发现组间差异的原因。而 Nakao 等[22] 对 2011 年以前的基于体素的形态测量学（voxel-based morphometry，VBM）研究的系统综述和 meta 分析的再分析发现了 ADHD 患儿对比正常儿童存在全脑灰质体积减小，并且随年龄增长以及用药患者比例的增加，患者脑体积接近于正常，这可能是疾病的自然发展和药物干预带来异常脑结构的正常化。

相比较童年期 ADHD 的研究，成年期 ADHD 的相关全脑体积研究较少，Onnink 等[23] 对 109 例成年期 ADHD 患者以及 107 例正常对照组（20～50 岁）的研究中，并未发现成年期 ADHD 患者存在全脑灰质或白质体积减小。Maier 等[24] 则发现与正常对照相比，ADHD 患者，不管是否有用药史，均有全脑灰质体积减小，但未见其他局部灰质体积变化，用药史并不影响局部灰质体积的差异。

除了全脑体积异常，也有研究关注了 ADHD 患儿的皮质厚度以及皮质表面积异常。Wolosin 等[25] 的研究不仅发现 ADHD 组在全脑体积以及全脑皮质体积分别减少 7% 和 8%，同时也发现其广泛双侧大脑皮质表面积减少 7%、皮质皱褶折叠异常，但并未发现皮质厚度异常，表明了 ADHD 患儿脑体积异常可能主要来自于皮质表面皱褶减少，皮质表面积减少，而与皮质厚度无关。相反，Shaw 等[26] 则发现了在各个年龄段 ADHD 患儿对比正常对照存在皮质厚度减少（平均为 0.09 mm），且皮质厚度变薄与注意缺陷症状相关。另外，Makris 等[27] 对 24 例成年期 ADHD 患者与 18 名正常成人对照组发现成年期 ADHD 患者存在皮质厚度减少，主要见于右侧大脑半球。

对于左右大脑半球体积的研究发现，ADHD 患者右侧大脑半球的体积减小更加明显[10,15]。例如在 Castellanos 等[10] 的研究中，ADHD 患者全脑体积较正常对照减小 4.7%，右侧脑半球的体积减小更加明显，为 5.2%，而左侧半球的减少则为 4.2%；Filipek 等[15] 虽然没有发现 ADHD 全脑的总体积较正常儿童减小，但发现右侧半球的白质体积明显减小。最近的一篇 meta 分析的结果也表明，ADHD 患者存在全脑体积及右侧脑体积的减小[8]。在上述的 Shaw 等[28] 的皮质表面积与沟回形成的发育轨迹追踪中，也发现了右侧半球，尤其是前额叶皮质发育滞后明显，而左侧较为不明显。在同一队列中，Shaw 等还对皮质厚度不对称性进行比较研究。结果显示，从童年期到青少年期，右利手的正常对照组存在左右脑不对称性发育，以右侧半球发育明显，而枕叶部分则以左侧半球明显，这种不对称性在 ADHD 患者中则不显著[29]。

总之，尽管研究结果并非完全一致，目前多数的研究发现 ADHD 患者全脑体积及右侧半球脑体积减小，未见 ADHD 全脑体积增大的研究报告。

二、额叶

可根据其主要功能的不同，将额叶进一步划分为五个分区，即前额叶，包括眶额叶（orbital frontal cortex，OFC）、背外侧前额叶（dorsolateral frontal cortex，DLPFC）、内侧前额叶（medial prefrontal cortex，MPFC）、前运动区及运动区。眶额叶的损伤会出现社会功能的失抑制和冲动控制障碍；背外侧前额叶是执行功能（executive function，EF）的脑基础，该部位受损会出现组织、计划、工作记忆及注意功能的失调；而内侧额叶的受损则会出现自发活动的迟缓及功能异常；前运动区及运动皮质则在运动的启动及序列运动中发挥重要的作用。ADHD 的前额叶假说主要涉及的是 OFC 及 DLPFC[8]。

使用基于感兴趣区（region of interest，ROI）的方法，多项研究均发现 ADHD 患者存在前额叶体积的减小，无论是男童或女童，左侧及右侧均有异常发现[10-14,17,30]，并且其灰质体积异常可能受药物治疗影响[31]。

全脑或者额叶区域的脑结构研究结果也提示了 ADHD 患儿存在额叶结构异常，包括体积减小、灰质密度下降、皮质厚度减低等[18,21]。

Yang 等[32] 对 25 例 ADHD 男童以及 25 名正常男童（5～12 岁）基于皮质厚度的研究中，发现对比正常男童，ADHD 男童存在右侧额下回皮质厚度变薄。类似地，Almeida 等[33] 对纳入未用药的 21 例童年期 ADHD（6～10 岁）、青少年期 ADHD 患者（14～17 岁），20 例成年期 ADHD 患者（25～35 岁），以及性别年龄相匹配的对照人群进行研究发现，三组受试者均存在右侧额下回皮质厚度减小，并且与 ADHD 症状有关[33]。

大样本研究中，如上述 Shaw 等的皮质厚度的纵向研究，发现 ADHD 患儿对比正常对照存在皮质厚度变薄，而变薄最为明显的为额叶区域，且与预后有关，随后随访研究发现与中枢兴奋剂治疗相关的皮质变薄速度异常区域，也主要集中于额顶区[29]。进一步扩大样本量后更是发现皮质表面积发育的特点中也以额叶发育缓慢最为显著。在最新的大样本研究中，Bralten 等对 307 名 ADHD 患者（8～30岁）、169 名未患病同胞，以及 196 名正常对照（NeuroIMAGE 项目）采用 VBM 分析发现，与对照组相比，ADHD 患者在中央前回、中央前额叶、眶额叶和扣带回皮质中灰质体积均减小，而未患病同胞在上述区域中，除了中央前回，其余脑区体积均在 ADHD 患者与正常对照中间[34]。

目前针对成年期 ADHD 患者额叶结构异常的研究较少。Hesslinger 等[35]使用 ROI 的方法探讨成年期 ADHD 患者 OFC 的异常，发现 ADHD 患者左侧的 OFC 体积减小。另外几项对成年期 ADHD 患者脑结构的研究来自于同一个研究组，首先是 Seidman 等[36]采用 ROI 的方法发现成年期 ADHD 患者前额叶的体积减小。在同一样本，Makris 等则发现 ADHD 患者背外侧前额叶的皮质厚度小于正常对照[27]。进一步扩大样本量后，同样发现成年期 ADHD 患者在广泛脑区，主要包括双侧背外侧前额叶和前扣带回，存在体积减小，但在右侧背外侧前额叶以及下顶叶则有部分体积增大[37]。类似地，在 Pironti 等[38]的研究中，对 20 名成年期 ADHD 患者、20 名其未患病一级亲属，以及 20 名正常对照进行 VBM 比较发现在成年期 ADHD 患者及其亲属中均存在右侧额下回灰质体积减小以及右侧下额枕束白质体积减小。而在长达 33 年的随访研究中，童年期 ADHD 患者在成年期（包括缓解与未缓解）较正常对照存在背侧注意网络（包括额叶眼运动区和顶内沟）皮质厚度减少[39]，但缓解和未缓解患者则并未存在结构差异，包括灰质体积及皮质厚度。

三、基底节

基底节包括尾状核、豆状核（壳核和苍白球）以及屏状核。近年来的研究发现，基底节不仅是运动环路的一个重要组成脑区，而且参与重要的认知功能活动[40]。基底节结构及功能的异常，一直被认为是 ADHD 的重要神经病理基础[9,41]。

早期的一项研究[42]发现，在正常儿童中，72.2% 的受试者左侧尾状核头体积大于右侧，而有 63.6% 的 ADHD 患儿的尾状核头对称性与正常儿童相反，即在该项研究中多数 ADHD 患儿的左侧尾状核头体积小于右侧，尤其在男性患者中更明显。这种对称性的异常主要是 ADHD 患儿左侧尾状核头体积减小的结果。在更大样本的研究中，Castellanos 等的研究[43]与前一研究的结果相反，与正常儿童相比，ADHD 患儿右侧尾状核体积显著减少，但左侧尾状核体积无异常。在正常儿童中，作者发现右侧尾状核的体积大于左侧尾状核的体积，并且尾状核体积随年龄增长而减少；但在 ADHD 患者中，这种不对称性消失，并且也不存在年龄相关的尾状核体积变化。该研究结果 2 年后在同一研究组扩大样本量后再次证实[10]，但在 7 年后对 ADHD 女童的研究中未见相似的尾状核体积或非对称性异常[11]。但与该结果相反的是，Filipek 等[15]发现 ADHD 存在左侧尾状核整体和头部体积减小，正常对照组尾状核的非对称性体现为左侧大于右侧，对中枢兴奋剂反应差的 ADHD 患者尾状核的非对称性体现为右侧大于左侧，而对中枢兴奋剂反应好的 ADHD 患者尾状核的非对称性不明显。Qiu 等的研究虽然也同样未发现 ADHD 女童对比正常女童存在基底节结构异常，但同时发现在男童中，尾状核体积减小明显，并且为双侧性[44]。而在新近大样本的 NeuroIMAGE 研究中，虽未进行性别分组，但在总体样本中这种非对称性也并未被验证[19]。关于对称性研究结果不一致，甚至相反的原因目前并不清楚，选择的样本不同、亚型不同、共患疾病的差异、年龄跨度大，以及分析方法的不同等都可能导致研究结果的不一致。因而对于 ADHD 患者尾状核非对称性异常的证据不充分，但尾状核体积减小，尤其在小年龄患者中，已有多项研究验证。

对 ADHD 苍白球的研究，发现其体积较正常对照减小，尽管左侧或者右侧的研究结果并不完全一致[10-11,45-46]。

上述的大部分涉及尾状核的体积均同时涉及苍白球体积及表面积研究，但结果异质性高。Aylward 等的研究发现 ADHD 男童总的苍白球体积及左侧苍白球的体积小于正常对照组，而在

Castellanos 等[10]的研究中则发现 ADHD 男童右侧苍白球的体积减小，Overmeyer 等[45]的研究发现 ADHD 患者双侧的苍白球体积均减小，而以右侧为著。Qiu 等的研究则提示在 ADHD 男童中存在左侧苍白球体积减小而在女童中未见异常[44]，提示性别因素可能影响纹状体是否存在异常。2012 年 Frodl 等在对既往 VBM 的研究的 meta 分析结果则显示，ADHD 患儿右侧苍白球体积减小[47]。但新近的大样本研究则没有发现 ADHD 患儿存在苍白球体积异常（NeuroIMAGE）[19]，而两项形态学研究均发现 ADHD 患儿苍白球表面积减少[48-49]。总之对于 ADHD 相关的苍白球结构异常各研究结果异质性大，仍未有可靠定论。

壳核是与初级和辅助运动区相联系的纹状体区域，在解剖学结构上壳核与皮质的运动区有相互联系，参与高级认知功能，诸如工作记忆[50]和言语过程[51]。研究表明人类的壳核受损会出现 ADHD 症状[52]。

无论是使用体积测量还是使用基于变形场的自动分析均发现 ADHD 患者壳核的体积减小[45,53]，大脑半球不对称性与正常对照相反[54]，但另外的一些研究未发现 ADHD 的壳核体积和正常对照人群有差异[10,46]。Qiu 等的研究则是提示在 ADHD 男童中存在双侧壳核前部体积减小而在女童中未见异常[44]。基于 VBM 的 meta 分析中，Frodl 等综合既往研究则发现与对照儿童相比，ADHD 患儿存在右侧壳核体积减小[47]。上述 NeuroIMAGE 项目大样本研究也发现了在正常对照中存在随年龄增长壳核体积下降的现象，而在 ADHD 患儿中这种随年龄变化的趋势消失[19]。

值得注意的是，壳核的异常是 Tourette 综合征的重要发病机制[55]，而 ADHD 和 Tourette 综合征有较高的共患率，在探讨 ADHD 患儿是否存在壳核结构异常的同时需要考虑是否共病 Tourette 综合征，但目前仍未有相关研究涉及。

四、小脑

最初只认为小脑和运动功能（运动控制、运动学习等），特别是平衡功能有关，但近年来越来越多的研究发现小脑与认知功能及情感反应有关[56]。有研究发现，小脑和大脑皮质之间存在联系，提示存在皮质-小脑的解剖学环路，而此环路的异常可能在 ADHD 的病理中起着重要的作用[57]。

小脑是 ADHD 常被发现的脑结构异常区域之一：Castellanos 等[10]发现 ADHD 男童的小脑体积小于正常对照组；Berquin 等[16]发现 ADHD 患者的小脑后下叶体积明显小于正常对照组。使用同样的测量方法的另两项研究也支持了 Berquin 等[16]的研究结果[13,58]。Castellanos 等[11]对 ADHD 女童的研究也发现相同的结果，在校正了全脑体积和言语智商后，ADHD 女童小脑蚓部的后下叶（Ⅷ-Ⅹ）仍明显小于正常对照。后期基于 VBM 的研究结果也支持上述结论。Ivanov 等的研究结果证实，ADHD 青少年在左侧小脑半球前部和后侧小脑半球后部有体积减小，ADHD 症状严重程度则与小脑蚓部体积成反比，而中枢兴奋剂用药史与左侧小脑半球较大有关[59]。Montes 等发现不管在哪个年龄段，ADHD 患者与正常对照组相比，均存在右侧小脑灰质密度下降[60]。Bledsoe 等则发现，ADHD-C 型患儿存在后下蚓部体积较小，并且该体积减小还与临床症状严重程度有关[61]。值得注意的是，尽管多项小样本基于小脑作为感兴趣区的研究均有证据支持小脑结构异常，但在前述基于全脑的大样本 VBM 研究中却较少见到小脑部位的结构异常[24]。在一项对既往研究的 meta 分析中，Stoodley 对既往的 10 项以小脑为感兴趣区的相关研究进行结构相似性估计（anatomic likelihood estimation，ALE）的 meta 分析中发现 ADHD 患者与对照组相比，存在小脑后下叶（Ⅸ）的灰质体积减小，灰质体积减小与孤独症谱系障碍以及阅读障碍均无关联[62]。在成年期 ADHD 患者的相关研究中，一项针对 32 名成年期 ADHD 患者及 28 名健康对照组的研究中发现成年期 ADHD 患者与对照组相比，存在较高水平的重心不稳，并且这种重心不稳的严重程度主要与右侧小脑后叶（ⅧⅨ）灰质体积呈正相关，但是这种重心不稳程度与 ADHD 症状严重程度无关。在上述长达 33 年的随访研究中[39]，也发现了与无童年期 ADHD 诊断的对照组相比，有童年期 ADHD 的成人，不管 ADHD 症状缓解与否，都存在双侧小脑半球灰质体积减小[39]。

共患疾病可能影响小脑体积的异常。Bussing 等[20]对一组来自社区样本的研究发现，和正常对照相比，ADHD 患者小脑的后上叶（Ⅵ-Ⅶ）和后下叶（Ⅷ-Ⅹ）体积均减小，单纯 ADHD 患者（5例）和ADHD共病品行障碍患者（7例）的小脑体积无明显差异。由于本研究的样本量很小，很难说明共患疾病对于结果的影响。在一项队列研究中，受试者包括44例未用药的ADHD男性青少年、19名未用药的孤独症谱系障碍男性青少年，以及33名年龄匹配的正常对照。Lim等发现，与ASD患者和正常对照相比，ADHD患者有着疾病特异性的右侧小脑后叶灰质体积减小[63]。

在临床实践中，我们发现ADHD患儿合并运动功能障碍的比例很高，且近年来越来越多的研究表明，ADHD存在认知功能及情绪调节等的异常。因此，无论是既往认为小脑的功能仅和运动相关还是也与认知及情绪密切相连，我们都有理由相信，小脑结构及功能的异常，在ADHD的发病机制中起着重要的作用。

五、胼胝体

胼胝体是人脑内联系左右大脑半球的主要纤维束，大概由2亿～3.5亿条神经纤维构成，在脑区之间的信号传导功能上起着重要的作用，每秒大概有40亿的神经冲动经胼胝体传递。因此胼胝体对于大脑功能偏侧化以及左右大脑半球之间的联系至关重要[64-65]。

胼胝体的异常一直被认为可能是ADHD的重要病理基础之一[66]。由于胼胝体由高密度的白质纤维组成，在正中矢状位上易于辨认，目前对于ADHD胼胝体结构异常的研究多采用正中矢状位面积测量的方法。通常对胼胝体的研究中，从前往后按照解剖学结构分区，常使用三种方法：① 1989年，Witelson的七分法，将胼胝体分为嘴部、膝部、嘴体、前中间体、后中间体、峡部和压部，这种划分的方法被多数研究所使用；② 1991年，Hynd等使用的另外一种将胼胝体均分的五分法；③ Hofer和Frahm改进Witelson等的七分法变成五分法，并主要以连接不同脑区为线索，分为包括连接前额叶、前运动区与运动辅助区、运动区、感觉区和顶叶颞叶枕叶区五个亚区。

目前关于ADHD胼胝体及其分区面积测量的研究结果并不一致。最早的一项研究[67]报道ADHD患者整个胼胝体，特别是膝部、压部及紧邻压部的前部分的面积减少明显。ADHD患者胼胝体压部面积减少的结果，也进一步被后来的两项研究所验证[13,68]。在Lyoo等[69]的研究中，发现ADHD青少年和其他患有破坏性行为障碍（品行障碍、对立违抗性障碍）相比，ADHD青少年胼胝体压部正中矢状位的面积均小于对照组。meta分析的结果也表明，ADHD患者存在胼胝体压部体积减小[8,70]。在我们使用正中矢状面的面积测量联合DTI的研究中，发现ADHD患者胼胝体的峡部不仅存在面积的减小，同时还有白质结构完整性的破坏，此项研究进一步证明了ADHD患者胼胝体后部存在结构的异常[71]。也有研究发现药物治疗影响胼胝体压部体积，未用药患者比正常对照组及长期用药患者存在更小的胼胝体压部体积[72]。

但是也有研究发现ADHD患者胼胝体前部的体积（正中矢状面的面积）减小。Giedd等[73]发现ADHD患者胼胝体的嘴部（rostrum）和嘴体（rostral body）的面积减小，且面积减小的程度和ADHD的多动/冲动症状的严重程度相关。作者认为，ADHD胼胝体的异常反映了其额叶的异常，可能与ADHD的多动、冲动症状相关。另外的一项研究也发现ADHD患者在胼胝体的嘴体的面积小于正常对照组[74]。Luders等[75]使用新的算法，同样发现ADHD患者胼胝体前部（膝部和嘴体）及后部（峡部及压部的前部分）的厚度小于正常对照组。但在排除了共病对立违抗性障碍的影响后，ADHD组与正常对照组胼胝体前部的差异消失。McNally等的研究并未发现ADHD存在异常的胼胝体亚区面积或周长，在与反应抑制任务的反应时和组内变异性的分性别比较中发现，在男性患者中，反应时与中间体周长有关；而女性患者中，反应时则与峡部周长有关；在整个样本中，则是组内变异性与嘴体周长有关[76]。

另外的一些研究，则未发现ADHD患者胼胝体的体积与正常对照相比存在异常[10,77]。以上研究结果不一致的原因很多，在受试人群的选择上，可能的影响因素包括年龄（儿童、青少年或成人）、性别、共患疾病、治疗等。Hutchinson等[70]对已发表的关于ADHD胼胝体的文章进行meta分析发现，ADHD男性患者嘴体的面积可能小于正常对照组，而女性患者中此种差异不明显；共患疾病对于ADHD胼胝体的体积无明显影响；Gilliam等在对右利手ADHD患儿与正常儿童的纵向研究中，根据Hofer和Frahm等的方法把胼胝体按照其所连接的双侧不同大脑区域分为5个亚区，进行比较研究发现了胼胝体前部在 230 名正常儿童与 236 例 ADHD 患儿中有不同的发育轨迹，以 12.5 岁为两组人群交叉转折点[78]，也就是在 12.5 岁以前，ADHD 患儿胼胝体前部体积明显小于对照组，但在 12.5 岁以后，其体积增大并赶超对照组，总体上 ADHD 患儿组比正常儿童组在该区域体积随年龄增大更明显。目前对于成年期 ADHD 患者胼胝体的研究尚少，Dramsdahl 等的研究在胼胝体各亚区中均未见表面积改变[79]。

六、其他脑区结构的异常

目前的研究认为，ADHD 脑结构的异常并不局限于个别脑区，而表现出广泛的异常。对顶叶、颞叶、枕叶的研究，也均发现存在结构异常[12,15,17,19,34,80]。

ADHD 患者脑室的异常被认为是 ADHD 的可能的病理基础之一。Lyoo 等的研究发现 ADHD 双侧后部的脑室增大，但前部的脑室和正常对照组无明显差异。但另外的研究则未发现 ADHD 脑室结构的异常[10,15]。

七、发育轨迹

在 DSM-5 中，ADHD 正式被归类为神经发育障碍，这个新的归类得到了来自神经心理学、遗传学和神经影像学的依据支持。在神经影像学的研究中，Nakao 等对 2011 年以前的 VBM 研究的系统综述和 meta 分析发现了样本年龄的增大和用药患者比例的增加都增加阴性结果的发生，提示了疾病本身的自然发展特征[22]。因此基于 ADHD 的脑结构发育轨迹的研究也日渐火热。

在全脑体积上，横断面分析并未发现 ADHD 患者的全脑体积或全脑灰质体积与对照组存在不同的发育轨迹[19]。另外，Shaw 等对 163 例 ADHD 患儿以及 166 名对照儿童（平均年龄 8.9 岁）的纵向研究中，发现在各个年龄段 ADHD 患儿皮质厚度均较正常对照组低，但有着形状相似的大脑皮质厚度发育轨迹，而预后好的 ADHD 患儿的右侧顶叶皮质的皮质厚度则能追赶正常对照组[26]。后期进一步随访研究（随访时间约 4 年）还表明使用中枢兴奋剂并未显著影响皮质厚度生长，但未用药患者的皮质变薄速度（每年 0.16 mm）明显高于用药患者（每年 0.03 mm）。该研究组后期在更大样本（234 例 ADHD 患儿与 231 名正常对照组）对皮质表面积以及沟回形成的发育轨迹进行追踪并以此定义大脑发育的研究中发现，ADHD 患儿存在皮质表面积发育滞后，尤其在右侧前额叶皮质，滞后达 2 年[28]。

在 NeuroIMAGE 项目[19]中，研究对象包括 307 名 ADHD 患者、169 名未患病同胞，以及 196 名正常对照组（年龄 8～30 岁）。Greven 等发现了基底节体积与年龄显著的交互作用，也就是在正常对照组中存在随年龄增长，尾状核（左、右侧及双侧）体积逐渐下降，而在 ADHD 患者及其未患病同胞中这种关系消失，提示在 ADHD 中，可能存在与正常对照不同的尾状核和壳核发育轨迹。尾状核体积随年龄发育而变化的特征也使得样本年龄范围对各研究结果影响较大。在 Carrey 的研究中，发现与正常对照组相比，ADHD 患儿尾状核体积减小，但这种组间差异主要由小年龄段（5.9～7.3 岁）患者引起，效应值达 0.69[81]。

八、总结

总结以上研究，尽管目前关于 ADHD 的脑结构研究较其他模态多且全面，但随着样本量的逐渐增大，多中心合作的结果并不能很好地重复既往小样本的研究成果。这可能与多中心各样本异质性太大有关，也与疾病本身异质性大，并且为发育性疾病，受年龄、性别影响较多有关。总体来讲，ADHD 患者对比正常对照组存在全脑体积减小、皮质厚度变薄，并以前额叶、基底节最为显著。未来的结构影像学的研究中，仍以大样本多中心合作为主，加强扫描参数的统一、数据分析的质量控制。

（吴赵敏　曹庆久 编，孙　霄　孙　黎 校）

第三节 注意缺陷多动障碍的功能磁共振研究

一、ADHD 任务相关的功能磁共振研究

（一）ADHD 抑制功能缺陷的 fMRI 研究

1. 抑制功能缺陷是 ADHD 的核心缺陷，有较为一致的异常脑区发现 抑制功能缺陷被认为是 ADHD 的核心缺陷[5]，fMRI 的研究显示，ADHD 患者在抑制任务中的脑功能缺陷较在其他任务中更明显[82]。

抑制功能可以分为不同的成分，在 ADHD 的研究中，最常探讨的是运动反应抑制（motor response inhibition）和干扰抑制（interference inhibition）缺陷。研究运动反应抑制常用的实验范式包括 go/no-go 和 stop-signal；干扰抑制常用的实验范式包括 Simon、Eriksen 和 Stroop 任务。不同的抑制成分既有相同的神经基础，也有各自独特的神经环路。对正常人群运动反应抑制和干扰抑制任务 fMRI 研究的 meta 分析发现，这两种抑制成分重叠的激活脑区分布在额叶 - 纹状体 - 丘脑 - 顶叶网络，包括右侧的额下回（inferior frontal cortex，IFC）、辅助运动区（supplementary motor area，SMA）、前扣带回皮质（anterior cingulate cortex，ACC）、尾状核、丘脑和下顶叶区域[83]。尽管目前对 ADHD 抑制功能缺陷的 fMRI 研究结果并不能完全相互验证，有时甚至相互矛盾，但是仍然有一些较为一致的发现：在运动反应抑制任务（如 go/no-go 任务和 stop-signal 任务）中，ADHD 患者经常表现出右侧 IFC、SMA、尾状核和丘脑的功能异常；而在干扰抑制任务（如 Simon 任务、Eriksen 任务和 Stroop 任务）中，ADHD 常表现出双侧 IFC、ACC、基底节和顶叶 - 颞叶区域的功能异常。总结以上结果，即 ADHD 患者在完成多数的抑制任务时有额叶 - 纹状体及额叶 - 顶叶网络的激活异常。Hart 等[84]对 21 项探讨 ADHD 抑制功能的 fMRI 研究（包括 287 例 ADHD 患者和 320 名正常对照）的 meta 分析发现，ADHD 患者在抑制任务中表现出右侧额叶 - 基底节网络（额下回、辅助运动区和前扣带回）的激活降低，具体包括右侧 IFC（扩展到脑岛）、SMA、ACC 的认知分区以及左侧尾状核（扩展到壳核和脑岛）和右内侧丘脑。进一步划分不同的抑制成分发现，在运动反应抑制任务中（包括 187 例 ADHD 患者和 206 名正常对照），ADHD 患者表现出右侧 IFC、脑岛、右侧 SMA、右侧 ACC、右侧丘脑、左侧尾状核和右侧枕叶的激活下降；而在干扰抑制任务中（包括 100 例 ADHD 患者和 114 名正常对照），ADHD 患者表现出左侧 ACC 的认知分区、右侧 IFC 和脑岛、右侧尾状核头部、左侧脑岛后部及左侧顶叶的激活下降。

但 ADHD 额叶 - 纹状体的异常并非总能被发现，在抑制任务中，ADHD 患者有时还会出现部分脑区的激活增强：例如，有研究发现，在抑制任务中成年期 ADHD 患者和正常对照组在额叶 - 纹状体环路上并不存在激活差异[85-87]。但在其他的脑区，如顶叶[86]和小脑[88]，成年期 ADHD 患者的激活程度较正常对照增强。在探讨抑制功能和反馈机制的 go/no-go 研究中，Dibbets 等[85]则发现 ADHD 患者在抑制任务中额下回及纹状体壳核的激活增强。Dillo 等[86]对 15 例未经药物治疗的成年期 ADHD 患者及 15 名正常对照组使用 go/no-go 任务，两组人群任务操作成绩无差异，未发现 ACC 及额叶 - 纹状体环路脑区激活存在差异，但是 ADHD 顶叶的激活较正常组增高。对于童年期诊断为 ADHD 的青少年执行 go/no-go 任务发现，左侧 ACC、双侧额极、双侧背外侧前额叶，以及左内侧前额叶的激活较正常对照组的青少年增强[89]。作者对这些受试者使用刺激 - 反应[89]冲突任务（stimulus and response conflict tasks）发现，两组人群的行为学操作成绩无差异。在干扰控制任务中，ADHD 青少年左背外侧前额叶激活增强；在干扰控制及反应竞争的双重任务中，ADHD 青少年的左侧 ACC、右侧腹外侧前额叶和左侧基底节激活增强。一项对 15 例 ADHD 患儿及性别、年龄及智商匹配的 15 名正常对照组的研究中，受试者完成简单的 go/no-go 任务时，两组人群的操作成绩无差异，但 ADHD 患儿未激活右侧额下回/额中回、右侧下顶叶皮质和前 SMA 等在抑制任务中经常被激活的神经环路，而是激活了更弥散和广泛的脑区，包括左

侧 IFC、右侧下颞叶、右侧中央前回、左侧中央后回、下枕叶、枕中回、右侧距状裂、右侧海马、右侧中脑及小脑等[90]。一项早期的 meta 分析显示，在抑制任务中，ADHD 患者的 IFC、额叶内侧部及中央前回部位存在激活下降[91]。而另一项 meta 分析[92]表明，在抑制任务中，ADHD 患者除表现出双侧额叶、右侧颞上回、左侧枕下回、右侧丘脑和中脑的激活降低以外，还表现出右侧深部的顶叶-枕叶皮质和右侧额中沟（intermediate frontal sulcus）的激活增强。有学者认为，ADHD 患者因为前额皮质及前扣带回功能的低下，致使其不能调用必要的脑区和最佳的策略完成认知任务。因此，在认知任务中 ADHD 患者采用代偿的、其他的认知策略及神经系统来完成任务。所以，在抑制任务中，ADHD 患者不仅表现出脑区的低激活，还表现出另外一些脑区的高激活状态[93]。

右侧 IFC（靠近脑岛）在抑制任务中的激活低下最常被发现，与其他儿童疾病，如品行障碍[94-95]和强迫障碍[96]相比，该脑区的功能异常具有特异性，说明它可能是 ADHD 疾病特异性的神经生物学标记。右侧 IFC 在抑制任务中的功能低下是否受 ADHD 其他的认知功能缺陷（如注意、工作记忆等）影响？一项研究采用了 go/no-go 任务，在考察反应抑制的同时，控制了注意转移（attentional shifting）的影响，发现成年期 ADHD 患者右侧额下回激活的下降具有反应抑制功能缺陷的特异性，并且该部位激活减弱的程度与症状严重程度具有中度的相关[97]。

研究结果不一致的影响因素包括受试者的年龄、是否药物治疗，以及不同的任务设计等。Hart 等的 meta 分析[84]发现，年龄的因素对于 ADHD 患者在抑制任务中的激活有明显的影响，ADHD 患儿在 SMA 和基底节区表现出明显的激活低下而成年期 ADHD 患者则表现出额下回和丘脑部位的激活低下。该项研究还探讨了长期使用中枢兴奋剂对于激活结果的影响，结果发现药物的使用对于 ADHD 患者在抑制任务中的脑区激活没有明显影响。另一项 meta 分析也探讨了在抑制任务中 ADHD 患者脑区激活的年龄效应[98]，此项 meta 分析包括了 23 项研究，结果发现 ADHD 患儿右侧尾状核的激活下降较成年期 ADHD 患者更加明显。该研究的结果提示尾状核的功能异常持续与否可能是 ADHD 症状是否持续的重要影响因素。

受试者激活的脑区是任务依赖性，和行为学的要求及认知负荷有关[99]。任务的难度大，受试者需要调动工作记忆；而使用的刺激多时，要求辨别的能力增强，故可以理解在 go/no-go 和 stop-signal 范式中，不同的任务设计，激活的脑区存在差异。在 Durston 等的研究中[100]，在使用 go/no-go 任务时，go 和 no-go 的比例为 3:1，ADHD 患儿在右侧上顶叶、右侧下顶叶、双侧后扣带回、楔前叶和枕叶部位激活增强，而在左侧尾状核的激活较正常儿童降低。在近期，同一研究组使用相同的任务，发现 ADHD 患儿左侧运动前区、IFC、ACC、右侧额中回/额上回以及左侧下顶叶的激活降低[101]。Schulz 等[102]使用 6 个字母作为刺激，go 和 no-go 的比例为 5:1，ADHD 患儿在左侧 ACC、右侧楔前叶、双侧额中回/额下回和双侧下顶叶激活增强，在右侧中央前回、右侧颞下回、右侧舌回以及左侧海马、双侧小脑的激活降低。Pliszka 等[103]和 Rubia 等[104]均使用有三个刺激的 stop-signal 任务。前者使用字母作为刺激，go 和 stop 的信号比例为 3:1，ADHD 患儿 ACC 激活下降；后者使用箭头作为刺激，go 和 stop 的信号比例为 4:1，ADHD 患儿显示右侧眶额回激活下降。在控制了错误率（确保所有受试者的错误率为 50%）对脑激活影响的情况下，Rubia 等对未曾用药的 ADHD 青少年的研究发现，在抑制成功的任务中，ADHD 患者右侧 IFC 的激活下降；而在抑制失败的任务（错误觉察）中，ADHD 患者则表现出楔前叶和后扣带回激活的下降[104]。使用经典的 go/no-go 任务（少的刺激和小的认知负荷）以减少额外认知的干扰。Suskauer 等[105]发现，ADHD 患者在抑制任务中表现出前额叶、SMA 及视觉区的激活降低，说明 ADHD 患者这些脑区的功能缺陷并非因行为学的要求及认知负荷的影响所致。

2. ADHD 患儿童年期抑制功能缺陷持续至成年期 童年期诊断为 ADHD 的患者，其抑制功能缺陷是否会随着年龄的增长而逐渐改善，直至正常。对 11 例童年期诊断为 ADHD，且症状持续至成年期的受试者及 14 名正常对照成人在反应抑制及认知转换任务中的脑功能分析发现，在两种任务中，成年期 ADHD 患者均表现出双侧 IFC、尾状核及丘脑激活的下降，在认知转换任务中，ADHD 患者还表现出左侧顶叶激活的减弱。ADHD 的症状严重程度与额叶 - 纹状体、顶叶和小脑的激活程度呈负相关。在反应抑制任务中，ADHD 患者右侧 IFC 与额叶、纹状体与顶叶之间的功能连接下降。这项研究表明，童年期诊断 ADHD 且症状持续至成年期的患者在反应抑制任务中的脑功能缺陷表现与童年期 ADHD 在该任务中的脑功能缺陷相似，提示 ADHD 患者脑功能异常自童年期至成年期可能是连续体[106]。同一研究组另外一项研究发现，在干扰抑制中，成年期 ADHD 患者左侧眶额叶 / 内侧额叶和纹状体激活下降；在注意分配中，外侧前额叶下回及背外侧前额叶激活下降。基于全脑的回归分析发现，ADHD 的症状严重程度与额叶 - 纹状体、颞叶 - 顶叶和小脑的激活程度负相关[107]。本项研究提示，ADHD 患儿表现出的额叶 - 纹状体的功能异常在症状持续至成年期的 ADHD 患者中依然存在，验证了既往的研究结果[106]。对于童年期诊断为 ADHD，随访至成年期依然诊断为 ADHD 的患者的研究结果提示，ADHD 的抑制功能缺陷不会随着生长发育而逐渐消失，成年期 ADHD 患者依然存在抑制功能缺陷，但是目前缺乏对同一组 ADHD 人群抑制功能缺陷的纵向随访影像学研究。

3. 治疗干预手段对 ADHD 抑制功能缺陷的影响 ADHD 的治疗药物可以使在抑制任务中功能异常的脑区正常化。Vaidya 等发现，单次口服哌甲酯可以增强既往药物治疗的 ADHD 患者在运动反应抑制中尾状核、ACC 和前额叶等脑区的激活[108]。未经药物治疗的 ADHD 男童分别单次口服安慰剂和哌甲酯执行 Simon 任务，在服用安慰剂状态下，ADHD 男童右侧 IFC、左侧纹状体、丘脑、扣带回中部、SMA 和左侧上颞叶的激活低于正常儿童，单次口服哌甲酯后，右侧 IFC 和运动前区的激活增强，此时与正常儿童相比，ADHD 男童右侧 IFC 和纹状体 - 丘脑区域的激活无明显差异[109]。此项研究表明，哌甲酯可以使 ADHD 患者在抑制任务中降低的额叶 - 纹状体区域的激活正常化，但是对于内侧额叶及颞叶的功能异常却无明显的影响，说明哌甲酯对于脑区的作用具有选择性。单次口服中枢兴奋剂对脑区的影响因不同的认知任务而不同：在抑制任务及时间辨别任务中，单次口服哌甲酯可以增强双侧 IFC 及脑岛的激活程度，但是对于工作记忆的脑区激活无明显影响。作者在 meta 分析中，也证实

中枢兴奋剂可以使右侧 IFC/ 脑岛的激活增强[110]。

在探讨不同的 ADHD 治疗药物对于抑制功能改善的脑机制的研究中，Cubillo 等[111] 使用了随机双盲、安慰剂对照的研究方法，探讨了 ADHD 患者在单次服用安慰剂（50 mg 维生素 C）、哌甲酯（0.3 mg/kg）和托莫西汀（1.0 mg/kg）后在抑制任务中的脑区活动状况，发现服用安慰剂的 ADHD 患者在抑制任务中双侧腹外侧前额叶、颞中回和小脑的激活下降，两种药物均可以使左侧腹外侧前额叶激活正常化。相对于托莫西汀及安慰剂，哌甲酯使右侧腹外侧前额叶及小脑的激活正常化。该项研究说明，在改善 ADHD 的抑制功能缺陷方面，哌甲酯和托莫西汀有共同的机制，但两种药物也有独特的脑机制。

认知功能训练也可以改善 ADHD 抑制功能缺陷。Hoekzema 等[112] 对 10 例 ADHD 患儿进行连续 10 天、每次 45 min 的认知功能训练（训练的内容包括计划、记忆、注意、认知灵活性、问题解决），对照组为 9 例行社交技能训练的 ADHD 患儿。使用 go/no-go 的任务发现，认知功能训练可以增强右 IFC、左内侧眶额叶、左侧额上回和右侧颞中回的激活程度。这些脑区与药物的作用区域相似。在选择性注意任务中，认知功能训练主要增强小脑的激活程度。而进行社交技能训练的 ADHD 组，在两种任务中均没有显示激活增强的脑区。Siniatchkin 等使用基于注意和社交技能训练（response cost and token，RCT）的方法，对 12 例 ADHD 患儿进行密集的为期 10 天、每天 10 h 的训练，在训练的前后分别对患者及正常对照儿童进行任务态（go/no-go）的 fMRI 测查。结果发现，在训练前，ADHD 患者在抑制任务中表现出抑制相关脑区（前扣带回、背外侧前额叶、顶叶）的激活下降；经过训练后，患者以上缺陷脑区的激活明显增强，与正常对照组相比无差异，并且前扣带回及背外侧前额叶的激活程度与受试者反应时间的变异及症状的改善程度存在相关[113]。

4. ADHD 抑制功能缺陷的疾病特异性研究 ADHD 和品行障碍（conduct disorder，CD）同属于外化性行为障碍（在 DSM-Ⅳ 中同归于破坏性行为障碍），二者在临床表现上具有共同之处，但是二者是否存在共同的神经病理机制以及神经基础有何差异目前并不清楚。Rubia 等使用修改的抑制任务（确保受试者正确的反应和错误的反应各占 50%），对 16 例单纯无共患疾病的 CD 患

者、20名单纯无共患疾病的ADHD患者,及20名正常对照青少年的研究发现,在抑制成功的任务中,和对照人群及CD患者相比,ADHD患者表现出左侧背外侧前额叶激活的低下;在抑制失败(错误觉察)的任务中,和正常对照组相比,ADHD及CD人群均表现出后扣带回激活的下降,而CD患者则表现出特异性的双侧颞叶-顶叶区域的激活降低。该研究说明ADHD和CD患者在抑制任务中表现出疾病特异性的脑功能异常,在抑制任务中ADHD患者表现为前额叶功能的低下,而在错误觉察任务中,CD患者表现出颞叶-顶叶后部的活动异常[114]。对相同的受试者,作者使用Simon任务探讨两种疾病在干扰抑制和注意分配时神经活动的异同,结果发现,两组患者在干扰抑制中右侧颞上叶和右侧楔前叶,在注意分配任务中右内侧前额叶激活均较正常对照组下降。在注意分配任务中,ADHD患者左侧IFC表现出特异性的激活下降[115]。该项研究表明,相对于CD患者,ADHD患者腹外侧前额叶激活的低下具有疾病特异性。

ADHD和双相情感障碍患者临床表现均为冲动、多动/行为抑制困难,二者的神经机制有无共同之处?在一个小样本的研究中(11例双相障碍患者、10例ADHD患者和13例正常对照组)[116],在抑制任务中ADHD颞上回的激活较双相障碍增强,而双相障碍患者在纹状体和杏仁核等部位的激活与ADHD患者比较无差异。该研究提示,此两种疾病的神经病理机制不同。

5. ADHD抑制功能缺陷的影像遗传学研究

ADHD患者的父母及未患病的同胞也表现出抑制功能缺陷,说明ADHD的抑制功能缺陷存在遗传学的基础,影像遗传学的研究也发现,不同的基因型,对患者的抑制功能有不同的影响。ADHD患者和其未患病的同胞在抑制任务中的脑区活动既有共同点也有区别。在Rooij等的研究中[117],受试者包括185例ADHD青少年、111名未患病的同胞以及124名正常对照组[118]。在抑制任务中,ADHD患者和未患病的同胞均表现出额叶-纹状体及额叶-顶叶脑网络激活的低下,而在IFC和颞叶/顶叶的节点脑区,未患病的同胞的脑激活程度介于ADHD患者和正常对照组之间。并且IFC的激活程度和停止信号反应时间存在相关,IFC及颞叶/顶叶的节点脑区的激活程度与ADHD的症状严重程度存在相关。

ADHD患儿及其患病的父母在抑制任务中脑区缺陷存在共同的特征。Epstein等[119]对ADHD患儿及其患病的父母进行研究,结果提示在抑制反应任务中,ADHD患儿及父母均表现出额叶-纹状体环路激活的下降(基于ROI的分析,右侧IFC和左侧尾状核),患ADHD的父母还表现出非额叶-纹状体环路(左侧下顶叶和前扣带回)的激活。使用中枢兴奋剂可以增强ADHD患儿额叶-纹状体及额叶的激活,而对于成年期ADHD患者,其作用的区域为纹状体和小脑,而对额叶脑区无作用。

ADHD患者抑制功能的缺陷被认为与多巴胺功能的缺陷密切相关。不同的*DA*基因型对于ADHD患者在抑制任务中的活动具有明显的影响[120-121]。不同*MAOA*基因型的ADHD患者在抑制任务及奖赏任务中的表现也不同[122]。

6. ADHD抑制功能缺陷影像学研究的临床应用初探 使用模式判别(Gaussian process classifiers,GPCs)的方法,对30例ADHD青少年和30名正常对照组在抑制任务中的脑区激活状况进行判别,发现90%的ADHD患者及63%的正常对照可以被正确区分,总的判别正确率为77%。对正常人群具有判别预测的脑区包括在皮质上发育较晚的外侧前额叶、纹状体和颞顶区等对于抑制功能重要的脑区,这些区域也是ADHD患者在任务中常显示功能缺陷的部位,对ADHD具有高度预测作用的脑区包括在皮质上早发育的腹内侧额叶-边缘区[123]。另一项研究使用SVMs的方法,对20例ADHD青少年及20名正常对照组进行分类判别[124],根据受试者在错误觉察任务中的表现,SVMs的方法对于分类判别的灵敏度和特异度均为77.78%,但是在抑制任务及脑结构指标的分类判别率并不高。

对ADHD患者与正常人群的使用模式判别的方法的分类研究样本量小,目前还处于初步研究的阶段,真正用于临床辅助诊断尚需时日。

(二)ADHD工作记忆缺陷的fMRI研究

1. 工作记忆简介 工作记忆(working memory,WM)指在解决认知任务的过程中,用于信息加工并同时保持与当前任务相关信息的、能量有限的系统或机制[125]。在功能影像研究领域,对工作记忆的研究多以Baddeley等提出的工作记忆模型[126-128]作为理论基础。在这个模型中,以中央执行作为监控系统,控制由下游系统,包括语音回路(处理言语信息)、视空间处理器(处理视空间信息)和情景缓冲(负责信息整合)提供的,或者发送到下游系统的信息流。所有的下游系统都只作为短期存储中心[129],因此概括而言,工作记忆分为短期存储和中央执行两大成分。

功能影像学中研究工作记忆常用的实验范式有:①倒数 n 项任务(n-back task)[130]:该任务会依次呈现一系列刺激项目,要求受试者判断当前出现的项目是否与从当前项目开始倒数 n 个的项目相同,如果相同的话,当前项目即为靶子。刺激物可为数字、字母等言语信息,也可为空间位置、抽象图形等视空间信息,根据刺激物的不同,该任务能用于评估言语或视空间工作记忆,其同时包括短期信息存储及中央执行两种工作记忆成分。②间隔听觉系列加法任务(paced auditory serial addition task,PASAT)[131]和视觉累加试验(visual serial addition task,VSAT):该任务主要用于评估听觉或视觉信息加工的速度和可塑性,以及计算能力,任务过程是依次呈现数字,间隔 2~3 s,要求受试者把连续出现的两个数字相加得到答案,主要用于评估与听觉或视觉有关的言语工作记忆能力。③产生任务(generation task):包括自身排序任务(self-ordering task)、随机数字产生任务(random number generation task)及言语流畅性测试(verbal fluency task)等,这些任务要求受试者按照一定的规则在固定的时间内说出不同的内容,比如数字或词语等,主要用于评估言语工作记忆。④ Sternberg 工作记忆任务(Sternberg working memory task):该任务会依次呈现需要受试者记住的物品,在经过一段记忆巩固时间后,受试者需要根据要求选择已经呈现的物品。⑤ oddball 工作记忆任务(oddball working memory task):该任务中会在一连串的标准刺激中,以非特定频率的不频繁的方式呈现目标刺激,要求受试者对目标刺激做出正确反应。

2. ADHD 患儿工作记忆缺陷的神经机制研究 在 ADHD 工作记忆缺陷的机制研究方面,既往研究较为一致的发现为额叶-顶叶网络的功能异常。目前相关研究多针对儿童及青少年。

2005 年,Silk 等采用心理旋转任务,结果显示 ADHD 患儿在任务中的正确率显著低于对照组。在脑影像学方面,ADHD 组在"动作注意"系统,主要包括双侧背外侧额叶区的激活,低于对照组,而在中线脑区,包括前扣带回和后扣带回的激活高于对照组。随后,其同事 Vance 等[132]采用同样的任务,在扩大样本后发现,虽然 ADHD 组(n=12)与对照组(n=12)在任务行为学水平没有差异,ADHD 患儿在右侧楔叶及楔前叶、右侧顶下小叶和右侧纹状体的激活比对照组减低,未见激活增高的脑区。Fassbender 等[133]在 2011 年应用 VSAT 对 13 例 ADHD-C 型患儿及正常对照组进行了工作记忆方面的评估。在行为学方面,ADHD 组的错误率随任务难度增大而显著升高,且在所有难度下错误率均比对照组高。ADHD 组没有像对照组那样呈现出工作记忆特异性的脑区激活,如左侧额中回,但在双侧脑岛、基底节及内侧前额叶出现异常激活,表明了 ADHD 患者的大脑在执行工作记忆任务时,与任务需求脱离而呈现低效率状态。Li 等[134]采用分类倒数 n 项任务的研究结果表明,虽然 ADHD 组与对照组的任务正确率无显著差异,ADHD 组表现出了双侧苍白球和右侧海马的高激活,且 ADHD 组左侧苍白球的高激活程度与正确反应的较短反应时(RT)相关。在一个采用字母 Sternberg 任务以 ADHD 女童为对象的研究[135]中,ADHD 女童与对照女童在行为学水平不存在差异,而通过基于 ROI 的分析,ADHD 女童外侧前额叶的激活强度与任务 RT 斜率之间呈负相关关系,即 RT 斜率越小(表示工作记忆提取速率越快),外侧前额叶的激活水平越高;对照女童则表现为正好相反的特点。结合两组行为学没有差异,作者因此推测 ADHD 女童如果要更迅速地完成任务则需要调动更多的额叶资源来参与,这说明其额叶的效能较低。Stevens 等[136]通过听觉 oddball 任务研究了 ADHD-C 型男童(n=23)与对照组男童(n=23)在工作记忆任务下,当对目标刺激进行反应时,ADHD 男童在与注意导向和工作记忆认知加工相关脑区,包括左侧额中回、右侧颞上回及颞中回的激活不足。

3. 成年期 ADHD 患者工作记忆缺陷的神经机制研究 成年期 ADHD 患者工作记忆相关研究相对较少。其较为一致的异常脑区发现与儿童类似,多集中在被认为与 ADHD 发病机制密切相关的额顶叶脑区,也有部分研究表明小脑也参与了该过程。

Vassileva 等[137]采用倒数 n 项任务发现,在倒数 2 项和倒数 3 项任务中 ADHD 组右侧背外侧前额叶（DLPFC）、右侧辅助运动区（SMA）、右侧尾状核及左侧小脑前部的激活高于对照组，而右侧枕中回的激活低于对照组。推测对照组激活增高的后部脑区可能与工作记忆任务中的高效能有关，而低效能则可能与ADHD组代偿性激活增高的额叶-纹状体环路有关。采用数字广度测试，Hale等[138]的成年期ADHD患者与对照组在顺背和倒背数字任务中行为学表现均无差异。关于脑功能水平，在顺背数字任务中，ADHD组在左半球与言语加工有关的脑区和右侧额叶和顶叶的激活高于对照组；在倒背数字任务中，ADHD组左半球与言语加工有关的脑区激活仍然增高，而在双侧顶叶皮质的激活减低。采用单变量的广义线性模型（general linear model，GLM）模型和多变量的独立成分分析（independent component analysis，ICA）方法，Wolf等[139]考察了成年期ADHD患者在需要更多执行调控参与的工作记忆任务中的缺陷。行为学水平方面，两组未发现差异。在脑功能水平方面，GLM分析发现在任务延迟阶段，ADHD组在左侧腹外侧前额叶（VLPFC）和小脑等区域的激活低于对照组；而ICA分析发现，ADHD组在双侧VLPFC和小脑等区域的功能连接低于对照组，而在右侧额下回、左侧楔叶等区域的连接高于对照组。进一步的相关性分析发现，ADHD组右侧小脑的激活水平与童年期症状得分呈负相关，而右侧额下回的功能连接指数与最高任务负荷下的正确率呈正相关。这一研究在局部脑区激活及功能连接两个方面均发现了ADHD患者在工作记忆任务中VLPFC与小脑的异常。Valera等[140]发现在言语倒数n项工作记忆任务中，成年期ADHD患者与对照组的行为学表现之间无统计学差异。而在脑功能方面，排除共病学习困难后，ADHD组在左侧小脑后叶的激活要低于对照组，提示小脑的异常可能在成年期ADHD患者的工作记忆缺陷中发挥重要作用。2010年Valera等[141]同样采用言语倒数2项任务探讨了成年期ADHD患者工作记忆脑活动的性别差异。在行为学没有差异的前提下，成年期ADHD患者的相关脑功能异常受性别影响，即男性ADHD患者在右侧前额叶、颞叶、皮质下区域、左侧枕叶、小脑的激活均低于男性对照组，而女性ADHD患者与女性对照组之间无激活差异，在男性和女性ADHD患者中工作记忆相关脑区激活水平与多动症状条目数/注意缺陷症状条目数呈负相关关系。2010年，Bayerl等[142]同样采用倒数n项任务，发现ADHD组的右侧顶下小叶激活较低。在一项同时应用言语工作记忆及视空间工作记忆任务的成年期ADHD患者脑影像学研究中[143]，在两种工作记忆任务下，ADHD组及对照组均激活额叶-顶叶网络，且ADHD组激活程度更高。在言语工作记忆任务中，ADHD组双侧前扣带回、左侧额中回、海马及辅助运动区激活较对照组高。对照组在任务难度增加时，额叶-顶叶网络激活增强。而病例组的左侧楔前叶、脑岛及辅助运动区激活减低，且左侧额叶-顶叶网络的成分激活程度显著低于对照组，结果表明成年期ADHD患者对低难度言语工作记忆任务比对照组需要更多努力，而当任务难度增加时，额叶-顶叶网络的失能使其行为学表现更差。

4. 药物对ADHD患者工作记忆功能的影响

药物往往可以使ADHD患者异常的行为学表现正常化。但脑影像学研究显示，其机制并不仅仅是脑功能的正常化。

在一项研究应用哌甲酯前后ADHD患儿倒数n项工作记忆任务表现的研究中[144]，ADHD患儿在用药后行为学表现显著改善，且与对照组无差异；而在脑影像方面，ADHD组表现出额叶及顶叶的激活低下，且随难度增高这种异常更加显著，但用药并不能改变这种异常激活模式。在一项关于工作记忆的药物影像学研究中[145]，在服用安慰剂条件下，ADHD患儿在高难度的工作记忆任务中行为学表现较差，同时双侧背外侧前额叶激活较低。哌甲酯和托莫西丁均可以使ADHD患者行为学表现正常化，也使其前额叶的不同脑区激活更高，乃至正常化。在Chantiluke等2014年的研究[28]中，在服用安慰剂条件下，ADHD患者在执行工作记忆任务时呈现出右侧背外侧前额叶的低激活。应用氟西汀之后，ADHD组的后扣带回的任务态去激活增强了。

（三）ADHD持续注意功能相关磁共振研究

在ADHD注意功能的神经影像学研究中，以采用静息态下相关脑区或脑网络活动状态或相关任务态功能磁共振研究为主，研究主要指向了前额叶区域的功能异常。静息态以及脑网络相关内容已经在相关章节涉及，本章节主要着重于与注意相关的任务态功能磁共振研究。

1. ADHD患者注意功能受损 持续性注意功能，主要指对非频繁转换发生的重大事件自发保持持续性的注意力集中；警觉功能则指的是保持对外界刺激或无关目标的警觉性。在常用的注意功能的评估工具中，这两者密不可分，大部分情况下同一任务会要求两个成分同时参与。临床上多采用持续性操作测验（CPT）来测量ADHD患儿的注意功能。CPT主要用于评估受试者的持续性注意和选择性注意功能，该任务会重复地呈现一些单调的任务，但要求受试者需要保持注意以对新发的目标做出相应的反应或抑制。多项研究一致表明注意功能受损是ADHD的重要特征[146-147]，影响了童年期和成年期ADHD患者[148-149]。在童年期，持续性注意功能缺陷主要表现为在注意任务中反应时变异性增大，在枯燥的任务中无法持续地集中注意力，容易分心。在成年期患者中，持续注意的缺乏主要表现为容易被干扰、思维漫游，以及反应延迟，并与ADHD患者临床症状的严重程度相关[148]。

2. ADHD患者注意功能受损的神经影像学研究 小样本单组ADHD患者的fMRI研究发现，在持续视觉觉醒任务下，ADHD患者激活的脑区主要包括了双侧额中回、上顶叶皮质和下顶叶皮质，以右侧额中回的激活最为显著[150]。早期的研究队列样本量较小，为纳入了10例ADHD患者以及14名对照组的为期一年的随访纵向研究，起初第一次扫描中两组儿童均在注意任务下激活额叶-顶叶区域，然而在第二次扫描的时候，ADHD患儿在右侧的额中回仍存在持续性的激活，而对照组儿童已经不再使用这一区域，该区域已未见激活[151]。随后，在一项纳入了16例8~12岁未用药的ADHD患儿和16名健康对照组的研究中，研究者利用事件相关的功能磁共振去比较两组人群分别在认知的不同层面，包括觉醒、重塑，以及执行控制方面的脑功能差异，结果发现在觉醒相关任务相下，ADHD患儿比对照组在右侧扣带回的激活降低，而在重塑注意的任务相下，则是更多额叶-纹状体-岛叶环路的激活；反之，在执行控制任务相下，额叶-纹状体环路的激活减少[152]。另外一项研究中采用了线索目标探索任务（cued target detection task），发现在行为学上ADHD组比对照组存在更高的错误率，以及更大的反应时变异性，同时在大脑活动水平上存在着额中回、额上回、下顶叶、楔前叶和壳核的激活低下[153]。在一项比较ADHD和孤独症谱系障碍（autism spectrum disorder，ASD）患者与智商、年龄匹配的正常儿童参数调节警觉任务（持续注意性任务）的fMRI研究中，任务要求受试者在屏幕出现倒计时计时器的时候按下手中按键。计时器的出现有两种方式：可预测的短时间间隔（0.5 s）或者不可预测的长时间间隔（2.5 s或8 s），这些不可预测的长时间间隔的试次是以假随机的方式插入短时间间隔中间的，长时间间隔的试次比短时间间隔试次对持续性注意能力的要求更高。研究发现对比对照组，ADHD和ASD患儿都存在双侧纹状体-丘脑区域、左侧背外侧前额皮质和下顶叶皮质激活减弱，而楔前叶激活增强，楔前叶与背外侧前额叶皮质的激活程度成反比。在对照组中，随着注意任务难度增加，其负性激活更加明显，而与ASD患者相比，ADHD患者的左侧背外侧前叶的激活低下更加明显[154]，这种明显的激活低下还与ADHD疾病特异性的持续性注意功能缺陷相关。

另一项基于带线索的持续性操作测验（cued CPT）的fMRI研究发现，不同的任务亚模块下，ADHD患儿大脑活动呈现不同程度的异常：在持续性注意条件下，ADHD患儿在左侧额中回、双侧颞中回、左侧楔前叶和右侧小脑后叶中激活增强；而在执行控制条件下，ADHD患儿主要表现为左侧额下回、右侧额中回和右侧下顶叶皮质激活增强。由此可见，ADHD患儿脑功能的异常具有认知模块特异性[155]。

一项对成年期ADHD患者的研究发现，对比对照组，在注意任务下，ADHD患者呈现了多脑区的功能失调，包括了觉醒、注意控制、反应抑制等相关脑区。对于持续性注意功能来讲，更多的功能失调体现在背外侧前额叶；而对于瞬间转换注意来讲，其功能失调主要在中线脑区[12]。

3. 药物对ADHD患者注意相关脑功能异常的影响 已有研究表明，ADHD的常用一线用药，哌甲酯和托莫西汀在改善ADHD患者的持续性注意缺陷功能方面都有一定的疗效，尤其是哌甲酯在这方面的作用优于托莫西汀，但这种疗效与ADHD患者的临床症状改善并无相关关系[156]。值得注意的是，哌甲酯并不能提高全部持续性注意功能的指标[157]，并且疗效还与肾上腺素系统相关遗传多态性有关[158]。肾上腺素α_2A受体基因的MspI多态性位点G等位基因携带者在与哌甲酯相关的反应时变异性方面提高更明显。在脑功能方面，在单次服用短效哌甲酯的患者中，呈现了与持续注意功能相关的脑功能改善，主要体现为与对照组相比，其高注意功能网络增强，低注意功能网络减弱[159]。有研究曾对9例ADHD患儿服用哌甲酯1年前后的脑功能进行纵向随访，同时纳入对照组儿童，在无服药的情况下也同时随访1年。在随访前后两组受试者均进行行为学测验和影像学扫描，结果发现，在一年的时间内，对照组儿童第二次参加测验时候的行为学相比第一次有所提高，然而这种情况在ADHD患儿中并未出现；在脑功能方面，对照组儿童在两次扫描中，与任务相关的脑区的激活增加比ADHD患儿明显，然而在ADHD患儿中，出现了第二次扫描比第一次扫描时岛叶和壳核活动降低的情况，这是在对照组中没有见到的，从而研究者推论这可能是一种代偿机制[160]。

总之，ADHD患儿存在明显的注意功能缺陷，体现在行为学上的无法持续保持注意和容易受外界干扰而分心。在不同的注意任务下，ADHD组比对照组更多地在额叶区域出现激活低下。单个脑区的激活低下并非为其发病机制的全部，多脑区形成的大脑网络内的功能连接异常也参与了其注意功能受损的过程。哌甲酯和托莫西汀通过非特异性地调节大脑功能而起到缓解临床注意功能缺陷的作用。

（四）ADHD患者奖赏功能缺陷的fMRI研究

1. ADHD患者奖赏功能缺陷常见的异常脑区

ADHD的双通道模型认为，ADHD患者不仅存在执行功能的缺陷，还存在动机的异常[161]，说明ADHD患者存在奖赏功能的缺陷。对ADHD动物模型的研究提示，从中脑腹侧被盖核（midbrain ventral tegmentum）发出投射到包括腹侧纹状体的中脑边缘奖赏环路系统的功能异常在ADHD的奖赏功能缺陷中起着重要的作用。对正常人群的研究结果表明，腹侧纹状体的激活程度与受试者的冲动评分呈正相关[162]。后续的研究得到较为一致的结论是，在奖赏的不同过程中，不同脑区的激活不同，如在奖赏预期（reward anticipation）过程中腹侧纹状体的激活下降，而在奖赏获得的过程中前额叶和纹状体的激活均增强[162]。

在对ADHD奖赏功能缺陷的首个fMRI研究中，研究者使用金钱刺激延迟任务（monetary incentive delay，MID），此项任务是研究奖赏功能最常用的实验范式，包括3个不同的阶段：①预期阶段，②目标的出现，③反馈。该任务可以考察奖赏过程中的两个成分：①奖赏预期，如在线索和靶子出现期间对于所获得奖励（或者避免损失）的预期；②反馈（奖赏获得）的过程。对11例ADHD青少年及11名正常对照组的研究发现，ADHD患者在MID任务中表现出腹侧尾状核的激活下降，并且对所有样本的相关性分析发现，该部位的激活程度与父母多动/冲动症状评分呈负相关[163]。该研究结果提示，ADHD患者不仅存在被多数研究证明的执行功能神经环路的异常，并且动机神经环路也存在缺陷；ADHD患者奖赏功能缺陷可能主要与多动/冲动症状相关。此后在成年期ADHD患者的研究中发现了类似的结果：Strohle等[164]在MID任务中发现，成年期ADHD患者在奖赏预期反应中，腹侧纹状体激活下降；而在奖赏获得反应中，则表现出眶额叶（OFC）皮质的激活增强。在奖赏获得反应中，腹侧纹状体的激活程度与患者自评的多动/冲动得分呈负相关。另外的研究则发现，无论是即刻奖赏还是延迟奖赏（奖赏延迟折扣任务，reward delay discounting task），成年期ADHD患者均表现出腹侧纹状体激活的下降[165]；但是在延迟奖赏的任务中，ADHD患者还表现出背侧尾状核的激活增强，并且腹侧纹状体及背侧尾状核的激活异常与ADHD自我报告的疾病严重程度相关。

ADHD腹侧纹状体在奖赏任务中激活的异常，在此后的研究中被陆续验证。在Carmonas等的研究中[166]，对既往未用药的成年期ADHD患者同时使用MID任务和反应抑制任务（go/no-go），患者在奖赏任务中双侧腹侧纹状体的激活较正常人群减弱，此结果被另外的研究所验证[167-168]。Wetterling等[169]使用逆反学习任务（reversal learning task）考察童年期诊断为ADHD，至成年期症状持续（$n=17$）及症状缓解（$n=15$）的受试者脑激活情况与正常对照之间的差异。该项任务在受试者做出正确的选择后，可能会获得奖励，也可能会被惩罚。无论在奖赏还是惩罚条件下，三组人群均表现出左侧纹状体区域的激活，在惩罚的条件下，内侧OFC及内侧前额叶的激活程度均下降。ADHD症状缓解组的脑区激活位置与正常对照组相似而与症状持续组不同。进一步的心理生理交互作用（psychophysiological interaction，PPI）分析发现，只有症状缓解组和正常对照人群在惩罚的任务中额叶-纹状体区域具有功能相关性。症状持续组内侧前额叶对于惩罚的反应与症状缓解组及正常对照组方向相反。

使用修改的 MID 任务，Rhein 等[170]对较大样本的 ADHD 青少年（$n=150$）、未患病的同胞（$n=92$）及正常对照组（$n=108$）的研究发现，在奖赏预期阶段，ADHD 患者前扣带回、前额叶和小脑激活增强，在奖赏获得阶段，OFC、枕叶及腹侧纹状体的激活增强。ADHD 的未患病同胞也表现出与 ADHD 类似的激活增强脑区（除了在奖赏预期中小脑、在奖赏获得中部腹侧纹状体未激活增强之外）。对 14 名未曾药物治疗的成年期 ADHD 患者及 15 名正常对照组的研究表明[171]，在奖赏预期阶段，正常对照右侧腹侧纹状体和左侧背侧纹状体激活增强，而在 ADHD 患者中未观察到此现象；在奖赏传递时，两组表现出相反的激活模式，ADHD 组双侧腹侧纹状体和左侧背侧纹状体激活强于正常对照。ADHD 组在奖赏预期任务中多动/冲动症状水平与腹侧纹状体的激活呈负相关。

但并非所有研究都发现在奖赏预期任务中腹侧纹状体的激活下降。Paloyelis 等[172]使用修改的 MID 任务（获得奖赏的比例为 80%，高于经典的 MID 任务 67% 的水平），发现在奖赏预期阶段，ADHD 青少年背侧纹状体激活无降低；在奖赏获得阶段，ADHD 青少年表现出背侧纹状体（尾状核）激活的增强。其余的脑区，包括双侧杏仁核、左侧前脑岛和左侧颞极等，在成年期 ADHD 患者发生预期奖赏丢失时，激活强于正常人群；并且，患者的负性感觉量表评分越高，前脑岛和颞极的激活增强越明显[173]。作者推测，ADHD 患者这些脑区活动的异常可能与其总是经历失败以及总是面临惩罚有关。

不同亚型的 ADHD 患者在奖赏任务中的脑功能缺陷也存在不同，Edel 等[168]使用 MID 任务对未经药物治疗的 12 例注意缺陷型及 12 例混合型成年期 ADHD 患者进行比较，发现注意缺陷型的患者表现出双侧腹侧纹状体激活的下降，而混合型的患者则为 OFC 激活的下降。

和 ADHD 奖赏功能缺陷相关的脑区的激活状况还受奖赏任务强度的影响。有研究发现，ADHD 患者对于低强度的奖赏不敏感，需要使用强的奖赏以修正其行为[174-175]，故推测 ADHD 患者对于奖赏强度的敏感性存在缺陷。Wilbertz 等[176]将奖赏的水平分为低（仅反馈正确或者错误）和高（金钱奖赏或者奖赏丢失）两种，探讨成年期 ADHD（$n=28$）在奖赏传递过程中的神经元活动。在 fMRI 测查的同时记录受试者的皮肤电活动。结果显示，在高奖赏的任务中，两组人群的腹侧纹状体及背侧纹状体和内侧 OFC 均激活；在低奖赏的任务中，两组人群以上脑区的激活程度下降。对组内不同奖赏水平的任务进行比较发现，正常人群内侧 OFC 在不同奖赏水平的任务中激活存在差异，而 ADHD 患者无此特征。在 ADHD 患者中，内侧 OFC 的异常活动与其在冲动决策、延迟折扣任务中的成绩相关，并且与其生理唤醒水平相一致。该项研究提示，内侧 OFC 在正常人群中编码奖赏的水平及种类，但是在 ADHD 患者中此功能存在缺陷。此缺陷可能和 ADHD 的冲动行为存在相关[177]。另一项研究也表明，在不同强度奖赏任务中，成年期 ADHD 患者的右侧 OFC 的激活程度与正常人群存在差异，正常人群在高强度和低强度的奖赏任务中 OFC 激活的差异较成年期 ADHD 患者更明显[176]。

ADHD 患者的奖赏功能缺陷与其他的认知功能缺陷存在共同的神经基础还是各有其独特的神经环路呢？一项研究[178]发现，ADHD 患者在认知控制及奖赏任务中，表现出不同程度的缺陷。对这些患者的功能影像学数据的主成分分析发现，有某一项认知功能缺陷的患者，能对应到相应的脑神经成分的缺陷。结果表明，ADHD 患者的认知功能缺陷是独立的，相对应的神经环路缺陷也是独立的。另一项研究[179]也表明，成年期 ADHD 患者在 go/no-go 任务（抑制功能）和 MID 任务（奖赏功能）中对应的激活脑区并无相互依赖关系，表明 ADHD 奖赏功能的缺陷具有独立性。

总之，目前对 ADHD 患者的奖赏功能缺陷的研究发现其纹状体（特别是腹侧纹状体）及额叶（内侧眶额叶）的功能存在异常，其他脑区，如杏仁核、脑岛等的异常也被发现。ADHD 不同的疾病亚型、认知任务的难度以及年龄因素对于奖赏功能缺陷的结果均会产生影响，ADHD 奖赏功能的缺陷是独立的认知过程缺陷。

2．药物治疗对于 ADHD 患者奖赏功能缺陷

的影响 对17例ADHD青少年及17名正常对照，在服用哌甲酯控释片治疗3个月的前后，分别使用高货币奖赏及低货币奖赏任务的研究表明，较为长期的哌甲酯药物治疗可以改善ADHD患儿青少年的奖赏敏感性。但既往使用中枢兴奋剂治疗对于被试奖赏任务相关脑区的活动有无影响？Stoy等[180]对于童年期诊断为ADHD的成人，其中12例童年使用哌甲酯、12例童年期未经药物治疗（成年后并非都符合ADHD诊断）及12名正常对照成人的比较发现，在MID任务中，腹侧纹状体及OFC皮质的激活三组人群并无差异，但是脑岛的激活仅在童年期未经药物治疗的被试中降低。

在Rubia等的研究中[181]，单次口服哌甲酯，可以将ADHD患儿在奖赏性持续操作任务中激活增强的OFC及上颞叶激活水平降低，使之正常化。

3. ADHD患者奖赏功能缺陷的疾病特异性脑影像学研究 使用奖赏性持续操作任务（reward CPT），Cubillo等对童年期诊断为ADHD、症状持续至成年期的11例患者研究发现，在奖赏任务中，患者的右侧OFC、腹内侧前额叶及右侧内侧额上回激活降低。进一步的分析发现，这些脑区的激活下降主要存在于童年期共病品行障碍的患者[182]。该项研究提示，应该重视对于童年期品行障碍的评估以及其对于ADHD患者脑功能缺陷的影响。

目前的研究发现，孤独症谱系障碍（ASD）的患者也存在奖赏机制的缺陷。为探讨孤独症谱系障碍症状和ADHD症状奖赏缺陷的脑机制，van Dongen等[183]对ADHD青少年、未患病的同胞及正常对照组使用儿童社会行为问卷（children's social behavior questionnaire, CSBQ）评定受试者的孤独症谱系障碍症状，使用Conners父母评定问卷评定受试者的ADHD症状。在MID任务的奖赏预期中，三组人群的ASD症状和左侧脑岛的激活呈正相关，而ADHD症状则和背外侧前额叶的激活呈负相关。另一项探讨ADHD和ASD奖赏功能缺陷疾病特异性的研究，发现了腹侧纹状体的激活表现出组别与奖赏类别的交互效应：在正常对照中，腹侧尾状核在货币奖赏任务中的激活强于社会奖赏；ADHD患者在两种奖赏任务中均表现出腹侧纹状体激活的增强，而ASD患者在两种任务中，激活均减弱。神经元活动具有疾病的特异性，表现为在社会奖赏任务中ADHD患者内侧前额叶激活的特异性增强，以及在货币奖赏中ASD患者腹侧纹状体激活的特异性减弱。此两项研究均表明，ADHD与ASD患者的奖赏功能缺陷可能具有不同的机制及神经学基础[184]。

4. ADHD患者奖赏功能缺陷的遗传影像学研究 一项对童年期ADHD患者的研究发现，与9倍重复等位基因相比，*DAT1*的10倍重复等位基因与纹状体的低激活有关[185]，但是另外的一项研究却发现相反的结果[186]。Sokolova等[187]的研究则提示在奖赏预期的过程中，*DAT1*基因型与纹状体的激活存在间接的关联。Hoogman等在较大的样本中（ADHD组87例，对照组77例）的研究发现成年期ADHD患者的*DAT1*基因的9倍重复序列的单体型与患者在货币刺激延迟任务中纹状体的低激活状态相关[188]。对29例ADHD患者及30名年龄、性别匹配的对照组研究发现，ADHD男性患者在奖赏预期线索中，纹状体的激活与正常对照组并无差异，但是在成功的任务中，尾状核的激活较正常对照组增强。不同的*DAT1*基因型的患者，对于奖赏预期线索的反应不同[172]，提示不同的基因型影响受试者在奖赏任务中的脑区活动。

*NOS1*基因是ADHD的风险基因，研究表明，该基因短位的多倍重复序列与冲动症状相关，无论是在正常人群还是在ADHD中，短位基因的纯合子在奖赏预期任务中腹侧纹状体的激活更强，提示与*NOS1*基因相关的腹侧纹状体的激活增强可能是对ADHD患者其他脑区功能缺陷的代偿所致[167]。

目前对ADHD奖赏功能缺陷的遗传影像学研究存在样本量较小、研究结果不一致的现象，需要在更大的样本上，采用更先进的遗传影像学分析技术，进一步探讨遗传机制对于ADHD奖赏功能缺陷的影响。

（五）ADHD患者的适时功能缺陷的fMRI研究

1. 适时功能研究简介 适时功能（timing functions）主要指的是与行为的时间模块相关的认知功能，包括根据不同的时间调整行为的能力，即运动计时（motor timing）；察觉和估计时间间隔的能力，即时间知觉（time perception）；以及预测行为结果的能力，即时间远见（temporal foresight）。近年来，一些研究显示，ADHD 患者存在着适时功能缺陷，且在适时功能的 3 个方面均存在缺陷[189-191]。

与适时功能有关的脑区包括额叶皮质、顶叶皮质、基底节、小脑、前扣带回、辅助运动区[192-193]，这些脑区属于额叶-顶叶-纹状体-小脑网络的组成部分[194]，与此对应的，既往大量大脑结构[195-197]和功能[198-204]研究都显示 ADHD 患者的这些脑区存在异常。

到目前为止，大多数 ADHD 相关的适时功能研究都是行为学层面的，相关的 fMRI 神经机制研究相对较少，且结果并不一致。适时功能相关的行为学范式往往会分为亚秒级（sub-second）和超秒级（supra-second）两类，其中亚秒级受其他认知功能影响较少，超秒级的适时功能被认为受对时间的注意力、工作记忆和认知控制功能的影响较大[205]。常用的任务范式包括：①感觉运动同步任务（sensorimotor synchronization task），该范式的刺激是周期性发出的简单音节，而受试者则被要求在刺激发生的同时按下反应键，刺激发生和按键的时间差是结局指标，根据目标刺激出现前是否有提示而分为有提示和无提示的试次；②扣指任务（sequential finger-tapping），该任务范式要求受试者按照一定的顺序利用右手的拇指、示指、中指和无名指分别按键；③感觉运动警觉任务，任务中有高频出现的 500 ms 延迟的固定刺激，在这些固定刺激之间会有少量延迟不固定（2 s、5 s、8 s）的刺激，要求受试者尽可能快地对每一个刺激做出反应；④时间间隔辨别任务，该范式要求受试者从偏差 300 ms、400 ms、500 ms 的时间间隔中，辨别出时长为 1 s 的时间间隔；⑤延迟折扣任务（delay discounting task），该任务包含有不同的选项，要求受试者选择即时得到小奖励还是延迟（如 1 周后或 1 年后）得到大奖励。

2. ADHD 患者的运动计时研究 右侧顶叶与躯体意象和对时间的空间注意力功能有关[206]，同时也与整合视觉和躯体感觉的功能有关，而这个功能与适时运动表现密切相关[207]。2001 年，Rubia[198]的研究发现，ADHD 患儿在感觉运动同步任务中外侧枕叶脑区激活较低，而中部枕叶脑区激活升高。在采用扣指任务中 ADHD 患儿呈现右侧顶叶及对侧前运动区激活较低[208]。上述两个研究中，ADHD 患者的行为学表现都未发现异常。2010 年 Valera[209]使用感觉运动同步任务，发现 ADHD 组在有提示和无提示的任务试次下都存在更大的个体内反应变异（intraindividual response variability），额下回、眶额叶、中央前回、脑岛和小脑[205]在有提示和无提示试次下均有激活减低，基底节只在无提示条件下激活减低，顶叶区域只在有提示条件下激活减低。这反映了较高认知负荷依赖于纹状体激活的自主节奏，而较低认知负荷则依赖于顶叶的感觉运动整合及对时间的注意力功能[209]，与前文所述一致[206]。

在运动计时的超秒级研究方面，1999 年 Rubia[198]比较了 7 名 ADHD 患者和 9 名正常对照组在 5 s 及 600 ms 延迟的运动同步任务中的表现。虽然行为学表现未见显著差异，ADHD 患者在 5 s 延迟条件下，表现出运动计时的核心脑区，包括扣带回、前辅助运动区激活减低，而后辅助运动区激活增高[192,198,205]。前扣带回和辅助运动区的异常可能与 ADHD 对刺激的预期功能有关，而内侧顶叶的激活降低则可能是时间注意力的缺陷。另一项采用了感觉运动警觉任务[154]的研究发现，刺激的延迟越长，受试者的感觉运动预期及警觉功能的负荷越大。与正常对照组相比，ADHD 患者的左侧背外侧前额叶、双侧壳核、双侧海马、左侧中央前回、中央后回及顶上回呈激活减低，而对照组的这些脑区随着警觉功能负荷的增加激活增强[154]。此外，ADHD 组左侧背外侧前额叶还呈现出了更大的个体内变异[154,210]。另一项研究采用了一个 go/no-go 任务的变体，刺激的呈现时间分为可预测和不可预测两种[211]。ADHD 患者与对照组相比，在不可预测条件下表现出更差的准确率且小脑激活较低[211]。这一脑区负责的事件计时及时间预期功能可能是 ADHD 患者任务表现较差的原因[205]。

3. ADHD 患者的时间认知研究 时间间隔辨别任务是适时功能的时间认知方面研究的常用范式。Rubia 在 2009 年使用了这一范式对 21 名 ADHD 患者及 17 名正常对照组进行了研究[212]。研究发现，与正常对照相比，ADHD 患者的右侧背外侧前额叶和辅助运动区呈现激活低下[212]，且这两个脑区激活程度的异常与 ADHD 患者时间间隔任务的错误率有关[212]。在另一个关于时间认知任务的 meta 分析中，这些脑区在超秒级的时间间隔辨别任务中是激活最显著的[205]。另一纳入了12例ADHD患者及12名健康对照组的时间间隔辨别任务研究发现了ADHD患者在额叶有更广泛的异常，包括眶额叶、额下皮质及包括前扣带回的内侧前额叶、小脑和尾状核也激活较低[189]，这两个脑区在亚秒级的时间间隔辨别任务中有着重要的意义[205,212-213]。前扣带回的激活较低与ADHD患者较差的时间间隔辨别表现相关，尽管两组行为学表现并无显著差异。另一项研究发现，ADHD患者表现出了双侧下额叶皮质、延伸至壳核及前扣带回、辅助运动区的激活较低，且前扣带回、辅助运动区的异常与时间认知错误显著相关[214]，与之前的研究结果一致[212]。上述研究中，有两个研究的受试者应用了药物，发现哌甲酯使ADHD患者在安慰剂下表现出来的所有缺陷正常化[212,214]，而托莫西汀仅使右侧额下皮质的缺陷正常化[214]。既往ADHD的其他任务研究中，中枢神经兴奋药物往往只是使额叶-纹状体环路脑区部分正常化[199,215-217]，而上述研究的全脑正常化是不常见的。这恰恰印证了多巴胺与时间认知之间的密切关系[192,218-219]。Vloet等在2010年比较了14例ADHD患者与14名正常对照组在时间间隔辨别任务中的表现[220]。这个研究中的时间间隔分为简单（250 ms）和困难（350 ms）两个水平，且任务同时涉及了干扰抑制功能。ADHD患者的前扣带回喙部及左侧小脑后部显示出了较低的激活水平，此外在较高时间间隔辨别难度下上额叶皮质也激活较低[220]。结果与前述研究一致，支持了ADHD患者在亚秒级时间间隔辨别任务中较差的表现与外侧前额叶、前扣带回/辅助运动区及小脑有关[205]。

4. ADHD的时间远见功能研究 在适时功能的时间远见方面常用的任务范式主要是延迟折扣任务。在一项使用延迟折扣的任务中，时间间隔被设置为1周、1月、1年。ADHD患者延迟折扣功能的陡度（steepness），即随延迟时间增加，对奖赏主观价值的变化，与对照组无差异，但与其行为冲动表现的严重程度呈正相关。ADHD患者在做选择时的权衡时间较对照组短，在选择延迟奖赏的选项时，权衡时间较立即奖赏长[217]。在延迟选择中，ADHD患者的双侧下额叶皮质延伸至左侧眶额叶、基底节、下顶叶内侧区及顶叶内侧区、小脑激活较低[215]。这些脑区在既往研究中被证实与时间远见功能有联系[221-224]。所有异常脑区的低激活都与ADHD症状评分相关。既往一个meta分析显示，小脑是亚秒级适时功能的核心脑区，但是文章未涉及像折扣任务这样长时间间隔的情况[205]。小脑在延迟折扣任务中有激活[221]，且是ADHD研究中唯一与延迟选择的权衡时间相关的脑区[189]，这说明其在时间方面的延迟满足的重要功能。Plichta在2009年对14名成年期ADHD患者及12名健康对照组进行了1天、2周、4周级别的延迟折扣任务研究[165]，该研究中，ADHD患者的延迟选择与立即选择的权衡时间差显著长于对照组。在脑影像方面，此研究应用的是以基底节和边缘系统为感兴趣区的方法，而此脑区与立即选择的关系可能更为密切。在两种选择条件下，ADHD患者的腹侧纹状体的激活都较低；而尾状核在立即选择的条件下显示出了腹侧区域激活较低，在延迟选择的条件下背侧区域激活较高，且与症状严重程度正相关。杏仁核也在延迟选择条件下呈现较强激活。尾状核和杏仁核的这些与延迟选择相关的高激活与ADHD患者更强的延迟折扣相关。ADHD患者在面对延迟奖赏时的负性情绪反应可能是这种增强的神经活动的原因。腹侧纹状体消失了的低激活可能反映了ADHD患者对奖赏反应的迟钝[225-226]。Chantiluke在2014年对18例ADHD患者、18名正常对照组进行了1天、2周、4周级别的延迟折扣任务研究[42]，此研究中ADHD患者的行为学表现与对照组无显著差异。在脑影像学方面，其异常脑区有辅助运动区、中央前回、中央后回、右侧小脑上部、左侧下额叶皮质、左侧上颞叶皮质[227]。另外其右侧下额叶皮质和左侧小脑后部与ADHD患者的行为学表现有相关，这两个脑区均在既往研究中与时间远见功能密切相关[221,224]，这可能是一种功能代偿的表现[227]。本研究的脑影像结果与既往研究是一致的[182,189,228-229]。Carlisi在2015年的研究中也发现了应用安慰剂的ADHD患儿与正常对照组相比，右侧的脑岛、前运动区、后运动区及顶下小叶激活较低，而左侧小脑前部及后扣带回激活较高[230]。应用氟西汀之后，上述异常都消失了，推测氟西汀对ADHD患者也有类似于神经兴奋药物的作用，可使基于奖赏机制的决策网络、与时间远见相关的神经网络及默认网络的神经活动正常化。总之，ADHD患者在延迟奖赏任务中反应时短，这是典型的冲动特征。腹外侧额叶-纹状体-顶叶-小脑网络在此任务中的低激活可能就是ADHD患者时间远见功能损伤的重要机制。

（曹庆久　王　鹏　吴赵敏编，孙　霄　孙　黎校）

二、ADHD的静息态功能磁共振研究

（一）静息态功能磁共振研究

1. 静息态的介绍　我们目前对大脑功能的了解绝大部分来自于那些设置有任务的研究，主要通过要求受试者对刺激做出反应从而测量神经活动。然而，在非任务状态，我们的大脑并非真的在"休息"，而是在不停地进行着自发神经活动。人们将这种个体清醒且对外界保持警觉，同时不需要对外界主动注意或者没有目标指向性的任务要求的状态定义为静息态（resting state）[231]。目前许多影像成像技术都使用静息态研究，如正电子发射断层显像（positron emission tomography，PET）[231]、脑电图（electroencephalogram，EEG）[232-233]、脑磁图（magnetoencephalogram，MEG）[234-236] 等，而功能磁共振成像（functional magnetic resonance imaging，fMRI）技术由于兼有较好的时间和空间分辨率且不需要注射放射性核素而被广泛应用。本章节主要介绍静息态的fMRI研究。在静息态fMRI研究中，一般要求受试者在机器中安静地躺着，无需任何任务操作，只需睁眼或闭眼休息，不要睡着，脑子里不要系统地考虑特定的问题。

2. 静息态功能磁共振研究的分析方法

（1）功能连接的分析方法：那些显示出高度的神经活动一致性（即随着时间推移fMRI信号高度相关）的脑区被认为是"功能连接"[237-238]。当多个脑区的fMRI信号都是连接的，这些脑区就被称为一个"静息态网络"。这些网络（如认知控制网络，cognitive control network）包括那些已知在基于任务的fMRI（task-based fMRI）研究中同时激活的脑区。采用静息态功能连接磁共振（rs-fcMRI），在这些脑区可以可信地探测到功能连接，因此认知控制网络可以被称为一个"静息态网络"[239-240]。静息态神经活动的功能还需要进一步去探索，但目前认为其可能反映了一种大脑自组织的内源性机制。自发性神经活动增强了神经网络内部的突触连接，因此可能维持了这些神经网络的连贯性或结构[241]。

功能连接的分析方法是目前在ADHD研究领域中应用最多、最广泛的方法，主要包括基于种子点的功能连接磁共振（seed-based rs-fcMRI）、独立成分分析（independent components analysis，ICA）、等级聚类（hierarchical clustering），以及自组织映像（self organization map）等。其中最为常用的是基于种子点的功能连接磁共振分析和独立成分分析。简单地说，基于种子点的功能连接磁共振分析就是用回归或相关性分析考察一个特定的感兴趣区内的时间序列和大脑其他所有体素的时间序列之间的时间相关性以鉴别功能相关的脑区或脑网络。这一方法由于其原理简单、敏感性高，以及易于解释而被广泛应用[242-246]。但是，这是一种由假设驱动（hypothesis-driven）的分析方法，需要事先定义种子点，选取不同的种子点会对结果的功能连接模式产生很大的影响[247]。

区别于由假设驱动的基于种子点的功能连接分析方法，独立成分分析是一种由数据驱动（data-driven）的可以展示功能连接的时间或空间分布模式的功能整合的分析方法[248-250]。它不需要事先定义种子点，而是通过复杂算法分析将整个BOLD数据集分解成数个尽可能在时间上或空间上相互独立的成分[251]，而且可以自动分离噪声源，所以其应用前景很广阔[237]。但是，如何定义其分解的独立成分的个数仍然是一个没有解决的问题，研究者还要事先定义好噪声的选择标准，而且其结果解释起来也比较复杂[237]。

（2）功能分化的分析方法：虽然功能连接可以为我们提供很多关于大脑网络的整体信息，但它却不能告诉我们连接出现异常的各脑区中究竟是哪个脑区出了问题？功能分化的方法则能为我们提供局部脑区的信息。功能分化的分析方法包括局部一致性（regional homogeneity，ReHo）、低频振荡振幅（amplitude of low frequency fluctuation，ALFF）、时间簇分析（temporal cluster analysis，TCA）、多元回归分析（multiple regression analysis）和自回归噪声模型（autoregressive noise model）方法等。其中局部一致性和低频振荡振幅是两种应用较多的静息态fMRI分析方法。局部一致性假设在一定条件下功能区内相邻体素的BOLD信号随时间的变化具有相似性[252]。它使用肯德尔和谐系数作为指标来度量一个团块内时间序列变化的一致性，可以反映一个功能区内不同体素的时间序列之间

的相似程度。Zang 等[252]发现受试者在运动任务中运动区的 ReHo 值要高于静息态，这与 Biswal 等[253]采用一般线性模型的分析方法发现的结果一致。此外，他们还发现静息态下的默认网络脑区的 ReHo 值要显著高于运动任务状态，这与 Raichle 等[231]的静息态 PET 研究结果也是一致的——其发现静息状态下默认网络脑区的代谢和耗氧水平要高于任务状态。

ALFF 使用一个频段（0.01～0.08 Hz）内各频率点幅值的平均值来刻画一个体素自发活动的强弱，从能量的角度反映了各个体素在静息状态下自发活动水平的高低[254]。与 ReHo 研究的发现类似，Zang 等[254]的研究结果显示静息状态下默认网络脑区的低频振幅要显著高于全脑水平。另有研究发现正常人在睁眼、闭眼两种条件下视觉区的静息态低频振幅有很大差异，这提示低频振幅可以有效地区分这两种生理状态[255]。

（二）ADHD 患者静息态脑功能失调的研究进展

目前 ADHD 静息态脑功能的研究主要集中在功能连接即对大脑网络的研究方面，下面将对这一部分做重点介绍。

1. 默认网络干扰假说（default made network interference hypothesis） 默认网络是在静息态下一系列显示出高度相关的神经活动的脑区组成的互相连接的大脑网络，其成分包括内侧前额叶、楔前叶/后扣带回，以及外侧顶叶和下部皮质等[241]。在功能上，默认网络被认为与任务无关的大脑过程、思维漫游（mind-wandering）、自我参照性认知，以及反刍（rumination）有关[256-257]。当人们在清醒的静息态下，忙于做白日梦、恢复记忆以及评估他人的观点等内部任务时，默认网络显示出很高的活性，而且其各脑区间呈现出很强的功能连接模式[241,256,258]。而当人们从集中于内部的认知过渡到外部的、目标指向的任务态时，默认网络呈现出去激活的模式[259-262]。任务的注意负荷越大，这种去激活的程度就越明显。有趣的是，默认网络不能有效抑制或去激活，与暂时性注意力下降[263]以及在任务中产生更多的错误[264]有关。这提示不适宜的默认网络活动的存在可能会影响持续性注意，特别是那些注意需求高的任务。

此外，默认网络与在外部任务中普遍呈现激活模式、负责高级的认知控制功能的各网络之间的相互作用是研究者们的另外一个关注点。默认网络与认知控制网络的活动呈现出与注意负荷负相关的模式——当注意负荷增加时，认知控制网络的激活增加，而默认网络的激活减低；相反，在静息状态或者集中于内部的认知时，认知控制网络的激活减低，而默认网络的激活则增加[231,241,259]。ADHD 患者反应时变异的低频波动特点与默认网络和认知控制网络的低频负相关模式的吻合，引发了默认网络干扰假说的提出[265]。该假说认为任务条件下的暂时性注意力下降与默认网络的自发活动的干扰有关。

这一假说首先被 Castellanos 等[266]的研究验证了。该研究考察了成年期 ADHD 患者（n=20）与正常对照之间在默认网络与 3 个属于认知控制网络的额叶脑区之间的功能连接差异，发现成年期 ADHD 患者组 dACC 与默认网络的核心区域——后扣带回/楔前叶之间的负相关程度减弱。这一发现指向了 ADHD 中的认知控制网络与默认网络之间的正常负相关关系的破坏。作者们接下来用有差异的默认网络后部节点 PCC/PCu 区域做种子点时，除了发现 ADHD 组在与 dACC 之间的功能连接减弱外，还发现 ADHD 组 PCC/PCu 与默认网络前部节点——内侧前额叶之间的功能连接消失，而对照组默认网络前部和后部节点间则呈现明显的正相关关系。同一个研究组的 Uddin 等[247]采用了一种新的分析方法——网络一致性（network homogeneity），在同一批受试者的数据上考查了 ADHD 默认网络的失调，其结果验证了 Castellanos 等[266]的发现——即 ADHD 组以 PCu 为中心的默认网络的后部区域与整个默认网络的功能连接减弱。

Cao 等[267]在无兴奋剂服药史的 ADHD 男性儿童和青少年样本中得到了类似的结果。以壳核作为种子点，他们发现 ADHD 组相对于对照组在默认网络节点与双侧壳核之间的负连接减弱。作者认为在 ADHD 患儿中，默认网络的干扰可能影响了壳核介导的正常注意功能。Sun 等[268]使用与 Cao 等[267]的研究相同的一批儿童、青少年样本，发现对照组呈现出 dACC 与默认网络节点包括 PCC 之间的负相关关系，而在 ADHD 组中这一负相关关系减弱，这与成年期 ADHD 患者中的研究结果一致[266]。基于 dACC 与 PCC 之间的功能连接的异常指数，Sato 等[269]采用机器学习算法对成年期ADHD患者进行识别和分类。他们发现，ADHD患者的这一连接的异常程度要明显高于正常对照组；而且，成年期ADHD患者dACC与PCC之间的功能连接模式更类似于正常发育的儿童而非成人。这一发育性的研究结果提示了ADHD患者可能存在的神经成熟的潜在延迟，至少存在于dACC与PCC之间的功能连接方面。另外一个研究在成年期ADHD患者样本中采用ICA的方法，发现在正常对照组中默认网络区域与认知控制网络节点左侧DLPFC之间呈负连接模式，而在成年期ADHD患者中这二者之间则呈现正连接模式[270]。Mattfeld等[271]在一个16年后的追踪研究中发现，在那些童年时和成年时均被诊断为ADHD的受试者中（持续性ADHD，n=13），默认网络后部节点PCC与前部节点MPFC的功能连接减弱；而在对照组中发现的默认网络前部节点MPFC与认知控制网络重要节点DLPFC的负连接模式在持续性ADHD患者和缓解性ADHD患者（童年期被诊断为ADHD，而成年期已经无法达到ADHD诊断标准）中均减弱。

Fair等[272]在一个ADHD患儿样本中用种子点的分析方法检验了默认网络内部的功能连接模式。与成年期ADHD患者中的结果一致[266]，作者在ADHD患儿中也发现了默认网络内部脑区之间（特别是在PCC与MPFC之间）的功能连接减弱。作者进一步探索了ADHD组默认网络内部的14个具体连接的特点（在之前的研究中已经描述了其发育轨迹[273]，发现ADHD组中那些本该随着发育逐渐增强的默认网络连接是减弱的，而那些本该随着发育逐渐减弱的默认网络连接却异常地增强了）。这一默认网络的发育性连接分析与之前的结构MRI的研究结果一致[196]，均提示ADHD存在神经成熟的延迟。在一个后续的研究中，Fair[274]证实了ADHD-C型患儿的默认网络内部脑区的节点强度（node strength，某一脑区的聚合连接强度的指标）存在异常。Qiu等[275]采用ICA的方法在一个ADHD-I型患儿样本中同样发现了默认网络内部脑区之间的低连接模式，提示这一默认网络内部低连接模式可能与ADHD的亚型无关。

值得一提的是，公开的大型数据库为ADHD领域的研究注入了新的活力。ADHD-200联盟于2011年3月1日公开了包括表型数据在内的776个静息态功能磁共振和结构磁共振影像。这一公开数据库的数据来自于全世界八个研究中心，包括491名正常发育的儿童、青少年和285例患有ADHD的儿童、青少年的数据集[276]。采用ADHD-200数据中3个中心的样本，Sripada等[277-279]检验了默认网络与Yeo-Krienen各网络之间的关系。在第一个研究中[278]，他们计算了7个Yeo-Krienen网络上的907个种子点之间的功能连接，发现ADHD患者默认网络内部以及其与腹侧注意网络、额叶-顶叶网络和视觉网络之间的负连接减弱，且这一异常的网络间连接模式主要位于大脑右侧，这与结构研究的发现一致[280]。在另一个研究中[277]，采用联合ICA的方法，他们发现ADHD患者默认网络与认知控制网络之间的负连接减弱与结构异常同时出现在DLPFC和ACC这两个重要的认知控制脑区。他们还发现ADHD患者在默认网络、背侧注意网络和视觉网络内部的功能连接异常，同样也伴随着结构的异常。这一研究证实了ADHD患者存在多模态的、密切相关的结构和功能异常，也提示了整合多模态的影像数据进行集成分析的必要性。Kucyi等[280]的研究则关注了默认网络的小脑成分，他们发现成年期ADHD患者该区域与多个皮质网络包括视觉网络、背侧注意网络、凸显网络（salience network）和感觉运动网络的功能连接增强。

综上所述，虽然有一些不一致的结果[270,281-283]，但大部分研究发现，无论是ADHD患儿、青少年还是成人患者，也无论有无用药史，其默认网络内部脑区之间呈现一种低连接模式，其认知控制脑区与默认网络之间的负连接模式减弱，甚至消失。这一结果验证了默认网络干扰假说，即默认网络介导的思维漫游通过破坏或干扰认知控制网络的正常功能的方式阻碍了正常的持续性注意。尽管在概念上很吸引人，这一神经认知模型仍需要更多的研究去进一步验证。

2. 双通路模型（dual pathway model） 皮质-纹状体-丘脑-皮质环路（cortico-striatum-thalamo-cortical loops，CSTC）是一系列平行的神经环路——从皮质投射到纹状体和丘脑，然后再返回皮质[284-287]。虽然CSCT环路的精确数量还有争议，但通常将其分成3个主要的环路：感觉运动、认知、以及边缘（或情感）环路，分别包括感觉运动皮质、DLPFC，以及眶额叶和ACC[288-290]。包括人类神经影像学研究和动物模型研究的许多证据都提示冲动与CSTC环路的功能和结构异常有关，特别是认知和边缘 CSTC 环路[291-294]。一些静息态功能连接磁共振研究也从这个角度考察了 ADHD 患者在 CSTS 环路内部区域间功能连接的异常。在前面提到的 Cao 等[267]以壳核为种子点在无服药史的 ADHD 男性青少年样本中进行的静息态功能连接研究中，除了发现 ADHD 组在默认网络节点与壳核之间的连接异常，他们还发现相对于对照组，ADHD 组在左侧壳核与额上回（认知 CSTC 环路中的脑区）之间的功能连接减弱。这一结果与之前 Tian 等[295]发现的 ADHD 组在这一环路中的功能连接增强相反。Tian 等[295]之前的这篇研究，由于只有 8 个 ADHD 患儿受试者，可能限制了其结果的推广。在另外一个包含了 67 例 ADHD 患儿受试者的研究中，同样发现了丘脑与壳核之间的功能连接减弱，再次提示了 ADHD 患者认知 CSTC 环路内部的低连接模式[296]。此外，Cao 等[267]的研究还发现，ADHD 组在左侧壳核和腹侧纹状体（包括与奖赏、加工有关的伏隔核）之间的功能连接减弱，提示除了认知 CSTC 环路之外，ADHD 患者在边缘 CSTC 环路也可能存在异常。而且 ADHD 症状越严重，其壳核 - 伏隔核功能连接强度越弱。在一个无服药史的 ADHD 患儿样本中，Posner 等[239]发现 ADHD 组在认知和边缘 CSTC 环路内部均存低连接模式：左侧 DLPFC 和左侧壳核背侧之间及左侧腹侧纹状体和左侧眶额叶皮质之间的功能连接均减弱。而且与这两个环路相关联的行为学结果是可以分离的，即在 ADHD 组中，执行功能缺陷而非高情感易变性与认知 CSTC 环路的低连接有关，相反，高情感易变性而非执行功能缺陷与边缘 CSTC 环路的低连接有关。一些研究使用跨模态方式将静息态功能连接数据与任务中的行为学表现或 ADHD 症状相结合，为 ADHD 中这两个环路的异常提供了更有力的证据支持，如丘脑与 ACC 之间的功能连接与停止信号任务中较慢的抑制有关[297]，伏隔核和前额叶之间功能连接增强与时间折扣任务中的冲动反应有关[298]，丘脑和壳核与丘脑和前额叶的功能连接与空间工作记忆表现有关[296]，减弱的右侧前额叶前部和右侧腹外侧前额叶之间的功能连接与对立违抗症状有关，而减弱的左侧前额叶前部和右侧顶下小叶之间的功能连接与更差的反应抑制和注意控制有关[299]。

近年来，ADHD 边缘（情感）CSTC 环路的异常越来越多地得到了重视和研究。除了一直被重点研究的纹状体[283,300-302]之外，以杏仁核为种子点的功能连接研究也越来越多[303-306]。Hulvershorn 等[304]发现 ADHD 患儿杏仁核与 ACC 喙部的正连接增强，且这一增强的功能连接与其增高的情感易变性有关。另一个研究[305]采用 ICA 的方法，发现 ADHD 患儿的情感网络呈现出更差的整合性（双侧杏仁核与整个情感网络的连接增强，而左侧 OFC 与整个情感网络的连接减弱）；且左侧杏仁核与整个情感网络之间增强的功能连接与 ADHD 患儿的攻击行为和品行问题有关。采用社区发现分析（community detection analyses）方法，Karalunas 等[303]以家长 / 监护人评定的儿童气质问卷作为输入变量，将 247 例 ADHD 患儿分成了温和型（mild，情绪调控正常）、澎湃型（surgent，极端的正性动机）和易激惹型（irritable，极端的负性情绪性、易怒，并难以安抚）三个亚型，并通过周围心血管生理特征、静息态功能连接磁共振以及 1 年后随访的临床指标进行验证。虽然只有 39 例 ADHD 患儿和 15 名对照儿童的静息态磁共振数据，他们仍然通过以杏仁核为种子点的功能连接模式发现了 3 个亚型之间以及与对照组之间的差异。且在 1 年后的随访中，易激惹亚型的 ADHD 患儿发展出一种新的共患疾病的可能性是其他两个亚型的两倍。然而，对 ADHD 边缘（情感）CSTC 环路的研究结果相对差异较大，造成这种差异的原因可能与样本有无服药史有关，因为这一环路本身受多巴胺能的影响非常大。已有研究发现单次服用低剂量的兴奋剂即可改变 ADHD 患儿的静息态 fMRI 信号[307]，而单剂量的兴奋剂能够改变可卡因成瘾受试者的伏隔核的功能连接模式[308]。

综上所述，rs-fcMRI 研究的结果至少提示 ADHD 在认知和边缘 CSTC 环路内部均存在功能连接异常。这一发现支持了 ADHD 的双通路模型[309]。这一神经心理学模型认为，一些 ADHD 患儿在负责执行功能的神经基础方面存在异常（如认知 CSTC 环路），导致其表现以神经认知缺陷为主；而对于另外一些 ADHD 患儿，情感和动机系统（如边缘 CSTC 环路）则在其发病机制中发挥了主要作用。未来的研究需要进一步去探索不同的治疗措施对这两个环路的不同影响，以及其中一个环路是否比另一个具有更重要的预后意义[239]。

3. 神经成熟延迟的静息态证据 ADHD 患者有皮质成熟的延迟已经被美国国立精神卫生研究院的里程碑式的纵向研究可信地揭示出来[196]。ADHD 患者存在与年龄相关的神经生化异常也已经在一个元分析中被报告出来[310]。除了前面提到的两个研究[269,272]外，越来越多的静息态 fMRI 研究发现了与 ADHD 神经成熟延迟相一致的结果[279,311-313]。

采用与前述的两个研究[277-278]一样的 ADHD-200 样本，Sripada 等[279]采用全脑连接组学方法（whole-brain connectomics methods），发现 ADHD 患者在默认网络内部的功能连接以及默认网络与额叶-顶叶网络和腹侧注意网络之间的功能连接上均存在成熟的延迟。这一结果与纵向结构研究的结果一致[196]，并进一步支持了默认网络干扰假说，且提示了这一假说中的缺陷背后可能存在的发育性病因。

Tomasi 和 Volkow[311]同样采用 ADHD-200 的数据（203 例 ADHD 患儿和 402 名正常对照）以及来自于 1 000 功能连接组学项目（1000 Functional Connectomes Project）的 704 名健康成人的数据，考查了腹侧被盖区和黑质和功能连接。他们发现 ADHD 患儿在腹侧被盖区与丘脑和苍白球之间，以及在黑质与杏仁核和岛叶之间的功能连接均呈增强的特点，而这些结果提示 ADHD 患者可能在这些脑区存在功能连接修剪（pruning）的延迟。而 ADHD 患儿同时还在腹侧被盖区与海马旁回、杏仁核和岛叶之间的功能连接增强，而这些区域的功能连接在正常儿童对照组中是比成人对照组要更弱的，这一结果同时提示 ADHD 患儿可能在这些脑区中存在更快的神经发育。

一个纵向随访研究在约 5 年后（平均年龄约 17.5 岁）对 129 例之前诊断为 ADHD-C 型的青少年和 100 名正常青少年对照组进行了静息态磁共振扫描[283]，发现 ADHD 多动/冲动症状的缓解与 ACC 和执行控制网络之间的功能连接增强有关。组间比较的结果支持了上述结果，即 ADHD 症状缓解的受试者的这一功能连接强度最大，ADHD 症状持续存在的受试者的这一连接强度次之，而对照组的这一连接强度最弱，作者把这一现象解释为 ADHD 的代偿机制。

4. ADHD 的多网络模型 除了前面提到的默认网络内部及默认网络与认知控制网络间的功能连接模型以及认知和边缘（情感）CSTC 环路模型，一些研究者发现并提出了更复杂的 ADHD 多网络模型。Menon[314]提出了一个三网络模型，包括额叶-顶叶中央执行网络（central executive network，CEN）、默认网络和凸显网络。作者假设包括 ADHD 在内的多种精神疾病都与凸显网络和默认网络间的不恰当合作有关，即凸显网络不恰当地与 CEN 和默认网络进行了合作。资源分配指数（the resource allocation index，RAI）作为一个新的测量指标，代表了网络间的交互作用。具体来说，RAI 等于凸显网络与 CEN 之间和凸显网络与默认网络之间的功能连接强度的差值[313]。Choi 等[313]首次采用 RAI 对一个小样本（每组 20 人）的无用药史的 ADHD 患儿和对照组进行了研究，发现 ADHD 组没有像正常对照组那样表现出 RAI 随着年龄增长的增加。另外一个对成年期 ADHD 患者进行的多网络种子点功能连接研究区分出了 4 个网络：凸显网络、默认网络、背侧注意网络和腹侧注意网络[315]。作者们发现，ADHD 患者的凸显网络与背侧注意网络的连接减弱，而背侧和腹侧注意网络之间的连接增强，且 ADHD 患者默认网络和腹侧注意网络内部的功能连接强度也比正常对照组要高。由此，我们会发现上述研究采用了不同的网络命名及网络范围和边界，给我们解读结果带来了一定的困难。因此，Castellonas 和 Aoki[316]呼吁研究者们在研究中，至少在补充分析中，采用更常用的网络命名（如 Yeo-Krienen 网络[281]）来解决这一分歧。

最近，Rosenberg 等[316]用数据驱动的方法发现了 2 个更大的注意相关网络。他们首先通过健康成年受试者进行一个新的持续表现任务时的持续性注意指标在任务态 fMRI 中识别出了高注意网络和低注意网络，且同一个受试者静息态下的这两个网络能够有效预测任务中的持续性注意指标。而在正常健康成人中定义出来的这两个网络可以预测另外一个独立的来自于 ADHD-200 的 ADHD 患儿样本中的 ADHD 得分，且从这一 ADHD 样本中再次定义出来的这两个网络可以预测原始样本中的持续性注意指标。与我们目前关注的简化的网络模型不同，这一研究中的网络包括了大面积的皮质、皮质下区域以及小脑。

5. 功能分化方面的结果 Cao 等[317]用局部一致性（ReHo）的方法分析了 ADHD 患儿静息态 fMRI 数据，报道了 ADHD 组额叶-纹状体-小脑环路的局部一致性的减低，包括双侧额下回、右侧 ACC 下部、左侧尾状核、双侧锥体，以及属于默认网络成分的左侧 PCu。Zang 等[254]通过测量静息态 BOLD 信号自发低频振荡振幅（ALFF）观察到 ADHD 组在右侧额下回三角区、双侧小脑及小脑蚓部的 ALFF 降低，而在右侧 dACC、左侧外侧小脑、左侧梭状回、右侧颞下回、左侧感觉运动皮质和双侧脑干的 ALFF 升高，提示了这些脑区与 ADHD 发病机制之间的关系。另外一个采用 ALFF 方法的研究发现 ADHD 男童在左侧额上回和感觉运动皮质的 ALFF 值升高，而在双侧前扣带回、中扣带回和右侧额中回的 ALFF 值减低。An 等[307]在同一批无用药史的 ADHD 男童样本中同时应用 ReHo 和 ALFF 的分析方法，发现相对于 ALFF，ReHo 在探测额叶-扣带回-枕叶-小脑环路上脑区的组间差异方面更加敏感。而 ALFF 则可能是 ReHo 的一个有益的互补方法。而 Tian 等[318]的研究采用了一种新的分析方法——使用静息态活动指标观察了与 06 年研究[319]同一批受试者的静息态脑活动，发现 ADHD 患儿在视觉皮质、初级感觉皮质、听觉皮质及皮质下的丘脑、脑干、中脑的活动增高，提示 ADHD 患儿存在更多的感觉加工障碍。An 等[320]考察了单剂量哌甲酯对于 ADHD 患儿静息态脑功能的影响，他们发现，服用安慰剂条件下的 ADHD 组在右侧舌回和右侧顶叶皮质的 ReHo 值高于对照组，在左侧额下回三角区和小脑蚓部的 ReHo 值低于对照组；而单剂量的哌甲酯能够使 ADHD 患者的这些缺陷恢复到正常水平。

由上述结果可以看出，来自于 ADHD 功能分化方面的结果并不一致，功能分化的各分析方法的生物学内涵也有待进一步研究。我们建议，可以将功能分化的分析方法与功能连接的分析方法联合应用，通过二者测量内容的互补，从而更全面地揭示出 ADHD 患者静息态脑功能的缺陷。

（三）小结

通过上述对 ADHD 静息态脑功能研究的综述，我们可以发现：① ADHD 默认网络前部和后部节点之间的同步性减弱；②默认网络与额叶-顶叶网络（即执行控制网络）和注意网络（包括腹侧注意网络、背侧注意网络和凸显网络，与网络命名有关）之间的关系存在异常；③与多动/冲动症状及情感调节有关的边缘（情感）环路（包括杏仁核、眶额叶、腹侧前额叶和纹状体等）的参与；④上述这些网络或环路的神经成熟轨迹可能存在延迟或异常。虽然已经得到了上述发现，但 ADHD 患者静息态脑功能研究领域的空间仍然很大，不一致的结果仍然很多，有待研究者们进一步去探索。

（安　莉编，赵琦华　孙　黎校）

第四节　注意缺陷多动障碍的脑连接组学

一、基于图论脑网络分析的基本概念

人脑是一个相互连接的复杂系统，这个庞大的复杂系统是大脑进行信息处理和认知表达的生理基础。近年来的研究表明，人脑的结构和功能网络符合复杂网络模型，具有复杂网络的属性，例如小世界（small-word）属性，这可以使大脑的功能整合与功能分化达到平衡，达到高效的信息交换最佳状态[321]。一些神经科学家在充分认识构建人脑网络重要性的基础上，提出了人脑连接组学（human connectome）的概念。按照计算尺度的不同，人脑连接组可以从三个尺度进行研究，即微尺度（microscale，代表神经元水平）、中间尺度（mesoscale，代表神经元集群水平）和大尺度（macroscale 或 large-scale，代表脑区水平）[322]。图论分析（graph analysis）提供了一个强大的工具来描述复杂系统，在图论中，一个复杂网络可以表示为一个图，由节点（vertex 或 node）集合和边（edge 或 link）集合组成。在采用 MRI 数据模态联合图论的方法进行的大尺度脑网络分析中，节点常为通过大脑解剖或者功能模板定义的脑区，边主要代表节点之间的功能或者结构联系[323]。常用的描述复杂脑网络拓扑属性的指标中，描述整体属性的包括全局效率（global efficiency)、局部效率（local efficiency）、最短路径长度（short path length）、聚类系数（clustering coefficient）、模块性（modularity）、小世界（small-word）、网络弹性（network resilience）；描述节点的指标包括节点效率（nodal efficiency）、节点中心度（node centrality）、介数中心度（betweenness centrality）等。近年来，大脑核心节点（Hub）及核心节点群（Rich Club）的特征是脑网络研究的热点[324]，这些节点在脑网络连接中起着重大的作用，在多个复杂的认知过程相互整合中起着重要作用，这些重要节点的受损，可能与精神及神经系统的疾病发病有关。另外，一些新的算法及概念也在不断涌现，进一步深化了我们对于脑网络拓扑属性的理解。

二、ADHD 患者脑网络拓扑属性研究

自 2009 年第一篇采用图论的方法探讨 ADHD 患者脑网络拓扑属性的研究以来，近年来，越来越多的研究探讨了 ADHD 患者的脑结构及功能网络的拓扑属性异常。本章所介绍的均为采用 MRI 技术结合图论的复杂网络分析方法，从大尺度水平对 ADHD 患者的脑结构及功能脑网络拓扑属性进行研究。根据构建脑网络所使用的影像学模态的不同，又可分为脑功能网络研究（选取静息态及任务态的 fMRI 数据构建网络）及脑结构网络研究（选取脑结构或者弥散张量成像数据构建网络）。

1. ADHD 脑功能网络拓扑属性研究 在最早的一项 ADHD 的脑网络研究中，Wang 等[325]使用静息态 fMRI 的数据，选取 90 个感兴趣脑区[解剖自动标记（anatomical automatic labeling, AAL）模板]作为节点，各脑区间的功能连接构成边，构建功能脑网络，受试者包括 19 例 ADHD 患儿及 19 名正常对照。作者发现，无论是 ADHD 患儿还是正常对照，脑网络均具有小世界的属性，但是相比于正常儿童，ADHD 患儿表现出局部效率的增加，而全局效率有下降的趋势（未达显著水平），提示 ADHD 患儿的脑功能网络发育的延迟。该研究还发现 ADHD 患儿眶额叶、颞叶、枕叶的节点效率下降，而额下回的节点效率增强。这些节点效率的异常改变可能与疾病有关。Fair 等[272]同样使用静息态 fMRI 数据，在默认网络（DMN）内选取了 12 个 ROI 构建网络，发现 ADHD 患儿的 DMN 的前后网络的连接下降，提示 ADHD 患儿在网络内部，特别是默认网络存在发育延迟的现象。并且，不同临床亚型的 ADHD 患者存在共同的脑网络缺陷，表现为感觉运动皮质的节点连接效率的下降，但是不同亚型的功能脑网络的缺陷也存在各自的特异性：ADND-I 型患者表现出背外侧前额叶皮质的节点连接效能的下降，而 ADND-C 型患者则表现出 DMN 的节点效率下降。Tomasi 等[326]对 ADHD-200 数据库静息态 fMRI 数据进行全脑体素的脑网络分析，选择脑网络指标为中心度，并将连接按照物理距离的不同分为长连接和短连接，发现 ADHD 患者在背侧注意网络（上顶叶）、默认网络（楔前叶）及小脑等部位，无论是长连接还是短连接的连接水平均较对照组下降（下降了 33%）；而奖赏-动机相关的脑区（腹侧纹状体和眶额叶皮质）短连接增强（增强 15%）。进一步的基于种子点的功能连接发现，ADHD 患者眶额叶与纹状体及前扣带回的连接增强，而与上顶叶的功能连接强度减弱。

在一项使用中心度指标的基于全脑体素的脑网络研究中，Di Martino 等[327]发现 ADHD 与孤独症谱系障碍（ASD）患者在楔前叶均存在中心度的异常，但是两组受试者也表现出疾病特异性的脑网络异常：ADHD 患者在右侧纹状体/苍白球区域表现出中心度的增高，而 ASD 的患者则表现出颞叶-边缘回区域（temporolimbic areas）中心度的增高。并且，伴有 ADHD 症状的 ASD 也表现出纹状体中心度的异常。该项研究表明，ADHD 和 ASD 脑功能网络的共同缺陷及各自的特异性，可能是其临床表现的基础。另外一项研究[328]同样探讨 ADHD 与 ASD 的脑网络拓扑属性的缺陷，使用 DTI 数据及静息态 fMRI 数据分别构建脑结构及功能网络，脑网络的测量指标为"富人俱乐部"（rich-club organization，即核心节点群，指脑内重要的、与其他节点连接很强、对于全局的信息传递起重要作用的节点组成的系统组织），探讨两种疾病在"富人俱乐部"网络内部及"富人俱乐部"网络之间的连接模式的差异。结果发现 ASD 和 ADHD 患者的核心节点群的连接模式有明显不同：ASD 在"富人俱乐部"网络内部之间表现出较高的结构及功能连接；ADHD 患者则在"富人俱乐部"内部表现出结构及功能连接的下降，而在"富人俱乐部"外部的结构及功能连接增强。这项研究也表明 ASD

和ADHD患者脑结构及功能网络拓扑属性具有不同的异常模式。

近年来，新的分析方法及技术不断涌现，使得我们对于ADHD患者脑网络拓扑属性的理解更深入。Carmona等[313]使用逐步功能连接（stepwise functional connectivity）的方法，探讨ADHD患儿及对照人群从初级感觉区向高级认知区的功能连接的情况。受试者为从ADHD-200数据中选择的120例ADHD患者及120名对照。结果发现ADHD患者与对照人群由感觉皮质向高级认知皮质的连接模式存在差异，在ADHD患儿中，感觉区的局部功能连接增强，但是同注意调节区域的功能连接则减弱；初级感觉皮质向执行控制区域的连接减弱，但是与默认网络的连接增强。使用中枢兴奋剂治疗的ADHD患者注意及执行功能控制的区域连接较未用药患者增强。

目前对于成年期ADHD的脑功能网络的研究相对较少，在Cocchi等[329]对成年期ADHD患者的脑网络研究中，受试者包括16例成年期ADHD患者及15名对照组，使用AAL模板选择90个脑区作为感兴趣区，探讨成年期ADHD患者脑结构拓扑组织的异常。与使用同样方法对童年期ADHD患者的研究相比[325]，该研究未发现成年期ADHD患者脑结构网络全局效率的异常，但是成年期ADHD患者表现出节点属性的异常，例如右侧内侧额叶、右侧上枕叶的最短路径长度异常，左侧眶额叶及右侧颞上叶的节点聚类系数增高，而左侧上枕叶的节点聚类系数下降。使用基于网络统计（network-based-statistic，NBS）的方法，作者发现额叶-杏仁核-枕叶网络与额叶-颞叶-枕叶网络之间的相互连接存在异常，并且网络之间作用的异常与ADHD的核心症状（注意缺陷及多动/冲动症状）显著相关。

除了用静息态fMRI数据构筑脑功能网络以外，还可以用任务态fMRI构筑脑功能网络，Xia等[330]使用组块设计的视觉持续任务fMRI构筑脑功能网络，发现在视觉持续任务中，ADHD患者额叶及枕叶的局部效率及节点效率下降，前扣带回的中心度增强，而眶额叶、枕中回、上颞叶、缘上回、中央旁回的中心度降低。NBS分析表明包括右侧顶叶、右侧颞叶和左侧枕叶构成的网络内部之间的相互连接下降。

2. ADHD患者脑结构网络拓扑属性研究

Cao等[331]首次使用弥散张量成像模态数据构建脑白质网络，受试者包括30例未用药的ADHD患儿及30名对照，使用纤维追踪的方法，用AAL模板的90个脑区作为节点构建网络，发现尽管ADHD患儿与对照儿童一样，脑结构网络表现出小世界的组织属性，但是ADHD患儿表现出全局效率的下降及局部效率的增强。此结果与Wang等[325]的ADHD脑功能网络异常研究的结果相吻合，提示ADHD脑功能网络的异常可能存在结构网络异常的基础。此后的结构脑网络研究[332]也证实了此项结果，证明了ADHD患者脑发育延迟的假说。但是，对于成年期ADHD患者脑结构网络的研究[333]仅发现在局部节点上ADHD患者存在节点效率异常，但在全脑效率上与对照人群无差异。这提示成年期ADHD患者与童年期ADHD患者的发病机制可能存在不同，此结论与既往成年期ADHD患者脑功能网络的研究结果相吻合[329]。作者进一步使用NBS的方法发现ADHD患者的以前额叶为中心的脑网络内部连接下降，而眶额叶-纹状体的环路连接增强，且前额叶子网络的连接强度与ADHD注意缺陷评分呈负相关，而眶额叶-纹状体子网络的连接强度与多动/冲动评分呈正相关。

另外一项研究[265]同样使用AAL模板，选取了112个节点（包括大脑皮质和小脑区），受试者包括26例ADHD-I型患儿、39例混合型ADHD患儿及26名对照儿童。使用NBS的方法，作者发现ADHD患儿的额叶与纹状体连接异常，并且还发现小脑区域的连接也存在异常。进一步对ADHD不同亚型的分析发现，与ADHD-I型的患者相比，ADHD-C型患者表现出右侧脑网络，主要包括额叶、扣带回及辅助运动区的连接下降。

三、治疗及干预对ADHD患者脑网络属性的影响

既往的研究表明，单次口服中枢兴奋剂会影响ADHD患儿静息态的局部脑功能，使局部脑功能正常化[320]，但这是否会对脑网络的拓扑属性有影响？Cary等[334]使用图论的方法，从"功能网络群体"（self-organized functional network/communities，是指由分离脑区组成的一个特异的、高度连接的系统，执行特定的功能）的角度探讨成年期ADHD患者的脑"功能网络群体"是

否存在异常以及药物对它的影响。使用的脑网络考察指标为"节点分离系数"（node dissociation index，NDI）。受试者为22例成年期ADHD患者及31名对照组，成年期ADHD患者在单次服药及停药48～72 h各进行一次MRI数据采集，对照组仅采集一次。与对照人群相比，未用药时ADHD患者表现出多个脑网络的异常，包括腹侧注意网络、凸显网络和额叶-顶叶网络，说明成年期ADHD患者存在多个脑功能网络的异常；在单次服用中枢兴奋剂后，ADHD患者各个存在异常连接模式的脑网络连接均得以改善，但是不同的脑网络改善的程度不同，均未能达到正常水平。

认知行为治疗（cognitive behavior therapy，CBT）对于ADHD患者脑功能网络也存在影响。在Wang等[335]的研究中，作者对10例成年期ADHD患者在12次CBT治疗的前后各进行一次MRI扫描，12名正常成人行一次MRI扫描作为对照，使用局部功能连接强度（regional functional connectivity strength，rFCS）作为测量指标。结果发现，在CBT治疗前，成年期ADHD患者表现出右侧上顶叶的rFCS的下降，经过12次CBT治疗后，ADHD患者额叶-顶叶网络（双侧上顶叶、左侧额中回）及小脑（左侧小脑后叶）的rFCS增高，但是治疗后ADHD患者右侧上顶叶的rFCS值仍低于正常人群。选取右侧上顶叶为种子点的功能连接分析发现，经CBT治疗后，双侧上顶叶以及右侧上顶叶与枕叶的功能连接强度增强，且双侧上顶叶的功能连接增强的程度与ADHD症状评定量表在治疗后的减分率呈正相关。本研究表明，成年期ADHD患者存在脑功能网络的异常，CBT治疗能改善成年期ADHD患者的脑网络功能。

总之，ADHD患者脑功能网络和结构网络的研究均发现，ADHD患儿存在全局效率下降、局部效率增强、最短路径长度增长等表现[325,331-332]，提示ADHD患儿存在脑结构及功能网络的异常，可能是ADHD患儿脑发育延迟的结果；ADHD患者并非仅存在单一脑网络的异常，ADHD症状表现可能是多个网络异常共同的结果[334]；成年期ADHD患者的脑结构及功能网络拓扑属性异常与儿童不尽相同[329,333]，提示可能同ADHD患儿的发病机制不同；药物治疗及心理行为干预均会对ADHD患者的脑功能网络产生影响[334-335]。

（曹庆久编，孙　霄　孙　黎校）

第五节　注意缺陷多动障碍的弥散张量成像研究

传统的结构MRI研究，可以从相对宏观的角度发现ADHD患者脑白质体积的异常，但是不能探讨白质微观结构（如髓鞘的完整性）的变化，而近年来发展的弥散张量成像（DTI）则可以弥补这一缺陷。

不同脑区之间由长纤维白质实现连接。白质的发育，在胚胎时期起源于外胚层，逐步迁移到各个特异位置。白质纤维中神经元的迁移、髓鞘的形成、后期的突触形成，都会影响脑区间的信号传递，进而影响大脑功能形成。既往已有诸多关注结构的文章在发现ADHD患者存在灰质结构异常的同时，也存在白质体积异常，而fMRI的研究中，也发现无论在静息态或任务态下，ADHD存在不同脑区之间的功能连接异常。近年来越来越多的全基因组学研究也发现了与神经元迁移或者髓鞘形成有关的基因在ADHD的病因中起着非常重要的作用[336-337]。DTI提供了深入观察白质微结构的技术。脑白质由神经纤维组成，神经纤维的外周包裹着髓鞘，髓鞘可以限制水分子的自由运动，使水分子在沿髓鞘方向活动的自由度大，而垂直于髓鞘的方向活动小。这种水分子在各个不同的方向弥散程度的不同，称为各向异性（anisotropy）。DTI正是根据水分子运动各向异性的特征，实现活体观察脑白质纤维的完整性和连通性，进而用于探讨各种疾病引起的白质纤维束的损害及范围[338]。

在DTI的研究中，常用的测量指标包括：①平均弥散率（mean diffusivity，MD），反映分子弥散水平和弥散阻力的整体情况，只表示弥散的大小，而与弥散的方向无关，即表观弥散系数

(apparent diffusion coefficient, ADC) 值；②部分各向异性分数 (fractional anisotropy, FA), 是分析各向异性最常用的参数, 指弥散的各向异性部分与弥散张量总值的比值。反映了各向异性成分占整个弥散张量的比值, 取值在 0～1 之间, 0 代表了最大各向同性的弥散, 如在完全均匀的介质中水分子的弥散, 1 代表了假想下最大各向异性的弥散[339]。在 DTI 结合组织学的研究中发现 FA 值（或其他指标）与轴突的密度、髓鞘化程度、半径, 以及轴突群体整合性有关。FA 值的升高通常意味着白质整合性较好, 髓鞘化程度和轴突密度较高, 但也可能意味着轴突半径较小。

在对白质微结构的研究中, 从方法学层面, 主要分为基于感兴趣区 (ROI) 和基于体素的研究, 前者又包括了基于感兴趣脑区以及基于感兴趣纤维束的研究（包括以现有模板提取纤维束或以纤维追踪获得个体特异性纤维束）, 后者则包括基于全脑体素以及基于纤维束示踪的空间统计学分析 (tract-based spatial statistics, TBSS)[340]。对比基于全脑体素的研究, TBSS 提供了更好的不同个体空间匹配定位。基于 ROI 或体素的研究各有其优势应用, 但总体上基于体素的研究由于其不需要基于假说提前设定 ROI, 能提供更多新的发现, 但其经过全脑水平严格校正也带来较高的假阴性率, 对样本量要求更高。另外, 也有新的研究利用纤维束追踪的方法对白质网络进行拓扑结构属性或者结构连接属性的研究。

既往 DTI 研究结果多支持 ADHD 患儿或者成年期患者与年龄匹配的对照组相比, 存在多脑区的白质微结构异常, 其中以胼胝体、前辐射冠、上纵束, 以及内囊部位最为显著, 这些研究结果在多项研究中得以验证。值得注意的是在白质的研究中, 各研究所报道的异常区域命名有所差异, 因而各研究之间的具体可比性需要进一步的通过 meta 分析验证。

一、胼胝体

早期对胼胝体的研究多为小样本研究, 结果异质性较高。Hamilton 等[341]使用 ROI 的方法, 比较了 17 例 ADHD 男童（11.72±2.48 岁）和 16 名正常男童（11.96±2.32 岁）在对包括胼胝体在内的多个感兴趣区中等部位的 FA 值, 结果并未发现 ADHD 患儿存在胼胝体微结构异常。

同样是基于感兴趣区的研究, 曹庆久等在对 28 例 ADHD 患儿以及 27 名性别年龄匹配的对照儿童的比较研究中, 将胼胝体手动分割成 7 等分, 与正常对照相比, ADHD 患儿胼胝体 FA 值降低, 尤其在峡部[342]。Chuang 等[343]对 12 例男性 ADHD 青少年和 14 名年龄匹配的男性对照组进行 TBSS 的比较, 结果发现 ADHD 患者相对于对照组在胼胝体压部存在 FA 值降低。King 等[344]对 18 例 ADHD 青少年和 24 名健康对照组的 TBSS 和基于纤维束的 ROI 的研究显示, 对比正常对照, ADHD 青少年胼胝体本身及其辐射冠枕部均有 FA 值下降。Lawrence 等[345]对 56 例 ADHD 青少年和患儿、31 名其未患病同胞, 以及 17 名正常对照的研究, 发现与未患病同胞和对照组相比, ADHD 患者在胼胝体辐射线额部均有 MD（平均扩散系数）值、AD（轴向扩散系数）以及 RD（径向扩散系数）值升高, 但未见 FA 值改变。

上述研究样本量均较小, 在 2011 年一项综合了既往所有的 ADHD 患者的 DTI 研究的 meta 分析中, van Ewijk 等[346]发现即便既往研究在样本量、样本特性（如受试者年龄以及所用的扫描和统计方法）上有差异, 利用基于标准脑坐标的激活相似度估计 (activation likelihood estimation, ALE) 发现各研究中存在一致出现异常白质微结构的脑区, 包括胼胝体。在之后逐渐有大样本研究, van Ewijk 等 对 170 例 ADHD 患者（8～30 岁）、80 名未患病同胞, 以及 107 名对照组的研究发现, 与对照组相比, ADHD 患者呈现了广泛脑区的 FA 值和 MD 值的降低, 其中包括胼胝体; 同时 ADHD 患者症状条目数还与相关纤维束的 FA 值呈正相关, 与 MD 值呈负相关[347]。

在成年期 ADHD 患者的研究中, 多项研究也发现对比正常对照, 成年期 ADHD 患者在胼胝体存在 FA 值降低和 MD 或 RD 值升高。Dramsdahl 等使用 DTI 技术结合结构 MRI, 以胼胝体为感兴趣区的研究发现与对照组相比, 胼胝体后部（峡部和压部）FA 值降低[79]。类似地, Onnink 等在对 107 名成年期症状未缓解的 ADHD 患者与 109 名正常对照的比较研究中, 使用 TBSS 发现, 与对照组相比, 成年期 ADHD 患者在广泛脑区都存在降低的 FA 值和增高的 MD 值和 RD 值, 其中包括胼胝体。作者认为 FA 值的降低、MD 值和 RD 值的增高提示了髓鞘化异常可能是 ADHD

症状未缓解的重要机制[348]。当然也存在与上述相反的结果，Chaim 等[349] 对 22 例从未用药的成年期 ADHD 患者和 19 名性别年龄匹配的正常对照组基于体素的研究发现，与正常对照组相比，ADHD 组在广泛脑区出现 FA 值升高以及 MD 值降低，其中包括胼胝体体部和压部。而 Bode 等对 30 例 22～23 岁的童年期诊断 ADHD 患者（包括症状缓解与未缓解）及健康对照的 TBSS 比较中则发现，在左侧胼胝体辐射冠存在 FA 值升高和 RD 值降低[350]。但在 de Luis-Garcia R 等对 16 例 ADHD 患儿以及 26 名正常对照儿童的 TBSS 研究中[351]，并未发现 ADHD 患儿（有或无用药史）存在 FA 值或 MD 值的异常，但发现与正常对照和未用药的患儿相比，有用药史患儿的 MD 值（区域）降低。

二、辐射冠

辐射冠是连接大脑皮质与皮质下结构的重要纤维束，尤其前部的纤维束是连接与 ADHD 病理密切相关的前额叶与纹状体的重要白质结构，是常见的 ADHD 患者相关白质微结构异常的脑区之一。上述的多项基于成年期和童年期 ADHD 的全脑研究，在发现胼胝体微结构异常（主要是 FA 值降低）的同时，也发现了辐射冠尤其前辐射冠的微结构异常[343,345,347-348]。

Casey 等[352] 基于 ADHD 患者存在额叶-纹状体环路功能缺陷的假说，探讨 ADHD 患者在额叶-纹状体环路的 DTI、脑功能与反应抑制（go/no-go）行为表现之间的关系。受试者为 20 对 ADHD 患儿及其父亲或母亲（孩子被诊断为 ADHD，父亲或者母亲之一也患 ADHD）及 10 对正常对照的儿童及其父亲或母亲。研究选取儿童组及父母组在 go/no-go 任务中均激活的脑区——下额叶和尾状核（大致经过前辐射冠位置），算出该区域的 FA 值，探讨 FA 值与脑区激活程度及任务操作成绩之间的相关性。结果发现，在 ADHD 组（包括父母及患儿），右侧前额叶的 FA 值与下额叶、尾状核激活程度及 go/no-go 任务的操作成绩均相关；ADHD 父母及患儿之间前额叶的 FA 值存在相关，提示 ADHD 患者的额叶-纹状体环路的脑结构具有遗传性，该环路的异常是 ADHD 重要的病理学基础。在另一项基于额叶-纹状体结构连接纤维追踪的研究中，

de Zeeuw 等[353] 纳入了 30 例 ADHD 患者以及 34 名对照组，发现在对照组中该白质纤维通路的 FA 值与量表中的注意力缺陷症状评分（来自教师评价）成反比，但在 ADHD 组这个关系消失。也有研究发现相反结果，Tamm 等[354] 利用 TBSS 针对额叶相关纤维束的研究发现 ADHD 患儿与对照组儿童相比，在额叶相关纤维束区域存在 FA 值升高，其中包括了前辐射冠等。

值得注意的是，在辐射冠的研究中，需要注意由于其处在多个皮质脑区与皮质下脑区的白质连接中，可能存在较多的神经元分支，对 FA 值的解读需要更多的验证以及结合新的 DTI 指标，如异向性模式（mode of anisotropy，MO）[355]。

三、上纵束

上纵束是大脑半球内连接各大脑区包括额叶、顶叶、颞叶的最大、最重要的纤维束之一，也是常见的 ADHD 患者相关白质微结构异常的脑区之一。上述的多项基于成年期和童年期 ADHD 患者的全脑的研究，在发现胼胝体微结构异常（主要是 FA 值降低）的同时，也发现了上纵束的微结构异常，范围多涉及双侧上纵束[343,345,347-348]。

另外有研究对症状相关性进行探讨，Francx 等在对 101 例 6～18 岁的 ADHD 青少年和患儿的 6 年随访中，发现了其多动/冲动症状的改善与左侧上纵束的微结构有关，多动/冲动症状改善越明显，其在左侧的上纵束的 FA 值越低而 MD 值越高。Witt 等在纳入 22 例 ADHD 青少年的研究中，对 13 个感兴趣纤维束区与 ADHD 症状严重程度的相关性分析结果显示，右侧上纵束的 RD 值与注意力缺陷症状呈正相关关系[356]。

另外，在 Cortese 等长达 33 年的随访研究中，与童年期到成年期均无 ADHD 诊断的正常对照组相比，童年期 ADHD 患者，不管症状缓解与否，均在右侧上纵束以及其他区域存在 FA 值降低，但未发现症状缓解者与未患病者个体之间存在白质微结构上的差异[357]。另有研究探讨性别差异，上述 King JB 等对 18 例 ADHD 青少年以及 24 名健康对照组的研究显示，使用 TBSS 时，与对照组相比，ADHD 青少年在包括双侧上纵束等广泛脑区上 FA 值下降。在基于包括上纵束在内的多个 ROI 的分析中，发现明显的诊断与性别交互作用，在对照组男性比女性 FA 值高，但在

ADHD组则女性FA值高于男性[344]。

在探讨上纵束白质微结构与认知的关系的研究中，Wolfers等[358]在100例成年期ADHD患者以及96名正常对照组中，利用现有的白质纤维束图谱提取双侧上纵束、扣带回，以及下纵束内平均FA值与反映注意力情况的反应时变异性（response time variability，RTV）来做相关性分析。结果提示，右侧上纵束的FA值与反应时变异性有关，也就是右侧上纵束的白质完整性可能影响持续性注意能力。

四、其他脑区或纤维束

在上述基于全脑体素的研究中，除了胼胝体、上纵束及辐射冠外，其他脑区也多次出现在不同的研究中，但结果一致性较差。

在Silk等的研究中，比较15例ADHD患者以及15名对照组的尾状核、壳核、丘脑部位的FA值，结果并未发现两组存在白质微结构的差异，但是在尾状核的FA发育轨迹上，ADHD组的发育从8岁持续到18岁，对照组则只在11～14岁有明显的发育。这可能提示ADHD患儿与正常儿童相比存在白质微结构发育轨迹异常。但该研究样本量小，结果未有较好的说服力。

另一项研究使用基于全脑体素分析的方法，探讨成年期ADHD患者脑白质连接的异常及其与行为的关系[359]。受试者包括37例未经药物治疗的成年期ADHD患者（21例为男性）及34名正常对照（16名为男性）。基于全脑体素分析的方法发现，ADHD患者在双侧前额叶内侧眶额部、右侧前扣带回的FA值下降、MD值升高，而在双侧颞叶的FA值升高。全脑的FA值与注意变量测试任务（test of variables of attention，TOVA）操作成绩的相关研究发现，右侧上纵束的FA值与注意功能相关，而右侧眶额束的FA值与冲动行为相关。Makris等[360]基于ADHD患者注意及执行功能系统存在缺陷的假说探讨和注意及执行功能相关脑区的白质纤维的完整性。该研究的受试者为12例童年期诊断为ADHD的成人及17名正常对照组，12例中有5例依然符合成年期ADHD患者的诊断。集中关注双侧扣带回及上纵束FA值的差异，结果发现，童年期ADHD组的右侧扣带回及上纵束的FA值明显降低。

五、基于白质结构连接网络的研究

关于白质网络的网络属性的研究尚少。Cao等[331]在对30例ADHD男童以及30名对照男童使用白质纤维的连接构建的结构脑网络研究发现，与对照组相比，ADHD男童存在全脑白质网络效能下降、平均最短路径增加等特征；而在各脑区中，以左侧顶叶、额叶和枕叶内网络效能降低最为明显。对子网络的分析发现，前额叶为主的环路结构连接下降，而眶额叶-纹状体网络则结构连接增强，该网络的结构连接增强与ADHD的多动/冲动症状存在正相关。Hong等[361]在71名ADHD患儿以及26名正常对照组中利用全脑纤维追踪计算结构连接的研究也发现了与正常对照组相比，ADHD患儿呈现广泛大脑区域结构连接降低；区分不同亚型（ADHD-I型与ADHD-C型）的网络则主要集中在右侧大脑；在异常结构连接的纤维束内提取平均FA值，则与认知（注意力）相关。在Sidlauskaite等的研究中，则是利用了白质网络拓扑结构分析，结果发现，与正常成人组相比，成年期ADHD患者虽然未出现全脑效能降低，但在多个节点出现局部效能降低。这些节点包括枕上回、边缘回、颞上回、顶上回、角回、额下回。其中在左侧颞上回和边缘回的局部效能以及左侧壳核聚类指数则与ADHD症状的严重程度呈成相关，而左侧边缘回聚类指数则与ADHD症状的严重程度呈负相关[333]。

六、药物治疗对白质微结构的影响

基于认为药物对白质微结构的影响是长期而缓慢的观点，针对药物治疗对白质微结构影响的研究尚少。Schweren等[362]在对172例9～26岁的ADHD患者以及年龄、性别匹配的96名对照组受试者中，利用纤维追踪研究额叶-纹状体的结构连接。研究发现与对照组相比，ADHD患者存在该纤维束的FA值降低，并且在ADHD患者中，用药史与该通路的MD值有关。de Luis-Garcia等[351]对16例ADHD男童和26名健康对照男童进行TBSS分析发现，与对照组相比，不管是否有药物治疗史，ADHD患儿均未存在明显的FA值改变；但与对照组和未用药的ADHD患儿相比，用药的患儿存在MD值降低，主要出现在下纵束，并且MD值的降低与ADHD用药后的症状改善有关。

这些研究均以药物治疗史为基础，多为回顾性研究，其中带有回顾性的偏差，并且对于药物治疗时间长短、药物依从性的报道尚未完善，很难具体评定药物治疗的作用。

七、基于白质微结构的遗传影像学研究

近年来随着全基因组关联分析的兴起，基于ADHD病例对照的全基因组学关联分析的结果中，新发现了许多与神经发育有关的基因，这些基因主要作用于神经元、轴突的发生和迁移、轴突的髓鞘化等。另外，既往的神经递质通路相关基因，除与神经递质有关外，也参与了神经元发育与迁移的过程。因而，基于白质微结构的遗传影像学也逐渐兴起。Park 等对 53 例 ADHD 患儿针对 *ADRA2A* 基因的 DraI 多态性与白质微结构相关的研究结果提示，该多态性位点的 T 等位基因携带者对 8 周哌甲酯治疗后的注意力测验（持续操作任务，CPT）的消除错误改善较 C 等位基因纯合子差，并且右侧额中回白质 FA 值较低，而同时该基因的 MspI 多态性中，C 等位基因携带者与 G 等位基因纯合子相比，其右侧中央前回白质 FA 值较低[363]。该小组之后对 58 名 ADHD 患儿使用纤维追踪脑区间连接纤维束微结构发现，

COMT 基因的 Val158Met 多态性与结构连接有关。与 Val 等位基因纯合子相比，Met 等位基因携带者，在一个包含了 18 个脑区的网络中，白质结构连接减弱，而相关连接纤维的 FA 值与注意力测验（CPT）的消除错误与反应时变异性有关，也与哌甲酯治疗后 CPT 反应时变异性提高有关[364]，未发现 *DAT1* 或 *DRD4* 基因多态性与白质结构连接有关。

总结以上研究，尽管目前关于 ADHD 的 DTI 研究尚不多，但多数研究均发现 ADHD 重要脑区，如胼胝体、上纵束、辐射冠等存在白质微结构的异常，并且这些白质微结构异常与其认知功能异常有关。但目前大样本研究仍较少，现有的大样本研究也多存在年龄跨度大、样本异质性高等特征，需要进一步扩大样本量来深入探讨白质的微结构异常。而新的分析方法，如全脑纤维追踪提供了更加具备可比性的研究方式，为进一步探讨 ADHD 相关的大脑白质微结构以及脑区间的白质连接提供了更好的证据。另外，DTI 的研究受到头部运动、性别、扫描参数等混杂因素的影响较大，以至于结果在各项研究中异质性较高，进一步发展及采用高级去头动参数算法、认真做好图像质量控制、匹配混杂因素，以及扩大样本量可能是促进 ADHD 白质微结构研究的必要条件。

（吴赵敏　曹庆久 编，孙　霄　孙　黎 校）

第六节　药物影像学（翻译稿）

一、ADHD 神经生物学和神经影像学

ADHD 是发病率较高、研究较为深入的精神疾病之一，但是我们对 ADHD 药物治疗的病理生理学和神经机制仍然知之尚少。在过去的二十余年中，神经影像学技术在 ADHD 研究中的应用取得了可观的进展。有证据显示某些神经网络间的连接受损与 ADHD 的病理生理学有关，这些网络包括注意调控网络、抑制控制网络、奖赏/激活网络和默认网络（default mode network，DMN）。这种较宽泛的 ADHD 概念反映了该障碍的复杂性，也表示许多通路可能与 ADHD 的发病和持续的发病机制有关。虽然有些研究对现有的 ADHD 神经生物学模型提出了挑战，但是这些研究对于理解 ADHD 认知神经和行为特点的个体间和个体内的变异性等问题十分有价值[365]。

许多神经影像学研究均发现 ADHD 患者额叶-纹状体网络内脑区异常，但是也有研究发现额叶-纹状体-颞叶、额叶-小脑和额叶-边缘系统网络异常[366]。ADHD 的结构影像学研究则一致发现全脑和局部皮质体积减小。ADHD 患儿小脑、杏仁核、丘脑和右侧基底节区的局部灰质体积减小，然而体积下降程度在青少年中有所改善。前额叶和纹状体（不包括感觉运动区域）的

白质纤维完整性的降低可能持续到成年期。多项ADHD研究均发现与ADHD患者存在执行功能、认知、情感有关的网络以及DMN的激活降低和功能缺陷。DMN是位于脑中线的系列结构，在静息态时激活与自我指向过程有关[367]。从基础研究水平上来说，多巴胺、去甲肾上腺素、5-HT、胆碱和其他神经递质系统受损均涉及ADHD的病理生理学机制。虽然将上述信息整合到一起，形成一个完整的ADHD的概念十分困难，但是大量与ADHD有关的神经递质、受体和神经网络为这种障碍的治疗提供了许多可能的靶点。

虽然相对来说应用神经影像学探索ADHD治疗的研究较少，但是这类研究正在逐渐增多。这类研究使用了各种技术，这些技术可以单独或者联合使用进行研究。多模态脑成像技术可以显示脑结构和功能的快速或者慢性变化。在某种程度上，药物治疗ADHD可能可以减轻已知或者假设的神经生理学缺陷，这些研究的结果可用以证实该障碍的病理生理学机制。ADHD的表型表达的变异性很大，药物治疗神经影像的研究对于确定ADHD治疗反应的生物标志物是一种重要的方法。并且，这类研究结果对不同的ADHD人群选择不同的药物治疗具有指导意义。

二、神经影像学方法

有很多影像学方法可以应用于ADHD的研究。因此了解不同方法能够提供什么样的信息十分重要。在过去的二十年中，许多精神疾病的研究，包括ADHD，应用结构核磁共振成像（MRI）来探索患者与正常对照的脑结构差异。MRI因其软组织分辨率高可以用于观察神经解剖学结构。结构MRI可以评估全脑或者局部脑体积，相关皮质厚度的测量可以发现细微的体积改变。感兴趣区域（ROI）研究可以用于探索先验假设脑区的解剖学结构，然而这种分析方法可能产生由于预先限定的脑区从而导致结果偏移（不在此脑区的其他部分可能也会包括进来）。不过，由于全脑基于体素的形态测量学（VBM）研究耗时、仅能发现较大的体积差异，且易受许多伪影的影响，因此ROI研究也是十分有价值的。弥散张量成像（DTI）应用特定的MRI序列可以观测到脑白质微结构和连接路径，可以提供连接脑区白质纤维的密度以及完整性等解剖学信息。MRI的优点是无放射性，可以安全应用于儿童。但是结构MRI无法记录脑的动态变化。因此，结构MRI更适合应用于长期慢性变化的检测而不是急性快速的变化。MRI的其他局限包括费用、时间、患者的配合度，此外幽闭恐怖症是禁忌证，体内有金属植入物是绝对禁忌证，妊娠是相对禁忌证[368]。

有许多神经影像学技术可以检测脑功能，其中最常应用的是功能性磁共振（fMRI），其他还包括正电子发射断层成像（positron emission tomography，PET）和单光子发射体层成像（single photon emission computed tomography，SPECT）。fMRI是通过测量血氧水平依赖（BOLD）信号来评估神经生理学活动。神经活动需要耗氧，快速摄取含氧血流中的氧改变了BOLD信号测量的局部磁性。fMRI可以将传统MRI与神经生理学任务匹配来探测脑功能，因此fMRI可以提供更多关于疾病状态和治疗反应机制的信息。静息态功能连接测量大脑在没有执行任务时多个脑区震荡的同步性（虽然有研究认为脑活动从未处于"静息"状态）。使用静息态可以用于描绘脑网络功能，此外扫描时间较短。静息态fMRI常用功能连接分析来探索脑功能，任务态fMRI也可以应用脑连接分析来检测特定脑功能的网络活动的意义。fMRI是动态测量手段，因此能用于测量药物治疗的快速变化。但fMRI对任务表现和头部运动较敏感，在进行静息态fMRI需要格外注意头动情况。fMRI具有无创、安全（例如没有放射性）、空间分辨率高等优势，但是其时间分辨率低。因此，fMRI可以重复测量，非常适合需要多次测量的药物研究。综上，fMRI这种无创的特点促进了药物治疗研究的发展。

磁共振波谱（magnetic resonance spectrum，MRS）分析是一种通过MRI成像技术利用氢质子（^1H）的信号来量化特定代谢物的组织相对浓度的方法。例如，MRS可以用于评估N-乙酰天冬氨酸（NAA）浓度。这种物质是神经完整性和髓鞘化的重要标志物，会随着神经病理过程或者正常发育的变化而改变[41]。MRS可以测量在不同药物治疗下体内神经化学物质的改变，但是需要在扫描时限定相应的ROI。此外，MRS对于低浓度的化合物灵敏度较低，从而可能导致空间分辨率较差[369]。

PET和SPECT分别应用正电子发射和伽马

发射的放射性核素追踪器技术，分别可以评估区域葡萄糖代谢水平或者特定蛋白质（例如神经递质受体和转运体）的密度。蛋白质结合的检测仅限于神经递质、受体，因为它们有合适的放射性配体。PET和SPECT均需要应用放射活性物质，虽然这些物质半衰期短，但是放射性物质对于研究的设计和实施仍有不可忽略的影响。因此，出于伦理的原因，PET和SPECT较少应用于非诊断目的受试者，也较少应用于治疗效果评估的研究，也不能用于儿童的研究。上述和需要经常使用动脉导管等原因，使得PET和SPECT较难招募到合适的研究受试者。此外，制作和购买昂贵的放射性受体使得PET和SPECT花费比MRI更加昂贵，需要回旋加速器也限制了一些中心的研究。虽然如此，已经有了开创性的PET及SPECT研究探讨ADHD及其治疗效应[371-374]。值得注意的是，PET通常比SPECT的花费要高得多，但是PET有更好的空间和时间分辨率[370]。

三、ADHD的药物治疗——可能的作用机制和对神经影像学研究的影响

ADHD的治疗药物主要是神经兴奋剂，还有一些FDA认证的非兴奋剂以及非适应证药物[375-376]。这些药物均通过增强中枢神经系统的儿茶酚胺、[如去甲肾上腺素（NE）和多巴胺（DA）]功能以及增强富含儿茶酚胺的额叶-尾状体环路（此环路在ADHD患者中功能受损）的功能而起到治疗效应。最近有研究证实这些药物对其他脑区和神经环路也具有效应，例如，有研究发现边缘系统多巴胺转运蛋白（dopamine transporters，DAT）水平高[377-378]，也有兴奋剂或者非兴奋剂对于边缘系统活动的影响的研究[379]。多巴胺系统一直是ADHD影像学研究的核心领域。导致这种现象的原因多且复杂。关注DA系统不仅能够探索多巴胺能活动与兴奋剂药物联系的重要性[380]，也因为可获取有效的配体能够探索DA系统。去甲肾上腺素转运体和受体的配体的研究最近才逐渐发展起来[381]，而这些配体的结合特性也不是特别理想。因此，关注ADHD的去甲肾上腺素活动的研究仍较少。

兴奋剂治疗ADHD效果显著。许多临床对照试验效应量为0.8～1.0，甚至更高。目前主要有两种兴奋剂：哌甲酯（MPH）和安非他明（amphetamine，AMP），两种药物均有速效剂型和缓释剂型。MPH和AMP均阻断DA和NE进入突触前末梢的再摄取，AMP还可以启动释放DA和NE至神经元外。α_2肾上腺素（α_2A）受体激动剂——可乐定和胍法辛可能通过刺激突触后α_2A受体发挥它们的儿茶酚胺效应，同时它们也有突触前效应。这两种药物在美国均有速效剂型和缓释剂型。FDA在美国批准长效的α_2受体激动剂可以单独用于治疗ADHD患儿或者联合兴奋剂使用。托莫西汀（atomoxetine，ATX）也被美国FDA和许多其他国家批准用于ADHD的一线或者二线治疗。ATX阻断了NE转运体，这个过程也导致了DA在PFC的再摄取，所以，ATX直接增加突触内的DA（PFC中）以及NE（全脑）浓度。

药物治疗的影像学研究可以在人类及动物中开展，每一种方式都有各自相对的缺点和优点。人类研究可以显示出对治疗最直观的信息，但是并不是所有方法都可以应用于所有年龄组。例如，因为PET用的配体一般都有放射性，不能用于儿童和青少年的研究。MRI可以用于儿童和成人的研究，但是fMRI应用于儿童研究时，只有年龄足够大的儿童才能配合完成任务并在扫描过程中保持不动。兴奋剂的效果很好，在美国已经用于临床治疗ADHD超过75年，因此经常有聚焦于兴奋剂的研究。兴奋剂起效很快，所以特别适合研究。值得注意的是，由于某些还不完全清楚的原因，绝大多数关于兴奋剂机制的研究都集中于MPH的效果上。

动物药理学成像研究可以很好地检测出药物在多大程度上影响广泛的脑区（例如，药物怎么传递的）。动物研究不适合探索ADHD的神经环路异常，它们尤其适合探索不同的ADHD治疗药物是否作用于相同的神经部位（作用于相似的脑区），或者是否有相对独特的效应。

这篇文章力图阐明不同的神经成像方法是如何用来研究不同种类的ADHD治疗药物，以及治疗对潜在的神经生物学机制的提示作用。我们会将相似的神经影像学方法研究整合在一起，并讨论不同药物对相关脑区和神经网络的影响。

四、药物治疗影像学研究的问题

对人类进行药物治疗影像学研究是很有挑

战性的，原因为连续剂量滴定的方法一般需要4～8周，尤其是需要长时间滴定的非兴奋剂类药物。此外，招募随机对照的研究受试者，并让他们配合完成治疗前后的fMRI扫描很困难——尤其是研究用的药物是可以在市场上买到的时候；把扫描时间锁定到特定的一周并让受试者配合也很困难。因此，研究者也可以应用很多其他的方法。最常应用的是单剂量服药研究，在服用单一剂量的药物治疗后进行扫描。这种方法适合兴奋剂的研究，众所周知，合适剂量的兴奋剂会立即起效。然而，治疗会引起受体功能的适应性变化[374,382-384]，而这些变化在单次用药之后不太可能观察得到。此外，单剂量药物治疗可能不适合非兴奋剂的研究，因为非兴奋剂需要几周才能起到药理学效果。另一种避免前瞻性治疗研究中固有困难的方法是随机药物中止研究。这种方法招募正在药物治疗的受试者并随机让他们服用药物或者安慰剂，终止的时间段仅需要几天（一般经过一个周末，这样儿童在上学期间可以继续服药）。但是这种方法停止的时间可能不够"重新设定"脑系统至治疗前的水平，此外，是否需要扫描治疗后服药或者不服药时的影像也是一个很关键的问题。观察药物治疗急性快速效应的最佳方法是在扫描的当天服用药物。如果扫描当天未用药，则能更应用于观察长期的变化；如果在扫描当天服用药物，为确保扫描时药物是起作用的，最好是达到血药浓度峰值或者接近峰值时扫描。

五、ADHD药物治疗的神经影像学研究

（一）动物研究

对动物的药理学的fMRI研究是探索不同ADHD药物的神经信号的重要方法。Easton等[385]研究在正常大鼠（$n=9$）中腹腔注射MPH（2 mg/kg）对BOLD信号的影响，结果发现在内侧眶皮质、内侧嗅皮质、伏隔核和黑质信号增强，说明这些脑区的血流和活动增加，这些效应可能是由于MPH所引起的DA和（或）NE释放所致。MPH的快速作用可能是对于注意、行为控制、记忆和奖赏评估过程起治疗作用的基础。

值得注意的是，许多研究在富含DA的脑区内，如尾状核、壳核、外侧苍白球、运动皮质和躯体感觉皮质中发现BOLD的负效应。虽然这些负效应的意义尚不明确，但是额叶皮质的激活增强可能是药物治疗的主要效应，此效应通过从眶额叶皮质至尾状核和壳核的额叶-纹状体抑制投射，导致了对下游纹状体活动的间接抑制[386-387]。这种继发的纹状体效应可能有助于解释观察到的多动症状的减轻，对感觉运动皮质的抑制效应有助于过滤不必要的刺激，减轻高觉醒的状态。另一种假设认为MPH通过突触前DA受体作用导致了DA释放的自动抑制，从而导致了负性BOLD效应。

有趣的是，Easton等数个对正常大鼠应用ADHD药物（如ATX，AMP，MPH和胍法辛）治疗的研究中，均发现主要位于基底节区，延伸至杏仁核区和感觉运动区域的激活减弱[385,388-390]。这表示，尽管每种药物具有独特的药理学机制，这些药物的治疗效应可能有共同的机制。其他研究发现，应用MPH治疗的童年期和成年期ADHD患者纹状体脑区大脑血流减弱，这些结果支持了上述的药理学MRI研究[391-392]。此外，在大鼠中应用ATX或者MPH治疗时发现内侧眶额叶皮质/腹侧OFC的活动增加及DA和NE的释放增加，这提示在ADHD的患者中有对应的异常脑区，例如PFC和前扣带回（ACC）[393-394]。值得注意的是，胍法辛药理学MRI研究中也发现脑额叶相关皮质和PFC的前边缘皮质的信号增强，推测该药物是通过影响$\alpha_2 A$突触后受体起作用的[390]。一些恒河猴的SPECT的研究表明，胍法辛能提高工作记忆的表现以及增加PFC的血流量[395]。PET研究表明，胍法辛会导致人类大脑额叶的血流量增加[396]。

除这些发现外，ATX和MPH会导致丘脑下核和腹侧被盖区出现正性BOLD信号，这些脑区可能会影响基底节区输出至皮质的信号，例如PFC（通过丘脑），以及奖赏/激活环路。这两种药物以及胍法辛会在苍白球和杏仁核脑区激发负性的BOLD信号，这些脑区与经典条件反射的注意、视空间注意和联系获取有关。关于AMP（苯丙胺盐混合物，按3∶1的比例混合了右旋AMP/左旋AMP），虽然右旋和左旋异构体之间的效应有所重叠（例如在伏隔核、内侧嗅皮质和丘脑），但是也发现了不同效应。左旋异构体会激活更广泛的BOLD正性效应，而右旋异构体会产生更多的负性效应改变，有时同样的脑区（如背侧纹状

体）可能反映了异构体在DA/NE活动中产生的不同作用[388]。对AMP的大鼠fMRI研究较少，大多数这种研究都仅用了右旋异构体。一项对狒狒的基于ROI的PET研究发现，AMP可导致腹侧纹状体DA的释放增加，较背侧纹状体脑区明显[397]。

这些研究虽然有助于我们理解ADHD药物对人体的共同及独特治疗效应机制，但是还有明显的局限性。首先，这些动物研究主要应用麻醉状态下的正常大鼠进行扫描。鼠和人类的脑解剖并不相同。因此，这些大鼠的结果并不能直接外推到ADHD患者。此外，非兴奋剂类药物ATX和胍法辛需要几个星期才能达到最佳的治疗效果，然而这些研究仅观察了药物的快速效应。

其他一些研究则关注MPH更长时间的效应[398]。例如，van der Marel等[398]使青春期或者成年正常大鼠口服3周5 mg/kg的MPH。应用多模态影像（如MRI、fMRI、静息态fMRI和DTI）来观察大鼠脑的改变。然而仅发现经治疗后青春期大鼠纹状体体积和髓鞘形成下降（但是没有发现纹状体功能活动的负效应），以及前胼胝体的白质结构完整性升高。相反地，在数项人类的研究中发现MPH增加了白质纤维体积以及皮质厚度[12,22]。MPH对大鼠纹状体很小但显著的影响值得在儿童中进行深入的研究，这与Naokao等[22]的研究结果一致。在他的研究中MPH在ADHD患者中最主要影响的是基底节区，Sobel[48]等也发现经兴奋剂治疗后尾状核缺陷趋于正常化。

几项研究应用影像学技术，使用自发性高血压大鼠（spontaneously hypertensive rats，SHR），一个完善的ADHD模型，来探索ADHD治疗药物的病理生理学和治疗效果。SHR表现出很多典型的ADHD症状和神经化学特点，包括多动、注意力不集中、冲动和胆碱能系统紊乱[399]，同时也有与ADHD相似的局部脑体积减小，例如PFC、枕叶和海马[400]。SHR表现的ADHD症状是由于DAT的异常引起的[401]，MPH和其他ADHD治疗药物可以缓解这些症状[402-404]。然而，对SHR的药物影像学研究并不多。Somkuwar等应用体内伏安法来测定MPH治疗对于青春期SHR的mPFC和OFC去甲肾上腺素转运体（norepinphrine transporter，NET）功能影响[405]。青春期的长期治疗可以使成年期异常高的NE再摄取率趋于正常，这意味着MPH的治疗效果在治疗中断以后仍可以维持较长的时间。尽管有研究表示NET的基因多态性可能与ADHD有关，但可能由于PET研究时缺少合适的NET放射性配体，此结果仍没有被证实。在另一种不同的动物模型中，利用PET探讨口服MPH对高度冲动大鼠纹状体中可用的D2/D3受体的纵向影响效应，结果发现MPH调节了冲动症状并且使得左侧腹侧纹状体的D2/D3受体可用性增加[406]。

（二）人类研究

1. 药物效果的结构影像研究 结构影像学研究一般对正常对照、未经药物治疗的ADHD患者以及自然状态下服药的ADHD患者（大多数服药1年以上）进行比较。在许多研究中，扫描之前有一个药物洗脱期。两个VBM的meta分析综述了关于ADHD治疗药物的效果，主要是兴奋剂，发现这些药物可以增加某些脑灰质体积。第一个meta分析回顾了14个兴奋剂以及其他药物治疗研究，受试者包括童年期和成年期ADHD患者，结果发现右侧基底节区（包括右侧尾状核）在药物治疗后体积增加——比未经药物治疗患者的脑体积更接近正常对照[22]。第二个综述包括了11个研究，回顾性地分析了兴奋剂和其他药物治疗的患者，结果发现接受药物治疗的儿童基底节体积趋近于正常，而药物治疗的成人则前扣带回皮质（ACC）体积显示相应的正常化（如体积增加）[407]。然而，研究的结果并不一致。一个大规模的横断面研究并未发现经药物治疗和未经药物治疗的ADHD患者灰质体积的差异（大脑、小脑、4个主要脑区或者尾状核），而两组的全脑体积均小于正常对照，但是发现服药患者较未服药患者的大脑白质体积趋于正常[408]。最近关于白质通路微结构的一项研究发现ADHD患者结构连接减少，而在MPH治疗后，甚至治疗一段时间后这种结构的异常也仍然存在[409]。

数项研究采用ROI的方法来检测药物对预先设定的一些脑区（经常包括尾状核）的影响。Semrud-Clikeman等发现ADHD患者较正常对照尾状核和ACC的体积减小，而经过药物治疗的患者尾状核的体积与正常对照相当，ACC的体积接近于正常对照[410]。另一个样本量较小的无对照研究发现，既往经过药物治疗的ADHD患者和共病行为障碍（CD）的患者尾状核体积较未经药物治疗的患儿减小[20]。然而，Sobel等发现

ADHD 患者经兴奋剂治疗后尽管尾状核整体体积并未改变,但未经药物治疗时患者的局部尾状核体积减小的情况有所改善,在长期兴奋剂药物的患者中基底节内异常表面变形减轻[411]。Sobel 等也证明症状改善与纹状体的体积增加相平行[411]。

在其他脑区也发现脑体积改变。例如,有研究发现 ADHD 青少年双侧丘脑枕体积减小,而使用兴奋剂治疗的患者丘脑枕体积则有所增大——趋向正常化[412]。此外,长期治疗的 ADHD 患儿小脑蚓部形态学与正常人相似,而未经药物治疗的儿童后下蚓部体积减小[413-414]。有研究观察到治疗史与伏隔核的灰质体积呈正相关[72]。Shaw 等的一项 4 年的纵向研究对皮质厚度进行测量发现,兴奋剂治疗的儿童全脑皮质厚度变薄的程度更小,尤其是额叶和顶叶 - 枕部[415]。在胼胝体及其亚区中,例如胼胝体压部,组间差异最小[72]。

总之,这些研究的结果表明兴奋剂治疗对于脑形态有神经保护作用:治疗后的青少年患者在关键脑区例如基底节和 ACC 的体积增加,从而使得这些脑区的体积更接近正常对照。然而,还需要考虑一些局限性:最重要的一点是尚没有研究长期药物效果的随机前瞻性研究。并且,各个研究的方法变化很大,大多数研究都是横断面的设计,因此,无法完成受试者治疗前后的分析。此外,ROI 研究的分析会限制特定的脑区体积,因此结果比 VBM 研究更向假设脑区偏倚。

2. 药物治疗的功能影像研究 近 20 年来出现了许多功能影像研究,最早是应用 SPECT 和 PET 成像来研究额叶 - 纹状体区域。这些研究基于对 ADHD 治疗药物主要是通过抑制 NET 和 DAT,从而增加了对脑内许多脑区,尤其是额叶与冲突过程/干扰抑制、时间评估和选择维持注意力有关。细胞外 NE 和 DE 水平的认识以及额叶。许多影像学药物治疗研究都是建立在这个认识基础上的。此外,纹状体是运动和奖赏系统的重要部分,富含内源性阿片类物质和 γ- 氨基丁酸,是 DA 和谷氨酸作用的靶点。两项较早的 PET 研究均未发现应用 AMP 或者 MPH 脑部激活的差异,可能是应用的示踪剂信号强度较低导致的[416-417]。最近的一项对速效 AMP 疗效的研究发现 AMP 增加了成年期 ADHD 患者纹状体脑区多巴胺的释放,而 MPH 则与尾状核多巴胺活动减弱有关。但是这些发现与临床症状的改善均不相关。这可能是由于样本特性所致,例如样本仅包括成人或者仅包括男性。因为多巴胺系统随着年龄而改变,这种改变可能与性别差异有关[379,418]。一项长期的 SPECT 研究发现,服用 MPH 使得尾状核、丘脑[419]和 PFC 区域[392]脑血流增加。此外,另一项 SPECT 的撤药研究尽管统计效力不足,应用 go/no go 测试依然发现长期应用 MPH 使 ACC 活动减低[420]。ACC 与意志行为的控制有关,是扣带回 - 额叶 - 顶叶认知/注意网络的重要组成部分。

Del Campo 等在双盲、交叉、服用单剂量的 MPH,应用持续注意任务的 PET 研究中,对比了 ADHD 成年男性与健康对照的功能影像差异。在药物洗脱期后,受试者服用 MPH 或安慰剂后完成 PET 扫描(扫描间隔至少 1 周)[421]。服用 MPH 后,两组可用的 D2/D3 受体和突触内 DA 均增加。将两组任务中表现不好的受试者单独分析,发现左侧尾状核和中脑 DA 活动减低,MPH 治疗可以反转此现象[421]。这个研究的结果与 Rosa-Neto 等在青少年 ADHD 的研究结果相一致[422]。Rosa-Neto 等的研究中受试者大多数为未经药物治疗的患者,这表明兴奋剂作用可能不仅能够使 DA 释放增加,中脑自身受体也起到了重要作用。高 DA 水平反馈抑制了 DA 的释放,这个过程由中脑自身受体介导(突触前或纹状体受体),但是中脑异常本身对于 ADHD 病因是否有影响仍需要探究[145]。回顾性 PET 和 1 年的前瞻性研究发现 ADHD 患者中纹状体 DAT 水平升高,提示 DAT 存在代偿性上调的现象。几个星期的 MPH 治疗可以下调纹状体 DAT,使其接近于正常对照的水平[384]。兴奋剂在治疗开始一段时间改善了基线状态下增高的 DAT 浓度,但是这种效果持续时间不长。不过对于这个问题的观点和研究数据发现并不统一。例如,Wang 等则发现兴奋剂治疗上调了 DAT 的浓度[374]。

近年来进行了许多 fMRI 的研究,主要是关注兴奋剂,特别是 MPH。Rubia 和 Cubillo 等进行了许多单剂量 MPH 的 fMRI 研究,有的研究是全脑分析,有的研究是 ROI 的分析。结果显示在认知控制任务中,单剂量 MPH 可以改善(在部分病例中可以达到正常化)未经药物治疗患者的额叶 - 纹状体脑区以及颞顶部和小脑的低激活状态[145]。一些研究采用双盲交叉病例对照设计,让受试者在扫描前 1 h 服用速效的 MPH 或者安慰剂,同时完成相应的任务,例如奖赏警觉、时间分辨和抑制任务。例如，与正常对照相比，在完成干扰抑制任务时，单剂量 MPH 可以使未经药物治疗的 ADHD 男童前额叶、运动前区和纹状体 - 丘脑的激活[216]。增加在全脑分析中发现在注意、时间分辨、干扰抑制任务中，小脑激活增加[189,215,217]。

Spencer 等在 2013 年的一篇综述中回顾了 20 个病例对照和（或）安慰剂对照研究，检验兴奋剂对脑功能活动的影响[423]。然而，这些研究应用的方法、影像技术和样本特点都不尽相同（例如单剂兴奋剂的快速效果或长期慢性治疗的效果，未经药物治疗患者的效果或有用药史患者的效果，样本仅包括男性受试者或样本包括女性受试者，儿童、青少年患者的效果或成人患者的效果，ROI 分析研究或全脑分析研究）。尽管如此，还是有很多研究发现兴奋剂可以改善 ADHD 患者纹状体和 ACC 激活减弱的状况，但对于 PFC 的研究结果不一致。这篇综述包括了很多全脑分析的研究，例如 Prehn-Kristensen 等的研究发现在工作记忆任务中，MPH 治疗使得额叶 - 扣带回和顶叶的激活趋近于正常，同时也上调了纹状体脑区的激活[424]。然而，另一个全脑的研究则发现，在完成工作记忆任务时，与未服药时相比，单剂量兴奋剂的快速效应对于未经药物治疗的 ADHD 青年全脑激活无影响[144]。但是上述的两个研究均未包括安慰剂组。在一项双盲安慰剂对照和病例交叉研究中，使用另一自然药物试验组，应用分散注意任务发现 MPH 使 ADHD 患者背侧纹状体脑区的激活减弱状况得以改善[425]。另一研究应用情感 Stroop 任务发现单剂量 MPH 可以使长期治疗的 ADHD 患者双侧内侧额叶激活增加[426]。此外，Spencer 综述中一些全脑研究探索了药物的长期作用。例如，有研究发现服用 MPH 1 年能部分改善患者在认知控制任务中 ACC 低激活状态[160]，但在同样的受试人群中，PFC 则未发现此种效应。有趣的是，一项全脑研究探索了成人静息态的脑灌注，发现兴奋剂可以改善额叶 / 顶叶区和尾状核过度灌注状态[427]，然而，这个结果与其他许多研究的结果不一致。另一项长期治疗的研究中，Peterson 等发现长期兴奋剂治疗的 ADHD 青年在认知 Stroop 任务中后扣带回（默认网络的重要组成部分）所受抑制有显著增强[428]。Peterson 和 Posner 的研究均发现兴奋剂可以使腹侧 ACC 和外侧 PFC[428]、杏仁核和外侧 PFC 在药物洗脱期内的低连接状态正常化[426]。此外，一项随机安慰剂对照研究发现，在工作记忆任务中，兴奋剂可以使患者许多额叶 - 纹状体和额叶 - 顶叶网络的脑区激活增加[429]。然而，工作记忆任务的研究结果并不一致[144,424,430-431]。一项静息态 fMRI 功能连接研究结果支持 ATX 可以使未经药物治疗的成年期 ADHD 患者 DMN 和注意及控制网络（例如楔前叶和额叶区 / 顶叶区）之间的功能连接增加[432]。因此，此结果显示与兴奋剂的效应有部分重叠。也有研究显示胍法辛可以改变右侧和左侧杏仁核与 PFC 的功能连接[433]。

Spencer 的综述中包括了 9 项 ROI 分析的 fMRI 研究，这些研究大部分关注额叶、小脑、ACC 和纹状体，以及与应用任务相关的脑区。例如 Pliszka 等的研究纳入了曾有用药史的患者在"服药"和"停药"时完成抑制控制任务时，检查其假设的感兴趣脑区的激活状态[434]。在这个研究中，结果是兴奋剂下调了 ACC 的过度激活状态，但是对于外侧 PFC 并没有显著效应。一项早期的研究也应用抑制任务（go/no-go）发现，MPH 的快速效应可以使有药物治疗史的 ADHD 成年男性受试者额、叶尾状核和 ACC 的活动增加，但并未达到正常对照的激活水平[435]。Epstein 等也发现了类似的结果[119]。另一项研究则发现，未经药物治疗的青年男性在 MPH 的作用下，在完成警觉注意任务时额叶 - 颞叶区激活增加，在完成奖赏任务时则眶额区和小脑激活增加[215]。在一项成年期 ADHD 患者的研究中受试者服用了 6 周的 MPH 缓释剂，发现其与抑制相关的背外侧 PFC 和背侧 ACC 激活的增加，顶叶的激活也增加，并且 PFC 的激活改变与临床症状改善相关[436]。这些脑区与干扰的抑制有关，而且这个研究是唯一的一项随机研究。有两项静息态 fMRI 自发脑活动（使用 T2 弛豫时间间接测量脑血容量）的 ROI 研究，其中一项研究在扫描前的 1 周给予受试者 MPH 或安慰剂，根据受试者的基线多动水平，MPH 使小脑的血液灌注率增加或正常化[437]；另一项研究在纹状体中发现了相似的结果[438]。然而在这两项研究中，均未提供受试者的用药史且只纳入了男性受试者。最后，在这篇综述中，另外两项 fMRI 研究的受试者是在童年期有过兴奋剂治疗史而现在未进行治疗的成人，结果显示，在情感处理过程中兴奋剂会持续影响 ACC 和腹侧纹状体[439]活动，在奖赏过程中兴奋剂则影响了额下回和脑岛的活动[440]。

许多其他fMRI研究发现额叶纹状体脑区的改变。ROI研究发现服用MPH后的快速效应使得患者在完成抑制和时间分辨任务时右侧下额叶（IFC）激活增加，但是工作记忆任务中则没有上述发现[366]。许多其他研究在抑制和冲突相关任务时也发现了相似的偏侧化效应[216,441]。在一项静息态fMRI研究中，MPH的快速效应使得IFC和眶额区（OFC）激活[320]。Hart等的meta分析也发现了一致的MPH激活纹状体的效应[442]。这个研究的结果显示长期应用兴奋剂与基底节区的功能正常化有关。这些发现在注意任务中比抑制控制任务更显著。

ATX效应研究的文献，无论是动物还是人类研究，都相对较少。对猴的研究发现，ATX通过α_2肾上腺受体和多巴胺D1受体使PFC在空间工作记忆任务中活动增强[443]。在健康成人的研究中发现ATX在抑制任务中使IFC活动增加[444-445]。对未经治疗过的ADHD青年的随机、双盲、安慰剂对照的ATX和MPH效应的功能影像学研究中，发现ATX和MPH有许多共同的效应，尤其是在额叶[145,446-447]，但这些结果依赖于具体的任务状态。两种药物的共同效应包括在时间分辨任务中上调和（或）正常化IFC的激活；在抑制任务中激活双侧IFC；在工作记忆中激活额叶-纹状体-丘脑脑区，并抑制DMN的活动。这些研究也发现了两种药物不同的效应。ATX在完成工作记忆任务时使右侧DLPFC激活降低至正常化，在反应执行和一种工作记忆条件下MPH增加了左侧IFC和基底节激活。值得注意的是DLPFC是参与工作记忆过程的关键脑区[448]。这些结果显示ATX和MPH可能对调解工作记忆的前额叶脑区有不同的偏侧化效应。Schulz等也应用fMRI研究了MPH和ATX的效应，该研究要求受试者服用6~9周的药物，并在服药前后分别完成go/no go抑制控制任务并进行扫描[449]。两种治疗均降低双侧运动皮质的激活，并与临床症状改善相关。另一方面来说，在右侧IFC、左侧ACC/辅助运动区和双侧PCC中，两种药物表现出不同的激活效应（ATX使得激活增强，MPH使得激活减弱），并且这些激活的改变都与临床症状改善相关。在最近的一项研究中应用了注意和认知干扰任务，ATX治疗12周后背侧ACC和背侧前额叶皮质（DLPFC）的激活减低，而MPH治疗后额下回（IFG）激活增加[450]。最后，Bush等的研究应用ROI分析，受试者服用ATX 6周，扫描的同时完成多源干扰任务。结果发现DLPFC、顶叶和小脑激活增加，但是背侧ACC并未发现改变[451]。综合所有研究的结果，MPH和ATX对IFC存在重叠效应，但是具体解释由于混杂了任务设计和偏侧性需要谨慎考虑。托莫西汀还对其他一些脑区存在一些药物特殊效应，支持了其在ADHD治疗中互补的角色。

有几项研究已经检验了α_2激动剂——胍法辛对大脑功能的影响。PET数据显示，胍法辛增加人类受试者前额叶脑区的血流量，而拮抗PFC的α_2肾上腺素受体可导致猴出现多动的行为[396,452]。动物药理学研究则发现，下额叶胍法辛使得大鼠额叶激活，但是抑制了基底节和内侧嗅皮质的激活[390]。胍法辛直接作用于PFC的突触后α_{2A}肾上腺素受体，关闭离子通道从而导致PFC功能连接增强。这种瀑布效应提升了认知功能，例如注意力和工作记忆，与动物研究中的发现一致[453-456]，在一项健康成人的双盲安慰剂对照研究中，单剂量胍法辛可以提高工作记忆[457]；另一项研究则发现胍法辛可以在认知控制时通过改变PFC和杏仁核的功能连接从而改善情感偏倚[433]。胍法辛的作用机制可能是通过改变连接（有时是增加有时是减低），提升工作记忆，抑制谷氨酸的传播，甚至可以增强树突棘的可塑性[458]。最近，25个青年受试者在服用了6~8周的胍法辛或者安慰剂后完成了go/no-go任务，结果显示临床症状改善与PCC的减弱和扣带中回的激活有关——该结果首次表明胍法辛可能作用的脑区并不仅限于额叶，还有其他脑区[459]。这个研究的结果发现胍法辛导致内侧扣带回激活的改变，与Bush应用MPH发现的结果相类似[436]，这表示胍法辛和兴奋剂可能有共同的效应。但是结果的方向不同（Bush等为上调，Bedard等为下调）可能是由于应用的任务或者统计方法的不同造成的。

虽然影像学研究主要关注与注意力、抑制控制有关的脑区，但是一些其他的脑区也涉及了ADHD药物治疗的效应。例如，几项研究结果显示兴奋剂可以增加颞叶和枕叶脑区的激活[423]，以及增加海马和杏仁核的可塑性连接[460-462]。然而，数据十分有限。

总之，功能影像学研究对 ADHD 治疗的精神药理学效应的探索提供了非常好的视角。这些研究使我们不仅能够探索脑表面和结构形态学的差异，而且能够发现神经认知任务是怎么影响信号变化的、药物是怎么在众多脑网络中控制局部脑区激活的。尽管关于 AMP、ATX 和 α2 激动剂效应的研究也在逐渐变多，结果显示这些药物与 MPH 效应有重要的相似，但也有重要的不同。最一致的效应是药物都上调了（部分病例可以正常化）额叶和基底节区的激活，有些证据表明 ACC 和小脑也包括在内。然而，尽管大多数 fMRI 研究的确发现 MPH 和其他治疗药物对于脑激活有正性作用，但是仅少量研究同时探讨行为和操作测量与影像学的改变及临床症状改善之间的相关。此外，大多数研究没有控制共患疾病（例如，对立违抗性障碍或者是品行障碍），许多研究效力不足，大多数为回顾性研究且药物剂量可变。需要前瞻性的随机对照研究来确定 ADHD 患者药物治疗的长期可塑性改变。

3. 药物神经化学效应的影像学研究 MRS 可以检测脑内的新陈代谢，因此可以用于评估药物效应对脑生理的影响。迄今为止，大多数评定 ADHD 药物的 MRS 研究样本量都比较小，例如初步的研究和病例报告、病例系列。在一项 4 个儿童服用 14～18 周 MPH 和 ATX 的长期研究中，发现两种药物均可以使得纹状体的谷氨酸活动减低，ATX 额外还可抑制 PFC 的活动[387]。另一项研究发现 ATX 和 MPH 可以影响 DLPFC 的神经代谢水平，包括谷氨酸、胆碱和 NAA[463]。Carrey 等报道了 MPH 对纹状体谷氨酸代谢的短期和长期效应[464-465]。对谷氨酸治疗效应的结果是比较有意思的，因为谷氨酸和它的代谢物谷氨酰胺均为兴奋性神经递质并与多巴胺有显著的交互作用，均在对方的调节释放中起重要作用。多巴胺环路在 ADHD 的病因中扮演着重要的角色，有证据显示异常的谷氨酸盐信号同样有重要作用，至少在某些类型的 ADHD 中如此[466-467]。一项研究发现口服 6～8 周 MPH 控释片后可降低 ACC 内的谷氨酸能活动，不过该研究的受试者不全是未经药物治疗的患者[468]。最后，未经药物治疗的受试者口服 6～8 周的 MPH 后，表现出额叶和 ACC 区域的 NAA 浓度增加、胆碱浓度降低；然而，这个研究未发现谷氨酸水平的改变[469]。总之，尽管 MRS 的研究结果很有趣且很有启发意义，但它们确切的临床意义尚不明确。多巴胺系统对谷氨酸信号的影响可能是 ADHD 药物产生效果的重要机制，尽管这可能是个过于简单的说法。此外，ADHD 的 MRS 数据仍有许多局限，如样本量小、一些研究缺少对照组、治疗时间长度不一等。最后，谷氨酸／谷氨酰胺／甘氨酸是在 ADHD 治疗的 MRS 研究中所关注的有趣的信号，由于这些氨基酸在细胞结构（如膜）和过程（如三羧酸循环）中无处不在，所以很难将其归因于神经传递中的异常所导致的。

六、总结

虽然兴奋剂和其他批准用于 ADHD 治疗的药物的药理特征相对得到了较好的研究，但它们的作用机制还所知甚少。在过去的十几年中，ADHD 药物治疗效应的神经影像学研究飞速发展，它们探讨了 ADHD 药物治疗是怎样影响脑形态学又是怎样影响局部功能激活的。较少的研究探索了药物是怎样影响网络连接、神经膜蛋白调节（如受体）和脑神经化学的。迄今为止，研究结果强烈支持额叶-纹状体结构和网络异常是 ADHD 的主要发病机制，额叶-纹状体系统至少部分受药物调节，不过也有一些其他的脑网络和脑区也参与了药物调控过程。这些结果与一直以来建立的 ADHD 模型是一致的。众所周知，额区参与执行和注意功能，纹状体区域则与运动和奖赏系统有关，而这些脑区又紧密相连。

目前为止，人类结构影像学研究的结果显示，随着时间的增加，兴奋剂可以改善 ADHD 患者皮质变薄以及减少一些脑区的体积减小，例如尾状核（可能在特定的亚区）、ACC、丘脑和小脑等。药物效应的功能影像学研究也发现了相似的脑区，尽管结果并不一致。总之，ADHD 药物可以增强或者正常化低激活状态的尾状核和 PFC/IFC，此外还发现在 ACC、小脑和颞叶／顶叶区存在激活。在许多认知任务如注意、抑制、奖赏和时间分辨任务中都发现了这种效应。此外，对 DA 转运体和神经受体的神经影像学研究显示，中脑和纹状体的自身受体在兴奋剂的强化效应中起到了重要作用，长期治疗可能会上调或者下调 DAT 和（或）D2/D3 受体的作用。然而尚没有 ATX 和 α2A 肾上腺素激动剂的结构影像学研究，一些功能影像研究探索了它们的效应。这些研究的结果很复杂,有时甚至相反,然而 ATX、胍法辛和 MPH 均显示在进行工作记忆时增强了额叶部分脑区的激活。在对健康大鼠的神经影像学研究中,也发现 MPH、AMP、ATX 和胍法辛能激活相似的额叶脑区。最后,虽然神经化学影像学数据仍很初步,即便是兴奋剂研究也是如此,不过这些研究提示由多巴胺系统调控的谷氨酸神经递质可能在 ADHD 药物治疗的过程中起到非常重要的作用。

虽然现有的 ADHD 治疗影像学研究提供大量的信息,但仍有一些不足。未来的研究则应优先考虑的包括:①如果可能,使用前瞻性的、大样本、随机对照的试验设计;②包括任务执行和症状改善的指标,以便更好地将治疗所致的临床和神经结果结合起来;③非兴奋剂药物需要更多的研究。将这些研究与基因标记结合可能可以更好地洞察基因-药物的效应。另一个未来研究的领域是探讨药物治疗反应的生物学标志物预测指标。迄今为止,仅有很少的研究比较了药物治疗有效和药物治疗无效个体的影像学差异,此差异便于描述可能的疗效预测指标。例如,一些研究发现,顶叶皮质活动较低的个体或者腹侧额叶-纹状体功能连接较差的个体,可能对 MPH 反应较好[320,470-471],在抑制任务中纹状体基线激活更高的个体可能对 MPH 的反应效果比 ATX 更好[472]。

总之,ADHD 药物治疗的神经影像学是一个前景光明的前沿领域,在未来它可能可以进一步阐明 ADHD 的神经生物学机制,更好地运用现有的治疗药物并且发现新的治疗药物。进一步发现不同 ADHD 药物治疗疗效的生物学标志物,提高治疗效果,可能能发展出治疗选择的方法。

(Gurnani T　Schulz KP　Newcorn JH 编,赵琦华 译,曹庆久　孙 黎 校)

参考文献

[1] Still GF. The Goulstonian lectures on some abnormal psychical conditions in children [J]. Lancet, 1902, 159:1008-1013.
[2] Strauss Aa KN. Psychopathology and Education of the Brain-Injured Child [M]. New York: Grune & Stratton, 1947.
[3] Clements Sd PJ. Minimal brain dysfunctions in the school-age child. Diagnosis and treatment [J]. Arch Gen Psychiatry, 1962, 6:185-197.
[4] Vi D. Stop, look and listen: the problem of sustained attention and impulse control in hyperactive and normal children [J]. Can J Behav Sci, 1972, 4:259-282.
[5] Barkley RA. Behavioral inhibition, sustained attention, and executive functions: constructing a unifying theory of ADHD [J]. Psychological Bull, 1997, 121:65-94.
[6] Mattes JA. The role of frontal lobe dysfunction in childhood hyperkinesis [J]. Comprehensive Psychiatry, 1980, 21:358-369.
[7] Bergstrom K, Bille B. Computed tomography of the brain in children with minimal brain damage: a preliminary study of 46 children [J]. Neuropadiatrie, 1978, 9:378-384.
[8] Valera EM, Faraone SV, Murray KE, et al. Meta-analysis of structural imaging findings in attention-deficit/hyperactivity disorder [J]. Biol Psychiatry, 2007, 61:1361-1369.
[9] Seidman LJ, Valera EM, Makris N. Structural brain imaging of attention-deficit/hyperactivity disorder [J]. Biol Psychiatry, 2005, 57:1263-1272.
[10] Castellanos FX, Giedd JN, Marsh WL, et al. Quantitative brain magnetic resonance imaging in attention-deficit hyperactivity disorder [J]. Arch Gen Psychiatry, 1996, 53:607-616.
[11] Castellanos FX, Giedd JN, Berquin PC, et al. Quantitative brain magnetic resonance imaging in girls with attention-deficit/hyperactivity disorder [J]. Arch Gen Psychiatry, 2001, 58:289-295.
[12] Castellanos FX, Lee PP, Sharp W, et al. Developmental trajectories of brain volume abnormalities in children and adolescents with attention-deficit/hyperactivity disorder [J]. JAMA, 2002, 288:1740-1748.
[13] Hill DE, Yeo RA, Campbell RA, et al. Magnetic resonance imaging correlates of attention-deficit/hyperactivity disorder in children [J]. Neuropsychology, 2003, 17:496-506.
[14] Mostofsky SH, Cooper KL, Kates WR, et al. Smaller prefrontal and premotor volumes in boys with attention-deficit/hyperactivity disorder [J]. Biol Psychiatry, 2002, 52:785-794.
[15] Filipek PA, Semrud-Clikeman M, Steingard RJ, et al. Volumetric MRI analysis comparing subjects having attention-deficit hyperactivity disorder with normal controls [J]. Neurology, 1997, 48:589-601.
[16] Berquin PC, Giedd JN, Jacobsen LK, et al.

Cerebellum in attention-deficit hyperactivity disorder: a morphometric MRI study [J]. Neurology, 1998, 50: 1087-1093.

[17] Durston S, Hulshoff PH, Schnack HG, et al. Magnetic resonance imaging of boys with attention-deficit/hyperactivity disorder and their unaffected siblings [J]. J Am Acad Child Adolesc Psychiatry, 2004, 43: 332-340.

[18] Carmona S, Vilarroya O, Bielsa A, et al. Global and regional gray matter reductions in ADHD: a voxel-based morphometric study [J]. Neurosci Lett, 2005, 389: 88-93.

[19] Greven CU, Bralten J, Mennes M, et al. Developmentally stable whole-brain volume reductions and developmentally sensitive caudate and putamen volume alterations in those with attention-deficit/hyperactivity disorder and their unaffected siblings [J]. JAMA Psychiatry, 2015, 72: 490-499.

[20] Bussing R, Grudnik J, Mason D, et al. ADHD and conduct disorder: an MRI study in a community sample [J]. World J Biol Psychiatry, 2002, 3: 216-220.

[21] Mcalonan GM, Cheung V, Cheung C, et al. Mapping brain structure in attention deficit-hyperactivity disorder: a voxel-based MRI study of regional grey and white matter volume [J]. Psychiatry Res, 2007, 154: 171-180.

[22] Nakao T, Radua J, Rubia K, et al. Gray matter volume abnormalities in ADHD: voxel-based meta-analysis exploring the effects of age and stimulant medication [J]. Am J Psychiatry, 2011, 168: 1154-1163.

[23] Onnink AM, Zwiers MP, Hoogman M, et al. Brain alterations in adult ADHD: effects of gender, treatment and comorbid depression [J]. Eur Neuropsychopharmacol, 2014, 24: 397-409.

[24] Maier S, Perlov E, Graf E, et al. Discrete global but no focal gray matter volume reductions in unmedicated adult patients with attention-deficit/hyperactivity disorder [J]. Biol Psychiatry, 2016, 80: 905-915.

[25] Wolosin SM, Richardson ME, Hennessey JG, et al. Abnormal cerebral cortex structure in children with ADHD [J]. Hum Brain Mapp, 2009, 30: 175-184.

[26] Shaw P, Lerch J, Greenstein D, et al. Longitudinal mapping of cortical thickness and clinical outcome in children and adolescents with attention-deficit/hyperactivity disorder [J]. Arch Gen Psychiatry, 2006, 63: 540-549.

[27] Makris N, Biederman J, Valera EM, et al. Cortical thinning of the attention and executive function networks in adults with attention-deficit/hyperactivity disorder [J]. Cereb Cortex, 2007, 17: 1364-1375.

[28] Shaw P, Malek M, Watson B, et al. Development of cortical surface area and gyrification in attention-deficit/hyperactivity disorder [J]. Biol Psychiatry, 2012, 72: 191-197.

[29] Shaw P, Lalonde F, Lepage C, et al. Development of cortical asymmetry in typically developing children and its disruption in attention-deficit/hyperactivity disorder [J]. Arch Gen Psychiatry, 2009, 66: 888-896.

[30] Kates W R, Frederikse M, Mostofsky SH, et al. MRI parcellation of the frontal lobe in boys with attention deficit hyperactivity disorder or Tourette syndrome [J]. Psychiatry Res, 2002, 116: 63-81.

[31] Semrud-Clikeman M, Pliszka SR, Bledsoe J, et al. Volumetric MRI differences in treatment naive and chronically treated adolescents with ADHD-combined type [J]. J Atten Disord, 2014, 18: 511-520.

[32] Yang XR, Carrey N, Bernier D, et al. Cortical thickness in young treatment-naive children with ADHD [J]. J Atten Disord, 2015, 19: 925-930.

[33] Almeida L G, Ricardo-Garcell J, Prado H, et al. Reduced right frontal cortical thickness in children, adolescents and adults with ADHD and its correlation to clinical variables: a cross-sectional study [J]. J Psychiatr Res, 2010, 44: 1214-1223.

[34] Bralten J, Greven CU, Franke B, et al. Voxel-based morphometry analysis reveals frontal brain differences in participants with ADHD and their unaffected siblings [J]. J Psychiatry Neurosci, 2015, 41: 140377.

[35] Hesslinger B, Elst LTV, Thiel T, et al. Frontoorbital volume reductions in adult patients with attention deficit hyperactivity disorder [J]. Neurosci Lett, 2002, 328 (3): 0-321..

[36] Seidman LJ, Valera EM, Makris N, et al. Dorsolateral prefrontal and anterior cingulate cortex volumetric abnormalities in adults with attention-deficit/hyperactivity disorder identified by magnetic resonance imaging [J]. Biol Psychiatry, 2006, 60: 1071-1080.

[37] Seidman LJ, Biederman J, Liang L, et al. Gray matter alterations in adults with attention-deficit/hyperactivity disorder identified by voxel based morphometry [J]. Biol Psychiatry, 2011, 69: 857-866.

[38] Pironti VA, Lai M, Muller U, et al. Neuroanatomical abnormalities and cognitive impairments are shared by adults with attention-deficit/hyperactivity disorder and their unaffected first-degree relatives [J]. Biol Psychiatry, 2014, 76: 639-647.

[39] Proal E, Reiss PT, Klein RG, et al. Brain gray

matter deficits at 33-year follow-up in adults with attention-deficit/hyperactivity disorder established in childhood [J]. Arch Gen Psychiatry, 2011, 68: 1122-1134.

[40] Nakano K, Kayahara T, Tsutsumi T, et al. Neural circuits and functional organization of the striatum [J]. J Neurol, 2000, 247 Suppl 5: V1-V15.

[41] Bush G, Valera EM, Seidman LJ. Functional neuroimaging of attention-deficit/hyperactivity disorder: a review and suggested future directions [J]. Biol Psychiatry, 2005, 57: 1273-1284.

[42] Hynd GW, Hern KL, Novey ES, et al. Attention deficit-hyperactivity disorder and asymmetry of the caudate nucleus [J]. J Child Neurol, 1993, 8: 339-347.

[43] Castellanos FX, Giedd JN, Eckburg P, et al. Quantitative morphology of the caudate nucleus in attention deficit hyperactivity disorder [J]. Am J Psychiatry, 1994, 151: 1791-1796.

[44] Qiu A, Crocetti D, Adler M, et al. Basal ganglia volume and shape in children with attention deficit hyperactivity disorder [J]. Am J Psychiatry, 2009, 166: 74-82.

[45] Overmeyer S, Bullmore ET, Suckling J, et al. Distributed grey and white matter deficits in hyperkinetic disorder: MRI evidence for anatomical abnormality in an attentional network [J]. Psychol Med, 2001, 31: 1425-1435.

[46] Aylward EH, Reiss AL, Reader MJ, et al. Basal ganglia volumes in children with attention-deficit hyperactivity disorder [J]. J Child Neurol, 1996, 11: 112-115.

[47] Frodl T, Skokauskas N. Meta-analysis of structural MRI studies in children and adults with attention deficit hyperactivity disorder indicates treatment effects [J]. Acta Psychiatr Scand, 2012, 125: 114-126.

[48] Sobel LJ, Bansal R, Maia TV, et al. Basal ganglia surface morphology and the effects of stimulant medications in youth with attention deficit hyperactivity disorder [J]. Am J Psychiatry, 2010, 167: 977-986.

[49] Shaw P, De Rossi P, Watson B, et al. Mapping the development of the basal ganglia in children with attention-deficit/hyperactivity disorder [J]. J Am Acad Child Adolesc Psychiatry, 2014, 53: 780-789.

[50] Chang C, Crottaz-Herbette S, Menon V. Temporal dynamics of basal ganglia response and connectivity during verbal working memory [J]. Neuroimage, 2007, 34: 1253-1269.

[51] Booth JR, Wood L, Lu D, et al. The role of the basal ganglia and cerebellum in language processing [J]. Brain Res, 2007, 1133: 136-144.

[52] Max JE, Fox PT, Lancaster JL, et al. Putamen lesions and the development of attention-deficit/hyperactivity symptomatology [J]. J Am Acad Child Adolesc Psychiatry, 2002, 41: 563-571.

[53] Wang J, Jiang T, Cao Q, et al. Characterizing anatomic differences in boys with attention-deficit/hyperactivity disorder with the use of deformation-based morphometry [J]. AJNR Am J Neuroradiol, 2007, 28: 543-547.

[54] Wellington TM, Semrud-Clikeman M, Gregory AL, et al. Magnetic resonance imaging volumetric analysis of the putamen in children with ADHD: combined type versus control [J]. J Atten Disord, 2006, 10: 171-180.

[55] Ludolph AG, Juengling FD, Libal G, et al. Grey-matter abnormalities in boys with Tourette syndrome: magnetic resonance imaging study using optimised voxel-based morphometry [J]. Br J Psychiatry, 2006, 188: 484-485.

[56] Molinari M, Leggio MG. Cerebellar information processing and visuospatial functions [J]. Cerebellum, 2007, 6: 214-220.

[57] Glickstein M, Doron K. Cerebellum: connections and functions [J]. Cerebellum, 2008, 7: 589-594.

[58] Mostofsky SH, Reiss AL, Lockhart P, et al. Evaluation of cerebellar size in attention-deficit hyperactivity disorder [J]. J Child Neurol, 1998, 13: 434-439.

[59] Ivanov I, Murrough JW, Bansal R, et al. Cerebellar morphology and the effects of stimulant medications in youths with attention deficit-hyperactivity disorder [J]. Neuropsychopharmacology, 2014, 39: 718-726.

[60] Montes LG, Ricardo-Garcell J, De la Torre LB, et al. Cerebellar gray matter density in females with ADHD combined type: a cross-sectional voxel-based morphometry study [J]. J Atten Disord, 2011, 15: 368-381.

[61] Bledsoe JC, Semrud-Clikeman M, Pliszka SR. Neuroanatomical and neuropsychological correlates of the cerebellum in children with attention-deficit/hyperactivity disorder——combined type [J]. J Am Acad Child Adolesc Psychiatry, 2011, 50: 593-601.

[62] Stoodley CJ. Distinct regions of the cerebellum show gray matter decreases in autism, ADHD, and developmental dyslexia [J]. Front Syst Neurosci, 2014, 8: 92.

[63] Lim L, Chantiluke K, Cubillo AI, et al. Disorder-specific grey matter deficits in attention deficit hyperactivity disorder relative to autism spectrum disorder [J]. Psychol Med, 2015, 45: 965-976.

[64] Bellis TJ, Billiet C, Ross J. Hemispheric lateralization of bilaterally presented homologous visual and auditory stimuli in normal adults, normal children, and children with central auditory dysfunction [J]. Brain Cogn, 2008, 66: 280-289.

[65] Gazzaniga MS. Cerebral specialization and interhemispheric communication: does the corpus callosum enable the human condition [J]? Brain, 2000, 123 (Pt 7): 1293-1326.

[66] Roessner V, Banaschewski T, Uebel H, et al. Neuronal network models of ADHD——lateralization with respect to interhemispheric connectivity reconsidered. Eur Child Adolesc Psychiatry. 2004, 13: I71-I79.

[67] Hynd GW, Semrud-Clikeman M, Lorys AR, et al. Corpus callosum morphology in attention deficit-hyperactivity disorder: morphometric analysis of MRI [J]. J Learn Disabil, 1991, 24: 141-146.

[68] Semrud-Clikeman M, Filipek PA, Biederman J, et al. Attention-deficit hyperactivity disorder: magnetic resonance imaging morphometric analysis of the corpus callosum [J]. J Am Acad Child Adolesc Psychiatry, 1994, 33: 875-881.

[69] Lyoo IK, Noam GG, Lee CK, et al. The corpus callosum and lateral ventricles in children with attention-deficit hyperactivity disorder: a brain magnetic resonance imaging study [J]. Biol Psychiatry, 1996, 40: 1060-1063.

[70] Hutchinson AD, Mathias JL, Banich MT. Corpus callosum morphology in children and adolescents with attention deficit hyperactivity disorder: a meta-analytic review [J]. Neuropsychology, 2008, 22: 341-349.

[71] Cao Q, Sun L, Gong G, et al. The macrostructural and microstructural abnormalities of corpus callosum in children with attention deficit/hyperactivity disorder: a combined morphometric and diffusion tensor MRI study [J]. Brain Research, 2010, 1310: 172-180.

[72] Schnoebelen S, Semrud-Clikeman M, Pliszka SR. Corpus callosum anatomy in chronically treated and stimulant naive ADHD [J]. J Atten Disord, 2010, 14: 256-266.

[73] Giedd JN, Castellanos FX, Casey BJ, et al. Quantitative morphology of the corpus callosum in attention deficit hyperactivity disorder [J]. Am J Psychiatry, 1994, 151: 665-669.

[74] Baumgardner TL, Singer HS, Denckla MB, et al. Corpus callosum morphology in children with Tourette syndrome and attention deficit hyperactivity disorder [J]. Neurology, 1996, 47: 477-482.

[75] Luders E, Narr KL, Hamilton LS, et al. Decreased callosal thickness in attention-deficit/hyperactivity disorder [J]. Biol Psychiatry, 2009, 65: 84-88.

[76] Mcnally MA, Crocetti D, Mahone EM, et al. Corpus callosum segment circumference is associated with response control in children with attention-deficit hyperactivity disorder (ADHD) [J]. J Child Neurol, 2010, 25: 453-462.

[77] Overmeyer S, Simmons A, Santosh J, et al. Corpus callosum may be similar in children with ADHD and siblings of children with ADHD [J]. Dev Med Child Neurol. 2000, 42: 8-13.

[78] Gilliam M, Stockman M, Malek M, et al. Developmental trajectories of the corpus callosum in attention-deficit/hyperactivity disorder [J]. Biol Psychiatry, 2011, 69: 839-846.

[79] Dramsdahl M, Westerhausen R, Haavik J, et al. Adults with attention-deficit/hyperactivity disorder - a diffusion-tensor imaging study of the corpus callosum [J]. Psychiatry Res, 2012, 201: 168-173.

[80] Sowell ER, Thompson PM, Welcome SE, et al. Cortical abnormalities in children and adolescents with attention-deficit hyperactivity disorder [J]. Lancet, 2003, 362 (9397): 1699-1707.

[81] Carrey N, Bernier D, Emms M, et al. Smaller volumes of caudate nuclei in prepubertal children with ADHD: impact of age [J]. J Psychiatr Res, 2012, 46: 1066-1072.

[82] Booth JR, Burman DD, Meyer JR, et al. Larger deficits in brain networks for response inhibition than for visual selective attention in attention deficit hyperactivity disorder (ADHD) [J]. J Child Psychol Psychiatry, 2005, 46: 94-111.

[83] Nee DE, Wager TD, Jonides J. Interference resolution: insights from a meta-analysis of neuroimaging tasks [J]. Cogn Affect Behav Neurosci, 2007, 7: 1-17.

[84] Hart H, Radua J, Nakao T, et al. Meta-analysis of functional magnetic resonance imaging studies of inhibition and attention in attention-deficit/hyperactivity disorder [J]. JAMA Psychiatry, 2013, 70: 185.

[85] Dibbets P, Evers L, Hurks P, et al. Differences in feedback- and inhibition-related neural activity in adult ADHD [J]. Brain and Cogn, 2009, 70: 73-83.

[86] Dillo W, Goke A, Prox-Vagedes V, et al. Neuronal correlates of ADHD in adults with evidence for compensation strategies--a functional MRI study with a Go/No-Go paradigm [J]. Ger Med Sci, 2010, 8: c9.

[87] Congdon E, Altshuler LL, Mumford JA, et al. Neural activation during response inhibition in adult attention-deficit/hyperactivity disorder: preliminary findings on the effects of medication and symptom severity [J]. Psychiatry Res Neuroimaging, 2014,

222 (1-2): 17-28.
[88] Cubillo A, Halari R, Smith A, et al. A review of fronto-striatal and fronto-cortical brain abnormalities in children and adults with Attention Deficit Hyperactivity Disorder (ADHD) and new evidence for dysfunction in adults with ADHD during motivation and attention [J]. Cortex, 2012, 48: 194-215.
[89] Schulz KP, Tang CY, Fan J, et al. Differential prefrontal cortex activation during inhibitory control in adolescents with and without childhood attention-deficit/hyperactivity disorder [J]. Neuropsychology, 2005, 19: 390-402.
[90] Ma J, Lei D, Jin X, et al. Compensatory brain activation in children with attention deficit/hyperactivity disorder during a simplified Go/No-go task [J]. J Neural Transm, 2012, 119: 613-619.
[91] Dickstein SG, Bannon K, Xavier Castellanos F, et al. The neural correlates of attention deficit hyperactivity disorder: an ALE meta-analysis [J]. J Child Psychol Psychiatry, 2006, 47: 1051-1062.
[92] Cortese S, Kelly C, Chabernaud C, et al. Toward systems neuroscience of ADHD: a meta-analysis of 55 fMRI studies [J]. Am J Psychiatry, 2012, 169: 1038-1055.
[93] Fassbender C, Schweitzer JB: Is there evidence for neural compensation in attention deficit hyperactivity disorder? A review of the functional neuroimaging literature [J]. Clin Psychol Rev, 2006, 26: 445-465.
[94] Rubia K, Halari R, Cubillo A, et al. Disorder-specific inferior prefrontal hypofunction in boys with pure attention-deficit/hyperactivity disorder compared to boys with pure conduct disorder during cognitive flexibility [J]. Hum Brain Mapp, 2010, 31: 1823-1833.
[95] Rubia K, Smith AB, Halari R, et al. Disorder-specific dissociation of orbitofrontal dysfunction in boys with pure conduct disorder during reward and ventrolateral prefrontal dysfunction in boys with pure ADHD during sustained attention [J]. Am J Psychiat, 2009, 166: 83-94.
[96] Rubia K, Cubillo A, Smith AB, et al. Disorder-specific dysfunction in right inferior prefrontal cortex during two inhibition tasks in boys with attention-deficit hyperactivity disorder compared to boys with obsessive-compulsive disorder [J]. Hum Brain Mapp, 2009, 31: NA-NA.
[97] Morein-Zamir S, Dodds C, van Hartevelt TJ, et al. Hypoactivation in right inferior frontal cortex is specifically associated with motor response inhibition in adult ADHD [J]. Hum Brain Mapp, 2014, 35: 5141-5152.
[98] Lei D, Du M, Wu M, et al. Functional MRI reveals different response inhibition between adults and children with ADHD [J]. Neuropsychology, 2015, 29: 874-881.
[99] Mostofsky SH, Schafer JG, Abrams MT, et al. fMRI evidence that the neural basis of response inhibition is task-dependent [J]. Brain Res Cogn Brain Res, 2003, 17: 419-430.
[100] Durston S, Tottenham NT, Thomas KM, et al. Differential patterns of striatal activation in young children with and without ADHD [J]. Biol Psychiatry, 2003, 53: 871-878.
[101] Durston S, Mulder M, Casey BJ, et al. Activation in ventral prefrontal cortex is sensitive to genetic vulnerability for attention-deficit hyperactivity disorder [J]. Biol Psychiatry, 2006, 60: 1062-1070.
[102] Schulz KP, Fan J, Tang CY, et al. Response inhibition in adolescents diagnosed with attention deficit hyperactivity disorder during childhood: an event-related fMRI study [J]. Am J Psychiat, 2004, 161: 1650-1657.
[103] Pliszka SR, Glahn DC, Semrud-Clikeman M, et al. Neuroimaging of inhibitory control areas in children with attention deficit hyperactivity disorder who were treatment naive or in long-term treatment [J]. Am J Psychiat, 2006, 163: 1052-1060.
[104] Rubia K, Smith AB, Brammer MJ, et al. Abnormal brain activation during inhibition and error detection in medication-naive adolescents with ADHD [J]. Am J Psychiat, 2005, 162: 1067-1075.
[105] Suskauer SJ, Simmonds DJ, Fotedar S, et al. Functional magnetic resonance imaging evidence for abnormalities in response selection in attention deficit hyperactivity disorder: differences in activation associated with response inhibition but bnot habitual motor response [J]. J Cogn Neurosci, 2008, 20: 478-493.
[106] Cubillo A, Halari R, Ecker C, et al. Reduced activation and inter-regional functional connectivity of fronto-striatal networks in adults with childhood attention-deficit hyperactivity disorder (ADHD) and persisting symptoms during tasks of motor inhibition and cognitive switching [J]. J Psychiatr Res, 2010, 44: 629-639.
[107] Cubillo A, Halari R, Giampietro V, et al. Fronto-striatal underactivation during interference inhibition and attention allocation in grown up children with attention deficit/hyperactivity disorder and persistent symptoms [J]. Psychiatry Res Neuroimaging, 2011, 193: 17-27.

[108] Vaidya CJ, Austin G, Kirkorian G, et al. Selective effects of methylphenidate in attention deficit hyperactivity disorder: a functional magnetic resonance study [J]. Proc Natl Acad Sci U S A, 1998, 95 (24): 14494-14499.

[109] Rubia K, Halari R, Cubillo A, et al. Methylphenidate normalizes fronto-striatal underactivation during interference inhibition in medication-naïve boys with attention-deficit hyperactivity disorder [J]. Neuropsychopharmacology, 2011, 36: 1575-1586.

[110] Rubia K, Alegria AA, Cubillo AI, et al. Effects of stimulants on brain function in attention-deficit/hyperactivity disorder: a systematic review and meta-analysis [J]. Biol Psychiatry, 2014, 76: 616-628.

[111] Cubillo A, Smith AB, Barrett N, et al. Shared and drug-specific effects of atomoxetine and methylphenidate on inhibitory brain dysfunction in medication-naive ADHD boys [J]. Cereb Cortex, 2013, 24: 174-185.

[112] Hoekzema E, Carmona S, Tremols V, et al. Enhanced neural activity in frontal and cerebellar circuits after cognitive training in children with attention-deficit/hyperactivity disorder [J]. Hum Brain Mapp, 2010, 31: 1942-1950.

[113] Siniatchkin M, Glatthaar N, von Müller GG, et al. Behavioural treatment increases activity in the cognitive neuronal networks in children with attention deficit/hyperactivity disorder [J]. Brain Topogr, 2012, 25: 332-344.

[114] Rubia K, Halari R, Smith AB, et al. Dissociated functional brain abnormalities of inhibition in boys with pure conduct disorder and in boys with pure attention deficit hyperactivity disorder [J]. Am J Psychiat, 2008, 165: 889-897.

[115] Rubia K, Halari R, Smith AB, et al. Shared and disorder-specific prefrontal abnormalities in boys with pure attention-deficit/hyperactivity disorder compared to boys with pure CD during interference inhibition and attention allocation [J]. J Child Psychol Psychiatry, 2009, 50: 669-678.

[116] Cerullo MA, Adler CM, Lamy M, et al. Differential brain activation during response inhibition in bipolar and attention-deficit hyperactivity disorders [J]. Early Interv Psychiatry, 2009, 3: 189-197.

[117] van Rooij D, Hoekstra PJ, Mennes M, et al. Distinguishing adolescents with ADHD from their unaffected siblings and healthy comparison subjects by neural activation patterns during response inhibition [J]. Am J Psychiat, 2015, 172: 674-683.

[118] Carmona S, Hoekzema E, Ramos-Quiroga JA, et al. Response inhibition and reward anticipation in medication-naïve adults with attention-deficit/hyperactivity disorder: a within-subject case-control neuroimaging study [J]. Hum Brain Mapp, 2012, 33: 2350-2361.

[119] Epstein JN, Casey BJ, Tonev ST, et al. ADHD- and medication-related brain activation effects in concordantly affected parent-child dyads with ADHD [J]. J Child Psychol Psychiatry, 2007, 48: 899-913.

[120] Bédard A, Schulz KP, Cook EH, et al. Dopamine transporter gene variation modulates activation of striatum in youth with ADHD [J]. NeuroImage, 2010, 53: 935-942.

[121] Braet W, Johnson KA, Tobin CT, et al. fMRI activation during response inhibition and error processing: the role of the DAT1 gene in typically developing adolescents and those diagnosed with ADHD [J]. Neuropsychologia, 2011, 49: 1641-1650.

[122] Nymberg C, Jia T, Lubbe S, et al. Neural mechanisms of attention-deficit/hyperactivity disorder symptoms are stratified by MAOA genotype [J]. Biol Psychiatry, 2013, 74: 607-614.

[123] Hart H, Chantiluke K, Cubillo AI, et al. Pattern classification of response inhibition in ADHD: Toward the development of neurobiological markers for ADHD [J]. Hum Brain Mapp, 2014, 35: 3083-3094.

[124] Iannaccone R, Hauser TU, Ball J, et al. Classifying adolescent attention-deficit/hyperactivity disorder (ADHD) based on functional and structural imaging [J]. Eur Child Adolesc Psych, 2015, 24: 1279-1289.

[125] Baddeley AD, Hitch GJ. Development of working memory: should the Pascual-Leone and the Baddeley and Hitch models be merged [J]? J Exp Child Psychol, 2000, 77: 128-137.

[126] Baddeley AD, Andrade J. Working memory and the vividness of imagery [J]. J Exp Psychol Gen, 2000, 129: 126-145.

[127] Baddeley AD. Is working memory still working [J]? Am Psychol, 2001, 56: 851-864.

[128] Repovs G, Baddeley A. The multi-component model of working memory: explorations in experimental cognitive psychology [J]. Neuroscience, 2006, 139: 5-21.

[129] Smith EE, Jonides J. Storage and executive processes in the frontal lobes [J]. Science, 1999, 283 (5408): 1657-1661.

[130] Cohen JD, Forman SD, Braver TS, et al. Activation of the prefrontal cortex in a nonspatial

working memory task with functional MRI [J]. Hum Brain Mapp, 1994, 1: 293-304.
[131] Gronwall DM. Paced auditory serial-addition task: a measure of recovery from concussion [J]. Percept Mot Skills, 1977, 44: 367-373.
[132] Vance A, Silk TJ, Casey M, et al. Right parietal dysfunction in children with attention deficit hyperactivity disorder, combined type: a functional MRI study [J]. Mol Psychiatry, 2007, 12: 826-832, 793.
[133] Fassbender C, Schweitzer JB, Cortes CR, et al. Working memory in attention deficit/hyperactivity disorder is characterized by a lack of specialization of brain function [J]. PLoS One, 2011, 6: e27240.
[134] Li Y, Li F, He N, et al. Neural hyperactivity related to working memory in drug-naive boys with attention deficit hyperactivity disorder [J]. Prog Neuropsychopharmacol Biol Psychiatry, 2014, 53: 116-122.
[135] Sheridan MA, Hinshaw S, D'Esposito M. Efficiency of the prefrontal cortex during working memory in attention-deficit/hyperactivity disorder [J]. J Am Acad Child Adolesc Psychiatry, 2007, 46: 1357-1366.
[136] Stevens MC, Pearlson GD, Kiehl KA. An fMRI auditory oddball study of combined-subtype attention deficit hyperactivity disorder [J]. Am J Psychiatry, 2007, 164: 1737-1749.
[137] Coolidge FL, Thede LL, Young SE. Heritability and the comorbidity of attention deficit hyperactivity disorder with behavioral disorders and executive function deficits: a preliminary investigation [J]. Dev Neuropsychol, 2000, 17: 273-287.
[138] Hale TS, Bookheimer S, Mcgough JJ, et al. Atypical brain activation during simple & complex levels of processing in adult ADHD: an fMRI study [J]. J Atten Disord, 2007, 11: 125-140.
[139] Wolf RC, Plichta MM, Sambataro F, et al. Regional brain activation changes and abnormal functional connectivity of the ventrolateral prefrontal cortex during working memory processing in adults with attention-deficit/hyperactivity disorder [J]. Hum Brain Mapp, 2009, 30: 2252-2266.
[140] Valera EM, Faraone SV, Biederman J, et al. Functional neuroanatomy of working memory in adults with attention-deficit/hyperactivity disorder [J]. Biol Psychiatry, 2005, 57: 439-447.
[141] Valera EM, Brown A, Biederman J, et al. Sex differences in the functional neuroanatomy of working memory in adults with ADHD [J]. Am J Psychiatry, 2010, 167: 86-94.

[142] Bayerl M, Dielentheis TF, Vucurevic G, et al. Disturbed brain activation during a working memory task in drug-naive adult patients with ADHD [J]. Neuroreport, 2010, 21: 442-446.
[143] Ko CH, Yen JY, Yen CF, et al. Brain activation deficit in increased-load working memory tasks among adults with ADHD using fMRI [J]. Eur Arch Psychiatry Clin Neurosci, 2013, 263: 561-573.
[144] Kobel M, Bechtel N, Weber P, et al. Effects of methylphenidate on working memory functioning in children with attention deficit/hyperactivity disorder [J]. Eur J Paediatr Neurol, 2009, 13: 516-523.
[145] Cubillo A, Smith AB, Barrett N, et al. Drug-specific laterality effects on frontal lobe activation of atomoxetine and methylphenidate in attention deficit hyperactivity disorder boys during working memory [J]. Psychol Med, 2014, 44: 633-646.
[146] Willcutt EG, Doyle AE, Nigg JT, et al. Validity of the executive function theory of attention-deficit/hyperactivity disorder: a meta-analytic review [J]. Biol Psychiatry, 2005, 57: 1336-1346.
[147] Wang LC, Tsai HJ, Yang HM. The effect of different stimulus attributes on the attentional performance of children with attention deficit/hyperactivity disorder and dyslexia [J]. Res Dev Disabil, 2013, 34: 3936-3945.
[148] Gmehlin D, Fuermaier AB, Walther S, et al. Attentional Lapses of Adults with Attention Deficit Hyperactivity Disorder in Tasks of Sustained Attention [J]. Arch Clin Neuropsychol, 2016, 31: 343-357.
[149] Grane VA, Endestad T, Pinto AF, et al. Attentional control and subjective executive function in treatment-naive adults with attention deficit hyperactivity disorder [J]. PLoS One, 2014, 9: e115227.
[150] Sunshine JL, Lewin JS, Wu DH, et al. Functional MR to localize sustained visual attention activation in patients with attention deficit hyperactivity disorder: a pilot study [J]. AJNR, 1997, 18: 633-637.
[151] Epstein JN, Delbello MP, Adler CM, et al. Differential patterns of brain activation over time in adolescents with and without attention deficit hyperactivity disorder (ADHD) during performance of a sustained attention task [J]. Neuropediatrics, 2009, 40: 1-5.
[152] Konrad K, Neufang S, Hanisch C, et al. Dysfunctional attentional networks in children with attention deficit/hyperactivity disorder: evidence from an event-related functional magnetic resonance imaging study [J]. Biol Psychiatry, 2006, 59: 643-651.
[153] Cao Q, Zang Y, Zhu C, et al. Alerting deficits in

children with attention deficit/hyperactivity disorder: event-related fMRI evidence [J]. Brain Res, 2008, 1219: 159-168.

[154] Christakou A, Murphy CM, Chantiluke K, et al. Disorder-specific functional abnormalities during sustained attention in youth with attention deficit hyperactivity disorder (ADHD) and with autism [J]. Mol Psychiatry, 2013, 18: 236-244.

[155] Warg S, Yany Y, Xing W, et al. Altered neural circuits related to sustained attention and executive control in children with ADHD: an event-related fMRI study [J]. Clin Neurophysiol, 2013, 124: 2181-2190.

[156] Bedard AC, Stein MA, Halperin JM, et al. Differential impact of methylphenidate and atomoxetine on sustained attention in youth with attention-deficit/hyperactivity disorder [J]. J Child Psychol Psychiatry, 2015, 56: 40-48.

[157] Paton K, Hammond P, Barry E, et al. Methylphenidate improves some but not all measures of Attention as measured by the TEA-Ch in medication-naïve children with ADHD [J]. Child Neuropsychology, 2014, 20: 303-318.

[158] Kim BN, Kim JW, Cummins TD, et al. Norepinephrine genes predict response time variability and methylphenidate-induced changes in neuropsychological function in attention deficit hyperactivity disorder [J]. J Clin Psychopharmacol, 2013, 33: 356-362.

[159] Rosenberg MD, Zhang S, Hsu WT, et al. Methylphenidate modulates functional network connectivity to enhance attention. [J]. Neurosc, 2011, 36 (37): 9547.

[160] Konrad K, Neufang S, Fink GR, et al. Long-term effects of methylphenidate on neural networks associated with executive attention in children with ADHD: results from a longitudinal functional MRI study [J]. J Am Acad Child Adolesc Psychiatry, 2007, 46: 1633-1641.

[161] Sonuga-Barke EJ, Dalen L, Daley D, et al. Are planning, working memory, and inhibition associated with individual differences in preschool ADHD symptoms [J]? Dev Neuropsychol, 2002, 21: 255-272.

[162] Plichta MM, Scheres A. Ventral-striatal responsiveness during reward anticipation in ADHD and its relation to trait impulsivity in the healthy population: a meta-analytic review of the fMRI literature [J]. Neurosci Biobehav Rev, 2014, 38: 125-134.

[163] Scheres A, Milham MP, Knutson B, et al. Ventral striatal hyporesponsiveness during reward anticipation in attention-deficit/hyperactivity disorder [J]. Biol Psychiatry, 2007, 61: 720-724.

[164] Strohle A, Stoy M, Wrase J, et al. Reward anticipation and outcomes in adult males with attention-deficit/hyperactivity disorder [J]. Neuroimage, 2008, 39: 966-972.

[165] Plichta MM, Vasic N, Wolf RC, et al. Neural hyporesponsiveness and hyperresponsiveness during immediate and delayed reward processing in adult attention-deficit/hyperactivity disorder [J]. Biol Psychiatry, 2009, 65: 7-14.

[166] Carmona S, Hoekzema E, Ramos-Quiroga JA, et al. Response inhibition and reward anticipation in medication-naive adults with attention-deficit/hyperactivity disorder: a within-subject case-control neuroimaging study [J]. Hum Brain Mapp, 2012, 33: 2350-2361.

[167] Hoogman M, Aarts E, Zwiers M, et al. Nitric oxide synthase genotype modulation of impulsivity and ventral striatal activity in adult ADHD patients and healthy comparison subjects [J]. Am J Psychiatry, 2011, 168: 1099-1106.

[168] Edel MA, Enzi B, Witthaus H, et al. Differential reward processing in subtypes of adult attention deficit hyperactivity disorder [J]. J Psychiatr Res, 2013, 47: 350-356.

[169] Wetterling F, Mccarthy H, Tozzi L, et al. Impaired reward processing in the human prefrontal cortex distinguishes between persistent and remittent attention deficit hyperactivity disorder [J]. Hum Brain Mapp, 2015, 36: 4648-4663.

[170] Rhein DV, Cools R, Zwiers MP, et al. Increased neural responses to reward in adolescents and young adults with attention-deficit/hyperactivity disorder and their unaffected siblings [J]. J Am Acad Child Adolesc Psychiatr, 2015, 54: 394-402.

[171] Furukawa E, Bado P, Tripp G, et al. Abnormal striatal BOLD responses to reward anticipation and reward delivery in ADHD [J]. PLoS One, 2014, 9: e89129.

[172] Paloyelis Y, Mehta MA, Faraone SV, et al. Striatal sensitivity during reward processing in attention-deficit/hyperactivity disorder [J]. J Am Acad Child Adolesc Psychiatry, 2012, 51: 722-732.

[173] Wilbertz G, Delgado MR, Tebartz VEL, et al. Neural response during anticipation of monetary loss is elevated in adult attention deficit hyperactivity disorder [J]. World J Biol Psychiatry, 2017, 18: 268-278.

[174] Luman M, Oosterlaan J, Sergeant JA. Modulation of response timing in ADHD, effects of reinforcement

valence and magnitude [J]. J Abnorm Child Psychol, 2008, 36: 445-456.
[175] Luman M, Van Meel CS, Oosterlaan J, et al. Does reward frequency or magnitude drive reinforcement-learning in attention-deficit/hyperactivity disorder [J]? Psychiatry Res, 2009, 168: 222-229.
[176] Wilbertz G, van Elst LT, Delgado MR, et al. Orbitofrontal reward sensitivity and impulsivity in adult attention deficit hyperactivity disorder [J]. Neuroimage, 2012, 60: 353-361.
[177] Stark R, Bauer E, Merz CJ, et al. ADHD related behaviors are associated with brain activation in the reward system [J]. Neuropsychologia, 2011, 49: 426-434.
[178] de Zeeuw P, Weusten J, van Dijk S, et al. Deficits in cognitive control, timing and reward sensitivity appear to be dissociable in ADHD [J]. PLoS One, 2012, 7: e51416.
[179] Carmona S, Hoekzema E, Ramos-Quiroga JA, et al. Response inhibition and reward anticipation in medication-naïve adults with attention-deficit/hyperactivity disorder: a within-subject case-control neuroimaging study [J]. Hum Brain Mapp, 2012, 33: 2350-2361.
[180] Stoy M, Schlagenhauf F, Schlochtermeier L, et al. Reward processing in male adults with childhood ADHD-a comparison between drug-naive and methylphenidate-treated subjects [J]. Psychopharmacology, 2011, 215: 467-481.
[181] Rubia K, Halari R, Cubillo A, et al. Methylphenidate normalises activation and functional connectivity deficits in attention and motivation networks in medication-naive children with ADHD during a rewarded continuous performance task [J]. Neuropharmacology, 2009, 57 (7-8): 640-652.
[182] Cubillo A, Halari R, Smith A, et al. A review of fronto-striatal and fronto-cortical brain abnormalities in children and adults with attention deficit hyperactivity disorder (ADHD) and new evidence for dysfunction in adults with ADHD during motivation and attention [J]. Cortex, 2012, 48: 194-215.
[183] Dongen E VV, Rhein DV, O'Dwyer L, et al. Distinct effects of ASD and ADHD symptoms on reward anticipation in participants with ADHD, their unaffected siblings and healthy controls: a cross-sectional study [J]. Molecular Autism, 2015, 6: 48.
[184] Kohls G, Thonessen H, Bartley GK, et al. Differentiating neural reward responsiveness in autism versus ADHD [J]. Dev Cogn Neurosci, 2014, 10: 104-116.

[185] Durston S, Fossella JA, Mulder MJ, et al. Dopamine transporter genotype conveys familial risk of attention-deficit/hyperactivity disorder through striatal activation [J]. J Am Acad Child Adolesc Psychiatry, 2008, 47: 61-67.
[186] Bedard AC, Schulz KP, Cook EJ, et al. Dopamine transporter gene variation modulates activation of striatum in youth with ADHD [J]. Neuroimage, 2010, 53: 935-942.
[187] Sokolova E, Hoogman M, Groot P, et al. Causal discovery in an adult ADHD data set suggests indirect link between DAT1 genetic variants and striatal brain activation during reward processing [J]. Am J Med Genet B: Neuropsychiatric Genetics, 2015, 168: 508-515.
[188] Hoogman M, Onnink M, Cools R, et al. The dopamine transporter haplotype and reward-related striatal responses in adult ADHD [J]. Eur Neuropsychopharmacol, 2013, 23: 469-478.
[189] Rubia K, Halari R, Christakou A, et al. Impulsiveness as a timing disturbance: neurocognitive abnormalities in attention-deficit hyperactivity disorder during temporal processes and normalization with methylphenidate [J]. Philos Trans R Soc Lond B Biol Sci, 2009, 364: 1919-1931.
[190] Toplak ME, Dockstader C, Tannock R. Temporal information processing in ADHD: findings to date and new methods [J]. J Neurosci Methods, 2006, 151: 15-29.
[191] Noreika V, Falter CM, Rubia K. Timing deficits in attention-deficit/hyperactivity disorder (ADHD): evidence from neurocognitive and neuroimaging studies. Neuropsychologia, 2013, 51: 235-266.
[192] Rubia K, Smith A. The neural correlates of cognitive time management: a review [J]. Acta Neurobiol Exp (Wars), 2004, 64: 329-340.
[193] Wittmann M. The inner experience of time [J]. Philos Trans R Soc Loud Biol Sci, 2009, 364: 1955-1967.
[194] Rubia K, Smith AB, Woolley J, et al. Progressive increase of frontostriatal brain activation from childhood to adulthood during event-related tasks of cognitive control [J]. Hum Brain Mapp, 2006, 27: 973-993.
[195] Ashtari M, Kumra S, Bhaskar SL, et al. Attention-deficit/hyperactivity disorder: a preliminary diffusion tensor imagingstudy [J]. Biol Psychiatry, 2005, 57: 448-455.
[196] Shaw P, Eckstrand K, Sharp W, et al. Attention-deficit/hyperactivity disorder is characterized by a delay in cortical maturation [J]. Proc Natl Acad Sci

USA, 2007, 104: 19649-19654.
[197] Valera EM, Faraone SV, Murray KE, et al. Meta-analysis of structural imaging findings in attention-deficit/hyperactivity disorder [J]. Biol Psychiatry, 2007, 61: 1361-1369.
[198] Rubia K, Overmeyer S, Taylor E, et al. Hypofrontality in attention deficit hyperactivity disorder during higher-order motor control: a study with functional MRI [J]. Am J Psychiatry, 1999, 156: 891-896.
[199] Rubia K, Taylor E, Smith AB, et al. Neuropsychological analyses of impulsiveness in childhood hyperactivity [J]. Br J Psychiatry, 2001, 179: 138-143.
[200] Rubia K, Smith AB, Brammer MJ, et al. Abnormal brain activation during inhibition and error detection in medication-naive adolescents with ADHD [J]. Am J Psychiatry, 2005, 162: 1067-1075.
[201] Rubia K, Smith AB, Brammer MJ, et al. Temporal lobe dysfunction in medication-naive boys with attention-deficit/hyperactivity disorder during attention allocation and its relation to response variability [J]. Biol Psychiatry, 2007, 62: 999-1006.
[202] Rubia K, Halari R, Smith AB, et al. Dissociated functional brain abnormalities of inhibition in boys with pure conduct disorder and in boys with pure attention deficit hyperactivity disorder [J]. Am J Psychiatry, 2008, 165: 889-897.
[203] Rubia K, Smith AB, Halari R, et al. Disorder-specific dissociation of orbitofrontal dysfunction in boys with pure conduct disorder during reward and ventrolateral prefrontal dysfunction in boys with pure ADHD during sustained attention [J]. Am J Psychiatry, 2009, 166: 83-94.
[204] Smith AB, Taylor E, Brammer M, et al. Task-specific hypoactivation in prefrontal and temporoparietal brain regions during motor inhibition and task switching in medication-naive children and adolescents with attention deficit hyperactivity disorder [J]. Am J Psychiatry, 2006, 163: 1044-1051.
[205] Rubia K. Timing the future: the case for a time-based prospective memory [M]. //Katya Rubia The Neural Correlates of Timing Functions. Hackensack: World Scientific Publishing, 2006, 213-238
[206] Posner MI, Petersen SE. The attention system of the human brain [J]. Annu Rev Neurosci, 1990, 13: 25-42.
[207] Danckert J, Ferber S, Doherty T, et al. Selective, non-lateralized impairment of motor imagery following right parietal damage [J]. Neurocase, 2002, 8: 194-204.

[208] Mostofsky SH, Rimrodt SL, Schafer JG, et al. Atypical motor and sensory cortex activation in attention-deficit/hyperactivity disorder: a functional magnetic resonance imaging study of simple sequential finger tapping [J]. Biol Psychiatry, 2006, 59: 48-56.
[209] Valera EM, Spencer RM, Zeffiro TA, et al. Neural substrates of impaired sensorimotor timing in adult attention-deficit/hyperactivity disorder [J]. Biol Psychiatry, 2010, 68: 359-367.
[210] Rubia K, Noorloos J, Smith A, et al. Motor timing deficits in community and clinical boys with hyperactive behavior: the effect of methylphenidate on motor timing [J]. J Abnorm Child Psychol, 2003, 31: 301-313.
[211] Durston S, Davidson MC, Mulder MJ, et al. Neural and behavioral correlates of expectancy violations in attention-deficit hyperactivity disorder [J]. J Child Psychol Psychiatry, 2007, 48: 881-889.
[212] Smith AB, Taylor E, Brammer M, et al. Reduced activation in right lateral prefrontal cortex and anterior cingulate gyrus in medication-naive adolescents with attention deficit hyperactivity disorder during time discrimination [J]. J Child Psychol Psychiatry, 2008, 49: 977-985.
[213] Smith A, Taylor E, Lidzba K, et al. A right hemispheric frontocerebellar network for time discrimination of several hundreds of milliseconds [J]. Neuroimage, 2003, 20: 344-350.
[214] Smith A, Cubillo A, Barrett N, et al. Neurofunctional effects of methylphenidate and atomoxetine in boys with attention-deficit/hyperactivity disorder during time discrimination [J]. Biol Psychiatry, 2013, 74: 615-622.
[215] Rubia K, Halari R, Cubillo A, et al. Methylphenidate normalises activation and functional connectivity deficits in attention and motivation networks in medication-naive children with ADHD during a rewarded continuous performance task [J]. Neuropharmacology, 2009, 57 (7-8): 640-652.
[216] Rubia K, Halari R, Cubillo A, et al. Methylphenidate normalizes fronto-striatal underactivation during interference inhibition in medication-naive boys with attention-deficit/hyperactivity disorder [J]. Neuropsychopharmacology, 2011, 36: 1575-1586.
[217] Rubia K, Halari R, Mohammad AM, et al. Methylphenidate normalizes frontocingulate underactivation during error processing in attention-deficit/hyperactivity disorder [J]. Biol Psychiatry, 2011, 70: 255-262.
[218] Rammsayer TH. On dopaminergic modulation of temporal information processing [J]. Biol Psychol,

1993, 36: 209-222.
[219] Eagle DM, Bari A, Robbins TW. The neuropsychopharmacology of action inhibition: cross-species translation of the stop-signal and go/no-go tasks [J]. Psychopharmacology (Berl), 2008, 199: 439-456.
[220] Vloet TD, Gilsbach S, Neufang S, et al. Neural mechanisms of interference control and time discrimination in attention-deficit/hyperactivity disorder [J]. J Am Acad Child Adolesc Psychiatry, 2010, 49: 356-367.
[221] Christakou A, Brammer M, Rubia K. Maturation of limbic corticostriatal activation and connectivity associated with developmental changes in temporal discounting [J]. Neuroimage, 2011, 54: 1344-1354.
[222] Hariri AR, Brown SM, Williamson DE, et al. Preference for immediate over delayed rewards is associated with magnitude of ventral striatal activity [J]. J Neurosci, 2006, 26: 13213-13217.
[223] Mcclure SM, Laibson DI, Loewenstein G, et al. Separate neural systems value immediate and delayed monetary rewards [J]. Science, 2004, 306: 503-507.
[224] Wittmann M, Leland DS, Paulus MP. Time and decision making: differential contribution of the posterior insular cortex and the striatum during a delay discounting task [J]. Exp Brain Res, 2007, 179: 643-653.
[225] Scheres A, Milham MP, Knutson B, et al. Ventral striatal hyporesponsiveness during reward anticipation in attention-deficit/hyperactivity disorder [J]. Biol Psychiatry, 2007, 61: 720-724.
[226] Strohle A, Stoy M, Wrase J, et al. Reward anticipation and outcomes in adult males with attention-deficit/hyperactivity disorder [J]. Neuroimage, 2008, 39: 966-972.
[227] Chantiluke K, Christakou A, Murphy CM, et al. Disorder-specific functional abnormalities during temporal discounting in youth with attention deficit hyperactivity disorder (ADHD), autism and comorbid ADHD and autism [J]. Psychiatry Research: Neuroimaging, 2014, 223: 113-120.
[228] Hart H, Radua J, Nakao T, et al. Meta-analysis of functional magnetic resonance imaging studies of inhibition and attention in attention-deficit/hyperactivity disorder: exploring task-specific, stimulant medication, and age effects [J]. JAMA Psychiatry, 2013, 70: 185-198.
[229] Hart H, Radua J, Mataix-Cols D, et al. Meta-analysis of fMRI studies of timing in attention-deficit hyperactivity disorder (ADHD) [J]. Neurosci Biobehav Rev, 2012, 36: 2248-2256.
[230] Carlisi CO, Chantiluke K, Norman L, et al. The effects of acute fluoxetine administration on temporal discounting in youth with ADHD [J]. Psychol Med, 2016, 46: 1197-1209.
[231] Raichle ME, Macleod AM, Snyder AZ, et al. A default mode of brain function [J]. Proc Natl Acad Sci U S A, 2001, 98: 676-682.
[232] Helps S, James C, Debener S, et al. Very low frequency EEG oscillations and the resting brain in young adults: a preliminary study of localisation, stability and association with symptoms of inattention [J]. J Neural Transm, 2008, 115: 279-285.
[233] Scheeringa R, Bastiaansen MC, Petersson KM, et al. Frontal theta EEG activity correlates negatively with the default mode network in resting state [J]. Int J Psychophysiol, 2008, 67: 242-251.
[234] Bosboom JL, Stoffers D, Stam CJ, et al. Resting state oscillatory brain dynamics in Parkinson's disease: an MEG study [J]. Clin Neurophysiol, 2006, 117: 2521-2531.
[235] Osipova D, Rantanen K, Ahveninen J, et al. Source estimation of spontaneous MEG oscillations in mild cognitive impairment [J]. Neurosci Lett, 2006, 405: 57-61.
[236] Stam CJ, Jones BF, Manshanden I, et al. Magnetoencephalographic evaluation of resting-state functional connectivity in Alzheimer's disease [J]. Neuroimage, 2006, 32: 1335-1344.
[237] Fox MD, Raichle ME. Spontaneous fluctuations in brain activity observed with functional magnetic resonance imaging [J]. Nat Rev Neurosci, 2007, 8: 700-711.
[238] Posner J, Hellerstein DJ, Gat I, et al. Antidepressants normalize the default mode network in patients with dysthymia [J]. JAMA Psychiatry, 2013, 70: 373-382.
[239] Posner J, Rauh V, Gruber A, et al. Dissociable attentional and affective circuits in medication-naive children with attention-deficit/hyperactivity disorder [J]. Psychiatry Res, 2013, 213: 24-30.
[240] Sheline YI, Price JL, Yan Z, et al. Resting-state functional MRI in depression unmasks increased connectivity between networks via the dorsal nexus [J]. Proc Natl Acad Sci USA, 2010, 107: 11020-11025.
[241] Fox MD, Snyder AZ, Vincent JL, et al. The human brain is intrinsically organized into dynamic, anticorrelated functional networks [J]. Proc Natl Acad Sci USA, 2005, 102: 9673-9678.

[242] Lowe MJ, Mock BJ, Sorenson JA. Functional connectivity in single and multislice echoplanar imaging using resting-state fluctuations [J]. Neuroimage, 1998, 7: 119-132.

[243] Xiong J, Parsons LM, Gao JH, et al. Interregional connectivity to primary motor cortex revealed using MRI resting state images [J]. Hum Brain Mapp, 1999, 8: 151-156.

[244] Cordes D, Haughton VM, Arfanakis K, et al. Mapping functionally related regions of brain with functional connectivity MR imaging [J]. AJNR Am J Neuroradiol, 2000, 21: 1636-1644.

[245] Cordes D, Haughton VM, Arfanakis K, et al. Frequencies contributing to functional connectivity in the cerebral cortex in "resting-state" data [J]. AJNR Am J Neuroradiol, 2001, 22: 1326-1333.

[246] Fox MD, Snyder AZ, Zacks JM, et al. Coherent spontaneous activity accounts for trial-to-trial variability in human evoked brain responses [J]. Nat Neurosci, 2006, 9: 23-25.

[247] Uddin LQ, Kelly AM, Biswal BB, et al. Network homogeneity reveals decreased integrity of default-mode network in ADHD [J]. J Neurosci Methods, 2008, 169: 249-254.

[248] Kiviniemi V, Kantola JH, Jauhiainen J, et al. Independent component analysis of nondeterministic fMRI signal sources [J]. Neuroimage, 2003, 19: 253-260.

[249] Beckmann CF, Deluca M, Devlin JT, et al. Investigations into resting-state connectivity using independent component analysis [J]. Philos Trans R Soc Lond B Biol Sci, 2005, 360: 1001-1013.

[250] De Luca M, Beckmann CF, De Stefano N, et al. fMRI resting state networks define distinct modes of long-distance interactions in the human brain [J]. Neuroimage, 2006, 29: 1359-1367.

[251] Mckeown MJ, Makeig S, Brown GG, et al. Analysis of fMRI data by blind separation into independent spatial components [J]. Hum Brain Mapp, 1998, 6: 160-188.

[252] Zang Y, Jiang T, Lu Y, et al. Regional homogeneity approach to fMRI data analysis [J]. Neuroimage, 2004, 22: 394-400.

[253] Biswal B, Yetkin FZ, Haughton VM, et al. Functional connectivity in the motor cortex of resting human brain using echo-planar MRI [J]. Magn Reson Med, 1995, 34: 537-541.

[254] Zang YF, He Y, Zhu CZ, et al. Altered baseline brain activity in children with ADHD revealed by resting-state functional MRI [J]. Brain Dev, 2007, 29: 83-91.

[255] Yang H, Long XY, Yang Y, et al. Amplitude of low frequency fluctuation within visual areas revealed by resting-state functional MRI [J]. Neuroimage, 2007, 36: 144-152.

[256] Buckner RL, Andrews-Hanna JR, Schacter DL. The brain's default network: anatomy, function, and relevance to disease [J]. Ann N Y Acad Sci, 2008, 1124: 1-38.

[257] Raichle ME, Snyder AZ. A default mode of brain function: a brief history of an evolving idea [J]. Neuroimage, 2007, 37: 1083-1090, 1097-1099.

[258] Greicius MD, Krasnow B, Boyett-Anderson JM, et al. Regional analysis of hippocampal activation during memory encoding and retrieval. fMRI study [J]. Hippocampus, 2003, 13: 164-174.

[259] Fransson P. How default is the default mode of brain function? Further evidence from intrinsic BOLD signal fluctuations [J]. Neuropsychologia, 2006, 44: 2836-2845.

[260] Mazoyer B, Zago L, Mellet E, et al. Cortical networks for working memory and executive functions sustain the conscious resting state in man [J]. Brain Res Bull, 2001, 54: 287-298.

[261] Greicius MD, Menon V: Default-mode activity during a passive sensory task: uncoupled from deactivation but impacting activation [J]. J Cogn Neurosci, 2004, 16: 1484-1492.

[262] Eichele T, Debener S, Calhoun VD, et al. Prediction of human errors by maladaptive changes in event-related brain networks [J]. Proc Natl Acad Sci USA, 2008, 105: 6173-6178.

[263] Weissman DH, Roberts KC, Visscher KM, et al. The neural bases of momentary lapses in attention [J]. Nat Neurosci, 2006, 9: 971-978.

[264] Li CS, Yan P, Bergquist KL, et al. Greater activation of the "default" brain regions predicts stop signal errors [J]. Neuroimage, 2007, 38: 640-648.

[265] Hong SB, Zalesky A, Fornito A, et al. Connectomic disturbances in attention-deficit/hyperactivity disorder: a whole-brain tractography analysis [J]. Biol Psychiatry, 2014, 76: 656-663.

[266] Castellanos FX, Margulies DS, Kelly C, et al. Cingulate-precuneus interactions: a new locus of dysfunction in adult attention-deficit/hyperactivity disorder [J]. Biol Psychiatry, 2008, 63: 332-337.

[267] Cao X, Cao Q, Long X, et al. Abnormal resting-state functional connectivity patterns of the putamen in medication-naive children with attention deficit hyperactivity disorder [J]. Brain Res, 2009, 1303: 195-206.

[268] Sun L, Cao Q, Long X, et al. Abnormal functional

connectivity between the anterior cingulate and the default mode network in drug-naive boys with attention deficit hyperactivity disorder [J]. Psychiatry Res, 2012, 201: 120-127.

[269] Sato JR, Hoexter MQ, Castellanos XF, et al. Abnormal brain connectivity patterns in adults with ADHD: a coherence study [J]. PLoS One, 2012, 7: e45671.

[270] Hoekzema E, Carmona S, Ramos-Quiroga JA, et al. An independent components and functional connectivity analysis of resting state fMRI data points to neural network dysregulation in adult ADHD [J]. Hum Brain Mapp, 2014, 35: 1261-1272.

[271] Mattfeld AT, Gabrieli JD, Biederman J, et al. Brain differences between persistent and remitted attention deficit hyperactivity disorder [J]. Brain, 2014, 137 (Pt 9): 2423-2428.

[272] Fair DA, Posner J, Nagel BJ, et al. Atypical default network connectivity in youth with attention-deficit/hyperactivity disorder [J]. Biol Psychiatry, 2010, 68: 1084-1091.

[273] Fair DA, Cohen AL, Dosenbach NU, et al. The maturing architecture of the brain's default network [J]. Proc Natl Acad Sci U S A, 2008, 105: 4028-4032.

[274] Fair DA, Nigg JT, Iyer S, et al. Distinct neural signatures detected for ADHD subtypes after controlling for micro-movements in resting state functional connectivity MRI data [J]. Front Syst Neurosci, 2012, 6: 80.

[275] Qiu MG, Ye Z, Li QY, et al. Changes of brain structure and function in ADHD children [J]. Brain Topogr, 2011, 24 (3-4): 243-252.

[276] The C. The ADHD-200 Consortium: a model to advance the translational potential of neuroimaging in clinical neuroscience [J]. Front Syst Neurosci, 2012, 6.

[277] Kessler D, Angstadt M, Welsh RC, et al. Modality-spanning deficits in attention-deficit/hyperactivity disorder in functional networks, gray matter, and white matter [J]. J Neurosci, 2014, 34: 16555-16566.

[278] Sripada C, Kessler D, Fang Y, et al. Disrupted network architecture of the resting brain in attention-deficit/hyperactivity disorder [J]. Hum Brain Mapp, 2014, 35: 4693-4705.

[279] Sripada CS, Kessler D, Angstadt M. Lag in maturation of the brain's intrinsic functional architecture in attention-deficit/hyperactivity disorder [J]. Proc Natl Acad Sci USA, 2014, 111 (39): 14259-14264.

[280] Castellanos FX, Giedd JN, Marsh WL, et al. Quantitative brain magnetic resonance imaging in attention-deficit hyperactivity disorder [J]. Arch Gen Psychiatry, 1996, 53: 607-616.

[281] Barber AD, Jacobson LA, Wexler JL, et al. Connectivity supporting attention in children with attention deficit hyperactivity disorder [J]. Neuroimage Clin, 2015, 7: 68-81.

[282] Mccarthy H, Skokauskas N, Mulligan A, et al. Attention network hypoconnectivity with default and affective network hyperconnectivity in adults diagnosed with attention-deficit/hyperactivity disorder in childhood [J]. Jama Psychiatry, 2013, 70: 1329-1337.

[283] Francx W, Oldehinkel M, Oosterlaan J, et al. The executive control network and symptomatic improvement in attention-deficit/hyperactivity disorder [J]. Cortex, 2015, 73: 62-72.

[284] Alexander GE, Crutcher MD. Functional architecture of basal ganglia circuits: neural substrates of parallel processing [J]. Trends Neurosci, 1990, 13: 266-271.

[285] Alexander GE, Delong MR, Strick PL. Parallel organization of functionally segregated circuits linking basal ganglia and cortex [J]. Annu Rev Neurosci, 1986, 9: 357-381.

[286] Maia TV, Cooney RE, Peterson BS. The neural bases of obsessive-compulsive disorder in children and adults [J]. Dev Psychopathol, 2008, 20: 1251-1283.

[287] Wang Z, Maia TV, Marsh R, et al. The neural circuits that generate tics in Tourette's syndrome [J]. Am J Psychiatry, 2011, 168: 1326-1337.

[288] Yin HH, Knowlton BJ. The role of the basal ganglia in habit formation [J]. Nat Rev Neurosci, 2006, 7: 464-476.

[289] Lehericy S, Ducros M, Van de Moortele PF, et al. Diffusion tensor fiber tracking shows distinct corticostriatal circuits in humans [J]. Ann Neurol, 2004, 55: 522-529.

[290] Di Martino A, Scheres A, Margulies DS, et al. Functional connectivity of human striatum: a resting state fMRI study [J]. Cereb Cortex, 2008, 18: 2735-2747.

[291] Casey BJ, Castellanos FX, Giedd JN, et al. Implication of right frontostriatal circuitry in response inhibition and attention-deficit/hyperactivity disorder [J]. J Am Acad Child Adolesc Psychiatry, 1997, 36: 374-383.

[292] Casey BJ, Trainor RJ, Orendi JL, et al. A developmental functional MRI study of prefrontal

activation during performance of a go-no-go task [J]. J Cogn Neurosci, 1997, 9: 835-847.
[293] Cardinal RN, Winstanley CA, Robbins TW, et al. Limbic corticostriatal systems and delayed reinforcement [J]. Ann N Y Acad Sci, 2004, 1021: 33-50.
[294] Marsh R, Maia TV, Peterson BS. Functional disturbances within frontostriatal circuits across multiple childhood psychopathologies [J]. Am J Psychiatry, 2009, 166: 664-674.
[295] Tian L, Jiang T, Wang Y, et al. Altered resting-state functional connectivity patterns of anterior cingulate cortex in adolescents with attention deficit hyperactivity disorder [J]. Neurosci Lett, 2006, 400 (1-2): 39-43.
[296] Mills KL, Bathula D, Dias TG, et al. Altered cortico-striatal-thalamic connectivity in relation to spatial working memory capacity in children with ADHD [J]. Front Psychiatry, 2012, 3: 2.
[297] Mennes M, Vega PN, Kelly C, et al. Resting state functional connectivity correlates of inhibitory control in children with attention-deficit/hyperactivity disorder [J]. Front Psychiatry, 2011, 2: 83.
[298] Costa DT, Wilson VB, Bathula DR, et al. Reward circuit connectivity relates to delay discounting in children with attention-deficit/hyperactivity disorder [J]. Eur Neuropsychopharmacol, 2013, 23: 33-45.
[299] Lin HY, Tseng WY, Lai MC, et al. Altered resting-state frontoparietal control network in children with attention-deficit/hyperactivity disorder [J]. J Int Neuropsychol Soc, 2015, 21: 271-284.
[300] Cao X, Cao Q, Long X, et al. Abnormal resting-state functional connectivity patterns of the putamen in medication-naive children with attention deficit hyperactivity disorder [J]. Brain Res, 2009, 1303: 195-206.
[301] Hong SB, Harrison BJ, Dandash O, et al. A selective involvement of putamen functional connectivity in youth with internet gaming disorder [J]. Brain Res, 2015, 1602: 85-95.
[302] Mcleod KR, Langevin LM, Goodyear BG, et al. Functional connectivity of neural motor networks is disrupted in children with developmental coordination disorder and attention-deficit/hyperactivity disorder [J]. Neuroimage Clin, 2014, 4: 566-575.
[303] Karalunas SL, Fair D, Musser ED, et al. Subtyping attention-deficit/hyperactivity disorder using temperament dimensions: toward biologically based nosologic criteria [J]. JAMA Psychiatry, 2014, 71: 1015-1024.
[304] Hulvershorn LA, Mennes M, Castellanos FX, et al. Abnormal amygdala functional connectivity associated with emotional lability in children with attention-deficit/hyperactivity disorder [J]. J Am Acad Child Adolesc Psychiatry, 2014, 53: 351-361.
[305] Ho NF, Chong JS, Koh HL, et al. Intrinsic affective network is impaired in children with attention-deficit/hyperactivity disorder [J]. PLoS One, 2015, 10: e139018.
[306] Posner J, Siciliano F, Wang Z, et al. A multimodal MRI study of the hippocampus in medication-naive children with ADHD: what connects ADHD and depression [J]? Psychiatry Res, 2014, 224: 112-118.
[307] An L, Cao QJ, Sui MQ, et al. Local synchronization and amplitude of the fluctuation of spontaneous brain activity in attention-deficit/hyperactivity disorder: a resting-state fMRI study [J]. Neurosci Bull, 2013, 29: 603-613.
[308] Konova AB, Moeller SJ, Tomasi D, et al. Effects of methylphenidate on resting-state functional connectivity of the mesocorticolimbic dopamine pathways in cocaine addiction [J]. JAMA Psychiatry, 2013, 70: 857-868.
[309] Sonuga-Barke EJ, Sergeant JA, Nigg J, et al. Executive dysfunction and delay aversion in attention deficit hyperactivity disorder: nosologic and diagnostic implications [J]. Child Adolesc Psychiatr Clin N Am, 2008, 17: 367-384.
[310] Aoki Y, Inokuchi R, Suwa H. Reduced N-acetylaspartate in the hippocampus in patients with fibromyalgia: a meta-analysis [J]. Psychiatry Res, 2013, 213: 242-248.
[311] Tomasi D, Volkow ND. Functional connectivity of substantia nigra and ventral tegmental area: maturation during adolescence and effects of ADHD [J]. Cereb Cortex, 2014, 24: 935-944.
[312] Carmona S, Hoekzema E, Castellanos FX, et al. Sensation-to-cognition cortical streams in attention-deficit/hyperactivity disorder [J]. Hum Brain Mapp, 2015, 36: 2544-2557.
[313] Choi J, Jeong B, Lee SW, et al. Aberrant development of functional connectivity among resting state-related functional networks in medication-naive ADHD children [J]. PLoS One, 2013, 8: e83516.
[314] Menon V. Large-scale brain networks and psychopathology: a unifying triple network model [J]. Trends Cogn Sci, 2011, 15: 483-506.
[315] Sidlauskaite J, Sonuga-Barke E, Roeyers H, et al. Altered intrinsic organisation of brain networks implicated in attentional processes in adult attention-deficit/hyperactivity disorder: a resting-state study

of attention, default mode and salience network connectivity [J]. Eur Arch Psychiatry Clin Neurosci, 2016, 266: 349-357.

[316] Castellanos FX, Aoki Y. Intrinsic functional connectivity in attention-deficit/hyperactivity disorder: a science in development [J]. Biol Psychiatry Cogn Neurosci Neuroimaging, 2016, 1: 253-261.

[317] Cao Q, Zang Y, Sun L, et al. Abnormal neural activity in children with attention deficit hyperactivity disorder: a resting-state functional magnetic resonance imaging study [J]. Neuroreport, 2006, 17: 1033-1036.

[318] Tian L, Jiang T, Liang M, et al. Enhanced resting-state brain activities in ADHD patients: a fMRI study [J]. Brain Dev, 2008, 30: 342-348.

[319] Tian L, Jiang T, Wang Y, et al. Altered resting-state functional connectivity patterns of anterior cingulate cortex in adolescents with attention deficit hyperactivity disorder [J]. Neurosci Lett, 2006, 400 (1-2): 39-43.

[320] An L, Cao X H, Cao Q J, et al. Methylphenidate normalizes resting-state brain dysfunction in boys with attention deficit hyperactivity disorder [J]. Neuropsychopharmacology, 2013, 38: 1287-1295.

[321] Watts D J, Strogatz S H. Collective dynamics of "small-world" networks [J]. Nature, 1998, 393: 440-442.

[322] Sporns O, Tononi G, Kotter R. The human connectome: a structural description of the human brain [J]. PLoS Comput Biol, 2005, 1: e42.

[323] Cao M, Shu N, Cao Q, et al. Imaging functional and structural brain connectomics in attention-deficit/hyperactivity disorder [J]. Mol Neurobiol, 2014, 50: 1111-1123.

[324] Bassett DS, Bullmore E T. Human brain networks in health and disease [J]. Curr Opin Neurol, 2009, 22: 340-347.

[325] Wang L, Zhu C, He Y, et al. Altered small-world brain functional networks in children with attention-deficit/hyperactivity disorder [J]. Hum Brain Mapp, 2009, 30: 638-649.

[326] Tomasi D, Volkow ND. Functional connectivity density mapping [J]. Proc Natl Acad Sci USA, 2010, 107: 9885-9890.

[327] Di Martino A, Zuo XN, Kelly C, et al. Shared and distinct intrinsic functional network centrality in autism and attention-deficit/hyperactivity disorder [J]. Biol Psychiatry, 2013, 74: 623-632.

[328] Ray S, Miller M, Karalunas S, et al. Structural and functional connectivity of the human brain in autism spectrum disorders and attention-deficit/hyperactivity disorder: a rich club-organization study [J]. Hum Brain Mapp, 2014, 35: 6032-6048.

[329] Cocchi L, Bramati IE, Zalesky A, et al. Altered functional brain connectivity in a non-clinical sample of young adults with attention-deficit/hyperactivity disorder [J]. J Neurosci, 2012, 32: 17753-17761.

[330] Xia S, Foxe JJ, Sroubek AE, et al. Topological organization of the "small-world" visual attention network in children with attention deficit/hyperactivity disorder (ADHD) [J]. Front Hum Neurosci, 2014, 8: 162.

[331] Cao Q, Shu N, An L, et al. Probabilistic diffusion tractography and graph theory analysis reveal abnormal white matter structural connectivity networks in drug-naive boys with attention deficit/hyperactivity disorder [J]. J Neurosci, 2013, 33: 10676-10687.

[332] Beare R, Adamson C, Bellgrove MA, et al. Altered structural connectivity in ADHD: a network based analysis [J]. Brain Imaging Behav, 2017, 11: 846-858.

[333] Sidlauskaite J, Caeyenberghs K, Sonuga-Barke E, et al. Whole-brain structural topology in adult attention-deficit/hyperactivity disorder: Preserved global - disturbed local network organization [J]. Neuroimage Clin, 2015, 9: 506-512.

[334] Cary RP, Ray S, Grayson DS, et al. Network structure among brain systems in adult ADHD is uniquely modified by stimulant administration [J]. Cereb Cortex, 2017, 27: 3970-3979.

[335] Wang X, Cao Q, Wang J, et al. The effects of cognitive-behavioral therapy on intrinsic functional brain networks in adults with attention-deficit/hyperactivity disorder [J]. Behav Res Ther, 2016, 76: 32-39.

[336] Poelmans G, Pauls DL, Buitelaar JK, et al. Integrated genome-wide association study findings: identification of a neurodevelopmental network for attention deficit hyperactivity disorder [J]. The American journal of psychiatry, 2011, 168: 365-377.

[337] Thapar A, Cooper M. Attention deficit hyperactivity disorder [J]. Lancet, 2016, 387: 1240-1250.

[338] Feldman HM, Yeatman JD, Lee ES, et al. Diffusion tensor imaging: a review for pediatric researchers and clinicians [J]. JDBP, 2010, 31: 346-356.

[339] Alexander AL, Hurley SA, Samsonov AA, et al. Characterization of cerebral white matter properties using quantitative magnetic resonance imaging stains [J]. Brain connectivity, 2011, 1: 423-446.

[340] Smith SM, Johansen-Berg H, Jenkinson M, et al. Acquisition and voxelwise analysis of multi-subject diffusion data with tract-based spatial statistics [J].

[341] Hamilton LS, Levitt JG, O'Neill J, et al. Reduced white matter integrity in attention-deficit hyperactivity disorder [J]. Neuroreport, 2008, 19: 1705-1708.

[342] Cao Q, Sun L, Gong G, et al. The macrostructural and microstructural abnormalities of corpus callosum in children with attention deficit/hyperactivity disorder: a combined morphometric and diffusion tensor MRI study [J]. Brain Res, 2010, 1310: 172-180.

[343] Chuang TC, Wu MT, Huang SP, et al. Diffusion tensor imaging study of white matter fiber tracts in adolescent attention-deficit/hyperactivity disorder [J]. Psychiatry Res, 2013, 211: 186-187.

[344] King JB, Yurgelun-Todd D, Stoeckel A, et al. Sex differences in white matter integrity in youths with attention-deficit/hyperactivity disorder: a pilot study [J]. Front Neurosci, 2015, 9: 232.

[345] Lawrence KE, Levitt JG, Loo SK, et al. White matter microstructure in subjects with attention-deficit/hyperactivity disorder and their siblings [J]. J Am Acad Child Adolesc Psychiatry, 2013, 52: 431-440.

[346] van Ewijk H, Heslenfeld DJ, Zwiers MP, et al. Diffusion tensor imaging in attention deficit/hyperactivity disorder: a systematic review and meta-analysis [J]. Neurosci Biobehav Rev, 2012, 36: 1093-1106.

[347] van Ewijk H, Heslenfeld DJ, Zwiers MP, et al. Different mechanisms of white matter abnormalities in attention-deficit/hyperactivity disorder: a diffusion tensor imaging study [J]. J Am Acad Child Adolesc Psychiatry, 2014, 53: 790-799.

[348] Onnink AM, Zwiers MP, Hoogman M, et al. Deviant white matter structure in adults with attention-deficit/hyperactivity disorder points to aberrant myelination and affects neuropsychological performance [J]. Prog Neuropsychopharmacol Biol Psychiatry, 2015, 63: 14-22.

[349] Chaim TM, Zhang T, Zanetti MV, et al. Multimodal magnetic resonance imaging study of treatment-naive adults with attention-deficit/hyperactivity disorder [J]. PLoS One, 2014, 9: e110199.

[350] Bode MK, Lindholm P, Kiviniemi V, et al. DTI abnormalities in adults with past history of attention deficit hyperactivity disorder: a tract-based spatial statistics study [J]. Acta Radiol, 2015, 56: 990-996.

[351] de Luis-Garcia R, Cabus-Pinol G, Imaz-Roncero C, et al. Attention deficit/hyperactivity disorder and medication with stimulants in young children: a DTI study [J]. Prog Neuropsychopharmacol Biol Psychiatry, 2015, 57: 176-184.

[352] Casey BJ, Epstein JN, Buhle J, et al. Frontostriatal connectivity and its role in cognitive control in parent-child dyads with ADHD [J]. Am J Psychiatry, 2007, 164: 1729-1736.

[353] de Zeeuw P, Mandl RC, Hulshoff Pol HE, et al. Decreased frontostriatal microstructural organization in attention deficit/hyperactivity disorder [J]. Hum Brain Mapp, 2012, 33: 1941-1951.

[354] Tamm L, Barnea-Goraly N, Reiss AL. Diffusion tensor imaging reveals white matter abnormalities in Attention-Deficit/Hyperactivity disorder [J]. Psychiatry Res, 2012, 202: 150-154.

[355] Pustina D, Doucet G, Evans J, et al. Distinct types of white matter changes are observed after anterior temporal lobectomy in epilepsy [J]. PLoS One, 2014, 9: e104211.

[356] Witt ST, Stevens MC. Relationship between white matter microstructure abnormalities and ADHD symptomatology in adolescents [J]. Psychiatry Res, 2015, 232: 168-174.

[357] Cortese S, Imperati D, Zhou J, et al. White matter alterations at 33-year follow-up in adults with childhood attention-deficit/hyperactivity disorder [J]. Biol Psychiatry, 2013, 74: 591-598.

[358] Wolfers T, Onnink AM, Zwiers MP, et al. Lower white matter microstructure in the superior longitudinal fasciculus is associated with increased response time variability in adults with attention-deficit/hyperactivity disorder [J]. J Psychiatry Neurosci, 2015, 40: 344-351.

[359] Konrad A, Dielentheis TF, El Masri D, et al. White matter abnormalities and their impact on attentional performance in adult attention-deficit/hyperactivity disorder [J]. Eur Arch Psych Clin Neurosci, 2012, 262: 351-360.

[360] Makris N, Buka SL, Biederman J, et al. Attention and executive systems abnormalities in adults with childhood ADHD: a DT-MRI study of connections [J]. Cereb Cortex, 2008, 18: 1210-1220.

[361] Hong S, Zalesky A, Fornito A, et al. Connectomic disturbances in attention-deficit/hyperactivity disorder: a whole-brain tractography analysis [J]. Biol Psychiatry, 2014, 76: 656-663.

[362] Schweren LJ, Hartman CA, Zwiers MP, et al. Stimulant treatment history predicts frontal-striatal structural connectivity in adolescents with attention-deficit/hyperactivity disorder [J]. Eur Neuropsychopharmacol, 2016, 26: 674-683.

[363] Park S, Hong SB, Kim JW, et al. White-matter

[363] ...connectivity and methylphenidate-induced changes in attentional performance according to alpha 2A-adrenergic receptor gene polymorphisms in Korean children with attention-deficit hyperactivity disorder [J]. J Neuropsychiatry Clin Neurosci, 2013, 25: 222-228.

[364] Hong SB, Zalesky A, Park S, et al. COMT genotype affects brain white matter pathways in attention-deficit/hyperactivity disorder [J]. Hum Brain Mapp, 2015, 36: 367-377.

[365] Purper-Ouakil D, Ramoz N, Lepagnol-Bestel AM, et al. Neurobiology of attention deficit/hyperactivity disorder [J]. Pediatr Res, 2011, 69 (5 Pt 2): 69R-76R.

[366] Rubia K, Alegria AA, Brinson H. Brain abnormalities in attention-deficit hyperactivity disorder: a review [J]. Rev Neurol, 2014, 58 Suppl 1: S3-S16.

[367] Cortese S. The neurobiology and genetics of attention-deficit/hyperactivity disorder (ADHD): what every clinician should know [J]. Eur J Paediatr Neurol, 2012, 16: 422-433.

[368] Delapaz R, Chapter 14: CT and MRI. Merritt's neurology (0-7817-9186-3, 978-0-7817-9186-1), 12th ed./Rowland, Lewis P. Lippincott Williams & Wilkins, 2010.

[369] Yurgelun-Todd D, Renshaw P. Functional Neuroimaging in Child Psychiatry [M]. Cambridge University Press, 2000.

[370] Bush G, Valera E M, Seidman L J. Functional neuroimaging of attention-deficit/hyperactivity disorder: a review and suggested future directions [J]. Biol Psychiatry, 2005, 57: 1273-1284.

[371] Vanicek T, Spies M, Rami-Mark C, et al. The norepinephrine transporter in attention-deficit/hyperactivity disorder investigated with positron emission tomography [J]. JAMA Psychiatry, 2014, 71: 1340-1349.

[372] Volkow ND, Fowler JS, Wang G, et al. Mechanism of action of methylphenidate: insights from PET imaging studies [J]. J Atten Disord, 2002, 6 Suppl 1: S31-S43.

[373] Volkow ND, Fowler JS, Wang GJ, et al. Role of dopamine in the therapeutic and reinforcing effects of methylphenidate in humans: results from imaging studies [J]. Eur Neuropsychopharmacol, 2002, 12: 557-566.

[374] Wang GJ, Volkow ND, Wigal T, et al. Long-term stimulant treatment affects brain dopamine transporter level in patients with attention deficit hyperactive disorder [J]. PLoS One, 2013, 8: e63023.

[375] Pliszka S. Practice parameter for the assessment and treatment of children and adolescents with attention-deficit/hyperactivity disorder [J]. J Am Acad Child Adolesc Psychiatry, 2007, 46: 894-921.

[376] Wolraich M, Brown L, Brown R T, et al. ADHD: clinical practice guideline for the diagnosis, evaluation, and treatment of attention-deficit/hyperactivity disorder in children and adolescents [J]. Pediatrics, 2011, 128: 1007-1022.

[377] Ciliax BJ, Drash GW, Staley JK, et al. Immunocytochemical localization of the dopamine transporter in human brain [J]. J Comp Neurol, 1999, 409: 38-56.

[378] Shumay E, Fowler JS, Volkow ND. Genomic features of the human dopamine transporter gene and its potential epigenetic States: implications for phenotypic diversity [J]. PLoS One, 2010, 5: e11067.

[379] Volkow ND, Wang GJ, Newcorn J, et al. Depressed dopamine activity in caudate and preliminary evidence of limbic involvement in adults with attention-deficit/hyperactivity disorder [J]. Arch Gen Psychiatry, 2007, 64: 932-940.

[380] Tp B L. What does molecular imaging reveal about the causes of ADHD and the potential for better management [J]? Current Psychiatry, 2015, 9: 34-42, e3-e4.

[381] Gallezot JD, Weinzimmer D, Nabulsi N, et al. Evaluation of [(11)C] MRB for assessment of occupancy of norepinephrine transporters: studies with atomoxetine in non-human primates [J]. Neuroimage, 2011, 56: 268-279.

[382] Fusar-Poli P, Rubia K, Rossi G, et al. Striatal dopamine transporter alterations in ADHD: pathophysiology or adaptation to psychostimulants? A meta-analysis [J]. Am J Psychiatry, 2012, 169: 264-272.

[383] Moll G H, Hause S, Ruther E, et al. Early methylphenidate administration to young rats causes a persistent reduction in the density of striatal dopamine transporters [J]. J Child Adolesc Psychopharmacol, 2001, 11: 15-24.

[384] Dresel S, Krause J, Krause K H, et al. Attention deficit hyperactivity disorder: binding of [(99)mTc] TRODAT-1 to the dopamine transporter before and after methylphenidate treatment [J]. Eur J Nucl Med, 2000, 27: 1518-1524.

[385] Easton N, Marshall F H, Marsden C A, et al. Mapping the central effects of methylphenidate in the rat using pharmacological MRI BOLD contrast [J]. Neuropharmacology, 2009, 57 (7-8): 653-664.

[386] Pliszka SR, Mccracken JT, Maas JW.

Catecholamines in attention-deficit hyperactivity disorder: current perspectives [J]. J Am Acad Child Adolesc Psychiatry, 1996, 35: 264-272.

[387] Carrey N, Macmaster FP, Sparkes SJ, et al. Glutamatergic changes with treatment in attention deficit hyperactivity disorder: a preliminary case series [J]. J Child Adolesc Psychopharmacol, 2002, 12: 331-336.

[388] Easton N, Marshall F, Fone KC, et al. Differential effects of the D- and L- isomers of amphetamine on pharmacological MRI BOLD contrast in the rat [J]. Psychopharmacology (Berl), 2007, 193: 11-30.

[389] Easton N, Marshall F, Fone K, et al. Atomoxetine produces changes in cortico-basal thalamic loop circuits: assessed by phMRI BOLD contrast [J]. Neuropharmacology, 2007, 52: 812-826.

[390] Easton N, Shah Y B, Marshall F H, et al. Guanfacine produces differential effects in frontal cortex compared with striatum: assessed by phMRI BOLD contrast [J]. Psychopharmacology (Berl), 2006, 189: 369-385.

[391] Dodds CM, Muller U, Clark L, et al. Methylphenidate has differential effects on blood oxygenation level-dependent signal related to cognitive subprocesses of reversal learning [J]. J Neurosci, 2008, 28: 5976-5982.

[392] Lee JS, Kim B N, Kang E, et al. Regional cerebral blood flow in children with attention deficit hyperactivity disorder: comparison before and after methylphenidate treatment [J]. Hum Brain Mapp, 2005, 24: 157-164.

[393] Rubia K, Overmeyer S, Taylor E, et al. Hypofrontality in attention deficit hyperactivity disorder during higher-order motor control: a study with functional MRI [J]. Am J Psychiatry, 1999, 156: 891-896.

[394] Zang YF, Jin Z, Weng XC, et al. Functional MRI in attention-deficit hyperactivity disorder: evidence for hypofrontality [J]. Brain Dev, 2005, 27: 544-550.

[395] Avery RA, Franowicz JS, Studholme C, et al. The alpha-2A-adrenoceptor agonist, guanfacine, increases regional cerebral blood flow in dorsolateral prefrontal cortex of monkeys performing a spatial working memory task [J]. Neuropsychopharmacology, 2000, 23: 240-249.

[396] Swartz BE, Kovalik E, Thomas K, et al. The effects of an alpha-2 adrenergic agonist, guanfacine, on rCBF in human cortex in normal controls and subjects with focal epilepsy [J]. Neuropsychopharmacology, 2000, 23: 263-275.

[397] Drevets WC, Price JC, Kupfer DJ, et al. PET measures of amphetamine-induced dopamine release in ventral versus dorsal striatum [J]. Neuropsychopharmacology, 1999, 21: 694-709.

[398] van der Marel K, Klomp A, Meerhoff GF, et al. Long-term oral methylphenidate treatment in adolescent and adult rats: differential effects on brain morphology and function [J]. Neuropsychopharmacology, 2014, 39: 263-273.

[399] Russell VA, Sagvolden T, Johansen EB. Animal models of attention-deficit hyperactivity disorder [J]. Behav Brain Funct, 2005, 1: 9.

[400] Bendel P, Eilam R. Quantitation of ventricular size in normal and spontaneously hypertensive rats by magnetic resonance imagin [J]. Brain Res. 1992, 574: 224-228.

[401] Leo D, Sorrentino E, Volpicelli F, et al. Altered midbrain dopaminergic neurotransmission during development in an animal model of ADHD [J]. Neurosci Biobehav Rev, 2004, 27: 661-669.

[402] Sagvolden T. The alpha-2A adrenoceptor agonist guanfacine improves sustained attention and reduces overactivity and impulsiveness in an animal model of attention-deficit/hyperactivity disorder (ADHD) [J]. Behav Brain Funct, 2, 1, 2006, 2: 1-7.

[403] Sagvolden T. Impulsiveness, overactivity, and poorer sustained attention improve by chronic treatment with low doses of l-amphetamine in an animal model of attention-deficit/hyperactivity disorder (ADHD) [J]. Behav Brain Funct, 2011, 7: 6.

[404] Sagvolden T, Metzger MA, Schiorbeck HK, et al. The spontaneously hypertensive rat (SHR) as an animal model of childhood hyperactivity (ADHD): changed reactivity to reinforcers and to psychomotor stimulants [J]. Behav Neural Biol, 1992, 58: 103-112.

[405] Somkuwar SS, Kantak KM, Dwoskin LP. Effect of methylphenidate treatment during adolescence on norepinephrine transporter function in orbitofrontal cortex in a rat model of attention deficit hyperactivity disorder [J]. J Neurosci Methods, 2015, 252: 55-63.

[406] Caprioli D, Jupp B, Hong YT, et al. Dissociable rate-dependent effects of oral methylphenidate on impulsivity and D2/3 receptor availability in the striatum [J]. J Neurosci, 2015, 35: 3747-3755.

[407] Frodl T, Skokauskas N. Meta-analysis of structural MRI studies in children and adults with attention deficit hyperactivity disorder indicates treatment effects [J]. Acta Psychiatr Scand, 2012, 125: 114-126.

[408] Castellanos FX, Lee PP, Sharp W, et al.

Developmental trajectories of brain volume abnormalities in children and adolescents with attention-deficit/hyperactivity disorder [J]. JAMA, 2002, 288: 1740-1748.

[409] de Zeeuw P, Mandl RC, Hulshoff PH, et al. Decreased frontostriatal microstructural organization in attention deficit/hyperactivity disorder [J]. Hum Brain Mapp, 2012, 33: 1941-1951.

[410] Semrud-Clikeman M, Pliszka SR, Lancaster J, et al. Volumetric MRI differences in treatment-naive vs. chronically treated children with ADHD [J]. Neurology, 2006, 67: 1023-1027.

[411] Sobel LJ, Bansal R, Maia TV, et al. Basal ganglia surface morphology and the effects of stimulant medications in youth with attention deficit hyperactivity disorder [J]. Am J Psychiatry, 2010, 167: 977-986.

[412] Ivanov I, Bansal R, Hao X, et al. Morphological abnormalities of the thalamus in youths with attention deficit hyperactivity disorder [J]. Am J Psychiatry, 2010, 167: 397-408.

[413] Iliyan I, Murrough JW, Ravi B, et al. Cerebellar morphology and the effects of stimulant medications in youths with attention deficit-hyperactivity disorder [J]. Neuropsychopharmacology, 2014, 39: 718-726.

[414] Bledsoe J, Semrud-Clikeman M, Pliszka S R. A Magnetic Resonance Imaging study of the cerebellar vermis in chronically treated and treatment-naive children with attention-deficit/hyperactivity disorder combined type [J]. Biological Psychiatry, 2009, 65 (7): 620-624.

[415] Shaw P, Sharp WS, Morrison M, et al. Psychostimulant treatment and the developing cortex in attention deficit hyperactivity disorder [J]. Am J Psychiatry, 2009, 166: 58-63.

[416] Ernst M, Zametkin AJ, Matochik JA, et al. Effects of intravenous dextroamphetamine on brain metabolism in adults with attention-deficit hyperactivity disorder (ADHD). preliminary findings. Psychopharmacol Bull, 1994, 30: 219-225.

[417] Matochik JA, Nordahl TE, Gross M, et al. Effects of acute stimulant medication on cerebral metabolism in adults with hyperactivity [J]. Neuropsychopharmacology, 1993, 8: 377-386.

[418] Cherkasova MV, Faridi N, Casey KF, et al. Amphetamine-induced dopamine release and neurocognitive function in treatment-naive adults with ADHD [J]. Neuropsychopharmacology, 2014, 39: 1498-1507.

[419] Kim B N, Lee JS, Cho SC, et al. Methylphenidate increased regional cerebral blood flow in subjects with attention deficit/hyperactivity disorder [J]. Yonsei Med J, 2001, 42: 19-29.

[420] Langleben DD, Acton PD, Austin G, et al. Effects of methylphenidate discontinuation on cerebral blood flow in prepubescent boys with attention deficit hyperactivity disorder [J]. J Nucl Med, 2002, 43: 1624-1629.

[421] Natalia DC, Fryer TD, Hong YT, et al. A positron emission tomography study of nigro-striatal dopaminergic mechanisms underlying attention: implications for ADHD and its treatment [J]. Brain, 2013, 136: 3252-3270.

[422] Pedro RN, Lou HC, Paul C, et al. Methylphenidate-evoked changes in striatal dopamine correlate with inattention and impulsivity in adolescents with attention deficit hyperactivity disorder [J]. Neuroimage, 2005, 25: 868-876.

[423] Spencer TJ, Ariel B, Seidman LJ, et al. Effect of psychostimulants on brain structure and function in ADHD: a qualitative literature review of magnetic resonance imaging-based neuroimaging studies [J]. J Clin Psychiatry, 2013, 74: 902-917.

[424] Prehn-Kristensen A, Krauel K, Hinrichs H, et al. Methylphenidate does not improve interference control during a working memory task in young patients with attention-deficit hyperactivity disorder [J]. Brain Res, 2011, 1388: 56-68.

[425] Km S, Jc MK, Se S, et al. The effects of methylphenidate on neural systems of attention in attention deficit hyperactivity disorder [J]. Am J Psychiatry, 2004, 161: 1990.

[426] Posner J, Nagel BJ, Maia TV, et al. Abnormal Amygdalar Activation and Connectivity in Adolescents With Attention-Deficit/Hyperactivity disorder [J]. J Am Acad Child Adolesc Psychiatry, 2011, 50: 828-837.

[427] Nakao T, Radua J, Rubia K, et al. Gray matter volume abnormalities in ADHD: voxel-based meta-analysis exploring the effects of age and stimulant medication [J]. Am J Psychiatry, 2011, 168: 1154-1163.

[428] Bradley SP, Marc NP, Zhishun W, et al. An FMRI study of the effects of psychostimulants on default-mode processing during Stroop task performance in youths with ADHD [J]. Am J Psychiatry, 2009, 166: 1286-1294.

[429] Christina GW, Michael CS. The effects of stimulant medication on working memory functional connectivity in attention-deficit/hyperactivity disorder [J]. Biol Psychiatry, 2012, 71: 458-466.

[430] Schweitzer JB, Lee DO, Hanford RB, et al.

Effect of methylphenidate on executive functioning in adults with attention-deficit/hyperactivity disorder: normalization of behavior but not related brain activity [J]. Biol Psychiatry, 2004, 56: 597-606.

[431] Sheridan MA, Stephen H, Mark D. Stimulant medication and prefrontal functional connectivity during working memory in ADHD: a preliminary report [J]. J Atten Disord, 2010, 14: 69.

[432] Lin HY, Gau SF. Atomoxetine Treatment Strengthens an Anti-Correlated Relationship between Functional Brain Networks in Medication-Naïve Adults with Attention-Deficit Hyperactivity Disorder: A Randomized Double-Blind Placebo-Controlled Clinical Trial [J]. Int J Neuropsychopharmacol, 2016, 19.

[433] Schulz KP, Clerkin SM, Newcorn JH, et al. Guanfacine modulates the emotional biasing of amygdala-prefrontal connectivity for cognitive control [J]. Eur Neuropsychopharmacol, 2014, 24: 1444-1453.

[434] Pliszka SR, Glahn DC, Semrud-Clikeman M, et al. Neuroimaging of inhibitory control areas in children with attention deficit hyperactivity disorder who were treatment naive or in long-term treatment [J]. Am J Psychiatry, 2006, 163: 1052-1060.

[435] Vaidya CJ, Austin G, Kirkorian G, et al. Selective effects of methylphenidate in attention deficit hyperactivity disorder: a functional magnetic resonance study [J]. Proc Natl Acad Sci U S A, 1998, 95: 14494-14499.

[436] George B, Spencer TJ, Jennifer H, et al. Functional magnetic resonance imaging of methylphenidate and placebo in attention-deficit/hyperactivity disorder during the multi-source interference task [J]. Arch Gen Psychiatry, 2008, 65: 102-114.

[437] Anderson C M, Ann P, Lowen S B, et al. Effects of methylphenidate on functional magnetic resonance relaxometry of the cerebellar vermis in boys with ADHD [J]. Am J Psychiatry, 2002, 159: 1322-1328.

[438] MHT, CMA, AP, et al. Functional deficits in basal ganglia of children with attention-deficit/hyperactivity disorder shown with functional magnetic resonance imaging relaxometry [J]. Nat Med, 2000, 6: 470-473.

[439] Schlochtermeier L, Stoy M, Schlagenhauf F, et al. Childhood methylphenidate treatment of ADHD and response to affective stimuli [J]. Eur Neuropsychopharmacol, 2011, 21: 646-654.

[440] Stoy M, Schlagenhauf F, Schlochtermeier L, et al. Reward processing in male adults with childhood ADHD—a comparison between drug-naïve and methylphenidate-treated subjects [J]. Psychopharmacology, 2011, 215: 467-481.

[441] Lee YS, Han DH, Lee JH, et al. The effects of methylphenidate on neural substrates associated with interference suppression in children with ADHD: A preliminary study using event related fMRI [J]. Psychiatry Investig, 2010, 7: 49-54.

[442] Hart H, Radua J, Nakao T, et al. Meta-analysis of functional magnetic resonance imaging studies of inhibition and attention in attention-deficit/hyperactivity disorder exploring task-specific, stimulant medication, and age effects [J]. JAMA Psychiatry, 2013, 70: 185-198.

[443] Gamo NJ, Min W, Arnsten AFT. Methylphenidate and atomoxetine enhance prefrontal function through α2-adrenergic and dopamine D1 receptors [J]. J Am Acad Child Adolesc Psychiatry, 2010, 49: 1011-1023.

[444] Graf H, Abler B, Freudenmann R, et al. Neural correlates of error monitoring modulated by atomoxetine in healthy volunteers [J]. Biological Psychiatry, 2011, 69: 890-897.

[445] Chamberlain SR, Hampshire A, Müller U, et al. Atomoxetine modulates right inferior frontal activation during inhibitory control: a pharmacological functional magnetic resonance imaging study [J]. Biol Psychiatry, 2009, 65: 550-555.

[446] Ana C, Smith AB, Nadia B, et al. Shared and drug-specific effects of atomoxetine and methylphenidate on inhibitory brain dysfunction in medication-naive ADHD boys [J]. Cerebral Cortex, 2014, 24: 174-185.

[447] Smith A, Cubillo A, Barrett N, et al. Neurofunctional effects of methylphenidate and atomoxetine in boys with attention-deficit/hyperactivity disorder during time discrimination [J]. Biol Psychiatry, 2013, 74: 615-622.

[448] EB. N-back working memory paradigm: A meta-analysis of normative functional neuroimaging studies [J]. Hum Brain Mapp, 2010, 25: 46-59.

[449] Schulz KP, Jin F, Bédard ACV, et al. Common and unique therapeutic mechanisms of stimulant and nonstimulant treatments for attention-deficit/hyperactivity disorder [J]. Arch Gen Psychiatry, 2012, 69: 952-961.

[450] Tl C, SC, Cy S, et al. Differential therapeutic effects of 12-week treatment of atomoxetine and methylphenidate on drug-naïve children with attention deficit/hyperactivity disorder: a counting Stroop functional MRI study [J]. Euro Neuropsychopharmacol, 2015, 25: 2300-2310.

[451] Bush G, Holmes J, Shin LM, et al. Atomoxetine increases fronto-parietal functional MRI activation in attention-deficit/hyperactivity disorder: a pilot study [J]. Psychiatry Res Neuroimaging, 2013, 211: 88-91.

[452] Chao-Lin M, Arnsten AFT, Bao-Ming L. Locomotor hyperactivity induced by blockade of prefrontal cortical alpha 2-adrenoceptors in monkeys [J]. Biol Psychiatry, 2005, 57: 192-195.

[453] Kawaura K, Karasawa J, Chaki S, et al. Stimulation of postsynapse adrenergic α2A receptor improves attention/cognition performance in an animal model of attention deficit hyperactivity disorder [J]. Behav Brain Res, 2014, 270: 349-356.

[454] Emmanuel D, Kathryn C, Schneider JS. Effects of the alpha-2 adrenoceptor agonist guanfacine on attention and working memory in aged non-human primates [J]. Eur J Neurosci, 2011, 34: 1018-1022.

[455] Wang M, Tang ZX, Li BM. Enhanced visuomotor associative learning following stimulation of α2A-adrenoceptors in the ventral prefrontal cortex in monkeys [J]. Brain Res, 2004, 1024: 176-182.

[456] Franowicz JS, Kessler LE, Borja CMD, et al. Mutation of the alpha 2A-adrenoceptor impairs working memory performance and annuls cognitive enhancement by guanfacine [J]. J Neurosci, 2002, 22: 8771-8777.

[457] Jäkälä P, Riekkinen M, Sirviö J, et al. Guanfacine, but not clonidine, improves planning and working memory performance in humans [J]. Neuropsychopharmacology, 1999, 20: 460-470.

[458] Huss M, Chen W, Ludolph AG. Guanfacine extended release: a new pharmacological treatment option in europe [J]. Clin Drug Investig, 2016, 36: 1-25.

[459] Bédard ACV, Schulz KP, Krone B, et al. Neural mechanisms underlying the therapeutic actions of guanfacine treatment in youth with ADHD: a pilot fMRI study [J]. Psychiatry Res Neuroimaging, 2015, 231: 353-356.

[460] Tye KM, Tye LD, Cone JJ, et al. Methylphenidate facilitates learning-induced amygdala plasticity [J]. Nat Neurosci, 2010, 13: 475.

[461] Dommett EJ, Henderson EL, Westwell MS, et al. Methylphenidate amplifies long-term plasticity in the hippocampus via noradrenergic mechanisms [J]. Learn Mem, 2008, 15: 580-586.

[462] Stefanie Z, Joerg B, Grzegorz J, et al. Methylphenidate treatment recovers stress-induced elevated dendritic spine densities in the rodent dorsal anterior cingulate cortex [J]. Dev Neurobiol, 2010, 67: 1891-1900.

[463] Husarova V, Bittsansky M, Ondrejka I, et al. Prefrontal grey and white matter neurometabolite changes after atomoxetine and methylphenidate in children with attention deficit/hyperactivity disorder: A 1 H magnetic resonance spectroscopy study [J]. Psychiatry Res, 2014, 222 (1-2): 75-83.

[464] Carrey NJ, Macmaster FP, Gaudet L, et al. Striatal creatine and glutamate/glutamine in attention-deficit/hyperactivity disorder [J]. J Child Adolesc Psychopharmacol, 2007, 17: 11.

[465] Carrey N, Macmaster FP, Fogel J, et al. Metabolite changes resulting from treatment in children with ADHD: a 1H-MRS study [J]. Clin Neuropharmacol, 2003, 26: 218-221.

[466] Maltezos S, Horder J, Coghlan S, et al. Glutamate/glutamine and neuronal integrity in adults with ADHD: a proton MRS study [J]. Transl Psychiatry, 2014, 4: e373.

[467] Dorval KM, Wigg KG, Crosbie J, et al. Association of the glutamate receptor subunit gene GRIN2B with attention-deficit/hyperactivity disorder [J]. Genes Brain Behav, 2010, 6: 444-452.

[468] Hammerness P, Biederman J, Petty C, et al. Brain biochemical effects of methylphenidate treatment using proton magnetic spectroscopy in youth with attention-deficit hyperactivity disorder: a controlled pilot study [J]. CNS Neurosci Ther, 2012, 18: 34-40.

[469] Kronenberg G, Ende G, Alm B, et al. Increased NAA and reduced choline levels in the anterior cingulum following chronic methylphenidate. A spectroscopic test-retest study in adult ADHD [J]. Eur Arch Psychiatry Clin Neurosci, 2008, 258: 446-450.

[470] Cho SC, Hwang JW, Kim BN, et al. The relationship between regional cerebral blood flow and response to methylphenidate in children with attention-deficit hyperactivity disorder: Comparison between non-responders to methylphenidate and responders [J]. J Psychiatr Res, 2007, 41: 459-465.

[471] Hong SB, Harrison BJ, Fornito A, et al. Functional dysconnectivity of corticostriatal circuitry and differential response to methylphenidate in youth with attention-deficit/hyperactivity disorder [J]. J Psychiatry Neurosci, 2015, 40: 46-57.

[472] Schulz KP, Bédard AV, Fan J, et al. Striatal Activation Predicts Differential Therapeutic Responses to Methylphenidate and Atomoxetine [J]. J Am Acad Child Adolesc Psychiatry, 2017, 56: 602.

第七章 注意缺陷多动障碍的神经生理学研究

第一节 神经电生理研究

ADHD属于复杂性疾病，其病因及发病机制至今尚不清楚，多数学者认为，ADHD是"脑的障碍"（brain disorder），国内外许多研究机构一直在探索其发病机制。由于神经电生理技术可直接反映脑功能活动，时间分辨率高，能够体现大脑"微状态"的变化，而且方便、安全、无创、价格相对便宜，因此被认为有望成为ADHD的诊断、分型和药物疗效预测的工具。

神经电生理研究技术包括静息态脑电图（resting-stating EEG）与事件相关电位（event related potential，ERP）。静息态脑电图是脑的自发电位，是指在安静状态下，无外界刺激时大脑皮质经常发生的持续的节律性电位变化，此时个体保持清醒且对外界保持警觉，并且不需要主动注意外界或没有目标指向性的任务要求，可以直接反映个体脑活动的基线水平。ERP则是一种诱发电位，指当外加一种特定的刺激，作用于感觉系统或脑的某一部位，在给予或撤销刺激时，在脑区所引起的电位变化。ERP研究通过特定的实验范式/任务诱发出相关电位，可以对某个特定的心理进程进行探究。

一、静息态脑电图

脑的电活动是被认知与行为的基础，静息态脑电被研究比任务脑电被研究的采集时间短且不受试验设计/任务范式的影响，可以直接反应个体脑活动的基线水平，因此被广泛应用于精神疾病的发病机制探索、治疗评估等。

EEG因其功能的相似性分为多个频段，通常被定义为δ波（<4 Hz）、θ波（4～7 Hz）、α波（8～12 Hz）、β波（13～30 Hz）以及γ波（30～200 Hz）[1]。δ波主要出现在发育早期以及慢波睡眠状态下，在健康成人皮质分布广泛，额叶与中央顶叶最多。研究认为在儿童成长过程中，δ波功率随年龄增长而降低，可能是脑发育成熟的标志，δ波功率的升高可能与发育异常相关[2]。θ波（4～8 Hz）主要分布于中央额叶，研究认为其起源于海马节律点，当θ波增多、α波减少时提示前脑或丘脑代谢降低。海马θ波节律点脱抑制，中枢神经系统觉醒状态低，通常出现于由清醒向睡眠转换的过程中[1]。一般较低年龄的儿童表现出较高的θ波。在健康儿童的静息态EEG发育研究中，θ波在全波段所占的比例呈现随年龄增长而降低的模式。在一项关于婴儿的研究中，当呈现给婴儿的表情刺激改变时，婴儿注意力集中，同时额叶的θ波振幅升高，提示额叶θ波与注意的控制有关。α波（8～12 Hz）是构成脑电图的主要节律波，是目前研究最充分的频段，儿童6岁后θ波开始减少，α波渐占优势，10岁后接近成人。α波主要分布于枕叶，在顶叶与颞叶也少量出现，一般认为α波是在丘脑节律点驱动下由皮质间的相互作用而产生，其主要功能为抑制皮质活动，α波增高是此区域皮质活动减少的标志。既往研究认为低频α波（8～10 Hz）与注意相关，高频α波（10～13 Hz）则与认知表现相关[3]。β波（13～30 Hz）是由皮质-皮质或皮质-丘脑之间的相互作用而产生。健康成人静息态脑电波以θ波和α波为主，当警觉增强时切换到β波，因此β波增多意味着对环境刺激的敏感性增高。在静息态fMRI与EEG的研究中发现β波功率与默认网络活动呈正相关，反映了非任务状态下脑功能的整合能力。γ波（30～200 Hz）的自发活动与机体的觉醒水平密切相关，觉醒水平越高，自发γ波活动越多，与δ波活动正好相反。γ波在知觉整合中扮演重要角色。Klemn等（2000）发现在受试者识别出模糊的图形时γ波增高，在听觉刺激出现时也会诱发γ波。极低

频波（very low-frequency VLF；< 0.05 Hz）脑电活动可能与大脑默认网络有关，可以反映认知资源分配、皮质兴奋性的调节，或与认知感知觉有关。VLF 是一种频率非常低的震荡，周期为 20 s，并且可能影响反应时变异性，使其每 20 s 到达一次峰值。为进一步证明 VLF 对反应时变异性的作用，研究通过快速傅里叶变换分析了反应时的频谱，结果发现在 0.27～0.72 Hz 范围内反应时变异性最大。极低频脑电活动可能可以调节更高频率的脑电活动。

二、静息态脑电图在 ADHD 患者的应用

静息态脑电图应用于 ADHD 患者的研究已有 30 多年的历史，最早对 ADHD 患者脑电图异常的发现可以追溯到 1938 年，ADHD 脑电图异常率较高是较为公认的看法。其最常见的异常表现为 θ 波增多，通常位于额叶、脑后部 δ 波增多及 α 和（或）β 波减少；其次为局限或散在于各脑区的发作波，如棘波、棘慢波、锐慢波、6 或 14 Hz 阳性棘波等；另外还有研究者发现一部分 ADHD 患儿 β 波增多。下面介绍 ADHD 患儿静息态脑电图的研究进展。

（一）ADHD 的电生理假说

基于 ADHD 脑电波特征研究，学者提出了 3 个主要的电生理假说。

1. 脑发育迟滞假说 多数 ADHD 患儿脑电图较正常同龄儿童而言，慢波增多，尤其是 θ 波，符合较小年龄儿童的脑电波模式，因此 Gasser 等提出 ADHD 患儿中枢神经系统发育延迟，从而导致各种行为问题。此模型也与 ADHD 患儿的行为症状相符，患儿的行为表现与年龄较小的正常儿童类似，如活动过多、冲动、注意力集中时间短。早期 ADHD 被称为轻微脑功能障碍（minimal brain disorder，MBD）时，Kinsbourne[4]就提出 MBD 源自神经发育成熟过程的相对延迟，且这些落后的轨迹随着年龄的增长可能最终"迎头赶上"[5-6]。影像学研究也证实了这一点，ADHD 患者在额皮质厚度上有 3～5 年的发育延迟，尤其是腹侧额皮质下环路的发育延迟[7,8]。

2. 脑发育偏离正常假说 此假说是对发育迟滞模型的补充。ADHD 可能存在中枢神经系统功能紊乱，部分 ADHD 患儿脑电波发育偏离正常，其脑电波发育模式不同于任何年龄阶段的正常对照组（脑电图并不是停留在较小年龄水平，而是偏离了正常的发育轨迹[2]）。Chabot 和 Serfontein[9]在一项研究中纳入 400 余例 ADHD 患儿（6～17 岁），发现患儿额叶 EEG 的异常可能并不是中枢神经系统不成熟的表现，他们认为这种脑电波发育轨迹偏离了正常发育的模式，且 ADHD 的内表型可能与此有关。此研究报道了两个不同的 ADHD 脑电波亚组：其中一组的额叶 - 中央区 θ/α 波比值及 α 波平均频率升高（占 ADHD 患者的 46%），另一组表现出全脑 θ/α 比值增加以及 α 波平均频率降低（占 ADHD 患者的 30%）；前一组表明皮质觉醒度增加，后一组表明皮质觉醒度降低。ADHD 患者的脑电波发育偏离正常可能包括了较低和较高的皮质觉醒亚组，且前者的比例更大。脑电波偏离正常还有其他表现，Clarke 等[10]发现 ADHD 患儿 δ 波、α 波、β 波均减少，θ 波增多，推测 ADHD 患儿的 EEG 发生了偏移，向 θ 频段集中。这个观点也得到了结构 MRI 研究的支持。Castellanos 和 Tannock[11]则表示可能是早期因素（基因和或环境）影响了 ADHD 患儿的脑发育，因此造成了这种偏离。

3. 觉醒不足假说 由 Satterfield 等[12]提出，ADHD 患儿中枢神经系统觉醒度降低，需要不断寻求新刺激，从而出现多动、注意力不集中等现象。觉醒不足模型不一定与脑发育迟滞或者脑发育偏离正常模型相对立，它可能是 ADHD 潜在发病机制的具体描述，可以用来解释一系列生理学与行为学的观测结果。皮质觉醒不足可以由增加的慢波 EEG 活动和减少的皮肤电活动（electrodermal activity，EDA）反映出来。研究发现低水平的中枢神经系统觉醒往往伴随着较明显的运动控制缺陷（多动）、冲动及注意缺陷表现，且兴奋剂可以改善这些症状，ADHD 患儿服用中枢兴奋剂后觉醒度提高也支持这一假说。皮质觉醒不足模型也得到了 EEG 研究的支持，这些研究结果包括 ADHD 患者 EEG 活动减少，以及进一步地观察到 θ 和 α 波增加[13]。部分 ADHD 患儿在执行认知任务时 β 波减少，也可能是觉醒不足的表现[14]。

但以上假说均不能完全解释 ADHD 患儿的某些问题，例如 ADHD 患儿的多动 / 冲动行为随年龄增长而减轻，这一点虽然可用脑发育迟滞假说来解释；但根据脑发育迟滞假说，ADHD 患者的

脑电波随年龄增长应该达到正常水平，但是研究显示成年期ADHD患者脑电波仍落后。随着研究深入，ADHD患者的脑电波的异质性也越来越突出，学者认为ADHD患者可能存在多个脑网络的损害[15]，用单一的假说不足以解释ADHD患者的多种症状及脑电波特征，未来有待于提出更加全面、合理的理论假说。

（二）ADHD的脑电波特征

1. ADHD患者与正常对照组的比较 自1980年至今，研究者最主要的研究方法是计算固定波段的绝对功率和相对功率。Chabot[16]报告了407例符合DSM-III ADD诊断标准的儿童，并与正常数据做对比，发现ADHD患儿θ波的绝对和相对功率升高，主要在额叶和额中线区域。此研究是目前为止样本量最大的ADHD脑电波研究，此后最一致的发现就是额叶θ波段绝对功率与相对功率的升高[17-19]。同时有研究发现ADHD患儿伴有δ波的升高[17-18]。

以往多个研究指出童年期ADHD患者存在β波相对功率偏低[20-23]，也有大量研究在ADHD患儿与对照组间未发现此种差异[7,24-25]。因为大量研究发现ADHD患儿存在θ波升高与β波降低，有学者提出这两者的比值，θ波/β波比值（theta beta rate，TBR）可能是ADHD患儿中稳定的脑电波指标，代表着ADHD患儿的觉醒度低。这些在童年期ADHD患者中报道的θ波升高与β波降低的情况促进了童年期ADHD患者电生理假说的建立。

α波的功率研究结果不一致，一些研究中发现ADHD患儿的α波活动较正常儿童多，结果包括额叶绝对功率升高[26]或相对功率升高[9]，其中一个研究报告绝对功率和相对功率都升高[27]，还有一个研究报告绝对功率升高、相对功率降低[19]。有研究发现ADHD患儿的α波活动低于正常儿童，结果包括后部脑区的绝对、相对功率都降低[28]或相对功率降低但绝对功率无差异[10]。其他研究则未发现两组间的α波功率差异[29]。上述结果的不一致可部分解释为α波的个体差异较大，且研究间数据分析方法不同所导致[13]。

此外，近年来对于EEG的研究还将脑电波谱段扩展到了极低频波（VLF）。Helps S等在一项试验中检测了注意缺陷成人在静息时候的VLF活动，结果发现0.06～0.2Hz波段的绝对功率与注意缺陷症状数目呈负相关，且此种VLF活动类似于默认网络的模式[30]。在同一研究样本中，ADHD注意缺陷症状更多的受试者在静息态到任务切换的过程中VLF波降低的幅度减少，且VLF皮质活动与反应时波动有显著的同步性。研究者进一步指出ADHD青少年组与正常对照相比，表现出静息态VLF功率降低，在静息态到认知任务切换过程中VLF功率降低幅度减少[31]。目前的研究结果提示注意控制与默认网络可能存在重要关系，VLF可以反映ADHD患者的默认网络异常。

除了功率谱，近年来还有ADHD患儿的不同脑区间的脑电相干性研究。EEG相干性是指某脑电波频段在不同电极位置或者在两个时间点的相互关系，被视为脑结构与功能特征的指标，能够描述在静息态或者任务中不同的脑区的连接关系[32]。EEG研究指出ADHD受试者两侧半球内和半球间的相干性都显著升高，主要位于额叶区域[6,33-34]，并与低频波段活动（δ波和θ波）有关[33]，这种相干性的升高可能是大脑皮质之间差异性降低的标志[35]。但是也有研究报道了不同的结果，包括脑半球相干性降低[36]，两侧半球内和半球间不对称性降低[16]。Chabot等[34]分析了一组ADHD患儿治疗前的脑电相干性数据，利用患者曾经的研究结果进行分组，出现额叶半球间相干性显著增高，尤其是θ波和α波段，同时发现两侧额颞区的半球内相干性增高。Clarke等[37]对静息态脑电图表现分别为θ波增多、β波活动不足和θ波活动过多的ADHD患儿与正常对照组进行相干性分析。结果显示，与正常对照组相比，θ波增多而β波活动不足的ADHD组表现出θ波和β波段在脑半球内相干性增加，且额叶、中央区、顶叶、枕区θ波在半球间相干性升高；而β活动过多的ADHD组与正常对照组相比，半球间θ波的相干性在额叶区增加，δ波的相干性在颞叶区下降。以上结果显示，β波活动过多的ADHD患儿与θ波活动增多而β波活动不足的ADHD患儿一样存在额叶功能障碍，然而这两组患儿在相干性上有所不同，这可能与ADHD患儿的其他症状表现或共患疾病有关。

除此之外，亦有部分研究聚焦于α波的脑半球不对称性。"不对称性"指不同波段脑电波功率在左右两侧大脑半球对称电极位置的相对比例。在童年期和成年期ADHD[9,16,38]和患者中均发现α波功率存在不对称性，右侧功率比左侧高。最早与ADHD患者大脑不对称性相关的文献是Heilman等报道的右脑损伤的患者表现出类似ADHD的症状。随后Chabot和Serfontein[9]观察到6～16岁ADHD患儿在闭眼静息态下右脑α波功率高于正常儿童；Baving[38]也发现ADHD男童的右脑前部α波功率增高。Rybak等在针对品行障碍患儿的研究中也发现了此脑电波特征。而且有证据显示注意任务中，健康成人右脑的脑血流信号增强[39-40]。据此，Stefanatos和Wasserstein[41]提出了ADHD的右脑缺陷模型，认为ADHD患者的脑功能损伤主要在于右脑。

以上所述研究主要涉及了ADHD的δ、θ、α、β、极低频波段的功率谱研究、相干性研究以及大脑不对称性研究。在与正常对照组的对比中，多个脑电波指标存在差异，儿童患者中最主要的发现为θ波与β波异常，而成人患者的研究因为数量较少且结果不一致，需要进一步验证。今后的研究可以结合多种方法（包括功率谱、相干性等）对ADHD患者的脑电活动进行更加综合深入的分析，以更好地应用于患者与正常人的电生理辨别。

2. 不同亚型ADHD患者的脑电图比较

根据临床症状，DSM-Ⅳ从注意缺陷和多动/冲动两个不同纬度将ADHD分为注意缺陷为主型（ADHD-I）、多动/冲动为主型（ADHD-HI）和混合型（ADHD-C）三个亚型。Clarke等[10]比较了ADHD-C型与ADHD-I型患儿的各频段功率，结果显示ADHD-C型患儿的θ波在各导联均多于ADHD-I型，而α波却较ADHD-I型少。因此作者指出ADHD-C型与ADHD-I型两种亚型脑电图异常的发病机制相同，只是ADHD-C型患儿的脑发育迟缓程度较ADHD-I型更严重。Dupuy等的研究结果与Clarke等一致，也指出ADHD-I型患儿的脑电波模式介于ADHD-C型患儿与正常儿童之间。然而也有研究提出ADHD不同亚型的患儿间的脑电波没有显著差异[42-43]。甚至有研究发现ADHD-I型的相对β功率与正常对照组存在差异，而ADHD-C型与对照组却未见差异。以上研究结果提示不同亚型的ADHD患者可能具有不同的神经病理机制，而并不仅仅是疾病严重程度不同[44]。

以临床表现为分组依据的脑电波特征并没有出现预期的特异性，据此研究者们推测ADHD患者的异质性较高，同一临床亚型的患者可能有不同的脑电波内表型。Clarke等[18]比较了184例8～12岁ADHD-C型男童和40名年龄、性别与之匹配的正常儿童的EEG，应用聚类分析方法，发现ADHD-C型患儿被分为三类。第一类患儿慢波增强、快波减少，这类患儿占ADHD患儿总数的42.3%。其脑电图主要表现为额叶θ波及δ波增加、β波减少、α波处于正常水平，作者认为此类ADHD患儿觉醒状态不足。第二类患儿TBR增大，占ADHD患儿总数的37.5%。其脑电图主要表现为δ及θ波增加，全脑α波减少，额叶/中央区β波减少，脑电图停留在较小年龄的水平上，推测其与大脑发育迟缓有关。第三类患儿β波功率高（20.2%）。脑电图主要表现为全脑β波增多，同时δ及α波减少。此类患儿脾气急躁、易激惹、觉醒过度。

Clarke[15]比较了155例8～13岁的ADHD男童和年龄、性别与之匹配的正常对照组，选取δ波、θ波、α波及β波的相对功率进行聚类分析，统计出4组不同的脑电波特征，并结合每组患儿的症状做了相关性分析。第一组患儿全脑β波升高，占全部ADHD患儿的23.2%。此类患儿攻击他人、破坏物品的行为问题较突出，提示了β波增高与反社会行为的联系。第二组患儿全脑θ波升高，α波、β波降低（35.5%）。此类患儿的症状覆盖了儿童行为量表（child behavior checklist, CBCL）与Conners评定问卷的所有条目，但程度在四组中最轻，且其行为表现与年龄相符，没有明显的反社会行为与仪式化行为。作者推测此组患儿是最典型的ADHD患儿。第三组患儿全脑δ波、θ波升高而α降低（24.5%）。此组患儿的脑电波模式符合发育迟滞假说，症状表现也较实际年龄幼稚，主要为更喜欢与年龄小的孩子交往、脾气更易冲动。第四组患儿额叶/中央区α波升高（16.8%）。此组患儿刻板行为明显，例如走固定路线、兴趣点单一等。因为α波升高在高功能孤独症谱系障碍（ASD）患儿中也有报道，作者提出患儿的α波异常增高与这些ASD症状相关。此研究中的前三组患儿的脑电波特征在既往文献中已有发现，但第四类的额叶/中央区α波升高异常是首次发现，作者认为此差异可能与所选ADHD患儿年龄范围有关。此研究中聚类为α波增高组的儿童平均年龄为12岁，高于其他三组（8～9岁）。据此，作者推断此种模式只存在于较高年龄，而以往研究中患儿的年龄范围偏小，未涉及13岁儿童，所以并未发现此类亚组。

以上研究通过脑电波特征划分亚组，并发现不同的EEG模式对应了不同行为表现，为今后研究ADHD的特异性提供了良好的思路，也为既往脑电波研究结果的一致性偏低提供了合理的解释。今后的研究应充分考虑ADHD的脑电波高异质性，结合不同维度的ADHD症状进行分类归纳，更清晰、精细地阐释不同症状的电生理机制。

3. ADHD患者不同年龄间的脑电波比较

因为ADHD以前被认为是一种童年期障碍，所以既往的脑电波研究没有充分考虑ADHD患者从童年期至成年期的过程中脑电波特征的变化。然而，近20年来越来越多的临床观察明确了这种注意缺陷障碍在成年期的持续存在。正是由于细致的临床观察，研究者发现成年期ADHD患者具有与童年期ADHD患者不同的症状表现。例如，临床医生发现ADHD患儿的多动症状在成年期转变为"坐立不安"的感觉。研究者对ADHD的成年期发病机制产生了浓厚的兴趣，因而也出现越来越多将试验方向定为"年龄对ADHD的影响"的研究[29,45]。成年期ADHD患者的核心症状主要为注意缺陷，而多动/冲动症状较童年期患者减少，且经常伴随着其他共患疾病，如抑郁障碍和焦虑障碍[29]。

目前有关ADHD的EEG研究已经对年龄因素进行了探讨。健康儿童的纵向研究已经提出在4～17岁之间，慢波EEG（例如δ波、θ波）功率降低而快波EEG（例如α波、β波）的功率随着年龄的增加而增加[46]。因为健康成人的慢波活动（δ波、θ波）功率会随着年龄增长而逐渐降低，所以慢波EEG（尤其是θ波）被认为是脑发育成熟的有效监测指标[45]。Bresnahan等[29]是最早研究成年期ADHD患者脑电波特点的学者，其研究包括3个年龄组的ADHD患者（儿童组6～11岁、青少年组13～17岁、成人组20～42岁）各25例，以及年龄、性别匹配的对照组各25名。结果在3个年龄段ADHD组的θ波绝对和相对功率都高于相应的正常对照组。在童年期与青少年期时，ADHD组β波相对功率显著降低；而成年期时，两组额叶/中央区的β波相对功率无差异。也就是说，ADHD发展到成年期时，θ波持续增高，而β波向上追赶后趋于正常水平。此研究首次发现θ波的异常会持续到ADHD成年期，与脑电波的发育迟滞假说不符。据此，作者推断ADHD童年期的θ波升高的原因并不是脑发育迟滞，而是神经递质紊乱。曾有文献报道ADHD患儿多巴胺缺乏导致皮质兴奋性降低、冲动行为增加[47]。结合神经内分泌的研究，Bresnahan等认为ADHD低频波（θ波）升高的神经内分泌机制为多巴胺功能降低，继而导致冲动症状。此研究另一个关键发现是β波在额叶/中央区的正常化，作者提出此结果可能与成年期ADHD患者多动症状减少有关，但是并未给出明确的证据。Hermens等[42]运用静息态脑电与皮肤电传导水平（skin conductance level，SCL）结合的方式对成年期ADHD患者的觉醒状态进行了探索，结果表明成年期ADHD患者表现出δ波、θ波异常升高，后部脑区的β波降低，同时伴SCL降低。此结果反映出后部脑区注意缺陷的关系。Poil等[48]研究了48例ADHD患者与68名正常对照组在不同年龄段的闭眼静息态EEG（9～12岁的童年期为ADHD组19例、对照组22名，13～17岁的青少年期为ADHD组7例、对照组19名，24～44岁的成年期为ADHD组22例、对照组27名），结果表明成年期ADHD患者在额中线区域、两侧顶叶组及枕叶的β波绝对功率高于正常成人，而额顶叶的α波平均频率低于正常成人对照组。通过回归分析，成年期ADHD患者EEG表现出比实际年龄小的模式，支持成熟迟滞假说；而童年期ADHD患者的EEG并未显示出此种低龄化趋势。这与既往ADHD患儿的脑电波聚类分型结果相符，即脑电波特征为发育迟滞的儿童只是ADHD患儿的一个亚组，并不能代表典型的ADHD患儿[18]。关于β波绝对功率的升高，可以解释为高觉醒状态，在ADHD患儿中也多有报道，且童年期β波升高多见于ADHD-C型，与此研究囊括的成年期ADHD患者亚型相吻合（均为ADHD-C型）。

童年期ADHD研究指出患儿脑电波存在α波不对称，右脑的α波功率相对左脑高。因为α波功率升高代表此区域脑区活动性降低，此种偏侧性可能反映出ADHD患儿的右脑缺陷。为探究成年期ADHD患者是否有此脑电波特征，Hale等[49]研究了29例40～50岁的成年期ADHD患者与62名年龄、性别匹配的对照组，分别记录闭眼静息态、睁眼静息态和CPT任务下的脑电信号，选取并计算低频α1波（8～10 Hz）与高频α2波（10～12 Hz）的绝对功率，运用公式[（R-L/R+L）×1 000]计算左右两侧相对应导联的不对称性。分别对比两组在不同状态下的偏侧指数，结果发现，ADHD组在闭眼静息态与CPT任务下的偏侧指数均高于正常对照组，睁眼静息态未发现差异。闭眼静息态时，α1波在额叶与顶叶右偏，α2波在顶叶右偏；CPT任务时，α1波在额叶与顶叶右偏，α2波在额颞叶右偏。以上差异主要出现于α1波，因为在注意过程中α2波呈局部分布，α1波呈弥散分布，所以作者提出成年期ADHD患者的α异常右偏可能反映出成年期ADHD患者大范围脑区的功能整合异常。因为异常右偏的位置主要有额叶、额颞叶和顶叶，这些区域与抑制功能和工作记忆密切相关，所以α波不对称可能与成年期ADHD患者的执行功能缺陷有关。

可见，年龄在ADHD的脑电波特征分析中有重要作用。成年期ADHD患者的低频波段仍然存在异常，包括θ波、δ波的升高，而高频波段（包括α波、β波）的研究结果不一致[7,50-51]。根据发育迟滞理论，成年期的EEG应该趋于正常，与对照组无差异。但是已有的结果仍然存在差异，尤其是ADHD患者的低频波段仍然高于正常对照，说明童年期的脑发育异常持续至成年期，不符合发育迟滞假说。至于高频波段，依据觉醒不足理论，与童年期结果相结合应发现高频波段降低，但是研究报道了α波及β波的增高[23-25]，有可能成年期ADHD患者与童年期患者的脑电波异常机制不同。

因为ADHD患者的成年期症状与童年期有所不同，所以探究年龄对患者脑电波特征的影响有助于加深对ADHD发展模式的理解，尤其是在病因学的角度，并且对这种效应的理解可以进一步为电生理理论模型（例如脑发育迟滞、发育偏离正常或者觉醒不足）的建立与完善提供有效的依据。

4. 不同性别的ADHD患者的脑电波比较

据文献报道，学龄期儿童的ADHD发病率存在性别差异，其中男童与女童的发病率比例为4:1至9:1。已有的脑电波研究结果大多集中于ADHD男童，但是有研究指出男性与女性ADHD患者的脑电波模式存在差异。与正常女童对照组相比，ADHD女童的脑电波模式为δ波绝对功率、θ波相对功率、α波绝对功率及总功率升高，α波相对功率和β波绝对功率降低[52-53]。在ADHD男童的研究中很少报道升高的δ波，而这个特征在女童ADHD中较为一致[53-54]。

在成年期ADHD患者的研究中也有文献报道了男性与女性的脑电波差异。Hermens等[42]选取35例32～49岁的成年期ADHD患者（21例男性、14例女性）与35名年龄、性别匹配的正常对照组，分析其在闭眼静息态下的脑电波功率与觉醒程度，进一步分析性别差异后发现，ADHD男性患者的全脑θ波绝对功率高于正常男性，在女性中未见此差异；而ADHD女性的SCL低于正常女性，在男性中未见此差异。作者认为在成年期ADHD患者中，男性与女性的觉醒缺陷具有不同的神经机制：男性θ波的全脑升高可能反映了蓝斑-去甲肾上腺素能系统的功能异常，女性SCL的降低反映了外周肾上腺素通路的缺陷[55]。Koehler[25]比较了34例18～55岁的成年期ADHD患者与34例20～50岁的正常对照组的脑电波绝对功率，并探索了这些指标的性别差异。当成年期ADHD患者（男性和女性）与成人对照组相比时，δ波、β波、θ波/α波比值及θ波/β波比值无显著差异；ADHD组的α波绝对功率在全脑升高，θ波绝对功率在后部脑区升高。当进一步统计性别差异时（两组性别比均为1:1），以上指标都未发现显著不同。

根据上述研究，虽然已有的大量流行病学研究指出ADHD的发病率存在性别差异，但是有关性别差异的脑电波研究仍然不足。目前在ADHD患儿中较一致的结果为ADHD女童的δ功率高于正常女童，而ADHD男童则没有这种异常。在成人中发现ADHD男性患者的θ波高于正常男性，而ADHD女性患者则没有此差异。从这些结果中可以推测ADHD的男性与女性可能具有不同的发病机制，这种性别脑电波差异可能与神经内分泌的通路差异有关。

5. 有共患疾病的ADHD患者的脑电波研究

ADHD具有异质性，大约有2/3的儿童至少共病一种其他精神障碍，如品行障碍或对立违抗性障碍（ODD）、焦虑障碍、抑郁障碍、强迫障碍、抽动障碍等，约有30%的ADHD患儿共病学习困难，主要是阅读障碍。

ADHD与行为障碍共患率较高，多数研究在ADHD患者中发现，伴有行为障碍与不伴行为障碍的 ADHD 患儿在脑电波研究中并无明显差异。只有 Baving 等研究发现正常儿童的额叶 α 波具有不对称性，而在 ODD 患儿中这种不对称性消失。随后 Clarke 等[28]又比较了单纯 ADHD 患者、ADHD 与 ODD 共病患者、正常对照组三组男童的 EEG，发现两组 ADHD 患儿与正常对照组相比均具有较高的相对和绝对 θ 波功率、较低的 α 波相对功率和较低的额叶 β 波相对功率，单纯 ADHD 组双侧大脑半球 θ 波功率不对称，左侧高于右侧，而共病 ODD 组无明显不对称现象。单纯 ADHD 组的 EEG 比共病 ODD 组的脑电波更偏离正常，推测 EEG 异常主要由 ADHD 所致。但遗憾的是本研究未与单纯 ODD 组作比较。ADHD 患儿与 ADHD 共病 ODD/CD 患儿的 ERP 的研究也指出两组间存在差异：Banaschewski 等报道 ADHD 患儿在神经生理学指标与行为学指标上均存在异常。与单纯 ODD/CD 组、ADHD 共病 ODD/CD 组相比，单纯 ADHD 组更加偏离正常儿童，具体表现为在有线索提示的视觉搜索任务中 P3a 波幅降低且反应时增长。Iacono 等在视觉任务中发现，与正常对照组相比，ADHD 共病 ODD/CD 组青少年具有 P3 波幅显著降低及回答正确率降低的特点。这些研究中的 P3 波幅降低均反映了受试者的抑制功能缺陷，但是 ADHD 共病 ODD/CD 患者与单纯 ADHD 患者的脑功能异同仍需进一步研究。

Chabot 等[16]的研究显示，学习困难儿童的 α 波相对功率低于正常对照组、Erzsébet 的研究也发现学习困难儿童的脑电波发育落后。Clarke 等[56]对两组伴和不伴阅读障碍的 ADHD-C 型患儿进行了比较，发现伴阅读困难组全脑 θ 波相对功率高于不伴阅读困难组，α 波相对功率和 θ 波/α 波比值明显低于不伴阅读困难组，提示 ADHD 伴阅读障碍组脑电波异常程度较重。

Satterfield 等比较了 ADHD 伴违法行为与 ADHD 不伴违法行为的青少年患儿的脑电波，研究表明不伴违法行为组的脑电波总功率、α 波、β 波的绝对和相对功率均高于对照组，θ 波相对功率低于对照组；伴违法行为组的脑电波数据与正常对照组相似。他认为不伴违法行为组的脑电波异常，其行为问题继发于脑功能失调，而伴违法行为组的脑电波正常，其行为问题可能与社会环境因素有关。Meier 等[57]发现伴违法行为的成年期 ADHD 患者比无违法行为的成年期 ADHD 患者 β 波功率高，此现象主要存在于额叶、中央区、顶叶。以上两组研究都报道了 β 波增多，可以推测过多的 β 波使成年期 ADHD 患者觉醒过度，易出现冲动行为或者情绪失控。Jaworska 等[58]研究了成年期 ADHD 伴愤怒患者的脑电波特征，发现 ADHD 伴愤怒患者的 β 波功率高于正常对照组，提示了病例组的高觉醒状态。

由上述研究可知单纯 ADHD 组与 ADHD 共病其他疾病组的脑电波指标存在差异，主要包括行为障碍、对立违抗性障碍、学习困难、阅读困难等。单纯 ADHD 组有 θ 波不对称（左侧大脑＞右侧大脑），而 ADHD 共病 ODD 组不存在此种不对称性。ADHD 伴阅读困难组全脑 θ 波的相对功率高于不伴阅读困难组，α 波的相对功率和 θ 波/α 波比值低于不伴阅读困难组。ADHD 伴违法行为组的 β 波功率高于不伴违法行为组。通过这些结论，我们可以推断有不同共患疾病的 ADHD 患者可能具有不同的病理基础。今后的研究中我们可以更多关注不同共患疾病者的脑电波指标，并进行横向比较，为进一步整合精神疾病的神经机制提供证据。

（三）ADHD 患者脑电波特征与认知功能的联系

既往研究显示 ADHD 患者具有异常的脑电波特征，为进一步明确其与神经认知过程及行为学的关系，已有一些研究将静息态 EEG 功率谱与受试者在认知任务中的行为学表现进行了相关性分析，但是结果并不一致。有研究指出 ADHD 患者 θ 波绝对功率与听力 oddball 任务中的错误率呈正相关[59]。也有研究运用注意任务进行分析，结果表明 ADHD 患者的 θ 波相对功率与注意变量测量任务中的反应时（RT）呈负相关。有研究指出 θ 波的绝对功率与持续性操作测验（CPT）的反应时变异性呈正相关[60]。除了 θ 波，研究者也对 α 波频段与认知的关系进行了探讨。文献报道了 ADHD 患者 α 波绝对功率与 CPT 任务中的错误率呈正相关[60]，与注意变量测试任务（TOVA）中的反应时呈正相关。有研究发现 ADHD 的 α 波绝对功率与 go/no-go 任务反应时呈正相关[61]。可见，静息态脑电波与患者的神经认知活动及行为学表现有一定的相关性，尤其是 θ 波、α 波与注意机制存在潜在联系，未来的研究可以进一步探索是否可以将静息态脑电波用于预测受试者的认知行为学表现。

尽管大量研究发现了ADHD患者的静息态脑电波异常，但这些异常与ADHD核心症状的联系还不明确。Koehler等报告了θ波功率与ADHD自评量表的注意缺陷分数呈正相关[25]。Ogrim等[50]报道了θ波功率与注意缺陷呈正相关而与多动/冲动症状呈负相关。也有研究发现TBR与注意缺陷症状呈弱正相关[62]。除了θ波，一些研究也对β波与ADHD的核心症状进行了相关性分析，但研究结果不一致。既往有研究指出ADHD患者的β波功率与冲动症状呈正相关，与注意缺陷症状呈负相关。也有文献指出β波功率与Conners父母评定问卷修订版（CPRS-R）中的注意缺陷分数及总症状分数呈正相关[50]。除此之外，γ波的功率降低与CPRS-R中的高注意缺陷得分相关。目前这些研究在θ波、β波及γ波中都发现了功率与ADHD核心症状的联系，但受限于研究数量过少、研究结果不一致。ADHD患者的静息态脑电波特征与认知功能/行为的关系还需进一步探索。

（四）ADHD患者的诊断性评估

1. ADHD患者与正常人的脑电图判别　在过去的30余年中，研究者已经尝试了多种方法来探寻ADHD的神经生理学标志物。迄今为止，最有效的和可重复的ADHD脑电图特征是θ波功率增强，特别是θ波（通常为4～7 Hz）与β波（通常为13～30 Hz）的比值升高。目前静息态TBR被视为反映个体脑觉醒状态的重要指标[63]，同时也可能与认知活动有关[13]。

迄今为止，TBR受到了广泛关注。Lubar[14]提出将TBR作为区分正常儿童与ADHD患儿的电生理指标，之后研究者们也多次证明ADHD患儿存在TBR的升高[24,61,64,65]。Lubar[14]测量了25例ADHD患儿和27名正常对照组在绘画任务中的TBR，研究发现ADHD组在所有导联上均高于对照组，且在额叶的差异最大。Ucles和Lorente[66]的研究也发现ADHD患儿在闭眼静息态时TBR明显高于正常对照组。Monastra等[67]发现TBR可以区分正常儿童与ADHD患儿，灵敏度为86%，特异度为98%。Monastra等的随访研究分析了469例6～20岁的ADHD患者，发现ADHD患者TBR显著升高。Snyder[65]等也提出运用脑中央区中点的TBR，可以成功判别ADHD组患儿与对照组，其灵敏度为94%，特异度为87%。

2013年7月，美国食品药品监督管理局（Food and Drug Administration，FDA）批准将一项基于脑电波的神经精神评估辅助系统（neuropsychiatric EEG-based assessment aid，NEBA）应用于ADHD的诊断性评估（FDA，2013）。NEBA系统采用单个电极采集脑中央区中点位置的θ波与δ波进行分析，最终利用TBR对ADHD进行辅助评估。客观的ADHD神经生理基础评估的方法对于临床工作者是十分重要的，这种评估标准可以帮助减少诊断错误、改进治疗。需要注意的是，NEBA并不是一个独立存在的诊断工具，它必须与现有的临床诊断金标准结合，例如临床评估和患者自评。NEBA已经在网站上（www.nebahealth.com）列出了两项临床研究的摘要，第一个研究是双盲研究，第二个研究是由一个临床多学科团队回顾、鉴定病例，其研究目的是鉴定TBR作为ADHD的诊断标志物的有效性。迄今为止，公开的NEBA研究资料十分有限，尤其是NEBA系统所选用的EEG频谱的范围（例如θ波和β波）并不完全清楚，所以依据目前的数据仍不能确定以TBR作为ADHD诊断标志物的有效性[50]。随着越来越多的研究结果没有重复出TBR在ADHD患者中的升高[7,68]，此指标的可靠性仍然存在争议。Loo等[62]通过对比390例ADHD患者与100名正常对照组的数据，并未发现两组TBR存在差异。一项包含了62例ADHD患者的研究指出TBR在区分ADHD组与对照组时的准确度为49%～55%。在另一项样本为54例ADHD患者的研究中，TBR的辨别准确度为40.3%，θ波为51.6%[7]。由此可见，TBR在诊断准确性上无法满足临床要求，且其他精神疾病的患者中θ波功率也增高，如癫痫、双相障碍、药物滥用、痴呆、酒精使用障碍和精神分裂症，所以将TBR运用于ADHD诊断的可行性有待进一步探讨。

在计算机发展迅速的今天，研究者尝试用更新的技术辨别ADHD患者与正常对照组，支持向量机（support vector machine，SVM）正是其中一种。SVM一般用于分类或者回归分析，此方法可以将输入的数据进行分类，并建立一个分类规则以对之后输入的数据进行组别辨别。因为分类时考虑了多个维度来进行辨别，可以更精准地确定不同组数据间的分界线。已有研究通过 SVM 对 ADHD 患者不同亚型的脑电波功率谱进行区分，研究者发现单独运用睁眼静息态的数据，分辨 ADHD 患者与正常对照组的准确度为 70.9%；单独运用闭眼静息态数据的准确度为 72.6%，单独运用视觉持续性注意任务的 ERP 数据的准确度为 69.2%；单独运用情感持续性注意任务的 ERP 数据的准确度为 71.7%；而将上述四种条件下采集的脑电波数据结合在一起作为分类依据，区别 ADHD 患者与正常对照组的准确度为 82.3%。可见使用 SVM 的方法有助于区分 ADHD 患者与正常对照组。可见，采用更多元的脑电波指标来辅助诊断 ADHD 具有很好的研究前景。

2. ADHD 与癫痫的鉴别 临床观察到童年期 ADHD 与癫痫有密切的关系。在以临床患者为样本的研究中发现很多癫痫患儿共病 ADHD，占 8%～77%。与不共病癫痫的 ADHD 患儿相比，共病癫痫的 ADHD 患儿中 ADHD-I 型的比例较高，且男女比例相同。Dunn 等纳入 175 例慢性、反复发作的癫痫患者，发现其中 37% 的儿童和 25% 的青少年符合 ADHD 诊断。

因为一些癫痫症状与 ADHD 症状相似，临床工作中需要细致的观察鉴别，容易混淆的症状主要是失神发作。研究指出近 8% 的癫痫学龄期患儿的症状是失神发作。癫痫失神发作可能持续时间很短（小于 5 s）或者发作时可能伴认知功能减弱，当每天发生 100～300 次失神发作时，患儿的常见症状为凝视和注意力不集中[69]。因此，临床工作者需要注意鉴别癫痫的失神发作与 ADHD 的注意力不集中症状。目前 ADHD 临床评估问卷中的"完成任务时注意力不集中"和"做作业时虎头蛇尾"两个条目可以区分癫痫的失神发作与 ADHD（尤其是 ADHD-I 型）[69]，但是不足以提供足够的证据来辨别两者，需要进一步进行脑电波测查。

三、事件相关电位

事件相关电位（ERP）是一种特殊的诱发电位，是指人在进行认知加工时，通过平均叠加从头颅表面记录到的大脑电位，反映认知过程中大脑的神经电生理改变，故有人称其为"认知电位"。它被广泛应用于心理学、生理学、认知科学、神经科学、临床医学及其他生命科学相关领域，具有很高的研究与应用价值，被誉为"观察脑功能的窗口"。

在事件刺激的条件下，大量神经元在特定的感觉/认知进程中同时放电，这些神经信号的处理过程以毫秒到秒为计时单位，由于 ERP 具有较高的时间分辨率，可以分析不同认知功能的亚过程。经典的 ERP 波形包括若干正相波（positive，P）和负相波（negative，N）。按照出现的先后次序和极性，分别命名为 P1、N1、P2、N2、P3（即 P300）等；也可以按成分的极性和峰潜伏期的时间依次命名为 N200、N400、P300 等。ERP 中各个成分的潜伏期和波幅会随着年龄增长发生变化，借此可以研究出脑的发育情况。部分早期电位的潜伏期在童年期就达到了成年期状态，另一些涉及复杂认知过程的成分则会逐渐变化直到成年期才能稳定。

目前的 ERP 研究针对 ADHD 患者的功能缺陷走出了探索的第一步，研究方向主要集中于注意功能、抑制控制，以及效果监测。对 ADHD 患者执行功能的评估经常应用线索提示下的 go/no-go 任务及线索提示下的 CPT，这些任务可以测量个体的注意和抑制功能。在 ERP 中与这些功能相关的有 go-P3 成分，一种由目标引起升高的正相波，位于顶叶；no-go-N2，一种由 no-go 刺激诱发升高的负相波，位于额叶/中央区，可以反映出冲突检测功能；以及 no-go-P3，由 no-go 刺激诱发升高的正相波，位于额叶/中央区，可以反映出反应抑制功能。其他相关成分还有 no-go 前置效应（no-go-anteriorisation，NGA），可以测量 P3 波从 go 到 no-go 试次中脑电波的地形图改变，以反映前额叶的应答控制机制[70]。此外，位于额叶/中央区的线索诱发的 P2、中央区/顶叶的线索诱发的 P3 及伴随性负相波（contingent negative variation，CNV）都会有线索提示诱发，可以反映注意朝向线索及运动反应准备[71]。下面分别从 ADHD 患者的注意功能、抑制控制、效果监测及工作记忆 4 个方面简述已有的 ERP 研究结果。

（一）ADHD 患者的注意功能

注意缺陷是 ADHD 患儿的核心症状，因而有关注意的脑电波 ERP 成分一直是研究焦点。选择性注意任务、持续性注意任务、oddball 任务及分心任务等经典范式均可以对 ADHD 患儿的注意进程进行探究。

在选择性注意任务中要求受试者在任务中将注意集中于一种刺激，同时忽略另一种刺激（例如，颜色与形状），并对小概率（25%）出现的目标进行反应。Van der Stelt 等利用选择性注意任务研究了 7～12 岁的 ADHD-C 型患儿与健康儿童各 24 例，发现 ADHD 患儿出现额叶选择正相波（frontal selection positivity，FSP）降低、靶刺激诱发的 P3b 降低，这个结果反映 ADHD 患儿在视觉注意的早期感觉加工及后期的复杂语义加工过程均存在异常。

持续性注意任务需要受试者对靶刺激做出反应（例如当字母 A 后跟随的是字母 X 时反应），在其他非靶刺激出现时不反应（例如，A 后跟随的字母不是 X 时不反应）。持续性注意任务的目标会诱发出显著的顶叶正相波 P300 成分（300～600 ms），在注意的早期则会出现升高的视觉 N1 成分。此种目标诱发的 P300 由 P3a 与 P3b 组成，可以反映注意力分配于目标的比例。通常在行为学中，ADHD 组儿童对目标的反应正确率低；在脑电波层面，ADHD 组在对目标正确反应时 P300 波幅小。Brandeis 等[72] 报道了 ADHD 患儿在 CPT 任务中线索诱发的 N1 波幅升高，P3a 和 P3b 波幅降低，作者认为 ADHD 患儿对线索分配了较多的注意并在之后的注意分配中也存在异常。Lawrence 等的研究也发现 ADHD-C 型患儿在 CPT 任务中由靶刺激诱发的额叶 N1 和 N2、顶叶 P2 和 P3 波幅都减小，提示 ADHD 患儿在对靶刺激的注意过程中存在缺陷。

在 go/no-go 任务中，需要受试者反应的刺激称为 go 刺激，即靶刺激；不需受试者反应的刺激称为 no-go 刺激，出现概率较低（如 20%）。在 Spronk 等的研究中，5～7 岁的 ADHD 患儿由线索诱发的 P3 成分和靶刺激诱发的 P3 成分均显著低于正常儿童，提示 ADHD 患儿在面对刺激时存在准备不足及警觉性不足。在一个纵向研究中，研究对象为 28 例符合 DSM-Ⅲ-R 中 ADHD 诊断的儿童及 25 名正常对照（平均年龄为 10.8 岁），在基线和 2 年半时接受 ERP 脑电波采集，分析两次的 ERP 数据，发现 ADHD 患儿的线索诱发的 P3 波幅持续低于正常对照组，说明 ADHD 患儿的注意定向与注意分配能力损害持续存在。

经典的 oddball 任务范式是在试验中随机呈现同一感觉通道的两种刺激。两种刺激出现的概率相差很大，大概率者即出现频率高的称为标准刺激，小概率者即偶然出现者称为偏差刺激，如果令受试者对偏差刺激进行反应，此时偏差刺激就是靶刺激。在经典 oddball 任务中，偏差刺激的概率小于 30%，通常为 20% 左右；标准刺激的概率大于 70%，通常为 80% 左右。Brown 等的研究纳入了 54 例 8～12 岁的 ADHD-I 型患儿和 27 名正常对照组，通过视觉非靶刺激和听觉靶刺激结合的 oddball 任务探究了两组儿童由听觉刺激诱发的 N1、P2、N2、P3 以及视觉诱发的 P1、N1、P2、N2、P3 成分，发现 ADHD 组在两种刺激下都存在 N1、P2 和 P3 波幅降低，提示 ADHD 患儿对听觉刺激及视觉刺激的识别、反应均存在缺陷。Barry 等沿用听觉视觉双刺激 oddball 任务，研究了 8～12 岁的 ADHD-C 型患儿、ADHD-I 型患儿及正常对照各 25 例，发现两种 ADHD 亚型都存在 P3 成分波幅降低，ADHD-C 型差异更明显。因此作者提出 ADHD-C 型和 ADHD-I 型两种亚型的患儿对不同刺激的区别及分类均存在缺陷。Barry 等[24] 再次采用此研究范式，针对静息态 EEG 研究中 β 波过多与 β 波功率较低的 ADHD 患儿进行分析，结果发现 β 功率较低的 ADHD 患儿组其 P2、P3 成分波幅也降低，而 β 波过多的 ADHD 患儿并没有此种异常，提示这类 β 波过多的患儿对刺激的区分和分类功能未受损害。作者认为可能静息态脑电波模式不同的患儿亚组（例如 β 波过多组与 β 波波幅降低组）具有不同的认知功能损伤。Senderecka 等在听觉 oddball 任务中发现 ADHD-C 型患儿的靶刺激诱发的 P2 波幅增高、非靶刺激诱发的 N2 波幅降低，分别反映定向缺陷及对刺激的辨别障碍；同时，ADHD 组的靶刺激诱发的 P3 波幅降低也提示患儿注意分配及评估刺激的功能缺陷。

Gumenyuk 等[73] 还运用了分心任务探究 ADHD 的注意缺陷机制，此任务在视觉刺激中加入听觉干扰。Gumenyuk 等[73] 发现 ADHD 患儿在听觉分心刺激出现时，早期 P3a 和晚期负相波（late negativity，LN）波幅降低，这两个成分降低分别反映出 ADHD 患儿无意识注意及定向功能存在异常。van Mourik 等则报道 ADHD 患儿对标准刺激和新刺激都出现早期 P3a 波幅增高，ADHD 组与对照组的额叶 LN 成分未出现差异，作者认为 ADHD 患儿分心后的再次定向功能并未受损。

此外，研究者还探究了 ADHD 患者的视觉空间注意。视空间注意是一种最基本的注意，其中视觉搜索范式是经典的评定视空间注意机制的主要范式之一，广泛用于选择性注意的检测。Ortega 等[74]于 2012 年应用外源性线索任务与视觉搜索任务相结合的范式研究发现线索诱发的 ERP 成分与正常儿童是不同的。具体来说 ADHD 患儿线索诱发的前部脑区 P2 波幅大于正常发育儿童，且脑电波地形图分布范围广，说明 ADHD 患儿需要更多的资源来对无关信息进行抑制。ADHD 患儿线索诱发的 CNV 比正常儿童小，表明 ADHD 患儿对目标出现的预期机制存在缺陷。Novak 等[75]发现在 P3 成分的早期部分（300～400 ms）时间窗中，ADHD 患儿诱发的 P3 波幅低于正常发育儿童。Perchet 等虽然没有发现 ADHD 患儿目标诱发的 P1、N1 和 P3 的波幅和潜伏期与正常儿童有差异，但是发现 ADHD 患儿的 ERP 成分中由有效线索诱发的 P1 波幅增加少于由无效线索诱发的 P1 波幅增加，表明 ADHD 患儿用线索内包含的信息来定向他们注意的能力下降。ADHD 患儿无效线索右侧视区的目标诱发的 P3 波幅低于正常发育儿童，而无效线索左侧视区的目标诱发的波幅则没有这种差异，从脑电波生理的角度说明了 ADHD 患儿存在左侧大脑缺陷。另外 Lopez 等和 Dhar 等应用视空间注意任务都发现 ADHD 患儿在与视觉注意有关的早期加工阶段与正常儿童没有差异，而 P3 波幅却增大，表明 ADHD 患儿存在晚期加工缺陷[76]。另有研究发现 ADHD 患儿目标诱发的 N1 和在 200～290 ms 潜伏期范围内的选择负相波（selection negative，SN）小于正常儿童，且 ADHD 患儿 P3 样正相波早期部分（340～450 ms）波幅比正常儿童大[74]。本课题组分析、比较了 135 例 ADHD 患儿和正常对照组在完成视空间的视觉搜索任务和具有突出颜色、形状的干扰物与目标同时呈现的视觉搜索任务时的 N2pc（N2-posterior-contralateral）和 Pd（distracterpositivity），发现它们分别是与视空间注意选择/分配及注意抑制更相关的脑电波成分。研究证实 ADHD 患儿不仅视空间选择注意困难，其视觉选择抑制功能也存在缺陷。ADHD 患儿的 N2pc 和 Pd 成分的波幅均低于正常儿童，且与注意缺陷症状严重程度呈负相关，提示 N2pc 和 Pd 可能分别是 ADHD 注意力集中和抑制的神经生物学标志物。

（二）ADHD 患者的抑制控制

近年来，ADHD 患者的抑制功能缺陷也得到了研究者更多的关注，任务范式包括 stop-signal、go/no-go、flanker 及 CPT。在 stop-signal 任务中，当停止信号（听觉或视觉刺激）出现时受试者需要抑制对刺激的反应，停止信号大约占全部试次的 25%（停止信号可能出现在原始刺激呈现前、呈现中及呈现后）。Dimoska 等采用 stop-signal 任务研究了 ADHD 患儿的抑制功能。研究纳入 7.5～12 岁的 ADHD 患儿与健康儿童各 13 例，结果发现两组的 ERP 成分存在组间差异，具体表现为 ADHD 组的额叶 N2 波幅降低，因为 N2 成分可以反映受试者对听觉停止信号的抑制反应。此结果提示 ADHD 患儿对停止信号的感觉进程存在异常，支持了 ADHD 的抑制缺陷假说。Johnstone 等采用 stop-signal 任务，比较了 25 例 ADHD 患儿（13 例 ADHD-C 型，12 例 ADHD-I 型）与 13 例正常对照组，同样发现了组间差异：ADHD-C 型患儿，与对照组相比，出现 N2 和 P3 成分波幅降低，提示 ADHD-C 型患儿存在抑制缺陷；ADHD-I 型患儿则表现出中央区 N1、N2 波幅升高，提示感觉进程异常；同时 ADHD-I 型患儿出现中央区 N2 波幅降低、枕叶 P3 波幅升高，提示抑制进程异常。可见，两组不同亚型的 ADHD 患儿表现出不同的 ERP 异常，提示两组患儿可能具有不同的抑制缺陷机制。Senderecka 等研究了 ADHD 患儿与正常对照各 20 例，在完成 stop-signal 任务时，正常儿童由正确试次诱发的 P2、P3 波幅均大于错误试次诱发的 P2、P3 波幅，而在 ADHD 患儿中此差异较小；正常儿童中错误试次诱发的 N2 波幅高于正确试次诱发的 N2 波幅，在 ADHD 组也出现了此种效应，两组无统计学差异。这些结果表明 ADHD 患儿的抑制缺陷可能涵盖多个进程，包括抑制控制、冲突检测及错误识别。ADHD 组在成功试次中降低的 P2 波幅可能反映了早期的注意定向缺陷，而在成功试次中升高的 N2 波幅及延长的潜伏期反映了对突然出现的抑制信号的激活过程存在障碍。另外，ADHD 组在成功试次中降低的 P3 波幅表明患儿的行为监测进程异常。Liotti 等采用 stop-signal 任务，研究发现 ADHD 患儿在成功抑制试次与失败抑制试次间的 N2 波幅差值明显较正常儿童降低，并且观察到正常对照在成功抑制试次中 N2 波幅升高，但在 ADHD 患儿中并未见到此种电位变化。此现象反映了 ADHD 患儿的反应抑制缺陷。Shen 等的研究也报道了 ADHD 患儿在任务中出现由停止信号诱发的 P1 波幅降低，同样反映了 ADHD 患儿早期注意效率降低，但在此研究中未发现两组儿童 N2 成分的差异，与以上提到的研究结果不一致。作者认为可能与研究样本量较小有关（ADHD 患者 14 例，正常对照 14 名）。

Broyd 等采用了听觉提示 go/no-go 任务，研究了 8～14 岁的 ADHD 患儿与正常对照各 18 例，发现年龄较小（9.9 岁）的 ADHD 患儿未出现预期中的 no-go 信号诱发的 N2 波幅大于 go 信号诱发的 N2 波幅效应（no-go-N2 > go-N2）；而年龄较大（12.8 岁）的 ADHD 患儿存在 no-go-N2 > go-N2 效应，此 ERP 表现与低龄的正常儿童相似，支持了 ADHD 的成熟迟滞假说。此外，健康儿童的两侧额叶的 N1 波幅高于额中线区域的 N1 波幅，而 ADHD 患儿的额叶 N1 波幅在额中线区域高于两侧额叶，这种差异可能与注意维持功能异常有关。另一项研究也指出 ADHD 共病 CD/ODD 的患儿的视觉 no-go 信号诱发的 N2 波幅降低，表明了此组患儿抑制过程存在缺陷。

除此之外，有研究者采用 flanker 范式对比了 ADHD 组与正常对照组的行为学与 ERP 成分，此任务可以评估受试者抑制功能的另一个方面，即抗干扰能力。此任务要求受试者对靶刺激的箭头方向做出反应，同时忽略分心刺激。分心刺激的箭头方向可能与靶刺激一样、相反或中立。Albrecht 等[77]通过 flanker 范式研究了 ADHD 患儿与其未患病同胞的 ERP 成分。此研究包括 ADHD 患儿 68 例，ADHD 受试者的同胞 18 名及正常对照组 22 名，发现 ADHD 患儿由与靶刺激方向不一致的刺激诱发的 N2 波幅高于由与靶刺激方向一致刺激诱发的 N2 波幅，但在其未患病的同胞中未出现此现象，提示了 ADHD 患儿存在抗干扰能力缺陷。

（三）ADHD 患者的效果监测

所谓效果监测，主要是指发现与纠正应该做出的反应与实际反应之间的差异，即发现与纠错。与错误反应有关的 ERP 成分主要是错误相关负相波（error-related negativity，ERN 或 Ne）和错误正相波（the error positivity，Pe），前者反映错误觉察，后者反映错误评估。效果监测相关的 ERP 成分在多个任务中均可发现，包括 stop-signal、go/no-go、flanker、oddball 任务等。

在 stop-signal 任务中，与正常儿童相比，ADHD 患儿的 Ne 波幅降低，提示其监测错误反应功能缺陷[78]。但 Shen 等的研究结果与此不一致，此研究观察到 ADHD 患儿在 stop-signal 任务的 Ne 成分与正常对照儿童没有显著差异，但发现 ADHD 患儿 Pe 波幅降低。这说明 ADHD 患儿的早期监测的错误反应功能未受损害，但患儿对其错误进行有意识的评估的功能存在障碍。另有研究在 ADHD 患儿完成 stop-signal 任务时 Ne 和 Pe 波幅均有下降，也提出了 ADHD 患儿在错误觉察和错误评估中都存在缺陷。另外，采用 go/no-go 任务范式的研究也有不一致的结论。ADHD 患儿在 go/no-go 任务中出现 Pe 波幅降低而 ERN 无异常，表明错误评估功能受损而错误觉察功能正常。Zhang 等分析了 ADHD-HI 型患儿 16 例、正常儿童对照 16 名及正常成人对照 15 名，在 go/no-go 任务下也发现 ADHD 患儿 Pe 波幅降低，Ne 波幅无组间差异。以上各个研究报道的 Ne 正常而 Pe 波幅降低提示了 ADHD 患儿的错误觉察功能未受损，而错误评估功能存在缺陷。然而，Albrecht 等[77]的研究与上述结果不一致。研究通过比较 8～15 岁的 ADHD-C 型患儿 18 例、年龄匹配的 ADHD 受试者的同胞 18 名，以及正常对照 22 名，发现在 flanker 任务的错误试次中，ADHD 组 Pe 波幅无异常而 Ne 波幅降低。Burgio 等的大样本研究纳入了 137 例 ADHD 患儿（96 例 ADHD-C 型、41 例 ADHD-I 型）、29 名阅读障碍儿童、71 名数学学习障碍儿童、53 名阅读障碍伴数学学习障碍儿童，以及 29 名正常对照，通过 oddball 任务分析了他们的 Ne、Pe 成分，结果发现 ADHD-C 型患儿出现了不符合预期地高于正常对照的 Ne，说明在此任务中这些儿童对错误的觉察更敏感，而 Pe 在两种亚型间均未见差异。以上研究结果的不一致可能与研究对象的亚型有关，不同亚型的错误监测功能机制可能不同。此结果的不一致也可能与研究采用的任务难度有关，当任务较简单时两组没有明显差异，而当任务较困难时才会突显 ADHD 组与正常对照组的 Ne 成分差异。

（四）ADHD 患者的工作记忆

工作记忆（working memory，WM）是指人

们在执行推理、理解、学习等复杂任务时用于信息加工并同时保持与当前任务相关的、能量有限的系统或机制[79]。工作记忆可以被理解为一个记忆的临时"工作平台",在这个工作平台上,人们对信息进行操作处理和组装,以帮助我们理解语言、进行决策以及解决问题。它不仅能联系短时记忆与当前工作,而且是知觉、长时记忆和动作之间的纽带。

大量神经生理学研究发现ADHD患者存在工作记忆缺陷。ADHD患儿的行为学表现较差(任务反应时长、正确率低)、个体变异性更大,同时ERP中的P3波幅比对照儿童小,而潜伏期比对照儿童长。Keage等[80-81]进行的一系列研究探讨了ADHD患儿和青少年的工作记忆缺陷机制。他通过在言语工作记忆任务中加入新异刺激的方法来研究ADHD-I型和ADHD-C型患儿和青少年是否更易分心。结果发现ADHD患儿和青少年的P3a波幅都要比相应的对照组小;而在ADHD-C型患儿和青少年的中央顶叶中,这种差异达到了显著;同时在ADHD-I患儿中发现其中央顶叶的P3a潜伏期要明显比对照组短,而青少年患者的前额叶P3a潜伏期要显著长于对照组。他在注意切换任务和检验言语工作记忆的自动语言学习任务上同样发现了ADHD患儿的注意切换和言语工作记忆的功能受损。Barry在综述中提到,众多ERP研究发现ADHD患者在工作记忆任务上的P3波幅较正常对照组降低[13]。Keage等[81]的研究再一次证明了这一观点。他们采用了倒数1项任务通过检测反应记忆再提取功能的N300成分和反映工作记忆更新能力的P450成分对ADHD患儿和青少年的服药前、后以及亚型之间的工作记忆更新能力进行了对比。结果发现,ADHD患儿和青少年的波幅均比相应对照组波幅低,而其潜伏期均比对照组延长。在波幅上,ADHD-C型患儿N300和P450波幅比正常对照组低,ADHD-I型和ADHD-C型青少年P450波幅比正常对照组低;在潜伏期上,相比正常对照组,ADHD-I型患儿的P450和ADHD-C型青少年的N300、N450的潜伏期显著延长。这说明ADHD患者在工作记忆的提取和更新过程中存在能量不足、匹配延迟等问题,进一步说明ADHD患者工作记忆存储机制存在异常。Baijot在其关于不伴有共患疾病的ADHD-C型患儿与正常对照组的研究中也发现ADHD患者在CPT任务中错误率更高,同时其线索诱发的P300波幅较大,表明其注意能力和抑制能力受损。

综上所述,ERP对ADHD的神经病理机制探究提供了切实有效的手段,尽管目前各研究的研究范式、对象,以及分析方法有所不同,但已有多个ERP成分表现出一致的组间差异。这些研究在电生理层面对ADHD的病因进行了探讨,与神经心理层面提出的假说相互支持,为进一步明确ADHD的疾病机制与诊断治疗做出了重要贡献。

四、ADHD患者脑电波的遗传相关研究

(一)静息态脑电波与遗传

既往文献表明EEG特征是由遗传学因素决定的。在双生子研究中发现在正常受试者闭眼静息态时,同卵双胞胎的脑电波功率谱特征的一致性高于异卵双胞胎。在一项探究双胞胎脑电波特征的大样本研究中,所有频段的脑电波均有很高的遗传性:δ波为76%,θ波为89%,α波为89%,β波为86%。此外,以往的meta分析研究指出在正常人中α波的遗传性为79%[82],且相对枕叶,额叶的脑电波频段受到更明显的遗传影响[3]。因为额叶区EEG受到特殊的遗传因素影响,而其他区域的脑区波段与此不同,提示了不同位置的脑区可能有不同的神经冲动发生机制。据此,ADHD的脑电波功率谱偏离正常(例如θ波降低、β波升高)及异常的α波不对称性可能与遗传因素有关。

在ADHD家系的研究中,静息态中ADHD患者的同胞在低频波段(θ波)的相关性更高,相关系数为0.36~0.59,而高频波段相关性稍低:α波的相关系数为0.42~0.49;β1波的相关系数为0.45~0.57。β2波的相关系数为0.28~0.52。这提示ADHD患儿静息态的θ波与遗传关系最密切。与之相反的是,在认知活动条件下(睁眼静息态、CPT中),ADHD患儿的同胞在β1波有更高的相关性(相关系数为0.45~0.61),说明家庭因素对受试者在认知状态下脑功能的影响主要集中于β波段。此外,ADHD家系中父母与子女的α波功率也呈显著相关,睁眼静息态时相关系数为0.47~0.56,CPT中为0.46~0.50[60]。

既往一篇关于神经递质与脑电波的文献综述

强调了多巴胺能基因多态性在脑电活动中的重要作用[83]。θ波、β2波（16～20 Hz）与多巴胺受体4基因（*DRD4*）有关。研究指出，与不具有 *DRD4*-7R 等位基因的 ADHD 患儿相比，具有 *DRD4*-7R 等位基因的 ADHD 患儿在闭眼静息态、睁眼静息态与 CPT 任务条件下都表现出 β2 波段的功率降低。在其父母睁眼静息态和 CPT 任务中也发现相同的 *DRD4*-7R 等位基因和 β2 功率降低的联系。因为 *DRD4*-7R 等位基因是 ADHD 风险等位基因，因而可以推测 ADHD 的脑电波指标可能与 *DRD4* 有关。在一个纳入 27 例 ADHD 患儿的使用盐酸哌甲酯的双盲对照研究中发现多巴胺转运基因 *SLC6A3*（*DAT1*）与 EEG 模式相关，研究发现具有两个 *DAT1*-10R 等位基因（ADHD 风险等位基因）的儿童在 CPT 中表现较差，而具有一个或两个 *DAT1*-9R 等位基因的儿童表现较好。盐酸哌甲酯治疗使得具有 *DAT1*-10R 等位基因的 ADHD 患儿 TBR 降低，而具有 *DAT1*-9R 等位基因的 ADHD 患儿表现出相反的模式。*SLC6A3*（*DAT1*）基因可能调节了 ADHD 患儿脑电波中与药物治疗相关的成分。另外，有 *DAT1*-10R 等位基因的患儿对于药物的反应反映了这些患儿觉醒不足，这种与药物相关的 EEG 改变在其他文献也有报道[84-85]。这些研究结果提示了多巴胺能基因可能会通过影响皮质活动性来调节 ADHD 患者对药物的敏感性。

除了药物相关研究，有关内表型的研究也给基因对 EEG 的作用机制提供了信息。在经典的听觉目标探测任务中，在正常受试者中，目标刺激诱发的 γ 波活动高于标准刺激诱发的 γ 波[86]。有研究报道在 ADHD 受试者中由目标刺激和标准刺激诱发的 γ 波功率都高于正常对照组[87]。在另一个采用同样任务的研究中，*DRD4*-7R 等位基因与目标刺激和标准刺激诱发的 γ 波功率升高均有相关性[88]，表明与 *DRD4* 相关的 γ 诱发电位模式可能与 ADHD 患者的抑制降低有关，而既往研究指出 *SLC6A3* 基因与目标探测机制相关，表明在这些活动的调节过程中，多巴胺可能发挥了重要的功能。

（二）ERP 成分与基因的相关性

迄今为止，大量研究报道了 ADHD 患儿和成人在需要注意和抑制控制的任务中表现较正常对照差[89]，且存在电生理指标的变化，而有关 ADHD 的 ERP 成分与基因遗传性的研究尚显不足。

在健康儿童和青少年的 meta 分析中报道了 P3 波幅的平均遗传度为 60%，P3 潜伏期的遗传度为 51%。有研究分析了健康成人双生子在 go/no-go 任务中各 ERP 成分的遗传度，结果表明 no-go-N2 成分的遗传度为 60%，go-P3 成分为 41%，no-go-P3 成分为 58%。据以往研究来看，这些基因对生长发育的影响很稳定，在健康儿童及成人受试者中的研究结果都是一致的[90]。携带多巴胺 D2 受体基因的健康成人受试者在完成 oddball 任务时由新异刺激诱发的 P3 波幅降低[91]。Vogel 等的研究纳入 98 名正常男童与 99 名正常女童（平均年龄 8 岁），通过 oddball 任务来分析 ERP 成分与 *DRD4* 基因第 3 外显子多态性的关系。结果表明，相比携带其他等位基因序列的男童，具有 *DRD4*-7R 等位基因的男童在 oddball 任务中 P3 波幅显著降低，而在女童中则未发现此种关联。另有研究指出具有儿茶酚氧位甲基转移酶（*COMT*）基因 Val/Val 基因型的健康成人在视觉工作记忆任务中表现出升高的 go-P3 波幅和减短的 go-P3 潜伏期，而携带 Val/Met 基因型的受试者则相反[92]。另有研究纳入了 656 名健康成人，发现具有 Val/Val 基因型的受试者在 flanker 任务中的 no-go-P3 波幅高于具有 Met/Met 基因型的受试者，提示 Val/Val 基因型可能与 no-go-P3 有关[93]。

以上研究均发现健康人的 ERP 成分与基因的关系，但目前很少有研究指出 ADHD 患者的 ERP 成分与基因的相关性。一项研究发现 ADHD 患儿的同胞的线索诱发的 P3 波幅和 CNV 波幅均低于正常儿童，ADHD 患儿的父母的线索诱发的 P3 波幅也低于正常对照组。这种 ADHD 家系儿童与父母均表现出脑电波指标的差异，提示这些 ERP 成分可能具有家族遗传性。这些研究说明多巴胺能基因可能与 ADHD 在任务中的 P3 有关，但是由于研究数量较少，未来需要进一步探讨 ADHD 患者在不同任务中的脑电波差异及其 ERP 成分与基因的相关性。

由此可见，健康人的脑电波信号，包括静息态 EEG 与 ERP，都与个体的基因有密切的关系。目前涉及 ADHD 的脑电波与遗传相结合的文献报道数量尚少，还不能形成完整的 ADHD 基因-电生理指标的关系脉络。神经电生理与基因的结合分析对深入了解疾病的病因、诊断及治疗都有十分重要的作用，今后的研究者可以探索不同基因型的ADHD患者在静息态或任务中的脑电波模式，以弥补有关研究的空白，为构建ADHD基因-神经机制-行为表现的疾病模型提供更多的证据。

五、EEG与fMRI结合研究

由于脑电图及功能磁共振影像（fMRI）分别从电生理和血氧代谢两个角度研究脑功能，具有各自的优势和不足。ERP可直接反映脑功能活动，时间分辨率高，与刺激任务之间具有锁时关系，能够直接检测认知任务从刺激到反应的全过程；但是由于其空间分辨率较低，不能精确定位，因此并不能精确发现特定认知任务对应的脑区、脑区连接及脑网络的异常。fMRI信号拥有很高的空间分辨率，可以精确定位脑区，其揭示的局部脑活动及脑区功能整合指标可以在一定程度上反映神经认知的脑功能变化；但由于BOLD信号固有的缺陷，其时间分辨率过低，不能精细刻画大脑活动状态的复杂时序变化，也无法充分表明受试者在执行任务时大脑活动的时空模式。如能将二者结合起来，在脑功能研究方面则可以优势互补。fMRI研究发现的ADHD患者的脑改变特征主要有以下几点：①额叶皮质紊乱[94-95]；②颞叶皮质成熟延迟[96]；③皮质萎缩延迟[96]；④尾状核体积减小和下丘脑-皮质环路改变[97]。

影像学与EEG研究相结合，可以更好地对理论假说进行验证，例如发育迟滞[4]、发育偏离正常和觉醒不足[98]。既往fMRI的研究报道了成年期ADHD患者存在前扣带回、眶额叶和小脑皮质的结构改变，支持了ADHD患者在病程中皮质和脑功能异常持续存在的理论。

除此之外，fMRI方法可以进一步确认脑电波研究中提出的ADHD生理指标的有效性。Sonuga-Barke和Castellanos[99]在2007年提出ADHD的神经机制为默认网络功能紊乱且注意控制功能低下。后来的多个试验研究提示极低频脑电波信号波与默认网络间的低频震荡存在正相关，且可以共同用来解释ADHD的高反应时变异性[30-31]。Lenartowicz等结合了影像学与ERP数据，发现对刺激有锁时关系的α波（后部脑区）去同步化可能反映了注意网络的交互作用效率。Karch等运用EEG-fMRI研究了8例ADHD患者与9名正常对照，结果表明和刺激有锁时关系的N2成分（额叶/中央区）与注意相关脑区活动降低有关。这些注意相关结构包括额叶/中央区及岛叶。对比已有多年历史的EEG基础研究来说，ADHD的神经影像学研究仍处于初始阶段，尽管目前关于神经影像标志物的研究已经有所进展，但它们在临床应用上仍然有局限性[100]。未来的研究中，联合使用基于高时间分辨率的静息态脑电波、事件相关电位和高空间分辨率的fMRI，从时间和空间两个维度分析探讨，对于揭示ADHD的神经病理机制具有重要意义。

六、脑电波生物反馈治疗

脑电波生物反馈也被称作"神经反馈"或"神经治疗"。ADHD中脑电波生物反馈是一种主要的非药物治疗方法，可以减少多动、冲动和攻击性等行为问题，并提高自我管理与控制[101]。

脑电波生物反馈始于20世纪60年代末，它是应用操作性条件反射原理，以脑电波生物反馈仪为手段，通过训练选择性强化某一频段的脑波来达到预期的目的[102]。训练过程中，利用仪器将脑电波信息加以处理，以视觉或者听觉的形式显示给患儿，让他们知道自己脑电波的变化。患儿通过一段时间的自身调节，学会有意识地控制自身的脑电活动，改变脑电波形，调节大脑状态，从而达到治疗目的。目前主要的训练方法包括提高患儿的β波、降低患儿的θ波。EEG反馈治疗能改善注意力、冲动及轻度多动，促进作业的完成、提升组织技巧，使行为改善和学业成绩提高、自尊感增强、工作能力提升，能更加意识到自身的潜力，父母、教师行为评定量表分值提高[77]。多年来，大量研究肯定了脑电波生物反馈在ADHD治疗中的效果。针对ADHD患者的额叶θ波活动调整有助于提高患者的注意水平与执行功能，例如工作记忆[103]。EEG反馈治疗作为一种有效的非药物治疗手段无明显的副作用，且疗效具有一定的持久性，为ADHD的治疗开辟了新思路。

（孙　黎　李　卉　赵琦华　编，钱秋谨　校）

第二节 平衡功能

ADHD 与其他障碍、疾病或者问题同时存在的比例非常高[104]，大约 2/3 的 ADHD 患儿同时存在其他的精神病性障碍或者发育性障碍[105]。国外报告 30%～50% 的患儿共病破坏性行为障碍，15%～75% 共病心境障碍，8%～30% 共病焦虑障碍[106]。其中最常见的是对立违抗性障碍（ODD）和发育性协调障碍（development coordination disorder，DCD），有研究报道它们与 ADHD 的共患率分别为 60% 和 47%，而在一般人群的患病率仅为 1% 和 9%，另外有很多学习问题也和 ADHD 相关[107]。

一、ADHD 患儿的运动协调功能

（一）ADHD 和协调障碍的共病现象

20 世纪 50 年代到 80 年代早期，在儿童精神病和儿童发育学领域，人们广泛使用轻微脑功能障碍（MBD）[108]这一概念。当时人们认为 MBD 是多个领域功能障碍的组合，包括注意、活动调节、冲动控制、运动控制方面的障碍以及学习问题、言语和语言困难和知觉异常，MBD 患者存在的多种轻微运动缺陷则被称为神经学软体征。但是 MBD 的概念缺乏精细的分类，也没有脑功能障碍的客观依据[109-110]。80 年代之后，ADHD 和 DCD 取代了 MBD 这一术语[111-112]。在 DSM-Ⅳ中 DCD 被定义为运动协调能力显著低于其相应的年龄和智力水平，DCD 患儿在运动的很多方面都存在问题，包括运动发育成熟的里程碑（如坐、走等）的延迟、无法拿住东西、显得笨手笨脚、运动表现差或者书写能力差，并且严重影响了患儿的学业和日常生活。对于这些有轻度运动问题的"笨拙的"儿童，在北欧斯堪的纳维亚半岛国家通常被诊断为运动知觉障碍（motor perceptual dysfunction，MPD）。行动笨拙与认知和知觉方面的问题有关。Wilson 和 McKenzie 对 1963—1996 年间所有关于 DCD 患儿认知加工缺陷的研究进行了 meta 分析，共包含了 50 项研究，总共有 983 例 DCD 患儿和 987 例正常对照，年龄为 5～16 岁。结果发现有运动损害的儿童在各种信息加工的测验中均比对照组表现差，提示其存在广泛的加工过程异常，尤其在视空间知觉、运动觉和跨通道知觉加工上损害更加明显[113]。由于不能正确地判断空间距离，因而不能与他人保持适当的距离，从而影响其社会交往，在学龄期儿童主要体现为伙伴关系差。另外，患儿由于行动笨拙而回避参加使其站立不稳的体育运动，进一步减少了许多与人交往的机会，到成年早期容易出现社交面窄和消极退缩等表现。因此，笨拙的儿童表现得更内向，在身体技巧和社交技巧上没有自信，感到自卑，而且不被同龄人喜欢，发生行为问题、情感障碍、学校适应困难、其他社会问题的概率大大增加[114]。在 5～11 岁的儿童中大约有 6% 可以诊断为 DCD[115]。

有研究发现，有运动问题的儿童通常也会有注意的问题[116]，同时有注意问题的儿童往往也伴有运动方面的问题[117-118]。ADHD 患儿经常共病协调障碍，依据不同的评定工具和判定标准，共病的情况会发生变化[119]。最早 Stewart 等进行了这方面的研究，研究者只是简单地让父母和老师评价儿童是否笨拙，结果发现多动的儿童中有 52% 被评价为笨拙[120]。类似地，Hartsough 也发现 52.3% 的 ADHD 患儿共病协调障碍[121]。Kaplan 等对 379 名儿童进行了研究，采用两套运动能力测验（分别为儿童运动评定成套测验，Movement Assessment Battery for Children，MABC，临界值为 15%；Bruininks Oseretsky 运动熟练度测验，the Bruininks Oseretsky Test of Motor Proficiency，BOTMP，临界值为 23%）和一份问卷（临界值为 16%）评定运动功能，至少 2 项达到标准能才能诊断存在运动问题；使用半定式会谈的方法和 Achenbach 儿童行为量表（Child Behavior Checklist，CBCL）诊断 ADHD。结果发现在 48 例符合 ADHD 诊断的儿童中有 33 例（69%）表现笨拙[116]。Piek 等也采用 MABC 对 32 例 ADHD 患儿的运动功能进行了研究，结果发现当临界值为 5% 时，有 31% 的患儿存在协调障碍，当临界值为 15% 时，可以判定为笨拙的患儿达到 63%[118]。德国的一项研究同样也使用 MABC 评定协调功能，临界值定为 5%，结果在

47 例多动儿童中有 21 例（44.7%）可以诊断为笨拙[119]。澳大利亚的一项研究使用 BOTMP 检查了门诊就诊的 ADHD-C 型患儿，发现只有 8% 的患儿共病协调障碍[122]。Barkley 对来自普通人群的 ADHD-HI 型患儿进行调查，发现有 52% 的患儿共病协调障碍[123]。

早在 20 世纪 70 年代，斯堪的纳维亚半岛的国家就开始使用"注意、运动控制和知觉缺陷"（deficit in attention, motor control and perception, DAMP）这一名称研究 MBD 患儿中发现的注意、记忆、知觉和运动困难经常伴随出现的现象。近 20 年他们做了大量的研究，并将 DAMP 作为了一种单独的诊断分类，在它的诊断标准中包括注意、粗大运动、精细运动、知觉能力和言语/障碍几个方面[124]。虽然有学者质疑将 DAMP 作为一个单独的诊断是否合适[125]，但作者也表示应该重视 ADHD 和 DCD 高度共存的现象。目前，DAMP 被定义为 ADHD（尤其是注意缺陷型，ADHD-HI）和 DCD 的组合[126]，患有 DAMP 的患儿均表现出注意缺陷和运动-知觉缺陷。因为 ADHD 和 DCD 都是从 MBD 的概念发展而来，所以两者之间存在联系并不让人感到奇怪[127]。瑞典一项研究包括了 589 名 6 岁儿童，采用父母和教师评定问卷对他们进行全面的神经精神和神经发育评定，同时检查运动能力。结果发现，在诊断为 ADHD 的患儿中有 50% 符合 DAMP 的诊断，即也符合 DCD 的诊断[128]。在另一项有 409 名儿童参加的研究中，研究者使用包含 11 项粗大和精细动作的测验评价运动能力，根据和家长、教师的晤谈及教师问卷评定儿童的行为问题。结果发现，在诊断为 DCD 的患儿中也有 50% 符合 ADHD 的诊断[114]。从严重程度上来看，在重度、中度或者亚临床状态的 ADHD 患儿中，中重度和中度的 DCD 均有很高的发生率[107]，表明两者之间有很强的共病关系。因此研究人员指出，对每一位 ADHD 患儿都应进行常规的协调能力评价。

（二）ADHD 患儿协调功能损害的研究

除了上述已经提到的共病 DCD 的表现以外，ADHD 本身也有不少运动损害的表现。针对 ADHD 患儿的研究结果提示，其在运动的质和量两方面均表现出较多的损害[129]。有研究发现，在进行手和足的简单重复性活动中，ADHD 患儿的速度显著低于对照组[130-131]。另外在对高频率刺激做出简单的叩指反应时，ADHD 患儿也表现出明显的运动节律方面的异常[132-133]。

在质的损害方面，研究发现 ADHD 患儿表现出关联运动（associated movement，AM）的程度加重。关联运动是一种不自主的运动，研究较多的有两种：第一类是对侧不自主运动（一侧肢体做随意运动时，另一侧肢体表现出不自主运动）；第二类是双侧不自主运动（当脚或腿做特殊的随意运动时，手部或胳膊出现不自主运动）[131,134]。但也有研究的发现和上述结果不一致[135]，考虑到结果的不同可能是由于上述研究都没有对受试者的运动水平进行比较，Licari 等做了更深入的研究。他们采用 McCarron 神经肌肉发育评定（McCarron Assessment of Neuromuscular Development，MAND）[136] 测量 ADHD-C 型共病 DCD 患儿、DCD 患儿和正常儿童各 10 例。该测验包括 5 项精细动作和 5 项粗大动作，得分经标准化后转化为神经肌肉发育指数（neuromuscular development index，NDI）。研究分析两病例组的 NDI 得分均低于正常组，即他们的运动能力比正常儿童差，同时两病例组的 AMs 也都显著多于正常儿童，但两病例组间没有差异。需要注意的是，在一项精细动作任务——按顺序对指任务中，ADHD-C 型共病 DCD 组表现出的 AMs 更严重。这可能是由任务本身的特点决定的，因为要完成有序对指任务既需要注意能力也需要运动能力。因此作者认为运动能力和 AMs 之间是负相关关系，注意的缺陷对 AMs 的产生和严重程度仅有有限的影响[137]。

Harvey 和 Reid 研究了 19 例 7～12 岁的 ADHD 患儿，结果发现 ADHD 组的健康水平和基本的粗大运动技巧，包括跑、单脚跳和双脚跳等，要比相同年龄的正常儿童差，整体的运动技能和控制能力也低于期望水平[138]。

ADHD 患儿表现出的精细动作困难比粗大动作更明显，尤其是在需要复杂运动的任务中，如临摹、迷津和追踪轨迹等成绩更差。这些任务对运动的量和质都有要求，量的方面表现为动作反应的速度，而质的方面表现为运动的流畅性和灵活性。在流畅性和灵活性的控制上，需要知觉分析、视觉运动整合、动作准备和反馈敏感性等加工过程的相互作用，它们反映了大脑的成熟程度和整合能力[139]。

一项荷兰的研究包括了有阳性家族史的25例ADHD患儿（其中96%是ADHD-C型，4%是ADHD-I型）及其未患病的同胞和48名正常儿童，分别采用轨迹任务（tracking task）和追踪任务（pursuit Task）测量精细动作的流畅性和灵活性。发现ADHD患儿在两种任务中动作的准确性和稳定性均比正常儿童差，未发病的同胞则只在追踪任务中运动准确性和稳定性的表现与正常儿童有显著性差异。因此可以推测精细运动在质的方面表现出来的困难可能是ADHD易感性的遗传学标记[139]。

临床上经常可以遇到ADHD患儿存在书写方面的问题，由于书写是一种要求极大灵活性和流畅性的精细运动，同时对视觉-运动整合能力也有很高的要求，之前曾将ADHD患儿的书写障碍作为其运动发育延迟的一种表现[140]。不少研究都发现ADHD患儿存在明显的书写缺陷，最明显的表现就是写的字大小、形态不一致[141-142]。还有研究发现ADHD患儿也存在明显的绘图困难，他们的准确性比正常儿童差，且速度也慢，这些与图形技能有关的问题往往对患儿的学业造成影响[143]。最近Flapper等采用儿童书写简式评定工具和计算机版的图形运动任务对ADHD共病DCD患儿和对照儿童各12例进行评定后发现，患儿书写质量更差，图形任务中笔画速度更快、更流畅，但是准确性更差[144]。两项研究的差异可能是由于研究对象不同或者所用任务的差异造成的。

除了对动作完成后的结果，例如写的字或者画的图形进行研究外，也有不少对动作的控制过程进行的研究。现在一般认为运动行为都是在预先设定好的动作计划的控制下完成的，这些动作计划就像是一系列抽象的时间空间上的目标轨迹[145]。在一系列笔画开始之前或者在完成某个笔画的同时都可以制定动作计划，并且动作计划始终都要与所处的生理状态相适应。要实现这一点就牵扯到控制过程的另一个重要内容，即参数设置（parameter setting），包括对书写时用力程度、时间顺序和移动幅度的调节。有研究表明ADHD患儿在动作计划方面没有明显的缺陷[143,146]，但采用同样的试验方法则发现DCD患儿有动作计划方面的问题，说明虽然ADHD和DCD经常共存，但他们的动作控制过程并不相同。Schoemaker等使用复杂的绘图测验也发现ADHD患儿存在明显的参数设置异常[143]。在粗大运动方面，Yan和Thomas对10例8～13岁的ADHD患儿和10名对照进行了3种类型的（每种各10次），有定向、速度和精确度要求的手臂运动，发现ADHD患儿运动前的初始计划和运动程序不充分，倾向于采用在线即时的运动监测手段，因而表现为运动速度慢、运动定式变化大、运动单元之间间隔长、运动多峰式的特点，提示其运动的流畅性、一致性和运动控制存在缺陷[147]。

与上述发现不同，Pereira和Pitcher两组研究人员[148-149]都发现在叩指任务和精确抓举任务中ADHD共病DCD患儿在力量控制方面存在异常，他们往往会产生更大的或额外的力量，但在单纯的ADHD患儿中未发现参数设置有明显的异常。Steger要求ADHD患儿在看到特定信号后做出拇指和示指相对的反应，也没有发现ADHD患儿有明显的参数设置异常。Stager认为由于在完成书写、手工、球技和平衡等复杂的运动测试时，除了需要单纯的运动能力外，还对视觉-运动能力或者高级的认知功能有更高要求，本身就伴有认知功能缺陷的ADHD患儿自然容易表现出运动功能的损害[150]。

虽然对运动控制是否存在问题研究结果还不一致，但绝大部分的研究仍然都同意ADHD患者确实存在精细运动问题[118,130,150]。

关于ADHD协调困难和临床表现之间的关系也有不少研究报告。Szatmari等使用Fogs' Test对儿童进行研究，该测验要求儿童使用几种不同的姿势（例如脚跟与脚尖接触、单用脚跟和双脚交替）在两条直线之间行走并记录多余动作，结果发现运动能力损害可以使各种类型的行为障碍的危险增加，尤其是多动行为[151]。荷兰进行了一项针对401名社区儿童（232名男童，169名女童；年龄从5岁4个月至7岁11个月，平均为6岁4个月）的前瞻性研究，采用Maastricht运动测验（Maastricht Motor Test，MMT）来评价儿童的运动功能。该测验包括70项，分为4个方面：静态平衡、动态平衡、球技和轮替动作及手部灵活性，其中36项反应运动的质，34项反应运动的量，所有项目均采用0至2的3级评分。精神障碍的诊断使用半定式的会谈量表。结果发现运动的质的测验成绩可以很好地预测18个月后ADHD的诊断，儿童测验成绩越差，尤其是在动态平衡和轮替动作及手部灵活性上表现越差，发生ADHD的危险性就越高[129]。台湾一项研究包括了42例ADHD-C型患儿和42名正常儿童，使用BOTMP评定运动能力，该测验中精细动作得分由3个部分测验的成绩决定，即反应速度、视觉-动作控制，以及上肢速度和灵活性；粗大动作得分则是基于跑步速度和敏捷性、平衡、双侧协调和力量部分的测验。使用父母和教师填写的活动水平评定量表评定儿童的活动水平。使用Gordon诊断系统（Gordon Diagnostic System，GDS）评定持续性注意和冲动控制能力，该系统包括警觉任务和延迟任务，前者是在没有反馈的条件下要求受试者对屏幕上"9"以后出现的"1"做出按键反应，记录正确数和误按数；后者要求受试者按键后"等一段时间"再次按键，达到要求则给予奖励，最后计算有效率（正确反应数/总反应数）。警觉任务中的正确数反映了持续性注意能力，而误按数和延迟任务中的有效率则反映了冲动控制能力。结果发现ADHD-C型患儿精细动作（主要是视觉-动作控制）和粗大动作（主要是平衡）均比正常儿童差，而且发现注意、冲动控制和家长评定的活动水平和运动能力之间有很强的相关性，三者都是ADHD粗大运动技能的预测因素，而注意和冲动控制则是精细运动技能最好的预测因素[152]。因为自主协调运动需要连续的实时的感觉信息反馈，而注意在正确运用这些反馈信息方面又有着重要的作用，因此有注意问题的儿童在粗大和精细动作表现上就容易出现异常。冲动控制不良也可以很好地解释上面提到的研究中发现的ADHD患儿在书写和绘画时为什么总是表现得鲁莽、马虎和不注意细节。与以往的研究结果一致，Whitmond发现精细运动技能和ADHD症状的严重程度相关[153]，Doyle等发现ADHD症状严重程度和父母评定的书写技能有关[122]，而Piek等的研究则证实注意缺陷是ADHD男童运动协调困难的重要预测因素[118]。

（三）ADHD患儿协调功能损害和注意缺陷的关系

根据DSM-Ⅳ[154]的描述，与ADHD相关的运动协调能力差可能是由于当患儿在执行运动任务时缺乏注意或容易分心造成的。Doyle等对ADHD-C型的患儿运动功能使用BOTMP进行评价后发现，有协调缺陷的患儿大约为8%，远远低于类似研究的预期值。因此他认为ADHD患儿表现出来的运动缺陷可能是注意缺陷的一种假象，其精细运动的协调能力差只是因为精细运动技巧对持续性注意和需要付出努力的活动有更高的要求[122]。

澳大利亚的Piek等对ADHD-I型患儿、ADHD-C型患儿和正常对照组各16例男童进行了比较，研究发现ADHD患儿的协调能力要比正常对照儿童差，而且在不同亚型之间也有区别，ADHD-C型患儿主要存在粗大动作困难，而ADHD-I型患儿主要存在精细动作困难。患儿表现出的手部协调性差与注意缺陷症状相关，注意缺陷症状的严重程度可以预测运动协调困难的程度[118]。

如果ADHD患儿精细运动能力比正常儿童差确实是由于注意缺陷症状造成的，那么当ADHD-I型和ADHD-C型患儿不符合DCD的诊断时，他们的运动成绩仍然应该比正常儿童差。为了进一步验证上述的结果，Pitcher等在2003年对另一组样本（157例男童）进行了研究，采用与前次研究相同的儿童运动评定成套测验（MABC）中的平衡、球技和手部灵活性评价运动能力，采用钉板试验（Purdue Pegboard Test，PPB）评价精细动作。MABC测验是由Henderson和Sugden设计的，分为两部分，一部分是父母/教师填写的检查表，主要测量儿童每天的运动；另一部分是由儿童独立完成的操作测验，包括8个分测验。分测验可以分为3类：3个静态和动态平衡测验、3个手部灵活性测验和2个球类技巧测验。每个测验对不同年龄的儿童都包括不同的任务，而且每个年龄段都有一个标准值。最后得到4个成绩，总体损害得分和3类操作测验的得分。结果发现，ADHD-I型患儿和ADHD-C型患儿在总体损害得分上明显高于正常对照组，而ADHD-HI型患儿与正常对照组没有差异，这提示有注意缺陷症状的患儿动作完成更差。进一步对ADHD-HI组进行分析，该组有31.3%的患儿符合DCD的诊断，而对照组只有10%。比较两组的症状条目后发现，ADHD-HI组的注意缺陷条目数明显多于正常对照组。这些结果与Piek等的研究一致，说明注意缺陷症状对整体的运动功能有影响。作者又将患儿分为ADHD共病DCD组和单纯ADHD组，结果发现，ADHD共病DCD组精细动作能力明显比对照组和单纯ADHD组差，而后两者之间则没有区别。考虑到ADHD共病DCD组和单纯ADHD组在注意缺陷症状上没有区别，说明精细动作能力差并不是 ADHD 的症状造成的，更可能是同时存在 DCD 的结果，也就是说精细运动欠佳不能归因于注意缺陷或者注意力不集中，而是一种独立的缺陷[117]。

考虑到以上研究都是用问卷评定 ADHD、用标准化的运动评定测验评定 DCD，为了进一步研究注意力在手部协调性运动中的作用，有研究者提出有必要将手部灵活性任务作为双任务和抗分心任务中的主要任务进行研究。为此，Miyahara 等采取了精确绘图任务对 8 例 ADHD-I 型患者、13 例 ADHD-C 型患者和 39 名正常对照进行研究，根据 MABC 中的花卉临摹任务的成绩诊断（DCD inaccurate drawing，DCD-ID），最后确定有 10 例单纯 ADHD 患者，16 例单纯 DCD-ID 患者，11 例 ADHD 共病 DCD-ID 患者和 23 名正常对照。精确绘图任务采用的是 BOTMP 中的沿路画线（draw a line through a path，DALTAP），要求在基础条件、3 种分心条件和 2 种双任务条件下完成。结果发现不管何种组别和条件的组合，次要任务和分心干扰都没有降低主要任务的完成。比较 MABC 的损害得分时发现，单纯 ADHD 组比对照组损害重，这与 Piek 等的结论相同，即手部协调性差与注意缺陷相关[118]。共病 DCD-ID 后损害进一步加重，但 ADHD 共病 DCD-ID 组损害程度和单纯 DCD-ID 组之间没有显著性差异，也就是说如果存在手部协调性不良，则是否共病 ADHD 对精确绘图的成绩没有影响。这与 Pitcher 等使用钉板试验的研究结论一致[117]，他们发现同时患有 ADHD 和 DCD 的儿童表现出的手部协调性差和 ADHD 注意缺陷的症状没有关系。这提示 ADHD 患儿表现出的手部协调性差是一种独立的运动缺陷，它和注意缺陷或者分心干扰没有直接关系，不支持 ADHD 患儿手部协调性差的注意缺陷假说[155]。但是作者也指出结论只是暂时性的，因为次要任务和分心干扰可能对认知的要求还不够高。进一步验证 ADHD 对其他的精细和粗大运动是否也有同样的影响将是非常有意义的。如果共病 ADHD 并不影响 DCD 的严重程度，那么运动干预将不用集中在注意上而只需集中在运动完成情况上。

（四）ADHD 共病协调障碍患者的预后

虽然研究已经指出有必要对 ADHD 患儿进行运动能力评价，但由于 DSM-Ⅳ中对 ADHD 诊断不包含动作困难的内容，因此对 ADHD 患儿（约 50%）继发于协调困难的各种问题并没有采取适当的干预[117-118]。

协调功能失调导致的社交、情绪和行为问题往往被错误地归因于 ADHD 的症状，而实际上这些问题更有可能是 ADHD 的症状和协调困难共同作用的结果[117]。ADHD 患儿的父母经常会报告动作笨拙影响了儿童的自尊心和学习成绩，协调能力差的儿童往往表现得更内向，在体育活动和社交活动中缺乏自信心、感到自己不如别人，而且不被同龄的孩子喜欢[156]。另外，有报道指出，协调困难会增加行为问题、情感障碍和社交困难的发生率，并对学业和事业心造成负面影响[104,157]。

ADHD 共病 DCD 要比单纯的 ADHD 症状更严重，预后也较差，Gillberg 等进行了一项长期的前瞻性对照研究，分别在 6、7、10、13、16 和 22 岁时进行随访。研究人员在随访时不知道被评定者最初的诊断情况（DAMP 组或对照组），结果发现，在成年早期，有 60% 的 ADHD 共病 DCD 患者出现心理社会问题，包括犯罪、物质滥用、重性精神障碍或者依靠救济金生活，而单纯 ADHD 患者为 45%，对照组只有 13%[104]。另外在较短的几个随访研究中也发现 ADHD 共病 DCD 患者常常会出现孤独症样症状或者阅读、写作和语言问题，预后也要更差[158,114,126]。Blonds 对 1965 年以来有关协调障碍和 ADHD 的研究进行综述后提出，和单纯 ADHD 相比，共病 DCD 的 ADHD 患儿在家庭和学校生活等多个领域受到显著的不良影响[159]。这些都提示我们，ADHD 共病协调困难很可能是成年早期心理社会功能受损和共病其他精神疾病的重要预测指标。

目前 ADHD 共病其他精神疾病的现象已经得到越来越多的重视，但是对共病在临床有重要意义的发育性协调问题（和其他特殊发育性问题，例如言语和语言障碍）仍然被忽视了[104]。因此重视 ADHD 伴有的潜在的运动笨拙问题对临床医生早期开展干预有重要的意义，纠正了协调困难将很大的改善 ADHD 患儿的预后情况。

二、有关 ADHD 协调障碍的理论

（一）感觉统合理论

感觉统合这一术语是 20 世纪初由 Sherrington

CS 和 Lashley KS 提出的，曾广泛应用于行为和脑神经科学研究，美国临床心理学家 Ayres AJ 根据其对脑功能、职业治疗和研究的结果，在 1972 年系统地提出了感觉统合理论[160]，这一理论涉及了脑功能及其发展、学习及学习障碍和治疗三个方面。感觉统合理论认为，身体对环境所做的任何反应都是以感觉输入为前提的，而反应的形式、程度等则与大脑的统合作用有关。大脑对大量的感觉传入进行过滤、整理，以及选择反应的过程就是感觉统合的能力。只有经过感觉统合，神经系统的各个部分才能协调整体工作，使个体与外界顺利接触。儿童感觉统合的发展也遵循脑和行为发展的原则，脑从单纯的各种感觉发展到初级的感觉统合，再进一步发展到身体双侧的协调、手眼的协调、注意的控制、情绪的稳定和有目的的活动，最后才发展到高级的感觉统合，这包括注意力、组织能力、自我控制、学习能力、概括和推理能力。

学习困难的儿童在加工和整合感觉信息的过程中存在问题，反过来，这种困难又影响了他们的行为和学习。Ayres 认为行为和学习问题在一定程度上是因为大脑存在感觉信息整合缺陷，以及高级中枢对感觉-运动中枢调控的异常。任何原因引起的感觉刺激信息不能在中枢神经系统进行有效的组合则会使整个身体不能协调、有效地运作，就称为感觉统合失调（sensory integrative dysfunction，SID）。它主要包括身体运动协调障碍、结构和空间知觉障碍、身体平衡功能障碍、视听觉和语言障碍与触觉防御障碍五个方面[161]，其中与感觉统合关系最密切的是前庭平衡觉。

由于前庭神经和网状结构在中枢神经系统内起着上传下达的作用，肌肉与关节的信息传到前庭神经核和小脑，前庭神经核又通过体神经把运动信息传到身体各个部分，组织肌肉的收缩和关节的运动、维持肌张力。前庭感觉统合不良就会影响身体各部分的动作协调性，儿童表现为笨手笨脚。前庭系统还随时向大脑传送头和身体方向的信息，参与调节眼球的运动和维持视觉的稳定。如果儿童存在前庭感觉处理障碍则视觉就会很难追踪移动的目标，或者无法在不同位置间进行转换；眼肌和颈部肌肉信息处理不良会导致眼球无法平稳运动，儿童就会采用跳动的方式去抓住新目标，这就造成了阅读、打球或者划直线时出现困难，同时也造成患儿无法正常判断距离和方向，导致动作的不准确。前庭感觉不良，还会对头部的姿势变化感到紧张，所以常常不安，容易用小动作和自言自语来消除心中的不安，这就是平衡感不佳的儿童多动和多话的原因。前庭神经系统中的网状结构对来自感觉器官的信息输入具有强化和滤过作用，能帮助大脑维持觉醒和警觉状态，如果前庭信息输入不足有可能出现多动、注意力涣散等现象。

此外，触觉具有保护身体和辨别周围环境的双重作用，大脑（主要是脑干）对不断接受的高频度的触觉刺激进行调整分类，压制不重要的信息，以便将对产生反应行动有用的信息传入中枢。这种过滤、整理和选择反应的过程就是触觉统合，其结果是正常的触觉防御（机体对环境中异常刺激做出的自动性退缩或反抗性反应）和触觉辨认（触觉信息在大脑中的记忆和辨认）。触觉信息统合不良可造成触觉防御过度或触觉防御不足，前者由于对环境反应过于敏感，从而急于对任何外界刺激做出反应；后者对触觉信息分辨能力差，导致缺乏自我意识、动作不灵活，表现得笨手笨脚。听觉信息统合是婴儿理解和学习语言的必需环节，听觉统合不佳的儿童可出现语音发育迟缓。另外，在能够接受听觉信息的基础上，大脑才产生说话的意识，并组织安排发音和构音器官，以及唇、舌、口腔、鼻腔的综合性动作。相互配合最终形成语言的表达，如果听觉和运动计划能力不良，都会表现为语言问题[162]。

临床上经常可以观察到 ADHD 患儿有行动笨拙、容易跌倒等表现，或者家长反映不会系鞋带，扣纽扣等精细协调动作差，或者存在不能很好地分清楚左右等空间位置觉障碍，以及阅读时经常漏字、跳字、加字、串行，写字时颠倒偏旁部首，计算时容易错位等视觉-运动障碍，这些表现和感觉统合失调患儿有很多相似的地方。而感觉统合尤其是前庭功能失调的患儿也容易出现类似 ADHD 样的注意力不集中、多动和冲动的表现[160]。感觉统合失调患儿的 ADHD 患病率（7.67%）明显高于无感觉统合失调的儿童（0.67%），重度感觉统合失调患儿的 ADHD 患病率（16.67%）明显高于轻度感觉统合失调患儿（4.58%），学习成绩越差的 ADHD 患儿感觉统合失调越严重。使用儿童感觉统合量表对 308 例 ADHD 患儿进行调查，结果显示共病感觉统合失调者占 93.4%，其中 67.4% 共病前庭功能失调，而这在一般儿童中的发生率仅为 14%[163]。

目前，一般将 SID 分为三种主要的模式：感觉调节障碍、感觉识别障碍和感觉基础上的运动障碍。研究最多的是感觉调节障碍，即以分级的方式对感觉输入的反应进行调节的能力有问题，从而导致不能采取合适的行为应对生活中的挑战，存在感觉调节障碍的儿童对周围环境刺激的反应往往超过或者低于正常水平[164]。有研究表明 2/3 的 ADHD 患儿同时有感觉调节障碍的症状[165]，而大约 40% 的感觉调节障碍患儿有注意缺陷的症状[166]。

上面提到的运动控制功能也依赖于对感觉信息输入的正常处理，来自丹佛大学心理系的两项研究提示，对感觉刺激的生理反应和行为反应之间存在一定的相关性。McIntosh 等比较了 19 例由职业治疗师推荐的、3~9 岁的感觉调节障碍患儿与 19 名正常儿童。结果发现前者在重复的感觉刺激下（包括嗅觉、听觉、视觉、触觉和前庭感觉），皮肤电反应发生的次数更多，幅度更大，表明其对重复刺激的适应较慢；而存在不典型皮肤电反应的儿童，其父母报告的对刺激的异常行为反应也较多[167]。Mangeot 等进一步结合父母一方填写的 Achenbach 儿童行为量表、Leiter 国际儿童行为量表 - 注意力、活动水平和冲动分量表以及简式感觉评价表，在同样的试验条件下，对 26 例 5~13 岁的 ADHD 患儿与 30 名正常儿童进行研究。结果发现无论是父母报告的结果还是皮肤电反应测量的结果都提示 ADHD 患儿存在显著的感觉调节功能异常，而且其感觉调节障碍的水平与其攻击、反社会、躯体诉述等行为密切相关[165]。由此，研究者提出 ADHD 可能存在感觉调节障碍的亚型。同年，Miller 等[168] 结合对脆性 X 综合征、孤独症和 ADHD 的研究发现，提出了一个共同的发病模式 - 感觉调节障碍模式，并将对刺激的反应行为异常归纳为与情绪和注意相关的感觉回避型和感觉索求型。其实早在 1996 年，华盛顿大学的职业治疗师和儿童特殊教育学博士 Shelley Mulligan 就在感觉调节障碍的表型中描述了注意异常的症状，他对 309 例 ADHD 患儿与 309 名非 ADHD 患儿的感觉整合和调节能力对比后发现，感觉调节障碍患者表现的注意力不集中、多动 / 冲动、控制能力差与 ADHD 患者在行为上有重叠[169]。

国内刘金同等的研究也发现，ADHD 患儿的感觉统合能力 4 个因子的得分均低于正常对照组，而且感觉统合能力发展水平越低，ADHD 患儿的多动行为就越严重。logistic 回归分析提示，前庭功能、本体感觉和学习能力 3 个统合能力发展因子对 ADHD 具有良好的预测性。因此可以推测 ADHD 患儿不仅存在感觉统合能力低下，而且在 ADHD 的发病中可能起着重要的作用[170]。任园春对 282 例 ADHD 患儿的感觉统合功能和执行功能进行分析后发现，在 ADHD 患儿的感觉统合能力中，大肌肉运动和平衡能力、学习能力发展不足或协调不良与执行功能有关，而前庭网状结构失调引起的注意力损害、多动和冲动与患儿的执行功能缺陷有密切的关系[171]。

（二）神经心理学的观点

认知心理学将人类抽象的心理过程视为信息加工的过程，主要分为信息编码和反应选择两个阶段。有关 ADHD 的神经心理学研究发现，其特殊的缺陷主要是由前额叶介导的执行功能缺陷导致的[172]，包括运动反应抑制、执行注意的控制和工作记忆的缺陷。其中研究较集中且获得普遍共识的是，ADHD 患儿有运动反应抑制缺陷，即不能抑制不恰当的反应输出[173-175]。Barkley 推测，ADHD 患儿的运动功能受损可能和执行功能受损导致的感觉信息加工受影响有关[172]。Sergeant 使用信息加工的范式进行研究后认为，ADHD 的缺陷不在信息加工阶段，即注意和反应的选择；而是在运动前的调整阶段，涉及运动的准备行动阶段。Fuster 提出，这种运动准备的调整是执行功能在运动控制上的主要影响之一[176]。Knights 和 Milner 则进一步指出，由于 ADHD 患儿行为抑制的缺陷，导致其对运动不敏感，因此行为缺乏灵活性。这可以看作执行功能对运动控制的次级影响[177]。Barkley 提出一个模型，认为复杂的、有目的的动作反应是通过 4 种执行功能控制的，而这些功能与行为抑制之间有密切的关系[172]，因此复杂动作的运动有问题可能提示 ADHD 患者存在动作抑制方面的发育延迟[178-179]。Waber 和 Bernstein 的研究也发现复杂动作技能和抑制功能之间有联系。运动皮质可能对认知和动作的控制都有抑制作用。

长期以来研究者一直认为 ADHD 患儿的某些表现和时间加工技能缺陷有关[172]，冲动是 ADHD 的核心症状之一，表现为反应匆忙、不准确，而且不考虑后果，实际上就是一种时间纬度上不充分和不成熟的行为类型。时间知觉功能差还会影响社交技能和其他适应性行为（例如健康意识和对安全的关心）的发展[180]。时间加工技能包括时间知觉和运动定时，精确感知和使用时间信息可以让个体预知即将到来的事件，并计划和组织行动的顺序。因此时间加工是许多粗大和精细运动的基本成分，时间估计缺陷可能在儿童运动输出控制上起着重要作用[172,181]。采用时间再现任务，发现ADHD患儿估计值和真实值的绝对差值要比正常儿童大，真实时间越长，绝对差值越大。几项研究证实，ADHD患儿[172]和青少年[179]、成年期ADHD患者[182]在再现持续时间方面均存在异常，尤其是在时间间隔较长（2～60 s）的条件下。在这种条件下需要皮质的参与，涉及的神经网络包括基底节和前额叶[183]；而对于短于1 s的时间间隔，则主要依靠皮质下环路的参与（基底节和小脑）[184]。Toplak等采用时间估计和时间再现任务（间隔400 ms）对童年期和青少年期ADHD患儿进行研究，结果发现两组患儿都有明显的时间加工技能损害，并且工作记忆和教师行为评定的结果可以很好地预测时间知觉的测量[185-186]。还有一项研究采用了中等长度的时间间隔（1 000 ms～1 300 ms），也发现了ADHD患儿存在时间知觉缺陷[187]。

传统的临床观察和试验研究均表明，小脑是控制和调节运动的重要中枢，其对姿势控制的调节主要是经由前庭神经核团实现的。近年来随着对神经科学理解的深入，人们相信小脑在一些非运动功能方面也起着重要作用，例如注意转换、图形记忆、运动计划和时间知觉等认知活动[188-191]。Middleton和Schwarz的研究发现小脑通过脑桥、齿状核和丘脑与主管认知的前额叶之间有相互作用的环路[192-193]。目前认为小脑也涉及认知和执行功能；同时前额叶也不仅只是认知功能的基础，其在运动功能中有一定的作用[194]。研究人员提出小脑-丘脑-前额叶功能失调可能是ADHD运动控制、抑制和执行功能障碍的原因。运动损害可能不是ADHD最具特征性的表现，但是ADHD患儿在明显的认知损害之外确实同时表现出了运动方面的问题。在运动发育和认知发育之间可能存在着复杂的联系，当有遗传或者环境因素影响运动系统（如发育性协调障碍）或认知功能（如ADHD）时，实际上往往是对两者都造成影响。

影像学研究也发现ADHD患儿的小脑结构存在异常，ADHD患儿的小脑面积要小于同年龄正常发育儿童[195]。Berquin等用MRI对46例ADHD男童和47名正常儿童进行研究后发现，ADHD患儿的小脑蚓部体积比正常儿童小，尤其是后下小叶（Ⅷ-Ⅹ叶）最为明显[196]。同年，Mostofsky等对12例ADHD男童和23名对照儿童的MRI研究也发现了相同的结果[197]。Ashtari等采用弥散张量成像（DTI）技术对18名ADHD患儿和15名正常儿童的大脑白质进行研究，发现ADHD患儿左侧小脑存在异常，其部分各向异性值低于正常对照组。小脑半球和小脑后下蚓部在ADHD的各种假说中都变得越来越重要[198-199]。

三、有关ADHD患者平衡功能的研究

很多研究都发现那些被称作笨拙的儿童往往表现出静态平衡笨拙。Henderson和Hall对笨拙的儿童进行了一项很简单的测验，观察这些儿童在不使用手臂的辅助动作时，单脚站立保持平衡的时间。结果发现这种测验能比复杂的手部技巧更好地区分笨拙儿童和正常儿童。Forseth和Sigmundsson对DCD患儿的平衡功能进行研究，分别在地面、木条和摇板，以及睁眼和闭眼等各种条件下（共12种）测量单脚稳定站立的时间，发现DCD患儿的平衡能力比正常对照组差，以非利腿更明显；同时在闭眼状态下两组的成绩都很差。这与任务比较复杂或者不熟悉时儿童对视觉信息更加依赖有关，在没有视觉输入时儿童保持平衡比较困难[200]。

有几项研究使用神经运动成套测验对ADHD患儿的平衡能力进行了研究，结果不一致。Tseng等使用BOTMP测验发现，ADHD患儿的平衡能力比正常儿童差[152]。这与Piek等使用MABC对ADHD患儿进行平衡能力评价的发现一致[118]，而Pitcher等使用MABC测验则没有发现ADHD患儿与正常儿童的平衡能力存在差异[117]。Raberger等采用了另外的测验，他们要求儿童在海绵垫上的一块平衡木上尽可能稳定地站立，开始用双脚然后单脚，使用摄像机记录儿童身体的晃动情况，并据此为儿童的平衡能力打分，结果发现ADHD患儿的平衡能力明显差于正常对照[201]。

客观、定量地评价ADHD的姿势控制能力的研究始于北京大学第六医院课题组的一系

列研究，他们先后利用计算机动态姿势描记术（computerized dynamic posturography，CDP）对3组独立的ADHD样本进行了研究。CDP是通过压力传感器感受重心（center of gravity，COG）的变化，记录不同感觉状态下（睁眼或闭眼、支持面固定或晃动、周围视景固定或晃动）重心的微小晃动，以100次/秒的速度把数据传入计算机进行分析。因此能反映感觉信息发生冲突时大脑的感觉统合能力，同时对影响平衡的三大感觉系统在一定程度上分别进行量化研究[202]。目前它在前庭障碍患者的功能评定和设计、检测康复计划方面有很重要的作用[203]。

北京大学第六医院课题组使用的工具分别为静态平衡仪（Balance Master）和动态平衡仪（Smart EquiTest）。结果发现，无论是在视觉和（或）本体感觉输入准确或不准确的情况下，ADHD患儿较正常儿童的身体晃动速率均显著大，即静态姿势控制能力受损，而且ADHD患儿在重心转移的速度、方向和节律性控制上也均比正常对照组差。可以看出，ADHD患儿前庭系统抑制干扰信息的整合功能明显受损，运动信息和时间加工技能受损，运动控制能力下降[204-206]。另外在研究中还发现，ADHD患儿姿势控制能力损害的程度和人际交往不良以及躯体述等症状相关。动态姿势控制能力和患儿的临床严重程度相关，静态姿势控制能力则与ADHD患儿的认知损害程度相关[204]。临床表现和姿势控制损害之间的关系，与此前一项研究的结果一致。该研究使用感觉统合能力发展评定量表对255例伴或不伴前庭功能失调的ADHD患儿临床特点进行分析后，发现共病前庭功能失调的ADHD患儿伴发的行为问题更多，尤其是多动、攻击、不服从和发脾气等外化行为更明显[207]。一项对18例符合DSM-Ⅱ多动诊断的儿童进行的单盲研究发现，采用旋转刺激半规管的方法可以改善Conners教师评定问卷的评定情况[208]。另一项研究在12名儿童中采用同样的前庭刺激，也得到了相同的结果[209]。

考虑到姿势控制也涉及个体的信息加工能力，而研究发现其与ADHD患儿的认知损害存在相关，这提示我们ADHD的认知功能缺陷和姿势控制功能损害可能有共同的中枢信息加工通路，改善患儿的姿势控制功能很可能也会改善其认知功能。程嘉使用Balance Master对37例10～16岁的ADHD患儿进行平衡仪训练，结果发现平衡仪训练对改善患儿的认知功能有一定疗效，特别是在提高注意力、记忆力和抑制能力方面疗效较好[210]。

四、有关ADHD的治疗

（一）中枢兴奋剂

中枢兴奋剂通过增强儿茶酚胺类神经递质的活性起作用，提高它们在突触间隙的浓度。有关中枢兴奋剂对于ADHD患儿运动能力的影响也有报道，有研究表明使用哌甲酯可以改善精细运动协调和平衡，但对粗大运动协调的作用还不清楚。Wade对12例多动儿童和12名正常儿童进行了研究，平均年龄为92～141个月，要求他们在一个左右摇摆的踏板上维持平衡，并观察服用哌甲酯对多动儿童成绩的影响。结果发现服用哌甲酯后多动儿童保持平衡的时间增加，同时可以改善患儿的运动学习能力[211]。

Flapper等采用病例对照研究的设计，分别在服用哌甲酯和不服用的情况下测量儿童的精细运动能力。发现在12例ADHD共病DCD患儿中，服用哌甲酯后有11人的手部灵活性MABC测验成绩提高，6人书写质量提高；在绘图任务中哌甲酯使运动的流畅性降低，但提高了准确度[144]。没有服用药物时，ADHD患儿可能在将注意集中到任务上或者抑制运动反应方面存在困难，因此表现为书写运动快速、流畅，但却不能满足绘图任务对准确性的要求。药物可以改善患儿的注意力，使其满足任务的要求，结果运动的准确性提高，但同时，由于患儿对书写运动给予了过多的注意，导致在运动上表现出速度降低、流畅性下降的现象[212]。这与以往在ADHD患儿中发现的结果一致，中枢兴奋剂对提高书写的质量有帮助（例如清晰性和准确性，包括形状、排列、间距和一致性），但是服药后ADHD男童表现出书写流畅性降低，同时书写的最大速度和加速度也降低[213]。

一项研究调查了哌甲酯对ADHD患儿打棒球的影响，研究采用双盲安慰剂对照试验，纳入17例7.8～9.9岁（平均8.3岁）的男童，哌甲酯最大剂量为0.6 mg/kg，一日2次。结果发现药物虽然可以改善患儿在球场上的注意力，但对患儿击球或者防守的技能没有帮助。研究者认为要改善

ADHD 患儿在体育活动中的表现还需要其他非药物的方法与药物联合使用[214]。

可以看出，虽然通过药物改善了注意和多动的症状后，一部分精细动作可以得到改善，但仍然存在其他的协调损害，这部分问题就需要运动治疗。

尽管中枢兴奋剂对大部分的 ADHD 患儿有效，但不是所有的患儿都需要它，不是所有的家庭都接受它，它也不是对所有的患儿都适用（仍有 30% 左右的患儿对药物没有反应，或者对药物不能耐受）。药物不是万能药，中枢兴奋剂如哌甲酯可以帮助儿童集中注意和减少冲动，但是仍然需要其他方法帮助他们取得学业的进步，并且学会控制自己的行为[215]。另外在临床上可以观察到，很多家长和患儿因为药物的副作用而不愿意使用药物治疗。因此，药物不应该是唯一的治疗方法，寻找药物治疗的补充和替代治疗已经变得越来越普遍[216]。

（二）平衡功能障碍的治疗

1. 感觉统合训练 感觉统合理论的主要原则来自于神经科学、发育心理学、职业治疗和教育学，主要包括以下几个方面：①感觉-运动的发育是学习的一个重要基础；②大脑的发育是通过个体和外界环境之间的相互作用实现的；③神经系统具有可塑性；④针对性的感觉-运动训练可以有力地调节这种可塑性。在此基础上 Ayres 设计了感觉统合训练，其目的是改善对感觉信息的加工和整合能力，以及培养独立性，并为更好地参加日常活动、游戏和学校任务提供基础。训练提供给儿童一个机会进行各种需要大量触觉、前庭感觉和躯体觉刺激的感觉运动活动，通过完成这些活动来刺激并整合感觉系统，促进运动系统，从而改善感觉、运动、认知和知觉功能。它不是直接对学习困难儿童的写作、阅读或者认知功能进行训练，而是基于学习障碍是由于大脑组织协调感觉信息不良的假设，对感觉信息的输入进行控制，特别是前庭系统、肌肉关节和皮肤等的感觉输入，最终使儿童能统合这些感觉，并同时做出适应性反应。

在儿童职业治疗领域，感觉统合治疗是研究最广泛的。Ayres 在 1972 年报道，学习障碍儿童在接受感觉统合训练的同时开展特殊教育，对提高学业成绩很有帮助。从那时起很多学者进一步验证了 Ayres 的研究结果，有多项研究表明感觉统合训练可以改善儿童的粗大和精细运动能力、阅读能力和认知能力[217-219]。

Ottenbacher 进行了一项早期、全面的文献综述，对既往符合要求的文献进行 meta 分析。每篇文献都满足以下要求：均采用感觉统合治疗，有对照组，均测量了运动或反射功能、学业能力、语言能力等项目，对结果进行量化分析。共有 8 篇报道符合条件，大多数研究对象为学习障碍儿童。结果显示，感觉统合治疗总的治疗指数是 0.79，运动/反射功能的平均治疗指数是 1.03，学业能力是 0.75，语言能力是 0.43。因此作者认为，感觉统合治疗对改善运动、学习及语言功能有较好的效果。此后 Vagas 再次对感觉统合治疗的疗效进行了 meta 分析，他总结了 1972—1994 年的 76 篇已发表文章和 5 篇研究生学位论文，表明以 Ayres 的感觉统合理论为基础，使用前庭、本体和触觉刺激的训练，在改善患儿的运动协调能力的同时，还能提高他们的学习成绩[220]。

近年来一些从事职业治疗的专家提出，很多有关感觉统合治疗疗效的研究都依赖于测量表现来评估结果。利用知觉、运动、感觉和认知量表进行疗效评估，但这些研究可能使注意的焦点局限化。为了扩展对感觉统合治疗疗效的理解，研究人员提出从父母和孩子的观点来理解治疗的结果是很有帮助的。Cohn 进行了一项定性研究，目的是调查父母对儿童接受感觉统合职业治疗的看法。研究中通过与父母进行会谈获取资料，并用基础理论方法进行分析。结果显示，父母认为治疗给儿童带来的好处可以总结为三项：能力、活动和重新构建自身价值。对于他们自己，父母认为治疗既能让他们用一种新的思路去理解儿童的行为，又能让他们更好地给予儿童支持[221]。

任桂英等对 481 例感觉统合失调患儿的治疗结果表明：感觉统合失调改善的总有效率为 87.7%，对运动不协调及注意力不集中改善的有效率超过 95%，对情绪不稳定改善的有效率达 87%，学习成绩改善的有效率也达到 56.2%[222]。刘金同等对 63 例 ADHD 患儿（平均年龄 8.8±1.6 岁）进行为期 12 周的感觉统合治疗后发现，其整体疗效和匹莫林治疗相当，另外感觉统合训练组在前庭功能、触觉防御、本体感觉和学习能力上的改善要优于匹莫林治疗组[223]。

2. 前庭康复治疗技术 前庭系统组成的成对性、多层次控制和与其他感觉系统结构和功能上密切联系决定了前庭系统功能具有适应、习服和代偿特征,是进行康复治疗的根本基础[224]。临床上对于前庭功能障碍可采用前庭代偿来减轻症状或者恢复正常,前庭代偿的过程需要对 CNS 的活动进行广泛的重组,主要涉及的部位处在脑干和小脑水平[225]。前庭康复训练正是对前庭功能进行代偿的有效手段,它是一种特殊的物理治疗方法,主要通过前庭脊髓反射和前庭眼动反射两大反射系统的逐渐代偿或联合系统内反馈性的增益变化从而减轻眩晕和平衡功能障碍。虽然研究人员早已开始重视持续眩晕和失平衡患者的前庭练习,但近年才开始介绍系统性前庭康复训练。

许多眩晕的患者在服用前庭功能抑制剂后症状减轻,然而药物对平衡功能障碍没有明显疗效,同时药物的副作用可能限制其使用,药物也可能对长期的中枢神经系统的代偿不利。很多项研究已经证实,前庭习服治疗是一种安全的和有理论依据的治疗方法,它对于各种原因导致的慢性平衡障碍都有很好的效果,而且比一般的康复训练效果要好[203]。Horak 等进行了一项研究,对病程超过 6 个月的慢性前庭功能障碍患者分组,进行前庭康复训练、常规条件练习和抑制眩晕的药物治疗。研究中把患有位置性眩晕或运动性眩晕的患者以及姿势异常的患者随机分为三组。研究结果显示,虽然三种方法都能减轻眩晕但只有前庭康复训练能提高平衡能力。这项研究初步证实了,对于慢性周围前庭功能障碍的患者,前庭康复训练方法能改善患者的眩晕症状及平衡功能障碍[226]。随后又有多项研究也证实了他的结果[227-229],并且发现其对于中枢性病变导致的前庭功能障碍同样有效[230]。

目前前庭康复训练的疗效已被医务人员广泛接受。治疗主要包括以下三个方面的训练:习服练习(habituation exercises),促进中枢神经系统代偿,消减病灶对头部运动的反应;姿势控制练习(postural control exercises)和普通条件活动(general conditioning activities)。目前治疗应用于以下几类患者取得了较好疗效:单侧前庭功能病灶失代偿、双侧的周围前庭系统瘫痪、良性阵发性眩晕、焦虑障碍的患者,以及老年人。

长期以来,研究人员对前庭训练疗效的评价一直使用量表的方法,随着科技的进步已经有客观量化的方法能够用在康复训练的评定中。平衡仪就是一项新的仪器,实际上它就是一个带有压力平板的生物反馈系统。它在提供诊断信息的同时也能为平衡功能异常的患者提供康复训练。它包含有双压力平板,和微机处理系统相连,把患者的重心投射到计算机屏幕上。在压力平台上进行训练时可以利用这一视觉反馈信息,这样患者将更了解自己所处的位置和空间定向,便于有效地调整姿态。医务人员可以设计一系列的重心转移训练,同时可以加强感觉组织训练,在视觉及本体感觉输入不准确的情况下,训练姿势控制能力。治疗计划可以围绕这项新技术设计,来提高平衡能力。有多项研究显示,利用视觉反馈的平衡功能训练可以减轻身体的晃动,比常规的物理治疗疗效好[231]。Shumway-Cook 等研究证实,利用重心的生物反馈技术的平衡功能训练比常规训练能更有效地改善站立姿态的不对称性[232]。Hocherman 等的研究同样发现,使用压力平板对偏瘫的患者进行治疗在改善患肢负重方面比对照组明显强[233]。Luchikhin 的研究发现,视反馈平衡功能训练比传统药物治疗改善平衡功能更有效[234]。

考虑到 ADHD 患儿可能也有前庭神经系统的损害,并且多项研究发现其存在平衡功能障碍[152,201,204],因此采用前庭康复技术对 ADHD 患儿进行训练可能也会有一定的效果。北京大学第六医院课题组程嘉据此进行了一项开放性研究,对 37 例患儿进行平衡仪训练,通过自身对照发现治疗后患儿平衡功能明显得到改善,在此基础上智力、持续性注意、工作记忆、冲动控制能力和选择性抑制能力也有所提高。同时平衡仪训练较全面地改善了患儿的行为问题,尤其是多动/冲动症状改善更加明显,对攻击行为、学习问题也有效果[113]。综上所述,可以看出 ADHD 患儿存在明显的协调障碍的表现,而这些问题又加重了 ADHD 患儿的临床症状,对其预后造成了不良的影响。目前针对协调问题的治疗较少,中枢兴奋剂虽然对 ADHD 的核心症状有确实的效果,但对协调功能的改善则作用有限。虽然 ADHD 的病因不明,但很多研究都发现 ADHD 患儿存在前庭神经系统功能障碍。感觉统合训练对提高协调功能有较肯定的效果,但该方法主要适用于 12 岁以下的儿童。因为有 70% 的 ADHD 患儿的症状持续到青春期,因此开展针对大年龄患儿的类似治疗有重要意义。平衡仪训练就是这样一种方法,开放性研究表明,训练在改善患儿平衡能力的基础上,还可以改善患儿的认知功能和行为问题。今后将开展随机、对照研究进一步明确平衡康复的训练疗效。

(程 嘉编,李 静 孙 黎校)

参考文献

[1] Saby JN, Marshall PJ. The utility of EEG band power analysis in the study of infancy and early childhood [J]. Dev Neuropsychol, 2012, 37:253-273.

[2] Clarke AR, Barry RJ, McCarthy R, et al. Age and sex effects in the EEG: differences in two subtypes of attention-deficit/hyperactivity disorder [J]. Clin Neurophysiol, 2001, 112:815-826.

[3] Zietsch BP, Hansen JL, Hansell NK, et al. Common and specific genetic influences on EEG power bands delta, theta, alpha, and beta [J]. Biol Psychol, 2007, 75:154-164.

[4] Kinsbourne M. Minimal brain dysfunction as a neurodevelopmental lag. Ann N Y Acad Sci, 1973, 205:268-273.

[5] El-Sayed E, Larsson JO, Persson HE, et al. "Maturational lag" hypothesis of attention deficit hyperactivity disorder: an update [J]. Acta Paediatrica, 2003, 92:776-784.

[6] Murias M, Webb SJ, Greenson J, et al. Resting state cortical connectivity reflected in EEG coherence in individuals with autism [J]. Biol Psychiatry, 2007, 62:270-273.

[7] Liechti MD, Valko L, Muller UC, et al. Diagnostic value of resting electroencephalogram in attention-deficit/hyperactivity disorder across the lifespan [J]. Brain Topogr, 2013, 26:135-151.

[8] Shaw P, Gogtay N, Rapoport J. Childhood psychiatric disorders as anomalies in neurodevelopmental trajectories [J]. Hum Brain Mapp, 2010, 31:917-925.

[9] Chabot RJ, Serfontein G. Quantitative electroencephalographic profiles of children with attention deficit disorder [J]. Biol Psychiatry, 1996, 40:951-963.

[10] Clarke AR, Barry RJ, McCarthy R, et al. EEG-defined subtypes of children with attention-deficit/hyperactivity disorder [J]. Clin Neurophysiol, 2001, 112:2098-2105.

[11] Castellanos FX, Tannock R. Neuroscience of attention-deficit/hyperactivity disorder: the search for endophenotypes [J]. Nat Rev Neurosci, 2002, 3:617-628.

[12] Satterfield JH, Dawson ME. Electrodermal correlates of hyperactivity in children [J]. Psychophysiology, 1971, 8:191-197.

[13] Barry RJ, Clarke AR, Johnstone SJ. A review of electrophysiology in attention-deficit/hyperactivity disorder: I. Qualitative and quantitative electroencephalography [J]. Clin Neurophysiol, 2003, 114:171-183.

[14] Lubar JF. Discourse on the development of EEG diagnostics and biofeedback for attention-deficit/hyperactivity disorders [J]. Biofeedback Self Regul, 1991, 16:201-225.

[15] Clarke AR, Barry RJ, Dupuy FE, et al. Behavioural differences between EEG-defined subgroups of children with attention-deficit/hyperactivity disorder [J]. Clin Neurophysiol, 2011, 122:1333-1341.

[16] Chabot RJ, Merkin H, Wood LM, et al. Sensitivity and specificity of QEEG in children with attention deficit or specific developmental learning disorders [J]. Clin Electroencephalogr, 1996, 27:26-34.

[17] Clarke AR, Barry RJ, McCarthy R, et al. EEG analysis in attention-deficit/hyperactivity disorder: a comparative study of two subtypes [J]. Psychiatry Res, 1998, 81:19-29.

[18] Clarke AR, Barry RJ, McCarthy R, et al. Electroencephalogram differences in two subtypes of attention-deficit/hyperactivity disorder [J]. Psychophysiology, 2001, 38:212-221.

[19] El-Sayed E, Larsson JO, Persson HE, et al. Altered cortical activity in children with attention-deficit/hyperactivity disorder during attentional load task [J]. J Am Acad Child Adolesc Psychiatry, 2002, 41:811-819.

[20] Callaway E, Halliday R, Naylor H. Hyperactive children's event-related potentials fail to support underarousal and maturational-lag theories [J]. Arch Gen Psychiatry, 1983, 40:1243-1248.

[21] Mann CA, Lubar JF, Zimmerman AW, et al. Quantitative analysis of EEG in boys with attention-deficit-hyperactivity disorder: controlled study with clinical implications [J]. Pediatric Neurology, 1992, 8:30-36.

[22] Matsuura M, Okubo Y, Toru M, et al. A cross-national EEG study of children with emotional and behavioral problems: a WHO collaborative study in the Western Pacific Region [J]. Biol Psychiatry, 1993, 34:59-65.

[23] Bresnahan SM, Barry RJ. Specificity of quantitative EEG analysis in adults with attention deficit hyperactivity disorder [J]. Psychiatry Res, 2002, 112: 133-144.

[24] Barry RJ, Clarke AR, Johnstone SJ, et al. Electroencephalogram theta/beta ratio and arousal in attention-deficit/hyperactivity disorder: evidence of independent processes [J]. Biol Psychiatry, 2009, 66: 398-401.

[25] Koehler S, Lauer P, Schreppel T, et al. Increased EEG power density in alpha and theta bands in adult ADHD patients [J]. J Neural Transm (Vienna), 2009, 116: 97-104.

[26] Lazzaro I, Gordon E, Whitmont S, et al. Quantified EEG activity in adolescent attention deficit hyperactivity disorder [J]. Clin Electroencephalogr, 1998, 29: 37-42.

[27] Lazzaro I, Gordon E, Li W, et al. Simultaneous EEG and EDA measures in adolescent attention deficit hyperactivity disorder [J]. Int J Psychophysiol, 1999, 34: 123-134.

[28] Clarke AR, Barry RJ, McCarthy R, et al. Children with attention-deficit/hyperactivity disorder and comorbid oppositional defiant disorder: an EEG analysis [J]. Psychiatry Res. 111: 181-190, 2002.

[29] Bresnahan SM, Anderson JW, Barry RJ. Age-related changes in quantitative EEG in attention-deficit/hyperactivity disorder [J]. Biol Psychiatry, 1999, 46: 1690-1697.

[30] Helps S, James C, Debener S, et al. Very low frequency EEG oscillations and the resting brain in young adults: a preliminary study of localisation, stability and association with symptoms of inattention [J]. J Neural Transm (Vienna), 2008, 115: 279-285.

[31] Helps SK, Broyd SJ, James CJ, et al. Altered spontaneous low frequency brain activity in attention deficit/hyperactivity disorder [J]. Brain Research, 2010, 1322: 134-143.

[32] French CC, Beaumont JG. A critical review of EEG coherence studies of hemisphere function [J]. Int J Psychophysiol, 1984, 1: 241-254.

[33] Barry RJ, Clarke AR, McCarthy R, et al. EEG coherence in attention-deficit/hyperactivity disorder: a comparative study of two DSM-IV types [J]. Clin Neurophysiol, 2002, 113: 579-585.

[34] Chabot RJ, Orgill AA, Crawford G, et al. Behavioral and electrophysiologic predictors of treatment response to stimulants in children with attention disorders [J]. J Child Neurol, 1999, 14: 343-351.

[35] Thatcher RW, Krause PJ, Hrybyk M. Cortico-cortical associations and EEG coherence: a two-compartment model [J]. Electroencephalogr Clin Neurophysiol, 1986, 64: 123-143.

[36] Montague JD. The hyperkinetic child: a behavioural, electrodermal and EEG investigation [J]. Dev Med Child Neurol, 1975, 17: 299-305.

[37] Clarke AR, Barry RJ, McCarthy R, et al. Coherence in children with attention-deficit/hyperactivity disorder and excess beta activity in their EEG [J]. Clin Neurophysiol, 2007, 118: 1472-1479.

[38] Baving L, Laucht M, Schmidt MH. Atypical frontal brain activation in ADHD: preschool and elementary school boys and girls [J]. J Am Acad Child Adolesc Psychiatry, 1999, 38: 1363-1371.

[39] Corbetta M, Miezin FM, Shulman GL, et al. A PET study of visuospatial attention [J]. J Neurosci, 1993, 13: 1202-1226.

[40] Pardo JV, Fox PT, Raichle ME. Localization of a human system for sustained attention by positron emission tomography [J]. Nature, 1991, 349: 61-64.

[41] Stefanatos GA, Wasserstein J. Attention deficit/hyperactivity disorder as a right hemisphere syndrome. Selective literature review and detailed neuropsychological case studies [J]. Ann N Y Acad Sci, 2001, 931: 172-195.

[42] Hermens DF, Williams LM, Lazzaro I, et al. Sex differences in adult ADHD: a double dissociation in brain activity and autonomic arousal [J]. Biological Psychology, 2004, 66: 221-233.

[43] Loo SK, Hale ST, Hanada G, et al. Familial clustering and DRD4 effects on electroencephalogram measures in multiplex families with attention deficit/hyperactivity disorder [J]. J Am Acad Child Adolesc Psychiatry, 2010, 49: 368-377.

[44] Buyck I, Wiersema JR. Resting electroencephalogram in attention deficit hyperactivity disorder: developmental course and diagnostic value [J]. Psychiatry Res, 2014, 216: 391-397.

[45] Klimesch W. EEG alpha and theta oscillations reflect cognitive and memory performance: a review and analysis [J]. Brain Res Brain Res Rev, 1999, 29: 169-195.

[46] Harmony T, Marosi E, Diaz DLA, et al. Effect of sex, psychosocial disadvantages and biological risk factors on EEG maturation [J]. Electroencephalogr Clin Neurophysiol, 1990, 75: 482-491.

[47] Reimherr FW, Wender PH, Ebert MH, et al. Cerebrospinal fluid homovanillic acid and 5-hydroxyindoleacetic acid in adults with attention deficit disorder, residual type [J]. Psychiatry Res, 1984,

11: 71-78.

[48] Poil SS, Bollmann S, Ghisleni C, et al. Age dependent electroencephalographic changes in attention-deficit/hyperactivity disorder (ADHD) [J]. Clinical Neurophysiology, 2014, 125: 1626-1638.

[49] Hale TS, Smalley SL, Hanada G, et al. Atypical alpha asymmetry in adults with ADHD [J]. Neuropsychologia, 2009, 47: 2082-2088.

[50] Ogrim G, Kropotov J, Hestad K. The quantitative EEG theta/beta ratio in attention deficit/hyperactivity disorder and normal controls: sensitivity, specificity, and behavioral correlates [J]. Psychiatry Res, 2012, 198: 482-488.

[51] van Dongen-Boomsma M, Lansbergen MM, Bekker EM, et al. Relation between resting EEG to cognitive performance and clinical symptoms in adults with attention-deficit/hyperactivity disorder [J]. Neuroscience Letters, 2010, 469: 102-106.

[52] Clarke AR, Barry RJ, McCarthy R, et al. EEG activity in girls with attention-deficit/hyperactivity disorder [J]. Clinical Neurophysiology, 2003, 114: 319-328.

[53] Clarke AR, Barry RJ, McCarthy R, et al. Effects of stimulant medications on the EEG of girls with attention-deficit/hyperactivity disorder [J]. Clinical Neurophysiology, 2007, 118: 2700-2708.

[54] Dupuy FE, Clarke AR, Barry RJ, et al. EEG and electrodermal activity in girls with attention-deficit/hyperactivity disorder [J]. Clinical Neurophysiology, 2014, 125: 491-499.

[55] Anderson GM, Dover MA, Yang BP, et al. Adrenomedullary function during cognitive testing in attention-deficit/hyperactivity disorder [J]. J Am Acad Child Adolesc Psychiatry, 2000, 39: 635-643.

[56] Clarke AR, Barry RJ, McCarthy R, et al. EEG analysis of children with attention-deficit/hyperactivity disorder and comorbid reading disabilities [J]. J Learn Disabil, 2002, 35: 276-285.

[57] Meier NM, Perrig W, Koenig T. Is excessive electroencephalography beta activity associated with delinquent behavior in men with attention-deficit hyperactivity disorder symptomatology [J]? Neuropsychobiology, 2014, 70: 210-219.

[58] Jaworska N, Berrigan L, Ahmed AG, et al. The resting electrophysiological profile in adults with ADHD and comorbid dysfunctional anger: a pilot study [J]. Clinical EEG and Neuroscience, 2013, 44: 95-104.

[59] Hermens DF, Soei EX, Clarke SD, et al. Resting EEG theta activity predicts cognitive performance in attention-deficit hyperactivity disorder [J]. Pediatric Neurology, 2005, 32: 248-256.

[60] Loo SK, Smalley SL. Preliminary report of familial clustering of EEG measures in ADHD [J]. Am J Med Genet B Neuropsychiatr Genet, 2008, 147B: 107-109.

[61] Lansbergen MM, Arns M, van Dongen-Boomsma M, et al. The increase in theta/beta ratio on resting-state EEG in boys with attention-deficit/hyperactivity disorder is mediated by slow alpha peak frequency [J]. Prog Neuropsychopharmacol Biol Psychiatry, 2011, 35: 47-52.

[62] Loo SK, Cho A, Hale TS, et al. Characterization of the theta to beta ratio in ADHD: identifying potential sources of heterogeneity [J]. Journal of Attention Disorders, 2013, 17: 384-392.

[63] Loo SK, Makeig S. Clinical utility of EEG in attention-deficit/hyperactivity disorder: a research update. Neurotherapeutics, 2012, 9: 569-587.

[64] Clarke AR, Barry RJ, McCarthy R, et al. Excess beta activity in children with attention-deficit/hyperactivity disorder: an atypical electrophysiological group [J]. Psychiatry Res, 2001, 103: 205-218.

[65] Snyder SM, Quintana H, Sexson SB, et al. Blinded, multi-center validation of EEG and rating scales in identifying ADHD within a clinical sample [J]. Psychiatry Res, 2008, 159: 346-358.

[66] Ucles P, Lorente S. Electrophysiologic measures of delayed maturation in attention-deficit hyperactivity disorder [J]. J Child Neurol, 1996, 11: 155-156.

[67] Monastra VJ, Lubar JF, Linden M, et al. Assessing attention deficit hyperactivity disorder via quantitative electroencephalography: an initial validation study [J]. Neuropsychology, 1999, 13: 424-433.

[68] Arns M, Conners CK, Kraemer HC. A decade of EEG theta/beta Ratio Research in ADHD: a meta-analysis [J]. J Atten Disord, 2013, 17: 374-383.

[69] Williams J, Sharp GB, DelosReyes E, et al. Symptom differences in children with absence seizures versus inattention [J]. Epilepsy & Behavior, 2002, 3: 245-248.

[70] Fallgatter AJ, Brandeis D, Strik WK. A robust assessment of the no-go-anteriorisation of P300 microstates in a cued Continuous Performance Test [J]. Brain Topogr, 1997, 9: 295-302.

[71] van Leeuwen TH, Steinhausen HC, Overtoom CC, et al. The continuous performance test revisited with neuroelectric mapping: impaired orienting in children with attention deficits [J]. Behavioural Brain Research, 1998, 94: 97-110.

[72] Brandeis D, Banaschewski T, Baving L, et al. Multicenter P300 brain mapping of impaired attention

[73] Gumenyuk V, Korzyukov O, Escera C, et al. Electrophysiological evidence of enhanced distractibility in ADHD children [J]. Neurosci Lett, 2005, 374: 212-217.

[74] Ortega R, Lopez V, Carrasco X, et al. Exogenous orienting of visual-spatial attention in ADHD children [J]. Brain Res, 2013, 1493: 68-79.

[75] Novak GP, Solanto M, Abikoff H. Spatial orienting and focused attention in attention deficit hyperactivity disorder [J]. Psychophysiology, 1995, 32: 546-559.

[76] Dhar M, Been PH, Minderaa RB, et al. Distinct information processing characteristics in dyslexia and ADHD during a covert orienting task: an event-related potential study [J]. Clin Neurophysiol, 2008, 119: 2011-2025.

[77] Albrecht B, Uebel-von SH, Gevensleben H, et al. Pathophysiology of ADHD and associated problems-starting points for NF interventions [J]? Front Hum Neurosci, 2015, 9: 359.

[78] Liotti M, Pliszka SR, Perez R, et al. Abnormal brain activity related to performance monitoring and error detection in children with ADHD [J]. Cortex, 2005, 41: 377-388.

[79] Baddeley AD, Andrade J. Working memory and the vividness of imagery [J]. J Exp Psychol Gen, 2000, 129: 126-145.

[80] Keage HA, Clark CR, Hermens DF, et al. Distractibility in AD/HD predominantly inattentive and combined subtypes: the P3a ERP component, heart rate and performance[J]. J Integr Neurosci, 2006, 5: 139-158.

[81] Keage HA, Clark CR, Hermens DF, et al. ERP indices of working memory updating in AD/HD: differential aspects of development, subtype, and medication [J]. J Clin Neurophysiol, 2008, 25: 32-41.

[82] van Beijsterveldt CE, van Baal GC. Twin and family studies of the human electroencephalogram: a review and a meta-analysis [J]. Biol Psychol, 2002, 61: 111-138.

[83] Basar E, Guntekin B. A review of brain oscillations in cognitive disorders and the role of neurotransmitters [J]. Brain Res, 2008, 1235: 172-193.

[84] Clarke AR, Barry RJ, McCarthy R, et al. Hyperkinetic disorder in the ICD-10: EEG evidence for a definitional widening [J]? Eur Child Adolesc Psychiatry, 2003, 12: 92-99.

[85] Loo SK, Hopfer C, Teale PD, et al. EEG correlates of methylphenidate response in ADHD: association with cognitive and behavioral measures [J]. J Clin Neurophysiol, 2004, 21: 457-464.

[86] Debener S, CSHerrmann, Kranczioch C, et al. Top-down attentional processing enhances auditory evoked gamma band activity [J]. Neuroreport, 2003, 14: 683-686.

[87] Yordanova J, Banaschewski T, Kolev V, et al. Abnormal early stages of task stimulus processing in children with attention-deficit hyperactivity disorder-evidence from event-related gamma oscillations [J]. Clin Neurophysiol, 2001, 112: 1096-1108.

[88] Demiralp T, Herrmann CS, Erdal ME, et al. *DRD4* and *DAT1* polymorphisms modulate human gamma band responses [J]. Cereb Cortex, 2007, 17: 1007-1019.

[89] Willcutt EG, Doyle AE, Nigg JT, et al. Validity of the executive function theory of attention-deficit/hyperactivity disorder: a meta-analytic review [J]. Biol Psychiatry, 2005, 57: 1336-1346.

[90] Smit DJ, Posthuma D, Boomsma DI, et al. Genetic contribution to the P3 in young and middle-aged adults [J]. Twin Res Hum Genet, 2007, 10: 335-347.

[91] Hill SY, Locke J, Zezza N, et al. Genetic association between reduced P300 amplitude and the DRD2 dopamine receptor A1 allele in children at high risk for alcoholism [J]. Biol Psychiatry, 1998, 43: 40-51.

[92] Yue C, Wu T, Deng W, et al. Comparison of visual evoked-related potentials in healthy young adults of different catechol-O-methyltransferase genotypes in a continuous 3-back task [J]. Neuroreport, 2009, 20: 521-524.

[93] Kramer UM, Cunillera T, Camara E, et al. The impact of catechol-O-methyltransferase and dopamine D4 receptor genotypes on neurophysiological markers of performance monitoring [J]. J Neurosci, 2007, 27: 14190-14198.

[94] Bradley JD, Golden CJ. Biological contributions to the presentation and understanding of attention-deficit/hyperactivity disorder: a review [J]. Clin Psychol Rev, 2001, 21: 907-929.

[95] Purper-Ouakil D, Ramoz N, Lepagnol-Bestel AM, et al. Neurobiology of attention deficit/hyperactivity disorder [J]. Pediatr Res, 2011, 69: 69R-76R.

[96] Shaw P, Eckstrand K, Sharp W, et al. Attention-deficit/hyperactivity disorder is characterized by a delay in cortical maturation [J]. Proc Natl Acad Sci USA, 2007, 104: 19649-19654.

[97] Romanos M, Weise D, Schliesser M, et al. Structural abnormality of the substantia nigra in children with

attention-deficit hyperactivity disorder [J]. J Psychiatry Neurosci, 2010, 35: 55-58.
[98] Satterfield JH, Cantwell DP, Satterfield BT. Pathophysiology of the hyperactive child syndrome [J]. Arch Gen Psychiatry, 1974, 31: 839-844.
[99] Sonuga-Barke EJ, Castellanos FX. Spontaneous attentional fluctuations in impaired states and pathological conditions: a neurobiological hypothesis [J]. Neurosci Biobehav Rev, 2007, 31: 977-986.
[100] Cortese S, Castellanos FX. Neuroimaging of attention-deficit/hyperactivity disorder: current neuroscience-informed perspectives for clinicians [J]. Curr Psychiatry Rep, 2012, 14: 568-578.
[101] Gevensleben H, Rothenberger A, Moll GH, et al. Neurofeedback in children with ADHD: validation and challenges [J]. Expert Rev Neurother, 2012, 12: 447-460.
[102] Micoulaud-Franchi JA, Geoffroy PA, Fond G, et al. EEG neurofeedback treatments in children with ADHD: an updated meta-analysis of randomized controlled trials [J]. Front Hum Neurosci, 2014, 8: 906.
[103] Enriquez-Geppert S, Huster RJ, Figge C, et al. Self-regulation of frontal-midline theta facilitates memory updating and mental set shifting [J]. Front Behav Neurosci, 2014, 8: 420.
[104] Gillberg C. ADHD and DAMP: A general health perspective [J]. Child Adolesc Ment Health, 2003, 8: 106-113.
[105] Gillberg C. Deficits in attention, motor control, and perception: a brief review [J]. Arch Dis Child, 2003, 88: 904-910.
[106] Spencer T, Biederman J, Wilens T. Attention-deficit/hyperactivity disorder and comorbidity [J]. Pediatric Clinics of North America, 1999, 46: 915-927.
[107] Kadesjo B, Gillberg C. The comorbidity of ADHD in the general population of Swedish school-age children [J]. J Child Psychol Psychiatry, 2001, 42: 487-492.
[108] Clements SD. Minimal brain dysfunction in children: pathophysiology, and neurobiology [J]. NINDB Monograph 3. NINDB, 1966.
[109] Rutte M. Psychological sequelae of brain damage in children [J]. Am J Psychiatry, 1981, 138: 1533-1544.
[110] Rutte M. Syndromes attributed to "minimal brain dysfunction" in childhood [J]. Am J Psychiatry, 1982, 13: 21-33.
[111] World Health Organization. The ICD-10 Classification of Mental and Behavioural Disorders. Clinical Descriptions and Diagnostic Guidelines [M]. Geneva: Author, 1992.
[112] American Psychiatric Association. Diagnostic and Statistical Manual of Mental Disorders. 3rd edition-revised (DSM-III-R). Washington DC: American Psychiatric Association, 1987.
[113] Wilson P, McKenzie B. Information processing deficits associated with developmental coordination disorder: a meta-analysis of research findings [J]. J Child Psychol Psychiatry, 1998, 39: 829-840.
[114] Kadesjo B, Gillberg C. Developmental coordination disorder in swedish 7-year-old children [J]. J Am Acad Child Adolesc Psychiatry, 1999, 38: 820-828.
[115] American Psychiatric Association. Diagnostic and statistical manual org mental disorder [M]. 4th ed. Washington DC: Author, 1994.
[116] Kaplan, BJ, Wilson, BN, Dewey, D, et al. DCD may not be a discrete disorder [J]. Human Movement Science, 1998, 17: 471-490.
[117] Piek JP, Pitcher TM, Hay DA. Fine and gross motor ability in males with attention deficit hyperactivity disorder [J]. Dev Med Child Neurol, 2003, 45: 525-535.
[118] Piek JP, Pitcher TM, Hay DA. Motor coordination and kinesthesis in boys with attention deficit-hyperactivity disorder [J]. Dev Med Child Neurol, 1999, 41: 159-165.
[119] Miyahara M, Möbs I, Doll-Tepper G. Severity of hyperactivity and the comorbidity of hyperactivity with clumsiness in three sample sources: school, support group, and hospital [J]. Child Care Health Dev, 2001, 27: 413-424.
[120] Stewart MA, et al. The hyperactive child syndrome [J]. Am J Orthopsychiatry, 1966, 36: 961-967.
[121] Hartsough WJ, Lambert NM. Medical factors in hyperactive and normal children: prenatal, developmental, and health history findings [J]. Am J Orthopsychiatry, 1985, 55: 190-201.
[122] Doyle S, Wallen M, Whitmont S. Motor skills in Australian children with attention deficit hyperactivity disorder [J]. Occup Ther Int, 1995, 2: 229-240.
[123] Barkley R. Attention Deficit Hyperactivity Disorder: A Handbook for Diagnosis and Treatment [M]. New York: Guilford Press, 1990.
[124] Gillberg G. Deficit in attention, motor control and perception, and other syndromes attribute to minimal brain dysfunction. Diseases of the nervous system in children. Clinical in developmental medicine [M]. London: Mac Keith Press, 1992: 138-172.
[125] Sonuga-Barke EJS. On the intersection between AD/

HD and DCD: the DAMP hypothesis [J]. Child Adolesc Ment Health, 2003, 8: 114-116.

[126] Kadesjo B, Gillberg C. Attention deficit and clumsiness in Swedish 7-year-old children [J]. Dev Med Child Neurol, 1998, 40: 796-811.

[127] Martin NC, Piek JP, Hay D. DCD and ADHD: A genetic study of their shared aetiology [J]. Human Movement Science, 2006, 25: 110-124.

[128] Landgren M, Pettersson R, Kjellman B, et al. ADHD, DAMP and other neurodevelopmental/neuropsychiatric disorders in six-year-old children: epidemiology and comorbidity [J]. Dev Med Child Neurol, 1996, 38: 891-906.

[129] Kroes M, Kessels AGH, Kalff AC, et al. Quality of movement as predictor of ADHD: results from a prospective population study in 5- and 6-year old children [J]. Dev Med Child Neurol, 2002, 44: 753-760.

[130] Carte ET, Nigg JT, Hinshaw SP, et al. Neuropsychological functioning, motor speed and language processing in boys with and without ADHD [J]. J of Abnorm Child Psychol, 1996, 24: 481-498.

[131] Denckla MB, Rudel RG. Anomalies of motor development in hyperactive boys [J]. Ann Neurology, 1978, 3: 231-233.

[132] Ben-Pazi H, Gross-Tsur V, Bergman H, et al. Abnormal rhythmic motor response in children with attention-deficit-hyperactivity disorder [J]. Dev Med Child Neurol, 2003, 45: 743-745.

[133] Rubia K, Taylor A, Taylor E, et al. Synchronization, anticipation and consistency in motor timing of children with dimensionally defined attention-deficit-hyperactivity disorder [J]. Percept Mot Skills, 1999, 89: 1237-1258.

[134] Mostofsky SH, Newschaffer CJ, Denckla MB. Overflow movements predict impaired response inhibition in children with ADHD [J]. Percept Mot Skills, 2003, 97: 1315-1331.

[135] Lazarus JC. Evidence of disinhibition in learning disabilities: The associated movement phenomenon [J]. Adapt Phys Activ Q, 1994, 11: 57-70.

[136] McCarron LT. MAND McCarron Assessment of Neuromuscular Development: Fine and Gross Motor Abilities (Revised) [M]. Dallas TX: Common Market Press, 1982.

[137] Licari M, Larkin D, Miyahara M. The influence of developmental coordination disorder and attention deficit on associated movements in children [J]. Hum Mov Sci, 2006, 25: 90-99.

[138] Harvey WJ, Reid G. Motor performance of children with attention-deficit hyperactivity disorder: a preliminary [J]. Adapt Phys Activ Q, 1997, 14: 189-202.

[139] Slaats-Willemse D, de Sonneville L, Swaab-Barneveld H, et al. Motor flexibility problems as a marker for genetic susceptibility to attention deficit hyperactivity disorder [J]. Biol Psychiatry, 2005, 58: 233-238.

[140] Sleator EK, Pelham WE. Attention Deficit Disorder [M]. Norwalk CT: Appleton-Century-Crofts, 1986.

[141] Whalen CK, Henker B, Finck D. Medication effects in the classroom: three naturalistic indicators [J]. J Abnorm Child Psychol, 1981, 9: 419-433.

[142] Lerer RJ, Artner J, Lerer MP. Handwriting deficits in children with minimal brain dysfunction: effects of methylphenidate (Ritalin) and placebo [J]. J Learn Disability, 1979, 12: 26-31.

[143] Schoemaker MM, Ketelaars CE, van Zonneveld M, et al. Deficit in motor control processes involved in production of graphic movements of children with attention-deficit-hyperactivity disorder [J]. Dev Med Child Neurol, 2005, 47: 390-395.

[144] Flapper BC, Houwen S, Schoemaker MM. Fine motor skills and effects of methylphenidate in children with attention-deficit-hyperactivity disorder and developmental coordination disorder [J]. Dev Med Child Neurol, 2006, 48: 165-169.

[145] Van Galen GP, Weber JF. On-line size control in handwriting demonstrates the continuous nature of motor programmes [J]. Acta Psychol Amst, 1998, 100: 195-216.

[146] Leung PWJ, Connolly KJ. Do hyperactive children have motor organization and/or execution deficit [J]? Dev Med Child Neurol, 1998, 40: 600-607.

[147] Yan JH, Thomas JR. Arm movement control: differences between children with and without attention deficit hyperactivity disorder [J]. Research Quarterly for Exercise and Sport, 2002, 73: 10-18.

[148] Pitcher TM, Piek JP, Barrett NC. Timing and force control in boys with attention deficit hyperactivity disorder: subtype differences and the effect of comorbid developmental coordination disorder [J]. Hum Mov Sci, 2002, 21: 919-945.

[149] Pereira HS, Eliasson AC, Forssberg H. Detrimental neural control of precision grip lifts in children with ADHD [J]. Dev Med Child Neurol, 2000, 42: 545-553.

[150] Steger J, Imhof K, Coutts E, et al. Attentional and neuromotor deficits in ADHD [J]. Dev Med Child Neurol, 2001, 43: 172-179.

[151] Szatmari P, Taylor DC. Overflow movements and

behaviour problems: scoring and using a modification of Fogs' test [J]. Dev Med Child Neurol, 1984, 26: 297-310.

[152] Tseng MH, Henderson A, Chow SM. Relationship between motor proficiency, attention, impulse, and activity in children with ADHD [J]. Dev Med Child Neurol, 2004, 46: 381-388.

[153] Whitmond S, Clark C. Kinaesthetic acuity and fine motor skills in children with attention deficit hyperactivity disorder: a preliminary report [J]. Dev Med Child Neurol, 1996, 38: 1091-1098.

[154] American Psychiatric Association. Diagnostic and Statistical Manual Mental Disorder [M]. 4th ed. Washington DC: Author, 1994.

[155] Miyahara M, Piek J, Barrett N. Accuracy of drawing in a dual-task and resistance-to-distraction study: motor or attention deficit [J]? Hum Mov Sci, 2006, 25: 100-109.

[156] Schoemaker MM, Kalverboer AF. Social and affective problems of children who are clumsy: How early do they begin [J]? Adapt Phys Activ Q, 1994, 11: 130-140.

[157] Cantell MH, Smyth MM, Ahonen TP. Clumsiness in adolescence: educational, motor and social outcomes of motor delay detected at 5 years [J]. Adapt Phys Activ Q, 1994, 11: 113-129.

[158] Visser J. Developmental coordination disorder: a review of research on subtypes and comorbidities [J]. Hum Mov Sci, 2003, 22: 479-493.

[159] Blondis TA. Motor control and attention-deficit hyperactivity disorder [J]. Pediatr Clin North Am, 1999, 46: 899-913.

[160] Ayres AJ. Sensory Integration and Learning Disorder [M]. Los Angeles. Western Psychological Services, 1972.

[161] Ayres AJ. Sensory integration therapy. Sensory Integration and The Child [M]. Los Angeles: Western Psychological Services: 135-156, 1979.

[162] 赵亚茹. 感觉统合失调及其临床意义 [J]. 国外医学儿科学分册, 1997, 24: 90-92.

[163] 杨莉, 王玉凤, 钱秋谨, 等. 注意缺陷多动障碍患儿的临床分型初探 [J]. 中华精神科杂志, 2001, 34: 204-207.

[164] Schaaf RC, Miller LJ. Occupational therapy using a sensory integrative approach for children with developmental disabilities [J]. Ment Retard Dev Disabil Res Rev, 2005, 11: 143-148.

[165] Mangeot SD, Miller LJ, McIntosh DN, et al. Sensory modulation dysfunction in children with attention-deficit-hyperactivity disorder [J]. Dev Med Child Neurol, 2001, 43: 399-406.

[166] Ahn RR, Miller LJ, Milberger S, et al. Prevalence of parents' perceptions of sensory processing disorders among kindergarten children [J]. Am J Occup Ther, 2004, 58: 287-293.

[167] McIntosh DN, Miller LJ, Shyu V, et al. Sensory-modulation disruption, electrodermal responses and functional behaviors [J]. Dev Med Child Neurol, 1999, 41: 608-615.

[168] Smith RS, Blanche E, Schaaf R. Understanding The Nature of Sensory Integration with Diverse Populations [M]. San Antonio TX: Therapy Skill Builders, 2001: 249-276.

[169] Mulligan, S. An analysis of score patterns of children with attention disorders on the Sensory Integration and Praxis Tests [J]. Am J Occup Ther, 1996, 50: 647-654.

[170] 刘金同, 翟静, 郭传琴, 等. 注意缺陷多动障碍患儿感觉统合能力发展水平的对照研究 [J]. 中华精神科杂志, 2001, 34: 163.

[171] 任园春, 王玉凤. 注意缺陷多动障碍儿童感觉统合与执行功能的相关分析 [J]. 中国心理卫生杂志, 2003, 17: 438-440.

[172] Barkley RA, Koplowitz S, Anderson T, et al. Sense of time in children with ADHD: effects of duration, distraction, and stimulant medication [J]. Psychol Bull, 1997, 3: 359-369.

[173] Chhabildas N, Pennington BF, Willcutt EG. A comparison of the neuropsychological profiles of the DSM-IV subtypes of ADHD [J]. J Abnorm Child Psychol, 2001, 29: 529-540.

[174] Overtoom CC, Verbaten MN, Kemner C, et al. Associations between event-related potentials and measures of attention and inhibition in the continuous performance task in children with ADHD and normal controls [J]. J Am Acad Child Psychiatry, 1998, 37: 977-985.

[175] Rubia K, Oosterlaan J, Sergeant JA, et al. Inhibitory dysfunction in hyperactive boys [J]. Behav Brain Res, 1998, 94: 25-32.

[176] Fuster JM. The Prefrontal Cortex [M]. New York: Raven Press, 1989.

[177] Knight RT, Grabowecky MF, Scabini D. Role of human prefrontal cortex in attention control [J]. Advances in Neurology, 1995, 66: 21-36.

[178] Barkley RA. Issues in the diagnosis of attention-deficit/hyperactivity disorder in children [J]. Brain Dev, 2003, 25: 77-83.

[179] Barkley RA, Murphy KR, Bush T. Time perception and reproduction in young adults with attention deficit hyperactivity disorder [J]. Neuropsychology, 2001, 15: 351-360.

[180] Meaux JB, Chelonis JJ. Time perception differences in children with and without ADHD [J]. J Pediatr Health Care, 2003, 17: 64-71.

[181] Sonuga-Barke EJS. On the intersection between AD/HD and DCD: the DAMP hypothesis [J]. Child and Adolescent Mental Health, 2003, 8: 114-116.

[182] Barkley RA, Edwards G, Laneri M, et al. Executive functioning, temporal discounting, and sense of time in adolescents with attention deficit hyperactivity disorder (ADHD) and oppositional defiant disorder (ODD) [J]. J Abnorm Child Psychol, 2001, 29: 541-556.

[183] Meck WH. Neuropharmacology of timing and time perception [J]. Brain Res Cogn Brain Res, 1996, 3: 227-242.

[184] Ivry RB. The representation of temporal information in perception and motor control [J]. Curr Opin Neurobiol, 1996, 6: 851-857.

[185] Toplak ME, Tannock R. Time perception: modality and duration effects in attention-deficit/hyperactivity disorder (ADHD) [J]. J Abnorm Child Psychol, 2005, 33: 639-654.

[186] Toplak ME, Rucklidge JJ, Hetherington R, et al. Time perception deficits in attention-deficit/hyperactivity disorder and comorbid reading difficulties in child and adolescent samples [J]. J Child Psychol Psychiatry, 2003, 44: 888-903.

[187] Smith A, Taylor E, Rogers JW, et al. Evidence for a pure time perception deficit in children with ADHD [J]. J Child Psychol Psychiatry, 2002, 43: 529-542.

[188] Ivry R. Cerebellar timing systems [J]. Int Rev Neurobiol, 1997, 41: 555-573.

[189] Fiez JA. Cerebellar contributions to cognition [J]. Neuron, 1996, 16: 13-15.

[190] Ciesielski KT, Yanofsky R, Ludwig RN, et al. Hypoplasia of the cerebellar vermis and cognitive deficits in survivors of childhood leukemia [J]. Arch Neurology, 1994, 51: 985-993.

[191] Grafman J, Litvan I, Massaquoi S, et al. Cognitive planning deficit in patients with cerebellar atrophy [J]. Neurology, 1992, 42: 1493-1496.

[192] Middleton FA, Strick PL. Basal ganglia and cerebellar loops: motor and cognitive circuits [J]. Brain Res Brain Res Rev, 2000, 31: 236-250.

[193] Schwarz C, Their P. Binding of signals relevant for action: towards a hypothesis of the functional role the ponting nuclei [J]. Trends Neurosci, 1999, 22: 443-451.

[194] Diamond A. Close Interrelation of motor development and cognitive development and of the Cerebellum and prefrontal cortex [J]. Child Dev, 2000, 71: 44-56.

[195] Bussing R, Grudnik J, Mason D, et al. ADHD and conduct disorder: an MRI study in a community sample [J]. World J Biological Psychiatry, 2002, 3: 216-220.

[196] Berquin PC, Giedd JN, Jacobsen LK, et al. Cerebellum in attention-deficit hyperactivity disorder: a morphometric MRI study [J]. Neurology, 1998, 50: 1087-1093.

[197] Mostofsky SH, Reiss AL, Lockhart P, et al. Evaluation of cerebellar size in attention-deficit hyperactivity disorder [J]. J Child Neurol, 1998, 13: 434-439.

[198] Krain AL, Castellanos FX. Brain development and ADHD [J]. Clin Psychol Rew, 2006, 26: 433-444.

[199] Anderson CM, Polcari A, Lowen SB, et al. Effects of methylphenidate on functional magnetic resonance relaxometry of the cerebellar vermis in boys with ADHD [J]. Am J Psychiatry, 2002, 159: 1322-1328.

[200] Forseth AK, Sigmundsson H. Static balance in children with hand-eye coordination problems [J]. Child Care Health Dev, 2003, 29: 569-579.

[201] Raberger T, Wimmer H. On the automaticity/cerebella deficit hypothesis of dyslexia: balancing and continuous rapid naming in dyslexia and ADHD children [J]. Neuropsychological, 2003, 41: 1493-1497.

[202] Forssberg H, Nasher LM. Ontogenetic development of postural control in man: adaptation to altered support and visual conditions during stance [J]. J Neurosci, 1982, 2: 545-552.

[203] El-Kashlan HK, Shepard NT, Asher AM, et al. Evaluation of clinical measures of equilibrium [J]. Laryngoscope, 1998, 108: 311-319.

[204] 任园春. 注意缺陷多动障碍男孩姿势控制功能特点研究 [D]. 北京：北京大学，2004.

[205] 王娟，王玉凤，任园春. 注意缺陷多动障碍儿童平衡功能测定的病例对照研究 [J]. 北京大学学报（医学版），2003，35：280-283.

[206] 臧玉峰，钱秋谨，顾伯美，等. Objective measurement of the balance dysfunction in attention deficit hyperactivity disorder children [J]. 中国临床康复，2002，6：1372-1373.

[207] 任园春，王玉凤. 伴与不伴前庭功能失调的注意缺陷多动障碍患儿临床特点的对照研究 [J]. 中华精神科杂志，2004，37：136-139.

[208] Bhatara V, Clark DL, Arnold LE, et al. Hyperkinesia treated by vestibular stimulation: an exploratory study [J]. Biol Psychiatry, 1981, 16:

269-279.

[209] Arnold LE, Clark DL, Sachs LA, et al. Vestibular and visual rotational stimulation as treatment for attention deficit and hyperactivity [J]. Am J Occup Ther, 1985, 39: 84-91.

[210] 程嘉. 注意缺陷多动障碍儿童平衡仪治疗开放性研究 [D]. 北京:北京大学, 2004.

[211] Wade MG. Effects of methylphenidate on motor skill acquisition of hyperactive children [J]. J Learn Disabil, 1976, 9: 443-447.

[212] Tucha O, Lange KW. Handwriting and attention in children and adults with attention deficit hyperactivity disorder [J]. Motor Control, 2004, 8: 461-471.

[213] Tucha O, Lange KW. Effects of methylphenidate on kinematic aspects of handwriting in hyperactive boys. J Abnorm Child Psychol, 2001, 29: 351-356.

[214] Pelham WE, McBurnett K, Harper GW, et al. Methylphenidate and baseball playing in ADHD children: who's on first [J]? J Consult Clin Psychol, 1997, 58: 130-133.

[215] DuPaul GJ, White GP. ADHD: behavioral, educational, and medication interventions [J]. Ed Digest, 2006, 71: 57-60.

[216] Brue AW, Oakland TD. Alternative treatments for attention-deficit/hyperactivity disorder: does evidence support their use [J]. Altern Ther, 2002, 8: 68-74.

[217] Kaplan BJ, Polatajko HJ, Wilson BN, et al. Reexamination of sensory integration treatment: a combination of two efficacy studies [J]. J Learn Disabil, 1993, 26: 342-347.

[218] Wilson BN, Kaplan BJ, Fellowes S, et al. The efficacy of sensory integration treatment compared to tutoring [J]. Phys Occup Ther Pediatr, 1992, 12: 1-36.

[219] Polatajko HJ, Law M, Miller J, et al. The effect of a sensory integration program on academic achievement, motor performance and self-esteem in children identified as learning disabled: results of a clinical trial [J]. Occup Ther J Res, 1991, 11: 155-176.

[220] Vagas S, Camilli G. A meta-analysis of research on sensory integration treatment [J]. Am J Occup Ther, 1999, 53: 189-198.

[221] Cohn ES. Patent perspectives of occupational therapy using a sensory integration approach [J]. Am J Occup ther, 2001, 55: 285-294.

[222] 任桂英, 王玉凤. 儿童感觉统合与感觉统合失调 [J]. 中国心理卫生杂志, 1994, 8: 186-188.

[223] 刘金同, 郭传琴, 翟静, 等. 感觉统合训练与匹莫林治疗注意缺陷多动障碍患儿的对照研究 [J]. 中华精神科杂志, 2002, 35: 227-230.

[224] 于立身. 前庭功能检查技术 [M]. 北京:人民军医出版社, 1994.

[225] Krebs DE, Gill-Body KM, Riley PO, et al. Double blind, placebo-controlled trail of rehabilitation for bilateral vestibular hypofunction: preliminary report [J]. Otolaryngol Head Neck Surg, 1993, 109: 735-741.

[226] Horak FB, Jones-Rycewicz C, Black FO, et al. Effects of vestibular rehabilitation on dizziness and imbalance [J]. Otolaryngol Head Neck Surg, 1992, 106: 175-180.

[227] Shepard NT, Telian SA. Programmatic vestibular rehabilitation [J]. Otolaryngol Head Neck Surg, 1995, 112: 173-182.

[228] Telian SA, Shepard NT, Smith-Wheelock M, et al. Bilateral vestibular paresis: diagnosis and treatment [J]. Otolaryngol Head Neck Surg, 1991, 104: 67-71.

[229] Shumway-Cook A, Horak FB. Rehabilitation strategies for patients with vestibular deficits [J]. Neurol Clin, 1990, 8: 441-475.

[230] Herdman SJ, Whitney SL. Treatment of Vestibular Hypo function [M]. Philadelphia: F.A. Davis Company 2002: 387-423.

[231] Nichols DS. Balance retraining after stroke using force platform biofeedback [J]. Phys Ther, 1997, 77: 553.

[232] Shumway-Cook A, Anson D, Haller S. Postural sway biofeedback: its effect on reestablishing stance stability in hemiplegic patients [J]. Arch Phys Med Rehabil, 1988, 69: 395-400.

[233] Hocherman S, Dickstein R, Pillar T. Platform training and postural stability in hemiplegia [J]. Arch Phys Med Rehabil, 1984, 65: 588-592.

[234] Luchikhin LA, Ganichkina IIa, Doronina OM. Biological feedback techniques in rehabilitation of patients with impaired equilibrium function [J]. Vestn Otorinolaringol, 2002, 2: 18-20.

第八章 注意缺陷多动障碍的神经心理学研究

第一节 总论（翻译稿）

过去30年的临床和神经脑科学研究使得人们对注意缺陷多动障碍（ADHD）的认识发生了巨大改变。早期，人们认为该障碍仅仅局限于童年期的破坏性行为问题，现在，人们认为该障碍是一种不仅影响童年期，还涉及青少年和成年期；不仅涉及男性，也涉及女性的综合性障碍疾病。这种新的疾病模型认为ADHD是复杂的、常常被遗传的、涉及大脑认知管理系统（执行功能）损伤的综合征。

当ADHD被描述为执行功能损伤综合征时，有人会错误地认为是执行功能的损伤导致了ADHD的发生。事实上，当我们将ADHD称为执行功能损伤综合征时，我们仅仅指大脑自我管理系统的一系列慢性问题，是ADHD特征性的关键问题和功能受损。这些损伤是疾病的特征，而非疾病的病因，正如胸痛、心律不齐、气短只是冠心病急性发作时的特征而非冠心病的病因一样。

近年的研究结果表明，在多数情况下，ADHD及其相关问题与大脑发育、结构及功能的遗传差异性有关。很有可能是这些多种多样的生理因素导致了各种ADHD特征性的执行功能损伤。

有些ADHD患者在童年早期就出现了典型症状，主要表现为比同龄儿童小动作多和多动/冲动。通常这些儿童还伴有睡眠困难、过度易怒的症状，部分情况下还表现出对伙伴或年纪小的同胞的过度攻击。对父母或者其他养育人来讲，这些儿童往往比起同龄的儿童更难养育，且更难保证他们的安全。

也有部分ADHD患者直到学龄早期才出现相关症状。由于这一时期，需要面对更多的挑战，如参加结构化的团体活动、学习新概念或技能，以及与成年人或其他不同年龄阶段的人交往。还有部分ADHD患者尽管在学龄早期仍能较好地代偿，但随着学年的增加仍旧会表现出ADHD的相关损伤。因为到初高中阶段，需要与更多的老师接触，课程变化急剧增大，独立完成功课作业的需求也增多了。另有某些ADHD患者，由于家长提供了充足的"脚镣式"监督和支持，因而其ADHD相关损伤直到成年期不再与父母同住，在大学生活中或者独立工作等其他成年人的生活中，面对新的挑战时才体现出来。

新的疾病模型认为，ADHD是执行功能损伤综合征，而执行功能指的是一组动态的、对自我管理非常重要、相互作用的多种认知功能。大脑的多个部位都是执行功能重要的功能脑区，包括位于大脑前部的前额叶、中脑深部的边缘系统、大脑后部的小脑，以及很多其他脑区。近年来的神经科学相关研究表明了ADHD相关的大脑损伤并非源自某一特定脑区，而是广泛分布的神经网络相互关联的沟通的损伤，这些神经网络在正常状态下相互沟通时，可促使多个脑区进行瞬时交互作用，从而激活和快速协调思维、记忆和行为[1]。

在多数情况下，ADHD表现为执行功能的发育性损伤。意思是，对于多数的ADHD患者来讲，他们执行功能发育不够成熟，通常无法达到对其同龄人的要求。有时候，在几年内，他们的执行功能发育能追赶上其同龄人，但对其他患者而言，这种发育性损伤可能持续更长，若治疗不恰当，则有可能持续终生[2-3]。

发育迟缓不是导致执行功能损伤的唯一途径，其他如头部创伤、阿尔茨海默病均能导致执行功能损伤。不同的是，因为创伤或者疾病导致执行功能损伤的人群，通常在之前拥有发育完好的执行功能，而后因为创伤或疾病才产生执行功能缺陷。而绝大多数ADHD患者的执行功能，在正常发育时间窗内，并未得到良好发育。与大部分同龄人相比，ADHD患者存在执行功能发育迟缓的现象。他们可以有着某些方面的特殊天分，但自我管理这一能力则有着显著的损害。

执行功能，是大脑的某种能力。个体借由这种能力，来认知他们需要去完成的任务，并赋予自身足够的动力，去启动任务过程、计划和组织来完成任务，并在没有执行延迟的前提下，激活并逐步完成任务。神经心理学家Murie Lezak指出，有关执行功能的提问，是对某一个体如何或者是否做某事的提问（例如，你会做它吗？如果做，应如何做，在何时做）[4]。

在童年早期，只有非常基础的执行功能得到发育，像学会如何在没有成人一步步的指导下刷牙或整理玩具。在整个童年期，父母、年长的同胞或者其他人均对于如何在不同场景下成功地执行这些任务给予儿童大量的指导。最初的时候，他们会为儿童示范如何执行这些任务，然后他们会用语言指导儿童如何去独立完成任务，并在需要的时候给予帮助。最终，正常发育的儿童慢慢学会了如何在仅有开始提示的情况下完成这些任务。在家长相似的指引下，大部分儿童也逐渐学会了如何适当地与他人相处、如何安全地过马路、如何骑单车，以及如何开车。在直接引导、仔细指导和练习的学习框架下，大部分儿童能提高自我管理能力以达到快速获得与自理、社交、日常学习相关的各项技能。当一个儿童从学会启动、自我管理开始，并很好地执行这些任务进程时，他就呈现了一个执行功能初始阶段的发育，并为未来学习更多自我管理技能打下基础。

已经有很多的认知模型用于解释执行功能的各认知成分。图8-1-1所示的正是其中之一。它包含了6个与自我管理相关的动态相互作用的认知功能成分。图中的正方形并非表示脑区，它们只是代表了大脑的不同功能，每一项功能都需要不同的大脑区域及网络协同完成。

1. 激活：组织整理、分清主次或启动活动
许多ADHD患者均有长期整理其自身物品或任务的困难。除非有其他人协助他们整理，否则患有ADHD的学生通常课桌、储存柜和房间都非常杂乱。成年ADHD患者则是经常抱怨很难记住自己的约会计划、账单，也很难厘清自己的随身物品、衣物和存储物。

其他的ADHD患者虽然没有组织整理物品的困难，但在时间和工作中很难分清主次并进行安排。学生患者可能在其社会学习的课程作业截止日期的前一天晚上，并在没开始做作业的前提下花一整个晚上去做一个十分漂亮的封面。很多ADHD患者经常说，他们如果手头有很多个任务需要完成，对他们来讲，每一个都同样重要。他们觉得在不同任务中分清主次，决定哪个需要先做，哪个次之，哪个最后是件非常困难的事情。他们觉得在整理衣柜和为一个小时内会到来的客人准备晚餐之间分清哪个优先是很困难的。

即便他们分清了主次，也很难启动去完成任务。其中一个例子便是，一个前来咨询的律师说道："在我的一生当中，当我需要独自完成一件事情的时候，我会觉得很难启动。我觉得和客户商谈，与秘书或者其他律师合作都不困难，但是如果我有资料要写，我就觉得非常困难。每周有两次我专门空出几个小时来做那些需要也必须完成的文字资料，因为如果不完成它们，我就拿不到工资。我在办公室里面，关着门。我的面前放着

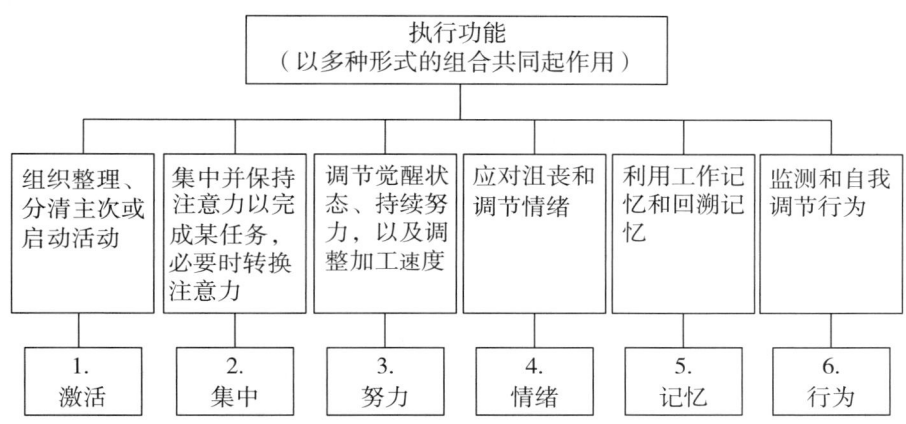

图8-1-1 ADHD患者的执行功能损害

所有我需要的东西，但我就是不碰它们。我打开电脑，开始查邮件，然后我开始给不同的人写提示纸条。之后我又开始浏览新闻，看看最近世界发生了什么。突然间，有一个游戏神奇地出现在了电脑桌面上，我花了几个小时玩这个游戏。结果我什么文字资料也没有完成，我就回家了。回到家我如往常一样开始吃东西，看一阵电视，直到晚上10点左右的时候，我才想起来'我的天啊，我今晚要把报告写好。如果明天早上8点以前完成不了，那我明天的工作就有大麻烦了'。最后我连续工作到凌晨两三点钟才终于把一份很漂亮的报告完成了，这简直是地狱般的日子。"

每个人都时常会有一些与截止日期有关的小问题。而ADHD患者通常迟迟无法启动工作，直到其变成一个"紧急事件"。除非他们认为这个任务非常有趣，或者如果没有即刻去做的话将会有很不好的后果，否则他们很难找到动力去开始这项任务。

2. 集中：集中并保持注意力以完成某任务，必要时转换注意力 患有ADHD的个体通常会很难在某项特定任务上集中并保持注意力。在阅读、写作、参加谈话、课程或会议时，他们经常会思绪乱飞，思考一些与当前他们需要集中精力完成的事情完全无关的东西。刚开始时，他们在做任务，或者参与到谈话中，此时如果有人掉了一支铅笔，他们就会先去看看铅笔掉在哪，然后再继续他们的事情。过一阵子，他们又开始想他们最近正在看的电视节目，几分钟后又再回到其正在做的事情上。再过一阵子，他们又想起了他们几小时前的一个电话。几分钟后，他们尝试重新集中注意力，然而他们的眼睛仍时不时去看窗外的人们在做什么，大部分时候是在看外面的交通状况、云的形状还有路上的行人。等到他们重新集中注意力后又开始思考"这个鬼东西什么时候结束啊"，然后开始想在任务完成后去做什么，如"我回家后需要给海伦打电话"或"很好奇我们今晚要吃什么"，又或者是"我上周给杰克发的邮件他还是没有回复，不知道他过得怎样。我们上一次是什么时候见的面？对了，我们一起去看的电影。电影相当不错。等我回家我要去看看这个周末上映什么，可能的话，我们还可以再去看一部好电影"。ADHD患者经常说，他们的脑袋里面就好像装了五台电视机，全部汇集到一个频道并一起播放一样。对于他们来讲，区分这些"信号频道"，把这些伴随着的"噪音"忽视并集中到应该完成的任务上是非常困难的。

ADHD患者的注意力问题并不意味着只是持续集中注意力到某一特定任务上。这不像是拿着相机对着一个物品对焦并拍照，而更像是我们在开车。

当我们在开车的时候，我们不仅仅只对着我们面前的保险杠。我们看着车，也看着街上，注意信号灯是否从绿灯变成了红灯，然后我们把脚从油门又移动到了刹车。我们还常常要看着后视镜，看看后面是什么车赶上来了，我们还要注意那个从车道上后退进入街道的卡车。同时，我们还得注意要过马路去赶上马上就进站的公交车的行人，还计划着要换到下一个车道以便在下一个路口左转。在做这些的同时，我们可能还在想着要在商店里买些什么。

在开车的时候，我们其实是在行驶的同时，还要在好几个物品上转换我们的视角和注意力。通常需要同时注意到对我们可能重要的东西且忽视目前对我们不重要的、可能分散我们注意力的东西。如果我们看到有些不寻常或可能带来事故的物品或者运动，我们的注意力马上集中到重新评估当前现状上，但同时还要继续行驶并记住我们现在的所在地及其周边，以及我们正在做什么。执行功能中的注意力不像是拿着相机对准静止的物品拍照，而更像是在集中注意开车时的复杂的转换、集中以及再集中的过程。

3. 努力：调节觉醒状态、持续努力，以及调整加工速度 很多ADHD患者常诉说长期存在调节睡眠和觉醒方面的困难。"我经常会在比我想要或应该睡觉的时间更晚的时间去睡觉，因为我经常在我还不是很困的时候就上床了，但我的大脑没有办法停下来休息，我在不停地想东西，所以我经常看书、看电视或玩电脑到很晚，一直到我感觉到很困了，我爬上床一下子就会睡着。"

同时这部分人经常会说他们一旦睡着了，就睡得很沉，很难被叫醒。他们经常抱怨说不能听到或者对闹钟有所反应。除非他们身边正好有人在并且愿意叫醒他们，让他们起床，否则他们就重复地推迟闹钟睡懒觉，或干脆关掉闹钟之后继续睡。在没有其他人帮助的时候，他们就会经常迟到或干脆就错过了上课、工作或其他他们想要并且需要去的约会的时间。

在白天，如果他们可以一直走动或者说话他

们其实还是可以坚持的。但是如果要他们一直静坐下来阅读、听讲座或者开会，他们的眼皮就开始变重，他们觉得很困，需要很努力地控制自己不要睡着了。

另外有一位田径队队员的大学生，他说："我的思维就像一个很棒的短跑运动员，但是我在长跑项目就非常糟糕。如果我需要做的事情是我现在去做就能很快完成的，我是可以的。但如果是一个长期的项目，不能在短时间内完成，需要每次做一些，一天又一天重复地做，这对我来说就要困难得多。情况经常是要么我在短时间内完成它，或者我把它放在一旁直到时间变得非常紧急"。

一个对于很多ADHD患者来说都在挑战性的事情就是写说明文。如果他们需要去写一本书、一篇文章或一封长信或一篇报告，他们经常在中途卡住。他们可能有很多很好的想法可以写下来，但他们很难组织好语言、找到关键点、分清主次（哪些是有帮助的而哪些是无关紧要的）。他们在组织想法和编写句子或段落上都有很大困难。有人把这形容为一台有着非常差劲的网络连接的功能良好的电脑。他们的写作速度，和蜗牛一样。他们要把想法变成纸上的东西，是很痛苦的、缓慢的过程。通常，他们最后呈现的东西其实非常好，但是由于完成这项任务对他们来说是一个很大的负担，他们往往一直拖到最后期限，以至可能会错过截止日期甚至完全没有办法完成。

没有办法完成说明文仅仅只是其信息加工速度慢的一个例子。很多ADHD患者对比同龄人，在加工和输出信息方面要耗费更长的时间。一个一年级的ADHD学生可能要花上同班同学两倍的时间去抄下黑板上的两条句子。在高中生或大学生中，ADHD患者要比他们的同学更难在老师讲课的时候记录充足内容的笔记。他们还在纠结怎么把第一句话里的重点记录下来的时候，其他人可能已经记下来第三个甚至第四个重点了。但也有一些ADHD学生，即使显示出更快的行动力和运动力，但仍然在将听到的信息，甚至自己的想法转换成句子或段落的时候相当缓慢。他们可能信息加工能力很好，但却很慢。

4. 情绪：应对沮丧和调节情绪　尽管当前的ADHD诊断标准中并未包含情绪相关的条目，越来越多的科学研究已经表明了ADHD患者多伴有情绪管理困难。他们经常主诉在应对沮丧、愤怒、失望、渴望和焦急情绪上存在困难。他们常说这些情绪问题发生时思维就好像电脑硬盘中了病毒一样被剥夺。部分ADHD患者需要应对多种情绪问题，而有些则只有某一个或两个特定的情绪问题。以下是4个不同的患者对其长期需要面对的特定的情绪问题的阐述。

一个销售员讲述了他有天在一个当地饭馆吃午饭的经历。"当时是下午晚些时候，饭店里面已经没有多少客人了。当时我正在很开心地享用着我的汤，坐在我后面的一个男子则很大声地咀嚼着他的三明治，'吧唧吧唧吧唧'。这种吧唧嘴的声音让我变得疯狂起来，它就像电脑病毒一样入侵了我的大脑，并且占据了所有的空间，我脑子里面全都是那个声音。当时我的拳头都握起来了，甚至想直接给这个男子嘴巴上一拳。但我没有，我不想被拘留。几分钟后，他依然发出那样的噪音，但这次我就没有觉得很烦躁了。这样的事情在我身上发生了很多次，如果把沮丧按照0~10这样来度量的话，可以说有时候那些对于其他人只0~1分的令人沮丧的事情，会给我带来7分、8分甚至9分的打击。我就会想要打人或者摔东西，但通常几分钟之后就没事了。"

"但也不是经常这样的"，他继续说，"今天我在走廊走着，另一个部门的一个同事拐了弯并朝着我走过来，他正埋头看一些资料。我有很长时间没有见到他了，所以我停下来对他说'你好，最近好吗？'他抬头看了看我，说了句你好，然后就又继续低下头走路。大部分人可能一会儿就忘记了，认为他可能正着急要去一个会议或者做其他事情，我们可以以后再聊。但我不是这样的，这件事情发生在中午，我整个下午都没有办法好好工作了。我一个下午都在思考，我是不是做错什么惹他生气了，又或许是可能我做了什么触犯了他们部门的某个人，他们整个部门的人现在都生我的气？又或许我是一个没有人喜欢但也没有人会告诉我这个事实的人。"

也有一些人并没有上述的这些情绪问题，但他们如果有一件东西想要得到、一个物品想要购买，或者一件事情想要去做，他们就会有一种"我现在就要"的感觉。然后他们尽其所能去立马获得。并且在那个时间，他们不会去理会代价有多大，或这将给他们自己或他人带来怎样的后果，或他们用于这些东西的时间和金钱其实之后他们需要用于其他对他们重要的事情上。他们会不惜代价地做任何事情去拿到他们觉得他们需要获得的任何东西。他们会坚持到要么得到，要么碰壁。通常即使他们得到了他们也不满足，因为他们为此牺牲了其他的东西。

其他一些人并没有上述的问题，但他们经常担心很多事情。一个女士描述了她在公路上开车的经历。"我在左边的车道上行驶，很靠近护栏。有一辆18轮的大卡车就在我的侧边。他开始向我靠近一些。他没有换到我的车道，但我就开始想着万一他没有看见我，窜进我的车道，把我的车挤出去怎么办？然后我就不仅仅是在想了，我仿佛在头脑中已经看到了画面。我想象着他撞向我的车，然后我就被挤向了护栏。我想象着我的车子被撞扁，那些锋利的金属碎片会插进我的身体，使我流血而死。然后大卡车会拽着我的车子向护栏驶去，这之后车子会折返，然后我们会被其他的汽车反复地碰撞，这将导致交通堵塞，急救队要花很长的时间才能把我从车子里救出来。等到他们找到我的时候，我应该已经流血而死了。他们要打电话通知我的家人，告诉他们我死亡的消息。这些画面就在我在高速路上用每小时65英里的速度行驶的同时，在我的脑海里放映。这些事情在我身上发生了很多次，事情进行得很顺利的时候我就已经在想，如果这件事发生了怎么办，如果那件事发生了怎么办？或者只是在想如果出现意外怎么办？我觉得我是想得太多了"。

并不是所有的ADHD患者都有这些情绪问题，但大部分都有至少一个或几个这样的问题。像是很容易被激怒、有是否伤害了他人的感情的困扰，或者有"现在就要"的急性子，又或是假设这件事或者那件事发生的话会怎样。在任何一种情况下，情绪都将充斥着ADHD患者的大脑，要让他们把情绪搁置、暂时不去想它，或者继续做其他的事情是非常困难的。在那一瞬间，这些情绪的问题就侵占了他们全部的思维空间。

这种思维被侵占并非是情绪问题给ADHD患者带来的唯一麻烦，管理这些情绪是执行功能的一个方面，也是经常给ADHD患者带来长期困扰的问题。

5. 记忆：利用工作记忆和回溯记忆 当被问到记忆力如何时，ADHD患者通常会回答说他们有非常好的记忆力，在家人里面是最好的，他们记住了家人都记不起来的事情。他们可能可以给你讲出十年前他们只看过一次的电影的整个故事情节的细节，也可能给你讲出5年前的"黄金强档"播出的每一个剧集，也可以可以复述很多年以前流行歌曲的所有歌词。即便他们可能拥有着很好的长时记忆，他们却可能就忘记了几分钟以前发生的事情。

ADHD患者的记忆问题往往不是长时记忆问题，而是短时的工作记忆问题。这一部分的记忆若是损伤，那么在你打电话给接线员想查找一些电话号码，又正好没有笔纸可以写下来的时候就会很困难。在那种情况下，ADHD患者可能会混淆一些电话号码，无法在大脑内储存足够长的时间以便直接拨号。工作记忆损伤就像是你走进一个房间去拿东西却在走进去的时候忘记了你是来拿什么的；或者是你下楼去拿某个东西以完成你的某个项目1，但在下楼的时候，你看到了一些很有趣或者需要你去做的事情，你就开始项目2，而完全忘记了楼上还有需要你完成的项目1。

如果一个ADHD学生举手要回答问题，但是老师先提问了另外一个人，等过了一阵子，老师再问他："你刚刚想说什么？"他可能会回答："对不起，我忘记我要说什么了，并且还忘记了问题是什么，能否请您再复述一遍问题呢？"这便是工作记忆损伤。同样地，如果一个人想着有5件东西他出去的时候必须拿着，但半个小时后，他可能只能想起来其中1个，而完全想不起其他的4个，即便这4个可能是性命攸关的。

很多ADHD患者在阅读过程中也会有记忆问题，尤其当这个阅读材料对他们来讲并不是很有趣的时候。他们读的时候完全知道和懂得书里面的内容，但几分钟后，他们可能只剩下非常模糊的记忆了。工作记忆就是帮助我们在做一件事情的同时记住其他的事情。

ADHD患者的工作记忆问题也会有其他的表现形式。工作记忆就好像是大脑里的搜索引擎，在一瞬间内要整理出来与他们关注到的、正在思考或完成的事件有关的多种多样的想法、记忆和场景。通常，ADHD患者会在考试的前一夜学习，然后找其他人来给他们按照考试内容模拟出考题。当天晚上他们可能知道所有的答案，第二天去考试，信心满满要拿高分。然而在考试的时候，他们前一天晚上记住的内容就消失了，他们没有办法再从大脑中找到。然后几个小时或者几天后，某些事件又触动了他们的记忆，他们之前学过又忘记了的东西在没有继续复习的情况下回到了脑海中。他们的问题不在于学不会，而是学会了，但当他们真正需要它们的时候，无法从脑海中提取出来。工作记忆则是负责这部分的搜索引擎。

6. 监测和自我调节行为 ADHD患者的行动活跃水平各不相同。有些患者在他们很小的时候，极其多动/冲动，常常躁动不安、没有办法静坐甚至坐着、没有办法停止说话或制造噪音。大部分人的这些多动/冲动行为在慢慢长大到学龄期或者青春期的时候减少。也有些人的这种多动问题一直持续到成年期。就好像他们只有两种速度模式：全速前进或睡着，没有中间模式。很多ADHD患者则是和其同龄人一样，部分时间很活跃，其他时间则不是。也有些ADHD患者非常沉闷，就好像一个"闷土豆"一样，需要用炸药才能让他们行动起来。

行动太快或者太慢并不是ADHD患者活动方面的唯一问题。其他的问题还包括过度的躯体活动、过度的语言活动、过多的冲动行为、没有充分考虑后果就开始采取行动。很多ADHD患者讲话非常快，下结论太武断。他们经常没有考虑后果就行动或讲出听起来很粗鲁且似乎没有经过考虑的话。这就可能打断了别人讲话或打扰了其他人正在做的事情。ADHD患者心里想的任何东西都脱口而出，全然不考虑是否不礼貌或侵犯他人。有时候他们会对他人的外表做一些很苛刻的批评，或者给出一些会伤害或挑衅他人的评论。

在儿童中，冲动行为会表现为过马路的时候不看行车。在成人中，可以表现为经常因为需要赶时间而开车超过路标上的速度限制，或者由于不耐烦前面的车速度太慢而以危险的方式超车；也可以表现为大话连篇，发表一些没有考虑到是否会伤害别人的言论。成年人中冲动行为还可以表现为没有充分考虑自己的承担能力，就冲动地购买看起来很吸引人的东西。

通常在这些情况下，缺乏的是对自身或所处环境的充分监测（如注意其他人是否在忙，驾驶的时候注意路标或交通规则等）。ADHD患者没有看清实质内容和顾全大局，而只是按照自己那一刻内心的感觉和兴趣去行事。ADHD患者常说他们总被别人抱怨不懂得什么时候停止独霸整个交谈，或者他们经常觉得自己想说的比其他人的要重要得多。其他的情景下，他们可能并不是对当前的情景监视不足，而是没有充分考虑事情的后续效应。

自我监测不仅包括在过马路、与人交谈、开车过程中需要的实时监测，也包括了长时间的自我监测，如在汽车冒烟之前记得加油，在买东西付款之前先查看自己的账户上还有多少钱，在接受一项新的邀请、项目或任务之前先看看自己是否已经给出了其他的承诺，记得回复某人电话或感谢其他人的礼物。对学生来讲，自我监测包括检查一个长期作业的截止日期以防在最后时刻还有一些没有完成的作业，留给准备考试充足的时间。这些自我监测的例子其实也表明了自我监测与其他的执行功能相互共生，如工作记忆、优先设定及启动工作等。

（1）执行功能各成分的动态交互作用：虽然在本文前面所示的执行功能表格中有6个独立的方框，每一个都有其各自的标签，但是这些功能并非单线或相互独立的。他们不像身高、体重或血压，大家都差不多在一个水平。方框中的标签可以看成是同时以多种形式相互作用的各相关工作记忆篮子上面的标签。想象一下你要完成一个完整的交谈、开车，或者做一顿饭。每一项上述的任务都需要一系列的快速回忆、组织、优先化思想、计划、目标和行动，然后开始行动并同时启动自我监测，并随时根据不同时间的变动对预计时间和行动做出微小或巨大的调整。

大部分时间中，这些动态的过程并非是逐个片段商讨或思考出来的，它们无意识地流动着。这里的无意识并非是精神动力学的压抑无意识，而是更为现代化的观念，叫作"自动化"。整个过程动作非常快，以至于没有时间商榷，只有在非发生了干扰进程或需要进一步商榷才能推进的、没有预见到的问题或阻力，行动才必须停止。这样的例子包括交谈中突然话题变换、被一些无关的事件打搅，或汽车司机突然碰上另一辆闯进来的汽车或前面的车子突然减速，或厨师看到锅里的东西已经沸腾，但电话在响需要接听，同时锅里的东西需要继续搅拌。

"自动化"就像篮球运动员在球场上运球、走步、靠近篮筐准备上篮等无缝衔接的系列动作。运动员不会对自己说："我先走左脚，下一步我要走右脚，现在我要往左避开防守，现在我要低下左边肩膀用右手抬起我的球，然后我要稍稍转下头，投篮。"这些动作被相互整合，并被快速、流利地按照次序执行，同时将根据变换的位置和其他运动员的动作做出相应的调整。执行功能是在动态交互作用下发挥作用，通常不会伴有太多有意识的思维和考虑。

（2）ADHD的中央谜团：在童年期或成年期ADHD患者中，有一个几乎所有人都共有的特性：尽管他们在组织、启动、集中注意、坚持努力、利用短时工作记忆上长期存在相当大的困难，但是，他们至少在一个或几个特定的活动或任务领域的执行中是完全没有困难的。

很多ADHD患儿在做作业或家务时非常痛苦，但在他们喜欢的运动或电子游戏上，他们可以非常认真。很多ADHD大学生，在他们非常喜欢的课程上可以获得非常好的成绩，但通常因为专业需要的其他课程没有及格而被退学。很多成年期ADHD患者在工作上未能得到提拔或者经常要换工作，并非是因为他们不熟悉工作或工作做不好，而往往是因为他们没有办法准时起床上班，或者经常忘记在截止日期前完成很重要的业务或提交报告。

很多各个年龄层的ADHD患者，都表现出一些神奇的能力，如可以回忆起多年前看的电影中的故事情节、很多仅听过一次的歌曲的歌词或曲调、多年前亲历过的事件中不重要的细节等，但他们很难记住几分钟前他们看过的书或听到的话。几乎所有的ADHD患者在某些任务或者情景下都能表现出惊人，或者至少是相当充分地利用多项执行功能的能力，但在其他的事情或日常生活中，即便他们知道这些任务非常重要，他们也非常想要完成，他们也无法胜任。ADHD的症状是慢性的，但在每一个患者中又有着非常惊人的例外，尤其是在他们完成非常感兴趣的某些特定的任务或行动时，或者是当他们意识到如果他们不即刻完成任务他们很快将面临严峻不良后果的时候。临床观察和实证研究一致性地阐述了ADHD症状是与情境相关的，并且有非常明显的个体差异性，这就是ADHD的中央谜团。

这个谜团悖论的经典案例就是拉里，拉里是一个粗壮的、有着浅棕色头发的初中生，他是学校冰球的守门员。在他考核的前一天，他以拦住了34个射门的成绩帮助队伍赢得了全州冰球的冠军。他是个非常好的守门员，同时也是个在IQ测试中拿到很高的成绩的非常聪明的学生。他想要拿到很好的成绩因为他的梦想是去上医学院，但他经常和他的老师们闹矛盾。他们经常说他："你偶尔会在课堂上发表一些非常有见解的评论，这让你看起来很聪明，但是你经常开小差，看窗外或者天花板。你偶尔会交上来一份非常棒的家庭作业论文，但大部分时间你甚至不知道家庭作业的内容是什么。"老师接着问，"你在打冰球的时候能很好地集中注意力，为什么你在上课的时候就不能呢？你为了冰球很努力地练习和保持体型，为什么就不能在家庭作业上花一样的功夫呢"。

在听到家长转述了常常从老师那里听来的抱怨后，拉里很平静地回答："我不知道为什么这个情况一直在发生。我对这件事和你们一样或者甚至比你们更加沮丧和着急……我知道我需要去做，我也很想去做，因为我知道这对我的余生很重要……我知道我应该能做到，但我就是做不到！我没有办法像对冰球一样，集中注意力做好我的家庭作业。"

动力和行动的不一致性是ADHD患者中最令人费解的。对患有ADHD的儿童或成人来讲，如果他们能够对某项任务有充分的兴趣并且能够集中精力做好的话，那么在其他他们认为重要的任务上，理论上应该也能做到。这种情况看起来像是简单的"缺乏意志力"，如果你在这件事情上能做到，为什么就不能在那件事情上，甚至更加重要的事情上做到一样的程度呢？但此情况并非是意志力的问题，而是大脑化学成分的动态变化问题。

我的一个患者曾经告诉我："我有一个跟性有关的比喻来向你展示患有ADHD是怎样的体验。就好像大脑的勃起障碍，如果你要面对的任务是能让你性唤起的，是你非常感兴趣的，你就会为它勃起并完成它；但如果那个任务你不是很有兴趣，没有办法让你性唤起，你就没有办法为它勃起也没有办法完成它。这跟你对自己讲了多少遍'我需要去做，我必须去做'没有关系。这不仅仅是一个意志力的问题。"

虽然从表面上看，ADHD像是仅仅缺乏了意志力，但最近的许多研究给出的许多证据支持ADHD并非是意志力的问题。大部分人努力地想要去了解的缺失的部分是这样的事实：当一个人面对他自己认为确实非常有趣的任务时，并不是因为别人告诉他这应该是非常有趣的，而是因为对于他来说，在那一刻这个任务能够带来吸引人的快乐，或者能够预警一些即将发生的、他们想要避免的不愉快。这种知觉，在有意识或无意识的情况下，瞬间改变了大脑的化学成分，但这个过程并非受主观意志控制。

ADHD 的另一个重要的特征是：这是一个带有"连续"性质的诊断，而非一个"分类"的诊断。ADHD 的所有特征每个人都偶尔会有，ADHD 患者只是在这些问题上更为严重并且受到长期困扰。ADHD 不像怀孕一样是"有或无"的状态，它更像抑郁。每个人都时不时会有情绪低落的状态，但一个人如果只是不高兴几天并不会有临床上抑郁障碍的诊断。同样地，ADHD 的诊断是给予那些有着明显的、持续的与 ADHD 症状相关的执行功能损伤的个体的。

考虑到 ADHD 的症状在每个人身上都偶尔会发生，如何判断哪些个体存在达到 ADHD 诊断标准的明显损伤就很重要。在本书的其他章节中会详细阐述对于 ADHD 患儿或成人的诊断的必要条件。在对 ADHD 神经心理学的讨论中，考虑执行功能的相互整合和动态质量，以及这些如何影响执行功能的评估过程，是非常重要的。

正如大脑皮质同时相互作用形成相互关联的皮质网络一样，各网络皮质区并非相互独立，而是以动态、快速切换组织模式的形式进行相互作用，从这些皮质网络动态相互作用中产生的执行功能，并不能通过孤立的、静态的评估检测出来。

把执行功能比喻成交响乐合唱团，我们可以更好地展开说明[5-6]。不管在合唱团中，音乐家们对自己的乐器多么精通，如果没有一个好的指挥家选择好的曲目、引导大家开始合奏、遵守时间阈、调节节奏、控制各声部的音量、在合适的时间引入或退出不同的乐器的话，他们也很难演奏出很好的交响乐。虽然每一个音乐家对自己的乐器都非常熟悉，但合唱团中微妙的、动态整合的功能，则主要取决于指挥的协调和管理的能力。同样地，大脑的各个网络成分的相互动态整合构成了大脑的复杂功能。并非每一个大脑网络成分都是对等的，有些网络管理着其他的网络。中央神经网络，包括了前额叶、边缘系统，以及部分小脑，是协调和整合认知功能的中心，正如指挥家管理整个交响乐合唱团一样。

用于评估个体的执行功能测验经常得出令人混淆的结果。Willcutt 等整理了对正常（$n=3\ 374$）以及患有 ADHD（$n=2\ 969$）的儿童和青少年使用执行功能的测验进行评估的 83 项研究，包括停止信号任务、porteus 迷宫、汉诺塔任务，以及威斯康星卡片分类任务等，并进行了 meta 分析，结果显示，与正常儿童相比，ADHD 患儿在反应抑制、觉醒、工作记忆和计划方面有着明显的功能障碍。这些研究的 meta 分析获得的效应值一般在中等水平（0.46～0.49）[7]。这些损伤并非在每一个 ADHD 个体中都能发现。

从童年期 ADHD 的相关数据，以及 Hervey、Epstein 和 Curry[8] 等对成年期 ADHD 患者的相关执行功能测验的综述和 meta 分析中，我们可以发现一个事实：如果把执行功能损伤定义为在执行功能测验中得到较低分数的话，许多，但非大部分 ADHD 患者有着明显的损伤。

当这些所谓执行功能测验被用于 ADHD 患者样本时，只有大概 1/3 的患者表现出明显的损伤。这里面存在较少的假阳性患者，但有很多假阴性患者。

相对于神经心理学测试而言，一个人在日常生活中完成这些复杂的、需要自我管理的任务的能力，能够更好地评估执行功能。Shallice 和 Burgess[9] 在一项研究中发现，对那些有额叶损伤的患者，他们在日常生活中无法很好地执行和完成那些需要计划、多线程的任务，但他们在传统的语言、记忆、知觉和执行功能的测验中却都能获得平均甚至高于平均正常人群的成绩。相似地，也有其他的研究尝试评估真实生活中的执行功能，Alderman 等[10] 评估成人在商场中执行任务的行为，Lawrence 等[11] 则监测在动物园游览过程中需要接受一系列指导的儿童的行为。这些虚构的场景可能比实验室内的测验更为有效，虽然他们缺乏灵活性，且无法囊括日常生活中执行功能可能涉及的各个维度。

Barkley[12-14] 和 Brown[6,15-16] 则声称 100% 的 ADHD 患者都存在执行功能损伤，但是 ADHD 患者的执行功能损伤实质上是一种发育性的损伤。Barkley[14] 给出了一个关于执行功能的详细描述，以评估日常生活执行功能的自我报告式评定量表、神经心理学的执行功能测验的有效性。他表示，这些执行功能测验仅仅评估了行为的简要范例，通常仅需要 5～30 min 的时间，以用于推断这些功能的长时间的模式。Barkley 指出，问卷的形式可以询问贯穿几周甚至几个月的行为模式，因而引出长时间的功能模式的数据。他同时强调，执行功能测验并没有评估执行功能的重要部分，如自我产生动机、对内容的认知，以及保持努力的持续性等。

Barkley 和 Brown 还强调执行功能的神经心理学测试缺乏生态效度。他们并没有充分地捕捉真实日常生活中的自我管理模式。Biederman 等[17]的一项研究提供了与本章节前述的模型类似的执行功能损伤自我评估问卷的数据的优越性。在一项对194 例成年期 ADHD 患者的研究中，Biederman 等比较了自我评估问卷与一整套执行功能测验的结果，结果显示两者只有中度的重合。执行功能测验主要识别那些智商或者成就测验评分较低的受试者。执行功能损伤的自我评估问卷则识别那些有着较多 ADHD 症状条目的、共病精神疾病的或者有人际交往障碍的受试者。

这些理论以及实证研究得出了这样的结论：ADHD 相关的执行功能损伤自我评估问卷应该常规纳入 ADHD 的临床诊断性评估中。

由于神经心理学的执行功能测验缺乏生态效度，并非每一个患者都有接受这些评估的条件，因此，它可能对于 ADHD 的诊断性评估价值有限。这些测验在脑损伤患者，如脑卒中、痴呆、创伤性脑损伤等疾病中往往更有价值[16]。

那些寻找对 ADHD"客观性"评估的人则声称要将电子化的脑电图（electroencephalogram，EEG）测试、电脑自动化注意与觉醒测验，以及神经影像学用于 ADHD 的诊断。但是，在过去的20 年中，在美国儿童青少年精神疾病学术委员会对 ADHD 的治疗指南中[18]，应对质疑、挑战这些技术的观点的循证依据并不充分。

并没有充足的证据支持电脑自动化的 EEG 测试（神经测试或大脑成像）、事件相关电位，或者神经影像学可以作为临床工具，即使它们在科学研究中具有很好的前景。电脑自动化注意与觉醒测验由于灵敏度和特异性较低，在临床诊断中作用也不大，但这些技术都是很有用的研究工具[16]。

脑成像研究也为纵向和横断面的童年期和成年期 ADHD 患者的大脑发育和功能研究贡献了很好的科研数据，相关研究工具如 SPECT、MRI、PET、fMRI 和多普勒组织成像（Doppler tissue imaging，DTI）还没有发展到可以用于有效评估 ADHD 的地步。部分原因和我们前面所讨论的执行功能测验的问题一样。这些瞬时的成像，并没有办法捕捉在长时间内不同场景下的大脑功能的多变性。神经影像学家 Bush[19]写到，目前神经影像学用于 ADHD 的诊断并没有被接受。利用神经影像学来研究 ADHD 的相关病理生理学虽然非常重要，但要把科学研究的发现（利用组内平均的数据）转化成临床有效的诊断工具（该影像学工具有诊断能力，并能可信地捕捉 ADHD 个体的生物学标志物）还是一个有待攻克的麻烦问题。需要记住，这些彩色的大脑的图片是带有戏剧性的，它（加上脑成像的高度技术性）可以不幸地造成错误解读或公然误用，我们需要斟酌使用[16]。

还要注意的是，ADHD 的执行功能损伤与智商低下并不一样。Delis 等在 2007 年对 470 名正常的儿童、青少年的执行功能和 IQ 进行相关性分析，发现 IQ 和执行功能是不同的认知领域，IQ 测试并不能提供充分的、全面的、高水平的执行功能评估。IQ 值只解释了该研究纳入的多项执行功能测验结果的 0～18% 的变异度。Ardila 等[20]对 50 名 13～16 岁的儿童的评估也得到了相似的结论，IQ 测试不足以用于评估个体执行功能。

Rommelse 等[21]的结果也支持了 IQ 与执行功能相互独立的说法。他们在大样本的 ADHD 病例对照研究中发现了 IQ 的组间差异并不能解释执行功能的组间差异，反之亦然。利用主成分分析，该研究还发现在同一个儿童中，IQ 和执行功能是相对独立的。这与 Schuck 和 Crinella[22]的关于 ADHD 患儿并不一定有着较低的 IQ 的言论一致。他们发现 IQ 和执行功能之间的相关性只解释了不到 5% 的个体变异度。这些数据与临床上观察到有些拥有非常高 IQ 的个体仍然有 ADHD 相关的明显的执行功能损伤是一致的[23-26]。

7. 结论

- 研究提供了 ADHD 是大脑执行功能发育性损伤的解读的新范式。
- ADHD 的相关损伤有时候在童年早期就有表现，但可能在童年中期、青少年期或成年期才变得明显。
- 执行功能的基础是大脑的多个区域以及连接这些区域的分散的神经网络。
- 目前 ADHD 相关执行功能损伤模型通常包括了动态相互作用的多个认知功能成分，以管理活动、注意力、成就、情绪、工作记忆、行为和相关功能。
- ADHD 的执行功能损伤根据其个体年龄和

当前环境需求会有所不同。
- ADHD的执行功能损伤通常是无意识的、自动化的。
- ADHD患者的执行功能损伤尽管给他们的日常生活的很多方面带来困难，但通常有一项或几项活动不存在执行功能损伤。
- 执行功能的损伤在每个人身上都会偶尔发生，但只有是明显的并且长期的损伤才能构成诊断。
- ADHD的相关损伤的最好评估方式是临床评估和常模化的评估问卷，而非神经心理学执行功能测验、电脑自动化测验或大脑神经成像。
- ADHD与IQ无关，它可以发生在智商为各个水平的个体身上。

（Thomas E. Brown 教授 编，吴赵敏 译，钱 英 刘 璐 校）

第二节 操作性执行功能

执行功能缺陷被认为是ADHD的核心认知缺陷。面对千变万化的世界，我们必须要不断地解决各种问题，为此需要实施计划行为、形成推理、解决问题、同时完成多项任务，以此来适应新的环境和遵守社会规范。而要做到这些，我们必须随时监控外部世界和内心活动，排除或抑制无关信息的干扰，选择必要的信息输入，对已有信息和当前信息进行比较、整合；我们需要抑制不必要的、但已形成的优势反应，以产生协调有序的动作和行为。完成这些活动所必需的高级认知功能就是执行功能（executive function，EF），即个体在实现特定目标或者完成复杂任务时，以灵活、优化的方式控制多种认知加工过程协同操作的认知神经机制[27]。

执行功能并不是指某个特定的、基本的认知过程，如感觉、理解、言语和记忆等，它和注意、推理、问题解决能力有一些交集，但不完全一样，执行功能基本上是对上述一般认知过程进行控制和调节的过程[28]。尽管执行功能的定义还在不断发展，大多数研究者同意这个术语应该用于描述优先排序、整合思考和调节其他认知功能这些相关功能。执行功能管理着大脑的认知功能，提供着自我调节的机制[29]。有个比喻说执行功能是交响乐的指挥家。无论乐池中的音乐家们可以多么熟练地演奏他们的乐器，但如果没有指挥家来挑选演奏的片段，指挥他们适时演奏，调整每个乐段的节奏和音量，适时引入或淡出不同乐器的演奏等，那么音乐家们就无法演奏出交响乐。尽管单独的每个音乐家都可以十分娴熟地演奏自己的乐器，乐队精细、动态和综合的效果还是主要依赖于指挥家的调整和管理能力[30]。

从整体性的角度讲，执行功能就像是大脑的首席执行官，指引监控着一系列认知加工过程，包括短时记忆、策略计划、选择性注意、持续注意、转换、抑制等[31]。Miyake等认为，几种主要的执行功能，如转换、抑制、更新之间既有一定程度的相关，又是相对可分离的[32]。不同的研究者对于执行功能的成分划分提出了不同的方法。Pineda等指出执行功能包括下列加工过程：自我调节、认知控制、对即时刺激反应的时间组织，以及注意控制[33]。Smith和Jonides概括了5种执行功能成分：注意、抑制、任务管理或定势切换、计划、监控和编码[34]。Collette和Van der Linden提出，执行功能可以分为刷新、抑制、切换和双任务协调4种成分[35]。评估现实生活的执行功能行为评定量表（BRIEF）将执行功能分为8个因子：抑制、转换、情感控制、启动、工作记忆、计划、组织、监控[36]。Brown建立的模型中包括6个认知功能模版：启动、聚焦、努力、情感管理、记忆、行为监控，共同组成了执行功能[30]。Brown指出，每个模版都并非单一的变量，更像一个篮子，里面包含了与之相关的各种认知能力[37]。

目前神经心理学评估研究中较常用的执行功能划分方法来自Pennington和Ozonoff，他们在1996年提出将EF分为5个成分：抑制、工作记忆、定势切换或灵活转换、计划、流畅性[28]。抑制包括3种内容：抑制潜在的优势反应、抑制正在进行的反应模式,以及干扰控制[38]。工作记忆是一种为了当前需要进行的认知操作而短期维持、处理和储存信息的能力[39],它相当于大脑中的剪贴板,短时保持加工需要的信息[40]。定势切换或灵活转换是指能够启动、转换和停止目标指向性的复杂行为[41],按任务需要或环境变化灵活转换注意力和专注点[27]。计划能力是指为了达到某个目标或者完成某个复杂任务而构建行动步骤的能力[42],通过完成一系列间接步骤而逐渐达到远期目标[38]。流畅性主要指个体的言语流畅性,即通过适当的聚类和有效的转换策略在言语存储库中回忆、搜索到符合条件的词汇[43]。

上述提及的执行功能各个成分也可被称为"冷执行功能"(cool EF),因为它们涉及的认知加工过程基本上不涵盖情感觉醒成分。与之相对,另外一些卷入了更多的"情感""信念""意愿"的执行功能成分被称为"热执行功能"(hot EF)。热执行功能与眶额叶皮质有关,而冷执行功能则与背外侧前额叶有关[44]。热执行功能研究常用的是心理理论任务[45]、情感决策任务[46]、延迟满足和博弈任务[47]。心理理论任务(theory of mind task,ToM)是一种理解和推测自己及他人心理状态的能力,包括愿望、信念、感受和意图等。理解了他人所思所想、所欲所往,便可以推测出他人的行为表现。心理理论能力在4岁时有着至关重要的发展,标志性的进展是错误信念的出现,即可以区分出表象和事实[48]。

一、执行功能的理论模型

对于执行功能的研究,主要存在以下理论模型:抑制控制理论[49]、工作记忆理论[50]、高级认知能力理论[51]、认知复杂性及控制理论(cognitive complexity and control theory,CCC)[52]、问题解决理论[53]。

1. 抑制控制理论 Carlson将执行功能定义为抑制控制的能力,即对自身行为的抑制能力。因为执行功能的障碍通常表现为容易犯持续性错误(perseverative errors),即持续重复不符合当前规则的优势反应,而"错误"可指发生本应该受到抑制的行为。因此执行功能被定义为抑制控制,执行功能障碍被解释为个体因为抑制机制的不成熟而不能抑制与目标冲突的优势反应倾向[49]。抑制控制理论不能涵盖执行功能包含的所有现象,比如任务中的计划、动作监控、事件来源监控等方面。抑制控制的确是执行功能的一个重要方面,但将执行功能等同于抑制能力是不准确的。并且,抑制控制理论无法区分各种任务引起的困难之间的内在联系和差别[53]。

2. 工作记忆理论 有的研究者很看重工作记忆在执行功能发展中的作用,认为执行功能与工作记忆的实际容量或者功能容量有关,执行功能失败的主要原因是工作记忆的实际容量或功能容量不足,由此提出执行功能的工作记忆理论[50]。事实上,完成任何认知任务都在某种程度上需要工作记忆的参与,在工作记忆容量达不到任务要求的情况下,任何人在完成相应任务时都会表现出某种困难。但是,并不仅仅是执行功能的任务才需要工作记忆的参与,仅仅利用工作记忆容量限制来解释执行功能缺陷可能只看到了问题的表面现象[53]。

3. 高级认知理论 这种观点是把执行功能定义为一种更高级的认知机制或能力。例如,Denckla和Reiss认为执行功能是一种认知模型,它由效应器的输出元素,包括抑制、工作记忆、做出反应所必需的组织策略等组成[51]。这种观点只是罗列了执行功能包含的一些成分,而没有进一步说明执行功能是如何获得的、执行功能的各种成分、计划与自我知觉之间存在怎样的功能关系等实质性问题。Zelazo等认为需要做的是抓住执行功能所包含的复杂过程的多样性,并描述这些复杂过程的特征,而不仅仅是列举这些过程[52]。

4. 认知复杂性及控制理论 这种观点是由Frye和Zelazo在1997年提出的。Zelazo等采取了将执行功能看作一种功能,而不是一种机制或认知结构的观点,认为功能本质上是根据其结果——"实现了什么"来定义的行为主义概念。就执行功能而言,其结果是深思熟虑后的问题解决[53]。要描述执行功能这样一个复杂功能的特征,需要以问题解决为中心,把问题解决的不同亚功能阶段有机结合起来,从而揭示这些阶段如何作用于结果。这种观点承认高级认知过程内在的层次性和复杂性,深入研究各亚阶段之间的相互作用,发展为之后的问题解决理论模型[52]。

5. 问题解决理论 Zelazo等1997年提出复杂功能有两个普遍的特征值得注意:第一,可以通过多种方式来实现同一目标;第二,本身具有内在层次性[53]。要描述一个复杂功能的特征在很大程度上就是要描述它的层次结构,描述各个亚功能的特征,并将这些亚功能围绕其恒定结果组织起来。要使执行功能包含的各种能力有意义,从而清楚地说明其对思维和动作的控制,就需要从宏观的角度来探索执行功能。他们试图把执行功能的概念建立在问题解决的基础上,提出一个基于问题解决的时间阶段(即从对问题的识别到解决所需的步骤)所建立的功能框架以研究执行功能。

Newell 和 Simon 认为,当一个人想要得到某种东西但无法立即知道通过怎样的一系列过程才能得到它时,他就面临一个"问题"[54]。许多学者曾试图描述问题解决过程中各个单独的步骤或阶段,做出了互有交叉重叠的解释。Zelazo 等对问题解决的分析得出了包含 4 个时间上和功能上不同步骤的框架:问题表征、计划、执行、评价。其中执行过程包含了形成意向和规则使用两个子步骤;评价过程包含错误觉察和错误修正两个子步骤[53]。

为了解决一个问题,必须首先构建一个问题空间(即对问题及可能的解决方法的表征),一旦获得了正确的问题表征,余下的步骤就能顺利完成。第二个阶段是进行计划,Newell 和 Simon 认为问题解决需要在多种可能的计划中搜寻选择一个可能有效的计划[54]。选择了计划之后,执行阶段就开始了。为了执行计划,一个人必须把计划保存在头脑中以指导思维和控制行为,即形成意向;把计划付诸实施,变成行动,即规则使用。最后,一个人需要对其行为进行评价,并确定问题是否得到了解决。执行功能的缺陷可以表现在任何一个加工过程中,包括对问题空间的持续表征(类似于功能固着)、对某一计划的持续使用、规则使用的失败,或不能有效利用错误信息等。问题解决的框架有助于把执行功能的各个方面组织起来,使研究者能够在问题解决过程的时间序列上准确地指出错误发生的位置[53]。

二、执行功能的发育生物学基础

1. 执行功能的脑基础 执行功能的概念源于对前额叶皮质损伤后果的分析,前额叶皮质的损伤会引起一系列神经心理的缺陷,如计划、概念形成、抽象思维、决策、认知灵活性、利用反馈、按时间先后对事件排序、对动作的监控等方面的困难[27,55],这些困难所对应的一系列能力就是"执行功能"这一术语最初的含义。

因为额叶,尤其是前额叶皮质一直被认为是与执行功能密切相关的脑结构,而前额叶损伤所导致的症状被称为"执行功能低下综合征"(dysexecutive syndroms)[56]。以前常常将执行功能和前额叶功能这两个术语交替使用,但实际上这二者并不是完全相等的。近年来随着各种脑功能研究方法的推广,研究者已逐渐认识到不同的执行功能并非定位于单一的脑区。

研究表明,与执行功能关系密切的脑结构有包括背外侧前额叶皮质、眶额叶、前扣带回和基底神经节等在内的额叶-纹状体环路,以及小脑等[27]。其中前额叶是最重要的一个部位,执行功能的实现可能很大程度上依赖于前额叶皮质与其他皮质及皮质下区域之间的动态交互作用,也就是说,不同的执行功能是脑的不同区域协同操作的结果[57]。

作为大脑最高级的部分,额叶的不同部位受损对执行功能的影响是不同的。不同的执行功能所依赖的脑区也有不同的侧重。在注意加工过程中,主要是前扣带回的激活起作用,同时背外侧前额叶皮质也有不同程度的参与;在反应抑制过程中,主要是背外侧前额叶皮质的活动起作用;任务管理过程主要需要背外侧前额叶皮质的激活,前扣带回的作用则不占优势;在完成对任务的监控时,存在右侧背外侧前额叶皮质的激活[27]。

Zelazo 等则根据背外侧前额叶皮质和眶额叶皮质在功能上的差异将执行功能划分为"冷执行功能"和"热执行功能"两个方面[58]。背外侧前额叶损伤可能会引起空间定位、对时间顺序的记忆、认知活动的整合、运动控制以及注意环境细节等方面的障碍,眶额叶的损伤则可能会导致情绪、主动性、自发性、冲动控制、模式维持和行为调节等方面的障碍[59]。

大量关于脑影像的研究证明 ADHD 患儿确实存在着额叶-纹状体环路的异常[60-61],包括前额叶皮质、尾状核和苍白球等部位,这些部位的异常与儿童存在的执行功能障碍密切相关。Semrud-Clikeman 等报道 10 例 ADHD 患者及 11 名正常对照经 MRI 检查,发现患者左侧尾状核头部较右侧小,且右额叶白质体积比正常组小。同时进行神经心理学测试相关性分析后发现,尾状核存在与正常对照组相反的不对称现象,而这种现象与其抑制功能缺陷明显相关[62]。Rubia 等对 7 例 ADHD 男童与 9 名正常对照行 fMRI 检查，发现 ADHD 患儿在执行停止信号任务和运动时间任务时，右侧正中前额叶皮质的激活较正常儿童减弱；在执行停止信号任务时，还存在右下前额叶皮质和左侧尾状核的激活减弱[63]。

小脑对执行功能影响的研究是近年来认知神经科学所取得的一个新进展。对 ADHD 患儿的脑结构成像研究显示，患儿的小脑蚓部体积小于正常对照组儿童[64]。对小脑损伤患者的神经心理学研究显示，这些患者在许多通常认为与额叶关系紧密的执行功能等方面都表现出一定程度的缺陷[65]。

2. 执行功能的遗传基础　家系研究发现，ADHD 患儿、其患病和未患病的同胞都存在执行功能缺陷，包括抑制功能和言语工作记忆，并且各指标在同胞间是相关的。

工作记忆包括短时记忆和执行功能的成分。对空间和言语工作记忆的双生子研究发现，工作记忆的存储受到遗传基因的显著影响，估计遗传度为 0.43～0.49，其遗传变异的一部分（11%～43%）是由共同的遗传因素决定的，这些共同的基因变异分别解释空间认知能力和言语认知能力的 64% 和 26%。工作记忆中还有一部分遗传变异（7%～30%）是由模式特异性的因素（空间或言语的）和存储特异性的因素决定的，后者对于言语模式特别重要。认知能力的变异不能用模式和存储相关的遗传变异解释，提示这些遗传变异对工作记忆是特异性的。

有研究发现调节轴突生长的钙黏着蛋白 13 基因（*CDH13*）与言语工作记忆有关。对于其他神经元发育相关基因尚没有研究，也没有全基因组的研究。

3. 执行功能的发展过程　执行功能的发展与前额叶皮质的发展有关，前额叶是脑中种系发生最晚的区域，也是个体发生成熟最慢的区域。前额叶的发展要持续到青少年，甚至是成年早期。执行功能的发展与之平行[42]。关于目前研究者对于执行功能发展的观点，总结如下。

执行功能最早于大概一岁末的时候发展[45]。在使用适当的发展性任务时，既有证据表明早期的执行功能在婴儿时期就开始了。Welsh 和 Pennington 在 1988 年指出，客体永久性任务和延迟寻找任务有延迟和障碍，需要目标定向行为，还需要适当的反应抑制。在学步儿童身上，处于萌芽状态的自我控制技能表明了执行功能的存在[67]。因此，Dawson 和 Guare 指出执行功能是人类潜在的固有的能力，在儿童生命初期，就存在执行功能的障碍，随着时间的推移将会逐渐显露[42]。

执行功能发展的年龄跨度很大，2～5 岁时会出现重大的发展，12 岁时即有一些执行功能的表现已达到成人水平，而另一些执行功能持续发展至成年期[45]。Tranel 等对前额叶功能正常发展的文献进行了总结，同样指出尽管有个体在生命初始两年就具备执行功能，但这些能力达到相当成熟的程度至少要到青春前期[68]。Welsh 等通过对 3～12 岁儿童的追踪研究了执行功能的发展过程，即考察哪种执行功能在哪个年龄阶段出现。研究发现执行功能的整合、成熟需要经过 3 个阶段，组织策略和计划行为大约在 6 岁会初步呈现；更复杂的组织计划能力、更完善的预测性检验和更有效的冲动控制，需等到 10 岁才能达到接近成人水平的成熟程度；而言语流畅性、动作序列和复杂计划技能则要到 12 岁以后才能达到成熟[69]。另一项研究则显示执行功能发展顺序为先是运动抑制和冲动控制，接着是选择性注意和持续性注意，最后是流畅性[70]。

执行功能在成年早期发展近乎完善之后，仅有的几项研究显示，执行功能到了老年期呈现出一定的衰退现象。Christ 等探讨了抑制能力的发展轨迹，发现儿童（6～15 岁）和老年人（61～82 岁）比成年人（17～22 岁）在抑制任务中的表现明显更差，从而说明抑制能力在童年早期开始逐渐发展，而在老年期开始逐渐衰退[71]。Cepeda 等对于转换能力的研究得到了同样的结论，转换消耗时间呈现出 "U" 型分布[72]。

执行功能的发展不仅被遗传基因影响着，也同样被生物学和社会学环境影响着[42-43]。如果生物学方面出现问题，例如常见的童年期发育障碍（ADHD、孤独症等），都可能引起不同方面的执行功能缺陷[45]。而社会环境因素同样对执行功能发展有着重要的影响，Klenberg 等的研究显示环境社会因素代表之一——父母教育水平对于儿童的执行功能发展水平有着明显影响，高教育水平家庭的儿童在视觉记忆、言语流畅性测试及塔任务中有着更好的表现，父母教育水平甚至比注意任务的测试成绩，与执行功能之间的联系更明显。这意味着流畅性等执行功能的发展与环境社会因素有关,但是,父母教育水平也在某种程度上体现了遗传的情况[70]。

4. 执行功能与智商的关系 关于执行功能和智商关系的观点目前尚不一致。一种观点认为执行功能是智商的成分之一,或者是智商的某种表现形式[73-74];另一种观点认为执行功能和智商的意义是不一样的[75-76]。大部分探讨执行功能表现和智商之间相关性的研究显示,智商与许多执行功能测验成绩具有一定的相关性[77-81],如言语智商和言语流畅性、操作智商和连线测试、智商和伦敦塔任务、智商与工作记忆等($r = 0.26 \sim 0.44$)。尽管相关系数很低,但确实具备统计学意义。

因此,一些考察 ADHD 执行功能特点的研究将智商作为匹配因素或者协变量,但结果却不尽相同[82]。有的研究考虑智商因素后,原本存在的执行功能表现差异消失了[82-84]。有的研究结果支持 ADHD 的执行功能差异并非由智力缺陷导致的[76,85]。

通过前人的研究可以看出,一方面,执行功能和智商确实存在一定的关联,并且智商越高,越有可能代偿认知能力的缺陷,他们可以运用他们的智力弥补实验室测试及学习考核的能力不足[86]。因此,有研究显示一般智力水平的 ADHD 患儿与正常儿童相比,执行功能受损非常显著;但是这种差异在高智商人群中相对减弱了[80]。另一方面,执行功能和智商是不一样的能力,它们之间的相关性很弱,且相关的大脑结构不同,前额叶受损的患者会遭受显著的执行功能受损,但智商却能够保持正常。研究同样显示 ADHD 患儿组有与正常儿童相当的智商水平,却存在显著的执行功能损害[76]。Brown 通过临床观察,发现部分 ADHD 个体即使智商很高,却仍然遭受着严重的执行功能损害[37]。

遗传基础的研究也发现,尽管 ADHD 患儿同时存在执行功能和智力水平的损害,它们在遗传上是相互独立的。著名的 ADHD 神经心理学方向的学者 Sergeant 在 2008 年的家系研究中发现,执行功能与 IQ 的相关不显著,执行功能的差异不能用 IQ 的差异来解释,反之亦然。在同胞中,执行功能与 IQ 的差异也是相关的,而并非在两个领域都有普遍的损害,那些 IQ 正常但 EF 受损的患者,其同胞也显示类似的 EF 与 IQ 失衡,但反之不显著[66]。

三、操作性执行功能的评估方法

评估执行功能的神经心理学测试存在很多种,目前尚无单一可靠的测试可以全面地评价执行功能。很多神经心理学测试反映的是广泛的加工过程,我们需要的是能够测量出某个特殊的加工过程的测试。测试的目的在于发现受试者认知加工过程中的缺陷、不足,通过在任务操作过程中增加或者减少对某个能力的要求来实现测试目的[57]。目前的大多数神经心理学测试,除了要求受试者保持一定的警觉性和相对稳定的注意力以外,从不同方面反映了执行功能的各个方面,如工作记忆、持续性注意力、抑制能力、言语的接收和运用能力、计划能力、概念形成能力等[87]。

1. 抑制能力 尽管抑制的概念在当前认知神经科学中频繁使用,但至今,认知神经科学对抑制却没有一个统一的界定[88]。如 Vander Molen 在 2000 年提及,最好从一系列加工的角度来定义抑制,抑制具有多种在时间(如前摄性、共作性、倒摄性)、形式(运动的、知觉的、语言的)和空间(内在和外在)维度上变化的操作特征。概括地讲,抑制指额叶功能所具有的一个共同的根本机制。细致地讲,抑制包含不同的机制,每种机制专门满足特定抑制功能的需要[89]。抑制概念通常描述一系列复杂水平上的多种功能,可以体现在多种抑制类型上,如集中注意中的抑制、被动抑制和主动抑制[90]。也有观点认为抑制是指控制无关信息进入并保持在工作记忆中,以及控制无关信息在整体上干扰认知加工的积极过程的压制过程。因此,不能将抑制理解为一个单一的机制,它可能包括不同的方面,且机制不同。它包括防止已部分激活但与目标无关的信息的通达、阻止不合情境的优势反应、压制不再相关的信息的激活等[35]。从以上观点来看,抑制可能包括很多种类,概括起来都可以归为执行控制下的抑制和相对自动的抑制两大范畴。相对自动的抑制指不需要自上而下的控制的抑制,如返回抑制、前脉冲抑制等[91]。

执行抑制是相对自动抑制而言的主动控制的抑制,指根据保持在工作记忆中的内在目标主动压制不恰当的运动或认知反应。执行抑制主要包括运动反应抑制、干扰控制或反应冲突、任务切换及认知抑制[92]。运动反应抑制指压制对不适当刺激的行为反应[27]；干扰控制或反应冲突则指抑制与目标行为产生竞争的事件或反应[38]；任务切换是指在加工复杂任务时，将注意在不同任务模式中进行切换，切换的过程既包括后继相关任务模式的积极施加，也包括不再相关的任务模式的解除[32]；认知抑制是对认知过程的压制，如在工作记忆中不断排除旧内容，从而将资源集中于新信息的加工[91]。

研究中针对不同的抑制类型，采用的实验范式各不相同。

(1) 运动反应抑制：

- 停止信号任务（Stop Signal Task，SST）：由Logan和同事创立并于1990年开始运用于儿童行为障碍的研究中[92]。测试要求受试者对一系列的刺激（通常为视觉）做出快速反应，在靶刺激呈现后的某个不可预期的时间间隔里会呈现一个停止信号（信号可为视觉或听觉呈现）。如果有停止信号出现，受试者需要立即终止对靶刺激的反应[90-91]。

- go/no-go任务：任务要求受试者对计算机屏幕上随机呈现的两种视觉刺激中的一种做出反应，而对另一种不做反应。需要受试者做出反应的刺激通常以较高频率呈现，从而使受试者对它产生优势反应。如果受试者对要求不做反应的刺激错误地进行反应，则被视为运动反应抑制的失败[91]。

- 对抗眼扫视任务：先在视野的外周呈现一个视觉信号，这时受试者的视线会反射性地朝向信号方向移动，对抗眼扫视的含义即告诉受试者不要向信号的方向扫视或信号相反的方向扫视。向信号方向错误地扫视或对信号方向产生预期性的提前扫视都被视为抑制失能[93]。

(2) 干扰控制或反应冲突：

- Stroop色词命名测验（Stroop Color and Word Test）：是Stroop在1935年首先使用的，用来测查干扰抑制能力[94]。Stroop测验一般包含基础阅读部分和干扰阅读部分。基础阅读部分基本上是自动加工过程，考察受试者的短时注意和阅读速度。受试者需要读出黑色墨水印刷的字（如"蓝""红""绿"）以及读出不同颜色干扰部分汉字的印刷颜色。干扰部分的汉字，印刷为不同的颜色，要求受试者读出汉字印刷的颜色而非汉字本身（如用绿色印刷"红"字，要求读"绿"而非"红"），此时需要抑制住对于字义本身的自动加工反应，而去对颜色进行命名[95]。一般来说，在规定时间内正确命名的个数或者完成规定反应数所需时间的长短，可以反应抑制能力，也可以计算出相应的干扰效应值进行分析[96]。在干扰任务中，还可设计字义与颜色不符合（如蓝色印刷"红"字）和字义与颜色符合时（如蓝色印刷"蓝"字），通过受试者的完成情况来考察抑制能力[95-96]。Stroop色词命名测验已经翻译为不同的语言版本，包括中文版本[97]。因为不同神经学家研究的需要，Stroop测验也存在很多变异版本，如阅读卡片的数量从2至4张不等；每张卡片包含的刺激数量，少则17个，多则176个；字的颜色少则3种，多则5种；评分方法也有差异，有的采用完成一定字数的时间消耗，有的采用限定时间内的完成字数。一般来说，增加卡片的张数、刺激数和颜色种类可使测验的难度和复杂性增加，需要更强的注意控制、更大的可塑性[98-99]。

- flanker（侧翼干扰）任务：经典的flanker任务中，在中央呈现靶刺激（例如字母R或字母L，分别代表以左手或右手进行反应），而在中央刺激的两侧会同时呈现与它不一致（如LLRLL）或一致（如RRRRR）的刺激。要求受试者只对中央的刺激做出反应。因此，两侧同时呈现的刺激与中央刺激不一致时，即会产生干扰效应。一般情况下，相比于一致刺激条件，对不一致刺激条件的反应，不仅反应时更长，精确性也更低[90-91]。

- 刺激-反应匹配任务：任务设计会使得刺激呈现的空间位置（如位于视野的左边）与要求受试者进行反应的身体部位（如右手）之间有一种冲突。当靶刺激与身体反应部位不一致时（如亮点出现在视野左侧，要求受试者用右手进行反应），相较于一致的情况（如亮点出现在视野左侧，要求受试者用左手进行反应），会产生干扰效应，需要受试者进行冲突抑制。通过这两种条件下的反应时或错误率的差异考察抑制情况[100]。

（3）任务切换：实验范式的一般做法是要求受试者在两种任务要求之间灵活地切换注意。例如，在屏幕上随机呈现一系列数字，一种任务要求是报告数字是奇数还是偶数，另一种任务要求是报告数字是大于某个数还是小于某个数。对切换项（由前一个任务模式转向新的任务模式的试验项目）的反应时，要相对长于对非切换项（重复前面任务模式的试验项目）的反应时，这种差异评估的即是任务切换的能力[90-91]。

（4）认知抑制：指导性遗忘任务是指先给试者看一组很容易命名的图片，之后告诉受试者忘掉这组图片的名称，随后再给受试者看第二组图片，并要求他们记住图片的名称。一般认为不能正确回忆出一定数量的、需要记住的名称（即第二组图片的名称）或超限量地回忆了应该忘记的名称（即第一组图片的名称），就被认为是认知抑制失败[91]。

2. 工作记忆 工作记忆的概念最初由 Baddeley 和 Hitch 于 1974 年在分析短时记忆的基础上提出。按照 Baddeley 的观点，工作记忆是一种对信息进行暂时加工和贮存的能量有限的记忆系统，它由三个子系统组成：语音回路、视空间模板和中央执行器。其中语音回路负责语词（verbal）形式的信息编码及暂时贮存，视空间模板负责视空间信息的编码和暂时贮存，中央执行器负责工作记忆系统中信息加工的控制与协调。根据这一理论，神经心理学研究者以不同材料设计了不同形式的工作记忆测量任务[101-102]。

- 自我顺序指示任务（Self-Ordered Pointing Task，SOPT）：最早的 SOPT 又称为物体顺序任务，是研究视觉工作记忆的经典任务[103]。研究者向受试者呈现一系列卡片。首先，第一张卡片上有 4 个抽象设计的图案，要求受试者任意指出其中一张。然后，呈现给受试者下一张卡片，图案与前面的完全一样，但空间位置发生了变化，要求受试者指出刚才没有指过的图案。以此类推，每一系列呈现 3 次。任务中每张卡片上图案数目增加时（分别为 4、6、8、12 个图案），对工作记忆的要求也在增加。此研究方法实际上是一种图片记忆广度的测量，完成这种任务需要将记忆中的图片和现实知觉的图片相比较并做出决策。当图片的数量超出儿童的记忆广度时，儿童将不能在头脑中实现这种比较，这表现为行动上的失败，即不能利用思维活动正确地支配外部行为。每一难度级别的错误数将被统计计算，随着难度增大，工作记忆缺陷的儿童错误数增加的幅度会比正常儿童大[104]。

- 数字广度测试（Digit Span Test）：韦氏智力量表中的亚项目之一[105]，常用作对言语工作记忆的评估方法，分为顺背数字和倒背数字。在顺背部分，评估者依次读出数字，要求受试者即刻按照顺序回忆背出来，位数不断增多，难度也就不断增大。当顺背位数超过受试者记忆储存容量时，受试者将会无法完成任务。顺背数字测试了短期听觉记忆、顺序加工能力和简单的言语表达能力[106]。倒背部分，不仅需要受试者在短时记忆中储存数字信息，还要对这些信息进行加工处理，以相反的顺序背出。因此，倒背数字任务还涉及了中央执行系统，工作记忆缺陷的儿童在倒背数字任务中会表现出更加明显的缺陷[107]。

- Rey 复杂图形记忆测试（Rey Osterrieth Complex Figure Test，RCFT）：RCFT 是非常实用的神经心理学测试工具之一，不仅考察了视空间结构能力，还考查了视觉工作记忆，以及组织技巧[99]。RCFT 的测验材料是一个由许多线条构成的复杂几何图形。要求受试者在观察图形 30 s 后，立刻回忆出几何图形。约 20 min 后，在事先没有提醒的情况下，要求受试者凭记忆再次绘出图形，以此观察受试者的短时记忆、长时记忆和遗忘情况[80,108]。不同的神经心理学研究者，根据研究所需，发展和采用不同的 Rey 复杂图形评分标准[109]。传统的两种评分方法分别针对图形的结构与细节记忆情况做出了评估。结构评分系统将 Rey 复杂图形分为 5 个主要结构元素：大矩形、对角线、垂直平分线、水平平分线、右侧的三角形。每一个完整的结构单位获得相应的分数，除了大矩形为2分以外，其他结构单位各1分，因为大矩形为Rey复杂图形组织结构的基础元素。因此，Rey复杂图形结构评分为0～6分不等[110]。细节评分系统将Rey复杂图形分割为18个元素，根据受试者所画的每个元素的形状和位置情况给予0.5～2分，因此细节评分从0～36分不等[99]。

3. 计划能力 考察计划能力最常用的测试就是汉诺塔任务（tower of Hanoi，ToH）。汉诺塔是一个无法一步就位的问题，受试者需要计划出遵守规则的合理步骤顺序，尽量用最少的操作步骤，将塔从初始排列状态移动到目标排列状态[111]。不同的神经心理学研究者采用了不同模式的汉诺塔任务，有的是出示难度不断递增的初始状态和目标状态，考察受试者能够成功完成难题的级别[112]；有的是出示给受试者4～5个圆盘，从小到大依次摆放在最左边的木桩上，考察受试者成功将圆盘移动到最右边木桩，同样按照从小到大排列的过程中，所需要的时间和步数情况[113]。无论是哪种形式，任务的完成都需要受试者利用被告知的特定规则，按照一定的计划，有步骤地解决问题。因此汉诺塔及派生出来的类似任务都是考察计划能力的经典任务[114]。汉诺塔任务的规则是：①一次只能移动一个圆盘；②较大的圆盘不能够放在较小的圆盘上面；③完成任务的过程中，圆盘必须要么处在被移动的过程中，要么处在木桩上[112]。汉诺塔任务记录的主要指标包括起始时间（被告知任务开始后到受试者第一步操作的时间）、成功完成任务的总时间、操作总步数，以及违规的次数。一般来说，汉诺塔任务没有时间限制，直到受试者成功完成任务或者声称任务太难了无法完成时结束测试[113]。

完成汉诺塔任务需要对圆盘的移动顺序进行计划，包括在圆盘移动前的预先性计划以及移动过程中的回顾性计划这两种情况[115-116]。当汉诺塔问题呈现后，在开始第一步移动之前，大多数受试者都会根据设定好的目标状态对圆盘的移动顺序进行预先计划，以决定圆盘的移动顺序。这表现在受试者的第一步移动时间相对于以后其他每步的移动时间更长一些[116]。但是有研究者认为，受试者解决汉诺塔问题的计划能力受到问题难度的影响，受试者只限于对当前问题状态之后的几步移动进行计划，不可能考虑得更远。因此，这种预先性计划能力只对较容易的问题（如3个或4个圆盘的任务）产生影响，对于更难的问题影响不大。在第一步移动以后的移动过程中，受试者一直在进行回顾性计划活动，这在较难的问题中表现更为明显。在移动过程中回顾性计划活动主要有两种作用，第一种作用是将先前成功的移动再运用到当前的移动中来；第二种作用是避免出现同之前相同的错误移动[115]。另外，在移动过程中，受试者还可能将最终目标分解成不同的子目标，并与问题的当前状态比较，以决定如何移动圆盘[117]。

有研究者提出，抑制能力也参与汉诺塔问题的解决过程[118]。通常情况下，为了把更大的圆盘先放置于指定位置，必须让较小的圆盘暂时偏离其最终应该放置的位置。但受试者的自然反应总是"尽快"将圆盘移动到最终的目的地，这与受试者不知道这些圆盘的相互依存性（即较大圆盘的移动依赖于较小圆盘的移动）有很大关系[119]。另外，在移动的过程中，受试者可能会受到"尽快将目标柱清空"这种不适当启发的影响，其影响结果通常会导致较大错误，使移动步数更多，完成时间更长。这些都可能与抑制能力不足有关。值得注意的是，问题的难度也可能会影响这种抑制能力。汉诺塔问题中的圆盘数越多，所需要的移动步数也越多，移动中的"陷阱"就越多，对受试者的抑制能力的要求就越高[117]。应该注意到，工作记忆也参与汉诺塔问题解决的整个过程[118]。解决汉诺塔问题的过程中，离不开对圆盘位置的空间记忆，这种在移动圆盘的同时又要记住特定圆盘的位置无疑主要是一种工作记忆活动。在解决汉诺塔问题的过程中，受试者必须记住圆盘的位置，同时储存已经操作过的移动步骤，避免出现同样的失误[120]。

4. 认知转换 认知转换能力是一种在目标（指导语）引导下的、内源性的注意控制机制。它具体体现为当两项任务竞争同一认知资源时，对两项任务相互转换的控制过程[32]。威斯康星卡片分类任务（Wisconsin Card Sorting Test，WCST）最早应用的目的是为了评定问题解决和决策制定能力[121]。如今WCST逐渐发展为评估认知转换的经典任务之一，需要受试者发现规则，而后随着规则改变而灵活转换策略。因此，WCST评估了认知转换、抽象思维及持续注意能力[122]。

任务开始时，电脑屏幕呈现4张刺激卡片作为模版，固定不变。内容分别是1个红色圆圈、2个黄色三角形、3个绿色五角星、4个蓝色十字形。接着呈现128张刺激卡片，每张卡片均有某个元素与模版卡片相同，但是在颜色、图形数量或者图形形状上又存在差异。受试者需要将这128张卡片匹配归类到某一个模板卡片中，并且被告知分类结果正确与否。一开始，正确的分类标准是颜色，一旦受试者正确分类10张卡片后，电脑自动切换分类标准为图形形状。受试者不会直接得到有关分类标准更改成哪个维度的信息，只能根据电脑给予的反馈进行推断。测试持续到受试者成功完成6轮分类或者完成所有的128张卡片分类为止。考察指标主要是完成分类数目、总错误数、持续性错误数等[123]。完成WCST任务需要具备的能力是：第一，儿童对刺激卡片和目标卡片的相似性抽取能力；第二，分类维度改变后，儿童抑制先前规则以发现新规则的能力。通常在这项任务中，转换能力低下的儿童由于不能在分类规则中灵活转换而犯持续性错误。同时，这项任务要求儿童不断地推测目标维度、发现新规则。在任务中工作记忆扮演了重要角色。另外，在尝试分类维度时，获得错误信号意味着假设维度错误。这种问题解决过程中的假设检验也起着重要作用[124]。

连线测试（Trail Making Test，TMT）是考察认知转换能力的另一个常用测验[125]。TMT包括A和B两个部分，A部分中25个写有数字（1~25）的圆圈随机分布在一张A4的纸张上，要求受试者对这些圆圈按照数字大小顺序依次连线；在B部分，纸张上的圆圈则包含了数字1~13和字母A~L，要求受试者在数字1~13和字母A~L之间进行持续转换地连线（即1→A→2→B→3→C，依此类推）。如果受试者连线错误，将会得到提醒，以保证按照正确的顺序连接25个目标。不论在A部分还是B部分，受试者都被要求尽快且准确地完成任务，完成任务的时间被当作考察的对象[113]。

连线测试的A部分，在一定程度上反映了受试者的视觉-运动能力。受试者需要迅速进行视觉扫描和信息加工，并且具备一定的书写运动速度，以便尽快且准确地完成顺序连线。连线测试的B部分主要考察了认知转换的能力。受试者需要迅速建立和改变心理定向，以便在不同的顺序之间完成灵活的切换[123,125]。另外，工作记忆和抑制能力也参与了任务的完成[96]。

5. 流畅性　言语流畅性测试（Verbal Fluency Test）主要包括两种类型：音位流畅性测试（Phonemic Fluency test）和语义流畅性测试（Semantic Fluency test）。音位流畅性测试要求受试者在固定时间内（如1 min）说出以某个字母（如F、A、S）开头的一些词。语义流畅性测验要求受试者在固定时间内尽可能多地说出某一类别的名字，例如动物或者食物，需要受试者把特定的词归到同一语义类别中。流畅性测试中包含的认知过程是：言语加工速度、言语词汇量、工作记忆、抑制和模式维持[126]。完成言语流畅性测试需要使用的策略包括聚类和转换[127]。聚类是指把相关的词语聚集在某一特定类别中，如在动物属性归类中，可分为"哺乳动物""脊椎动物""爬行动物"等。转换是指当回忆一个类别的词语穷尽时，能够立即转换到另一个类别中进行搜索回忆。较为有效的策略是能够在某一聚类中尽可能多地回忆以及及时灵活地转换类别[43,127]。完成言语流畅性测试的基础条件是受试者必须具有完整的语义信息，并能对这些信息进行有效的通达提取。语义信息的组织由颞叶来控制，皮质没有激活和语言反复不止（即缺乏认知控制）会导致言语流畅性的成绩低下[128]。另外，精神运动速度缓慢也是导致言语流畅性减弱的一个原因[129]。

6. 热执行功能任务　错误信念任务（False Belief Task）：由Wimmer和Perner于1983年首创，一直被认为是研究儿童心理理论的标准范式[130]，通常也叫作"意外地点任务"（Unexpected Location Task）。错误信念任务为受试者讲述一个故事：两个儿童（Bert和Ernie）一起在玩皮球，玩了一阵子之后，Bert把皮球放在蓝色盒子里，然后一起离开了。后来，Ernie回来了，又拿出皮球来玩，玩累了之后就把皮球放在红色盒子里，然后就离开了。最后，Bert回来了，他想拿皮球玩。这个时候，提出错误信念问题——Bert认为皮球在哪个盒子里[131]。故事内容有不同的版本，但包含的核心内容是主角希望找到的物品存在一个不知情的移动过程，因此主角对于物品的位置存在着错误信念。询问受试者，故事的主角会去哪里寻找物品，即可考察受试者对于故事主角错误信念的理解能力[48]。为了防止受试者意外猜对了答案，设置两个记忆问题的对照问题：主角最开始把物品放在哪里；现实问题是现在物品实际上放在哪里[132]。

- 表征变化任务（Representational Change Task）：通常也叫作"意外内容任务"，也是考察心理理论的常用任务之一[133]。研究者首先向受试者展示一个很典型的容器（如糖果盒），并询问受试者认为盒子里装的是什么，一般来说，受试者会回答糖果。之后研究者将盒子打开，里面装着意想不到的内容物（如纸张）。盖上盒子之后，询问受试者关于自己先前的错误信念的问题："当你第一次看到这个盒子，尚未打开的时候，你觉得里面装的是什么？"询问受试者关于他人错误信念的问题："其他人（如 Ernie）从未打开过这个盒子，他会认为这里面装的是什么[48,131,132]？"在这个任务中，受试者先根据容器的外表提取表征信息，推测容器内的物品，然后意外地发现容器内所装物品并非如他所料。这时第一个问题可以考察受试者是否能够对自己先前的心理活动进行认识，第二个问题考察受试者是否可以理解他人的错误信念从而推测他人的想法[132]。
- 儿童博弈任务（Children's Gambling Task）：是简化了的 Bechara 等[134]研究中使用的爱荷华博弈任务（Iowa Gambling Task），从而适合评估儿童的热执行功能[135]。在电脑屏幕上出示给受试者 4 扇门（A-D），所有门都有同样的大小和外观，每扇门底下坐着一只驴。受试者通过在标准键盘上按 C、V、B 和 N 四个键来打开 4 扇门，每选择某一扇门，意味着获得或者损失数量不等的苹果。任务的目标是尽可能多地获得苹果。屏幕下方通过绿色/红色的显示条提示受试者获得/损失苹果。受试者可以选择打开任何一扇门，每次选择获得和损失苹果的数量各不相同，但是受试者对于这方面的设计安排毫不知情。打开 200 次门后测试结束。标准博弈任务的获得/损失安排如下：受试者每一次选择都可能受到奖励或惩罚，A 和 B 的奖励比 C 和 D 更高，与此同时，A 和 B 受到的惩罚也比 C 和 D 更重。A 和 B 在整个过程中惩罚的总数量相当，但频率不同。A 比 B 出现惩罚的次数更频繁，但是力度不如 B 大。C 和 D 的惩罚总数量同样相当，C 比 D 更频繁地出现更小的惩罚。从长远来看，A 和 B 没有 C 和 D 有利，因为 A 和 B 最后的累积结果是损失，而 C 和 D 是获利[135]。儿童博弈任务主要是针对受试者情感决策的考察，从而推断出热执行功能发展的情况。它还考察了受试者对受即时愿望支配的动作的控制能力，以及预测他们的动作将会产生的后果的能力[136]。

四、注意缺陷多动障碍儿童的执行功能缺陷

ADHD 的病因和发病机制至今尚不明确。为了更有效地理解 ADHD 的发病机制，在过去十几年的时间里，针对 ADHD 神经心理学缺陷为主导的病因机制研究，先后建立起 ADHD 的五大理论模型，即行为的抑制/激活模型[137]、延迟满足困难模型[138]、执行功能模型[28]、抑制模型[38]和认知能量模型[139]。以上模型分别从不同的神经心理学角度阐述 ADHD 的神经心理学功能缺陷。

行为的抑制/激活模型由 Quay 在 1993 年提出，是在对奖赏、耗竭状态下的心率和皮肤电阻等心理生理指标研究基础上，提出 ADHD 患儿存在行为抑制系统（behavior inhibition system，BIS）和行为兴奋系统（behavior activation system，BAS）的不平衡，从而导致 ADHD 患儿很难维持一种适应性的行为[137]。Quay 认为 ADHD 主要与 BIS 减弱有关，而反社会行为则主要与 BAS 增强有关。

延迟满足困难模型[138]的基本观点是 ADHD 患儿不倾向于选择延迟的满足，尽量逃避和避免延迟，即在立即得到的微小奖赏与延迟获得的更有价值的奖赏之间，他们更愿意接受前者。因此在有选择的时候，ADHD 表现为冲动，以使延迟最小化；在无选择的时候，注意分散到周围环境中，为了加速对于时间过程的知觉、逃避对于延迟的主观体验，呈现出多动，即持续的兴奋状

态，以减少对于时间的关注和强调。

执行功能模型的提出者 Pennington 和 Ozonoff 在 1996 年发现 ADHD 患儿在执行功能任务中表现出了广泛的缺陷，认为 ADHD 是一种特征性的与前额叶功能失调有关的执行功能疾病[28]。但是他们同时也发现 ADHD 患者在除了警觉之外的多个非执行功能任务中表现受损，因此推测 ADHD 同时具备特征性和一般性功能受损，表现为以执行功能受损，尤其是抑制能力缺陷为核心，同时存在广泛的认知能力不足。

Barkley 在 1997 年提出的抑制模型影响广泛而深刻，目前仍然被认为是解释 ADHD 临床症状和行为缺陷的最佳理论模型[38]。此模型认为，ADHD 认知功能的缺陷最终可以归结为"抑制不能"这一核心症状上。正是由于抑制功能的受损，导致 ADHD 在执行功能的其他五个方面，即工作记忆、言语的内化、情感－动机－觉醒的自我调节、重构（行为的分解和综合）、运动控制等方面表现出缺陷，使 ADHD 患者在临床上表现出注意缺陷、多动、冲动等症状。

Sergeant 在 2000 年提出的认知能量模型从三个水平探讨并解释了 ADHD 患儿存在的缺陷：最低一级认知过程包括编码、中央加工和反应组织，ADHD 患儿仅表现出反应组织的缺损；第二级由三个能量库（唤醒、激活与作用力）组成，ADHD 患儿的缺陷主要与激活或作用力有关；第三级是执行功能控制系统，ADHD 患儿存在明显的缺陷。Sergeant 认为 ADHD 患儿不仅存在多项执行功能障碍，同时还无法有效调整自身状态来满足任务和情境的需要，其最本质的缺陷是在能量的维持和资源分配方面，并进而导致了抑制不能这个二级症状[139]。

最近，Sergeant 对于认知－能量模型的重新总结[140]，以及 Sonuga Bark 在原有延迟满足困难模型的基础上，整合执行功能缺陷的观点，发展出双通路模型。它除了强调执行功能低下在 ADHD 的症状解释和疾病机制中的重要作用以外，同时还强调了皮质下结构及其功能改变在该病的症状和疾病机制解释中所参与和发挥的作用[141]。

正如 Sergeant 在 2003 年总结的那样，不同理论模型对于前额叶及以前额叶为载体的执行功能的关注，体现了对于 ADHD 患者"自上而下"认知加工机制中"top"的深入研究；对于皮质下脑区及其功能的关注，如觉醒、动机、努力和奖赏等功能，则体现了对于 ADHD 患者"自下而上"认知加工机制中"bottom"的深入研究。总之，尽管五大理论模型的侧重点各有不同，尽管"top"和"bottom"都可能参与，并协同导致了行为学水平的异常临床症状，但执行功能低下，尤其是执行抑制缺陷在 ADHD 发病机制中的重要地位仍然是毋庸置疑的，深入研究 ADHD 的执行功能对于探讨发病机制以及探索治疗方法都具有重要的意义[140]。

20 世纪 90 年代可以被视为 ADHD "执行功能失调"的时代[142]，目前，越来越多的研究者支持 ADHD 患者存在执行功能缺陷，大量神经心理学试验都发现了 ADHD 患者在任务表现中存在不足，因此认为执行功能缺陷是 ADHD 的核心元素[143-144]。并且在神经影像学研究中，ADHD 患者前额叶环路的功能缺陷几乎得到了一致的认可[60-61]，而前额叶的功能直接影响到了执行功能的情况[38,142]。因此，对于 ADHD 患者执行功能的关注也就成为了研究的热点。目前对于 ADHD 执行功能特征的评估尚未完善，并且对 ADHD 患者已经存在的执行功能缺陷如何进行矫正、改善也是一个挑战。因此，对 ADHD 患者的执行功能进行全面的评估和深入的探讨，进一步探索改善执行功能的新方法，既可以深化对 ADHD 的神经心理学的认识，也具有相当重要的临床意义和价值。

下面综述 ADHD 执行功能的研究现状，以及目前对于改善执行功能缺陷的方法的研究最新进展。

1. ADHD 患者执行功能缺陷的总体特点

神经影像学研究[60-61,63]显示，ADHD 患儿存在额叶皮质、纹状体、基底神经节的损害，尤其是额叶－基底节环路功能存在异常。额叶病变及功能异常可导致执行功能损害[38,142]，因此认为，ADHD 患儿会存在执行功能的缺陷，即使到成年期这种大脑功能的异常也无法缓解，同样与前额叶的功能异常有关[145]。很多研究者使用各种评估方法，如威斯康星卡片分类任务、汉诺塔/伦敦塔任务、Stroop 色词命名测验、言语流畅性测试、儿童博弈任务等，考察受试者的执行功能情况。Chan 等在 2008 年总结了近年来神经心理学家常用的执行功能测验，认为这些基于执行功能理论或模型发展而来的测试能够敏感地评估前额叶皮质的功能状态，有些任务范式已经通过神经影像学研究证实了任务过程中前额叶皮质活动的卷入。文献还清晰地列举了各种测试着重评估的执行功能成分[146]。多数研究结果表明童年期和成年期ADHD患者在这些执行功能测试中，比正常人表现差，一些研究者开始将ADHD描述为一种执行功能障碍的疾病[30]。

Sergeant等在2002年对ADHD患者的执行功能研究进行了详细的综述，分别从抑制、认知转换、工作记忆、计划、流畅性这5个执行功能成分探讨了ADHD患者的执行功能特点，发现ADHD患者的确在一些执行功能测验中表现不足，尤其是在停止信号任务和Stroop色词命名测验中表现出了明显的抑制能力缺陷[57]。Barkley在1997年提出反应抑制缺陷是ADHD的核心缺陷，是其他执行功能损害的根源，即其他执行功能的发挥依赖于完好的抑制功能[38]。

停止信号任务中，受试者对停止信号的反应时间（stop signa reaction time，SSRT）反映的是抑制速度，这一指标客观上反映受试者在行为准备过程中的抑制能力[57]。Rubia等在1998年比较了多动儿童和对照儿童在停止信号任务中的表现，发现无论停止信号是通过外在还是内在形式给予，多动患儿的SSRT明显长于对照儿童，说明他们更难有效地抑制行为反应[147]。Nigg在1999年在研究中对ADHD-C型进行了严格的匹配，包括年龄，智商，并且控制了ODD/CD、学习障碍、焦虑障碍等共病情况，评估结果发现ADHD患者呈现出显著减慢的SSRT，说明抑制控制不良[148]。其他研究发现，在匹配了年龄和智商后，单纯ADHD患者与对照儿童相比，同样存在明显的运动抑制困难，SSRT显著延长[149-150]。Sergeant等在2003年对8项进行停止信号任务的研究进行了meta分析，有7项研究显示ADHD患者与正常对照儿童之间存在差异，ADHD患儿的SSRT平均比正常对照儿童慢了103 ms[140]。

为成功完成Stroop任务，受试者需要集中与注意任务相关的信息加工而抑制与注意任务无关的信息加工。ADHD患儿，甚至一些成人的Stroop色词命名测验研究发现，他们总是表现得比正常对照差[151]。尤其在存在干扰的部分，ADHD患者完成任务所需的时间更长，出现的错误更多[38]。这说明对于优势反应的抑制控制缺陷，抗干扰能力低下，是ADHD的显著特点之一[152]。Seidman等[153]对ADHD组和对照组进行Stroop色词命名测验，发现当给予的刺激字与色纸颜色相矛盾时，ADHD组的颜色命名时间较对照组明显延长；当给予的刺激字与色纸颜色相一致时，颜色命名的时间则与对照组一样。Shallice等的研究同样发现ADHD组患儿字义干扰时间较对照组儿童明显延长，提示ADHD患儿在遇到与任务不相关的信息时，对干扰产生的抑制能力较正常儿童差[143]。Homack和Riccio 2004年的meta分析中显示，ADHD患者在Stroop色词命名测验中持续明显地呈现出薄弱的表现，在4种条件下：文字阅读、颜色阅读、色字阅读和干扰效应均表现出明显的缺陷[154]。ADHD在基础和干扰条件下均表现较差的现象说明了ADHD患者可能同时存在阅读和抑制能力缺陷。但是当排除了ADHD中共病阅读困难的受试者时，发现差异仅存在于干扰部分，说明抑制、注意方面的问题对于ADHD来说更突出，而不是真正的语音阅读问题[155]。

Seidman等在2000年则对年龄、智商及学业程度匹配的40名ADHD患者、156名ADHD的同胞、116名正常对照及118名正常对照的同胞进行了包括Stroop色词命名测试在内的各项测试，发现ADHD患者及其同胞在Stroop色词命名测验、言语学习和记忆方面的表现明显差于正常对照及其同胞[156]。Slaats Willemse等在2003年得到了相似的研究结果，他们考察了25例ADHD患者、25名未患病同胞和48名正常对照（6~17岁）的抑制能力，结果未患病同胞的表现与ADHD先证者类似，与正常对照之间存在显著差异。研究者认为具有基因易感性的ADHD患儿，可能在尚未出现明显的行为症状时，已经存在认知缺陷[152,157]。这说明抑制能力缺陷是ADHD的显著特点之一，与ADHD具有生物学关系的人存在抑制能力缺陷的易感性[153]。

工作记忆是关于ADHD研究中同样备受关注的执行功能成分之一[158]，因为神经影像学研究显示工作记忆任务激活了前额-纹状体环路及小脑皮质[159]，并且ADHD患者总是表现出难以保存和处理与当前事情有关的信息[160]。工作记忆是指为了完成复杂的认知任务，短暂地储存和处理所需信息的能力，由中央执行系统、视空间存储器及语音环路三个部分构成[101]。视空间存储器负责视觉材料的存储，语音环路负责语言材料的存储，中央执行功能系统负责工作记忆的控制加工过程[161]。

中国儿童韦氏智力量表（Chinese Wechsler Intelligence Scale for Children，C-WISC）中的数字广度测试常用作言语工作记忆的测试手段。顺背数字主要考察短期听觉记忆能力，倒背数字任务中执行功能卷入更明显[106]。尽管顺背数字和倒背数字由不同的神经心理加工过程参与，这两个任务总是一起用来评估存在注意缺陷儿童的工作记忆情况[107]。关于ADHD患儿的数字广度研究，部分研究发现ADHD患儿比正常对照正确回忆的数字更少[162]。Schmitz等比较了未经治疗的青春期ADHD患者在数字广度测试中的表现，发现ADHD-I型和ADHD-C型的表现均比正常对照显著受损，显示ADHD患者确实存在着言语工作记忆的受损[122]。但是也有不一致的结果，Rosenthal等对9～15岁的ADHD-I型患儿（12例）、ADHD-C型患儿（28例）及正常对照（26名）进行了数字广度测试成绩的比较，发现无论在顺背还是倒背部分，尽管亚型之间的表现有显著差异，但是ADHD-I组和ADHD-C组与对照组比较时，差异均无显著性[107]。有研究者指出，言语工作记忆任务中卷入的执行控制资源少于视空间工作记忆任务[163]。

自我顺序指示任务是研究视空间工作记忆的经典任务之一，有研究[164]比较了ADHD患者（24例）和严格匹配的正常对照（24名）之间在SOPT中表现的差异，发现具有代表意义的变量是错误次数，ADHD组显著高于对照组；而在抽象能力方面，两组并未显示出差异。此外，尽管ADHD受试者的平均年龄是10岁，最小者也已经8岁了，但他们的总体表现更像是6～7岁的儿童。Wiers等的研究同样发现ADHD组出现错误的次数明显高于对照组，在SOPT获得的得分更低[165]。此外，研究发现随着SOPT难度的增加，ADHD组错误数增加的幅度也更显著[166]。考察视空间工作记忆的另一个常用任务是Rey复杂图形记忆测试。Seidman等在1997年将118例ADHD患儿分为年长ADHD组（大于15岁）和年幼ADHD患者（小于15岁），然后按年龄匹配了99名对照。对他们进行了Rey复杂图形记忆测试，发现两ADHD组均较正常组功能受损。因此认为无论年龄大小，只要存在ADHD，就会对工作记忆等认知功能造成损害[153]。Schreiber等在

1999年对成年期ADHD患者的研究对这个结论起到了补充作用，他们对18例成年期ADHD患者和18名严格匹配的正常对照进行测试后发现，成年期ADHD患者在结构准确性的掌握、计划编制和绘图的整齐程度上明显差于正常对照，显示成年期ADHD患者依然存在工作记忆的受损[167]。Mahone等发现ADHD患者在Rey复杂图形记忆测试中的临摹和即时记忆部分的组织得分较对照组更差，尤其在低智商人群中（IQ为85～109）差异最明显[80]。Seidman等严格匹配了受试者的年龄、智商、社会经济地位，控制了学习障碍和共患疾病的情况，仍然发现ADHD患者在Rey复杂图形记忆测试中的临摹部分的组织得分低于对照儿童，但是准确性得分和延迟回忆部分的表现，ADHD患者与对照之间的差异并无显著性[168]。

尽管关于ADHD患者的工作记忆的研究结果略有差别，但是meta分析结果支持ADHD患者存在工作记忆损害[144,169]。Martinussen等的meta分析结果显示，空间工作记忆的效应值（0.85～1.06）相对言语工作记忆（0.47～0.56）较大，它同时指出此结果与神经影像学研究结果一致，即大脑右半球比左半球与ADHD的关联更密切[169]。

除了抑制能力和工作记忆之外，ADHD患者在神经心理学任务中也表现出了明显的计划能力和转换能力受损[160]。计划就是"向前看"的能力，个体为了解决问题或者达到目标，需要构建一个计划，执行并监控这个计划。计划的最大特点是目的性，达到未来某个目标需要经过中间许多步骤，而这些步骤无论哪一个都无法直接达到目标[140]。在Willcutte等的meta分析中显示，ADHD患者在塔任务中表现更差[144]。ADHD受试者在完成塔任务时，第一步操作前的起始时间更短，说明他们在动手之前并未形成成功解决问题的策略[170]。Oosterlaan等在总结ADHD患者完成伦敦塔任务的表现时，发现随着任务难度的增加，ADHD患者的起始思考时间并未发生变化。这意味着ADHD患者在形成适当解决方案之前就开始操作了，计划时间过短可能意味着ADHD患者的冲动特征[166]。因为事先计划不足，ADHD组在成功完成塔任务时，所需要尝试的操作步数明显更多[113,171]、需要的时间更长[171]、违规次数显著更多[172]。ADHD患者违规次数多表明他们在特定场合下，有效控制自己的行为和遵守规则

的能力受损，也可能表示 ADHD 患者在短期内储存记忆规则信息内容的能力受损[172]。

威斯康星卡片分类任务（WCST）传统上用于检测模式转换能力。有研究[33,151]使用 WCST 比较 ADHD 患儿和正常对照之间完成任务的表现，在不同的变量水平发现了显著的差异。Seidman 等对 ADHD 患儿进行了 WCST 和持续操作测验（CPT）的研究，发现 WCST 较 CPT 对 ADHD 患儿有更高的灵敏度。ADHD 患儿的 WCST 的分类完成次数、持续性错误和非持续性错误有明显异常，在控制了混杂因素的情况下，ADHD 患儿的持续性错误和非持续性错误仍与正常儿童存在明显差异[153,156]。Sergeant 等认为在区分 ADHD 患者和正常对照时，持续性错误和规则坚持失败的作用很弱，这两个变量是考察认知灵活性的重要指标，因此说明认知灵活性可能只在 ADHD 某个亚型中受损。焦点轮换次数和总错误数在区分两组的作用也不大，唯一具有微弱区分作用的是非持续性错误[57]。Romine 等对使用 WCST 比较 ADHD 患儿和正常对照的研究做了 meta 分析，发现 ADHD 患儿与正常儿童相比，WCST 的几个指标表现受损：正确百分数、完成分类数目、总错误数和持续性错误数。值得注意的是，有一些研究显示其他临床组比 ADHD 在 WCST 中的表现更差[124]。可以看出，不同的研究得到的 WCST 结果存在一定差异，可能是研究采用的变量不同导致，也有可能是 WCST 测量了多个加工过程，研究到底测量的是哪个过程并不确凿[57]。

连线测试的 B 部分要求将数字和字母交替连接，需要受试者迅速建立和改变心理模式，在 A 部分基础书写运动能力的基础上，考察了认知转换功能[173]。Chiang 和 Gau 对 7～10 岁的 ADHD 患儿（69 例）和对照儿童（52 名）进行了多个任务的测试，包括数字连线，发现 ADHD 患儿明显比对照儿童的表现差[174]。Murphy 的研究发现 ADHD 组不仅在 B 部分的成绩比对照组差，即使在 A 部分，ADHD 组的表现与正常组的表现也有显著差异。因此认为 ADHD 患者确实存在执行功能缺陷，并且其基础控制功能已经存在损害[113]。国内研究同样发现，ADHD 组在完成 A 部分和 B 部分时，时间更长、错误次数更多，认为 ADHD 患儿不仅在视知觉运动方面比正常对照缓慢，并且在注意的灵活分配、概念的适时转换方面也存在明显的缺陷[175]。Gansler 则考查了一些残留 ADHD 症状的成人和严格匹配的正常对照在连线测试中的表现，发现即使这些成人不符合 ADHD 的诊断，但由于残留症状的影响，他们在连线测试中的表现还是存在明显的缺陷[176]。

在言语流畅性测试中取得较好成绩与有效的搜索策略（对已经储存的词汇形成一定的聚类）和灵活的转换能力（在一个聚类的词汇回忆完成后顺利转换到下一个聚类）有关[128]。语义组织和提取速度这两个因素同样与言语流畅性测试的成绩有关，且它们之间相互独立；也就是说，言语流畅性能力既要求语义词汇在数量上的完整，也需要顺利通达地提取这些词汇[177]。对于 ADHD 患儿言语流畅性研究的结果尚未得出统一的结论，一些研究发现 ADHD 患儿在语义流畅性或音位流畅性测验中，总反应正确数显著低于正常儿童[178-182]。与之相反，也存在一些研究发现两组间的言语流畅性能力并无显著差异[166,180-181,183-185]。Sergeant 等在对言语流畅性测试的研究结果进行综述后，指出音位流畅性对 ADHD 组和对照组的区分效果似乎比语义流畅性稍好一些[57]。ADHD 患儿言语流畅性研究结果的不一致情况，可能与以下因素有关：测试的方法，受试者的年龄范围、学习能力、智商情况，以及是否共病言语障碍或阅读障碍[43,57,166,186]。除了言语流畅性测试中的总正确反应数之外，Loge 等提出重复和错误数虽然出现很少，却也是重要的考查指标[180]。有研究发现 ADHD 组和正常组之间的重复反应数和错误反应数均无明显差异[43]，也有研究发现 ADHD 组出现更多的错误反应，说明他们难以进行有效地策略搜索[187]。Tucha 等的研究发现在音位和语义流畅性测试中，ADHD 组的转换能力都较差，说明 ADHD 组更倾向于在小的聚类中提取词汇，这影响了其言语流畅性[43]。

北京大学第六医院课题组在汉族样本的研究中发现，ADHD 男童（375 例）在 Stroop 色词命名测验、Rey 复杂图形记忆测试、连线测试、汉诺塔任务、言语流畅性测试和心理理论任务中的表现，与年龄/智商匹配的对照男童（125 名）相比，均明显受损。ADHD-I 组（200 例）和 ADHD-C 组（150 例）在 Stroop 色词命名测验、Rey 复杂图形记忆测试、连线测试、汉诺塔任务、言语流畅性测试和心理理论任务中的表现均显著差于对照组（125 名）。ADHD-HI 组（25 例）的执行功能受损包括：Stroop色词命名测验的干扰部分和连线测试B部分的错误数更多、Rey复杂图形记忆测试中的细节记忆较差、汉诺塔任务的违规操作更多、心理理论任务完成的正确率下降。各亚型之间相互比较的结果是，ADHD-C组完成汉诺塔任务和Rey复杂图形记忆测试中的结构记忆时表现明显差于ADHD-I组。因此，ADHD患儿存在广泛明显的执行功能损害，该特征可能与ADHD疾病本身有关；其亚型特点是ADHD-I型患儿和ADHD-C型患儿执行功能受损模式类似，均较严重，ADHD-HI型患儿受损相对较轻。

综上所述，可以很明显地看出，ADHD患儿的确存在多个执行功能成分的缺陷。Willcutt等曾对83个评估执行功能的研究做了meta分析，包括停止信号任务、WCST、连线测试、塔任务、Rey复杂图形记忆测试、言语及空间工作记忆任务等，将受试者按照有无ADHD划分（ADHD患者3 734例，非ADHD患者2 969名），分析结果显示ADHD组在神经心理学测量中表现出明显受损，尤其是反应抑制、工作记忆和计划方面的测试[144]。目前，大多数神经心理学家认为，虽然ADHD患者存在明确的执行功能缺陷，但执行功能缺陷并非是ADHD致病的充要条件，而只是ADHD神经心理学特征之一[144,188-189]。

2. 不同性别ADHD患者的执行功能特点

关于ADHD的研究过去主要集中在男童受试者，近来对ADHD女童的关注也越来越多。Biederman等对较大样本的ADHD女童研究后发现，ADHD女童和男童在ADHD的主要特征方面，存在很多相似性。ADHD-I型在女童中出现的概率比男童中更高（ADHD-C型所占比例在男童和女童中都是最高的），共病对立违抗性障碍、品行障碍、学习障碍的可能性更低，在学校和活动时间里出现比较严重的问题更少[190]。Hinshaw等对93例ADHD女童的执行功能、运动速度、语言加工过程进行评估，证实了ADHD女童和ADHD男童一样，确实存在神经心理学功能缺陷[191]。研究显示ADHD女童在停止信号任务中及Stroop色词命名测验中表现出抑制能力的缺陷[85,148]；在Rey复杂图形记忆测试中的错误评分高于对照女童[108]。

Gaub和Carlson在综述里提到ADHD女童的神经心理学功能比男童受损更加严重[192]，但这个观点只是得到了在智商测试结果的支持[28]。实际上，大多数研究结果显示，ADHD女童与正常女童相比，存在执行功能受损；但与ADHD男童相比，并无显著差异[40]。Houghton等发现ADHD女童和男童在Stroop色词命名测验和WCST中比正常儿童表现更差，但未能发现男童和女童之间表现的差异[151]。Castellanos等的研究结果显示ADHD女童在延迟反应和go/no-go眼球运动中的表现比正常对照明显差，与ADHD男童的表现一样，同样未能发现不同性别组间的差异[193]。Seidman等的研究同样证明了ADHD女童和ADHD男童一样，在持续操作任务、Rey复杂图形记忆测试中，存在相似的执行功能缺陷模式[168]。

另外也有研究发现不同性别的ADHD患儿在一些神经心理学测试中的表现存在差异。Tannock等发现ADHD男童（13~16岁）的加工速度显著慢于正常对照，并且明显慢于ADHD女童[194]。Newcorn等的研究结果显示ADHD女童在CPT中出现冲动错误的次数明显少于ADHD男童，但是此研究并未设立正常对照组，并且其他大多数测试，ADHD患儿的不同性别组间并未出现差异[195]。

Seidman总结目前ADHD女童的执行功能缺陷的研究局限因素在于：样本量小、未纳入正常男童和女童的受试者进行分别比较、执行功能测验涵盖不够全面、未能控制其他共病的精神障碍[40]。

北京大学第六医院课题组的研究结果是ADHD女童与对照女童（各50名）相比，除Rey复杂图形记忆测试外，其他任务表现明显较差。不同性别的ADHD患儿的比较发现，ADHD男童完成Stroop色词命名测验和Rey复杂图形记忆测试的表现均明显差于ADHD女童。

3. 共患疾病对ADHD患者执行功能的影响

ADHD患者经常共病其他的疾病，主要包括对立违抗性障碍（ODD）、品行障碍（CD）、学习障碍（LD）、言语障碍及情绪障碍等。大多数研究显示控制了共患疾病情况后，ADHD患者的执行功能缺陷仍然十分明显。因此认为ADHD患者的执行功能异常是独立于共患疾病的[179,196-198]。不伴任何共患疾病的单纯ADHD患儿与正常儿童相比，表现出明显的执行功能受损，说明执行功能主要与ADHD有关[151]。与之相反，另外一些研究认为执行功能缺陷与共患疾病有关，如ODD/CD[199]、LD[200]或言语障碍[201]。因此 Seidman 在综述中提到研究 ADHD 的临床亚群（如 ADHD 共病某一种疾病）的执行功能特点是非常必要的[40]。本课题组的研究发现单纯 ADHD 组与对照组（各 108 例）相比，除在 Rey 复杂图形记忆测试中表现正常，在其他任务中仍表现出执行功能显著受损。

Geurts 通过 meta 分析发现单纯 ADHD 组和 ADHD 共病 ODD/CD 组在抑制、工作记忆、转换和流畅性等执行功能任务中的表现无明显差异[202]。共病 ODD/CD 对 ADHD 患者执行功能影响不大的原因可能是 ADHD，而非 ODD/CD，与执行功能缺陷有关，这也是 Barkley 提出的 ADHD 执行功能缺陷模型中的观点[38]。研究发现 ADHD 症状与某些执行功能任务中的表现存在明显关联，如抑制[203]、工作记忆、计划、自我监控等[166]。相反，ODD/CD 则与所有执行功能任务中的受损表现无明显关联。因此认为与 ODD/CD 患者相比，ADHD 患者执行功能缺陷要更加显著[166,203]。Clark 等的研究显示无论是否共病 ODD/CD，ADHD 青少年比非 ADHD 青少年在六成分任务（Six Elements Test）和 Hayling 句子完成测试（Hayling Sentence Completion Test）中表现得更差。单纯 ADHD 组、ADHD 共病 ODD/CD 组，比单纯 ODD/CD 组、对照组在策略形成、组织信息、监测自身行为等方面的执行功能显著较差，表明执行功能缺陷与 ADHD 特异性相关，而非 ODD/CD[196]。Van Goozen 等比较了 ADHD 组和 ODD/CD 组在不同抑制任务中的表现后，发现 ADHD 组在抑制任务中表现异常，而 ODD/CD 组并未表现出执行功能层面的抑制缺陷，而主要表现为奖赏机制下的抑制能力不足。故我们认为 ODD/CD 组更可能是动机抑制缺陷，而基本不存在执行功能损害[41]。还有一些研究甚至发现 ODD/CD 组会在某些执行功能任务中表现突出[28]，如在停止信号任务中，共病 CD 的组的反应时间短于单纯 ADHD 组[150]；在伦敦塔任务中，共病组的违规次数更少、成绩更好，且会根据任务难度调整计划时间，在某些难度等级的任务中，共病组的计划时间比单纯 ADHD 组更长[166]。北京大学第六医院课题组的研究发现 ADHD 共病 ODD/CD 组（39 例）比单纯 ADHD 组（78 例），在言语流畅性测试中的重复反应数更少；ADHD 共病 LD 组（39 例）比单纯 ADHD 组、ADHD 共病 ODD/CD 组在 Stroop 色词命名测验的字义干扰部分错误数更多、字义干扰更大。ADHD 共病抽动障碍组与单纯 ADHD 组（各 24 例）相比，仅在 Stroop 色词关联测验中的色块命名部分耗时较少，但错误数更多，且共病组的字义干扰明显更大。

部分 ADHD 患儿容易共病学习障碍，如阅读障碍（reading disability）或算术障碍（arithmetic disability）[204]。Siedman 等认为因为 ADHD 和 LD 均是在注意和记忆等执行功能层面存在损害的障碍，两种障碍共病时，推测执行功能损害会更严重[205]。一些研究支持了这个假说。August 和 Garfinkel 的研究结果显示，ADHD 共病阅读障碍组比单纯 ADHD 组在一系列测试中表现更差，包括注意、言语词汇、字母顺序记忆等[206]。Kataria 等同样发现，共病组在对听觉和视觉信息的记忆任务中，都比单纯组成绩更差[207]。Willcutt 发现 ADHD 共病阅读障碍时，在注意和记忆测试中的表现都显著差于单纯 ADHD 患者[198]。Seidman 的研究发现无论是 ADHD 男童还是女童，共病 LD 组都在执行功能测验中，比未共病 LD 组表现更差，尤其是共病算术障碍组[85,197]。

4．ADHD 与时间管理能力　时间管理能力是一项高级复杂的认知能力，完好的时间管理能力包括了许多与制定和执行时间计划有关的能力，如工作记忆、组织计划、估计时间长短、自我监测任务完成进度等。ADHD 患儿常常在规定时间内无法按时完成任务，一方面是他们缺乏应有的时间紧迫感，另一方面是他们缺乏有效的方式来保证工作有组织、有计划地进行[42]。

（1）ADHD 与时间感觉缺陷：Toplak 等对单纯 ADHD 患者、共病阅读障碍的 ADHD 患者与正常对照进行研究，测试同时以语音频率感觉作为平行对照，结果显示两组 ADHD 患者在 400 ms、2 000 ms 和 6 000 ms 存在时间感觉缺陷，其中 400 ms 的差异尤为明显，而在语音频率的感觉上与正常对照无显著差异[208]。Kerns 对 21 例 ADHD 患儿（6～13 岁）进行时间再生的对照研究，结果显示 ADHD 患儿时间再生结果有较大的偏差，即估计时间与实际时间相差较大[209]。在 12～19 岁的青少年中的研究结果也同样显示 ADHD 患者的时间估计和时间再生能力有缺损[210]。ADHD 患者所表现出的时间感觉缺陷可能与小脑功能失调以及其他更多的神经通路功能异常有关。准确的时间感觉有利于对事件进行预测，从而进行有组织、有计划的程序性行动，对决定行为的产生较为重要，并为快速反应做准备[209]。ADHD患者的时间感觉缺陷与所观察到的临床表现一致，患者难以完成遵从时间参数的作业任务（如在规定的期限内完成作业），在按紧急事件的需要及时调整行为等方面存在显著的困难，表现为如不能准时上课、打断正在进行的谈话、难以排队等候等。在对刺激反应的操作作业试验中，对ADHD患者给予不确定时距的刺激，发现患者常常对刺激做出过早或过晚的反应[211-212]。

（2）ADHD与厌恶延迟：在实际生活中，每个人都会面临即刻小获益与延迟大获益之间进行选择的情况，心理学上称之为时间折扣（temporal discounting）。当面临这样的选择时冲动-抑制机制就发挥作用。由于ADHD患者存在反应抑制的缺陷，研究者们推测他们更倾向于选择即刻满足。当面临小的即刻满足与大的延迟满足之间的选择时，ADHD患儿往往不愿延迟满足而选择即刻满足，表现出厌恶延迟[210]。经典的研究方法是受试者在试验中做出二选一的选择，即在3 s后给予1分的奖赏和30 s后给予2分的奖赏之间选择。与对照组相比，ADHD患儿存在明显的选择即刻满足的倾向，容易表现出对延迟奖赏的时间折扣[212]。基于此，Sonuga Barke提出ADHD病因源于厌恶延迟的假说，认为ADHD患者所表现的行为是动机过度表达的结果，之后结合执行功能缺陷发展为ADHD的双通路模型[141]。

五、执行功能缺陷的改善方法

通过对ADHD患儿执行功能的综述可以发现，ADHD患儿存在显著的执行功能缺陷。执行功能缺陷对ADHD发育期可能存在持续的影响。童年期出现执行功能缺陷，可能最终发展为严重而广泛的计划、执行、自我反省、目标实现等能力不足[213]。目前对ADHD的常见治疗是药物治疗和心理治疗（如行为治疗等）[214]，以下分述各种治疗方法对执行功能的改善情况。

（一）药物治疗对于ADHD患者执行功能的改善

中枢兴奋剂是治疗ADHD最常用的一线药物，主要对儿茶酚胺类物质起作用[215]。动物实验发现，从蓝斑到前额叶的去甲肾上腺素通路在调节选择性注意、抑制控制和工作记忆中起重要作用[216]；而存在于黑质纹状体通路以及中脑边缘系统的多巴胺，则对于行为活动的调节有重要作用[217]。

许多短期使用哌甲酯（MPH）治疗童年期和成年期ADHD患者的研究均发现患者的注意及执行功能得到了改善[218]，尤其是反应抑制、言语能力和视空间工作记忆[219]。Bedard等研究发现MPH能提高ADHD患儿的抑制能力、提高抑制反应速度、减少反应的变异性[220]。Scheres等对3种不同成分的抑制任务均进行了考察，发现MPH改善的抑制能力包括抑制优势反应和正在进行的反应，但在干扰抑制中未呈现改善情况，同时发现抑制能力的改善情况与药物剂量无关[221]。Langleben等的研究结果显示MPH能够改善ADHD患儿在Stroop色词命名测验中的干扰抑制能力，同时也能提高正常儿童的Stroop色词命名测验成绩，但无论是否使用MPH，ADHD患儿表现始终显著差于对照儿童[222]。除了抑制能力之外，MPH还改善ADHD患儿在空间工作记忆、注意转换和视觉搜索任务中的表现，并且空间工作记忆任务的改善情况与治疗前其记忆能力有关[223]。对南美儿童进行MPH治疗ADHD的研究同样发现，治疗后ADHD患儿在汉诺塔任务中错误数减少、计划时间延长，匹配相关学习任务中成绩提高，说明MPH改善了计划能力、提高了任务完成的准确度[224]。MPH缓释剂治疗ADHD患儿同样显示出了对于执行功能的改善效果，包括在CPT、相似图形匹配、言语流畅性测试和连线测试中的表现均有明显提高[225]。Wilson等对35例ADHD青少年进行MPH缓释剂治疗后发现，在go/no-go任务中的反应时和错误数减少、延迟匹配任务中的正确率提高，说明MPH缓释剂显著改善抑制和记忆能力。研究同时发现，女性患者比男性患者的认知功能的改善更加显著，尽管症状评分并无差异[226]。对于成年期ADHD患者短期哌甲酯治疗的研究发现，在多个执行功能测验中患者的表现得到显著改善，包括反应抑制[227]、工作记忆[228]、注意和言语流畅性测试。执行功能的改善可以促使患者更加致力于学习或工作，在学校和家里表现得更好，社会功能更加完善[229]。

长期使用中枢兴奋剂治疗，对执行功能同样存在改善效果。Kempton 等对 15 例 ADHD-C 型患者治疗 23 个月后，发现长期治疗组比未治疗组在多个执行功能任务中表现更好，包括空间广度、空间工作记忆、延迟匹配任务、注意和转换任务[230]。并且，即使在长期治疗过程中，ADHD 症状重新出现，其执行功能仍比未治疗组呈现出改善的状况[231]。本课题组通过对使用 MPH 控释剂治疗 4～6 周的 ADHD 患儿观察后得出，药物可以改善 ADHD 患儿的执行功能，包括抑制、视觉工作记忆、定势切换和计划能力。除抑制能力外，其余各项均可达正常水平[232]。

托莫西汀也是治疗 ADHD 的常用药物之一，除了对 ADHD 症状具备较好的控制效果之外，还可以改善执行功能，如在 Stroop 色词命名测验中，提高色字阅读和干扰效应[233]。Faraone 等对成年期 ADHD 患者进行托莫西汀治疗 10 周后发现，它可以明显提高患者在 Stroop 色词命名测验中的色字阅读成绩。Chamberlain 等使用单一口服剂量（60 mg）的托莫西汀治疗 ADHD 患者，发现它能够改善成年期 ADHD 患者的抑制能力，表现为停止信号任务中反应时缩短、CPT 中的错误反应率降低。安慰剂组在停止信号任务中的表现仍显著差于对照组，说明托莫西汀增强了 ADHD 的抑制控制能力[234]。

虽然已有不少研究发现药物治疗改善了童年期、青少年期、成年期 ADHD 患者的执行功能缺陷，但是仍有一些研究指出了药物治疗改善执行功能的问题所在。Biederman 最近的一项研究显示，ADHD 患者使用中枢兴奋剂治疗后，完成高级认知测试时的注意力得到了提高，但是各项具体的执行功能，例如组织计划（Rey 复杂图形记忆测试）、工作记忆（数字广度、口算）和转换任务（WCST）改善都不明显[235]。与之类似，Rhodes 等研究发现 MPH 对非工作记忆任务，如匹配任务（matching to sample）和模式识别（pattern recognition）有改善，对工作记忆任务却并未表现出改善。并且随着重复用药，急性用药期呈现的改善逐渐消退，可能是随着耐药性的出现，改善作用消退[236]。Solanto 在综述中同样提出对于药物长期治疗效果，以及停药后症状及执行功能缺陷是否会反弹的担忧[237]。Turner 的研究结果显示 MPH 对执行功能的改善不适合老年患者，因为在对老年期 ADHD 患者（61.40±3.75 岁）进行治疗时，他们在工作记忆、反应抑制和 CPT 中均未出现明显改善[238]。Elliott 等的研究则认为药物治疗对执行功能的改善有时间和任务的区别，在急性 MPH（40 mg）治疗第一阶段，自我顺序指示及伦敦塔任务的成绩得到显著提高，意味着空间工作记忆和计划能力的提高；但是在服药第二阶段，在简单伦敦塔任务中，受试者更急于完成任务、计划时间缩短、操作准确性更差[239]。结果说明了 MPH 在带来改善效果的同时，也会付出一定的代价，具备双重矛盾作用[218]。托莫西汀的治疗研究则发现，托莫西汀主要改善 Stroop 色词命名测验基线水平较差的患者，基线水平正常甚至高于正常的患者，则可能没有进一步提高的空间[240]。另外，托莫西汀对工作记忆损害的改善效果并不明显[234]。

药物治疗是 ADHD 的首选治疗，可以很好地控制 ADHD 症状严重程度。但是药物治疗本身也存在着一些问题，可能对症状的改善程度不够，可能有的患者无法耐受药物的副作用[241]，并且因为各种原因，ADHD 患者的药物不依从率为 20%～65%，这会直接影响治疗效果[242]。

（二）认知行为治疗对于 ADHD 患者执行功能的改善

关于执行功能发展特点的研究越来越多，却鲜有文献讨论可能对执行功能有所改善的干预方式[243]。一个对 ADHD 男童的随访研究发现，ADHD 患儿的执行功能损害一直延续至青春期，进而持续至成年早期，因此早期识别执行功能缺陷及制定有效的干预策略是格外重要的[244]。通过具有针对性的认知行为治疗，教导执行功能缺陷的患者所需要的策略和技巧，促进使用及内化能力，可以帮助患者的执行功能发展得更加完善[42]。

Doesett 和 Livesey 在 2000 年的研究证实了针对性的训练可以改善执行功能。他们认为抑制能力在执行功能中十分重要，而学龄前儿童尽管具有学习规则来进行反应控制的能力，但由于他们的执行功能还处于发展阶段，因此还是常常难以做出正确的反应，出现抑制不能的状况。研究者采用 go/no-go 任务检测出 49 名存在抑制功能不良的学龄前儿童（3～5 岁），将他们随机分成三组：控制组不予任何处理，练习组使用测验和复测时使用的 go/no-go 任务进行练习，训练组则使用两个与测试不同的任务来训练儿童的执行功能技巧。训练任务之一是卡片分类任务，改编自 WCST。另一个是变换任务，在第一轮中，培训者将硬币放在黑色纸上，当培训者说"变换"时，纸的颜色要做出改变，儿童需要将硬币放在白色纸上。进行 4 次之后，进入第二轮，使用大小两种硬币，这时既要改变纸的颜色，还要改变硬币的大小，例如培训者将大硬币放在黑纸上，儿童就需要将小硬币放在白纸上。每一期培训要求成功交替变换 7 次。练习组和训练组各进行三期培训之后，对 3 个组的儿童进行复测，测验还是采用 go/no-go 任务。结果发现，无论练习组还是训练组，抑制控制能力都得到了显著的改善。因此，Doesett 和 Livesey 认为，对儿童进行执行功能技巧的训练，可以达到增加任务经验一样的效果，从而增强儿童的抑制控制能力。他们进而提出，在儿童早期的执行功能发展阶段，提供执行功能的技巧训练，对于促进执行功能的发展、完善，具有重要作用[245]。

Klingberg 等在 2005 年发展了一套针对 ADHD 患儿的工作记忆训练方案。ADHD 患儿具有明显的工作记忆损害，并且工作记忆是执行功能十分重要的组成部分，因此，改善 ADHD 患儿的执行功能非常重要。Klingberg 等将 53 例 7～12 岁的 ADHD 患儿随机分入训练组和对照组。训练组提供一张光盘，可以在电脑上按照光盘上的内容进行工作记忆训练。训练任务包括空间工作记忆（如在 4×4 的方格中记住目标的位置）和言语工作记忆（如记住号码或者字母等）。要求患儿每天进行 90 个练习，总时间与练习级别和休息间隔时间有关，大概平均用时（包括休息）40 min 左右。训练组任务的级别会根据患儿完成的情况自动调整，逐渐增加难度以提高对患儿工作记忆能力的需求；而对照组患儿进行的任务一直停留在最低级别，任务难度不会增加。研究者对完成了为期 20 天的训练后的 44 例患儿进行了即刻评定，3 个月后又对其中 42 例患儿进行随访评定。评定内容主要是与训练内容无关的视空间工作记忆测试、数字广度测试、Stroop 色词命名测验、瑞文推理测验，以及 DSM-Ⅳ 症状评定。结果发现无论是在培训结束时还是随访时，训练组患儿的视空间工作记忆都有显著提高，与此同时，他们的言语工作记忆、反应抑制和推理能力都有所改善，其父母对于他们症状的评分（在注意缺陷和多动/冲动方面）都有所下降。因此认为，通过有效的训练方式，ADHD 患者受损的工作记忆可以改善，而其他的执行功能的损害以及症状严重程度也都可以随之得到减轻，从而在学业和生活方面获益[246]。

对 ADHD 患儿的执行功能特点的研究结果提示，父母、老师可以通过改变患儿的任务特点，或者改变监督提醒的方式，以帮助 ADHD 患儿应对执行功能缺陷导致的困难[42]。例如，ADHD 患者的抑制功能很差，因此在行为发生之前给予患儿清晰的提醒（言语提示）十分重要，可以帮助患儿抑制不适当的反应。而 ADHD 患儿的工作记忆缺陷则需要特殊的教育策略：减少"多重任务"，对 ADHD 患儿每个时间只呈现一种任务要求，可以帮助他们提高学业表现。ADHD 患儿总是难以储存有用信息，可以通过将信息拆成各个小片段的方式帮助他们记忆。还可以教给患儿一些记忆策略，例如在书桌里放置一张有待完成任务的卡片，另外，使用记事本也可以促进他们记住学校相关的任务事件。父母、老师都应该明白，奖励能够帮助矫正行为，这个原则适用于所有儿童，不仅仅是 ADHD 患儿。最后，很多 ADHD 患儿并不能认识到他们存在的困难，尤其是在要求抑制控制和工作记忆的任务中，这种对于自身缺陷的意识薄弱导致了他们难以主动自我纠正。ADHD 患儿并非有意表现得很差，他们只是没有意识到而已[247]。因此，家长和老师适时给予儿童反馈，以帮助他们明白自己到底完成得如何。

针对 ADHD 患者系统结构化的认知行为治疗（CBT）是由 Safren 等在 2005 年建立发展的，有别于一般的心理治疗，它是以技能训练为主的心理社会支持治疗方式。患者需要按照治疗要求，完成每一个治疗阶段的家庭作业，由此来学习和掌握生活应对技巧。目前此套 CBT 仅应用于成年期 ADHD 患者的治疗，因为 Safren 等认为成年期 ADHD 患者具备更强的治疗动力[248]。成年期 ADHD 患者的 CBT 共维持 12 周，分为 12 个治疗模块，包括家庭成员协作、组织计划、完成复杂任务、问题解决、文件管理、应对分心、改变环境、认知模型介绍、认知重构、灵活思维、应对拖沓和预防复发[249]。Safren 等在 2005 年对 31 例药物治疗的稳定的成年期 ADHD 患者进行了一项随机安慰剂对照的研究，探讨单独药物治疗和药物治疗合并 CBT 效果的差异。结果显示药物治疗合并 CBT 组在评估 ADHD 症状及严重程度的量表结果中，得分明显比单独药物治疗组低。并且，药物治疗合并 CBT 组对药物的有效反应率（56%）高于单纯治疗组（13%）。因此，Safren 等认为尽管药物可以帮助改善 ADHD 患者的核心神经生物方面的损害，但是却无法帮助患者学会采用一些补偿性策略应对功能缺损。CBT 的目的在于教导患者积极地使用补偿性策略来应对 ADHD 症状，包括组织计划、应对分心，以及加强乐观思维等[248]。

目前国内并没有成型的针对 ADHD 患者的执行功能进行训练的治疗方案，但是王淑玉等在 2003 年在临床上针对 ADHD 患儿采用行为治疗及任务训练的方式，结果发现对 ADHD 症状取得了较好的治疗效果。训练内容主要包括视功能训练，如目标追踪、划销相同数字、字母或图形、点状图定位，结构图辨认等训练；听功能训练，如数字广度练习，相同数字出现频率的听觉辨别，数字、文字的顺序交叉辨别等训练。以此来提高听觉注意和视觉注意能力、加强行为控制能力。同时，采用行为疗法，在训练中合适行为出现时就给予奖励，不合适行为出现时给予漠视。训练为每周 2～3 次，每次 90 min，3 个月为一个周期。在治疗中使用充满趣味性的视觉和听觉训练材料，尽可能地诱发患儿的兴趣和动机，让患儿在游戏中不自觉地强化了视觉、听觉注意能力。治疗过程采用自我监测、自我评估训练效果的方式，让患儿逐步形成一种自我控制、自我指导、多加思考和有效解决问题的能力，养成"三思而后行"的行为模式及在活动中"停停、看看和听听"的行为习惯，加强自我调节，并把这种能力迁移到学习和生活中去。训练结束后采用 Conners 评定问卷进行评估，发现各因子分和总分较治疗前均显著降低。数字划销测验显示治疗后 ADHD 患儿的成绩升高，失误率下降。因此，认知行为训练对于改善 ADHD 患儿的症状及功能均有良好效果，且根据临床经验，6～12 岁的患儿接受认知行为训练的效果较显著[250]。

综上所述，认知行为治疗可以改变行为模式、增强认知能力，从而对 ADHD 患者的行为症状和受损执行功能起到改善作用。那么药物治疗和认知行为治疗对 ADHD 的治疗效果究竟怎样？一项多中心研究比较了药物治疗、行为治疗、药物合并行为治疗、标准社区服务等方式对 ADHD 的治疗效果。对于大多数 ADHD 症状，合并治疗和药物治疗比行为治疗和社区服务的改善效果更加显著。在 2 年随访期间，仍是这样的效果模式。因此建议药物治疗为 ADHD 患儿的首选治疗方式。但是有研究数据显示，认知行为治疗对某些患者来说非常重要。因此，临床建议是，在药物治疗稳定之后，对于残存的 ADHD 症状及功能损害应该使用认知行为治疗来帮助改善[251]。Dopfner 等观察了 75 例学龄期 ADHD 患儿接受行为治疗或者 MPH 药物治疗的情况，如果治疗方案完全有效，则持续该治疗方案；如果部分有效，则加入另一种治疗方式；如果完全无效，则更换治疗方法。结果治疗方案显示一开始只使用行为治疗的儿童，在治疗后阶段，有 26% 加入了药物治疗。一开始仅使用药物治疗的儿童，有 82% 随后加入了行为治疗。受试者的 ADHD 症状及个体行为问题在治疗后均得到了显著改善。从教师评估结果来看，合并治疗的效果比单独行为治疗要好。因此认为，对于 ADHD 患者，应该提供多种治疗方式相互配合的、适合个体的综合治疗方案[252]。

北京大学第六医院课题组对 34 例 ADHD 患儿进行了为期 12 周、每周 1 次、每次 1 h 的干预，以期达到改善 ADHD 患儿执行功能缺陷的结果。每周培训内容概要为：①了解执行功能，建立行为合约（准备阶段，家长参与）；②学会合理提出要求（抑制），进行时间知觉练习；③进行抑制任务和游戏练习；④学会合理提出要求（抑制），学会列清单（组织条理）；⑤学习换位思考（心理理论），进行估计时间游戏（时间知觉）；⑥制作任务时间表（计划、时间管理）；⑦提高言语、图形、空间记忆能力（工作记忆）；⑧合理接受拒绝（感情控制），学习转换分类任务；⑨培养言语、图形、空间记忆能力（工作记忆）；⑩学会应对分心的策略（计划、抑制）；⑪养成三思而后行的习惯（抑制），养成做时间表的习惯（计划）；⑫指导家长如何继续培训的效果。

研究结果显示执行功能培训显著降低了 ADHD 患儿的症状条目数和评分，减少了 Conners 评定问卷、Achenbach 儿童行为量表评估的行为问题。使用 BRIEF 评估后发现，除转换因素外，其余各执行功能因素及患者总体情况，均获得明显改善。ADHD 患儿经过培训后完成冷、热执行功能的任务情况均有显著提高，除 Stroop 色词命名测验中干扰部分的错误数外,其余执行功能测验的表现均达到正常对照水平。上述结果说明,执行功能培训可改善 ADHD 患儿的冷、热执行功能缺陷。

该执行功能培训方案经过改编后,扩展成为短期的团体活动形式。一种活动以增强行为自控力和时间管理内容为主,应用于 2 期 ADHD 患儿团体(每期活动时间 16 h,共 47 例)。另一种活动以交流沟通和感情梳理内容为主,应用于 8 期震后儿童团体(每期活动时间 2 h,共约 200 例)。

对于 ADHD 患儿团体活动,90% 的患儿认为开心并且充实,10% 认为一般甚至无趣。学习了团体活动教授的技巧后,76.2% 的患儿掌握了时间管理,66.7% 学会了沟通,61.9% 学会了合作。

对于震后儿童的团体活动方案,哈佛医学院社会医学的 Belfer 教授认为训练过程给儿童们提供了一段欢乐的时光,而且能促进他们相互交流、梳理感情,加强认知技巧的使用和熟悉,还能够给临床工作者提供关于儿童的非常重要的信息,而这是一般问诊和评估无法得到的。训练过程能帮助临床工作者对儿童的整体情况做出更好的判断,对接下来的工作做出更佳的计划。这些都使得整个培训过程充满价值,是十分重要的。

由于执行功能缺陷对 ADHD 患者疾病的治疗效果,对儿童在成长中完成学业、承担工作都有极大的影响[37],因此,执行功能培训通过促进执行功能的改善,可能会促进 ADHD 患者的社会功能恢复。

(帅 澜 杨 莉 编,孙 霄 钱秋谨 校)

第三节 生态执行功能

一、执行功能生态学评估的重要性

研究者最初仅采用操作性执行功能测验即神经心理学测试对执行功能进行评定,神经心理学测试是应用各种实验室任务测验来测定受试者的知觉、感觉、运动、思维、记忆、注意、情绪、个性等方面的心理能力的方法[253]。但自从 Brunswick[254] 提出生态效度的概念后,有研究者指出神经心理学测试不能从生态学评估角度对执行功能进行评定[255]。所谓执行功能评定工具的生态效度[255] 是指,执行功能测量工具的研究结果推广到现实生活的有效程度。主要指标包括似真性(verisimilitude)和预真性(veridicality)。似真性指测验的要求和环境与受试者日常生活的要求和环境一致的程度,预真性指测验结果能真实预测受试者日常生活实际能力的程度。神经心理学测试多在实验室环境进行,从而难以从生态学评估角度对执行功能进行评定,已有研究结果显示神经心理学测试可反应的生态效度仅为 0.27~0.65[256]。而生态学维度的评估工具评定的内容为日常生活中涉及执行功能的行为问题,如量表是由家长根据子女日常生活中的表现进行填写,从而具有较高的似真性和预真性,可从生态学评估角度反应受试者的执行功能。因此,有研究者[257] 指出神经心理学测试需要与着眼于生态学评估的评定工具结合进行研究,才能更全面地反映受试者的执行功能水平。

二、执行功能生态学评估工具——量表

前面我们了解了常用的执行功能的相关任务,但这些都是通过已经设定的任务来检测受试者的相关功能,而实际生活中受试者的执行功能表现则需要通过生态学评估工具来评定,这类工具包括模拟现实生活的生态学任务测验和直接评估日常表现的评定量表。目前直接针对执行功能的量表包括执行功能行为评定量表(Behavior Rating Inventory of Executive Function,BRIEF)[258] 和 Brown 注意缺陷障碍量表(The Brown Attention Deficit Disorder Scales,BADDs),另外比较接近的有针对前额叶损伤的额叶系统行为量表(Frontal System Behavior Scale,FrSBe)。下面将重点介绍这些量表。

（一）执行功能行为评定量表（BRIEF）

Gioia 等[258]编制的 BRIEF 是对执行功能进行行为评定的一系列量表。BRIEF 分为学龄前儿童问卷（2～5岁），学龄儿童问卷（6～18岁），包括父母问卷（6～18岁）、教师问卷（6～18岁）和自评问卷（11～18岁），成人问卷（>18岁），包括成人自评及他评问卷。详见第十一章第五节。

（二）其他的执行功能评定量表

1. Brown 注意缺陷障碍量表 Brown 于 1996 年编制了 BADDs，主要用途是筛查可疑的 ADHD 患者和评估、监测 ADHD 的治疗效果。由于 BADDs 是基于 Brown 的注意缺陷多动障碍执行功能受损模型编制而成，因而也可用来评定 ADHD 相关的执行功能受损表现。BADDs 包括学龄前儿童家长问卷（3～7岁）；学龄儿童问卷（8～12岁），包括家长教师问卷和自评问卷；学龄青少年自评问卷（13～18岁）和成人自评问卷（>18岁），自评问卷含有补充项目，由家长填写。BADDs 系列问卷由 40～50 个条目组成，按照 0（无）、1（≤1次/周）、2（2～3次/周）、3（几乎每天）四级评分。3～12 岁部分的问卷可评定 6 个方面的执行功能（根据 Brown 的 ADHD 执行功能受损模型划分）：组织、优化和激励方面，集中、改变和维持注意方面，警觉性、努力和处理速度方面，应付挫折调整情绪方面，工作记忆方面，监控和自我调节方面；12 岁以上部分的问卷则可评定包括除了监控和自我调节方面的其他 5 个方面的执行功能。

BADDs 信度结果满意，如正常对照（75名）使用学龄青少年自评问卷，间隔 2 周的重测信度为 0.87。BADDs 系列量表的内部一致性均达 0.95～0.96。BADDs 效度结果良好，与 ADHD 评定量表家庭版（ADHD Rating Scale-Ⅳ：Home Version）、Achenbach 儿童行为量表（CBCL）、Conners 父母评定问卷（Parent Symptom Questionnaire，PSQ）、儿童行为评价系统（Behavior Assessment System，BASC）具有中等到良好的聚合效度和区分效度。

BADDs 的用途是筛查可疑的 ADHD 患者和评估、监测 ADHD 的治疗效果、评定 ADHD 相关的执行功能受损表现。Brown[259]对 126 例高智商的 ADHD 患者（6～40岁）使用 BADDs 进行评定，发现 66% 的患者存在执行功能异常。Brown 等[260]对 30 例 18～60 岁的成年期 ADHD 患者进行哌甲酯疗效研究，经过 4～6 周治疗后 83% 患者的执行功能评分显著改善。

2. 额叶系统行为量表 FrSBe[261]是评定额叶损伤相关行为的评定量表，由 46 个条目组成，分为自评量表和他评量表两种形式，包含情感缺失、抑制不能、执行功能不良 3 个分量表。

FrSBe 具有良好的信度。其间隔 3 个月的重测信度达 0.78；其总分、三个分量表得分的 Cronbach 信度系数为 0.92、0.78、0.80、0.87，表明了较高的内部一致性。

FrSBe 也具有较为满意的效度。如针对精神分裂症患者[262]，FrSBe 抑制不能分量表与连线测试 B 部分错误数明显相关、情感缺失分量表与言语流畅性明显相关，表明其具有较高的效标效度。结构效度方面，探索性因素分析法也恰好将 FrSBe 分解为 3 个因子，并且与原来的 3 个分量表基本对应。此种因素分析法的结果的累积贡献率达 83%，表明结构效度尚可。针对阿尔茨海默病（Alzheimer's Disease，AD）和帕金森病（Parkinson's disease，PD）患者[261]，FrSBe 与神经精神问卷（Neuropsychiatric Inventory，NPI）、BRIEF、老年抑郁量表（Geriatric Depression Scale，GDS）评分的相关性分析，也证实了 FrSBe 具有较好的聚合效度和区分效度。

FrSBe 为自评问卷和他评问卷均制定了常模。样本包括 436 名 18～95 岁、文化程度从受教育 10 年至 22 年不等的人群。

FrSBe 具有重要的临床价值：① FrSBe 可区别不同病理基础的痴呆。有研究表明[263]，皮质下痴呆（如亨廷顿病性痴呆、帕金森痴呆）患者的 FrSBe 情感缺失分量表评分明显高于皮质性痴呆（如 AD）患者，伴有精神病性症状的 AD 患者抑制不能分量表评分明显高于不伴有精神病性症状的 AD 患者。② Velligan[262]对 131 例精神分裂症患者和 51 名文化程度匹配的正常对照进行 FrSBe 评分，发现精神分裂症患者在 3 个分量表得分上均显著高于正常对照。

3. 执行功能失常问卷 Burgess 等[264]制定了执行功能失常问卷（Dysexecutive Questionnaire，DEX）。DEX 是一个根据理论发展而成的问卷，主要是用来评估日常生活中因执行功能缺失而产生的各种行为问题。DEX包括自评和他评问卷两个版本，自评问卷用于患者评定自己，他评问卷由患者的亲属或对患者比较熟悉的朋友来填写。其中他评问卷与自评问卷条目数量与内容相同。现以自评问卷为例进行介绍。它包括20个条目，这些条目包括："我没有经过思考，便去做浮现在脑海中第一件事"和"我对自己在某些场合应该有的行为和表现都不太在意"等。每个条目都采取五分量表的形式，由"从不"至"经常"，来评定患者的执行功能受损程度。分数越高表示患者执行功能缺陷的情况越严重。Burgess等[264]利用主成分分析法将DEX分为3个因子，包括行为、认知、情感。Burgess等[265]对包括脑外伤、痴呆、脑血管病变和其他脑器质性病变的92例患者进行DEX的填写和相关的执行功能测验。结果显示病例组他评问卷得分高，考虑的原因为患者的自知力不全，不能完全认识其症状；而正常组自评问卷得分高。在DEX与执行功能测验的相关度方面，DEX他评问卷与六成分任务、认知评估测试、音位流畅性试验、语义流畅性试验、威斯康星卡片分类任务、连线测试、执行功能测验均显著相关。其中DEX他评问卷与六成分任务、威斯康星卡片分类的相关度达到0.40。运用主成分分析法将DEX他评问卷分为5个因子：抑制、意向性行为、执行记忆、情绪阳性表现、情绪阴性表现。中文版本已由陈楚侨[266]引入，在93名香港的健康人中进行了研究，结果显示DEX自评和他评问卷无显著相关。运用主成分分析法，将DEX分为5个分量表：抑制、意向性行为、思想与行为不一致、思想与行为障碍、社交行为调节。DEX的所有因子与数字连线的错误数存在相关（$r = 0.2 \sim 0.32$），与数字颜色连线的错误数存在相关（$r = 0.16 \sim 0.30$）；DEX的抑制、意向性行为因子与汉诺塔任务存在相关（$r = -0.467$，$r = -0.474$）；DEX的社交行为调节因子与言语流畅性测试（水果）存在相关（$r = 0.48$）。

DEX可用于探讨不同的大脑疾病所表现的执行功能缺陷。Chan等[267]对30例创伤性脑损伤（traumatic brain injures，TBI）患者和68名正常对照进行神经心理学测试和DEX的评估，结果显示TBI常导致计划、自我调节和注意力等各种执行功能的缺陷。

4．其他常用的额叶损伤评定量表 其他量表包括额叶行为量表（Frontal Behavior Inventory，FBI），Iowa人格改变评定量表（Iowa Rating Scales of Personality Change，IRSPC）等。它们都分几个维度对额叶损伤进行了评定[261]，也一定程度反映了患者的执行功能。例如，DEX从情感、动机、行为和执行功能4个方面对患者进行评价，常用于前额叶损伤后执行功能的研究；FBI分为情感淡漠、注意力分散、社交不适应、冲动等24个项目进行测量；而IRSPC则从情感、行为控制、社交关系和高级认知功能几个方面进行评估。

三、ADHD患者生态执行功能特点

ADHD患者执行功能损害的特点为ADHD损害患者执行功能的各个方面，其中抑制和工作记忆缺陷最为突出；ADHD患者的执行功能各方面缺陷并非同时出现于同一患者；ADHD患者执行功能缺陷由疾病本身所致，非共病的其他疾病造成；ADHD的执行功能损害随年龄增长而延续，性别差异不明显；不同亚型的ADHD患者的执行功能缺陷的区别尚无定论；药物治疗和执行功能培训可在一定程度上改善ADHD患者的执行功能。

（一）ADHD执行功能的研究历史

ADHD与执行功能相关的假说最早由Mattes提出，他发现前额叶受损的动物和神经科患者也存在与ADHD患者的核心症状类似的冲动、注意力分散和多动症状[268]，于是他提出ADHD是与前额叶损伤相关的脑功能障碍的假说。多巴胺回路与前额叶密切相关，而影响多巴胺回路的中枢兴奋剂可有效治疗ADHD，这在早期支持了上述假说。这一假说还得到了影像学的支持，有研究发现ADHD患儿背外侧前额叶皮质及其投射区（尾状核、苍白球、前扣带回和小脑）皮质体积明显缩小[269]。

随着ADHD与前额叶的密切关系逐步明确，研究的重心也开始转移到前额叶损伤所致的功能异常——执行功能异常上。早期有研究提出抑制缺陷是ADHD患者执行功能的核心缺陷[270]，但后来研究表明抑制缺陷并不能涵盖ADHD患者执行功能的全部特点[271]。随着对执行功能研究的逐步深入，研究者发现执行功能包括的各个方面（目前比较公认的是抑制、定势转换、工作记忆、计划和流畅性五个方面[272]）都是互相关联的网络系统。因此目前对ADHD执行功能的研究是从总体上研究其所涉及的各种认知领域的功能。目前比较公认的观点是，ADHD患者执行功能的各个方面都可能受损，不同患者受损的方面各异，而抑制、计划和工作记忆受损被认为是比较突出的ADHD患者的执行功能特点[271]。同时，也出现了一些理论模型，试图解释ADHD相关的认知行为问题，这些在下一部分将详细介绍。尽管将执行功能纳入ADHD发生发展理论模型的研究是一项极具启发性的突破，但这里仍需强调的是，执行功能异常见于多种精神科疾病，并非ADHD患者的特异性表现[273]。

（二）ADHD执行功能特点的国际研究

1. 不同年龄阶段ADHD患者的执行功能特点

（1）学龄前期ADHD患儿的执行功能特点：针对学龄前期ADHD患儿（3～5岁）和刚入学儿童（5～7岁）的执行功能的研究相对较少，但大体上，现有研究结果与学龄期儿童基本一致[274]。与正常学龄前期儿童相比，学龄前期ADHD患儿存在更多的抑制缺陷，更容易产生延迟厌恶，在视觉搜索任务，运动控制、工作记忆、目标导向的维持，以及记忆、推理、概念形成等学龄前基本技能相关的任务方面均表现更差[275]。几项针对大龄学龄前期儿童，如5～6岁[276]和5～7岁[277]儿童的研究结果也提示学龄前期ADHD患儿比正常对照存在更多的执行功能缺陷。Hanisch等发现学龄前期ADHD患儿在视觉运动能力、工作记忆和注意相关任务的表现明显不如正常对照[277]。还有研究表明认知功能异常与注意缺陷和多动的严重程度有关[278]。

使用BRIEF学龄前儿童量表进行生态学维度的研究，与前述使用操作性神经心理学测试结果类似。如Mahone发现[279]与正常对照相比，学龄前期ADHD患儿的抑制、转换、情感控制、计划和工作记忆方面都存在显著缺陷；但是该研究中，BRIEF的各因子与操作性神经心理学测试的结果仅低度相关，且相关性不具有显著性。

上述具有代表性的研究表明，3～5岁和5～7岁的ADHD患儿具有相似的执行功能特点，从而支持了执行功能缺陷在这个年龄段持续存在的假设。但是这种跨年龄的纵向假设需要进一步明确的验证。

（2）6～18岁ADHD患儿的执行功能特点：针对6～12岁ADHD患儿执行功能的研究是从Douglas研究他们的警觉缺陷开始的。此后大量（＞100）研究表明6～12岁ADHD患儿的执行功能较正常对照存在群体差异[280]。尽管如此，仍然有研究尚未发现6～12岁ADHD患儿的执行功能存在缺陷，还有研究发现6～12岁ADHD患儿只是在部分执行功能任务中存在缺陷而不是全部[281]。而且meta分析中的Cohen d值的效应范围多在0.4～0.7[282]，此效应范围仅为适中。尽管并非所有研究均提示阳性结果，但总体上，6～12岁ADHD患儿的执行功能处于平均水平以下，其在警觉、语言学习（尤其是编码）、工作记忆、转换、计划、组织、复杂问题的解决和反应抑制方面均存在缺陷。他们在Stroop色词命名测验中表现出的缺陷最为突出，该任务要求受试者抑制干扰信息（反应抑制）。6～12岁ADHD患儿该方面的缺陷已经在包括男童和女童的大样本研究中得到证实[283]。现已明确，ADHD女童也存在执行功能缺陷[284]，其严重程度和受损方面与ADHD男童大致相同[283]。

针对12～18岁ADHD患儿的执行功能的研究也相对较少。Seidman对6～20岁ADHD患儿的研究表明，12岁以上ADHD患儿也存在执行功能异常[283]。上述结果显示，随着年龄增长，尽管ADHD组和正常组儿童的执行功能均逐步完善，但两组间执行功能的差异仍然是显著的。这种执行功能异常的持续存在和4～18岁ADHD患儿脑结构异常的相对稳定提示ADHD患儿执行功能异常可能会延续至成年期[285]。仅有的少数纵向研究表明，从童年期至青少年期，ADHD患儿执行功能的损害是持续且稳定的。

使用BRIEF进行的研究[256]结果较为一致，大多发现，ADHD患者较正常儿童在BRIEF各因子均有显著受损。

（3）成年期ADHD患者执行功能特点：20世纪以来，针对成年期ADHD患者执行功能特点的研究力度逐渐增大，很多研究均证实成年期ADHD患者存在执行功能缺陷。Hervey等[286]对33篇相关文献进行meta分析，研究对象主要包括18岁及以上的ADHD患者和正常对照，结果表明成年期ADHD患者的执行功能缺陷与儿童基本一致，主要表现为注意、抑制和记忆的缺陷。Woods等[287]的综述也得到了类似的结果。Biederman[288]等进行的随访研究（85例9～22岁的男性ADHD患者随访7年）结果也证实，ADHD患儿的执行功能缺陷将从童年期持续存在到成年早期。

使用BRIEF成人问卷从生态学维度进行评估的研究则较少，但同样发现，成年期ADHD患者的执行功能缺陷与儿童基本一致。如Biederman等[289]2005年的研究发现，与正常对照相比，成年期ADHD患者在BRIEF成人自评问卷所有因子上都有明显缺陷。

但对成年期ADHD患者进行研究存在困难：① ADHD多7岁左右起病，成年期ADHD患者的诊断多为回顾性诊断；②很多研究并未统计患者的具体年龄，Hervey等[286]的综述表明，在明确给出年龄这一重要变量的相关研究中，研究对象年龄范围仅19～41岁（平均32岁左右），因此这些研究只是代表了年轻的成年期ADHD患者；③目前评定执行功能的任务尚无统一的国际标准，很多研究只是采用了少数一两项任务进行评定，其灵敏度也有待考证。因此，还需要进一步严格设计的研究来证实成年期ADHD患者执行功能的上述特点。

2. 共病现象对ADHD执行功能影响 ADHD患者常常共病学习障碍（LD）、对立违抗性障碍（ODD）、品行障碍（CD）、抑郁障碍（MDD）、双相障碍（BPD）等[290]，因此必须考虑ADHD的执行功能缺陷是否由共病现象所致。有研究发现，ADHD患儿[291]和成年期[292]患者在控制了共病的精神疾病混杂因素后，仍表现出明确的执行功能缺陷；本组研究也显示，ADHD患儿无论共病ODD与否，都存在抑制和转换两方面的执行功能缺陷[293]；因此目前认为，ADHD的执行功能缺陷是与ADHD直接相关，而独立于其他共病的精神疾病的。尽管共患疾病的研究结果并不一致，但大体上可认为共病LD[294]、MDD/BPD[295]、ODD/CD[293]可能加重ADHD的执行功能缺陷，共病ODD/CD、焦虑障碍[296]有改善ADHD执行功能缺陷的趋势，共病ODD/CD[297]、LD[298]、MDD/BPD[299]、抽动障碍[300]也可能不影响ADHD的执行功能缺陷。

3. 性别对ADHD执行功能的影响 尽管ADHD发病人群的男女比例为3∶1，但女性ADHD患者的核心临床表现与男性大致相同，区别仅在，女性ADHD患者的注意缺陷亚型发病率较男性高（尽管混合型在两性中都是发病率最高的），而女性ADHD患者共病学习障碍、品行障碍、对立违抗性障碍和出现行为问题的概率都小于男性患者[301]。对于男女ADHD患者执行功能的比较研究结果，则大多数显示并不存在差异[283-284]。仅有几项不同结果：① Rucklidge和Tannock[301]发现13～16岁的男性和女性ADHD患者处理速度均慢于正常对照，而男性患者又慢于女性患者；② Newcorn等[302]发现女性ADHD患者在CPT任务中冲动性错误的次数明显少于男性患者。但是这两项研究均存在样本量小，尚未控制共患疾病、其他疾病等危险因素的缺陷。因此目前主流的观点认为，ADHD患者执行功能的性别差异尚不明显。

4. 不同亚型ADHD执行功能特点 Barkley[270]提出的抑制控制理论指出，原发的抑制控制缺陷导致了ADHD-H型与ADHD-C型的执行功能缺陷，而ADHD-HI型则没有相应的缺陷。此后有不少研究都发现不同亚型ADHD患者的执行功能缺陷存在差异，从而Barkley的理论得到了一些支持。但是后续研究[303-304]同时也发现大多数ADHD-HI型患者也存在着一定程度的执行功能缺陷，甚至还有研究并未发现ADHD患者存在执行功能缺陷，因此在这一点上，Barkley的理论又受到了挑战。

使用操作性神经心理学测试为工具的研究较多，结论也尚不一致。如Klorman[304]等的研究表明，与ADHD-HI型相比，ADHD-C型的计划能力与认知灵活性更差；Nigg等[303]发现，ADHD-C型的男童较ADHD-HI型的男童的反应抑制能力存在更多的问题；Houghton等[305]发现将ADHD-C型与ADHD-HI型两组患者与正常对照比较，ADHD-C型在认知灵活性和抑制方面缺陷比ADHD-HI型明显，但是当直接比较ADHD-C型与ADHD-HI型两组时，则没有阳性发现。也有一些相悖的研究结果：Chhabildas等[306]的研究结果甚至表明，是ADHD的注意缺陷而不是其多动/冲动症状可以预测ADHD的反应抑制缺陷，这一论点与Barkley的理论尖锐对立。Hide[307]等对ADHD-C型组、ADHD-I型组和正常对照组各16例男童进行了5种执行功能与5种非执行功能的对比研究。在控制了年龄、智商和共病的ODD、CD等因素，排除了Tourette

综合征、强迫障碍和孤独症谱系障碍之后发现，ADHD-C型组与ADHD-I型组仅在非执行功能的视觉短时记忆测验上存在显著性差异，而在5种执行功能的任一领域中两组男童之间未见到明显的差异。上述互相矛盾的研究结果很有可能是由于方法学上的差异和方法的缺陷所造成的。例如，一些研究控制了ADHD的共患疾病而另一些研究则没有；另外，早期的一些神经心理学研究在选择测验的时候未能控制诸如知觉、激活状态，以及记忆等非执行功能的影响。所以设计谨严的相关研究对于澄清争论非常必要。

从生态学维度对不同亚型ADHD患者的执行功能的特点的研究结果则较为一致。Gioia[308]使用执行功能行为评定量表（BRIEF）进行的研究发现，ADHD-I型患者的启动、工作记忆、计划、组织、监控和抑制因子评分明显高于对照组，而ADHD-C型患者则8个因子评分均显著高于对照组；其中的抑制分量表可区分ADHD-C型和ADHD-I型，预测准确率达66%。Lee等也发现为ADHD-C型患者抑制缺陷明显重于ADHD-I型患者，该研究同时还发现ADHD-C型患者监控、工作记忆缺陷明显重于ADHD-I型患者。但这些结果与以操作性神经心理学测试为工具进行研究的结果尚有些不一致的地方。导致结果不一致的原因，可能与评估的维度不同有关。

综合既往研究，ADHD-C型患者的执行功能缺陷的确有重于ADHD-I型患者的倾向，尤其是在抑制方面，但也存在一些争议，尚需要进一步验证。

5. 药物治疗对ADHD执行功能影响 动物实验表明，去甲肾上腺素和多巴胺功能在一定水平上达到平衡，可改善ADHD患者前额皮质功能，从而改善执行功能[309]。而哌甲酯等中枢兴奋剂也是通过增加突触间隙去甲肾上腺素和多巴胺起到治疗ADHD的作用[309]，因此中枢兴奋剂有望改善ADHD执行功能。药物对ADHD执行功能影响的文章尚不多见，研究结果也不一致。

以操作性神经心理学测试为工具进行的研究中较多的发现为，哌甲酯可改善ADHD患者执行功能的抑制和空间工作记忆方面的能力[310]，而对转换和计划方面的影响[311]则结论尚不统一。Kempton等[312]甚至未能发现哌甲酯对ADHD患者的执行功能缺陷具有改善作用。

从生态维度进行的研究，Kunin Batson[313]针对17例ADHD患者进行了双盲、安慰剂对照、交叉的研究方法，发现经过哌甲酯治疗后，除了转换和组织因子外其余6因子均有显著性改善，其中工作记忆部分减分最多（T分减分接近10分）。

综合已有研究结果可见，中枢兴奋剂有望改善ADHD患者的执行功能缺陷，但具体可改善执行功能的哪种缺陷，改善程度以及维持效果如何，还需要进一步较大样本和严格设计的研究进行探讨。

（三）ADHD生态执行功能特点的国内研究

1. ADHD患儿生态执行功能特点

（1）不同亚型ADHD患儿生态执行功能特点：钱英等对81例满足DSM-Ⅳ中ADHD的诊断标准的患者，其中包括52例ADHD-I型患者和29例ADHD-C型患者，使用BRIEF进行生态执行功能评定，结果显示ADHD-I型和ADHD-C型患者的执行功能在BRIEF的各因子层面均较正常儿童有显著的缺陷，其中ADHD-C型患者的执行功能缺陷明显重于ADHD-I型患者，尤其是在抑制、工作记忆、计划、组织及监控5个因子层面[314]。

（2）不同年龄ADHD患儿生态执行功能特点：钱英等[315]使用操作性执行功能测验对550例ADHD患儿及249名健康对照进行了执行功能发育特点研究。该研究将儿童分为7～8岁、9～10岁、11～12岁和13～15岁4个年龄段。研究发现7～15岁正常儿童的抑制、工作记忆和计划水平在11～12岁接近平稳，但转换水平直到13～15岁年龄段仍旧显示出继续发展的趋势。ADHD患儿的抑制和转换水平发育较正常儿童晚2年。

（3）不同性别ADHD患儿生态执行功能特点：北京大学第六医院课题组刘豫鑫[316]发现，ADHD女童执行功能中的计划、选择性抑制能力相对男童保持较好。但这项研究中ADHD女童组的样本量仍偏小，而且年龄跨度大，样本均来源于门诊患儿，不能完全代表罹患ADHD的整个群体。

（4）高智商ADHD患儿生态执行功能特点：苏怡等[317]对50例7～14岁符合DSM-Ⅳ诊断标准的高智商（总智商≥120）ADHD男童与50

名年龄匹配的高智商正常男童及 723 名一般人群男童对照,用 BRIEF 父母问卷测评生态学执行功能。结果发现高智商 ADHD 组的 BRIEF 评分,经多重检验校正后,抑制、转换、感情控制、任务启动、工作记忆、计划、组织、监控 8 个因子,行为管理指数、元认知指数及总分均高于高智商正常对照组和一般人群对照组。

(5) 药物对 ADHD 患儿执行功能影响:钱英、曹庆久等[318]用 BRIEF 进行生态学评估,发现哌甲酯控释剂有望改善 ADHD 患者的执行功能水平,其中以工作记忆和抑制功能的改善最为显著。杨莉等[319]开展随机对照研究比较哌甲酯和托莫西汀对 ADHD 患儿执行功能缺陷的疗效,其中哌甲酯组 85 例,托莫西汀组 57 例,正常对照 46 名。结果显示,两种药物治疗后,受试者在 BRIEF 的全部因子(除家长版启动因子)评估中均有改善,但两种药物疗效无差异。苏怡等[320]评价了哌甲酯控释剂对 239 例 6~16 岁 ADHD 患儿的 24 周疗效,结果发现以斯诺佩评定量表(Swanson,Nolan,and Pelham-Ⅳ,Rating Scale,SNAP-Ⅳ评定量表)平均分小于等于 1 为标准。发现第 8 周缓解率为 69.3%(151/218),第 24 周缓解率为 72.5%(158/218),无论在治疗第 8 周或 24 周,缓解组 BRIEF 评分较未缓解组都更低。

(6) 共患疾病对 ADHD 患儿执行功能的影响:钱英等[315]使用操作性执行功能测验及 BRIEF 学龄儿童父母问卷评估了 258 名儿童(89 名 ADHD 患者、53 例 ADHD 共病 ODD 患者、116 名正常对照),结果显示在 Stroop 色词命名测验及连线测试及 BRIEF 全部 8 因子评分方面,ADHD 患儿均差于正常儿童。但共病 ODD 的 ADHD 患儿较单纯 ADHD 患儿的 BRIEF 的抑制、转换、情感控制因子评分更差,而操作性执行功能测验无差异。

2. 成年期 ADHD 患者生态执行功能特点

曲姗等[321]对 41 例符合 Conners 成人 ADHD 诊断会谈(Conners' Adult ADHD Diagnostic Interview for DSM-Ⅳ,CAADID)中 ADHD 诊断标准的门诊患者和 42 名年龄、受教育年限与之匹配的正常对照,进行 BRIEF-A 自评问卷评定。结果为成年期仍符合 CAADID 诊断标准的 ADHD 患者,其 BRIEF-A 自评问卷经多重检验校正后行为管理指数和元认知指数两个维度得分均高于对照组($P < 0.01$),抑制、感情控制、任务启动、任务监测 4 个因子得分也高于对照组($P < 0.05$)。

黄芳等[322]对 27 例成年期 ADHD 患者进行 12 周认知行为治疗(CBT)和 3 次后期巩固治疗(4 周一次)。使用 ADHD 评定量表(ADHD RS)、BRIEF-A、自尊量表(Self-Esteem Scale,SES)和世界卫生组织生存质量测定量表简表(World Health Organization Quality of Life-BREF,WHOQOL-BREF)评估疗效。采用多次重复测量方差分析对第 1 周、第 12 周和第 24 周的各指标得分进行比较。结果发现 24 周 CBT 后 ADHD-Ⅳ 得分及 BRIEF-A 中转换和任务监控得分均低于第 1 周得分($P < 0.05$),SES 得分及 WHOQOL-BREF 的生理领域得分均高于第 1 周得分($P < 0.05$)。该研究认为包含 3 次后期巩固治疗阶段的团体认知行为治疗可改善成年期 ADHD 患者的核心症状、执行功能、自尊水平和生活质量。

(钱 英 编,金嘉郦 钱秋谨 校)

参考文献

[1] Cortese S, Kelly C, Chabernaud C, et al. Toward systems neuroscience of ADHD: a meta-analysis of 55 fMRI studies [J]. Am J Psychiatry, 2012, 169: 1038-1055.

[2] Shaw P, Eckstrand K, Sharp W, et al. Attention-deficit/hyperactivity disorder is characterized by a delay in cortical maturation [J]. Proc Natl Acad Sci U.S.A., 2007, 104: 19649-19654.

[3] Shaw P, Malek M, Watson B, et al. Development of cortical surface area and gyrification in attention-deficit/hyperactivity disorder [J]. Biol Psychiatry, 2012, 72: 191-197.

[4] Lezak MD, Howieson DB, Loring D W. Neuropsychological Assessment [M]. New York: Oxford University Press, 2004.

[5] Brown TE. Attention Deficit Disorders and Comorbidities in Children, Adolescents, and Adults [M]. Washington DC: American Psychiatric Press, 2000.

[6] Brown TE. Attention Deficit Disorder: The Unfocused Mind in Children and Adults [M]. New Haven, CT: Yale University Press, 2005.

[7] Willcutt EG, Doyle AE, Nigg JT, et al. Validity of the executive function theory of attention-deficit/hyperactivity disorder: a meta-analytic review [J].

[8] Hervey AS, Epstein JN, Curry JF. Neuropsychology of adults with attention-deficit/hyperactivity disorder: a meta-analytic review [J]. Neuropsychology, 2004, 18: 485-503.

[9] Shallice T, Burgess PW. Deficits in strategy application following frontal lobe damage in man [J]. Brain, 1991, 114: 727-741.

[10] Alderman N, Burgess PW, Knight C, et al. Ecological validity of a simplified version of the multiple errands shopping test [J]. J Int Neuropsychol Soc, 2003, 9: 31-44.

[11] Lawrence V, Houghton S, Tannock R, et al. ADHD outside the laboratory: boys' executive function performance on tasks in videogame play and on a visit to the zoo [J]. J Abnorm Child Psychol, 2002, 30: 447-462.

[12] Barkley RA. ADHD and the Nature of Self-Control [M]. New York: Guilford Press, 1997.

[13] Barkley RA. Attention-deficit hyperactivity disorders: a handbook for diagnosis and treatment [M]. 3rd ed. New York: Guilford Press, 2006.

[14] Barkley RA. Barkley Deficits in Executive Function Scale [M]. New York: The Guilford Press, 2011.

[15] Brown TE. Executive functions and attention deficit hyperactivity disorder: implications of two conflicting views [J]. Int J Disabil, Dev Educ, 2006: 35-46.

[16] Brown TE. A New Understanding of ADHD in Children and Adults: Executive Function Impairments [M]. New York: Routledge, 2013.

[17] Biederman J, Petty CR, Fried R, et al. Discordance between psychometric testing and questionnaire-based definitions of executive function deficits in individuals with ADHD [J]. J Atten Disord, 2008, 12: 92-102.

[18] Dulcan M. Practice parameters for the assessment and treatment of children, adolescents, and adults with attention-deficit/hyperactivity disorder [J]. J Am Acad Child Adolesc Psychiatry, 1997, 36: 85S-121S.

[19] Bush G. Attention-deficit/hyperactivity disorder and attention networks [J]. Neuropsychopharmacology, 2010, 35: 278-300.

[20] Ardila A, Pineda D, Rosselli M. Correlation between intelligence test scores and executive function measures [J]. Arch Clin Neuropsychol, 2000, 15: 31-36.

[21] Rommelse NN, Altink ME, Oosterlaan J, et al. Support for an independent familial segregation of executive and intelligence endophenotypes in ADHD families [J]. Psychol Med, 2008, 38: 1595-1606.

[22] Toomey SL, Sox CM, Rusinak D, et al. Why do children with ADHD discontinue their medication [J]? Clin Pediatr, 2012, 51: 763-769.

[23] Antshel KM, Faraone SV, Stallone K, et al. Is attention deficit hyperactivity disorder a valid diagnosis in the presence of high IQ? Results from the MGH longitudinal family studies of ADHD [J]. J Child Psychol Psychiatry, 2007, 48: 687-694.

[24] Antshel KM, Faraone SV, Maglione K. Temporal stability of ADHD in the high-IQ population: results from the MGH longitudinal family studies of ADHD [J]. J Am Acad Child Adolesc Psychiatry, 2008, 47: 817-825.

[25] Brown TE, Reichel PC, Quinlan DM. Executive function impairments in high IQ adults with ADHD [J]. J Atten Disord, 2009, 13: 161-167.

[26] Brown TE, Reichel PC, Quinlan DM. Executive function impairments In high IQ children and adolescents with ADHD [J]. Open J Psychiatr, 2011, 1: 56-65.

[27] Funahashi S. Neuronal mechanisms of executive control by the prefrontal cortex [J]. Neurosci Res, 2001, 2: 147-165.

[28] Pennington BF, Ozonoff S. Executive functions and developmental psychopathology [J]. J Child Psychol Psychiatry, 1996, 1: 51-87.

[29] Vohs KD, Baumeister RF. Handbook of self-regulation: research, theory, and applications [M]. New York: Guiford Press, 2004.

[30] Brown TE. Executive functions and attention deficit hyperactivity disorder: implications of two conflicting views [J]. Int J Disabil, Dev Educ, 2006, 1: 35-46.

[31] Kipp K. A developmental perspective on the measurement of cognitive deficits in attention-deficit/hyperactivity disorder [J]. Biol Psychiatry, 2005, 11: 1256-1260.

[32] Miyake A, Friedman NP, Emerson MJ, et al. The unity and diversity of executive functions and their contributions to complex "frontal lobe" tasks: a latent variable analysis [J]. Cogn Psychol, 2000, 1: 49-100.

[33] Pineda D, Ardila A, Rosselli M, et al. Executive dysfunctions in children with attention deficit hyperactivity disorder [J]. Int J Neurosci, 1998, 3-4: 177-196.

[34] Smith EE, Jonides J. Storage and executive processes in the frontal lobes [J]. Science, 1999, 5408: 1657-1661.

[35] Collette F, Van der Linden M. Brain imaging of the central executive component of working memory [J]. Neurosci Biobehav Rev, 2002, 2: 105-125.

[36] Gioia GA, Isquith PK, Guy SC, et al. Behavior

rating inventory of executive function: brief [J]. Child Neuropsychology.

[37] Brown TE. Attention Deficit Disorder: the Unfocused Mind in Children and Adults [M]. New Haven: Yale University Press, 2006.

[38] Barkley RA. Behavioral inhibition, sustained attention, and executive functions: constructing a unifying theory of ADHD [J]. Psychol Bull, 1997, 1: 65-94.

[39] Goldman Rakic PS. Prefrontal cortical dysfunction in schizophrenia: the relevance of working memory [M] // Carroll BJ Barrett E. Psychopathology and the brain. New York: Rave Press, 1991: 1-23.

[40] Seidman LJ. Neuropsychological functioning in people with adhd across the lifespan [J]. Clin Psychol Rev, 2006, 4: 466-485.

[41] van Goozen SHM, Cohen Kettenis PT, Snoek H, et al. Executive functioning in children: a comparison of hospitalised odd and ODD/ADHD children and normal controls [J]. J Child Psychol Psychiatry, 2004, 2: 284-292.

[42] Dawson P, Guare R. Executive skills in children and adolescents: a practical guide to assessment and intervention [M]. Guilford Press, 2010.

[43] Tucha L, Tucha O, Laufkotter R, et al. Clustering and switching on verbal and figural fluency functions in adults with attention deficit hyperactivity disorder [J]. Cogn Neuropsychia try, 2005, 10 (3): 231-248.

[44] Grafman J, Litvan I. Importance of deficits in executive functions [J]. Lancet, 1999, 9194: 1921-1923.

[45] Zelazo PD, Müller U. Executive function in typical and atypical development [M]. Oxford: Wiley-Blackuell Publishers, 2002.

[46] Kerr A, Zelazo PD. Development of "hot" executive function: the children's gambling task [J]. Brain Cogn, 2004, 1: 148-157.

[47] Hongwanishkul D, Happaney KR, Lee WS, et al. Assessment of hot and cool executive function in young children: age-related changes and individual differences [J]. Dev Neuropsychol, 2005, 2: 617-644.

[48] Perner J, Lang B. Development of theory of mind and executive control [J]. Trends Cogn Sci, 1999, 9: 337-344.

[49] Carlson SM, Moses LJ, Hix HR. The role of inhibitory processes in young children's difficulties with deception and false belief [J]. Child Dev, 1998, 3: 672-691.

[50] Roberts RJ, Pennington BF. An interactive framework for examining prefrontal cognitive processes [J]. Dev Neuropsychol, 1996, 1: 105-126.

[51] Denckla MB, Reiss AL. Prefrontal-subcortical circuits in developmental disorders [M] // Krasnegor NA, lyonDevelopment of the prefrontal cortex: evolution, neurobiology, and behavior. London: Paul Publiohing, GR Goldman Rakic PS. 1997, 283-293.

[52] Zelazo PD, Frye D. Cognitive complexity and control: a theory of the development of deliberate reasoning and intentional action [J]. Language structure, discourse, and the access to consciousness, 1997: 113-153.

[53] Zelazo PD, Carter A, Reznick JS, et al. Early development of executive function: a problem-solving framework [J]. Rev Gen Psychol, 1997, 2: 198.

[54] Newell A, Simon HA. Human problem solving [M]. New Jersey: Prentice-Hall Englewood Cliffs, 1972.

[55] Stuss DT, Alexander MP. Executive functions and the frontal lobes: a conceptual view [J]. Psychol Res, 2000, 3-4: 289-298.

[56] Stuss DT, Benson DF. The Frontal Lobes [M]. New York: Raven Press, 1986.

[57] Sergeant JA, Geurts H, Oosterlaan J. How specific is a deficit of executive functioning for attention-deficit/hyperactivity disorder [J]? Behav Brain Res, 2002, 1-2: 3-28.

[58] Zelazo PD, Jacques S, Burack JA, et al. The relation between theory of mind and rule use: evidence from persons with autism-spectrum disorders [J]. Infant Child Dev, 2002, 2: 171-195.

[59] Spitznagel MB, Suhr JA. Executive function deficits associated with symptoms of schizotypy and obsessive compulsive disorder [J]. Psychiatry Res, 2002, 2: 151-163.

[60] Rubia K, Smith AB, Brammer MJ, et al. Abnormal brain activation during inhibition and error detection in medication-naive adolescents with ADHD [J]. Am J Psychiatry, 2005, 6: 1067-1075.

[61] Schulz KP, Fan J, Tang CY, et al. Response inhibition in adolescents diagnosed with attention deficit hyperactivity disorder during childhood: an event-related FMRI study [J]. Am J Psychiatry, 2004, 9: 1650-1657.

[62] Semrud Clikeman M, Steingard RJ, Filipek P, et al. Using MRI to examine brain-behavior relationships in males with attention deficit disorder with hyperactivity [J]. J Am Acad Child Adolesc Psychiatry, 2000, 4: 477-484.

[63] Rubia K, Overmeyer S, Taylor E, et al.

Hypofrontality in attention deficit hyperactivity disorder during higher-order motor control: a study with functional MRI [J]. Am J Psychiatry, 1999, 6: 891-896.

[64] Berquin PC, Giedd JN, Jacobsen LK, et al. Cerebellum in attention deficit hyperactivity disorder a morphometric MRI study [J]. Neurology, 1998, 4: 1087-1093.

[65] Karatekin C, Lazareff JA, Asarnow RF. Relevance of the cerebellar hemispheres for executive functions [J]. Pediatr Neurol, 2000, 2: 106-112.

[66] Rommelse NNJ, Altink ME, Oosterlaan J, et al. Support for an independent familial segregation of executive and intelligence endophenotypes in adhd families [J]. Psychol Med, 2008, 11: 1595-1606.

[67] Welsh MC, Pennington BF. Assessing frontal lobe functioning in children: views from developmental psychology [J]. Dev Neuropsychol, 1988, 3: 199-230.

[68] Tranel D, Anderson SW, Benton A. Development of the concept of "executive function" and its relationship to the frontal lobes [J]. Handbook of Neuropsychology, 1994: 125-148.

[69] Welsh MC, Pennington BF, Groisser DB. A normative-developmental study of executive function: a window on prefrontal function in children [J]. Dev Neuropsychol, 1991, 2: 131-149.

[70] Klenberg L, Korkman M, Lahti-Nuuttila P. Differential development of attention and executive functions in 3 to 12-year-old Finnish children [J]. Dev Neuropsychol, 2001, 1: 407-428.

[71] Christ SE, White DA, Mandernach T, et al. Inhibitory control across the life span [J]. Dev Neuropsychol, 2001, 3: 653-669.

[72] Cepeda NJ, Kramer AF, Gonzalez de Sather JC. Changes in executive control across the life span: examination of task-switching performance [J]. Dev Psychol, 2001, 5: 715-730.

[73] Barkley RA. Genetics of childhood disorders: XVII. ADHD, part., 2000, 1: the executive functions and ADHD [J]. J Am Acd Child Adolesc Psychiatry, 8: 1064-1068.

[74] Murphy KR, Barkley RA, Bush T. Executive functioning and olfactory identification in young adults with attention deficit-hyperactivity disorder [J]. Neuropsychology, 2001, 2: 211-220.

[75] Ackerman PL, Beier ME, Boyle MO. Working memory and intelligence: the same or different constructs [J]? Psychol Bull, 2005, 1: 30-60.

[76] Crinella FM, Yu J. Brain mechanisms and intelligence. Psychometric G and executive function [J]. Intelligence, 1999, 4: 299-327.

[77] Arffa S, Lovell M, Podell K, et al. Wisconsin card sorting test performance in above average and superior school children: relationship to intelligence and age [J]. Arch Clin Neuropsychol, 1998, 8: 713-720.

[78] Arffa S. The relationship of intelligence to executive function and non-executive function measures in a sample of average, above average, and gifted youth [J]. Arch Clin Neuropsychol, 2007, 8: 969-978.

[79] Harrier LK, Deornellas K. Performance of children diagnosed with adhd on selected planning and reconstitution tests [J]. Appl Neuropsychol, 2005, 2: 106-119.

[80] Mahone EM, Hagelthorn KM, Cutting LE, et al. Effects of IQ on executive function measures in children with ADHD [J]. Child Neuropsychol, 2002, 1: 52-65.

[81] Sonuga Barke EJS, Dalen L, Daley D, et al. Are planning, working memory, and inhibition associated with individual differences in preschool adhd symptoms [J]? Dev Neuropsychol, 2002, 3: 255-272.

[82] Martel M, Nikolas M, Nigg JT. Executive function in adolescents with ADHD [J]. J Am Acd Child Adolesc Psychiatry, 2007, 11: 1437-1444.

[83] Riccio CA, Homack S, Jarratt KP, et al. Differences in academic and executive function domains among children with adhd predominantly inattentive and combined types. Arch Clin Neuropsychol, 2006, 7: 657-667.

[84] Scheres A, Oosterlaan J, Geurts H, et al. Executive functioning in boys with ADHD: primarily an inhibition deficit [J]? Arch Clin Neuropsychol, 2004, 4: 569-594.

[85] Seidman LJ, Biederman J, Valera EM, et al. Neuropsychological functioning in girls with attention-deficit/hyperactivity disorder with and without learning disabilities [J]. Neuropsychology, 2006, 2: 166-177.

[86] Sikora DA, Haley P, Edwards J, et al. Tower of london test performance in children with poor arithmetic skills [J]. Dev Neuropsychol, 2002, 3: 243-254.

[87] Hoff AL, Kremen WS. Neuropsychology in schizophrenia: an update [J]. Curr Opin Psychiatry, 2003, 2: 149-155.

[88] Shilling VM, Chetwynd A, Rabbitt PMA. Individual inconsistency across measures of inhibition: an investigation of the construct validity of inhibition in older adults [J]. Neuropsychologia, 2002, 6: 605-619.

[89] Van der Molen MW, Somsen RJM, Jennings JR. Developmental change in auditory selective attention as reflected by phasic heart rate changes [J].

[90] Kok A. Varieties of inhibition: manifestations in cognition, event-related potentials and aging [J]. Acta Psychol (Amst), 1999, 2-3: 129-158.

[91] Nigg JT. Is ADHD a disinhibitory disorder [J]? Psychol Bull, 2001, 5: 571-598.

[92] Logan GD, Cowan WB, Davis KA. On the ability to inhibit simple and choice reaction time responses: a model and a method. J Exp Psychol Hum Percept Perform, 1984, 2: 276.

[93] Ross RG, Olincy A, Harris JG, et al. Smooth pursuit eye movements in schizophrenia and attentional dysfunction: adults with schizophrenia, ADHD, and a normal comparison group [J]. Biol Psychiatry, 2000, 3: 197-203.

[94] Stroop JR. Studies of interference in serial verbal reactions [J]. J Exp Psychol, 1935: 643-662.

[95] Goldberg MC, Mostofsky SH, Cutting LE, et al. Subtle executive impairment in children with autism and children with ADHD [J]. J Autism Dev Disord, 2005, 3: 279-293.

[96] Boonstra AM, Oosterlaan J, Sergeant JA, et al. Executive functioning in adult ADHD: a meta-analytic review [J]. Psychol Med, 2005, 8: 1097-1108.

[97] Chen H, Ho C. Developmental study of the reversed Stroop effect in chinese-english bilinguals [J]. J Gen Psychol, 1986, 2: 121-125.

[98] Amieva H, Lafont S, Rouch Leroyer I, et al. Evidencing inhibitory deficits in Alzheimer's disease through interference effects and shifting disabilities in the Stroop test[J]. Arch Clin Neuropsychol, 2004, 6: 791-803.

[99] Lezak MD. Neuropsychological assessment [M]. New York: Oxford University Press, USA, 2004.

[100] Dassonville P, Lewis SM, Zhu XH, et al. The effect of stimulus response compatibility on cortical motor activation [J]. Neuroimage, 2001, 1: 1-14.

[101] Baddeley A. Working memory [J]. Science, 1992, 5044: 556-559.

[102] Baddeley A. Exploring the central executive [J]. Q J Exp Psychol (Hove), 1996, 1: 5-28.

[103] Petrides M, Milner B. Deficits on subject-ordered tasks after frontal-and temporal-lobe lesions in man [J]. Neuropsychologia, 1982, 3: 249-262.

[104] Cragg L, Nation K. Self-ordered pointing as a test of working memory in typically developing children [J]. Memory, 2007, 5: 526-535.

[105] Wechsler D. Wechsler intelligence scale for children-WISC-IV [J]. Psychological Corporation, 2003.

[106] Hale JB, Hoeppner JB, Fiorello CA. Analyzing digit span components for assessment of attention processes [J]. J Psychoeduc Assess, 2002, 2: 128-143.

[107] Rosenthal EN, Riccio CA, Gsanger KM, et al. Digit span components as predictors of attention problems and executive functioning in children [J]. Arch Clin Neuropsychol, 2006, 2: 131-139.

[108] Sami N, Carte ET, Hinshaw SP, et al. Performance of girls with ADHD and comparison girls on the rey-osterrieth complex figure: evidence for executive processing deficits [J]. Child Neuropsychol, 2003, 4: 237-254.

[109] Budd MA, Houtz A, Lambert P. Comparison of nondominant and dominant-hand performances on the copy portion of the rey complex figure test [J]. Journal of Clinical and Experimental Neuropsychology, 2008, 3: 380-386.

[110] Savage CR, Baer L, Keuthen NJ, et al. Organizational strategies mediate nonverbal memory impairment in obsessive-compulsive disorder [J]. Biol Psychiatry, 1999, 7: 905-916.

[111] Simon HA. The functional equivalence of problem solving skills [J]. Cogn Psychology, 1975, 2: 268-288.

[112] Kopecky H, Chang HT, Klorman R, et al. Performance and private speech of children with attention-deficit/hyperactivity disorder while taking the tower of Hanoi test: effects of depth of search, diagnostic subtype, and methylphenidate [J]. J Abnorm Child Psychol, 2005, 5: 625-638.

[113] Murphy P. Cognitive functioning in adults with attention-deficit/hyperactivity disorder [J]. J Atten Disord, 2001, 4: 203-209.

[114] Chan RC, Chen EY, Cheung EF, et al. Problem-solving ability in chronic schizophrenia. A comparison study of patients with traumatic brain injury [J]. Eur Arch Psychiatry Clin Neurosci, 2004, 4: 236-241.

[115] Davies SP. Memory and planning processes in solutions to well-structured problems [J]. Q J Exp Psychol A, 2000, 3: 896-927.

[116] Goel V, Pullara SD, Grafman J. A computational model of frontal lobe dysfunction, working memory and the tower of Hanoi task[J]. Cogn Sci, 2001, 2: 287-313.

[117] Welsh MC, Satterlee Cartmell T, Stine M. Towers of Hanoi and London: contribution of working memory and inhibition to performance [J]. Brain Cogn, 1999, 2: 231-242.

[118] Zook NA, Davalos DB, Delosh EL, et al. Working memory, inhibition, and fluid intelligence as predictors of performance on tower of Hanoi and

London tasks. [J]. Brain Cogn, 2004, 3: 286-292.
[119] Altmann EM, Trafton JG. Memory for goals: an activation-based model [J]. Cogn Sci, 2002, 1: 39-83.
[120] Handley SJ, Capon A, Copp C, et al. Conditional reasoning and the tower of Hanoi: the role of spatial and verbal working memory [J]. Br J Psychol: 501-518, 2002.
[121] Berg EA. A simple objective technique for measuring flexibility in thinking [J]. J Gen Psychol: 15-22, 1948.
[122] Schmitz M, Cadore L, Paczko M, et al. Neuropsychological performance in DSM-IV ADHD subtypes: an exploratory study with untreated adolescents [J]. Can J Psychiatry, 2002, 9: 863-869.
[123] Anderson V. Assessing executive functions in children: biological, psychological, and developmental considerationst [J]. Pediatr Rehabil, 2001, 3: 119-136.
[124] Romine CB, Lee D, Wolfe ME, et al. Wisconsin card sorting test with children: a meta-analytic study of sensitivity and specificity [J]. Arch Clin Neuropsychol, 2004, 8: 1027-1041.
[125] Reitan RM, Wolfson D. The Halstead-Reitan neuropsychological test battery: theory and clinical interpretation [M]. Tucson AZ: Neuropsychology Press, 1985.
[126] Schmidtke K, Schorb A, Winkelmann G, et al. Cognitive frontal lobe dysfunction in obsessive compulsive disorder [J]. Biol Psychiatry, 1998, 9: 666-673.
[127] Troyer AK, Moscovitch M, Winocur G. Clustering and switching as two components of verbal fluency: evidence from younger and older healthy adults [J]. Neuropsychology, 1997, 1: 138.
[128] Troyer AK. Normative data for clustering and switching on verbal fluency tasks [J]. J Clin Exp Neuropsychol, 2000, 3: 370-378.
[129] Mayr U. On the dissociation between clustering and switching in verbal fluency: comment on troyer, moscovitch, winocur, alexander and stuss [J]. Neuropsychologia, 2002, 5: 562-566.
[130] Wimmer H, Perner J. Beliefs about beliefs: representation and constraining function of wrong beliefs in young children's understanding of deception [J]. Cognition, 1983, 1: 103-128.
[131] Carlson SM, Moses LJ. Individual differences in inhibitory control and children's theory of mind [J]. Child Dev, 2001, 4: 1032-1053.
[132] Thirion-Marissiaux AF, Nader-Grosbois N. Theory of mind "beliefs", developmental characteristics and social understanding in children and adolescents with intellectual disabilities [J]. Res Dev Disabil, 2008, 6: 547-566.
[133] Gopnik A, Astington JW. Children's understanding of representational change and its relation to the understanding of false belief and the appearance-reality distinction [J]. Child Dev, 1988, 1: 26-37.
[134] Bechara A, Damasio AR, Damasio H, et al. Insensitivity to future consequences following damage to human prefrontal cortex [J]. Cognition, 1994, 1-3: 7-15.
[135] Geurts HM, van der Oord S, Crone EA. Hot and cool aspects of cognitive control in children with adhd: decision-making and inhibition [J]. J Abnorm Child Psychol, 2006, 6: 813-824.
[136] Crone EA, Bunge SA, Latenstein H, et al. Characterization of children's decision making: sensitivity to punishment frequency, not task complexity [J]. Child Neuropsychol, 2005, 3: 245-263.
[137] Quay HC. The psychobiology of undersocialized aggressive conduct disorder: a theoretical perspective [J]. Dev Psychopathol, 1993, 1-2: 165-180.
[138] Sonuga-Barke EJ, Houlberg K, Hall M. When is "impulsiveness" not impulsive? The case of hyperactive childrens cognitive style [J]. J Child Psychol Psychiatry, 1994, 7: 1247-1253.
[139] Sergeant J. The cognitive-energetic model: an empirical approach to attention-deficit hyperactivity disorder [J]. Neurosci Biobehav Rev, 2000, 1: 7-12.
[140] Sergeant JA, Geurts H, Huijbregts S, et al. The top and the bottom of ADHD: a neuropsychological perspective [J]. Neuroscience and Biobehavioral Reviews, 2003, 7: 583-592.
[141] Sonuga-Barke EJS. The dual pathway model of AD/HD: an elaboration of neuro-developmental characteristics [J]. Neurosci Biobehav Rev, 2003, 7: 593-604.
[142] Tannock R. Attention deficit hyperactivity disorder: advances in cognitive, neurobiological, and genetic research [J]. J Child Psychol Psychiatry, 1998, 1: 65-99.
[143] Shallice T, Marzocchi GM, Coser S, et al. Executive function profile of children with attention deficit hyperactivity disorder [J]. Dev Neuropsychol, 2002, 1: 43-71.
[144] Willcutt EG, Doyle AE, Nigg JT, et al. Validity of the executive function theory of attention-deficit/

hyperactivity disorder: a meta-analytic review [J]. Biol Psychiatry, 2005, 11: 1336-1346.
[145] Bush G, Valera EM, Seidman LJ. Functional neuroimaging of attention-deficit/hyperactivity disorder: a review and suggested future directions [J]. Biol Psychiatry, 2005, 11: 1273-1284.
[146] Chan RC, Shum D, Toulopoulou T, et al. Assessment of executive functions: review of instruments and identification of critical issues [J]. Arch Clin Neuropsychol, 2008, 2: 201-216.
[147] Rubia K, Oosterlaan J, Sergeant JA, et al. Inhibitory dysfunction in hyperactive boys [J]. Behav Brain Res, 1998, 1: 25-32.
[148] Nigg JT. The ADHD response-inhibition deficit as measured by the stop task: replication with DSM-IV combined type, extension, and qualification [J]. J Abnorm Child Psychol, 1999, 5: 393-402.
[149] Albrecht B, Banaschewski T, Brandeis D, et al. Response inhibition deficits in externalizing child psychiatric disorders: an ERP-study with the stop-task [J]. Behav Brain Funct, 2005: 22.
[150] Schachar R, Mota VL, Logan GD, et al. Confirmation of an inhibitory control deficit in attention-deficit/hyperactivity disorder [J]. J Abnorm Child Psychol, 2000, 3: 227-235.
[151] Houghton S, Douglas G, West J, et al. Differential patterns of executive function in children with attention deficit hyperactivity disorder according to gender and subtype [J]. J Child Neurol, 1999, 12: 801-805.
[152] Barkley RA. Response inhibition in attention-deficit hyperactivity disorder [J]. Ment Retard Dev Disabil Res Rev, 1999, 3: 177-184.
[153] Seidman LJ, Biederman J, Faraone SV, et al. Toward defining a neuropsychology of attention deficit-hyperactivity disorder: performance of children and adolescents from a large clinically referred sample [J]. J Consult Clin Psychol, 1997, 1: 150-160.
[154] Homack S, Riccio CA. A meta-analysis of the sensitivity and specificity of the Stroop color and word test with children [J]. Archives of Clinical Neuropsychology, 2004, 6: 725-743.
[155] Savitz JB, Jansen P. The Stroop color-word interference test as an indicator of ADHD in poor readers [J]. J Genet Psychol, 2003, 3: 319-333.
[156] Seidman LJ, Biederman J, Monuteaux MC, et al. Neuropsychological functioning in nonreferred siblings of children with attention deficit/hyperactivity disorder [J]. J Abnorm Child Psychol, 2000, 2: 252-265.
[157] Slaats-Willemse D, Swaab-Barneveld H, de Sonneville L, et al. Deficient response inhibition as a cognitive endophenotype of ADHD [J]. J Am Acd Child Adolesc Psychiatry, 2003, 10: 1242-1248.
[158] Castellanos FX, Tannock R. Neuroscience of attention-deficit/hyperactivity disorder: the search for endophenotypes [J]. Nat Rev Neurosci, 2002, 8: 617-628.
[159] Chen SHA, Desmond JE. Temporal dynamics of cerebro-cerebellar network recruitment during a cognitive task [J]. Neuropsychologia, 2005, 9: 1227-1237.
[160] Doyle AE. Executive functions in attention-deficit/hyperactivity disorder [J]. J Clin Psychiatry, 2006, 21-26.
[161] Baddeley A. Working memory and language: an overview [J]. J Commun Disord, 2003, 3: 189-208.
[162] Karatekin C, Asarnow RF. Working memory in childhood-onset schizophrenia and attention-deficit/hyperactivity disorder [J]. Psychiatry Res, 1998, 2: 165-176.
[163] Miyake A, Friedman NP, Rettinger DA, et al. How are visuospatial working memory, executive functioning, and spatial abilities related? A latent-variable analysis [J]. J Exp Psychol Gen, 2001, 4: 621-640.
[164] Shue KL, Douglas VI. Attention-deficit hyperactivity disorder and the frontal-lobe syndrome [J]. Brain Cogn, 1992, 1: 104-124.
[165] Wiers RW, Gunning WB, Sergeant JA. Is a mild deficit in executive functions in boys related to childhood adhd or to parental multigenerational alcoholism [J]? J Abnorm Child Psychol, 1998, 6: 415-430.
[166] Oosterlaan J, Scheres A, Sergeant JA. Which executive functioning deficits are associated with AD/HD, ODD/CD and comorbid AD/HD+ ODD/CD [J]? J Abnorm Child Psychol, 2005, 1: 69-85.
[167] Schreiber HE, Javorsky DJ, Robinson JE, et al. Rey-Osterrieth complex figure performance in adults with attention deficit hyperactivity disorder: a validation study of the Boston qualitative scoring system [J]. Clin Neuropsychol, 1999, 4: 509-520.
[168] Seidman LJ, Biederman J, Monuteaux MC, et al. Impact of gender and age on executive functioning: do girls and boys with and without attention deficit hyperactivity disorder differ neuropsychologically in preteen and teenage years [J]? Dev Neuropsychol, 2005, 1: 79-105.
[169] Martinussen R, Hayden J, Hogg-Johnson S, et al. A meta-analysis of working memory impairments in children with attention-deficit/hyperactivity disorder

[J]. J Am Acd Child Adolesc Psychiatry, 2005, 4: 377-384.
[170] Papadopoulos TC, Panayiotou G, Spanoudis G, et al. Evidence of poor planning in children with attention deficits [J]. J Abnorm Child Psychol, 2005, 5: 611-623.
[171] Culbertson WC, Zillmer EA. The tower of London (dx): a standardized approach to assessing executive functioning in children [J]. Arch Clin Neuropsychol, 1998, 3: 285-301.
[172] Sarkis SM, Sarkis EH, Marshall D, et al. Self-regulation and inhibition in comorbid adhd children: an evaluation of executive functions [J]. J Atten Disord, 2005, 3: 96-108.
[173] Nigg JT, Blaskey LG, Huang Pollock CL, et al. Neuropsychological executive functions and dsm-iv ADHD subtypes [J]. J Am Acd Child Adolesc Psychiatry, 2002, 1: 59-66.
[174] Chiang MC, Gau SSF. Validation of attention deficit hyperactivity disorder subtypes among taiwanese children using neuropsychological functioning [J]. Aust N Z J Psychiatry, 2008, 6: 526-535.
[175] 林桂秀, 陈述光, 陈燕惠, 等. 注意缺陷多动障碍儿童视觉保持及运动研究[J]. 中国心理卫生杂志, 2006, 6: 358-361.
[176] Gansler DA, Fucetola R, Krengel M, et al. Are there cognitive subtypes in adult attention deficit/hyperactivity disorder [J]? J Nerv Ment Dis, 1998, 12: 776-781.
[177] Vinogradov S, Kirkland J, Poole JH, et al. Both processing speed and semantic memory organization predict verbal fluency in schizophrenia [J]. Schizophr Res, 2003, 2-3: 269-275.
[178] Grodzinsky GM, Barkley RA. Predictive power of frontal lobe tests in the diagnosis of attention deficit hyperactivity disorder [J]. Clin Neuropsychol, 1999, 1: 12-21.
[179] Klorman R, Hazel-Fernandez LA, Shaywitz SE, et al. Executive functioning deficits in attention-deficit hyperactivity disorder are independent of oppositional defiant or reading disorder [J]. J Am Acd Child Adolesc Psychiatry, 1999, 9: 1148-1155.
[180] Loge DV, Staton RD, Beatty WW. Performance of children with ADHD on tests sensitive to frontal lobe dysfunction [J]. J Am Acad Child Adolesc Psychiatry, 1990, 4: 540-545.
[181] Pineda D, Ardila A, Rosselli M. Neuropsychological and behavioral assessment of ADHD in seven-to twelve-year-old children a discriminant analysis [J]. J Learn Disabil, 1999, 2: 159-173.
[182] Schuerholz LJ, Singer HS, Denckla MB. Gender study of neuropsychological and neuromotor function in children with Tourette syndrome with and without attention-deficit hyperactivity disorder [J]. J Child Neurol, 1998, 6: 277-282.
[183] Kusche CA, Cook ET, Greenberg MT. Neuropsychological and cognitive functioning in children with anxiety, externalizing, and comorbid psychopathology[J]. J Clin Child Psychol, 1993, 2: 172-195.
[184] Reader MJ, Harris EL, Schuerholz LJ, et al. Attention deficit hyperactivity disorder and executive dysfunction [J]. Dev Neuropsychol, 1994, 4: 493-512.
[185] Weyandt LL, Willis WG. Executive functions in school-aged children: potential efficacy of tasks in discriminating clinical groups [J]. Dev Neuropsychol, 1994, 1: 27-38.
[186] Cohen MJ, Morgan AM, Vaughn M, et al. Verbal fluency in children: developmental issues and differential validity in distinguishing children with attention-deficit hyperactivity disorder and two subtypes of dyslexia [J]. Arch Clin Neuropsychol, 1999, 5: 433-443.
[187] Hurks PPM, Hendriksen JGM, Vles JSH, et al. Verbal fluency over time as a measure of automatic and controlled processing in children with ADHD [J]. Brain Cogn, 2004, 3: 535-544.
[188] Pennington BF. Toward a new neuropsychological model of attention-deficit/hyperactivity disorder: subtypes and multiple deficits [J]. Biol Psychiatry, 2005, 11: 1221-1223.
[189] Nigg JT, Willcutt EG, Doyle AE, et al. Causal heterogeneity in attention-deficit/hyperactivity disorder: do we need neuropsychologically impaired subtypes [J]? Biol Psychiatry, 2005, 11: 1224-1230.
[190] Biederman J, Mick E, Faraone SV, et al. Influence of gender on attention deficit hyperactivity disorder in children referred to a psychiatric clinic [J]. Am J Psychiatry, 2002, 1: 36-42.
[191] Hinshaw SP, Carte ET, Sami N, et al. Preadolescent girls with attention-deficit/hyperactivity disorder: II. Neuropsychological performance in relation to subtypes and individual classification [J]. J Consult Clin Psychol, 2002, 5: 1099-1111.
[192] Gaub M, Carlson CL. Gender differences in adhd: a meta-analysis and critical review [J]. J Am Acad Child Psychiatry, 1997, 8: 1036-1045.
[193] Castellanos FX, Marvasti FF, Ducharme JL, et al. Executive function oculomotor tasks in girls with ADHD [J]. J Am Acad Child Adolesc Psychiatry,

2000, 5 : 644-650.
- [194] Tannock R, Martinussen R, Frijters J. Naming speed performance and stimulant effects indicate effortful, semantic processing deficits in attention-deficit/hyperactivity disorder [J]. J Abnorm Child Psychol, 2000, 3 : 237-252.
- [195] Newcorn JH, Halperin JM, Jensen PS, et al. Symptom profiles in children with adhd : effects of comorbidity and gender [J]. J Am Acad Child Adolesc Psychiatry, 2001, 2 : 137-146.
- [196] Clark C, Prior M, Kinsella GJ. Do executive function deficits differentiate between adolescents with ADHD and oppositional defiant/conduct disorder? A neuropsychological study using the six elements test and hayling sentence completion test [J]. J Abnorm Child Psychol, 2000, 5 : 403-414.
- [197] Seidman LJ, Biederman J, Monuteaux MC, et al. Learning disabilities and executive dysfunction in boys with attention-deficit/hyperactivity disorder [J]. Neuropsychology, 2001, 4 : 544.
- [198] Willcutt EG, Pennington BF, Boada R, et al. A comparison of the cognitive deficits in reading disability and attention-deficit/hyperactivity disorder [J]. J Abnorm Psychol, 2001, 1 : 157-172.
- [199] Toupin J, Dery M, Pauze R, et al. Cognitive and familial contributions to conduct disorder in children [J]. J Child Psychol Psychiatry, 2000, 3 : 333-344.
- [200] Wu KK, Anderson V, Castiello U. Neuropsychological evaluation of deficits in executive functioning for ADHD children with or without learning disabilities [J]. Dev Neuropsychol, 2002, 2 : 501-531.
- [201] Jonsdottir S, Bouma A, Sergeant JA, et al. Relationships between neuropsychological measures of executive function and behavioral measures of ADHD symptoms and comorbid behavior [J]. Arch Clin Neuropsychol, 2006, 5 : 383-394.
- [202] Geurts HM, Verté S, Oosterlaan J, et al. How specific are executive functioning deficits in attention deficit hyperactivity disorder and autism [J] ? J Child Psychol Psychiatry, 2004, 4 : 836-854.
- [203] Kooijmans R, Scheres A, Oosterlaan J. Response inhibition and measures of psychopathology : a dimensional analysis [J]. Child Neuropsychol, 2000, 3 : 175-184.
- [204] Levine MD, Busch B, Aufseeser C. The dimension of inattention among children with school problems [J]. Pediatrics, 1982, 3 : 387-395.
- [205] Seidman LJ, Biederman J, Faraone SV, et al. Effects of family history and comorbidity on the neuropsychological performance of children with ADHD : preliminary findings [J]. J Am Acad Child Adolesc Psychiatry, 1995, 8 : 1015-1024.
- [206] August GJ, Garfinkel BD. Comorbidity of ADHD and reading disability among clinic-referred children [J]. J Abnorm Child Psychol, 1990, 1 : 29-45.
- [207] Kataria S, Hall CW, Wong MM, et al. Learning styles of LD and NLD ADHD children [J]. J Clin Psychol, 1992, 3 : 371-378.
- [208] Toplak ME, Rucklidge JJ, Hetherington R, et al. Time perception deficits in attention-deficit/hyperactivity disorder and comorbid reading difficulties in child and adolescent samples [J]. J Child Psychol Psychiatry and Allied Disciplines, 2003, 6 : 888-903.
- [209] Kerns KA, Mcinerney RJ, Wilde NJ. Time reproduction, working memory, and behavioral inhibition in children with ADHD [J]. Child Neuropsychol, 2001, 1 : 21-31.
- [210] Barkley RA, Edwards G, Laneri M, et al. Executive functioning, temporal discounting, and sense of time in adolescents with attention deficit hyperactivity disorder (ADHD) and oppositional defiant disorder (ODD) [J]. J Abnorm Child Psychol, 2001, 6 : 541-556.
- [211] Zahn TP, Kruesi MJ, Rapoport JL. Reaction time indices of attention deficits in boys with disruptive behavior disorders [J]. J Abnorm Child Psychol, 1991, 2 : 233-252.
- [212] Sonuga-Barke EJS. Psychological heterogeneity in AD/HD a dual pathway model of behaviour and cognition [J]. Behav Brain Res, 2002, 1-2 : 29-36.
- [213] Lynam DR. Early identification of the fledgling psychopath : locating the psychopathic child in the current nomenclature [J]. J Abnorm Child Psychol, 1998, 4 : 566.
- [214] Biederman J, Safran SA, Seidman LJ, et al. ADHD : applying practice gudelines to improve patient outcome and executive function [J]. J Clin Psychiatry : 12, 2006.
- [215] Zametkin AJ, Rapoport JL. Neurobiology of attention-deficit disorder with hyperactivity-where have we come in 50 years [J]. J Am Acad Child Adolesc Psychiatry, 1987, 5 : 676-686.
- [216] Arnsten AFT. Catecholamine regulation of the prefrontal cortex [J]. J Psychopharmacol, 1997, 2 : 151-162.
- [217] Roth RH, Elsworth JD. Biochemical Pharmacology of Midbrain Dopamine Neurons [J]. New York : Raven Press, 1995 : 227-243.
- [218] Robbins TW. Chemical neuromodulation of frontal-executive functions in humans and other animals. Exp Brain Res, 2000, 1 : 130-138.

[219] Tannock R, Ickowicz A, Schachar R. Differential effects of methylphenidate on working memory in adhd children with and without comorbid anxiety. J Am Acad Child Adolesc Psychiatry, 1995, 7: 886-896.

[220] Bedard AC, Ickowicz A, Logan GD, et al. Selective inhibition in children with attention-deficit hyperactivity disorder off and on stimulant medication [J]. J Abnorm Child Psychol, 2003, 3: 315-327.

[221] Scheres A, Oosterlaan J, Swanson J, et al. The effect of methylphenidate on three forms of response inhibition in boys with AD/HD [J]. J Abnorm Child Psychol, 2003, 1: 105-120.

[222] Langleben DD, Monterosso J, Elman I, et al. Effect of methylphenidate on Stroop color-word task performance in children with attention deficit hyperactivity disorder[J]. Psychiatry Res, 2006, 3: 315-320.

[223] Mehta MA, Goodyer IM, Sahakian BJ. Methylphenidate improves working memory and set-shifting in ad/hd: relationships to baseline memory capacity [J]. J Child Psychol Psychiatry, 2004, 2: 293-305.

[224] Hazel-Fernandez LA, Klorman R, Wallace JM, et al. Methylphenidate improves aspects of executive function in African american children with ADHD [J]. J Atten Disord, 2006, 4: 582-589.

[225] Lee SI, Hong SD, Kim SY, et al. Efficacy and tolerability of oros methylphenidate in korean children with attention-deficit/hyperactivity disorder [J]. Prog Neuropharmacol Biol Psychiatry, 2007, 1: 210-216.

[226] Wilson HK, Cox DJ, Merkel RL, et al. Effect of extended release stimulant-based medications on neuropsychological functioning among adolescents with attention-deficit/hyperactivity disorder [J]. Arch Clin Neuropsychol, 2006, 8: 797-807.

[227] Aron AR, Dowson JH, Sahakian BJ, et al. Methylphenidate improves response inhibition in adults with attention-deficit/hyperactivity disorder [J]. Biol Psychiatry, 2003, 12: 1465-1468.

[228] Turner DC, Blackwell AD, Dowson JH, et al. Neurocognitive effects of methylphenidate in adult attention-deficit/hyperactivity disorder [J]. Psychopharmacology, 2005, 2-3: 286-295.

[229] Fallu A, Richard C, Prinzo R, et al. Does OROS-methylphenidate improve core symptoms and deficits in executive function? Results of an open-label trial in adults with attention deficit hyperactivity disorder [J]. Curr Med Res Opin, 2006, 12: 2557-2566.

[230] Kempton S, Vance A, Maruff P, et al. Executive function and attention deficit hyperactivity disorder: stimulant medication and better executive function performance in children[J]. Psychol Med, 1999, 3: 527-538.

[231] Vance ALA, Maruff P, Barnett R. Attention deficit hyperactivity disorder, combined type: better executive function performance with longer-term psychostimulant medication [J]. Aust N Z J Psychiatry, 2003, 5: 570-576.

[232] 帅澜, 杨莉, 曹庆久, 等. 哌甲酯控释剂对注意缺陷多动障碍儿童执行功能的影响 [J]. 北京大学学报（医学版）, 2007, 39: 293-298.

[233] Spencer T, Biederman J, Wilens T, et al. Effectiveness and tolerability of tomoxetine in adults with attention deficit hyperactivity disorder [J]. Am J Psychiatry, 1998, 5: 693-695.

[234] Chamberlain SR, Del Campo N, Dowson J, et al. Atomoxetine improved response inhibition in adults with attention deficit/hyperactivity disorder [J]. Biol Psychiatry, 2007, 9: 977-984.

[235] Biederman J, Seidman LJ, Petty CR, et al. Effects of stimulant medication on neuropsychological functioning in young adults with attention-deficit/hyperactivity disorder [J]. J Clin Psychiatry, 2008, 7: 1150-1156.

[236] Rhodes SM, Coghill DR, Matthews K. Methylphenidate restores visual memory, but not working memory function in attention deficit-hyperkinetic disorder [J]. Psychopharmacology, 2004, 3: 319-330.

[237] Solanto MV. Clinical psychopharmacology of ad/hd: implications for animal models [J]. Neurosci Biobehav Reviews, 2000, 1: 27-30.

[238] Turner DC, Robbins TW, Clark L, et al. Relative lack of cognitive effects of methylphenidate in elderly male volunteers[J]. Psychopharmacology, 2003, 4: 455-464.

[239] Elliott R, Sahakian BJ, Matthews K, et al. Effects of methylphenidate on spatial working memory and planning in healthy young adults [J]. Psychopharmacology, 1997, 2: 196-206.

[240] Faraone SV, Biederman J, Spencer T, et al. Atomoxetine and Stroop task performance in adult attention-deficit/hyperactivity disorder [J]. J Child Adolesc Psychopharmacol, 2005, 4: 664-670.

[241] Wilens TE, Spencer TJ, Biederman J. A review of the pharmacotherapy of adults with attention-deficit/hyperactivity disorder[J]. J Atten Disord, 2002, 4: 189-202.

[242] Swanson J. Compliance with stimulants for attention deficit/hyperactivity disorder issues and approaches for improvement [J]. CNS Drugs, 2003, 2: 117-131.

[243] Marlowe WB. An intervention for children

with disorders of executive functions [J]. Dev Neuropsychol, 2000, 3: 445-454.

[244] Biederman J, Petty CR, Fried R, et al. Stability of executive function deficits into young adult years: a prospective longitudinal follow-up study of grown up males with ADHD [J]. Acta Psychiatrica Scandinavica, 2007, 2: 129-136.

[245] Dowsett SM, Livesey DJ. The development of inhibitory control in preschool children: effects of "executive skills" training [J]. Dev Psychobiol, 2000, 2: 161-174.

[246] Klingberg T, Fernell E, Olesen PJ, et al. Computerized training of working memory in children with adhd-a randomized, controlled trial [J]. J Am Acad Adolesc Psychiatry, 2005, 2: 177-186.

[247] Stevens J, Quittner AL, Zuckerman JB, et al. Behavioral inhibition, self-regulation of motivation, and working memory in children with attention deficit hyperactivity disorder [J]. Dev Neuropsychol, 2002, 2: 117-139.

[248] Safren SA, Otto MW, Sprich S, et al. Cognitive-behavioral therapy for ADHD in medication-treated adults with continued symptoms [J]. Behav Res Ther, 2005, 7: 831-842.

[249] Safren SA, Perlman CA, Sprich S, et al. Mastering your Adult ADHD: a Cognitive-Behavioral Treatment Program Therapist Guide [J]. New York: Oxford university press, 2005.

[250] 王淑玉, 王岩, 李占军, 等. 认知行为训练治疗儿童注意缺陷多动障碍的研究 [J]. 中国儿童保健杂志, 2003, 2: 82-83.

[251] Biederman J, Faraone SV. Biederman J, et al. Attention-deficit hyperactivity disorder [J]. Lancet, 2005, 366: 237-248, 9481: 237-248.

[252] Dopfner M, Breuer D, Schurmann S, et al. Effectiveness of an adaptive multimodal treatment in children with attention-deficit hyperactivity disorder-global outcome [J]. European Child & Adolescent Psychiatry, 2004, 117-129.

[253] Funahashi S. Neuronal mechanisms of executive control by the prefrontal cortex [J]. Neurosci Res, 2001, 2: 147-165.

[254] Brunswick E. Representative design and probabilistic theory in a functional psychology [J]. Psychol Rev, 1955, 3: 193-217.

[255] Franzen MD, Wilhelm KL. Conceptual Foundations of Ecological Validity in Neuropsychological Assessment [M]. //Sbordone RJ, Long CJ. Ecological Validity of Neuropsychological Testing. Delray Beach, FL, Gr Press/St Lucie Press, Inc. 1996.

[256] Mahone EM, Cirino PT, Cutting LE, et al. Validity of the behavior rating inventory of executive function in children with ADHD and/or Tourette syndrome [J]. Arch Clin Neuropsychol, 2002, 7: 643-662.

[257] Gioia GA, Isquith PK, Retzlaff PD, et al. Confirmatory factor analysis of the Behavior Rating Inventory of Executive Function (BRIEF) in a clinical sample [J]. Child Neuropsychol, 2002, 4: 249-257.

[258] Gioia GA, Isquith PK, Guy SC, et al. Behavior rating inventory of executive function [J]. Child Neuropsychol, 2000, 3: 235-238.

[259] Brown T, Donald M, Quinlan. Atomoxetine (Strattera) Alleviates Executive Function Impairment Associated with ADHD [C].

[260] Brown T, Candace P, Donald M. Assessing the Effects of OROS Methylphenidate (Concerta) on Executive Functions in Adults with ADHD [C].

[261] Malloy P, Grace J. A review of rating scales for measuring behavior change due to frontal systems damage [J]. Cogn Behav Neurol, 2005, 1: 18-27.

[262] Velligan DI, Ritch JL, Sui D, et al. Frontal Systems Behavior Scale in schizophrenia: relationships with psychiatric symptomatology, cognition and adaptive function [J]. Psychiatry Res, 2002, 3: 227-236.

[263] Peavy GM, Salmon DP, Edland SD, et al. Neuropsychiatric features of frontal lobe dysfunction in autopsy-confirmed patients with lewy bodies and "pure" Alzheimer disease [J]. Am J Geriatr Psychiatry, 2013, 6: 509-519.

[264] Burgess PW, Alderman N, Emslie H, et al. The Dysexecutive Questionnaire [J]. // Wilson BA, Alderman N, Burgess PW, et al. Behavioural Assessment of the Dysexecutive Syndrome. Bury St. Edmunds: Thames Valley Test, 1996.

[265] Burgess PW, Alderman N, Evans J, et al. The ecological validity of tests of executive function [J]. J Int Neuropsychol Soc, 1998, 6: 547-558.

[266] Chan RC. Dysexecutive symptoms among a non-clinical sample: a study with the use of the Dysexecutive Questionnaire [J]. British Journal of Psychology, 2001, 3: 551-565.

[267] Chan RC, Manly T. The application of "dysexecutive syndrome" measures across cultures: performance and checklist assessment in neurologically healthy and traumatically brain-injured Hong Kong Chinese volunteers [J]. J Int Neuropsychol Soc, 2002, 6: 771-780.

[268] Mattes JA. The role of frontal lobe dysfunction in childhood hyperkinesis [J]. Compr Psychiatry,

1980, 5: 358-369.

[269] Seidman LJ, Valera EM, Makris N. Structural brain imaging of attention-deficit/hyperactivity disorder [J]. Biol Psychiatry, 2005, 11: 1263-1272.

[270] Barkley RA. Behavioral inhibition, sustained attention, and executive functions: constructing a unifying theory of ADHD [J]. Psychol Bull, 1997, 1: 65-94.

[271] Willcutt EG, Doyle AE, Nigg JT, et al. Validity of the executive function theory of attention-deficit/hyperactivity disorder: a meta-analytic review [J]. Biol Psychiatry, 2005, 11: 1336-1346.

[272] Pennington BF, Ozonoff S. Executive functions and developmental psychopathology [J]. J Child Psychol Psychiatry, and Allied Disciplines, 1996, 1: 51-87.

[273] Sergeant JA, Geurts H, Oosterlaan J. How specific is a deficit of executive functioning for attention deficit/hyperactivity disorder [J]? Behav Brain Res, 2002, 1-2: 3-28.

[274] Sonuga-Barke EJ. The dual pathway model of AD/HD: an elaboration of neuro-developmental characteristics [J]. Neurosci Biobehav Rev, 2003, 7: 593-604.

[275] Sonuga-Barke EJ, Dalen L, Daley D, et al. Are planning, working memory, and inhibition associated with individual differences in preschool ADHD symptoms [J]? Dev Neuropsychol, 2002, 3: 255-272.

[276] Kalff AC, Hendriksen JG, Kroes M, et al. Neurocognitive performance of 5-and 6-year-old children who met criteria for attention deficit/hyperactivity disorder at 18 months follow-up: results from a prospective population study [J]. J Abnorm Child Psychol, 2002, 6: 589-598.

[277] Hanisch C, Konrad K, Gunther T, et al. Age-dependent neuropsychological deficits and effects of methylphenidate in children with attention deficit/hyperactivity disorder: a comparison of pre-and grade-school children [J]. J Neural Transm, 2004, 7: 865-881.

[278] Berlin L, Bohlin G. Response inhibition, hyperactivity, and conduct problems among preschool children[J]. J Clin Child Adolesc Psychol, 2002, 2: 242-251.

[279] Mahone EM, Hoffman J. Behavior ratings of executive function among preschoolers with ADHD [J]. Clin Neuropsychol, 2007, 4: 569-586.

[280] Frazier TW, Demaree HA, Youngstrom EA. Meta-analysis of intellectual and neuropsychological test performance in attention-deficit/hyperactivity disorder [J]. Neuropsychology, 2004, 3: 543-555.

[281] Seidman LJ, Doyle A, Fried R, et al. Neuropsychological function in adults with attention-deficit/hyperactivity disorder [J]. Psychiatric Clin North Am, 2004, 2: 261-282.

[282] Sergeant JA, Geurts H, Huijbregts S, et al. The top and the bottom of ADHD: a neuropsychological perspective [J]. Neurosci Biobehav Rev, 2003, 7: 583-592.

[283] Seidman LJ, Biederman J, Monuteaux MC, et al. Impact of gender and age on executive functioning: do girls and boys with and without attention deficit hyperactivity disorder differ neuropsychologically in preteen and teenage years [J]? Dev Neuropsychol, 2005, 1: 79-105.

[284] Hinshaw SP, Carte ET, Sami N, et al. Preadolescent girls with attention-deficit/hyperactivity disorder: II. Neuropsychological performance in relation to subtypes and individual classification [J]. J Consult Clin Psychol, 2002, 5: 1099-1111.

[285] Castellanos FX, Lee PP, Sharp W, et al. Developmental trajectories of brain volume abnormalities in children and adolescents with attention-deficit/hyperactivity disorder [J]. J Am Med Assoc, 2002, 14: 1740-1748.

[286] Hervey AS, Epstein JN, Curry JF. Neuropsychology of adults with attention-deficit/hyperactivity disorder: a meta-analytic review [J]. Neuropsychology, 2004, 3: 485-503.

[287] Woods SP, Lovejoy DW, Stutts ML, et al. Comparative efficiency of a discrepancy analysis for the classification of attention-deficit/hyperactivity disorder in adults [J]. Arch Clin Neuropsychol, 2002, 4: 351-369.

[288] Biederman J, Petty CR, Fried R, et al. Stability of executive function deficits into young adult years: a prospective longitudinal follow-up study of grown up males with ADHD [J]. Acta Psychiatrica Scandinavica, 2007, 2: 129-136.

[289] Biederman J, Petty CR, Fried R, et al. Can self-reported behavioral scales assess executive function deficits? A controlled study of adults with ADHD [J]. J Nerv Ment Dis, 2007, 3: 240-246.

[290] Biederman J, Faraone SV, Spencer T, et al. Patterns of psychiatric comorbidity, cognition, and psychosocial functioning in adults with attention deficit hyperactivity disorder [J]. Am J Psychiatry, 1993, 12: 1792-1798.

[291] Seidman LJ, Biederman J, Faraone SV, et al. Effects of family history and comorbidity on the neuropsychological performance of children with ADHD: preliminary findings [J]. J Am Acad Child

Adolesc Psychiatry, 1995, 8: 1015-1024.
[292] Faraone SV, Biederman J, Spencer T, et al. Attention deficit/hyperactivity disorder in adults: an overview [J]. Biol Psychiatry, 2000, 1: 9-20.
[293] Qian Y, Shuai L, Cao Q, et al. Do executive function deficits differentiate between children with attention deficit hyperactivity disorder (ADHD) and ADHD comorbid with oppositional defiant disorder? A cross-cultural study using performance-based tests and the behavior rating inventory of executive function [J]. Clin Neuropsychol, 2010, 5: 793-810.
[294] 帅澜, 王玉凤. 共患学习困难的注意缺陷多动障碍男孩的执行功能特点[J]. 北京大学学报(医学版), 2007, 5: 526-530.
[295] Fossati P, Ergis AM, Allilaire JF. Executive functioning in unipolar depression: a review [J]. Encephale, 2002, 2: 97-107.
[296] Manassis K, Tannock R, Barbosa J. Dichotic listening and response inhibition in children with comorbid anxiety disorders and ADHD [J]. J Am Acad Child Adolesc Psychiatry, 2000, 9: 1152-1159.
[297] van Goozen SH, Cohen-Kettenis PT, Snoek H, et al. Executive functioning in children: a comparison of hospitalised ODD and ODD/ADHD children and normal controls [J]. J Child Psychol Psychiatry, and Allied Disciplines, 2004, 2: 284-292.
[298] 刘豫鑫, 王玉凤. 伴与不伴学习困难的注意缺陷多动障碍患儿认知特点的比较[J]. 中华精神科杂志, 2002, 4: 220-223.
[299] Rucklidge JJ. Impact of ADHD on the neurocognitive functioning of adolescents with bipolar disorder [J]. Biol Psychiatry, 2006, 9: 921-928.
[300] Mahone EM, Koth CW, Cutting L, et al. Executive function in fluency and recall measures among children with Tourette syndrome or ADHD [J]. J Int Neuropsychol Soc, 2001, 1: 102-111.
[301] Rucklidge JJ, Tannock R. Psychiatric, psychosocial, and cognitive functioning of female adolescents with ADHD [J]. J Am Acad Child adolesc Psychiatry, 2001, 5: 530-540.
[302] Newcorn JH, Halperin JM, Jensen PS, et al. Symptom profiles in children with ADHD: effects of comorbidity and gender [J]. J Am Acad Child Adolesc Psychiatry, 2001, 2: 137-146.
[303] Nigg JT, Blaskey LG, Huang-Pollock CL, et al. Neuropsychological executive functions and DSM-IV ADHD subtypes [J]. J Am Acad Child Adolesc Psychiatry, 2002, 1: 59-66.
[304] Klorman R, Hazel-Fernandez LA, Shaywitz SE, et al. Executive functioning deficits in attention-deficit/hyperactivity disorder are independent of oppositional defiant or reading disorder [J]. J Am Acad Child Adolesc Psychiatry, 1999, 9: 1148-1155.
[305] Houghton S, Douglas G, West J, et al. Differential patterns of executive function in children with attention-deficit hyperactivity disorder according to gender and subtype [J]. J Child Neurol, 1999, 12: 801-805.
[306] Chhabildas N, Pennington BF, Willcutt EG. A comparison of the neuropsychological profiles of the DSM-IV subtypes of ADHD [J]. J Abnorm Child Psychol, 2001, 6: 529-540.
[307] Geurts HM, Verte S, Oosterlaan J, et al. ADHD subtypes: do they differ in their executive functioning profile [J]? Arch Clin Neuropsychol, 2005, 4: 457-477.
[308] Gioia GA, Isquith PK, Kenworthy L, et al. Profiles of everyday executive function in acquired and developmental disorders [J]. Child Neuropsychol, 2002, 2: 121-137.
[309] Tannock R, Schachar RJ, Carr RP, et al. Effects of methylphenidate on inhibitory control in hyperactive children. J Abnorm Child Psychol, 1989, 5: 473-491.
[310] Scheres A, Oosterlaan J, Swanson J, et al. The effect of methylphenidate on three forms of response inhibition in boys with AD/HD [J]. J Abnorm Child Psychol, 2003, 1: 105-120.
[311] Mehta MA, Goodyer IM, Sahakian BJ. Methylphenidate improves working memory and set-shifting in AD/HD: relationships to baseline memory capacity [J]. J Child Psychol Psychiatry, and Allied Disciplines, 2004, 2: 293-305.
[312] Kempton S, Vance A, Maruff P, et al. Executive function and attention deficit hyperactivity disorder: stimulant medication and better executive function performance in children[J]. Psychol Med, 1999, 3: 527-538.
[313] Kunin-Batson A. Effects of methylphenidate on neuropsychological functioning in children with attention deficit hyperactivity disorder [J]. Diss Abstr Int, 2001.
[314] 钱英, 王玉凤. 学龄儿童执行功能行为评定量表父母版的信效度[J]. 北京大学学报(医学版), 2007, 3: 277-283.
[315] Qian Y, Shuai L, Chan RC, et al. The developmental trajectories of executive function of children and adolescents with Attention Deficit Hyperactivity Disorder [J]. Res Dev Disabil, 2013, 5: 1434-1445.
[316] 刘豫鑫, 王玉凤. 注意缺陷多动障碍性别差异的认

知研究[J]. 中国心理卫生杂志, 2002, 6: 403-406.

[317] 苏怡, 钱英, 高倩, 等. 高智商注意缺陷多动障碍男性儿童的生态学执行功能特点[J]. 中国心理卫生杂志, 2012, 6: 415-419.

[318] 钱英, 曹庆久, 王玉凤. 哌甲酯控释剂对注意缺陷多动障碍患儿生态学执行功能的影响[J]. 北京大学学报(医学版), 2007, 3: 299-303.

[319] Yang L, Cao Q, Shuai L, et al. Comparative study of OROS-MPH and atomoxetine on executive function improvement in ADHD: a randomized controlled trial[J]. Int J Neuropsychopharmacology, 2012, 1: 15-26.

[320] Su Y, Li H, Chen Y, et al. Remission rate and functional outcomes during a 6-month treatment with osmotic-release oral-system methylphenidate in children with attention-deficit/hyperactivity disorder[J]. J Clin Psychopharmacology, 2015, 5: 525-534.

[321] 曲姗, 张小梅, 钱英, 等. 成人注意缺陷多动障碍生态执行功能特点[J]. 中国心理卫生杂志, 2011, 11: 824-828.

[322] 黄芳, 钱秋谨, 王玉凤. 成人注意缺陷多动障碍的24周团体认知行为治疗开放试验[J]. 中国心理卫生杂志, 2014, 12: 907-912.

第三篇

临床评估篇

第九章　诊断和鉴别诊断

诊断是指医生凭借专业知识和技能，通过询问、观察和检查（包括实验室检查）患者，对其个人、家庭、社会环境现存或潜在的健康问题和生命过程的重大事件所做的临床判断。医生以此为基础，以治疗程序为框架，通过治疗，部分或完全解决这些问题，达到治疗目的。

大多数精神障碍由于缺乏具有鉴别意义的病因学或病理学改变，精神症状（尤其是特征性症状，例如持续存在的幻听）仍然是诊断的主要依据之一。而 ADHD 的症状缺乏特异性，可以辅助诊断的客观体征与实验室资料甚少，当今仍是较难诊断的儿童精神障碍之一。因此，对病史和临床检查所获得的大量信息进行加工、整理、去伪存真，综合分析建立正确诊断，是儿童精神科医生临床工作的基本功。

第一节　对注意缺陷多动障碍症状认识和诊断的历史回顾

一百多年前，英国儿科医生 Still[1] 报告了 45 例攻击、对抗、不能持久地保持注意力集中的儿童，这些儿童需要立即满足、情绪反应强烈、易激惹、违反纪律、不能从自己行为后果中接受教训，其中的许多伴有特殊学习障碍和躯体发育异常。Still 称之为"道德控制的缺陷"。他认为障碍的基本困难是缺乏抑制控制和注意问题，病因与环境和器质性因素有关，这些症状非常类似于我们现在所诊断的 ADHD-C 型共病品行障碍。这是将冲动控制和注意缺陷作为一种障碍的本质症状的首次发表的论文。在之后的研究中，Still 将注意缺陷和冲动的解释从法律、宗教范畴转向医学范畴，提出治疗需要药物而不是惩罚。

20 世纪 20 年代，随着第一次世界大战期间流行性感冒及流行性甲型脑炎的流行，研究者发现幸存儿童经常出现严重的行为问题，于是他们开始考虑这些症状与器质性病因有关。之后的研究发现患有精神发育迟滞的儿童存在多动、注意力不集中、冲动、不听话的症状，并存在认知缺陷。研究者们认为这些儿童存在脑损伤（即使不能被证明），而将这类症状命名为轻微脑损伤综合征[2]。后来，一些医生在临床工作中发现这类儿童大多没有脑损伤，认为不应该仅仅根据其行为给这些儿童冠以"脑损伤"的标签。

1962 年在英国牛津召开的国际会议上，Clements 提出一个新概念，作为对"障碍与脑有关"及"环境因素病因学"两种观点的折中，将其命名为"轻微脑功能失调"（MBD）[3]，这一名称得到与会者广泛的赞同和应用[4]。

《国际疾病分类（第 9 版）》（International Classification of Diseases-9，ICD-9）开创了更科学的分类，开始注重诊断的信度和效度。对症状的研究关注儿童的活动水平，将其命名为多动综合征（hyperkinetic syndrome）。1977 年，英国著名儿童精神病学家 Rutter[5] 指出，大多数患脑损伤的儿童并无多动症状，仅有不到 5% 的多动儿童有肯定的脑损伤证据。损伤是多动的病因，但并不意味着大多数多动儿童都存在神经系统损伤问题，从而否定了 ADHD 和脑损伤的因果关系。

1976 年，Douglas 的研究[6] 发现注意障碍是多动症儿童的主要缺陷，指出注意障碍发生于童年早期，表现在各种场合，并持续至青春期。她进一步假设 ADHD 的基本缺陷不在于活动过度，注意、唤醒调节和抑制控制不足是更基本的缺陷。之前学习困难（LD）是诊断 MBD 的主要部分，Douglas 的另一贡献是将特殊 LD 从 ADHD 的核心症状中区分出来[7]。

正式制定诊断标准，是从美国精神病学会

出版的《精神障碍诊断和统计手册（第3版）》（DSM-Ⅲ）开始的，这代表精神障碍诊断的一种进步。DSM-Ⅲ专家小组致力于应用有效的研究资料作为诊断基础，进行了现场测试。DSM-Ⅲ[8]将本病更名为注意缺陷障碍（attention deficit disorder，ADD），列出15条症状，包括3个核心症状群，即注意涣散、冲动及活动过度。每个症状群包括5~6个症状，每个症状群中有2~3个症状即被认为有该方面问题。本病分为两个维度，注意障碍伴多动（attention deficit disorder with hyperactivity，ADDH）要求3个症状群都符合；如果仅符合注意障碍和冲动则为注意障碍不伴多动（ADD）。Barkley[9]对使用DSM-Ⅲ诊断患儿的追踪研究再次得出结论，缺乏抑制控制是这些儿童主要临床表现的基础。由于继续研究的结果不支持将3个核心症状区别开的设想，DSM-Ⅲ修订版（DSM-Ⅲ-R）[10]又将本病合为一个单维度的障碍，命名为注意缺陷/多动障碍（ADHD），再次将不安宁、多动作为基本的症状，ADD不伴多动者不被包括在内，在14条症状中只要符合8条即可诊断。这种方法虽然简便，但是笼统地将一组异质性的儿童放在一起研究，不利于探讨疾病的本质。

《国际疾病分类（第10版）》（ICD-10）[11]使用"多动性障碍"（hyperkinetic disorders）这一名称，要求注意障碍和多动/冲动两大主要症状同时存在。ICD-10研究使用的诊断标准[12]——症状学的18条标准与DSM-Ⅳ的诊断条目相似，分为9条注意缺陷症状、5条多动症状和4条冲动症状。诊断要求9条注意缺陷症状中至少符合6条，5条多动症状符合至少符合3条，4条冲动症状至少符合1条。其诊断范围较DSM-Ⅳ窄，相当于ADHD-C型。如果多动和品行障碍共同存在，则称为多动性品行障碍。ICD-10系统被纳入世界各国官方疾病统计范畴。

1994年出版的DSM-Ⅳ[13]将这种疾病命名为注意缺陷/多动障碍（ADHD），归类在破坏性行为障碍范畴，分为两个维度，即注意缺陷和多动/冲动。基于对父母和教师评定量表的因子分析发现冲动与多动之间有高的相关性，DSM-Ⅳ将多动和冲动组合在同一维度。

DSM-Ⅳ的ADHD工作组注重方法学，采用了严谨的现场测试[14-15]，对来自10个地域的380例儿童进行系统评估，现场测试将多动、冲动作为一个维度或因子。症状学标准包括18条症状，9条注意缺陷症状和9条多动/冲动症状，分为3个亚型：如果注意缺陷症状符合6条以上，即可诊断为以注意障碍为主型（I）；多动/冲动症状符合6条以上，即可诊断为以多动/冲动为主型（HI）；如果两型都符合，则诊断为混合型（C）。DSM-Ⅳ的3个临床亚型各有其特征：DSM-Ⅳ现场试验资料及一些研究均发现PI型有较多学业功能损害，合并焦虑、抑郁障碍多，诊断更多为女孩、青少年。HI型包括更多幼儿，一般无学业问题，共病品行障碍（CD）和对立违抗性障碍（ODD）较多。CT型代表了最常见的ADHD概念，共病ODD、CD、焦虑障碍、抑郁障碍的概率均较高，社会功能损害重，预后差。

Baumgaertel等[16]发现用DSM-Ⅳ标准，ADHD患病率较DSM-Ⅲ增加64%。Wolraich等[17]对比两个诊断标准也发现用DSM-Ⅳ，ADHD的患病率增加50%以上，主要原因是PI型增加了。Tripp等[18]比较了采用ICD-10和DSM-Ⅳ诊断标准对同一组儿童进行诊断，发现DSM-Ⅳ诊断范围较ICD-10宽，ICD-10和DSM-Ⅳ两者都符合者的年龄比单纯符合DSM-Ⅳ组小；两个诊断标准都符合的病例多与DSM-Ⅳ诊断的混合型相对应，其核心症状如活动水平、持续性操作测验（CPT）失误得分、教师评价注意障碍及冲动都比单纯DSM-Ⅳ组更严重，学业及认知功能损害也更严重。

从病因学研究的角度，DSM-Ⅳ沿袭了Still[1]最先报道的以冲动控制和注意缺陷为本质症状的观点；Douglas的注意、唤醒调节和抑制控制不足是其本质缺陷的观点[7]；以及Barkley[19]通过心理学试验研究，认为ADHD的核心缺陷是反应抑制缺陷，表现为行为反应脱抑制（冲动）或抑制延迟的观点。这些观点都支持注意缺陷和抑制功能缺陷在ADHD都是重要的，但在不同的亚型中缺陷的程度不同。两维度三亚型扩大了诊断标准，以便使更多有损害的儿童和有各种ADHD相关特征的个体获得帮助。

DSM-Ⅳ的分类系统问世20年，已在实践中产生了深远的影响。随着ADHD患病率的增加，它使更多女童、学龄前儿童和成人获益，并影响共病模式，推动了以学校为基础的干预，以及各种治疗形式。正因为这个原因，《中国注意缺陷多动障碍防治指南》（2007）建议采用DSM-Ⅳ

关于 ADHD 的诊断标准[20]。

2013年美国精神病学会出版了DSM-5，将ADHD归类为神经发育障碍，反映了ADHD的病因与脑发育的关系。在两个维度的症状条目上，要求9条症状中至少符合6条等方面与DSM-Ⅳ相同。但在以下几个方面有改变：①在症状举例中增加了许多用于成人的内容，例如难以有条理地管理任务，凌乱、工作没有头绪，经常忘记回电话、付账单、约会，侵扰或接管他人正在做的事情；②对于年龄较大（17岁及以上）的青少年和成人只需要符合9条症状中的5条即可诊断；③起病年龄从7岁前改为12岁前；④强调某些症状存在于两个或更多的场合；⑤分型被替换为描述性的说明，增加了目前的严重程度的等级；⑥不再将孤独症谱系障碍列入排除标准中。DSM-5工作组经现场试验，得到ADHD诊断一致性的kappa值为0.61。在儿童精神病领域，ADHD的诊断信度仅次于孤独症谱系障碍（0.69），对于一个症状特异性不强的疾病，此信度已经比较满意了[21]。因此，2015年出版的《中国注意缺陷多动障碍防治指南第二版》（2015）建议采用DSM-5 ADHD诊断标准[22]。

我国1989年出版的《中国精神疾病分类和诊断标准（第二版）》（CCMD-2）[23]，由国内几位儿童精神病学专家结合我国情况，制定了多动综合征（注意缺陷障碍）诊断标准。1994年的CCMD-2修订版（CCMD-2R）[24]将多动综合征更名为儿童多动症（注意缺陷障碍），对症状学内容稍稍进行了修订，并进行了现场试验，认为其可理解性和可操作性较好。2001年出版的CCMD-3[25]本着向ICD-10靠拢的原则，又进行了修订，经现场试验，信度及效度较好。

第二节　筛　查

患儿常常首先就诊于儿科或儿童保健科、神经内科，当发现以下问题时，首诊医生应考虑ADHD的评估。

1. 学龄前儿童

- 过分的喧闹和捣乱，不好管理，惹人厌烦。
- 明显的攻击性行为，经常惹祸。
- 要求必须满足、不能等待，好发脾气。
- 在幼儿园无法接受教育。

2. 学龄儿童

- 不安静、好动。
- 注意力难以集中。
- 好发脾气，行为冲动，自我控制能力差。
- 伙伴关系不良。
- 学习成绩不佳。
- 对抗、不服从，品行问题。

3. 青少年

- 自己感到注意力难以集中。
- 学习成绩大幅度下降，厌学。
- 经常与父母争吵、与老师争执，蔑视权威。
- 与同学缺乏合作精神，人际关系不良。
- 做事不考虑后果，对一些不愉快的刺激做出过分反应。
- 经常出现违纪、违规行为，吸烟、喝酒、早恋等。

美国儿科学会出版的《美国儿童及青少年ADHD诊断、评估、治疗临床实践指南》（2011）[26]，提出在初级保健机构应对于有学业或行为问题的4～18岁儿童评估ADHD症状。幼儿园、小学、中学的（尤为重要）心理老师和任课老师也应该通过培训学习ADHD的知识。

第三节 病史采集和访谈

像大多数儿童精神障碍一样，由于缺乏具有鉴别意义的病因学或病理学改变，可以辅助诊断的客观体征与实验室资料甚少，注意缺陷多动障碍的诊断主要依据现象学资料，即对行为症状的观察和检查。行为评定量表、神经心理学测试等可以为诊断提供参考。

一、病史采集

儿童的病史主要由父母或主要监护人提供。ADHD的症状是描述性的，受个人素质或对问题理解的偏差，不同的病史提供者对同一患儿会给出不同的评价，所以需要多方采集病史。收集病史采用访谈的方式，根据家长、老师提供的线索，医生对所涉及的问题向父母和儿童进行深入的询问和观察，得出诊断意见。掌握交谈技巧，可以明显提高所收集病史的准确性与可靠性。儿童的注意力、活动水平、自我控制力与发育水平相关，因此判断是否异常要用发展的眼光。由于看问题的角度不同，不同医生对同一患儿也会产生不同的诊断意见，所以需要从多角度进行检查和分析。详细、全面地收集病史及检查，对资料进行综合分析，是正确诊断的基础。

（一）现病史

要了解患儿起病年龄，所谓起病严格来说应该是家长或老师觉察到患儿症状的年龄，症状较重的在童年早期就能被发现。大多数父母由于缺乏与其他儿童比较，无法发现患儿的症状，症状往往是上学后被老师觉察到。

要详细询问ADHD的核心症状、共患疾病和社会功能受损情况，要求家长举出证明儿童症状的事例，这样对症状的评价才能更客观，避免家长、老师的片面看法干扰诊断。询问病史要注意症状演变的过程，例如多动从幼儿期到青春期的演变，学习成绩从一年级到初中的变化以及影响因素等。

1. 对核心症状的评价

（1）注意障碍：注意障碍是ADHD的突出症状，也是诊断的必备症状。ADHD患儿注意障碍的特点是主动的随意注意障碍，在注意的集中性、稳定性和选择性等方面异常；而被动的不随意注意相对增强，对无关刺激缺乏抗干扰能力。医生可以从上课听讲、完成家庭作业等方面了解。

在评估时需要注意的问题有以下几点。

- **生长发育的差异**：诊断标准中强调"达到与发育水平不相符的程度"，这一概念是界定正常儿童和ADHD患儿的一个重要指标。儿童是一个正在发育的个体，在判断注意障碍时，要有发展的观点。正常儿童在不同年龄阶段注意集中的时间不同，随着年龄增长而逐渐延长。一般来说，5～6岁时注意集中时间为12～15 min，7～10岁为20 min，10～12岁为25 min，12岁以上可以达到30 min。判断儿童注意力是否集中，应该与儿童的生长发育水平相适应。只有当儿童的注意集中时间明显短于上述时间，且与班上大多数儿童明显不同，才能考虑其异常。例如一个四年级的孩子，老师说他一节课的注意集中时间无法达到10 min，可以视为病态；而一位母亲反映她的4岁孩子注意力不集中，不能完成图画班的作业，做出诊断就比较困难。

- **注意障碍的性质**：幼儿期以不随意注意占优势，学龄早期随意注意有了很大的发展。其注意力更多地与学习兴趣相联系。一般来说，直观、生动、引起兴趣、产生美感的事物容易吸引注意力，而单调、刻板的对象容易分散注意力。正常情况下，由于儿童、青少年在兴趣、技巧等方面的差异，注意的集中和稳定性有很大差异。学龄前期儿童除了简短的故事或任务，很难对故事书或需要安静的事情（如涂颜色、画画）保持专注。学龄期儿童对于不想从事的活动，如阅读指定书籍、做家庭作业或需要集中精力的任务（例如打扫卫生），可能无法坚持很长时间。青春期的个体在进行自己并不渴望完成的任务时，也很容易注意力分散。因此，判断注意力问题要考虑儿童的兴趣水平。低年级儿童在教学缺乏直观、具体、生动性时，出现不能保持注意不能判定为异常。对于较大儿童，还要了解他们有没有想集中注意力而缺乏自我控制的主观感受。

儿童的注意力与兴趣相关。有的家长认为孩子玩电子游戏、看动画片时可以集中相当长的时间，就没有ADHD。其实电子游戏、动画片对注意力的要求很短（2～3 min），因为画面时时在转换，而且非常有刺激性。孩子能坚持较长时间不能认为其注意力没有问题。对注意力的要求应该是该年龄阶段儿童必须完成的，而且同龄大多数儿童都能够完成的注意力集中任务。

- 评价者因素：要注意病史提供者个人素质或对问题理解的偏差，对同一儿童的同一行为，有的人认为是异常，有的人认为是正常。病史来源不同会造成诊断不同。一般来说，社会经济地位、文化层次较高的家长，对孩子期望高，对儿童心理方面的知识涉猎较多，可能对儿童注意要求高，孩子稍有分心就担心患了ADHD；而一名本身好动的父亲，则认为孩子爱动很正常，对孩子的学习落后不甚在意。

中国父母受传统文化影响，对儿童注意力要求较高。笔者在一项小学儿童的调查中发现，当请父母填写DSM-Ⅳ的ADHD诊断标准时，82.3%的父母认为自己的孩子符合第1条（在学习、工作或其他活动中，常常不注意细节，容易出现粗心所致的错误），57.33%符合第8条（很容易受外界刺激而分心）。这提示父母希望孩子更专注于学习，这与当今中国父母望子成龙的心态有关。有的家长对于儿童生长发育中正常的注意力不集中也缺乏耐心，这些因素会造成所提供病史的偏差。

（2）多动/冲动：多动是ADHD的另一主要症状，表现为活动水平明显比正常儿童高，在需要坐下来或需要有秩序的场合表现得更为突出。评价活动过度，要从活动水平、发生频度、场合，以及发育水平等方面考虑。ADHD患者的多动症状受年龄因素的影响，随年龄增长而减轻：幼儿期患儿躯体活动明显比同龄儿童多，不能安静下来，而在不停地奔跑、跳跃、到处攀爬。学龄期患儿大运动量的活动有所减少，主要表现为上课不安静，做小动作，玩文具书本，骚扰邻座同学；下课后在教室内外与别的同学追打，高声叫喊；不能安静地玩耍，如听故事、玩智力游戏、玩积木等。青少年期的患者可能只有轻微的动作，例如腿部抖动，或只有内心不安的主观感受。患者除运动性多动外，还有语言的增多，如喜欢插话、制造噪声等。要了解这些情况发生的频度，是否每天、每节课都发生。

近年的研究认识到冲动是ADHD的核心症状，表现为自我控制能力差、情绪和行为失控、缺乏耐心、不能等待、对挫折的耐受能力低；而且这些错误常反复发生，难以改正。冲动症状受年龄因素影响：幼儿期表现为抢玩具和推、打其他小朋友的攻击行为。学龄期行为方面的冲动导致不能遵守纪律、规则，与同伴发生冲突，不受人欢迎，容易出现事故；认知方面的冲动常导致学习上的失误。青少年期表现为打架、吸烟、喝酒、物质滥用，以及过早发生性行为、早孕等。他们能认识到自己冲动所致的后果，例如因为冲动而失去朋友，但感到无法自控。

在评估时需要注意的问题有以下几点。

- 生长发育的差异：正常情况下，婴幼儿和学龄前期儿童可能比较活跃冲动，常常绕圈奔跑、不知疲倦，常碰撞他人或碰撞物体，或不停地询问。学龄期儿童也可能比较好奇、贪玩，喜欢长时间进行活动量大的游戏，有时做事比较冲动，尤其在激动、愤怒的情况下。青少年期个体喜欢长时间参加社会性活动（如跳舞、打球、与同伴参与冒险活动）。儿童活动水平的变化很大，有15%的学龄期儿童精力旺盛，活动水平高，但这些儿童没有社会功能的损害。
- 多动/冲动的性质：与正常儿童的活泼好动不同，ADHD患儿的行为具有鲁莽、唐突的特点。他们做事常常不考虑后果，凭一时冲动；当他们有要求时，必须立即得到满足，不能等待；他们遇到挫折时不能忍受，出现激烈的情绪反应和冲动行为，甚至攻击行为导致别人受到伤害。ADHD患儿的活动过度和冲动是由于自我控制能力差，他们难以接受环境的约束，因此屡教不改，常常在刚立保证后又出现问题，父母打骂、老师批评都无济于事。

ADHD的多动行为具有多场合性，不但在玩的时候活跃好动，在教室上课、在家学习、做作业、到医院就诊、到需要安静的公共场所都表现出活动过度。而正常儿童的活泼好动是分场合的，在要求安静的场合能够自控。

对儿童的多动、冲动行为的评价，还要考虑儿童本身的状态和环境。正常情况下，当儿童对事物产生厌烦或渴望时，活动性和冲动性常增加，而当这种厌烦或渴望得到解决后，活动性和冲动性可以降低。

- 评价者因素：对活动性和冲动性的判断必须考虑监护人对儿童的期望水平和自身的耐受力。精力旺盛、活动水平高的儿童会给没有精力和耐心应对的父母带来困扰。如果父母原本有ADHD或焦虑、抑郁时，对儿童的耐受性更低，他们可能会诉说更多症状。溺爱孩子的家庭，对孩子的要求即刻满足，孩子往往比较冲动，不懂得忍耐和等待，这些因素在问诊时都要考虑到。不同的文化背景下，人们对ADHD的认识不一致也可能造成诊断偏差。在一项中国、美国、日本、印度尼西亚的跨国研究中，临床医生共同观察了ADHD患儿的录像带后，中国和印尼医生记录的多动评分显著高于日本和美国医生。这可能是因为受传统文化影响，中国父母希望其孩子安静、服从、守规矩，因此对多动、破坏行为容忍性差。

另一种情况，有的父母由于从小与孩子相处，已经耐受了孩子的多动、喧闹，而意识不到是异常。这时参考老师的意见很有必要。老师面对的是一个群体，常常能够较客观地评价儿童的多动行为，为了维持班级的纪律，老师常采取一些关注措施，例如让他们坐特殊位子（靠近讲台以便提醒，和同学分开、单独坐以免影响别人等），经常向家长反映情况，或在家长会上重点提示等，这种关注提示儿童的行为与全班儿童的发育水平不相称。当然，老师教学年限长短、教学经验和方法、对有行为问题的儿童有无恰当的管理方法，也会影响老师对学生的评价。

2. 对社会功能的评价 社会功能指儿童学习、与人交往和适应环境的能力，由于注意力不集中、多动、冲动可以是正常儿童的行为，如何区别ADHD患儿和正常儿童，评价社会功能损害程度是关键指标。只有当这些行为程度明显超出正常，严重干扰了儿童的社会功能才符合ADHD诊断。

（1）学习能力：ADHD患儿由于注意缺陷、学习效率低，常不能获得所学的知识，因此表现为学习成绩差、成绩波动。他们随着学习任务的增加，学习成绩每况愈下，到初中阶段，因为学习内容增多、学习难度增加，会出现成绩全面的滑坡，甚至多门成绩不及格。需要注意的是，大多数学龄期儿童到3～4年级会出现一定程度的学习成绩下降，与其他学生拉开差距，期望值高的家长，可能不能容忍这种成绩下降。

（2）人际交往能力：这些儿童自幼难以管理，常导致父母情绪急躁、缺乏耐心，而采用粗暴、专制、拒绝的养育方式，造成亲子关系不良，而这种亲子关系又进一步加剧儿童不良行为的发展，形成恶性循环，甚至导致整个家庭的失和。由于多动、冲动，他们常和小伙伴发生冲突，因此同学都不喜欢和他们交往。由于不遵守纪律、经常惹祸，给老师带来很多麻烦，加之不服从管教、与老师顶撞，以致师生关系不良。

（3）适应环境的能力：ADHD患儿由于带养困难，常导致家庭成员之间的矛盾冲突，影响父母的生活质量，早致家庭功能受损；在幼儿园、学校等集体环境中，ADHD患儿常不能遵守学校和课堂纪律、适应集体生活；在社会活动中，ADHD患儿不能接受社会规则、制度的制约，而表现出违反法纪法规倾向，不能很好地适应社会。

（二）个人史

1. 出生史 了解孕期和围生期情况，如有无孕早期感染、先兆流产、孕期吸烟、饮酒、使用毒品，孕期重大精神创伤，分娩时窒息、产伤等，这些都是ADHD的高危因素。

2. 生长发育史 了解儿童各年龄段发育的里程碑是否正常，有无运动或语言发育延迟。如果有发育的延迟提示该儿童有语言发育障碍、精神发育迟滞、孤独症谱系障碍的可能。

3. 家庭环境 要了解儿童所处家庭的功能。在童年早期，家庭及社会有无重大事件，如父母是否经常吵架、分居、离婚；父母的文化素养、工作性质等；父母的教养方式，在孩子的教育问题上，父与母以及整个家庭成员之间是否意见一致；父母对孩子的学业期望如何；对待孩子的不良行为，父母采用什么教育方式去纠正；孩子在家中是受到过分溺爱，还是被冷淡对待、打骂、虐待；亲子之间、整个家庭成员之间的相互关系如何。任何家庭内部不一致的教养方式、紊乱的家庭功能都会损害儿童的功能。

（三）既往史

童年期躯体和心理创伤，躯体疾病如甲状腺功能亢进、甲状腺功能减退、癫痫、过敏、哮喘、中耳炎、慢性躯体疾病、铅中毒、脑震荡、脑损伤、抽动障碍、先天性代谢缺陷、染色体病（如Tunner综合征、脆性X综合征）及其他精神疾病史等都是ADHD的危险因素。这对临床用药也有重要参考价值。

（四）家族史

ADHD有高度遗传性，所以要了解父母及其他亲属在幼年期有无ADHD表现，这不仅有助于ADHD的诊断，而且在考虑对患儿的治疗、处理方面也有较大影响。了解父母及两系三代亲属有无精神疾病史（如情感障碍、焦虑障碍、抽动障碍或品行障碍等），有助于确定患儿的共患疾病，虽然不仅仅根据家族史诊断共患疾病。家族中有无有冲动、攻击性行为的人及犯罪者等可以为诊断提供线索。

二、观察和访谈

对儿童的精神状况检查包括交谈与观察，年龄较大的儿童可以和访谈同时进行。

（一）观察

儿童不善于表达自己的想法，其心理活动常通过行为反映出来，因此观察是很重要的检查方式。从儿童进入候诊室、他的父母提供病史的时候，医生就应开始留意其语言、认知水平、情绪、社会行为及运动异常等表现。对年龄较小和不合作的儿童，这常常是主要的检查方法。

诊室还是在自然条件下观察家庭成员间相互关系及亲子关系的较好场所，经过观察，可以对儿童的行为、家庭关系基本了解。

儿童在不同的社会情景中，其行为的外在表现可能差异甚大。诊室这一新环境，可能限制了儿童某些行为的再现，即使明显多动的儿童，在进入陌生环境时，可能也会在短时间内控制自己的行为。其父母在场与不在场，儿童的表现也不完全一样。因此，在有条件的环境中应设置单面镜观察室，儿童进入观察室后，时间一久，其行为就会展现出来。观察者还可以应用量表记录儿童的行为表现，得到客观的行为记录。

运用游戏的技术是了解儿童主观世界的良好手段。通过游戏，可以与儿童亲近、沟通，了解到真实情况。儿童常常通过游戏，表达他内心的喜怒哀乐，游戏的象征性意义也能表达其家庭关系等。

（二）检查性交谈

检查性交谈是医生与儿童之间有目的的交谈，其目的是了解儿童的心理状况，为诊断提供依据，为下一步制定治疗方案收集资料。学龄前期或8岁以下的儿童可以和父母同时进行。年龄大的儿童应与父母分别进行，因为性、抑郁、自杀或物质滥用等方面的问题，儿童在父母面前常不愿意暴露。年龄小的儿童如果家庭功能不良或遭到家庭虐待，也应分别进行。幼儿一般不能觉察自己的症状，青少年能觉察自己的症状但常常掩饰其严重性。访谈主要目的是获得儿童的内心体验用以确定ADHD症状以及严重的共患疾病，排除各种精神病。在交谈前医生应熟悉病史，掌握必须了解的重点内容，才能做到有的放矢。掌握交谈技巧，采用适合儿童年龄的方式及语言，尊重儿童的人格是获得有用信息的保证。

检查性交谈应带着病史提供的线索，有意识地询问。询问分为开放式与封闭式两种，开放式询问的提问没有固定的答案，患儿可以充分发挥，如"你有什么困难需要我帮忙吗"；而封闭式询问有选择性的答案，如"你是不是感到自己注意力不集中"。开放式询问可以允许患儿畅所欲言，这样能全面了解儿童的心理，但耗时多，适用于青少年。较小儿童常常不能描述自己的心理状况，采用封闭式询问能够很快抓住主要问题。切记提问不要带有暗示性，如"你不做作业是不是因为注意力不集中，没听见老师布置作业呀"，儿童往往顺着医生的提示答"是"，给自己的不良行为找个台阶，从而给医生一个错误答案。检查中应两种询问方式结合，灵活运用，以获得更多信息。具体内容包括以下几点。

1. 对 ADHD 核心症状的访谈 根据病史提供的线索，询问儿童对自己注意力不集中、多动症状的了解情况和态度。对于年龄较小的儿童，通过交谈判断症状的有无是不可靠的，青少年则可以自己提供或补充病史。访谈的重点放在家庭、学校、与同学交往的功能上。

2. 了解儿童的内心体验 父母常常忽略儿童个人的情绪问题（如焦虑、抑郁、恐惧），儿童个人叙述的内心体验常常是比较可靠的，特别是在情绪问题和自尊等方面。有些儿童的某些反社会行为、与性有关的活动或心理，常常不为父母所知，只有当医生有意识地与他倾心交谈时才有可能暴露出来。

3. 共患疾病 要访谈常见共患疾病的情况，包括对立违抗性障碍和品行障碍、焦虑障碍、抑郁障碍、抽动障碍、躁狂发作或其他精神疾病，还要了解患儿的学习情况。年龄较大的青少年期 ADHD 患者应该筛查烟、酒或其他物质使用障碍。

要确定这些共患疾病是否符合单独的诊断标准，症状是原发障碍的症状，还是继发于 ADHD。当共患疾病继发于 ADHD 时，医生应该将共患疾病纳入治疗计划一起处理。有些相关问题可能源自 ADHD，如 ADHD 患儿注意力不集中或冲动常常被看护者理解为对抗行为；轻度情绪不稳（大喊、爱哭、急躁）在 ADHD 患者中也很常见。这些症状在时间上与 ADHD 发作相关，一旦成功治疗常常与 ADHD 症状同时消失，未达到一个独立的障碍 DSM 诊断标准，一般不需要另外诊断。

选择治疗计划，尤其是药物干预，应根据患者所共病障碍的现状和哪个障碍现在对患者的损害更严重来决定。

ADHD 患者常共病 ODD 和 CD，在年幼患儿中几乎均同时出现，处理 ADHD，这些行为问题常可获得缓解；而青少年患者共病 ODD 和 CD 则需要积极治疗后者，尤其需要心理干预的跟进。

焦虑障碍与 ADHD 常同时较早发生[27]，可以选择盐酸托莫西汀或抗抑郁药物处理。

抑郁障碍常发生在 ADHD 发病几年后[28]，如果症状较重需要先处理抑郁。另一种情况是 ADHD 患儿可能在受到挫折后（例如受到老师批评、惩罚）出现烦躁不安、低自尊或自杀意念。在这种情况下，烦躁不安与 ADHD 症状有关，患儿缺乏抑郁的核心症状及自主神经系统症状。积极治疗 ADHD，患儿行为改善后，其情绪症状即可消失。

ADHD 患儿出现严重情绪不稳、高涨、激惹、思维奔逸、夸大、睡眠需要减少、与年龄不适应的性兴趣，应考虑共病躁狂的诊断，首先予以治疗。

（4）精神病理学的总体评估：需要对患儿各种精神病性症状进行询问，排除其他疾病，例如焦虑、抑郁、自杀意念、幻觉及思维异常。

三、实验室检查和心理评估

（一）体格检查及神经系统检查

常规的体格检查及神经系统检查对于发现躯体病因如甲状腺功能亢进、神经系统疾病、视觉损害、听觉损害有帮助，并帮助排除禁忌证（如心脏病、肝肾功能不良等）。

（二）实验室和辅助检查

对于体格及神经系统检查中可疑的问题，可以进一步进行相应检查，如视力、听力、染色体相关检查，以及心电图、脑电图、CT 等。

（三）心理评估

心理评估对于诊断是重要而有效的部分，可以帮助医生了解儿童的症状、社会功能、共病情况、家庭环境等资料，用于辅助诊断。心理评估包括行为评定量表和心理测验，详见第十一、十二章。

第四节 诊断标准

之前很长时间，精神疾病的诊断主要基于临床经验。由于不同国家和地区对病因学有不同的观点，对症状表现有不同的解释，因此对同一患儿，可以做出完全不同的诊断。为使临床医生有章可循，提高诊断的可靠性和一致性，同时也便于科研协作，20世纪60年代后开始使用统一的诊断标准。世界卫生组织出版的《国际疾病分类（第10版）》（ICD-10）[11]称本病为多动性障碍，强调注意障碍和多动/冲动两大主征同时存在。美国精神病学会出版的DSM-Ⅳ[13]将ADHD分为注意障碍为主型、多动/冲动为主型和混合型。中华医学会出版的《中国精神障碍分类方案与诊断标准（第三版）》（CCMD-3）[25]要求注意障碍和多动/冲动两大主征同时存在。3个诊断标准由于条目不同、概念不同，诊断不完全一致。《中国注意缺陷多动障碍防治指南（第二版）》采用了DSM-5作为诊断标准，是因为该标准能够使仅有注意缺陷、仅有多动/冲动的儿童早期得到诊断和治疗，也便于国际交流。以下以DSM-5的ADHD诊断标准为例，介绍诊断标准的应用。

注意缺陷/多动障碍须满足

1. 一种持续的注意缺陷和（或）多动/冲动的模式，干扰了功能或发育，以注意障碍和（或）多动/冲动为特征。

- 注意障碍和冲动6项（或更多）的下列症状，持续至少6个月，且达到了与发育水平不相符的程度，并直接负性地影响了社会和学业/职业活动。这些症状不仅仅是对立行为、违拗、敌意的表现，或不能理解任务或指令。年龄较大（17岁及以上）的青少年和成人，至少需要符合下列症状的5项。

①经常不能密切关注细节或在作业、工作或其他活动中犯粗心大意的错误（例如，忽视或遗漏细节、工作不精确）；
②在任务或游戏活动中经常难以维持注意力（例如，在听课、对话或长时间的阅读中难以维持注意力）；
③当别人对其直接讲话时，经常看起来没有在听（例如，即使在没有任何明显干扰的情况下，显得心不在焉）；
④经常不遵循指示以致无法完成作业、家务或工作中的职责（例如，可以开始任务但很快就失去注意力，容易分神）；
⑤经常难以组织任务和活动（例如，难以管理有条理的任务、难以把材料和物品放得整齐，凌乱、工作没有头绪，时间管理不良，不能遵守截止日期）；
⑥经常回避、厌恶或不情愿从事那些需要精神上持续努力的任务（例如，学校作业或家庭作业；对于年龄较大的青少年或成人，则为准备报告、完成表格或阅读冗长的文章）；
⑦经常丢失任务或活动所需的东西（例如，学校的资料、铅笔、书、工具、钱包、钥匙、文件、眼镜、手机）；
⑧经常容易被外界的刺激分神（对于年龄较大的青少年和成人，可能包括不相关的想法）；
⑨经常在日常活动中忘记事情（例如，做家务、外出办事，对于年龄较大的青少年和成人，则为回电话、付账单、约会）。

- 多动和冲动：6项（或更多）的下列症状持续至少6个月，且达到了与发育水平不相符的程度，并直接负性地影响了社会和学业/职业活动。这些症状不仅仅是对立行为、违拗、敌意的表现，或不能理解任务或指令。年龄较大（17岁及以上）的青少年和成人，至少需要符合下列症状中的5项。

①经常手脚不停地动或在座位上扭动；
②当被期待坐在座位上时却经常离座（例如，离开他所在教室、办公室或其他工作场所，或是在其他情况下离开需要保持在原地的位置）；
③经常在不适当的场合跑来跑去或爬上爬下（对于青少年和成人，可以仅限于感到坐立不安）；

④经常无法安静地玩耍或从事休闲活动；
⑤经常"忙个不停"，好像"被发动机驱动着"（例如，在餐厅、会议中无法长时间保持不动或觉得不舒服，可能被他人感受为坐立不安或难以跟上）；
⑥经常讲话过多；
⑦经常在提问还没有讲完之前就把答案脱口而出（例如，接别人的话，不能等待交谈的顺序）；
⑧经常难以等待轮到他（例如，当排队等待时）；
⑨经常打断或侵扰他人（例如，插入别人的对话、游戏或活动，没有询问或未经允许就开始使用他人的东西；对于青少年和成人，可能是侵扰或接管他人正在做的事情）。

2. 若干注意障碍或多动/冲动的症状在12岁之前就已存在。

3. 若干注意障碍或多动/冲动的症状存在于2个或更多的场合（例如，在家里、学校或工作中，与朋友或亲属互动中，在其他活动中）。

4. 有明确的证据显示这些症状干扰或降低了社交、学业或职业功能的质量。

5. 这些症状不能仅仅出现在精神分裂症或其他精神病性障碍的病程中，也不能用其他精神障碍来更好地解释（例如，心境障碍、焦虑障碍、分离性障碍、人格障碍、物质滥用或戒断）。

ADHD标注是否是（special whether）包括以下几点。

① 314.01（F90.2）组合表现，如果在过去的6个月内，同时符合诊断标准A1（注意障碍）和诊断标准A2（多动/冲动）；
② 5314（F90.0），主要表现为注意缺陷，如果在过去的6个月内符合断标准A1（注意障碍）但不符合诊断标准A2（多动/冲动）；
③ 314.01（F90.1），主要表现为多动/冲动，如果在过去的6个月内符合诊断标准A2（多动/冲动）但不符合诊断标准A1（注意障碍）。

ADHD标注如果是（special if）包括以下情况。

①部分缓解，先前符合全部诊断标准，但在过去的6个月内不符合全部诊断标准，但症状仍然导致社交、学业或职业功能方面的损害。

ADHD标注目前严重程度包括以下几种。

①轻度，存在非常少的超出诊断所需的症状，且症状导致社交或职业功能方面的轻微损害；
②中度，症状或功能损害介于"轻度"和"重度"之间；
③重度，存在非常多的超出诊断所需的症状，或存在若干特别严重的症状，或症状导致明显的社交或职业功能方面的损害。

诊断标准一般包括症状标准、病程标准、严重程度标准、排除标准等部分。

- 症状标准：一个疾病，常表现为一个或几个症状群。一般按现场试验的出现率，列出一些症状项目，要求达到一定的数量，即为达到此症状的标准。DSM-5的ADHD症状学标准分为两个症状群、三个亚型，在9条注意障碍症状中如果符合6条以上，即可诊断为ADHD注意障碍为主型；在如果符合9条多动/冲动症状的6条及以上，即可诊断为ADHD多动/冲动为主型；如果两型都符合，则诊断为ADHD混合型。

- 病程标准：包括起病年龄和病期、病程。DSM-Ⅳ将ADHD的起病年龄定为7岁前，事实上。ADHD患儿的症状常在3岁左右就明显表现出来，但有的ADHD患儿的父母由于缺乏比较，早期没有觉察到儿童的问题，直到上学以后，由于学习和纪律问题被老师发现才引起家长的重视。他们提供的起病年龄常常是七八岁以后。应引导父母追溯儿童幼时表现，从意识到自己的孩子比别的儿童好动、难于管理算起；追溯儿童在幼儿园时的表现，老师对他的评价，也是很重要的线索。DSM-5在起病年龄标准中提出"若干注意缺陷或多动/冲动的症状在12岁之前就已存在"，这种改变扩大了年龄范围，是为了更多的儿童能得到诊断。因为有很多智力较高或社会功能比较好的儿童，在小学阶段成绩能跟得上，他们的症状容易被家长、老师忽略。

多动和注意障碍可以由其他原因引起，可能是一过性的，例如应激（如父母离异）。这些生活事件引起的情境性多动常常在6个月内消失，规定"符合症状标准和严重标准至少已6个月"这一病程标准,旨在强调 ADHD 的慢性病程,异常行为持续存在而不是突然发作。
- 症状的广泛性:要求在两种以上环境出现症状,排除了有些儿童仅仅在某些场合,如在父母面前出现的情境性多动。
- 严重程度标准:作为区别正常儿童的多动、注意力不集中与 ADHD 患儿表现的重要指标,只有当上述行为程度明显超出正常,严重干扰了儿童的社会功能才能诊断。
- 排除标准:注意障碍、多动/冲动都是非特异性症状,可见于焦虑障碍、心境障碍、广泛性发育障碍、精神分裂症等多种障碍,按照梯级诊断的原则,ADHD 的梯级最低,必须排除这些障碍才可以诊断 ADHD。

第五节 不同年龄阶段注意缺陷多动障碍的诊断

一、学龄前儿童的诊断

有一半的 ADHD 患儿的症状在 4 岁前就被发现,过分的冲动、注意力不集中会影响亲子关系,阻碍儿童的认知功能和社会化的发展,因此近年来强调对学龄前期儿童诊断的必要性。但很多医生感到在学龄前期儿童中诊断 ADHD 有困难,因为很难将他们与正常儿童区分。学龄前期儿童的症状与学龄期儿童不同,Speltz 等[29]的研究发现学龄前期儿童与对照组相比在 DSM-Ⅳ诊断标准的以下 6 个症状中存在差异:①难以保持注意力,②容易分心,③经常不停地动,④过分地爬上爬下,⑤难以贯穿始终,⑥难以静坐,而其他 12 项差异不显著,临床医生可以把握这些关键症状。很多学龄前儿童的 ADHD 症状随着年龄增长在 3~6 个月消失,因此在病程标准方面,Nass[30] 提出症状要持续 12 个月而不是 6 个月。在分型方面,Lahey 等[15] 报道诊断为 DSM-Ⅳ的多动/冲动为主型的患者的平均年龄偏小。Byrne 等[31] 使用 DSM-Ⅳ诊断标准诊断 25 例 ADHD 幼儿,发现符合多动/冲动为主型者占 68%,混合型占 28%,注意缺陷为主型仅占 4%。学龄前期儿童共病语言问题和发育性协调障碍常见。美国儿科学会 2011 年出版的《美国儿童及青少年 ADHD 诊断、评估、治疗临床实践指南》[26]中明确提出要在 4~5 岁幼儿中评估 ADHD,DSM-Ⅳ诊断标准可以用于这个年龄段的儿童,Conners 评定问卷和 ADHD 评定量表-Ⅳ已经被确认对学龄前期儿童有效。

二、青少年的诊断

无论父母、老师还是医生,都容易忽略青少年期 ADHD 的诊断。父母常常因为厌学、对立违抗性障碍、品行障碍或情绪问题而带儿童就诊。因此作为医生,在遇到青少年这些问题时,应该主动询问过去的 ADHD 症状。青少年常常低估自己的 ADHD 症状,但使用自评量表却能得到和父母、老师相同的结果。青少年出现学习或适应困难的原因与组织能力、执行功能缺陷有关,神经心理学测试有助于证实 ADHD 诊断,尤其是女童。青少年期 ADHD 常常符合 DSM-Ⅳ的ADHD 注意障碍为主型。在诊断难以定夺时,追溯小学阶段的病史是非常有价值的。

三、成人的诊断

成年期 ADHD 患者对自己的情况缺乏洞察力,对自己的症状引起的损害估计不足,因此诊断成年期 ADHD 的关键是认定童年期存在的运动性多动和注意缺陷等核心症状。需要从配偶、父母、朋友处获得信息。因为常共病物质滥用,需要了解吸烟、饮酒史,必要时进行尿毒品筛查,还要注意双相障碍、抑郁障碍、人格障碍、学习障碍、边缘智能等情况。

由于注意到成年期 ADHD 的危害,DSM-5 儿童和少年工作组对 ADHD 诊断标准在词句上进行了调整,举例方面增加更多成人生活、工作的内容。关于症状学标准,对于年龄较大的青少年和成人,只要符合 9 项注意缺陷条目、9 项多动/冲动条目中的 5 项,即可诊断。如果先前符合 ADHD 的全部诊断标准,但在过去的 6 个月内不符合全部诊断标准,且症状仍然导致社交、学业或职业功能方面的损害,可以诊断为"注意缺陷多动障碍,部分缓解"。这些都有利于成年期

ADHD 的诊断。也可以选用 Wender Utah 评定量表、Wender 父母评定量表，Brown 成人注意缺陷障碍量表和 Conners 成人注意缺陷多动障碍自评量表。

第六节 鉴别诊断

ADHD 的临床表现是一些非特异性症状，可以见于多种情况，因此鉴别诊断非常重要。

一、正常儿童活动水平高

幼儿本身的特点是活动水平高，不能持久地停留在一个地点。有 15% 的学龄期儿童精力旺盛，活动水平高。有些父母不知儿童的活动水平怎样算正常，或自己好静，对儿童的不安静耐受力差，或核对科普宣传资料上的条目，觉得条条都符合，而带儿童就诊。鉴别要点是这些儿童没有社会功能受损，学习成绩和与小伙伴交往均正常，他们的活动过度常常是在环境允许的场合，且能够有效控制自己，没有 ADHD 患儿的行为缺乏计划性、组织性的特征，可以与 ADHD 患儿鉴别。如果鉴别困难，参考老师的意见尤为重要。

二、各种躯体原因所导致的注意问题

各种慢性躯体疾病如甲状腺功能亢进、甲状腺功能减退、风湿热、中耳炎、神经系统疾病（如中枢神经系统感染、脑外伤、脑变性疾病、癫痫、抽动障碍、视觉和听觉损害、睡眠障碍），以及各种药物的不良反应等均可导致注意力不集中及行为改变。通过详细了解病史、仔细的体格检查和实验室检查有助于鉴别。例如脑炎早期可以出现明显的多动、注意力不集中，之后才出现发热、意识障碍、抽搐或精神症状等典型的脑炎表现；脑脊液、脑电图、CT、MRI 有相应改变。在恢复期，也会遗留多动、冲动、注意力不集中、脾气急躁等表现。对于急性发作的明显的多动、注意力不集中，首先要寻找起病的外因，通过检查、追踪明确诊断。

三、其他神经发育性障碍

1. 智力障碍（智力发育障碍） 智力障碍儿童可以伴有多动不宁，而 ADHD 可以导致学习成绩差，给人以智力低下的假象。父母就诊时往往更关注儿童的多动问题，诊断时易造成混淆。鉴别要点在于智力障碍儿童有明显语言、运动发育延迟，详细了解发育史有助于判断；智力测验测出的智商 < 70 可作为鉴别的重要指标，适应行为测出的量表测出的适应商 < 70 也是诊断智力障碍的必备条件。但要注意的是有的 ADHD 患儿智力测验时智商达不到 70，处于 65～69 之间，这时不要轻易下此诊断，因为得分低，可能与测验时多动、注意力不集中影响其成绩有关。此时应该使用哌甲酯或托莫西汀治疗一段时间，待患儿症状缓解后复查，以确定是否有智力障碍。

如果儿童的活动过度超过了与其智龄相适应的程度，可诊断为精神发育迟滞共病 ADHD。

2. 孤独症谱系障碍（ASD）

（1）孤独症：部分孤独症患儿表现为兴奋及多动，国内报道其占 33.3%～84.2%。鉴别要点为病史及临床观察可发现典型的社会交流和社交互动方面的缺陷，受限的重复的行为模式、兴趣或活动，一般不难鉴别。

（2）阿斯伯格综合征和高功能性孤独症：这些患儿认知能力较好，往往上学后才就诊，误诊为 ADHD 的很多。鉴别要点为患儿的多动常常是一个人独自活动，活动较为单调刻板，无目的性，与周围人缺乏联系；注意力不集中是因为他们对于学习不感兴趣，而对于他们感兴趣的事物，却能够长时间地专注，甚至达到痴迷的程度。他们在社会交往方面处于封闭和隔离状态，常常没有人际交往所必需的基本社会技能；在社交场合中拘泥细节，缺乏灵活性，因而不能建立友谊。

DSM-Ⅳ 要求在诊断 ADHD 时必须排除 ASD，但近年来研究开始重视两者共存的情况。DSM-5 修改为可以诊断 ASD 同时共病 ADHD，使用治疗 ADHD 的药物治疗他们，使这部分患儿得到帮助。

3. 特定学习障碍 它又称特殊学习技能发育障碍，是指从发育的早期阶段起，儿童获得学习技能的正常方式受损，障碍以大脑发育过程中的生物学异常为基础，导致认知加工过程的异常。患有学习障碍的儿童，由于对老师的课堂讲授不理解，常常产生厌倦而出现继发性注意问题和坐立不安。这些儿童起病年龄常在入学后1~2年，其学习问题以阅读能力受损最为常见，也有的表现为书面表达或数学计算障碍，是认知功能的损害。而ADHD患儿的成绩下降常发生在3~4年级，以言语学习和记忆能力受损为主，不完成作业、粗心、在学校行为表现差较之前更为突出。从症状发生次序来看，ADHD是先有行为问题，然后出现注意力不集中，最后出现认知缺陷；而学习障碍是先有认知缺陷，继之出现注意力和行为障碍。

特定学习障碍与ADHD共患率较高，应分别予以诊断。ADHD注意缺陷为主型共病学习障碍由于早期多动不明显，注意缺陷未予以重视，有时难以判断注意问题的原因，使用药物治疗或许有助于鉴别。

4. 抽动障碍 是以不自主的突发、快速、重复、非节律性、刻板的单一或多部位肌肉运动或（和）发声抽动为特点的一种运动障碍。由于身体多部位的小动作和上课不自主的发声，有时被误认为是多动；由于频繁抽动，会引起注意力不集中。鉴别要点是症状的不自主性，患儿想控制但无法控制，而ADHD患儿是可以在一段时间控制自己的行为的。

抽动障碍患者中约半数共病ADHD，可以分别予以诊断。ADHD症状常先于抽动症状出现，抽动症状加重ADHD症状，使临床相变得更复杂，治疗也更棘手。

四、对立违抗性障碍和品行障碍

单纯对立违抗性障碍（ODD）、品行障碍（CD）没有注意缺陷、多动不宁等表现，无神经系统发育延迟等病史，比较容易鉴别。值得注意的是，对立违抗性障碍和品行障碍可能出现一些类似ADHD的行为，例如不听讲、不完成作业、扰乱他人等，要从动机上予以鉴别。值得注意的是，父母和老师在填写量表时，由于对ADHD患儿的成见，可能在ADHD之上出现晕轮效应（halo effect），即对立违抗性障碍和品行障碍得分也会增高，医生需要仔细鉴别，患儿表现的是ADHD的情绪失控，还是对立违抗性障碍的对抗权威；是ADHD的自我控制力差，还是品行障碍的有意的破坏性行为。

对立违抗性障碍和品行障碍是ADHD的常见共患疾病，许多儿童在早期患有ADHD，随着病情的发展和家庭、社会等不良环境因素影响而发展为对立违抗性障碍和（或）品行障碍，这时可以诊断为共患疾病，需要综合治疗。

五、焦虑障碍

儿童焦虑时常出现与ADHD相似的症状，儿童广泛性焦虑障碍的诊断标准有些条目与ADHD相似，如坐立不安、注意力难以集中、易怒、睡眠障碍等。鉴别要点为单纯的焦虑障碍有明显的起病过程，常在考试失利或遭遇挫折后发生，这些患儿病前行为表现正常，常常成绩优异。通过与患儿交谈，发现患儿具有焦虑、烦躁、不快乐的主观体验，可以鉴别。

ADHD和焦虑障碍可以共同存在，有两种情况：一种情况是ADHD患儿由于学习、人际交往方面的失败，可以出现焦虑，如担心自己的成绩，担心父母、老师的批评，这种情况积极治疗ADHD即可缓解。另一种情况是部分患儿在存在多动、注意缺陷的同时，存在分离性焦虑、广泛性焦虑、各种恐惧症状，临床上难分先后，可以诊断为共病，这种情况应首先治疗对患儿影响更大的问题（例如注意问题、学习问题），再逐步帮助患儿改善各种焦虑。

六、应激相关障碍

儿童对环境的依赖性较大，产生应激相关障碍的概率较高。适应障碍是指个体因某一明显的生活改变或应激事件（例如身患严重疾病、家庭破裂、迁移异地、父/母被监禁、父/母罹患重病、父母或祖父母去世、新学年开始、转学、寄宿等）导致的短暂的烦恼或情绪失调。创伤后应激障碍指在遭受异乎寻常的威胁性或灾难性打击之后，出现的延迟性和持续性精神障碍。两者都导致儿童出现明显的情绪和行为改变，包括注意障碍和多动不宁，需要与ADHD鉴别。鉴别要点在于创伤后应激障碍发病前有明显的生活事件或环境改变，患儿主观上有对所发生事件的不适应、不习惯或紧张、害怕的内心体验。通过积极处理生活事件，症状会逐渐消失，病期一般达不到ADHD所要求的6个月。

七、抑郁障碍

1. 破坏性心境失调障碍 它是DSM-5新增加的抑郁障碍的一个病种，以持续的易激惹和频繁发作的极端的脾气爆发、行为失控为特征。ADHD患儿也有发脾气、易激惹情况，两者的鉴别要点：①破坏性心境失调障碍脾气爆发的程度非常严重，恶语伤人、打人、毁坏贵重物品等，次数非常频繁，每周不少于三次；②间歇期心境恶劣，常诉烦恼、自我评价低、爱生气，感觉大家都对他不好；③其家系中焦虑、单相抑郁更多见。而ADHD虽然也有发脾气，但程度和频度都比较轻，不发脾气时情绪基本稳定；家族中ADHD和冲动患者更多见。

ADHD共病破坏性心境失调障碍（disruptive mood dysregulation disorder，DMDD）达86.3%，ADHD可能是DMDD的早期表现。这种情况可以诊断为共病，分别予以处理。

2. 重性抑郁障碍和持续性抑郁障碍 儿童重性抑郁障碍可以表现为注意力不集中、易激惹、烦躁不安等类似于ADHD的症状，有的还伴有破坏性行为，甚至违纪、违规。鉴别要点为重性抑郁障碍常起病于12岁之后，有明显的起病过程，病前行为表现正常，常常成绩优异。通过与患儿交谈，可以发现抑郁的主观体验，在绝大多数活动中表现为精力缺乏和容易疲劳，可能会伴有食欲下降和睡眠障碍，甚至有自杀意念和行为，可以鉴别。持续性抑郁障碍（心境恶劣）是一种慢性的抑郁状态，在儿童或青少年都表现为较低的情绪（烦躁不安或易激惹），但是其严重性达不到抑郁障碍诊断标准。症状至少持续出现1年，患儿主观上有烦恼的体验，可以鉴别。

早期患ADHD的儿童在青少年和成年期共病抑郁障碍也较常见，其原因可能与这些患者由学业失败、适应不良造成的压力有关，也可能这些儿童的多动、注意力不集中是抑郁障碍的早期表现，随着年龄增长、认知和情绪表达能力的增加，其抑郁体验才表现出来。治疗方面应首先治疗抑郁障碍，再改善ADHD。

八、躁狂发作和双相障碍

儿童躁狂发作的症状常表现为多动不宁、注意涣散、学习成绩下降及睡眠不安、判断力差，类似于ADHD。鉴别要点包括：①起病年龄，躁狂常起病于12岁以后，病前社会功能良好，而ADHD患者自幼就有ADHD病史；②精神症状，躁狂患儿有明显的情绪高涨的主观体验，或明显易激惹、思维奔逸、夸大观念，而ADHD患儿没有躁狂体验；③病程，躁狂为发作性病程，双相障碍为反复发作的情绪高涨和情感低落的交替，而ADHD为慢性持续性病程；④家族史，躁狂发作和双相障碍常有情感障碍阳性家族史。

部分躁狂发作和双相障碍可以共病ADHD，这些儿童在早期有ADHD史，其躁狂发作时的多动、话多、易激惹容易被考虑为ADHD患者在青春期出现的叛逆、脾气暴躁而被忽略。鉴别要点为病后多动、注意障碍比以前有明显加重，精神状况检查可发现持续的情绪高涨的主观体验。治疗方面先控制躁狂症状，缓解后还需要治疗ADHD。

九、儿童精神分裂症

儿童精神分裂症早期可能以注意力不集中、多动不宁、情绪不稳为主要表现。鉴别要点：①起病年龄，本病一般起病于10岁以后，病前社会功能相对良好；②精神症状，深入询问病史和精神状况检查，可发现情感淡漠、对外界事物缺乏相应的情感反应、孤僻离群、行为怪异、思维脱离现实等症状。如果发现幻觉、妄想则较容易鉴别。部分患儿早期就存在发育问题，例如语言交流障碍、智力障碍，同时伴有行为自我控制能力差、多动等行为问题，鉴别有一定困难。通过详细了解病史，会发现患儿病后明显有性格方面的变化，例如原来可以交流，现在不与父母交流；原来个人生活可以自理，病后明显退化，同时伴有自言自语、自笑等，提示患儿有内向性思维或存在幻觉。如果高度怀疑精神分裂症，可以试用抗精神病药物治疗，一般会有改善。

第七节 综合性诊断

尽管对 ADHD 进行了大量研究，但本症仍然是较难于诊断的儿童精神障碍之一。这是因为 ADHD 的核心症状特异性差，可以由许多其他精神障碍、躯体疾病（如神经系统疾病）引起，医生在判断时缺乏可操作性；在某些情况下，儿童、父母、老师提供的信息可能不可靠；一次与儿童短暂的接触，可能获得阴性结果，这些都导致陷入诊断误区。因此，诊断时应考虑各种因素，予以综合诊断。

在收集资料方面，要注意：①要会见所有照顾者，了解症状发生的时间、地点、与什么人相处时容易发生，以及症状的强烈程度；②对儿童进行观察、交谈以评定儿童的症状、体征。儿童对自己的问题的了解和解释，可以帮助排除其他障碍，特别是焦虑、抑郁、自杀意念、幻觉及异常的思维；③适当检查一般健康状态，包括感觉缺陷、神经系统问题或其他躯体问题；听觉和视觉测验在某些儿童中是必要的。

辅助诊断手段包括以下几个方面：①认知功能，要对儿童的认知进行评估，包括智力和学习能力；②使用父母、教师行为评定量表从不同方面获取信息；③有些儿童还应进行详细的言语或语言评估，精细、粗大运动功能评估，神经心理学测试等，但这些都不是诊断 ADHD 的特异的测验。

心理测试、症状量表、定式检查、诊断标准的应用，对于提高诊断一致性起了很大的促进作用。

在诊断时，医生需要对上述资料进行综合分析、判断、推理，建立诊断。

得出诊断结果后，还需要继续追踪，通过观察治疗效果、病程的发展演变，来验证自己的诊断，有时需要追踪多年，才能获得确切的诊断。

（苏林雁编，苏 怡 杨 莉校）

参考文献

[1] Still GF. Some abnormal psychical conditions in children: the Goulstonian lectures [J]. Lancet, 1902, 1: 1008-1012, 1077-1082, 1163-1168.

[2] Barkley RA. Hyperactive Children: a Handbook for Diagnosis and Treatment [M]. 2rd ed. New York: The Guiford Press, 1982.

[3] Clements S. Minimal Brain Dysfunction in Children. MINDB Monograph No. 3 [M]. Washington D. C.: US public Health Service, 1962.

[4] 李雪荣. 儿童轻微脑损害综合征 [J]. 国外医学参考资料精神病学分册, 1975, 2: 1-5.

[5] Rutter M. Brain Damage Syndromes in childhood: concepts and findings [J]. J Child Psychol Psychiatry, 1977, 18: 1-21.

[6] Douglas VI. Research on hyperactivity: stage two [J]. J Abnorm Child Psychol, 1976, 4: 307-308.

[7] Douglas VI. Attentional and Cognitive problems [M]. // Rutter M. Developmental Neuropsychiatry. New York: Guiford, 1983.

[8] APA. 精神障碍诊断和统计手册第三版诊断标准快捷检索 [M]. 姚芳传, 颜文伟译. 江苏心理学会, 1981: 17-19.

[9] Barkley RA, Fischer M, Edelbrock C, et al. The adolescent outcome of hyperactive children diagnosed by research criteria: Ⅲ. Mother-child interactions, family conflicts and maternal psychopathology [J]. J Child Psychol Psychiatry, 1991, 32: 233-55.

[10] APA. Diagnostic and Statistical Manual of Mental Disorders [M]. 3rd Edition, Revised. Washington D. C.: American Psychiatric Association, 1987.

[11] APA. ICD-10 精神与行为障碍分类：临床描述和诊断指南 [M]. 范肖冬, 汪向东, 于欣译. 北京：人民卫生出版社, 1993.

[12] APA. ICD-10 精神与行为障碍分类：研究用诊断标准 [M]. 刘平, 于欣, 汪向东译. 北京：人民卫生出版社, 1995.

[13] APA. Diagnostic and Statistical Manual of Mental Disorders [M]. 4th edition. Washington D. C.: American Psychiatric Association, 1994.

[14] Frick PJ, Lahey BB, Applegate B, et al. DSM-Ⅳ field trials for the disruptive behavior disorders: symptom utility estimates [J]. J Am Acad Child Adolesc Psychiatry, 1994, 33: 529-539.

[15] Lahey B, Applegate B, McBurnett K, et al. DSM-Ⅳ field trials for attention deficit hyperactivity disorder in children and adolescents [J]. Am J Psychiatry, 1994, 151: 1673-1685.

[16] Baumgaertel A, Wolraich ML, Dietrich M. Comparison of diagnostic criteria for attention deficit disorders in a German elementary school sample [J]. J Am Acad Child Adolesc Psychiatry, 1995, 34: 629-638.

[17] Wolraich ML, Hannah JN, Pinnock TY, et al. Comparison of diagnostic criteria for attention-deficit hyperactivity disorder in a county wide sample [J]. J Am Acad Child Adolesc Psychiatry, 1996, 35: 319-324.

[18] Tripp G, Luk SL, Schaughency EA, et al. DSM-IV and ICD-10: a comparison of the correlates of ADHD and hyperkinetic disorder [J]. J Am Acad Child Adolesc Psychiatry, 1999, 38: 156-164.

[19] Barkley RA. Behavioral inhibition, sustained attention, and executive functions: constructing a unifying theory of ADHD [J]. Psychol Bull, 1997, 121: 65-94.

[20] 中华医学会. 儿童注意缺陷多动障碍防治指南 [M]. 北京: 北京大学医学出版社, 2007.

[21] Freedman R, Lewis D, Michels R, et al. The initial field trials of DSM-5: new blooms and old thorns [J]. Am J Psychiatry, 2013, 170: 1-5.

[22] 中华医学会精神医学分会. 中国注意缺陷多动障碍防治指南 [M]. 第二版. 北京中华医学电子音像出版社, 2015: 49-52.

[23] 中华神经精神科学会. 中国精神疾病分类和诊断标准第2版（CCMD-2）[M]. 南京: 南京东南大学出版社, 1989.

[24] 中华医学会精神科分会. 中国精神疾病分类方案与诊断标准第2版修订版（CCMD-2-R）[M]. 南京: 东南大学出版社, 1994.

[25] 中华医学会精神科分会. 中国精神障碍分类与诊断标准第3版（CCMD-3）[M]. 济南: 山东科学技术出版社, 2001.

[26] American Academy of Pediatrics. Clinical practice guideline for the diagnosis, evaluation, and treatment of attention deficit/hyperactivity disorder in children and adolescents [J]. Pediatrics, 2011, 128: 1007-1022.

[27] Kovacs M, Devlin B. Internalizing disorders in childhood [J]. J Child Psychol Psychiatry, 1998, 39: 47-63.

[28] Spencer T, Biederman J, Wilens T. Attention-deficit/hyperactivity disorder and comorbidity [J]. Pediatr Clin North Am, 1999, 46: 915-927.

[29] Speltz ML, McClellan J, DeKlyen M, et al. Preschool boys with oppositional defiant disorder: clinical presentation and diagnostic change [J]. J Am Acad Child Adolesc Psychiatry, 1999, 38: 838-845.

[30] Nass RD. Evaluation and assessment issues in the diagnosis of attention deficit hyperactivity disorder [J]. Semin Pediatr Neurol, 2005, 12: 200-216.

[31] Byrne JM, Bawden HN, Beattie TL, et al. Preschoolers classified as having attention-deficit hyperactivity disorder (ADHD): DSM-IV symptom endorsement pattern [J]. J Child Neurol, 2000, 15: 533-538.

第十章 注意缺陷多动障碍的常见共患疾病

第一节 概 述

共病（comorbidity）是指患者存在着一个以上特定障碍的诊断，这种情况可以是一种障碍引起另一种障碍，也可以是独立存在的两种障碍。关于ADHD患儿共病的研究并不少见。回顾这些研究可以发现，ADHD患儿共病其他疾病的比例高，共患疾病的种类多。较早的文献报告ADHD患儿共患率接近65%。在儿童青少年阶段，常见的共患疾病依次为破坏性行为障碍、学习障碍、抽动障碍、情绪问题或心境障碍；在成人阶段，常见的共患疾病包括反社会型人格障碍、物质使用障碍、情感障碍[1,2]。

ADHD共患疾病的调查结果受到了评估工具、评估方式和评估对象（老师、家长、患儿本身）等因素的影响，而被调查患儿的年龄、性别不同，共病的发生率和类型也有所不同。2015年发表的一篇关于共病的研究中[3]，报告了1995—2010年期在丹麦精神科医院就诊的ADHD患儿，在首次诊断ADHD前后3个月内根据ICD的诊断标准出现的共病情况。根据该研究，52%的ADHD患儿出现至少一种以上的精神科疾病，最常见的共患疾病依次是品行障碍（16.5%）、特定性发育障碍（语言、学习和运动障碍）（15.4%）、孤独症谱系障碍（12.4%）和智力缺陷（7.9%），其中男性与神经系统或精神科疾病共病相关，而女性则与内化性疾病相关。在我国，杨莉在北京进行的一项关于门诊6～17岁ADHD患儿的共病调查中采用了美国儿童精神障碍工作组编制的临床诊断性会谈量表（clinical diagnostic interview scale，CDIS），一种半定式会谈的调查形式[4]。该研究发现ADHD患儿共病破坏性行为障碍者占46.3%，共病学习困难者占37.8%，共病抽动障碍者占15.2%，共病心境障碍者占4.9%，共病情绪障碍者占14.6%，而没有明显共患疾病的患者占26.8%。该研究同时发现，随着ADHD患儿年龄的增长，他们的共患率也显著增加；但女性样本量尚不足，无法充分了解性别与共病的关系。这两项研究均采用了比较严格的共病界定方式。两者结果虽然不完全接近，但是均提示了ADHD较高的共患率、纷繁复杂的共病问题，以及年龄、性别因素对共患疾病的影响。

此外，需要考虑以下常见的干扰因素：①对ADHD患儿常见的共病调查方式包括了问卷填写和访谈两种形式。潘学霞等以儿童家长为对象，采用心理学问卷的方式，得到的共患率接近81.3%，略高，可能与判断标准采用的量表分界值相关。②行为问题较容易被观察到，因此在多人之间评定的话，对行为问题判断的一致性尚可；但如果要界定低龄儿童的情绪障碍，则需要结合医生、父母和患儿进行多方面评定，增加一致性。③针对儿童的学习困难、感知综合障碍等问题，目前仍然存在诊断标准不一致的情况，这也容易引起结果的差异。

针对ADHD共病的机制有几种常见的假设。第一，根据Comings的研究发现[5]，ADHD与抽动障碍患者均存在着5-HT代谢失调，提示ADHD与其常见的一些共患疾病可能有一些共同的致病因素。第二，通过对ADHD、ODD、CD患者行为谱系障碍的观察，提示ADHD与其共患疾病之间有一种发展趋势。第三，作为一类神经发育障碍，ADHD与众多的发育性问题存在交集，包括阅读障碍、言语技能障碍、运动协调障碍，甚至孤独症谱系障碍的问题，提示发育性因素在这些疾病中扮演了重要的角色[6]。最后，在最新版的DSM-5系统[7]当中，ADHD仍然被分为注意缺陷为主和多动/冲动为主两种临床表现形式，但是，ADHD的异质性已经得到了众多研究的支持，其中不少研究是基于神经心理能力的测试结果。而实际上，ADHD患儿和ADHD青少年较高的共患率、复杂纷繁的共患疾病种类，同样提示我们ADHD存在显著的异质性特征。

共病问题的存在增加了ADHD患儿的临床治疗难度，例如对于ADHD共病抑郁障碍的患儿来说，服用托莫西汀可能加重患儿的抑郁症状；而ADHD共病抽动障碍的患儿，如果使用中枢兴奋剂，往往增加了抽动障碍的风险。ADHD患儿的共患疾病也会导致其更明显的社会功能损害。共病破坏性行为障碍的患儿容易受到学校同伴的排斥、与老师等重要成人处于敌对关系，最终导致被开除或退学；而共病学习困难的患儿可能更难以从常规学习中获益，从而更容易发生各种学习问题，导致自我评价降低[6,8-9]。

由此可见，共病的研究可以帮助我们更深入地了解ADHD的疾病机制，更有效地了解这些患儿的临床困难，更有针对性地治疗他们的疾病。本节将对ADHD的常见共患疾病做一个回顾，包括对立违抗性障碍、品行障碍、焦虑障碍、抽动障碍、孤独症谱系障碍和双相障碍。

第二节　注意缺陷多动障碍共病对立违抗性障碍

对立违抗性障碍（ODD）是指儿童显著的违抗、不顺从和挑衅行为，而不伴有更严重的、冒犯法律或他人权利的社交紊乱性或攻击性活动。以往在讨论ADHD与行为障碍共病时，我们往往将ODD和品行障碍（CD）并在一起讨论。根据DSM-Ⅳ的诊断标准，ADHD、ODD和CD被共同归类于"注意力与破坏性行为障碍"，足见三者存在密切的相互关联。然而，DSM-5诞生以后，ADHD从原本的"注意力与破坏性行为障碍"一章中移出，并入到"神经发育障碍"当中，提示着医学界对这三种疾病的认识逐渐发生了改变，不再简单地认为三者是一个连续行为谱系问题。随着研究的深入，越来越多的证据也证明ODD和CD可能具有各自独立的风险因素[10-11]。因此，本章将ODD和CD分开进行讨论。

一、流行病学

ODD的流行病学调查结果差异大，患病率在2%~16%之间，发病高峰大致为8~10岁儿童，11岁为诊断高峰，在这之前儿童的行为可能已经存在两三年了。一项针对11岁儿童的调查认为ODD的患病率为6%，而男童的患病率两倍于女童。可见，ODD的患病率存在明显的性别差异。不同年龄的男性患病率基本稳定，而女性则在青春期后有一个显著的增高。但需注意，有研究认为女性更倾向于使用言语等隐蔽的攻击方式，目前的诊断标准似乎并不适用于女性ODD患者，女性的患病率可能被低估。

儿童的自我意识在2~3岁时有明显的发展，这种发展也可能导致对立、违抗行为的发生，因此，也有人认为2~3岁也是ODD发生的一个小高峰，一些家长抚养课程也往往针对这个年龄段的家长来开展。

ADHD、ODD和CD存在密切的相互关系，研究发现1/2~2/3的ADHD患者伴有ODD，而接近一半的ODD患者存在ADHD的症状。在关于ADHD、ODD和CD的行为延续性调查中，约30%的ODD患者发展为CD，而约10%的患者发展为反社会型人格障碍。

二、病因与发病机制

生物和社会心理因素在ODD的起病中均扮演了一定的角色。5-HT浓度与个体的攻击性行为呈负相关，而ODD患儿血清5-HT浓度偏低。在神经心理学的研究中，反应抑制能力被认为是ODD的核心缺陷。反应抑制一般包括了优势反应抑制、反应停止、冲突控制这三方面的内容，ODD患儿的反应抑制能力缺陷主要表现在优势反应抑制上[12]。而反应抑制能力的缺陷，可能导致冲动行为的发生，也与5-HT系统相关。研究发现ODD患儿存在额叶功能不足，这也与其抑制能力相关。神经生理学研究发现ODD男童的基线心率水平偏低，在激怒和失败场景下，反应性明显高于健康人群。患儿皮质醇增高，提示神经内分泌和神经生理基础在发病机制中的作用。

儿童发育理论认为，儿童的生长发育过程会

经历一些自我意识的发展阶段，儿童试图变得独立自主，对父母产生违抗行为，而父母一旦对这些行为关注不当，会导致行为强化。可见，父母和家庭的因素在ODD的起病过程中也扮演了重要的角色，例如父母的冲突模式；教育方式的不当或者主要抚养人的态度不一致也被认为是重要的危险因素。最后，父母本身的特质也会影响儿童的行为，例如父母的精神病史、偏执的人格特质、母亲的抑郁状态。

ADHD共病ODD患者存在一定的生物学基础。在Comings以儿茶酚胺为目标基因的研究中得到观点：ODD与ADHD共同的基因基础包括肾上腺激素和雄性激素受体基因。而Kirley的研究认为DRD4受体7倍重复序列等位基因，与ADHD共病ODD患者显著相关。生化研究认为血清5-HT的浓度与个体的攻击性非常相关，而ADHD共病ODD患者的血清5-HT浓度明显低于单纯ADHD组。

从社会心理学理论出发以"负性行为强化圈"对三者的延续性进行理论解释：ADHD患儿本身存在一定的发育性缺陷，例如不能集中精力听从指令。父母对ADHD患儿的行为表现不能理解，反而认为患儿是故意违抗，导致亲子关系不佳、患儿自我评价降低，并且容易在负性互动中获得敌意应对。随着个体的意识、能力等自身成长，逐渐形成对立违抗行为，从原来的难以听从指令，发展为明显的对抗，最后发展到社会性破坏行为。其中有一部分患儿最终会出现反社会行为，甚至使用毒品、犯罪入狱。在这个过程中，一些重要的因素可能推动了这一系列行为障碍的发展，包括家长责罚、训斥等抚养方式，家庭亲密度不足，虐待等。

三、诊断与鉴别诊断

ODD主要表现为儿童对成人指令有消极态度和不服从、对成人发脾气，乃至对抗，以及挑战父母的权威。年幼儿童的对抗行为可能以隐匿的方式表达出来，如诸多躯体不适，对成人的要求以消极方式进行对抗，甚至以选择性缄默为主要表现。随着年龄的增长，行为问题逐渐明显，表现为与家长、老师等成人对抗，不服从管教，容易发脾气，因为自己的错误责怪别人。青春期ODD的诊断需要鉴别正常的青春期行为。从频率上来说，正常青春期个体的对抗行为每周发生1~2次，而ODD患儿每周至少5~7次。

ADHD共病ODD的患儿不仅存在更明显的违纪、攻击行为，同时也可能存在更多的焦虑、抑郁情绪。此外研究还发现ADHD共病ODD患儿总体智商较单纯ADHD患儿低，由于ADHD的存在，患儿不能有效听讲，存在更多学习困难的风险。近期研究发现ODD患儿存在明显的情绪调节问题，以对负性情绪的调节困难为其主要特征。而这一特征同样存在于ADHD患儿中，而ADHD患儿还存在情绪效能感等方面的问题，提示情绪能力的缺陷可能也是两者共病的潜在原因之一。

1. 诊断要点 根据ICD-10的诊断标准，ODD的基本特征是一类持久性的违抗、对立、敌意、挑衅和破坏行为，这些行为明显超出了同龄儿童在相同社会文化背景中的正常行为范围，但不包括更严重的侵犯他人利益的行为。此类儿童倾向于频繁、主动地蔑视成人的要求或规定，故意招惹别人；患儿对挫折的耐受力一般都很差，好发脾气，易怒，常怨恨别人和对别人生气；患儿会因自身的错误或困难而责备这些人。

2. 鉴别诊断 对ODD患儿的鉴别需要排除ADHD和CD，此外，也需要鉴别情绪障碍。ADHD表现为以注意力问题、多动/冲动为核心的行为问题。不服从的行为也可能为其神经发育的基础所限，而非故意的违抗；而ODD是一类行为与情绪的混合困难，表现出更多的负性情绪和对抗等不当行为。ODD患儿的行为表现仍在一定的范围内，并不会严重到蓄意破坏社会规则、伤害他人。当患儿的行为进展到偷窃、抢劫、纵火等严重行为问题以后，需要考虑CD的诊断。ODD的诊断条目当中，本身就存在着负性情绪特征，但是与情绪障碍相比，ODD患儿存在更明确的行为问题，可以此鉴别两者。

四、治疗

对于单纯ODD患儿，不主张药物治疗，以心理干预为主。行为主义理论指导下的家长抚养课程较为常用。其中涉及的行为治疗原则包括对正性行为强化、对负性行为忽视或者惩罚、始终坚持、形成规则。对于学龄期儿童，需要联合家庭和学校的力量，原则一致。随着儿童年龄的增长，可以教导儿童学习愤怒管理的方式，也可以对他们进行认知行为治疗。当ODD共病焦虑、抑郁障碍等情绪问题时，可使用抗焦虑药物、SSRI类药物。其中，丁螺环酮对减少患儿易激惹、攻击和情感暴发等症状有效，副反应小。当ODD出现严重行为问题时，可选用一些非典型抗精神病药物辅助治疗，其中，利培酮可以用来控制严重精神紊乱、冲动和攻击行为，其他也可备选，例如奥氮平和喹硫平。

对于ADHD共病ODD的患儿需要结合药物和心理干预的方式，其中药物治疗主要针对ADHD的症状，目的在于改善ADHD症状的同时，给患儿提供行为问题干预的契机[13-14]。研究表明中枢兴奋剂对伴有对立行为、品行问题或攻击行为的ADHD患儿治疗效果显著，效应值达到中至大；而托莫西汀对对立违抗行为的治疗效果具有较小的效应值；可乐定也可能有效，但研究相对不足。针对ODD的心理治疗也应当结合开展，这种综合治疗的方式比单纯药物治疗的疗效提高近50%。

五、预后

一项为期3年的随访研究发现，约2/3的患者脱离ODD的诊断。从长程发展来看，有一部分ODD患儿和青少年确实遵循ADHD-ODD-CD的行为发展规律，尤其是具有某些人格特质（在品行障碍共病部分论述）、早期发病的ODD患儿，之后发展为CD或反社会型人格障碍的可能性更大。但是，也有一部分ODD患儿发展模式不同。通过Stringaris[15-16]的因素分析可以发现，ODD的症状可以分为"倔强""易激惹"和"伤害"三个成分。其中，"倔强"与ADHD相关，"伤害"预测行为问题，而"易激惹"预测焦虑、抑郁等情绪问题。目前的研究认为ODD可以被认为是一类情绪调节性障碍，是患儿对ADHD的不适应性反应，与儿童的负性情绪调节缺陷有关[17]。有一部分ODD患儿会逐渐出现焦虑、抑郁等情绪问题。Biederman在为期10年的随访研究中发现，共病ODD的ADHD患儿抑郁障碍的发生率更高，而CD继发反社会型人格障碍的危险性更高。ODD患儿的情绪特征要引起关注[10]。

第三节 注意缺陷多动障碍共病品行障碍

品行障碍（CD）是更为严重的儿童、青少年行为问题，以与其年龄不相符的违反社会行为规范和道德准则、反复的攻击、破坏行为为主要表现。与ODD相似，CD也曾被认为是ADHD患儿行为问题逐渐发展的预后之一。虽然三者关系如此亲近，但并不是所有的CD患儿都具有ODD或ADHD的基础[11]。

一、流行病学

CD的流行病学研究认为其患病率为3.2%，我国报道的患病率为1.45%。CD男童的患病率明显高于女孩，男女比例3～12:1。但是也需要考虑现行的诊断标准并不一定适用于以言语攻击为主要表现的女性CD患者，而导致女性患病率被低估了。

ADHD和CD有较高的共患率[18]。ADHD患儿中有21%～45%的个体也会出现CD样表现，Barkley对ADHD患儿进行为期8年的追踪，结果发现60%的ADHD患儿出现了CD样表现。性别对ADHD共病CD的发生影响显著，人群中，男性ADHD和CD的共患率为4.74%，女性ADHD和CD的共患率为1.83%。ADHD不同临床亚型对是否共病品行障碍影响不大。

二、病因及发病机制

CD的发生受到遗传因素的影响，同卵双生子CD的共患率高于异卵双生子；而亲生父母患有CD，子女发生CD的概率高于其他人群。5-HT

与个体的攻击行为相关，而攻击是 CD 的行为问题之一。生化研究发现 CD 患儿血清 5-HT 浓度低于正常人群，与其容易发生攻击行为可能有关。此外，额叶对行为起到了高级管理的作用。王朋朋的研究发现 CD 患儿两侧额中回和右侧额内侧回的 ReHo 值低，因此推测 CD 青少年存在额叶功能缺陷[19]。而 Teichner 在早年的研究中就指出有破坏性行为问题的儿童，尤其是 CD 患儿存在"言语/左侧半球型""皮质下/额叶型"和"轻度言语型"的神经心理亚型，提示部分 CD 患儿额叶功能异常，与临床观察一致。此外，研究也发现难养型气质的儿童与品行障碍的发生存在一定的关联。以上这些都提示，CD 具有一定生物学基础。

家庭因素在 CD 的形成中扮演了重要的角色。在 CD 患儿的家庭中，我们往往能找到这样一些困难：家庭经济水平差、父母关系不良，因此，父母无法给予儿童充分的资源；管教方式粗暴简单，导致儿童习得暴力的解决方式；父母存在心理问题，如母亲患有抑郁，在抚养上被动、消极；家庭缺乏社会支持系统，儿童缺乏同伴支持资源；无法有效地解决问题。

ADHD 共病 CD 是 ADHD 的一种特殊亚型，曾经有研究者提出了这样的观点，并且认为该类患者受到遗传因素的影响明显高于环境因素的影响，是高遗传负荷的疾病。随着研究的深入，有研究者提出了"病理性特质"的说法。

所谓病理性特质，也称为"冷漠无情"特质（callous-unemotional traits，CUT），该特质主要表现为对他人漠不关心、缺乏同情的心理过程，对自身行为缺乏罪恶感或悔过之意，对自身的学习或工作表现漠不关心，情感体验不深刻、肤浅。研究发现伴有该特质的品行问题的患儿行为紊乱更加严重。

目前的研究认为，伴有 CUT 特质的患者可能是品行障碍的一个亚型，在品行障碍患者中的发生率为 46.1%。而该特质也可以在部分 ADHD、ODD 患儿中被发现，提示这样一种特质可能是 ADHD、ODD、CD 患儿共有的，三者分享了共同的防御机制，导致行为问题的延续性。伴有该类特质的患儿与不伴有该特质的患儿具有不同的特征[20-23]，见表 10-3-1。

表10-3-1　不同亚型CD患儿的特征比较

	伴有 CUT 的患儿	不伴有 CUT 的患儿
起病年龄	较早，儿童阶段起病居多 稳定度高	青少年阶段起病居多
遗传因素	高遗传度	中遗传度
环境因素	受环境影响小	较大程度上受到环境的影响，例如教养方式（监管不力、严厉惩罚、纪律不明）
临床表现	有显著的暴力行为（包括攻击），易加入危险活动，缺乏对负性情绪刺激的情感反应，加工他人的害怕、悲伤表情和语气的能力受损 女童则更多表现为人际关系攻击	较少有攻击行为，主要表现为反应性攻击，反映了他们在面对真实或者感受到的社会攻击时，表现出敌意认知的倾向
神经心理缺陷	语言发育缺陷	无语言发育缺陷
脑影像学发现	杏仁核强化学习的反应性明显降低，杏仁核对恐惧情绪的反应性降低	暴露于威胁时，杏仁核相关的威胁应对回路反应性增强（焦虑障碍的特质之一），敌意归因性偏见、应激性攻击的发生增加
电生理发现	低恐惧气质类型，对惩罚不敏感，低焦虑水平，无所畏惧，寻求刺激，缺乏同理心	对负性刺激下的痛苦有更高的反应性，对惩罚敏感，高焦虑水平，存在情绪调节困难，低挫折耐受性
预后	总体不佳，可预测成人后的精神病状态和反社会行为。但并非完全不能改变，父母的关心和温暖是保护性因素	行为问题相对较强，成人后精神病状态和反社会行为危险相对较低

除了这一特质之外，ADHD与CD的共病需要考虑一些社会心理因素的作用。ADHD患儿本身存在更多情绪、社交、亲子关系中的困难，而家庭环境的一些不良因素，如母亲患有抑郁障碍、表现消极被动，父母存在过度严厉和过分要求，家庭压力与应激，则加剧了ADHD患儿的这些困难，最终导致了ADHD患儿发展为CD，促成两者的共病。

三、诊断与鉴别诊断

CD患儿主要表现为攻击性行为和反社会行为。攻击性行为包括殴打、伤人、破坏公共物品，男童以躯体攻击为主，女童以言语攻击为主。攻击行为可以分为反应性攻击和主动攻击，反应性攻击是自我保护行为的一种，是个体体验到威胁之后采用的行为方式；而主动攻击是更严重的一种攻击行为，在没有外界刺激的情况下，为了达到自身的目的而采用了攻击的方式。而反社会行为则指违抗社会规范或道德的行为，如纵火、偷窃、吸毒、强奸等。CD是儿童、青少年阶段行为问题最严重的表现形式。

ADHD患儿多数在13岁左右出现CD行为。研究发现，有相当一部分的ADHD共病CD的男性患者阅读能力、运动技能、言语智商的表现可能比单纯ADHD或单纯CD患者更差，提示其神经心理基础的异常。

1. 诊断要点 诊断品行障碍需要符合以下列举的症状之一，并且行为存在需要达到6个月以上：过分好斗或霸道、残忍地对待动物或他人、严重破坏财物、纵火、偷窃、反复说谎、逃学或离家出走、过分频繁地大发雷霆、反抗性挑衅行为、长期严重的不服从。还需要排除以上行为的出现是基于其他疾病的可能，如精神分裂症、躁狂、广泛性发育障碍、ADHD和抑郁障碍。

根据ICD-10的诊断标准，品行障碍可以进一步分为：局限于家庭的品行障碍、未社会化的品行障碍、社会化的品行障碍。在DSM系统中，有一类亚型称为"亲社会情感受限型"，即特指伴有CUT的亚型。

2. 鉴别诊断 品行障碍需要与ODD、ADHD进行鉴别，ADHD是一类神经发育性障碍，以个体的注意缺陷、行为冲动以及好动为主要特征。而CD与ODD的鉴别要点在于两者的行为严重程度。此外，在品行障碍的患者当中，需要考虑是否存在物质滥用、反社会型人格障碍的可能。尤其是物质滥用的存在，会很大程度上影响治疗的效果。

四、治疗

多维度行为干预是治疗CD患儿最有效的手段，要求多人员参与，并且在家庭、学校、同伴、社区等多个水平上进行[24]。内容包括：在家庭水平上，增加父母亲抚养的知识，移除有效抚养的障碍，促进家庭成员之间的情感和交流，做好针对病因复发的预防工作；在同伴水平上，改善青少年的社交技巧和问题解决能力，鼓励患儿与其他健康同龄人接触；在学校层面上，增加老师课堂技巧、增加父母与老师的交流、合理安排放学后的时间，从而促进学业表现。对CD患儿的药物治疗以抗精神病药物、抗抑郁药物为主，主要目的在于改善患者的冲动行为、抑郁情绪等。心境稳定剂也可以被用于治疗情绪控制不佳的患儿。这些均属于对症治疗的范围。

正念训练（mindfulness）是近年来较多应用于CD患儿的治疗方式。通过训练指导参加者增加对"此时此刻"的意识和体验，增加个体对自我目前状态的专注力[25]。例如，"沉思脚掌"是基于正念训练的认知行为干预手段，它要求个体把意识从情绪激动的情景中转移到"脚掌"，从而有充分的空间，让个体重新冷静地看待当前发生的一切，从而有效地减少身体和言语攻击行为的发生。研究发现，正念训练不仅能改善患儿的症状，还能引起神经心理学功能和脑影像学的有效而稳定变化[26]。

在共病患者的治疗中，中枢兴奋剂可减轻冲动、多动攻击行为，可用于ADHD共病CD患儿的治疗。Barkley就此进行了双盲、对照研究，结果发现伴有攻击行为的ADHD患儿使用哌甲酯治疗后取得的进步更大，肯定了哌甲酯在治疗中的效果。但是需要注意的是，中枢兴奋剂是常见的滥用物质之一，而有行为问题的儿童、青少年，尤其是CD患儿和青少年更有可能发展出物质滥用，在给药的时候，要特别注意剂量的控制。

五、预后

在Rowe的研究中证实，童年期和青少年期的 CD 预测成年早期行为问题的发生，是成年期反社会型人格障碍的风险因素；而 ODD 则预测情绪问题的发生。伴有 CUT 的 CD 患儿预后更差，容易并发反社会人格、物质滥用等问题；而不伴有该特质的 CD 患儿出现此类共病的风险较低，预后相对较好[11,27]。

第四节　注意缺陷多动障碍共病焦虑障碍

早期 ADHD 往往被认为是一类行为问题，因而这些儿童的情绪问题往往被忽视。实际上，ADHD 患儿比一般儿童群体更容易会出现焦虑、抑郁情绪问题。曾经有研究者报告了接近 1/3 的 ADHD 患儿共病情绪问题。

焦虑障碍本身不是一个诊断而是一类，以过分焦虑、担心、害怕为主要表现，伴相应的认知、行为改变和躯体症状。在 DSM-5 系统中，焦虑障碍包括了分离性焦虑、选择性缄默、特定恐惧症、社交焦虑障碍、惊恐障碍、广场恐怖症、广泛性焦虑等。而在 ICD-10 当中，其分属于"神经症性、应激相关的及躯体形式障碍"中，是以过分不必要的担忧为主要体验的情绪问题。儿童青少年阶段常见的类型包括分离性焦虑障碍、特殊恐惧症、社交焦虑障碍。

一、流行病学

流行病学调查结果提示童年和青少年阶段的焦虑障碍患病率为 10%～20%，另一项美国的调查中，青少年焦虑障碍患病率为 8.3%。女性焦虑症状发生率高于男性。有研究认为年幼儿童焦虑障碍发病率高于年长儿童，这可能受到了分离性焦虑障碍发病年龄较低的影响。实际上，随着情绪能力的发展，不少研究中年长儿童的焦虑水平更高[28]。但需要注意，涉及焦虑障碍的流行病学研究中所定义的焦虑障碍，不少是指明显的焦虑情绪，因此对于焦虑障碍的调查结果需要仔细解读。

ADHD 患儿中焦虑障碍的共患率约为 25%（10%～35%）。在我国进行的几项 ADHD 患儿焦虑情绪的调查中，通过设定问卷界定点的问卷筛查的方式，发现在 ADHD 患儿中有焦虑情绪的患儿占 35%～38%，而抑郁情绪者占 21% 左右。焦虑、抑郁情绪的发生率显著高于一般儿童。在张劲松等进行的一项 ADHD 患儿研究中，采用了儿童情感障碍与精神分裂症定式检查为卷（K-SADS）的临床访谈方式，结果发现 27.4% 的 ADHD 患儿共病焦虑障碍，17.8% 共病抑郁障碍，另外 14.8% 共病抑郁和焦虑障碍[29]。其中 35.1% 的患儿共病广泛性焦虑、21.1% 共病分离性焦虑、8.8% 共病强迫障碍，17.5% 共病特定恐惧症，17.5% 共病不典型焦虑障碍。ADHD 女童共病内化性问题（焦虑、抑郁、退缩）的概率更高，智力损害也更明显。焦虑障碍在 ADHD 患儿中高发，需要注意 ADHD 患儿的焦虑情绪问题。

二、病因及发病机制

焦虑障碍具有一定的遗传倾向，在有焦虑障碍、厌学儿童的家系中，父母患焦虑障碍、抑郁障碍的概率更高。而父母患焦虑障碍，则儿女焦虑障碍的患病率比有健康父母的儿童高 7 倍。儿茶酚胺类神经递质的相关基因被认为与儿童情绪问题的发生有关。气质很大程度上受到生物学因素的影响。在一项多年的随访研究中，幼年有行为抑制气质特征的儿童长大之后更可能出现焦虑，他们比非行为抑制的儿童有更大的概率出现社交焦虑障碍、分离性焦虑障碍和广场恐怖症。而年幼时表现为害羞、被动、不愿接触新鲜事物的女童，长大后更多会出现焦虑情绪。这些都提示生学因素在焦虑障碍中的作用。

社会心理学因素同样也对焦虑障碍的发生存在影响。与母亲的不安全型依恋与焦虑障碍的发生存在明显相关，婴儿阶段属于不安全型依恋类型者，进入青少年阶段之后更多地发生焦虑障碍。父母的焦虑模型、父母拒绝的态度与儿童产生焦虑障碍也非常相关。

在 ADHD 和焦虑障碍的共病研究中，发现 ADHD 患者的一级亲属焦虑障碍、抑郁障碍的患病率更高，因此推测两者间有家族易感性。也有研究发现，父母的焦虑情绪可能与儿童的 ADHD 有关，其中，母亲的精神状况影响更大。也有研究者认为焦虑障碍与ADHD是相互独立的两种疾病，并且推测两者的共病源于ADHD患者特定的发育问题。ADHD患儿除了ADHD的核心表现，有些儿童会伴有言语、运动等发育水平的不佳，在同龄人当中表现笨拙，这些都容易导致患儿学习成绩下降、人际关系不良，导致患儿自信心降低，自我评价低下，面对压力时容易表现出焦虑、退缩。此外，父母为应对ADHD而产生的不当教养方式，也可能起到重要的作用。例如，父母过于严格的管教方式会增加儿童内化性、外化性问题的风险；而过度保护的教育方式，会传达给儿童威胁和危险的信号，导致儿童对危险性有过高的估计，最终成为焦虑障碍的风险因素。

三、诊断与鉴别诊断

不同年龄阶段的儿童出现的焦虑问题不同。年幼儿童的焦虑以分离性焦虑多见，表现为过分担心与父母或其他依恋对象分开。他们有时为避免与父母分开，去学校前称身体不适或拒绝上学。随着年龄的增加，学校恐惧症的发生率增高，表现为在经历了老师批评、成绩下降等学校挫折之后，或者没有明显的诱因时，儿童不愿上学。特殊恐惧症是指对单纯事物的担心，例如有些儿童怕黑、怕特定的昆虫。进入青春期以后，社交焦虑障碍的发生率明显增加，儿童害怕社交场景，担心在众人面前做事。除了以上各种焦虑障碍亚型，广泛性焦虑障碍表现为过分的、弥散的担心，没有特定的焦虑对象而终日为各种事情担心，存在慢性化的趋势。

当ADHD患儿共病焦虑障碍后[30]，情绪上更趋于不稳定、爱哭闹、常发脾气，或者容易退缩回避。然而，焦虑情绪对ADHD患儿的行为影响如何，观点莫衷一是。有观点认为ADHD共病焦虑会影响儿童的人际交往和注意力，而这些会进一步加重ADHD本身的行为症状；与之相反的观点则认为，正由于共病了焦虑问题，ADHD患儿更倾向于自我关注，使冲动行为得以缓解，这一点在女性患儿中更明显。

1. 诊断要点 正如前文所述，焦虑障碍囊括了多个具体诊断，在此不一一罗列诊断要点。无论何种焦虑障碍类型，除了要符合以上所述的各种临床表现之外，还需儿童因为上述表现而感到痛苦，影响了他们的正常学习、生活。以上焦虑障碍的病程标准，在不同的诊断系统中也略有不同。

2. 鉴别诊断 焦虑障碍的患儿容易表现为坐立不安、情绪不稳定。这些特点与ADHD非常相似，加之儿童对自身的情绪感受表达受到年龄等限制，因此鉴别两者需要详细的精神科检查和发育信息。ADHD是在发育过程中逐渐发展出来的，以神经发育为基础，表现为外化行为问题。焦虑障碍的患儿可能有一定的焦虑素质，在不同的年龄阶段有不同的焦虑指向和内容，以内在的情绪体验为主。此外，焦虑障碍还需要与抑郁障碍鉴别，对于情绪分化不成熟的儿童来说，了解其情绪以指向未来的焦虑为主，还是指向过去的抑郁为主，这两者是需要辨别的。另一个现实是，这些儿童可能两种情绪同时存在，那么就要考虑以何种情绪为主，或者考虑哪种情绪是功能障碍，需要及时处理。

四、治疗

认知行为治疗和SSRI类的药物治疗是儿童焦虑障碍的有效治疗方法。

当焦虑障碍与ADHD共病后，可首选单纯使用哌甲酯治疗。如果患者ADHD症状缓解，而焦虑障碍无好转，则考虑在此基础上加用SSRI类药物，否则最终会导致总体疗效不满意。而抗抑郁药物不仅仅是焦虑障碍的治疗选择，同时被认为是三线ADHD的治疗药物。权衡之下，对于共病的患者，使用抗抑郁药物可能更合适。作为两者共同的治疗手段，认知行为治疗对共病患儿也同样有效。我国报告的主要治疗方式包括社交技能训练、学校技能训练。

五、预后

共病焦虑障碍的ADHD患儿的社会适应性较单纯ADHD患者或单纯焦虑障碍患者差。他们往往有更多的自我怀疑、担心没有发生的事情、需要家人反复安抚，与同龄人相处困难、社交缺陷明显，且共病社交焦虑障碍的ADHD患儿发展为情感障碍或物质使用障碍的风险更高。

第五节　注意缺陷多动障碍共病抽动障碍

抽动障碍是一类通常起病于儿童、青少年阶段，以突发的、快速的、反复的、非节律性的、刻板的单一或多部位肌肉运动或（和）发声抽动为特点的慢性精神障碍，其中原发性抽动障碍包括抽动秽语综合征和慢性运动或发声抽动障碍（Tourette 综合征）短暂性运动抽动。

一、流行病学

以色列的一项研究发现，抽动障碍在儿童阶段的患病率为 1.3%，而青少年阶段的患病率为 4.4%[31]。Tourette 综合征的患病率为 0.3%～1%，男女比例为 3～4:1。

在 ADHD 患儿中，抽动障碍的发生率为 13%～20%，而在抽动障碍患者中，ADHD 的发生率为 35%～90%。两者共病的常见年龄段约为 7～12 岁。随着年龄的增长，男性患病率明显偏高。最高的共患率发生在 13～18 岁的青少年阶段，共患率可以达到 15.8%。其中，Tourette 综合征患者共病 ADHD 的发生率接近 50%[32]。

二、病因及发病机制

抽动障碍在同卵双生子中与 ADHD 共患率为 75%～95%，异卵双生子中为 8%～23%。抽动障碍患儿的一级亲属中抽动障碍的患病率更高，提示了疾病的遗传因素。中枢神经递质研究发现，抽动障碍患儿存在多巴胺过度释放，去甲肾上腺素功能亢进而 5-羟色胺系统功能减退。研究发现抽动障碍患儿在母亲孕期、分娩期有更高的并发症发生率，包括孕期的应激事件、妊娠剧吐、孕期吸烟会增加子女患病的风险，提示围生期的风险因素。社会心理因素同样可能在抽动障碍的发生中扮演一定的角色。例如，紧张、焦虑的情绪可能诱发所有儿童发生抽动。

Tourette 综合征是抽动障碍最严重的形式，同样受到遗传（或其他生物学因素）和社会心理学因素的综合影响。基底节的功能异常被认为是抽动症状发生的主要原因，而围生期问题（缺氧或母孕期吸烟）、雄激素暴露、心理压力和链球菌感染后的自身免疫问题是 Tourette 综合征的危险因素。

关于 ADHD 与抽动障碍的共病机制，虽然也有不同的意见，但是不少研究支持 ADHD 与抽动障碍共享共同的基因基础。Comings 关于 *DRD4* 的研究发现将儿茶酚胺系统的基因贡献率合并起来，对 ADHD、Tourette 综合征（TS）、OCD、CD 的贡献率大。由此认为，ADHD、TS、OCD 是一个内在相互联系的遗传性很强的疾病谱，具有共同的基因基础。这一观点与 Leckman 的研究结论不谋而合。这一看法在其他一些研究中也得到了印证。Sverd 等的研究发现，TS 先证者的家庭成员中，ADHD 的患病率高于对照组。Liohter 的家系调查显示，父亲发生 TS，孩子发生抽动障碍和 ADHD 的概率增高。Hanna 的研究也发现，若儿童发生抽动障碍，其父母存在注意缺陷问题的比例高达 30%。以上结果均提示 ADHD 与抽动障碍存在共享的遗传基础。

此外，共病 ADHD 的抽动障碍患儿是否是一个特定的临床亚型呢？研究发现，共病患儿在脑功能、神经心理学测试中的表现确实较单纯某病种的患儿更差，脑影像学的表现也更严重。但是共病患儿的大多数缺陷表现可以用两种疾病的缺陷叠加解释，并没有表现出特异性的功能缺陷。

三、诊断与鉴别诊断

抽动障碍是以一组或多组肌肉突发的、快速的、反复的、非节律性的、刻板的运动为特征的疾病，包括运动抽动和发声抽动两种。抽动症状在情绪紧张、激动时加重，睡眠时消失。在儿童、青少年中的发生率较高，大部分以单一肌肉的抽动为特征。最常见的运动抽动为眨眼、耸肩，而最常见的发声抽动为清嗓子、咳嗽。不少儿童的抽动症状会自然缓解，也就是所谓的短暂性抽动障碍。其中，有部分抽动障碍会呈现持续化的特点，并且联合多组肌肉抽动，症状变得复杂，但仍然以单纯运动抽动或者以单纯发声抽动为特征，称为慢性抽动障碍。最后，在抽动障碍中有一部分表现为运动和发声的联合抽动，也就是 Tourette 综合征，是抽动障碍最严重的形式。抽动障碍患者本身常常伴有内化性问题，患儿常闷闷不乐、纠缠家长或者被动抵触家长、自我评价低，有时内化性问题还可转化为外化行为。

共病抽动障碍的 ADHD 患儿可能注意缺陷更明显，不仅仅有 ADHD 引起的注意力涣散，还有抽动本身导致的注意缺陷以及控制抽动发生而导致的精力分散。此外，ADHD 共病抽动障碍表现为更为严重的精神问题，外化行为及社会适应能力缺陷也更明显。患儿表现出更多的情绪问题，更加明显的抑郁、焦虑情绪。由于多动和抽动共同出现，患儿的行为问题也更明显，有些患儿甚至攻击性也更明显，尤其是共病 Tourette 综合征的患儿。行为问题可能与抽动的严重程度，以及患者的环境适应性差相关。

1. 诊断要点 抽动障碍主要特征是突发、迅速、短暂而局限性的运动形式，而没有作为基础的神经系统障碍证据，反复发作，（通常）睡眠时消失。根据 ICD-10 的诊断标准，原发性抽动障碍可以进一步分为短暂性抽动障碍、慢性运动或发声抽动障碍和抽动秽语综合征（Tourette 综合征）。

2. 鉴别诊断 抽动障碍需要与一些神经系统的疾病相鉴别，例如链球菌感染相关的抽动症状等。此外，孤独症谱系障碍的患儿有时也会表现出刻板、重复的肢体动作，但是，这些患儿的行为往往是节律性的，而抽动障碍则缺乏相应的节律性，而表现为随机性，可用于两者区别。

ADHD 是一类发育性疾病，因此它的起病过程是连贯的、逐渐发展的，而绝不会是突然出现的。部分 ADHD 患儿会表现出明显的冲动行为，可能与抽动障碍的表现产生混淆，但是，抽动障碍的抽动动作在相当一段时间内是固定的、无意识的，而 ADHD 的冲动行为往往是有行为目的的，也不会表现为固定的某个冲动动作。虽然 ADHD 与抽动障碍有很高的共患率，但是对两者的鉴别和明确诊断，对最终的治疗效果非常重要。

四、治疗

曾经有观点认为使用中枢兴奋剂治疗 ADHD 抽动障碍的患者，可能导致抽动症状加重，因此，临床中往往考虑在 ADHD 共病抽动障碍的患者中使用托莫西汀等非中枢兴奋性药物。但是，近来这些观念已有所改变。在 NICE 关于学龄儿童和青少年 ADHD 的药物治疗指南（2010）中指出，虽然需要考虑 ADHD 患儿的共病问题（包括抽动障碍和 Tourette 综合征），哌甲酯和托莫西汀均可以用来治疗抽动障碍或 Tourette 综合征共病 ADHD 的患儿。但在用药过程中需要注意观察患者的反应。诚然，中枢兴奋剂治疗 ADHD 的效果显著，大部分情况下优于非中枢兴奋剂的使用效果。除了个别抽动症状非常严重的患儿，对于那些抽动症状轻度或者中度的共病患儿，小剂量使用中枢兴奋剂，而不首选长效制剂，并且密切观察、定期随访，可最终使患儿在治疗中更多地获益。

有研究将托莫西汀用于 ADHD 共病抽动障碍患儿的治疗，结果提示有效率达到 70% 左右。而对于 Tourette 综合征共病 ADHD 的患者，研究者采用了托莫西汀或者可乐定合并托莫西汀的治疗方法，结果提示有效率达到 60%～70%。托莫西汀也是可供选择的治疗药物[33]。

可乐定作为一种治疗抽动障碍的新药，在临床中取得了肯定的疗效，加之可乐定兼具改善注意力问题的效果，被用于 ADHD 共病抽动障碍的患儿。有研究报告了可乐定单药治疗 ADHD 共病抽动障碍患儿，对运动抽动、发声抽动、注意缺陷、多动/冲动的症状均有明显疗效。可乐定治疗需要重视的副反应包括心率减慢、低血压。

一些抗精神病药物被尝试用于治疗抽动障碍共病 ADHD 的患儿，例如阿立哌唑控制抽动症状的有效率超过 75%。有研究尝试了将阿立哌唑用于 Tourette 综合征共病 ADHD 患儿的治疗，结果发现患者抽动症状缓解的同时，多动/冲动表现也略有好转。

此外，也有一些非药物的治疗方式，例如脑电波生物反馈治疗，应用于抽动障碍共病 ADHD 的患者。结果发现该方法对共病抽动障碍的 ADHD 患儿有效，但是对 Tourette 综合征患者的效果不尽如人意。

五、预后

ADHD 是神经发育障碍，早期就可以表现出明显的临床症状。而抽动障碍往往在儿童的成长过程中突然出现。因此共病患儿常常是在 ADHD 的基础上又合并发生了抽动障碍，由此认为，抽动障碍对 ADHD 本身的预后影响不大。但正如前文所说，ADHD 共病抽动症状提示更严重的精神问题，尤其共病 Tourette 综合征，是预后不良的重要因素。

第六节　注意缺陷多动障碍共病孤独症谱系障碍

在 DSM-Ⅳ 和 ICD-10 的诊断系统当中，ADHD 和孤独症谱系障碍（ASD）是不能同时诊断的。而在 DSM-5 系统，明确了 ADHD 与 ASD 共病诊断的可能性。近 10 年来，ADHD 和 ASD 的共病受到了不少研究者的重视。两者均属于神经发育性障碍，两者的共病，提示神经发育性问题的共通性。

一、流行病学

ASD 的流行病学数据需要考虑到 ASD 的范围，早期孤独症的发病率为 0.03%～0.05%，当时局限于典型的孤独症患者。随着对孤独症认识的深入，以及将孤独症扩充为孤独症谱系障碍，患病率明显增高。2014 年美国 CDC 的流行病学结果提示 ASD 的发病率大约是每 68 人当中有 1 人，接近 1%～2%，男性显著高于女性。

ASD 与 ADHD 的共患率在各文献中差异很大。根据 Rommelsea 的文献总结，临床样本的 ASD 患者中有 30%～80% 的人符合 ADHD 的诊断标准，而 ADHD 患者中有 20%～50% 的人符合 ASD 的诊断标准。我国的研究发现 ASD 患者中 ADHD 的患病率接近 2/3 至 3/4（62.9%～75.9%）。另一项针对阿斯伯格综合征儿童的回顾性资料分析提示它与 ADHD 的共患率为 87.1%。而另有研究认为高功能 ASD 患儿共病 ADHD 的概率明显高于低功能患儿（75.9% vs. 51.5%）[34-36]。

二、病因及发病机制

目前，ASD 的病因不明，但基本认同 ASD 是一类以生物学因素为主的疾病。双生子研究提示同卵双生的儿童同时患有 ASD 的概率是 60%～80%，提示 90% 的 ASD 是由遗传造成的。脑影像学研究发现 ASD 患儿在发育早期存在大脑异常增生的阶段，确认了 ASD 的生物学基础。

一项研究显示患有 ADHD 的母亲生育的第一个孩子患 ADHD 的可能性比正常母亲高 6 倍，而患 ASD 的可能性比正常母亲高 2.6 倍，提示 ASD 和 ADHD 可能具有共同的遗传基础，分享部分共同的遗传易感性。目前，已经发现一些基因位点与 ADHD 和 ASD 的症状表现相关[37-38]。另外，一项研究纳入 100 例 22q11 微缺失综合征患儿，结果提示 44 例患儿符合 ADHD、ASD 或 ASD 共病 ADHD 的诊断，提示两病的基因缺陷可能表现为 22q11 缺失[39]。但是两者所表现的生物学特点不同，ASD 和 ADHD 患者的静息态研究发现 ADHD 患者的异常脑区包括右侧尾状核、苍白球及左侧中央后皮质；ASD 患者的异常脑区涉及杏仁核、颞叶至边缘系统区域。两者共同异常的脑区仅仅集中在楔前叶，提示两者有不同的生物学基础。

三、诊断与鉴别诊断

典型儿童 ASD 是一种严重的发育性障碍。它表现为核心的三联征，包括社会交流障碍、语言交流障碍和刻板重复行为。ASD 又称广泛性发育障碍，包括典型孤独症、不典型孤独症，还包括阿斯伯格综合征等。以典型孤独症的核心症状进行扩展的广泛意义上的 ASD，患儿未必在以上三方面都有显著的缺损，达不到典型孤独症的诊断标准，但是社会性、交流能力还是存在较明显的缺陷。

ADHD 与 ASD 在症状上存在一定的交叉重叠[40]。在一些病例中可以发现，个体的注意缺陷特征可能导致患儿无法关注其他的社会信息，这些患儿更容易自我关注，而社会性发展不足。一些 ASD 患儿往往热衷于自我刺激，对外界的要求置之不理，表现出明显的好动不安这一发育性特征。ASD 共病 ADHD 的患儿需要同时符合两者的诊断标准。研究者发现，与两病的单纯患者相比，共病患儿的症状在以下 4 个方面更为严重：行为控制、焦虑/抑郁障碍、回避行为、经常发脾气。广泛性发育障碍及注意缺陷多动障碍多维评价量表（Multi-Dimensional Scale for Pervasive Developmental Disorder and Attention-Deficit/Hyperactivity Disorder，MSPA）可以考虑作为评估 ADHD 共病 ASD 患者的量表。

1. 诊断要点 根据 DSM-5 的诊断标准，ASD 需要满足：①在多种场合下，社交交流和社交互动方面存在持续性的缺陷，表现为既往或目前存在 a. 社交情感互动中的缺陷；b. 社交互动中使用非语言交流行为的缺陷；c. 发展、维持和理解人际关系的缺陷。②受限的、重复的行为模式、兴趣或活动，表现为既往或目前的至少两项缺陷 a. 刻板或重复的躯体运动；b. 坚持相同的、缺乏变化的常规或仪式性语言或非语言的行为模式；c. 高度固定的兴趣；d. 对感觉输入的过度反应或反应不足。以上症状必须从发育早期就已经存在，并且导致社交、工作或其他重要功能的损害，且不能用智能发育问题来解释。

2. 鉴别诊断 ADHD 与 ASD 在 DSM-5 中，同样归属于神经发育性障碍，而 ASD 的功能破坏似乎强于 ADHD。鉴别两者需要结合主要的临床表现，ASD 的核心表现是明显的自我中心性、缺乏与人沟通的能力、行为刻板重复，而 ADHD 的核心症状是注意等认知能力的缺陷和多动、冲动的行为特征。

四、治疗

ASD 的常规治疗以教育训练为主，目前采用的治疗药物包括抗精神病药物、抗抑郁药物、心境稳定剂和治疗注意缺陷多动障碍的药物。这些药物主要针对患儿伴随的精神症状进行对症治疗，提高患儿的生活质量[41]。

当 ASD 共病 ADHD 后，治疗 ADHD 的常规药物可被尝试应用。例如中枢兴奋剂和非中枢兴奋剂——托莫西汀。其中，一项纳入 72 例患者样本的研究提示服用哌甲酯能缓解 50% 的 ASD 共病 ADHD 患儿的多动/冲动症状，这一有效率低于针对单纯 ADHD 患儿的治疗有效率（70% ~ 80%）。但是药物治疗并不能改善 ASD 的核心症状，并且药物副作用的发生率也偏高，提示药物治疗有一定的可行性和明显的局限性。使用哌甲酯治疗 ADHD 共病 ASD 患者时应当小剂量起用，并且严密监测药物副作用。而另一些非中枢兴奋剂类药物，如托莫西汀也被试用于这类患者，患者的 ADHD 核心症状在一定程度上好转[42]。

此外，行为训练也是 ADHD 的重要治疗手段。但是，Antshei 将社会技能训练应用于 ASD、ASD 共病焦虑障碍和 ASD 共病 ADHD 的患儿后，结果显示 ASD 共病 ADHD 组的社会技能改善不明显。这提示受到 ASD 核心症状的干扰，行为训练可能对于 ADHD 共病 ASD 患者的疗效不确切[43]。

第七节 注意缺陷多动障碍共病物质使用障碍

物质使用障碍同样是一大类问题的总称，可能被滥用的物质包括烟草、酒精和精神活性物质，是 ADHD 患儿进入成年阶段后最常被关注的问题之一，也是 ADHD 发展到后期非常重要且影响严重的共病状态[44]。

一、流行病学

在物质使用障碍成人当中，14% ~ 33% 的人被诊断为 ADHD。尤其在青春期以后，17 ~ 22 岁的 ADHD 患者物质使用障碍患病率明显上升。他们的起始形式往往为饮酒、吸烟，随后逐渐发展为吸毒。有数据表明，成年期 ADHD 患者中有 11% ~ 35% 的人存在物质使用障碍。ADHD 患者中物质使用障碍的患病率约为普通人群的 6 倍。以一项 ADHD 和吸烟关系的研究为例，ADHD 患者吸烟的发生率约为正常人群的 2 倍，他们开始吸烟的时间更早，难以戒断。ADHD 症状的严重程度与吸烟起始年龄呈负相关，而与每天吸烟的数量呈正相关。

ADHD共病双相障碍或者品行障碍也是物质滥用的风险因素，这些患者的物质滥用发生时间更早。既往观点中，将ADHD、ODD、CD联系为一个行为问题逐渐加重的谱系问题，并且认为进入成年阶段以后，这一部分人群更有可能患反社会型人格障碍和物质使用障碍。而在国内的一项研究中发现，共病物质使用障碍的ADHD患者中，幼年阶段共病ODD的概率为60%，CD的概率为76.7%，成年阶段共病反社会型人格障碍的概率为60%，提示这几种障碍相互密切关联。

二、病因及发病机制

物质使用障碍具有家族聚集性，ADHD患儿家族史中存在物质滥用现象是该障碍的风险因素。多巴胺涉及的中枢奖赏系统在两者共病中也扮演了重要的角色。中枢神经递质多巴胺的缺乏被认为是ADHD重要的神经递质改变之一，导致了ADHD的临床相。而某些物质滥用行为可以增加中枢神经递质多巴胺的浓度，缓解ADHD患者症状，同时患者也更倾向于使用这种奖赏机制。

此外，许多因素可能都介导了ADHD与物质滥用的共同发生。人格特质在两者共病中扮演了一定的角色。部分ADHD患者的人格特质中的爱探险、追求新鲜刺激、行事冲动不计后果的特征，与易患物质使用障碍的人格特质相仿，导致两者更容易同时出现。ADHD患儿容易发生自我评价偏低的情况，而自我评价低下又是物质使用障碍的风险因素。同伴效应在物质使用障碍的发生中起到重要的作用，而ADHD患者更容易找到物质滥用的同伴角色。

三、诊断与鉴别诊断

物质滥用是指对某些物质的不适当使用，导致明显的临床痛苦和功能损害。但是滥用物质有很多种类，其中常见的是烟草，其次是酒精滥用。烟草和酒精是日常生活中就可以获得的。还有一些日常生活中不易接触到的物质，例如安定类药物、中枢兴奋剂；还有一些具有较大使用风险的物质，例如致幻剂等。物质滥用并没有达到物质依赖的程度，但是同样对个体的心理健康造成非常明显的影响。

在对成年期物质滥用患者的ADHD症状调查中，注意缺陷症状中的"很容易分散注意力（多因外界刺激）"和多动症状中的"手或脚不停地动或在座位上来回扭动""很难安静地参加休闲娱乐活动""不停地活动，就像有发动机在驱使一样"发生频率降低，显著低于童年阶段，提示共病者仍然保留ADHD的部分核心症状，但主要表现为明显的注意缺陷和冲动行为。这可能与ADHD患儿的发育特征相关。

采用DSM的诊断标准，物质使用障碍诊断须满足不恰当地使用某种物质以至于出现明显临床痛苦及功能损害，表现为以下4点中的至少一点：①由于多次应用某物质而导致工作、学业或其他方面的失败；②多次使用该物质导致躯体健康有损伤的危险；③多次发生与使用该物质相关的法律问题；④尽管物质滥用导致了人际问题，但仍坚持使用。此外，症状不能符合物质依赖的标准。

四、治疗

对于这类具有物质滥用风险的ADHD患者来说，早期控制ADHD症状是非常重要的。有研究表明，接受治疗组出现物质滥用的比例显著低于未接受治疗组。此外，当出现物质滥用以后，尽早处理物质滥用的情况也是一致同意的治疗策略，患者可以在物质滥用的情况得到有效控制后，再对ADHD症状予以相应的治疗。

药物治疗中，除了目前已经存在中枢兴奋剂滥用的患者之外，中枢兴奋剂的长效制剂或者非中枢兴奋剂可用于治疗共病患者的ADHD症状。有研究表明药物治疗可减少药物滥用的风险。但是对于滥用中枢兴奋剂的患者，应避免中枢兴奋剂治疗。

五、预后

共病物质使用障碍之后，ADHD患者在学业、社交乃至职业功能中的受损更加明显，更容易出现失业、离异等情况。此外，物质滥用的患者更容易出现酒后驾车的行为，交通事故发生率高，危及自身及他人的生命财产安全[45]。

ADHD患儿共病ODD、CD以及双相障碍是物质滥用的风险因素，尤其是CD，有人认为需要对这一部分患者加强早期干预。对ADHD的早发现、早治疗可以从根本上预防后期物质滥用的发生，再次强调了早期治疗的重要性。

第八节 注意缺陷多动障碍共病学习障碍

学习困难是ADHD患儿常见的困难之一，也常常是患儿就诊的原因。通过临床观察可以发现，ADHD患儿不能集中精力在学习上，上课精神不容易集中、获得知识少；做作业拖拖拉拉，不能及时完成学习任务；因学业表现差，与教师、父母关系差，学习动力下降，最终导致或加重了ADHD患儿的学习困难。在这样的定义当中，"学习困难"更类似于一种通俗的表述，而不是一个医学诊断。而实际上，以"学习困难"为名的现有研究中，仍缺乏一致的标准，有些以学习成绩的名次作为标准，有些以家长的主观表述作为标准。

本章所述及的学习障碍，是指特定的学习能力障碍，表现为认知过程本身的缺陷，包括听、拼、读、写、计算等方面的心理过程异常。在医学诊断系统当中，它被称为学习技能发育障碍，属于特殊发育障碍，定义为从发育早期开始，儿童获得学习技能的正常方式受损，这种损害不由缺乏学习机会、智力发育落后、脑外伤或脑部疾病引起。常见的学习障碍包括阅读障碍、计算障碍、拼写障碍等[46]。

一、流行病学

在一项针对小学生的特殊学习技能发育障碍的调查中发现[47]，接近1/10的儿童存在各种特殊学习技能发育障碍，而这些患儿，家族中存在读写、计算困难的概率是普通人群的4～5倍，提示该类障碍的遗传学基础。其中，女性以阅读障碍多见，男性以拼写障碍多见，存在显著的性别差异。在美国，约20%的儿童在校期间发生过学习困难，而5%的儿童符合DSM-Ⅳ关于学习障碍的诊断标准，其中阅读障碍的发生率较高，占4%，与英国4%～8%的调查结果接近。男性的患病率是女性的1.5～4倍。既往认为计算障碍的患病率仅为1%，是少见的学习障碍类型，而在综合了多国流行病学调查之后，发现计算障碍的发生率为3%～6%，与阅读障碍接近。我国的象形文字系统，对学习能力的要求与国外以字母为基础的文字系统不同。从我国的调查结果来看，学习困难的儿童以阅读、计算和拼写障碍多见，学习障碍的发生率大致在5.22%～15.71%之间，男女比例为2～3∶1。其中，杨志伟对长沙小学生的调查结果提示，阅读障碍的患病率为3.25%，计算障碍的患病率为0.5%。

研究发现，在ADHD患儿中学习障碍的患病率约为1/3，明显高于普通人群[48]。其中，阅读障碍与ADHD共病的概率更高，两者可能更相关。在另一项研究中，5%的健康儿童和单纯的学习数学困难组满足DSM-Ⅳ关于ADHD的诊断标准。与之相比，20%的智商偏低儿童存在读写障碍。男童比女童患ADHD的概率高1.5倍，而学习困难并且智力不佳的男童患ADHD的风险比女童高2～6倍。学习困难的表现和ADHD的注意缺陷症状非常相关。

二、病因和发病机制

1. 阅读障碍 生物学因素在阅读障碍中扮演了重要角色。阅读障碍存在家族聚集性，患者的一级亲属的阅读困难患病率为45%，同卵双生子（87%）同时患病率高于异卵双生子（29%～52%）。阅读障碍的分子遗传学研究表明1、2、3、6、15、18号染色体、X染色体与阅读障碍有关，其中，15号染色体的15q21区域发现了阅读障碍的候选基因。此外，妊娠16～24/33周左右时胎儿会形成与阅读障碍相关的"标记"，这些"标记"可以反映早期神经系统发育的情况。脑影像学研究也印证了阅读障碍的这种生物学基础。例如Flowers报告了英语阅读障碍患儿的颞叶不对称性消失。杨志伟报告了汉语阅读障碍患儿存在左半球为主的脑局部功能障碍，涉及左颞叶、右枕叶。这些表现均与其临床表现相关。

Harris认为阅读障碍患儿最根本的缺陷在于几个感觉通道上快速转换信息的加工过程异常。而根据Boder和杨志伟对英文和中文阅读障碍患儿的比较发现，尽管两者使用的语言系统不同、文字加工特点不同，但均表现为认知加工通道的功能障碍，而且两者通道的功能障碍比例大致相同。其中，英语学习障碍患儿主要存在听觉转换和序列化方式的加工障碍，以听觉语言方面的认知加工障碍为主；汉语学习障碍患儿主要存在听觉语言认知加工障碍和视空间运动障碍，以视空间运动障碍为主。

2．计算障碍 对计算障碍的病因假说主要包括脑的单侧化障碍、认知模块障碍和综合障碍三种。而通过对患者脑代谢过程、灰质和白质数量、遗传学等研究均提示计算障碍存在显著的生物学基础。

3．拼写障碍 拼写障碍是一种特定的、以拼写技巧发育障碍为特征的学习技能问题，口头语词和拼写语词均有困难，可伴或者不伴有阅读障碍，并且，不能只用智力低下、视力问题或学校教育不当来解释。在研究中，拼写障碍往往和阅读障碍合称读写障碍。有证据显示，阅读和拼写加工的认知成分遗传与拼写障碍的发生相关，主要涉及了听觉语音、视觉信息加工的中枢神经系统。比较存在拼写障碍和拼写功能良好青少年的脑激活模式，可以发现两者脑激活模式不同，差异脑区包括左侧额下回，左侧额内侧回和右侧小脑后叶。这提示拼写障碍不仅仅是语言能力紊乱，它更可能是学习、自主运动、单词的视觉形状加工、快速信息加工困难的综合表现[49-50]。除此之外，还有一些因素在学习障碍的研究中被提及，包括早产及低出生体重、铅负荷过重、铁和不饱和脂肪酸营养水平偏低。此外，学习障碍患儿的家庭亲密度、情感表达、组织性等方面均较差，提示环境因素的影响。

阅读障碍、计算障碍的损害均主要集中在大脑后半球，以感觉通道的信息加工、转换障碍为其主要缺损，而ADHD则被认为主要缺损以大脑前半球执行功能障碍为主，两者存在明显的差异。两者的遗传基础差异明显，共病可能是两种疾病的简单叠加。

对ADHD共病阅读障碍、计算障碍的研究较少。但比较了ADHD和阅读障碍患者的言语工作记忆，结果发现，枯燥倒数n项任务中ADHD和阅读障碍患儿的成绩均低于正常儿童，两者差异不显著。在趣味任务中，ADHD患儿与正常儿童的成绩没有显著差异，而阅读障碍患儿成绩落后于ADHD患儿。ADHD患儿在趣味任务中的成绩明显比枯燥任务中提高，阅读障碍患儿则无明显改善。这提示ADHD和阅读障碍患儿的言语工作记忆均存在明显的缺陷，但机制不同：趣味性可以显著提高ADHD的表现。一项研究比较了ADHD组（伴或不伴有拼写障碍的ADHD患儿）和不存在拼写问题的对照组。结果发现，ADHD两个亚组在多动、注意缺陷等ADHD核心症状，以及书写运动控制能力上表现出明显的缺陷，但是具有拼写障碍的ADHD患儿比不具有拼写障碍的ADHD患儿和对照组儿童存在明显的语音记录、拼字记录、语音工作记忆的问题，他们更容易在持续操作测验中犯错。这些研究均提示特殊学习技能发育障碍与ADHD核心问题的不同。

三、诊断与鉴别诊断

阅读障碍的患儿表现为阅读准确性和理解性的异常。患儿阅读速度慢、语调和节律异常；阅读时短语、词句划分不准确；经常增加、遗漏、歪曲阅读的词句；阅读顺序错误、词序和字母经常前后颠倒；经常停顿并且不知道读到哪里；不能回忆阅读材料的内容、无法从阅读资料中得出阅读材料的大意、无法得出结论；阅读理解时，常常采用常识回答而不是根据阅读内容回答。由于这些基础缺陷，患儿语文成绩较差，单词或者词组部分的困难可能并不明显。但是某些阅读障碍患儿，伴有言语障碍和拼写障碍，因此在早期可能就出现了问题。随着年龄的增加，语文学科的难度增加，课本中出现了成段的课文，儿童在阅读上的困难就逐渐突出。因此，语文成绩更差，而阅读理解部分的成绩尤其突出；此外，由于儿童无法理解长段的言语，在做数学或者其他学科的应用题时也会受到影响。

计算技能的掌握困难，包括难以进行基本的加、减、乘、除四则运算，不能辨认和理解这些数学符号，不能进行精确的数学运算，难以牢记运算表，运算时难以进行小数点的准确定位，难以排出准确的数学运算格式。这些儿童的问题可能在于视空间认知的缺陷，而他们可能在理解更抽象的代数、几何和微积分等问题上完全没有困难。这些儿童因为计算能力的问题，表现出数学成绩差，而语文等科目的成绩相对较好。这些儿童由于可能存在右半球、视空间知觉的功能问题，被认为容易出现焦虑、抑郁、退缩、依赖等情绪问题，性格也容易变得孤僻。

拼写障碍的儿童主要表现为明显的语音准确性问题和拼写问题，儿童在口头或者书面拼写单词时，都会出现明显的问题。拼写障碍本身并不包括书写的问题，但是，有些拼写障碍的患儿可以伴有书写障碍。拼写障碍可能与阅读障碍相混淆，因此，在诊断拼写障碍前，需要排除阅读障碍。两者的鉴别点在于阅读障碍主要表现为阅读能力和理解阅读材料能力的异常，而拼写障碍则主要表现为语音或拼写的问题。由于我国文字为象形文字，因此，拼写障碍在我国儿童中并不显著，或者说可能受到了忽略，而当儿童学习英语后，这种问题才逐渐突出起来。

学习障碍可以仅表现为一个特定方面的问题，也可以表现为几种障碍同时存在。对这些特殊学习技能发育障碍患儿的体格检查可以发现，患儿存在一些神经系统的病理特征、软体征，以及神经心理缺陷特征，如感觉统合失调、共济失调、平衡感差。这些特征往往伴随母孕期并发症、围生期异常、体质过敏等情况存在。这些均提示学习障碍与早期神经功能发育不良有关。

学习障碍共病 ADHD 后，由于注意力的缺损，患儿在学业上会出现更广泛的问题。

1. 诊断要点　任何一种特定的学习技能发育障碍都需要满足：①特定的学习技能损害必须达到临床显著的程度，可以通过以下几方面的严重程度做出判断，学习成绩（即低于3%的成绩水平）、发育上的先兆（在出现学习困难之前，即上学前，就出现发育延迟或偏离——最常见的是言语发育延迟或偏离）、伴随的问题（如注意力不集中、多动、情绪紊乱或品行问题）、异常的形式（即存在性质异常，通常不属于正常发育的一部分）、对帮助的反应[即在家和（或）在校加强对他的帮助并不能很快缓和患儿的学习困难]。②这种损害不能完全用精神发育迟滞或综合智力的轻度受损解释。③损害必须是发育性的，是在上学的最初几年就已存在而不是在受教育过程中才出现的。④没有任何外在因素可充分解释其学习困难。⑤特定学习技能发育障碍不是未矫正的视觉、听觉、损害的直接后果。

根据 ICD-10 的诊断标准，特定学习技能发育障碍包括了特定性阅读障碍、特定性拼写障碍、特定性计算障碍和混合学习技能障碍。

DSM-Ⅳ诊断标准将学习障碍分为阅读障碍、计算障碍、书写障碍和未特定的学习障碍。我国的 CCMD-3 标准中，特定学习技能发育障碍主要分为特定阅读障碍，特定拼写障碍，特定计算技能障碍。

2. 鉴别诊断　需要注意区别无神经系统障碍的特定学习技能发育障碍和继发于某种神经疾病状态的特定学习技能发育障碍。ADHD 与学习障碍都可以表现为学习成绩差、学业表现不佳，但 ADHD 患儿学业表现不佳与注意缺陷非常相关，应当给予个别教育，排除注意缺陷导致的问题之后，ADHD 患儿的成绩会有大幅度的提高。平时这些儿童的学习情况也容易表现为成绩波动大、起伏明显。而学习障碍患儿的成绩与其本身的学习能力缺陷有关，即使给予个别关注，排除注意问题之后，如果不给予特殊的技能辅导，学习成绩也难以提升。此外，使用趣味任务考察 ADHD 和阅读障碍患儿的表现也可用于他们的鉴别。

四、治疗

目前没有针对学习障碍的特效药物，重在早期预防和干预。治疗主要包括感觉统合训练改善患儿的感知能力和身体协调能力，视听认知训练提高患儿的社会认知能力，游戏治疗提高患儿的自信心、社交和情绪调节能力。一对一的个别化教育最终能改善患儿的个性化困难。

对于学习障碍共病 ADHD 的患儿，药物治疗以治疗 ADHD 为主，同时辅以学习技能的辅导和干预。没有证据表明中枢兴奋剂的治疗对学习障碍患儿有效。

五、预后

学习障碍患儿存在认知能力的缺陷，缺陷越典型预后越差，学习障碍的表现越有可能会持续终生。学习障碍患儿在学业中得到的成就更少，自我效能感更低，比其他儿童更容易出现情绪、行为问题。阅读困难儿童由于难以内化语言，更难通过语言调解自己的行为，容易出现冲动、多动、攻击等行为。共病 ADHD 的学习障碍患儿功能损害更加明显，预后更差。

第九节 注意缺陷多动障碍共病双相障碍

双相障碍是情绪高涨和低落反复、交替发作为主要特点的疾病，是重性精神科疾病之一，包括躁狂和抑郁两个临床状态。在躁狂发作阶段，个体表现为明显的情绪高涨、思维奔逸、言语行为增多等；而抑郁发作阶段，则表现为情绪低落、兴趣减退、疲劳、思维迟缓、言语和行为减少等，包括抑郁障碍和恶劣心境。一般而言，以躁狂发作为主的患者一般可以认为都存在抑郁发作的阶段，而抑郁发作为主的患者可以伴有躁狂发作的病程，这属于双相的范畴，但有一部分患者仅仅存在抑郁的单相发作，对这一部分患者称为抑郁障碍。

一、儿童、青少年阶段不典型的双相障碍与破坏性心境失调障碍

儿童、青少年阶段的双相障碍表现并不都那么典型。有一部分患儿表现为不典型、不稳定、不规则，伴多动、注意力不集中、好冒险等行为问题，同时有情绪不稳定，病程表现呈慢性化趋势、非发作性、循环或混合发作。在既往的DSM-Ⅳ系统当中，往往将这部分患儿归类在不能归类的双相障碍，导致一些不典型的病例均被归类在双相障碍当中，诊断例数显著增高。曾经有一段时间，研究者们提出了"儿童青少年严重心境调节紊乱"（severe mood dysregulation, SMD）的概念，就是特指这种慢性、非发作性、以易激惹为主要临床特点的儿童、青少年双相障碍，又称为宽表型双相障碍。与典型双相障碍患儿相比，该类儿童表现出不正常情绪，缺乏心境高涨、夸大的表现[52]。但是，随后的随访研究发现，在严重心境调节紊乱的患儿中，共患率依次为ADHD（26.9%）、品行障碍（25.9%）、对立违抗性障碍（24.5%）。早期以持续性心境调节紊乱为特点的儿童，成年后多发生ADHD或抑郁障碍。DSM-5系统引入了"破坏性心境失调障碍"的概念，归类在双相障碍的范围之内，对诊断为不典型双相的患儿做出了标准化的定义，以期解决这种双相障碍诊断率过高的情况。

破坏性心境失调障碍是DSM-5系统新增的过渡性诊断，慢性和严重持续的易激惹是该病的特征。该类患儿的共病非常常见。其中最多见的是对立违抗性障碍，很多患儿同时满足ADHD和焦虑障碍的诊断标准，有一些则符合典型抑郁障碍的诊断。随访研究发现，这一不典型的儿童双相障碍发展到成年阶段之后，尽管有一部分会转归为双相障碍，但大部分会发展为单相抑郁障碍和焦虑障碍。在做出该诊断时需要遵守一定的诊断等级。当患者同时符合该病和双相障碍的时候，仅诊断双相障碍；而当患者同时符合该病和间歇性暴怒障碍或对立违抗性障碍时，仅诊断破坏性心境失调障碍。但该障碍可与重性抑郁障碍、ADHD、品行障碍和物质使用障碍共病[53-54]。

二、流行病学

20%~54%的双相障碍首发在儿童、青少年阶段，发生率随着年龄的增加而增加。10岁前的发病率为0.3%~0.5%，发病的高峰期在15~19岁，男女发生比例没有差别。在青少年阶段，双相障碍发病率非常低（<1%），到了成年早期阶段稳定增加，为1%~2%。但在有些研究中，以18岁以下的青少年为对象，提示心境障碍的患病率为3.7%~14.3%。儿童抑郁障碍的发病率为0.4%~8.3%，年龄越小，发病率越低。童年期发病率无明显性别差异，而青少年期发病男女比例与成年人相仿，女性偏高，约为1:2。破坏性心境失调障碍6个月至1年的累积患病率为2%~5%，在儿童和男性中更高。

ADHD与双相障碍之间的关系，引起了研究者的普遍关注。ADHD患儿中17%~22%符合双相障碍的诊断，ADHD共病ODD的患儿符合双相障碍诊断标准的概率更高，达到30%。共病者以男性患者为主，平均起病年龄在7~13岁之间，童年阶段起病的双相障碍患者，共病ADHD的风险最高（60%~90%），青少年阶段起病的风险次之（30%~52%）。ADHD与抑郁障碍的共患率为12%~50%，共患率随年龄增长而增长，这可能与个体的情绪发育有关。共病抑郁障

碍的 ADHD 患儿中，有 20%~40% 会发展为双相障碍。

三、病因及发病机制

1. 双相障碍　研究发现，ADHD 和双相障碍可能存在共同的遗传学基础。在患有双相障碍成人的子代中 ADHD 的患病率为 15%，高于普通人群。父母任何一方有双相障碍的家庭中，子代中 ADHD 患病率为 28% 而双相障碍患病率为 15%。

脑影像学的研究发现，双相障碍患儿的脑影像学表现为整个大脑的体积减小，以前额叶、颞叶的脑沟变宽为主要改变；而 ADHD 患儿的脑影像学同样存在整个脑的体积缩小，其中以前额叶、基底神经节和小脑的缩小更为明显；双相障碍患儿的颞叶异常在 ADHD 患儿中并没有明确发现，提示两者的脑影像学表现差异。

目前就双相障碍与 ADHD 的共病机制，研究提出了多种解释。ADHD 与双相障碍共患率较高的可能原因包括：①可能为诊断标准上的重叠所造成的假象。例如两者都表现为注意力分散、活动过度、话多。②童年期起病的双相障碍与典型的双相障碍不同，表现为连续、慢性、混合的情绪不稳定，有可能因此被误诊为 ADHD。③ ADHD 和双相障碍在基因上存在相关性，两者有共同的易感基因。因此提出，共病 ADHD 的双相障碍可能是双相障碍的一种特殊亚型。

2. 抑郁障碍　遗传因素对抑郁障碍的影响可能较成人更明显。儿童、青少年抑郁障碍患者一级亲属抑郁障碍的终生发病率为 20%~46%，高于健康对照组。父母患有抑郁障碍，子女发生抑郁障碍的概率高于正常人群；年龄小于 20 岁患儿，其家庭成员抑郁障碍的发病率也更高。

从神经递质角度而言，抑郁障碍患儿的治疗药物以抑制 5- 羟色胺和（或）去甲肾上腺素的再摄取发生作用的，因此推测其发病机制与成人相仿。此外，涉及成人抑郁障碍的其他机制也可能适用于儿童、青少年阶段的抑郁障碍，包括"下丘脑 - 垂体 - 肾上腺素轴"功能异常，血浆皮质醇含量较高，地塞米松抑制试验阳性。

不良的生活事件是抑郁障碍发生的重要社会心理学因素。这些社会心理学因素包括负性生活事件、不幸的童年遭遇（如丧失重要的依恋关系、父母的分离与忽视、亲子关系不良），以及社会支持系统的缺乏（如缺乏有力的同伴支持）。

Biegerman 对单纯 ADHD 和共病抑郁障碍的 ADHD 的家系研究发现，两组人群一级亲属中患 ADHD 以及抑郁障碍的概率均偏高，未见显著差异。ADHD 患儿的父母患抑郁障碍的概率也更高，这可能与应对 ADHD 患儿时遭遇的挫折有关。ADHD 会给患儿带来诸多功能损害，生活中会遭受更多负性事件，如学业失败、家庭冲突，抑郁障碍发生的风险也较正常儿童更高。

四、诊断及鉴别诊断

1. 诊断要点　双相障碍表现为躁狂与抑郁的交替发作。其中，躁狂发作的典型症状为情绪高涨，也可以表现为易激惹，同时伴随语速快、思维产出量增加、行为活动增多、挥霍或者好冒险[55]。抑郁发作主要以情绪低落为核心表现，伴有头脑迟钝、疲劳感、行为活动减少、自伤和自杀念头[56]。而儿童双相障碍的表现不典型，可以表现为较为持续而慢性的易激惹心境，有些则表现为情绪波动大，甚至在极端低落和极端兴奋之间转换。具体可以表现为类似于 ADHD 的注意力不能集中、话多、活动多，存在违纪行为、攻击性行为等外化性问题和退缩、焦虑、抑郁、强迫等内化性问题。儿童、青少年的抑郁障碍有更多不典型的表现，表现为易怒而非情绪低落、更容易合并焦虑情绪，并表现出更多的躯体不适，且可合并幻听等精神症状。此外，抑郁障碍患儿无法清楚地表达自己的情绪，不能被家长所理解，因此也容易出现对立、违抗等行为问题。

2. 鉴别诊断　ADHD 共病双相障碍患者较单纯双相障碍患者出现情绪紊乱的时间更早，情感高涨时期短而情感发作次数更多[57]。而 ADHD 共病双相障碍患者比单纯 ADHD 患者表现出更明显的精神运动性兴奋、睡眠减少、易发脾气、不顺从、攻击行为、注意力不集中和活动过多等症状。ADHD 共病双相障碍患者的注意力受损更严重，出现更明显的情绪问题、思维问题、违纪行为和攻击性行为。共病抑郁障碍的 ADHD 患儿除了有典型的 ADHD 表现之外，还表现为情绪低落、思维迟缓、动作减少，常常出现自责、抱怨、学习兴趣减退、逃学、睡眠障碍等，容易出现攻击和破坏行为，自杀比例高，社会适应能力差。

3. 鉴别诊断 不典型的情感障碍表现，尤其是慢性、持续性的易激惹表现，是儿童、青少年阶段双相障碍的典型表现；而精神运动性兴奋导致的话多、注意力不集中乃至飘忽、行为活动增多等表现，又容易与ADHD的临床表现产生混淆。DSM-5中情感障碍的概念包括了双相障碍、抑郁障碍、破坏性心境失调障碍。双相障碍、破坏性心境失调障碍、对立违抗性障碍、ADHD的表现较容易混淆等。

（1）双相障碍与破坏性心境失调障碍：鉴别两者主要是症状的时间长度。儿童和成人一样，双相障碍是发作性病程。在躁狂发作阶段，心境的改变必须与其他症状同时出现，伴随相关认知功能的恶化、行为和躯体症状（例如注意力不足、增加的目标导向行为）。这些表现与儿童通常的基础是完全不同的。因此，在躁狂发作阶段，父母应该能够确认特定的时间点，从此之后患儿的行为和心境显著与以往不同了。相反破坏性心境障碍的易激惹是持续数月的。因此，前者是发作性的，后者则是持续性的。另一个关键点是是否表现出高涨的心境和夸大特征，这些特征往往是双相障碍独有的。

（2）对立违抗性障碍与破坏性心境失调障碍：当破坏性心境失调障碍患儿出现了对立违抗性障碍的症状时，心境症状会逐渐减少，表现为在严重的、频繁的发脾气和发脾气之间的持续性心境破坏。约15%的ODD患儿满足破坏性心境障碍的诊断，当儿童符合两者的诊断标准时，只需要诊断破坏性心境失调障碍即可。最后，破坏性心境失调障碍的诊断反映了更多的心境成分，这些患儿存在更高的抑郁和焦虑障碍的风险，兼具行为问题和心境问题的风险因素。而ODD则被列入了破坏性行为障碍、冲动控制和品行障碍的系统之中。

（3）间歇性暴怒发作与破坏性心境失调障碍：存在间歇性暴怒发作的儿童表现为严重的发脾气，但不同点在于，间歇性暴怒发作不需要两次发作间的恶劣心境。另外，间歇性暴怒发作只需要3个月的症状活跃期，而破坏性心境失调障碍需要12个月的病程。因此，两个诊断是不能在同一个儿童中诊断的，当儿童同时符合两个诊断时，只能诊断为破坏性心境障碍。

（4）ADHD与抑郁障碍：两者都会出现情绪激惹、注意缺陷，以及自主神经功能紊乱，但抑郁障碍会表现出更显著的情绪特征，包括兴趣缺失、负性认知、社会退缩、自杀意念，乃至精神运动性迟缓。长期ADHD所致的沮丧、失落等情绪反应和自尊心低下，需要与抑郁障碍的情绪低落相鉴别。而使用中枢兴奋剂治疗ADHD会导致失眠、食欲下降，这些症状与抑郁障碍的症状有类似之处，需要注意鉴别。

（5）ADHD、典型的抑郁和焦虑障碍、孤独症谱系障碍：三者都可以是破坏性心境障碍的共患疾病。然而，儿童的易激惹仅仅出现在典型抑郁障碍或持续性抑郁障碍（恶劣心境）的背景下，或者当儿童的易激惹症状只出现在焦虑障碍的背景下时，仅做抑郁、焦虑的独立诊断。而当患有孤独症谱系障碍的儿童由于规律被打破而发脾气时，则诊断为孤独症谱系障碍。

五、治疗

1. 双相障碍 心境稳定剂对儿童双相障碍的治疗同样有效。碳酸锂仍然是儿童、青少年双相障碍治疗的重要药物，得到FDA批准，可以用于12岁以上患者的治疗。针对青春期及之后的患者的疗效优于青春前期的患者。抗癫痫药物用于混合型双相障碍和快速循环型双相障碍的治疗疗效更佳，因此也更适合不典型的双相障碍患儿和青少年。此外，抗精神病药物可作为双相障碍的辅助用药。国际上对双相障碍患儿还提供特定的辅助教育，重视对患儿的心理干预。

因双相障碍往往程度更为严重，功能损害更明显，ADHD共病双相障碍的治疗应当以双相治疗为主，包括碳酸锂、抗癫痫药物、抗抑郁药物，也可合并抗精神病药物。但也有研究者认为有双相障碍共病ADHD病史的青少年往往存在对锂盐和丙戊酸钠的早期反应不佳。但也有观点认为，ADHD共病双相障碍的患儿、青少年对锂盐的反应较弱，而丙戊酸盐可能更有效。童年和青少年阶段的ADHD共病双相障碍患者临床表现往往呈慢性化的趋势，因此，这一观点也符合我们临床的观察，即对于慢性病程的患者丙戊酸盐更有效[58]。而实际上，Gabriele的研究认为锂盐单药治疗对双相障碍慢性病程共病ADHD患者的治疗作用较差。

中枢兴奋剂是治疗ADHD最有效的药物，但如果不能识别其与双相障碍共病，给予ADHD共病发作期双相障碍患儿中枢兴奋剂的时候，可能会加重其躁狂症状。需要在双相障碍发作症状缓解后再考虑用药。因此明确的诊断和共病的筛查是有效治疗的基础。在另一些研究中，研究者采用了丙戊酸盐等心境稳定剂的治疗，并在此基础上加用了苯丙胺、哌甲酯、托莫西汀治疗共病的ADHD症状，结果提示这样的治疗是安全的，不会诱发躁狂。

2. 抑郁障碍 目前对童年期抑郁障碍治疗比较一致的意见认为，轻度的抑郁障碍应当以心理治疗为主要手段，尤其是以CBT为理论核心的治疗，研究证实有效。对于中至重度的抑郁患儿常建议使用心理合并药物的治疗手段，其中药物治疗仍以SSRI为主要的治疗用药。

当处理ADHD共病抑郁障碍的患儿时，需要兼顾ADHD和抑郁障碍。首先需要考虑两种疾病的严重程度和功能损害。若ADHD突出而抑郁较轻，不伴有明显的自杀意念，则结合两者的起病先后，长效的中枢兴奋剂则是首选药物。此后随访病情并且评估ADHD和抑郁障碍的严重程度，必要时合并抗抑郁药物治疗。相反，如果抑郁症状严重，则需要考虑以抗抑郁药物治疗为先。抗抑郁药物仍然首选SSRI类药物。另外，也有观点认为一些既可以治疗ADHD也可以治疗抑郁障碍的药物，如安非他酮、NE再摄取抑制剂（serotonin noradrenaline reuptake inhibitor，SNRI）类等，可以用来治疗共病患者。最后，处理抑郁共病ADHD患儿需要重视患儿的自杀意念，防止将患儿的自杀企图误认为是儿童的自杀威胁。

六、预后

共病患者抑郁症状的出现时间较单纯抑郁障碍患者更早、病程持续时间更长、复发更为频繁，学业成就低下、社会适应性更差。他们在童年、青少年阶段更容易出现自杀意念，由自杀所导致死亡风险更高。总体预后较单纯ADHD患者差。

（江文庆　杜亚松编，孙　霄　杨　莉校）

参考文献

[1] 喻东山. 注意缺陷多动障碍常见共患疾病[J]. 精神医学杂志, 2015, 28: 478-480.

[2] Korsgaard HO, Torgersen S, Wentzel-Larsen T, et al. Personality disorders and Axis I comorbidity in adolescent outpatients with ADHD [J]. BMC Psychiatry, 2016, 16: 175.

[3] Jensen CM, Steinhausen HC. Comorbid mental disorders in children and adolescents with attention-deficit/hyperactivity disorder in a large nationwide study [J]. Attention Deficit and Hyperactivity Disorders, 2015, 7: 27-38.

[4] 杨莉, 吉宁, 管丽丽, 等. 注意缺陷多动障碍共患病的年龄特征[J]. 北京大学学报（医学版）, 2007, 3: 229-233.

[5] Comings DE, Gade-Andavolu R, Gonzalez N, et al. Comparison of the role of dopamine, serotonin, and noradrenaline genes in ADHD, ODD and conduct disorder: multivariate regression analysis of 20 genes [J]. Clinical Genetics, 2000, 57: 178-196.

[6] 蔡佳, 梁素改, 胡宵, 等. 孤独谱系障碍与注意缺陷多动障碍共病研究综述[J]. 中国心理卫生杂志, 2015, 29: 419-424.

[7] American Psychiatric Association. Diagnostic and Statistical Manual of Mental Disorders [M]. 5th ed. Washington DC: American Psychiatric Association, 2013.

[8] Young S, Sedgwick O, Fridman M, et al. Comorbid psychiatric disorders among incarcerated ADHD populations: a meta-analysis [J]. Psychological Medicine, 2015, 45: 2499-2510.

[9] 顾静雯, 闻萍, 刘明霞, 等. 注意缺陷多动障碍患儿社会功能损害的情况[J]. 中华实用儿科临床杂志, 2015, 30: 633-634.

[10] Biederman J, Petty CR, Dolan C, et al. The long-term longitudinal course of oppositional defiant disorder and conduct disorder in ADHD boys: findings from a controlled 10-year prospective longitudinal follow-up study [J]. Psychological Medicine, 2008, 38: 1027-1036.

[11] Rowe R, Costello EJ, Angold A, et al. Developmental pathways in oppositional defiant disorder and conduct disorder [J]. Joural of Abnormal Psychology, 2010, 119: 726-738.

[12] 肖力玮, 周治金. 对立违抗性障碍儿童的反应抑制能力研究[J]. 中华行为医学与脑科学杂志, 2011, 20: 428-430.

[13] Salatino-Oliveira A, Genro JP, Zeni C, et al. Catechol-O-methyltransferase valine (158) methionine polymorphism moderates methylphenidate effects on

oppositional symptoms in boys with attention-deficit/hyperactivity disorder [J]. Biological Psychiatry, 2011, 70: 216-221.

[14] Pringsheim T, Hirsch L, Gardner D, et al. The pharmacological management of oppositional behaviour, conduct problems, and aggression in children and adolescents with attention-deficit hyperactivity disorder, oppositional defiant disorder, and conduct disorder: a systematic review and meta-analysis. Part 1: psychostimulants, Alpha-2 agonists, and atomoxetine [J]. Canadian Journal of Psychiatry-Revue Canadienne De Psychiatrie, 2015, 60: 42-51.

[15] Stringaris A, Goodman R. Longitudinal outcome of youth oppositionality: irritable, headstrong, and hurtful behaviors have distinctive predictions [J]. Journal of the American Academy of Child and Adolescent Psychiatry, 2009, 48: 404-412.

[16] Stringaris A, Goodman R. Three dimensions of oppositionality in youth [J]. Journal of Child Psychology and Psychiatry, 2009, 50: 216-223.

[17] Cavanagh M, Quinn D, Duncan D, et al. Oppositional defiant disorder is better conceptualized as a disorder of emotional regulation [J]. Journal of Attention Disorders, 2017, 21: 381-389.

[18] 饶延华, 古天明, 章顺悦, 等. 儿童青少年注意力缺陷障碍合并品行障碍的流行病学研究 [J]. 中国社会医学杂志, 2010, 27: 360-362.

[19] 王朋朋, 张劲松, 夏卫萍, 等. 品行障碍青少年静息态脑功能局部一致性研究 [J]. 中国儿童保健杂志, 2011, 19: 210-213.

[20] 陈琛, 蔡伟雄, 王小平. 品行障碍伴情感冷漠的临床特征 [J]. 中国神经精神疾病杂志, 2014, 40: 638-640.

[21] Silberg J, Moore AA, Rutter M. Age of onset and the subclassification of conduct/dissocial disorder [J]. Journal of Child Psychol Psychiatry, 2015, 56: 826-833.

[22] Frick PJ, Ray JV. Evaluating callous-unemotional traits as a personality construct [J]. Journal of Personality, 2015, 83: 710-722.

[23] Kolko DJ, Pardini DA. ODD dimensions, ADHD, and callous-unemotional traits as predictors of treatment response in children with disruptive behavior disorders [J]. Journal of Abnormal Psychology, 2010, 119: 713-725.

[24] Borduin CM, Schaeffer CM, Heiblum N. A randomized clinical trial of multisystemic therapy with juvenile sexual offenders: effects on youth social ecology and criminal activity [J]. Journal of Consulting and Clinical Psychology, 2009, 77: 26-37.

[25] Chiesa A, Calati R, Serretti A. Does mindfulness training improve cognitive abilities? A systematic review of neuropsychological findings [J]. Clinical Psychology Review, 2011, 31: 449-464.

[26] Baer RA. Self-focused attention and mechanisms of change in mindfulness-based treatment [J]. Cognitine Behaviour Therapy, 2009, 38: 15-20.

[27] Satterfield JH, Faller KJ, Crinella FM, et al. A 30-year prospective follow-up study of hyperactive boys with conduct problems: adult criminality [J]. Journal of American Academy of Child and Adolescenr Psychiatry, 2007, 46: 601-610.

[28] 赵英欣, 郑毅. 儿童青少年精神障碍流行病学研究进展 [J]. 中华精神科杂志, 2014, 47: 186-189.

[29] 夏卫萍, 沈理笑, 张劲松. 注意缺陷与多动障碍学龄儿童焦虑, 抑郁的共病情况以及比较患与未患有注意缺陷与多动障碍的学龄儿童其父母自我报告的注意缺陷与多动障碍, 焦虑和抑郁症状 [J]. 上海精神医学, 2015, 27: 356-367.

[30] 段桂琴, 姚梅玲, 靳彦琴. 注意缺陷多动障碍儿童伴发焦虑抑郁特征分析 [J]. 临床心身疾病杂志, 2013, 19: 340-377.

[31] Steinberg T, Tamir I, Zimmerman-Brenner S, et al. Prevalence and comorbidity of tic disorder in Israeli adolescents: results from a national mental health survey [J]. Israel Medical Associarion Journal, 2013, 15: 94-98.

[32] Schlander M, Schwarz O, Rothenberger A, et al. Tic disorders: administrative prevalence and co-occurrence with attention-deficit/hyperactivity disorder in a German community sample [J]. European Psychiatry, 2011, 26: 370-374.

[33] 母发光, 何海兰, 欧阳颖. 盐酸托莫西汀对注意缺陷多动障碍共病Tourette综合征的疗效观察 [J]. 中华实用儿科临床杂志, 2014, 29: 1665-1667.

[34] 岑超群, 唐春, 邹小兵, 等. 学龄Asperger综合征儿童精神共患病初步研究 [J]. 中国儿童保健杂志, 2011, 19: 929-932.

[35] 余明, 刘靖, 李雪, 等. 高功能与低功能学龄期孤独症儿童共患病研究 [J]. 中国实用儿科杂志, 014, 29: 865-870.

[36] 余明, 刘靖, 李雪, 等. 学龄期儿童孤独障碍共患病研究 [J]. 中华精神科杂志, 2013, 46: 142-146.

[37] Musser ED, Hawkey E, Kachan-Liu SS, et al. Shared familial transmission of autism spectrum and attention-deficit/hyperactivity disorders [J]. Journal of Child Psychology Psychiatry, 2014, 55: 819-827.

[38] Rommelse NNJ, Geurts HM, Franke B, et al. A review on cognitive and brain endophenotypes that

may be common in autism spectrum disorder and attention-deficit/hyperactivity disorder and facilitate the search for pleiotropic genes [J]. Neuroscience and Biobehavioral Reviews, 2011, 35: 1363 - 1396.

[39] Niklasson L, Rasmussen P, Oskarsdottir S, et al. Autism, ADHD, mental retardation and behavior problems in 100 individuals with 22q11 deletion syndrome [J]. Research in Developmental Disabilities, 2009, 30: 763 - 773.

[40] 岑超群, 陈凯云, 梁亚勇, 等. 注意缺陷多动障碍儿童的孤独症特征分析 [J]. 中华行为医学与脑科学杂志, 2015, 24: 42 - 45.

[41] 赵应华, 魏玲, 刘世林. 我国儿童孤独症药物治疗的现状分析 [J]. 中华妇幼临床医学杂志(电子版), 2014, 10: 109 - 112.

[42] Davis NO, Kollins SH. Treatment for co-occurring attention deficit/hyperactivity disorder and autism spectrum disorder [J]. Neurotherapeutics, 2012, 9: 518 - 530.

[43] Antshel KM, Polacek C, McMahon M, et al. Comorbid ADHD and anxiety affect social skills group intervention treatment efficacy in children with autism spectrum disorders [J]. Journal of Developmental and Behavioural Pediatrics, 2011, 32: 439 - 446.

[44] Merikangas KR, He JP, Burstein M, et al. Lifetime prevalence of mental disorders in U. S. adolescents: results from the National Comorbidity Survey Replication-Adolescent Supplement (NCS-A) [J]. Journal of the American Academy of Child and Adolesc and Psychiatry, 2010, 49: 980-989.

[45] 李荔, 丁颖, 王玉凤. 物质滥用共患成人注意缺陷多动障碍者的共患病及社会功能 [J]. 中国药物依赖性杂志, 2009, 18: 478-482.

[46] 王忠, 静进. 国内儿童学习障碍的研究进展 [J]. 中国健康教育, 2008, 24: 638-640.

[47] Landerl K, Moll K. Comorbidity of learning disorders: prevalence and familial transmission [J]. Journal of Child Psychol Psychiatry, 2010, 51: 287 - 294.

[48] Schuchardt K, Fischbach A, Balke-Melcher C, et al. The comorbidity of learning difficulties and ADHD symptoms in primary-school-age children [J]. Zeitschrift Fur Kinder-Und Jugendpsychiatrie Und Psychotherapie, 2015, 43: 185 - 193.

[49] Johnels JA, Kopp S, Gillberg C. Spelling difficulties in school-aged girls with attention-deficit/hyperactivity disorder: behavioral, psycholinguistic, cognitive, and graphomotor correlates [J]. Journal of Learning Disabilities, 2014, 47: 424-434.

[50] Borkowska AR, Francuz P, Soluch P, et al. Brain activation in teenagers with isolated spelling disorder during tasks involving spelling assessment and comparison of pseudowords. fMRI study [J]. Brain & Development, 2014, 36: 786 - 793.

[51] 张微, 刘翔平, 宋红艳. "热"执行对注意缺陷多动障碍和阅读障碍儿童言语工作记忆的影响 [J]. 心理学报, 2010, 42: 415-422.

[52] 江文庆, 杜亚松, 卢卫红. 儿童青少年严重心境障碍研究进展 [J]. 上海精神医学, 2010, 22: 311-312, 320.

[53] Copeland WE, Angold A, Costello EJ, et al. Prevalence, comorbidity, and correlates of DSM-5 proposed disruptive mood dysregulation disorder [J]. American Journal of Psychiatry, 2013, 170: 173 - 179.

[54] Mayes SD, Waxmonsky J, Calhoun SL, et al. Disruptive mood dysregulation disorder (DMDD) symptoms in children with autism, ADHD, and neurotypical development and impact of co-occurring ODD, depression, and anxiety [J]. Research in Autism Spectrum Disorders, 2015, 18: 64 -72.

[55] Ambrosini PJ, Bennett DS, Elia J. Attention deficit hyperactivity disorder characteristics: Ⅱ. Clinical correlates of irritable mood [J]. Journal of Affective Disorders, 2013, 145: 70-76.

[56] 丁香平, 苏林雁, 李晓萍, 等. 伴与不伴抑郁情绪的ADHD患儿的临床症状初步研究 [J]. 南昌大学学报(医学版), 2013, 12: 26-31.

[57] 程道猛, 苗国栋, 刘靖雯, 等. 儿童青少年注意缺陷多动障碍共病双相障碍的行为特征研究 [J]. 医学临床研究, 2013, 30: 1262-1263.

[58] Scheffer RE, Kowatch RA, Carmody T, et al. Randomized, placebo-controlled trial of mixed amphetamine salts for symptoms of comorbid ADHD in pediatric bipolar disorder after mood stabilization with divalproex sodium [J]. American Journal of Psychiatry, 2005, 162: 58-64.

第十一章 常用临床评定量表及使用

第一节 评定量表概述

心理测量是指根据一定的心理学理论，采用一定的操作程序，对人的行为做出某种量化确定的过程。心理测量包括行为评定量表、智力测验、神经心理学测试等。评定量表（rating scale）是指设置一系列行为项目，根据规定的标准，将所得资料用数字表示的一种检查工具。它是按照标准化样本中大量测验结果制定的有一定单位和参照点的、标度由低到高或由高到低排列的连续体。20 世纪后半叶，随着科学测量的兴起、对诊断的精确度的要求、儿童青少年精神病理学的发展、临床对结局测量的需求，评定量表得到很大发展。国外在临床和研究领域有大量用于评估儿童青少年心理的评定量表，有的量表用于全面评估儿童行为问题，也有的仅用于评估某些症状、某些疾病，这些量表已成为评估和诊断儿童行为问题的主要辅助工具。儿童行为评定量表多为他评量表，主要有父母用、教师用、专业人员用量表，年长儿则常用自评量表。选择一个量表取决于使用目的，量表的测量学性质，必须经过综合考察，判断哪个量表最适合特殊目的。我国从 80 年代末开始引进量表，有些已制定了全国或区域性常模。近年来国内学者已开始尝试编制适合国内用的量表。在使用一种测量工具前，应了解该工具的可靠性（信度）和真实性（效度）。从国外引进的量表，应尽可能选择经过我国修订的和再标准化的测验，使之合乎我国国情。儿童（特别是婴幼儿）对自己的行为缺乏自我评价能力，常需由父母或直接抚养人评价，因此，在测量儿童的心理行为时应参考评价者因素，父母的文化背景、情绪因素、对儿童问题的看法等，它们均可影响评价的可靠性。临床医生在应用中应综合考虑这些因素。

一、量表的用处

1. 调查病史，筛查症状 医生在与患儿就诊时的有限接触中，不可能观察到所有的症状。量表多由与儿童密切接触者（父母、老师）来填写，故可以收集到一段时期内患儿的各种表现，可以较全面地了解病史、记录症状。尽管由于填表者的背景、性格等因素的影响，可能会有偏颇，但总的来看，能够较客观地反映儿童的情况。

2. 协助诊断 一般量表都制定了划界分（cut-off point；凡高于或低于此划界分者，即可认为具有这些方面的问题）。许多量表根据因子分析，得出了一些因子并根据每组因子所描述的特征给患儿一个标签，如 Achenbach 儿童行为量表（Child Behavior Checklist，CBCL）的焦虑/抑郁、攻击性行为等。某一因子得分高，可以为临床诊断提供参考，但这些因子分不等同于临床诊断。

3. 制定治疗方案，评定疗效 对儿童的治疗包括心理行为治疗、家庭治疗、特殊技能训练及药物治疗等。根据量表所描述的行为问题，可以确定选用何种治疗方案；通过比较治疗前后的得分，可以判断疗效。

4. 追踪研究 使用量表定期评定，可以记录病情变化情况、追踪预后、分析影响预后的因素。

5. 流行病学调查 使用量表作为筛查工具，用于流行病学调查的第一阶段，可以节省人力、缩小访谈范围。

二、量表评定结果的分析

量表将项目评分数量化或等级化，可以得到以下结果。

1. 单项分 量表分成若干项目，每项根据评分标准评出具体等级，例如按严重程度 0～2 评分，所得的即为单项分，这是量表所得的最基本结果。单项分一般只能反映某一项症状的严重程度。有时一个项目就可以提供诊断信息，如"吃不能吃的东西""希望自己是异性"等。大多数量表是按 0（无）、1（有时）、2（经常）三级评分，采用 0（无）、1（有）计分的比较少，因为有些情况并非"非即是否"，特别是儿童的行为，似乎每项存在一些，使答题者很难定夺。有的量表按照 1～7、1～5 评分，这种量表信度较低，因为人们很少选择极端值，习惯于选中间范围，可能会使答题者每次得分不一致，判别正常/异常能力较差。

2. 因子分 一般量表均有较多项目，用以反映各方面的症状。为了使某一障碍的症状群集中，许多量表编制者使用因子分析法从总量表中提取几个因子，每一因子反映一个方面的问题，即分量表。将每一个分量表的单项分相加即为分量表粗分。有的量表为了使各分量表得分具有可比性，采用不同方法将粗分换算为 T 分（标准分）。因子分反映该儿童在这一因子的得分，有的为正性评分，得分愈高表明儿童该行为愈好（如 CBCL 的社交能力）；有的为负性评分，得分愈高说明问题愈严重（如 CBCL 的注意问题）。还有的量表将各因子分画成折线图，称为剖析图（profile），能够形象地反映个体或样本的症状群特点。

3. 总分 即单项分的总和，反映儿童的总的功能或症状水平。同因子分一样，有些得分高表示功能良好，有些得分高表明问题严重。总分也可以转换成 T 分。总分的信度较因子分高，但因为缺乏区分度而使效度降低。

4. 划界分 许多量表根据临床组患者和正常组人群的分布规律选择对区别两组儿童最敏感的界值，定出划界分。得分高于或低于此最高/低限，即可认为存在这方面的问题。因子分和总分均可以定出划界分。但将国外量表的划界分直接引入临床，由于人种和文化背景等因素，常造成误诊和漏诊，需制定本国的常模方可应用。

三、使用量表的优点

1. 资料完整全面 使用量表收集症状比较完整，不容易遗漏症状，量表由与儿童密切接触的人填写，得到的信息比医生在短时期内所观察的症状更全面。

2. 方便 量表由父母或老师根据儿童的表现填写，易于掌握，不需经过特殊训练。

3. 客观 使用统一的评分标准，使个人的主观因素大大减少，能够较客观地反映问题。

4. 便于统计 由于将资料数量化，特别便于计算机统计处理，不仅提高速度而且提高了计算、统计的可靠性，容易标准化。

5. 便于交流 由于定式、半定式的评定，使观察者之间有了共同的尺度，可以在不同评定者之间相互比较、验证，便于交流。

6. 经济、省时 量表多采用纸、笔填写的方式，花钱不多，比较经济；完成量表费时不多，特别适合于大规模的流行病学调查。随着计算机的普及，将量表编制成软件，由计算机录入、输出结果，省去了计算、统计的麻烦，更适合在临床应用。

四、量表的局限性

1. 对每一症状条目，填表者不仅仅是记录者，还必须有自己的判断。由于与儿童的关系、记录者自己的文化程度、情绪、智力等因素的影响，使之对条目的理解可能比较片面、不够客观。因而对同一儿童，可能父母之间、父母与老师之间会得出不一致的结论。解决方法是尽可能对条目给予较严格的定义，并对不一致的结论进行综合分析。

2. 量表记录的仅为患儿症状的一个断面，不能在纵向上说明症状的起源、发展及背景差别，且受固定条目限制，可能漏掉重要的少见症状。为弥补这一缺陷，常采用增加条目的方式，但条目太多，填写者容易疲劳而致马虎，又影响准确性。

3. 采用固定的评分方式，方法机械，不能辨别最突出的症状，不能发现患儿的个别特性。

4. 项目的权重 绝大多数量表对每一问题的评分使用同一标准。在临床实践中，有的儿童问题的条目数不多，但性质严重，单用量表则可能因得分不高而被漏诊，特别是用计算机输入、算分时，医生只能看到报告单的分数。例如某 11 岁男童因为在学校频繁打架、导致同学受伤，学校令其退学来诊。ADHD 评定量表父母版注意缺陷分量表得分 9 分，多动/冲动分量表得分 11 分，简单将分数累加得到总分 20 分，没有达到诊断划界分。这时医生可以直接观看量表的单项分并评估症状的严重程度，该儿童单项分"在活动中不能耐心地排队等待轮换上场"和"打断别人说话或干扰他人活动"两条涉及冲动的项目各得了 3 分，其症状严重到可能被学校退学，结合病史可以诊断为 ADHD。可见简单将分数相加会丧失有价值的信息，在这种情况下临床医生可以根据临床直觉或推理来判断权重，进行诊断。

因为量表是通过因子分析得来的，项目的因子负荷大小可以反映项目对量表的相对贡献。某问题对诊断更重要，是因为这个项目比那些不重要的项目对量表有更大贡献，在群体研究时，可以通过因子负荷来观察该症状的权重。孤独症行为评定量表（ABC 量表）在计分时考虑了权重，例如第 3 项"没有接触环境或进行交往的要求"，回答"有"得 4 分，而第 37 项"不能指出 5 个以上物体的名称"回答"有"只得 1 分，这是因为第 3 项对诊断更有特异性，第 37 项可见于任何有认知缺陷的儿童。作为临床医生，在评价量表结果时建议看一下原始表而不是只看得分。如何为量表中的某些项目合理加权至今仍未能完全解决，因此，这也部分限制了量表的实用价值。

五、使用量表的注意事项

1．年龄特异性 许多行为问题，例如发脾气或拒绝上学在幼儿中可能是正常的，在大龄儿童中则可能是异常的，要结合儿童发育水平综合考虑。

2．信息提供者 特异性信息来源非常重要，需要从不同提供者处获得信息，然而不同的信息来源反映不同的情况，常有变异。父母通常在许多场合、有许多时间接触儿童，对儿童的行为了解更全面；而老师对儿童的学习、伙伴关系了解较多，可能提供父母所不了解的学习和社交技能。青少年可能更信任老师，向老师报告自己的问题；青少年是自己的情绪和内化性问题的最好提供者。Achenbach[1]的 meta 分析汇总了成人对儿童行为问题的评估的大样本研究，发现平均相关系数仅为 0.28，自评结果和父母、教师、精神卫生工作者评价结果之间的平均相关系数甚至低至 0.22，但父亲和母亲评价结果、老师和老师评价结果之间的平均相关系数可达 0.6。信息提供者在判断儿童行为方面的不同的准则、他们对儿童行为的特殊影响，以及儿童行为的环境特异性，都反映在信息的变异方面。儿童的行为比成人更多变，儿童对环境变化更敏感，每一个信息都有潜在的作用。对于一个儿童的总体评价，不一致的信息有时是有价值的，例如儿童在家或学校都多动比仅在家或学校多动的预后更差。

由此可见，量表不能代替临床观察，只有将量表与临床工作相结合，才能得出确切的诊断及可靠的科研资料。

第二节　量表的标准化

对于测量工具的基本要求是准确、可靠，为了减少误差，需要控制无关因素对测量目的的影响。通过一套标准程序建立测验内容，制定评分标准，固定实施方法，通过检验证实该工具具备主要的心理测量学技术指标，这个控制的过程，称作标准化。标准化测验主要技术指标包括以下几个方面。

一、常模

常模是指有一定代表性且数量足够大的样本（即标准化样本）在某项测验上的分数分布，是一种参照标准。某个人在某项测验的结果只有与这一标准比较，才能确定其测验结果的实际意义。一般采用随机取样、分层取样的方法，在取样时必须考虑样本的代表性，如年龄、性别、地区、民族、文化程度、社会经济状况等基本特征，如果是临床量表，还应有疾病诊断、病程、治疗背景等。常模可分为全国常模、区域常模、特殊团体常模等。在使用心理测验时，必须考虑受试者情况与该测验常模样本背景资料相符合程度。如果不得已使用了不完全相对应的测验，则在解释测验结果时须持谨慎态度，否则容易得到错误的结论。

二、信度

信度又称可靠性，指的是测试结果是否稳定可靠、包括一致性（测验内部试题间是否相互符合）、稳定性（不同的测验时点下，测验分数前后一致的程度和评分者之间一致的程度）。

凡测验必有误差，测验分数为真实分数加误差分数，测验总变异为真实分数的变异加随机误差变异。信度受随机误差影响，随机误差越大，信度越低。因此，信度可视为测量结果受机遇影响的程度。信度介于 0~1 之间，数值越大，信度越高。信度的关键是测量误差，可以减低误差的方法就能够提高信度。考核信度的指标包括以下几方面。

1. 重测信度（test-retest reliability） 它是用同一种测验，对同一组受试者，前后两次测验的相关系数，主要反映测验分数的稳定程度。用于儿童、青少年的量表，因为儿童的行为常有变化，重测信度两次时间间隔不能太长。

2. 分半信度（split-half reliability） 测验题目按照题目的单双或其他方法分成两半，计算两半之间的相关系数。

3. 内部一致性系数（coefficient of internal consistency） 它反映测量工具内部同质性。同质性高，代表量表是在测量相同的特质。可用 Cronbach α 计算。

4. 评分者间信度（inter-rater reliability） 不同的评分者间分数的相关系数。使用组间相关系数（intraclass correlation coefficient，ICC）可考察父母评价、老师评价、青少年自评之间的一致性，以及不同老师之间的一致性等。

三、效度

效度又称测试的有效性，指测试工具确实能测得欲测量对象的真正特质或功能的程度。测量的效度越高，表示测量结果越能显现其所欲测量对象的真正特征。效度是科学的测量工具最重要的必备条件，选用测试或自行编制测量工具，必须首先评价其效度。测试的效度通常以测试分数与其所欲测量的特质之间的相关系数表示。

效度分为三种类型：内容效度、效标效度和构想效度。

1. 内容效度（content validity） 反映测量工具本身内容的适切程度，测量工具所选择的项目是否符合测量的目的和要求。常采用逻辑分析与统计分析相结合的方法进行评价。逻辑分析一般由专家评判所选项是否符合测量的目的和要求，统计分析主要采用项目与总分的相关性分析法获得评价结果。

2. 效标效度（criterion validity） 是根据已经得到确定的某种理论，选择一种指标或测量工具作为准则（效标），分析量表项目与效标的联系，以测试分数和特定效标之间的相关系数表示。会聚效度（convergent validity）是某一特定测试的分数与测量同一构想的其他测试的分数之间的相似性证据。另一个测量效标效度的方法是该量表和标准化访谈之间的关系，如 ADHD 评定量表常选用临床诊断作为效标。

3. 构想效度（construct validity） 是根据测试所测量的心理学概念或构想来分析测试分数的意义。例如，一个智力测试的结果，若与该测试所依据的智力理论、关于智力的一般假设相符，该测试便具有构想效度。所采用的方法是因子分析，探索性因子分析从量表全部变量中提取一些公因子，各公因子分别与某一群特定变量高度关联，这些公因子即代表了量表的基本结构。验证性因子分析用来检验已知的特定结构是否按照预期的方式产生作用，通过结构方程建模来测试。

四、如何评价信度和效度的高低

Andrews 等[2]就青少年抑郁量表的信度和效度的评价提出以下标准，并被广为应用：> 0.90 为很好，0.80~0.90 为良好，0.50~0.70 为中等，0.30~0.50 为低，< 0.30 为差。但 Collett[3] 在评定 ADHD 量表的十年综述中指出这些标准并不适用于所有信度、效度。信度一般较高，但可接受范围随信度形式不同而异。内部一致性要求 > 0.8 代表评分者间信度较低，特别是与儿童在不同环境相处的成人，例如家庭和学校；评分者信度大约为 0.3 是很常见的，一般不考虑为量表有缺陷。短期间隔后的重测信度大约为 0.8 是可以接受的，而较长时间间隔后相关系数大约为 0.6 也是可以接受的。效度一般比信度低，有统计学意义即可。

第三节 常用量表介绍

儿童行为评定量表多为他评量表，主要有父母用、老师用、专业人员用，年长儿则常用自评量表。就 ADHD 而言，有专用于 ADHD 的评定量表，也有用于评估各种心理问题的多维度量表。选择量表取决于使用目的和量表的心理测量性质。

一、专用于 ADHD 的评定量表

（一）注意缺陷/多动障碍评定量表

1. 概述 注意缺陷/多动障碍评定量表（ADHD RS-Ⅳ）由 DuPaul 等[4]基于 DSM-Ⅳ的 ADHD 诊断标准的 18 项症状学标准编制，有父母用的家庭版和教师用的学校版。它可以用于临床评估个体注意缺陷、多动/冲动的程度，用于 ADHD 的辅助诊断，也可以作为流行学调查的筛查工具。英国、荷兰、西班牙、巴西、南非、澳大利亚、乌克兰及韩国等许多国家都制定了基于 DSM-Ⅳ诊断标准的量表。

2. 量表的内容及实施方法 量表共有 18 个项目，按无（0）、有时（1）、经常（2）、总是（3）四级评分。奇数为注意缺陷的 9 个项目，偶数为多动/冲动的 9 个项目。将奇数项目分相加为注意缺陷（IA）分量表分，将偶数项目分相加为多动/冲动（HI）分量表分，所有得分相加为总分。

3. 测量学指标 DuPaul 在美国采集来自不同地理位置、不同种族的 5～18 岁儿童 2 000 例，建立 4 个不同年龄段（5～7 岁、8～10 岁、11～13 岁、14～18 岁），不同性别的父母、教师常模。男童得分高于女童，年幼儿得分高于年长儿，随年龄增加而得分递减。提供了多个百分位数的划界分以便使用者根据需要选用、解释结果。

（1）信度：家庭版注意缺陷、多动/冲动分量表和总分间隔 4 周的重测信度为 0.78～0.86；学校版为 0.88～0.90。家庭版的内部一致性为 0.86～0.92，学校版为 0.88～0.96。家庭版、学校版之间的一致性较低，这在这类量表中是常见的情况。

（2）效度：因子分析提取两个因子，分别为"注意缺陷"和"多动/冲动"。两个分量表之间的相关性较高，提示 ADHD 症状群的重叠，支持这些行为在性质上常常是共存的。

在会聚效度上，家庭版评估与父母评估的冲动多动、品行问题和学习问题的相关性分别为 IA 分量表 0.45、0.45、0.66，HI 分量表 0.78、0.66、0.45。家庭版与教师评估多动、品行问题的相关性分别为 IA 分量表 0.38、0.39，HI 分量表 0.35、0.26；教师评估注意问题与家庭版 IA 的相关性仅为 0.32。

学校版与教师评估的注意问题、多动、品行问题和焦虑的相关性分别为 IA 分量表 0.85、0.73、0.29、0.47，HI 分量表 0.44、0.79、0.55、0.25。

家庭版和学校版的分量表能够区别 ADHD 组及对照组，ADHD 组与临床非 ADHD 对照组相比冲动分更高。而且，多动/冲动分量表能鉴别 ADHD-C 型与 ADHD-I 型患儿。家庭版鉴别 ADHD 亚型比学校版更好。灵敏度和特异度是适度的，家庭版的敏感度高，学校版假阳性率低。

苏林雁[5]在全国 12 个大中城市抽样了 1 616 名 6～17 岁儿童，制定了注意缺陷多动障碍诊断量表父母版（ADHDDS-P）中国城市儿童常模。比较两国儿童的得分，发现我国儿童得分低于外国儿童。以 8～10 岁男童为例，美国儿童 IA 分量表得分为 6.65±5.33，HI 分量表得分为 5.53±5.25，明显高于我国儿童 IA 得分 4.94±4.09 和 HI 得分 3.48±3.92。造成我国儿童得分低的原因，可能与我国人群在填表时不喜欢选择极端值有关，也可能与西方儿童在气质上比我国儿童有更高的活动水平和烦躁程度有关。

间隔 4 周量表总分的重测信度为 0.72，Cronbach α 为 0.91，家庭版分量表和学校版之间的一致性 0.32。

ADHD RS-Ⅳ与 Conners 父母评定问卷的多动指数的相关系数为 0.75，与 CBCL 的注意问题的相关系数为 0.65。临床 ADHD 组的得分显著高于常模组。以常模第 93 百分位作为划界分，对 ADHD 诊断的灵敏度为 0.92，特异度为 0.90。

（二）布朗儿童青少年和成人注意缺陷障碍量表

1. 概述 布朗儿童青少年和成人注意缺陷障碍量表（Brown ADD Rating Scales for Children, Adolescents, and Adults, BADDS）由美国耶鲁大学Brown编制[6]，有父母版和教师版。1996年出版了青少年和成人自评量表，用于评估ADHD-I型，因为注意和执行功能缺陷不容易被他人观察到，使用自评量表很重要。2001版对此进行了修订。BADDS与其他用于ADHD的量表不同，主要用于测量ADHD相关的执行功能缺陷。

2. 量表的内容及实施方法 BADDS（2001）版适用于3～7岁、8～12岁、13～18岁三个年龄组，每一年龄组的量表按照年龄所适应的ADHD表现评分。3～7岁量表有44项，由父母、老师独立评定；8～12岁量表有50项，由父母、老师评定和儿童自评；13～18岁量表有44项，由青少年自评和（或）父母评定，按四级评分。作者推荐使用访谈方式评估这个量表，允许追问问题和说明，特别是父母版和青少年自评量表。BADDS包括5个分量表：①对工作的组织、优化和激活；②注意的集中、保持和转换；③调节警觉、持续努力和加工速度；④应对挫折和调节情绪；⑤工作记忆和回忆。5个分量表相加得到总注意总分。3～7岁、8～12岁儿童还有第6个分量表，称为监测和自我调节功能，6个分量表相加得到ADD总分。每个分量表的粗分可以转换为T分和百分位数。提供了使用各种划界分的灵敏度和特异度资料以便确定假阴性率和假阳性率。值得注意的是此量表得分高可能代表许多不同的障碍，不应该仅仅考虑诊断ADHD。

3. 测量学指标 Brown在全美采集有代表性的各种族样本800例，制定了3～5岁、6～7岁、8～9岁、10～12岁和13～18岁不同性别人群的常模，同时也收集了3～12岁（$n=240$）和12～18岁（$n=191$）诊断为ADHD的临床患儿。各分量表之间的相关性高，说明有一个维度功能缺陷的儿童也有其他维度功能的缺陷。

（1）信度：间隔1～4周，3～7岁父母评定量表总分的重测信度为0.69～0.81，教师评定量表为0.78～0.89；12～18岁父母评定量表为0.84～0.92，教师评定量表为0.84～0.93，儿童自评量表为0.45～0.69。3～7岁父母评定量表的Cronbach α为0.73～0.97，教师评定量表为0.80～0.98；8～12岁父母评定量表为0.74～0.98，教师评定量表为0.76～0.98，儿童自评量表为0.71～0.96。间隔2周，12～18岁自评量表总分的重测信度为0.70～0.95。父母和教师评定量表之间的一致性为0.32。

（2）效度：在会聚效度上，BADDS与CBCL、BASC和Conners评定问卷达中度至很好的相关。分量表与多动、注意缺陷的相关性好，某些证据显示它与内化性问题相关性较差。常模中每个年龄组与临床组之间得分有显著性差异，支持BADDS的判别效度。而且，儿童、青少年BADDS得分与Wechsler智力量表第三版[7]和儿童记忆量表得分相关，特别是加工速度和工作记忆领域，提示患儿有执行功能缺陷。

（三）斯诺佩评定量表

1. 概述 斯诺佩评定量表（The Swanson, Nolan, and Pelham-Ⅳ Rating Scale, SNAP-Ⅳ评定量表）是一个在ADHD文献中有很长历史的量表，是第一个直接用DSM的症状项目组成的量表，开始它是用DSM-Ⅲ定义的ADHD诊断标准编制的。Swanson等[8]根据DSM-Ⅳ诊断标准制定了SNAP-Ⅳ评定量表，有父母版和教师版。该量表广泛用于研究，特别是大样本研究，SNAP-Ⅳ已经用于多项研究，例如多模式（MTA）研究、治疗追踪研究。此量表对治疗敏感。它现在用作ADHD治疗缓解的评估工具，前18项平均分≤1，或每一项≤1，即不再满足DMS-Ⅳ的ADHD诊断标准。

2. 量表的内容及实施方法 SNAP-Ⅳ评定量表分为短版和长版两个版本，短版由DSM-Ⅳ的ADHD的18项症状学标准和对立违抗性障碍的8项诊断标准组成，共26项。长版包括短版的26项，以及从其他量表[如Conners父母评定问卷的多动指数、IOWA注意缺陷多动及攻击量表和SKAMP（Swanson, Kotkin, Agler, M-Flynn, and Pelham）等]选出的一些测量ADHD的相关特征（包括内化性、外化性症状和运动失调）等项目，共40项，9个分量表。按0～3四级评分，计分方法为计算各分量表项目的均值，得分小于1为正常范围。为方便起见，现在提供网络版计分（www.ADHD.net），常用于评估ADHD症状、追踪疗效。临床中使用者常常从SNAP-Ⅳ评定量表选择某些特征和分量表做特殊用途，由父母、教师评定。

3. 测量学指标 尽管在研究中应用广泛，但作者没有提供具有代表性的常模资料。

（1）信度：短版教师版注意缺陷分量表 Cronbach α 为 0.76，多动/冲动分量表为 0.67，对立违抗分量表为 0.78。父母、教师版评定量表的一致性比其他量表更差。Swanson 等[9]在 MTA 研究中通过平均父母和教师分的总分，解决了众所周知的在成人报告者之间一致性低的问题。这一方法减少了随机误差，增加了评估的准确性，显示了 ADHD 和 ODD 分量表对治疗效果敏感。

（2）效度：很少有研究报道效度，也没有关于因子分析结果的报道。然而，由于量表来自 ADHD、ODD 的诊断标准，其他基于 DSM-Ⅳ的量表的测量学指标也适用于 SNAP-Ⅳ评定量表。该量表以第 95 百分位数提供父母、教师量表相应的划界分，对于鉴别 ADHD、ODD 有临床显著意义。划界分是基于一个 5～11 岁，来自低社会经济阶层，包括 76% 西班牙裔、16% 非裔美国人、8% 白人的样本制定的。因为结果在年龄方面无显著性差异，因此未提供年龄分层的划界分。虽然发现有性别差异，但没有按照性别分别制定划界分。

高淑芬[10]等在台湾地区采集城市和农村 1～8 年级的学生样本，使用父母版量表评定 3 534 例，使用教师版量表评定 3 653 例，建立了台湾父母和教师常模。重测信度为 0.61～0.73，父母和教师版评定量表的一致性为 0.59～0.72，3 个分量表的 Cronbach α ≥ 0.88。中文版 SNAP-Ⅳ评定量表的 3 个分量表与 CBCL 的攻击性行为分量表的相关性为 0.57～0.72，违纪行为为 0.51～0.57，注意问题为 0.55～0.70。与长处和困难问卷的品行问题的相关性为 0.54～0.61，注意缺陷/多动问题的相关性为 0.42～0.67。因子分析提取 3 个特征根值大于 1 的因子：注意缺陷、多动/冲动和对立违抗。Gau 认为中文版 SNAP-Ⅳ评定量表是一个具有良好信效度的量表。

（四）IOWA Conners 教师评定问卷

1. 概述 IOWA Conners 教师评定问卷（IOWA Conners Teacher Rating Scale）是 Loney 和 Milich[11]编制的量表。IOWA 是 inattention、overactivity with aggression（注意缺陷多动及攻击）的缩写，当时对于儿童各种外化行为，特别是多动与攻击鉴别的可靠性存在争论。研究发现两种行为可以独立存在，Loney 试图设计一个简单的量表，有单纯的两种障碍的分量表。作者从原来的 Conners 教师评定问卷中提取了专有的多动和攻击的条目，产生了一个仅 10 个条目的量表，该量表也用于父母评定和青少年自评。IOWA Conners 教师评定问卷由于简洁可靠，可以在短期内多次评估疗效，适用于 ADHD 的药物治疗研究。

2. 量表的内容及实施方法 IOWA Conners 教师评定问卷包括 10 个条目，5 个注意缺陷/活动过度条目和 5 个攻击条目。注意缺陷/活动过度（I/O）分量表相当于 DSM-Ⅳ描述的多动和注意缺陷；攻击分量表描述好争论和违抗的行为，相当于 DSM-Ⅳ描述的 ODD，而没有特异的与攻击有关的项目，攻击分量表因此被许多使用者重命名为对立/违抗（O/D）分量表。攻击分量表现在一般不用于攻击行为，而主要用于对立违抗性障碍。按照 0～3 四级评分，将 1～5 项得分相加得到 I/O 分，将 6～10 项得分相加得到 O/D 分，还可以使用总分。

3. 测量学指标 IOWA 最初编制时采集了 120 例白人男童临床样本，之后在佛罗里达采集了 608 例城市小学生（70% 为白人、30% 为非裔美国人）的教师评定样本。它没有父母版和自评版常模。Reid[12]在美国一所学校进行了一个大样本研究，考查 IOWA Conners 教师评定问卷的标准化和结构效度，样本包括 1 874 名白人，2 124 名非裔美国人，年龄为 5～11 岁。研究发现非裔美国青少年得分高，提示当使用 IOWA Conners 教师评定问卷做筛查工具时，需要避免过度识别少数民族儿童。根据 ADHD 在一般人群中的患病率，按照年龄制定了划界分，但未分性别。I/O 分量表的划界分可以鉴别 6% 儿童有 ADHD，男女比为 5∶1；O/D 分量表的划界分可以鉴别 8% 的儿童有 ODD，男女比例为 3∶1。Casat 等[13]按照总分高于均数加 1～2 个标准差建立了儿童多种族样本，更新了划界分。

（1）信度：在学校样本中，间隔 1 周 I/O 分量表的重测信度为 0.89，O/D 分量表为 0.85。学校样本的 I/O 分量表的 Cronbach α 为 0.87、0.89，O/D 分量表为 0.82、0.85，临床样本的 I/O 分量表的 Cronbach α 值为 0.80，O/D 分量表为 0.87。

(2)效度：教师、父母评定问卷的效度被很好地建立。在会聚效度上，它与父母及教师报告CBCL的注意问题、违纪行为、攻击性行为显著相关。O/D分量表可以预测ADHD患儿是否被伙伴认为有攻击行为。IOWA Conners评定问卷在鉴别ADHD组和非临床对照组时，发现I/O分量表在ADHD共病或不共病ODD组的得分均高于单纯ODD组和非临床样本。而且，ODD组和ADHD共病ODD组在O/D分量表的得分也高于单纯ADHD和非临床样本。

Reid[12]对教师评定问卷进行不同种族因子分析，提取I/O和O/D两个因子，支持量表在不同种族的结构效度。两个分量表部分重叠，提示注意缺陷/多动和对立违抗在ADHD患儿常常共存。父母、教师评定问卷对治疗敏感，但自评量表不敏感。

苏林雁等在长沙市采集使用IOWA Conners父母评定问卷的样本1 114例，平均年龄为12.73±0.81，进行信度和效度检验。Cronbach α 为0.872。IOWA父母评定问卷的总分和教师评定问卷的相关系数为0.23；I/O分量表与父母版ADHD诊断表总分的相关系数为0.79；O/D分量表与ODD诊断表的相关系数为0.68。因子分析支持对立违抗和注意缺陷/多动两个因子。

（五）范德比尔特ADHD评定量表

1. 概述 范德比尔特ADHD评定量表（The Vanderbilt ADHD Rating Scales，VARS）[14]是另一个基于DSM-Ⅳ诊断标准的量表，有教师评定量表（Vanderbilt ADHD Diagnostic Teacher Rating Scale，VADTRS）和父母评定量表（Vanderbilt ADHD Diagnostic Parent Rating Scale，VADPRS）。VADTRS更多用于学龄儿童的研究。研究发现VADTRS和VADPRS在评估ADHD时是信效度很强的量表。学习绩效和行为绩效分量表可以评估ADHD患儿的社会功能。分量表筛查共病患者的内化性和外化性问题可能有助于制定治疗计划。VADTRS有西班牙、德国译本，它们是适用于中国儿童的，可以促进国际交流。

2. 量表的内容及实施方法 量表包括35个症状和8个绩效能力项目，内容包括了ADHD、ODD、CD的诊断标准，焦虑和抑郁分量表的条目来自Lindgren和Koeppl[15]的儿童行为量表（Pediatric Behavior Scale）。VADTRS用于评估学校功能，VADPRS有一个相对应的评估儿童学校和社会功能的分量表。

VADTRS通过因子分析提取出4个学校行为问题的分量表：注意缺陷、多动/冲动、对立违抗/品行障碍和焦虑/抑郁[11]。学校功能因子进一步分为2个分量表：学习绩效和行为绩效。VADPRS提取2个因子：注意缺陷、多动/冲动。除了分量表得分以外，当DSM-Ⅳ症状得分为2或3时可以视为有该条症状，从而得到症状计数分。

3. 测量学指标 VADTRS的常模来自田纳西州一个县的6～12岁儿童的大样本，共10 056例，主要由白人组成。VADPRS由一个学校儿童临床样本（$n = 243$），提供每个分量表的不同年级、性别的百分位资料。VADPRS有西班牙（$n = 1 332$）和德国（$n = 1 077$）样本。

（1）信度：VADPRS ADHD分量表（18条）的Cronbach α 为大于0.90，ODD/CD分量表为0.91，焦虑/抑郁分量表为0.79。VADTRS ADHD分量表的Cronbach α 为大于0.90，ODD/CD分量表为0.87，焦虑/抑郁分量表为0.80，学习绩效为0.95，教室行为绩效为0.94。父母和教师使用症状计数分计算评分者间信度，发现注意缺陷、多动/冲动的ICC低。

（2）效度：VADPRS与儿童诊断访谈问卷4-父母版（Diagnostic Interview Schedule for Children-Version 4——Parent Version，DISC-4）[16]的ADHD的效标效度为中度相关；ODD/CD及焦虑/抑郁分量表与损害量表显著相关。VADTRS的ADHD分量表与ADHD诊断显著相关。

张丽珊[17]等将VADPRS应用于门诊中疑为ADHD的1 478例儿童，同时专业医生按照DSM-Ⅳ标准对儿童进行诊断。将两种方法的结果进行比较，认为VADPRS对ADHD及各亚型有较好的敏感度和特异度，与DSM-Ⅳ诊断结果较符合，能提供关于常见共患疾病及功能损害的信息。

（六）家庭情境问卷和学校情境问卷

1. 概述 家庭情境问卷（Home Situations Questionnaire，HSQ）和学校情境问卷（School Situations Questionnaire，SSQ）分别由Alttepeter和Breen[18]、DuPaul和Barkley[19]修订，评估患儿在家庭、公共场合和学校的注意和多动问题的

广泛性和严重性。HSQ 用于 4～11 岁儿童，由父母评定。SSQ 用于 6～11 岁儿童，由教师评定。在诊断标准中要求儿童发生多动等行为问题必须出现在 2 个以上的情境中，本量表可以在这方面提供依据。在正式诊断 ADHD 前，请父母连续一周记录 HSQ。它可用于观察多动症状发生的场合，也可用于追踪疗效。

2. 量表的内容及实施方法　HSQ-R 包括 16 个项目，代表 16 个场合，包括独自玩耍时、与小伙伴玩耍时、吃饭时、穿衣时、洗漱时、父母打电话时、看电视时、家中来客时、在别人家做客时、在商场等公共场所时、父亲在家时、要求他做家务事时、做家庭作业时、上床睡觉时、乘车时、与照料人在一起时等情境。由父母根据儿童出现行为问题的情境评定，评分时先评定数量，按照是或否评定。如果回答是，再按 0～9 级计分评定严重性，得分 0 为在这个情境无行为问题，1 为轻微，2 为稍有……9 为最严重。如果有 5 个以上的情境得分大于划界分，则可判定该儿童有 ADHD。SSQ 为 12 个项目，评分方法同 HSQ。

3. 测量学指标　常模来自美国一般人群，HSQ 的常模为 995 名儿童，SSQ 的常模为 599 名儿童。两个量表的划界分定为均数加 1.5 倍标准差。

（1）信度：间隔 14 天，HSQ 的重测信度为 0.60；间隔 28 天，重测信度为 0.89；Cronbach α 为 0.82～0.87。间隔 14 天，SSQ 的重测信度为 0.63；间隔 28 天，重测信度为 0.82；Cronbach α 为 0.89～0.91。

（2）效度：HSQ 与评定多动、冲动、品行问题、攻击行为或违纪行为的量表的相关系数为 0.46～0.83。HSQ 与 SSQ 都能判别 ADHD 患儿和正常儿童，都对 ADHD 患儿使用哌甲酯治疗的疗效敏感。

苏林雁[20] 等在全国 20 个省/直辖市/自治区的大中城市抽样 1 677 例，样本的年龄为 6～17 岁（平均 11.31 岁 ±2.53 岁），制定了全国城市儿童常模。在使用中发现家长不适应 0～9 级计分方法，导致 3～9 分之间的严重程度不易确定。间隔半个月的重测信度为 0.73，间隔 3 个月的重测信度为 0.60；Cronbach α 为 0.90。HSQ 的 16 个项目的得分多动组均高于常模，总分与 Conners 父母评定问卷（PSQ）各分量表及总分呈高度相关，其中与品行问题的相关系数为 0.6，学习问题为 0.50，冲动/多动问题为 0.53，多动指数为 0.61。

（七）儿童活动水平评定量表

1. 概述　儿童活动水平评定量表（Werry-Weiss-Peters Activity Rating Scale, WWPARS）是美国 Routh D 修订的用于评定儿童活动水平的父母用量表，可用于临床评定 ADHD 的多动水平、追踪治疗效果，也可以用于流行病学调查辅助筛查 ADHD 患儿。

2. 量表的内容及实施方法　WWPARS 量表包括 22 个项目，根据儿童在就餐、看电视、玩耍、睡眠、外出时的活动情况，综合评估儿童的活动水平。由父母根据儿童有无这种行为，按 0～2 三级及不适用计分，如果该儿童无此行为可计 0 分，有时有计 1 分，经常有计 2 分，项目对儿童不适用则不计分。将项目单项分相加则得到活动水平总分。

3. 测量学指标　谭立文[21] 等在全国 20 个省/直辖市/自治区的大中城市抽样 1 728 名（男 863 名，女 865 名）儿童，年龄为 6～17 岁，制定了全国城市儿童常模。

（1）信度：间隔半个月 WWPARS 总分的重测信度为 0.85，间隔 3 个月的重测信度为 0.60；Cronbach α 系数为 0.81。

（2）效度：WWPARS 总分与 PSQ 的品行问题、多动/冲动、多动指数的相关系数为 0.42～0.58。因子分析提取 6 个特征根值 ≥1 的因子：不安宁、就餐行为、看电视行为、玩耍行为、睡眠行为及话多。它们能解释总方差的 51.35%，与原作者因子分析结果一致。临床 ADHD 组 WWPARS 总分高于学校样本，差异有高度显著性。以 ICD-10 多动性障碍诊断标准作为效标，检验 WWPARS 总分的第 90 百分位数作为划界分时对 ADHD 的诊断，发现其灵敏度为 72%、特异度 90%、诊断一致性为 0.69。

（八）成人自我报告量表

1. 概述　成人自我报告量表（Adult Self-Report Scale-Version 1.1, ASRS-V1.1）是一个较新的用于成年期 ADHD 患者的筛查表，是 Kessler[22] 等在 WHO 的赞助下编制的成人自评量表，是 WHO 国际诊断访谈的一部分。量表简洁、计分方法简单,适用于对成年期 ADHD 患者的筛查。

2. 量表的内容及实施方法 ASRS-V1.1 是一个仅有 6 个项目的短量表,来自一个较大的成人样本的自我报告,使用 DSM-Ⅳ诊断标准的 18 个症状,通过逐步回归得到 6 个项目。按 0~4 的五级评分,得分范围为 0~24,高分代表有更多 ADHD 症状。得分 0~9 被认为患有 ADHD 的可能性为高度不可能,10~13 为不可能,14~16 为可能,17~24 为高度可能。在筛查时,受试者在量表灰色部分的症状只要达到 4 个,即为可疑。

3. 测量学指标

(1) 信度:内部一致性系数为 0.72。

(2) 效度:对一个 686 例样本的研究证明 ASRS-V1.1 有很强的能力能判别 ADHD 和非 ADHD 个体。筛查 154 例无明确 ADHD 症状的样本,筛查的灵敏度为 68.7%,特异度为 99.5%[23]。

二、用于评估 ADHD 共患疾病的量表

多维度的综合性评定量表可以评定各种行为问题,包括内化性(internalizing)问题和外化性(externalizing)问题,有的还可以评估社会适应能力。用于 ADHD 患者,可以评估各种共患疾病,有利于综合考察疾病的总体情况、制定治疗方案。ADHD 常共病焦虑障碍、抑郁障碍、抽动障碍等疾病,可以使用一些专用于这些症状的量表。

(一) Achenbach 儿童行为量表系列

1. 概述 Achenbach 儿童行为量表(CBCL)是美国心理学家 Achenbach T.M. 及 Edelbrock C. 于 1976 年编制、1983 年修订的父母用儿童行为量表,是一个评定儿童广谱的行为和情绪问题及社会能力的量表。1983 年版分为 4~5 岁、6~11 岁、12~16 岁不同性别的 6 个常模。每个常模经因子分析提取 8~9 个因子,各常模的因子命名不尽相同,如 4~5 岁女童常模由 8 个因子组成,分别为抑郁、躯体主诉、分裂样、社交退缩、性问题、肥胖、攻击性行为、多动;6~11 岁男童的常模由 9 个因子组成,分别为分裂样、抑郁、不合群、强迫-冲动、躯体主诉、社交退缩、多动、攻击性行为、违纪行为。分量表组成也不同,如 4~5 岁女童分裂样因子由 18 个项目组成,6~11 岁男童分裂样因子由 9 个项目组成。之后又编制了教师报告表(Teacher Report Forms,TRF)、青少年自我报告表(Youth Self-Reports,YSR)、评估者直接观察表(Direct Observation Form,DOF)。该量表优点是内容十分全面、详尽,可以获得不同来源的资料;缺点是计分十分复杂,不利于不同年龄、性别儿童之间的比较。

1991 年,Achenbach[24] 对 CBCL 再次进行修订,将年龄范围扩大到 18 岁,分为 4~11、12~18 岁,不同性别的 4 个常模。不同常模统一使用相同的因子名称和项目组成。并且将 TRF 和 YSR 的因子名称改为和 CBCL 一致,这样就可以从父母、教师、儿童自己三个方面获得信息。CBCL 是美国最常用的儿童行为评定量表之一,可以用于流行病学调查、临床行为评定,也可以用于追踪治疗效果。该量表被荷兰、加拿大、波多黎各、泰国、澳大利亚等 70 多个国家广泛引进及应用,进行了一系列跨文化研究。研究一致认为其信度、效度较好,但也发现其受文化背景影响,存在一些差异。

2001 年作者对量表再次进行修订,称为 Achenbach 学龄前期和学龄期儿童基于经验的评估系统(Achenbach System of Empirically Based Assessment-Preschool and School-Age Forms,ASEBA),包括 CBCL1 岁半至 5 岁、CBCL6~18 岁、照顾者和教师量表 1 岁半至 5 岁、TRF6~18 岁、YSR6~18 岁、由医生用的半定式儿童青少年临床访谈(SCICA)、由评估者观察教室行为和作业时行为的直接观察表(DOF)和测验观察表(TOF)。它的分量表向 DSM-Ⅳ靠拢,更有助于辅助诊断。详见 http://www.aseba.org/。

2. 量表的内容及实施方法 本文介绍 1991 年版。CBCL 所评估的内容包括社会能力和行为问题两部分。

社会能力包括 7 个项目:参加运动、参加活动、参加课余爱好团体、参加家务劳动、交往、与人相处、在校学习。这部分内容组成 3 个分量表,即活动能力(包括参加运动、参加活动、参加家务劳动),社交能力(参加课余爱好团体、交往、与人相处),学校能力(在校学习),并计算社会能力总分,供 6~18 岁儿童使用。

行为问题共 120 项(包括 2 个由家长自行填写的开放项),按 0~2 的三级评分。4~11 岁儿童有 9 个分量表:退缩、躯体主诉、焦虑/抑

郁、社交问题、思维问题、注意问题、违纪行为、攻击性行为、性问题；12～16岁有8个分量表（无性问题分量表）。每一个分量表由7～20个项目组成，将每一分量表的项目得分相加，即得到该分量表的粗分。

按照行为问题两维度划分法，又分为内化（以退缩、躯体化、焦虑和抑郁为主要表现）和外化（以攻击、违纪为主要表现）两个维度，并计算行为问题总分。

行为问题各分量表的项目组成如下。

- 退缩：42、65、69、75、80、88、102、103、111。
- 躯体主诉：51、54、56a、56b、56c、56d、56e、56f、56g。
- 焦虑/抑郁：12、14、31、32、33、34、35、45、50、52、71、89、103、112。
- 社交问题：1、11、25、38、48、55、62、64。
- 思维问题：9、40、66、70、80、84、85。
- 注意问题：1、8、10、13、17、41、45、46、61、62、80。
- 违纪行为：26、39、43、63、67、72、81、82、90、96、101、105、106。
- 攻击性行为：3、7、16、19、20、21、22、23、27、37、57、68、74、86、87、93、94、95、97、104。
- 性问题（4～11岁儿童）：5、59、60、73、110。

内化行为：退缩+躯体主诉+焦虑/抑郁－项目103。

外化行为：违纪行为+攻击性行为。

行为问题总分：项目2和4不计分，将118个单项相加（包括2个开放项，无论家长在开放项中填了多少项，仅记得分最高的一项，即2分），则得到行为问题总分。

社会能力以常模样本第2百分位数作为各分量表的划界分（T分为30），社会能力总分以第10百分位数作为划界分（T分为36）；行为问题以各分量表第98百分位数（T分为70）为划界分，行为问题总分以第90百分位数（T分为63）为划界分。并输出各年龄/性别常模的剖析图（profile）。

TRF和YSR的项目与CBCL略有不同，TRF的适应能力包括学校成绩、学习努力、行为得体、学习绩效、快乐5项；行为问题分量表除了没有性问题因子外，其他8个因子与CBCL一致。YSR则增加了自伤/自我身份识别障碍因子。

3. 测量学指标　Achenbach以未曾接受过儿童精神卫生服务为入组标准采集正常儿童2 500名，在美国40余个儿童精神卫生服务机构收集异常儿童2 300名，建立CBCL常模。他在5个州的学校采集非特殊班级的6～16岁儿童1 100名，又在美国29个特殊学校及儿童精神卫生服务机构采集异常儿童1 700名，建立TRF常模。在非临床儿童中间隔7天，CBCL社会能力的重测信度中位数为0.996，行为问题的重测信度中位数为0.952；间隔3个月，社会能力的重测信度中位数为0.974，行为问题的重测信度中位数为0.838。临床儿童社会能力的父母之间一致性为0.978，行为问题为0.985。间隔7天，TRF特殊教育机构儿童所有年龄、性别组重测信度中位数为0.90，间隔2个月为0.84，间隔4个月为0.68。CBCL以是否到过精神卫生服务机构就诊作为效标，发现CBCL划界分能够区别就诊儿童和非就诊儿童（$P < 0.01$）。TRF与Conners教师评定问卷修订版各相应分量表的相关系数为0.62～0.90，能够区别特殊教育机构儿童与非临床儿童（$P < 0.01$）。

苏林雁[25-27]等采用随机（分层整群随机抽样）的方法，在湖南省有代表性的地区进行城乡（包括少数民族）采样，以1991年版CDCC为蓝本制定了父母和教师湖南区域性常模。CBCL样本为1 248例，制定了4～11岁、12～16岁男童和女童常模；TRF样本为1 056例，制定了5～11岁、12～16岁湖南区域性常模。间隔3个月，CBCL常模组社会能力总分的重测信度为0.79，行为问题总分的重测信度为0.77。间隔2周，TRF常模组学校情况的重测信度为0.90，适应能力的重测信度为0.55，行为问题总分的重测信度为0.83。间隔3个月，临床儿童学校情况的重测信度为0.97，适应能力的重测信度为0.83，行为问题总分的重测信度为0.88。各年龄/性别组CBCL行为问题的各分量表中社交问题、思维问题，女性违纪行为的内部一致性较差，其余都达到中度以上，Cronbach α为0.6。TRF仅5～11岁男童和女童思维问题分量表Cronbach α < 0.6。门诊异常儿童的CBCL注意问题、违纪行为、攻击性行为与Conners父母评

定问卷（PSQ）品行问题、冲动/多动的相关系数为0.64~0.86；CBCL躯体主诉与PSQ心身问题的相关系数为0.47，CBCL退缩、焦虑/抑郁与PSQ焦虑的相关为0.45~0.58；CBCL学校能力与PSQ学习问题呈负相关，相关系数为-0.66。TRF的注意问题与Conners教师评定问卷（TRS）多动、注意缺陷/冲动、违纪行为、攻击性行为、外化行为问题和品行问题皆有较高的相关性，相关系数为0.70~0.78。ADHD诊断量表父母版（ADHDDS-P）总分与CBCL注意问题和外化性问题有相关性（相关系数为0.71~0.65）。CBCC对门诊患者的行为障碍和情绪障碍有较好的鉴别能力。

以DSM-Ⅲ-R诊断标准作为效标，检验CBCL对门诊异常儿童和正常儿童的鉴别能力，发现大多数分量表及总分差异有高度显著性差异（$P < 0.001$）；而社会能力的活动能力、社交能力及行为问题、性问题无显著性差异。采用ROC分析，制定了湖南常模划界分，行为问题各分量表的划界分为第84百分位数，行为问题总分的划界分为第80百分位数。其灵敏度为65.84%，特异度为78.93%。

比较TRF常模样本与异常儿童行为问题的得分，发现5~11岁男童退缩、焦虑/抑郁、思维问题，5~11岁女童退缩、躯体主诉，12~16岁男童思维问题在正常组和异常组之间差异无显著性，其余均有显著性或高度显著性。而12~16岁女童除学校情况、适应能力、注意问题外，其余各分量表及总分均无显著性差异。提示5~11岁男童和女童、12~16岁男童常模样本对内化行为问题的分辨能力差，12~16岁女童常模样本仅对学校情况、适应能力、注意问题有分辨能力。

唐光政[28]等在成都市区随机抽取1 740名青少年学生（11~18岁）和300名青少年就诊者，建立Achenbach青少年自评量表问题部分（YSR，1991年版）的成都市区常模，发现YSR总分随年龄的增长有增加趋势，性别间无差异。以YSR行为问题总分的第75百分位数作为划界值，灵敏度为54.3%。YSR对青少年内化性问题更敏感。

（二）Rutter儿童行为问卷

1. 概述 Rutter儿童行为问卷[29]由英国著名儿童精神病学家Rutter设计，分为父母和教师问卷两种，适用于学龄期儿童，用于区别儿童的情绪和行为问题。父母问卷为31项，教师问卷为26项。问卷简单、明确，易于掌握。

2. 量表的内容及实施方法 Rutter儿童行为问卷包括一般健康问题和行为问题。行为问题分为两大类，第一类包括经常破坏自己和别人的东西、经常不听管教、经常说谎、欺负其他孩子、偷东西，问卷将这类行为问题称为A行为（antisocial behaviour），即违纪行为或反社会行为；第二类包括肚子疼和呕吐、经常烦恼、对许多事情感到烦躁、害怕新事物和新环境、到学校就开始哭或拒绝上学、睡眠障碍，问卷将这类问题称为N行为（neurotic behaviour），即神经症行为。两种问卷均为三级评分：0分，指从来没有这种情况；1分，指有时有或每周不到一次，或症状轻微；2分，症状严重或经常出现，或至少每周一次。父母问卷的总分为62分，教师问卷的总分为52分。

父母问卷计分方法：

A行为（条目）：11、21、25、26、29

N行为（条目）：2、7、14、23、31

教师问卷计分方法：

A行为（条目）：11、21、22、25、26

N行为（条目）：1、6、14、17、23

根据原量表和我国试测情况，父母问卷以13分为划界值，教师问卷以9分为划界值，凡大于等于此者，被评为有行为问题。有行为问题者，如A行为总分大于N行为总分，则归为"A行为"；反之，则归为"N行为"；评分相等者则为"M行为"（即混合性行为）。

3. 测量学指标

（1）信度：间隔2个月的重测信度为0.74；评分者间一致性为0.74。

（2）效度：在精神科门诊患儿和一般儿童中进行测定，一般儿童中15.1%的男童和8.1%的女童问卷得分大于等于13分；门诊中70.8%的男童和66.6%的女童大于等于13分。与临床违纪行为和神经症行为诊断的一致性分别为80.4%和79.4%。英国威地岛10~11岁大于等于13分的儿童，有50.4%被诊断为精神障碍。若父母问卷与临床诊断做一致性检验，27例神经症患儿和18例违纪儿童的一致性为78%。

王玉凤[30]等在国内进行测试，发现Rutter儿童行为问卷灵敏度为90.2%，特异度为100%，总效率为91.4%。

（三）Conners 评定问卷

1. 概述 Conners 评定问卷（Conners Rating Scales，CRS）是由 Conners 编制的一个评估儿童常见行为问题的量表，主要用于评估 ADHD，也包括睡眠、进食问题和伙伴关系等，后来扩展成 93 项的 Conners 父母评定问卷（Conners' Parent Rating Scale-93），还编制了 39 项的 Conners 教师评定问卷（Conners' Teacher Rating Scale-39）用于评估 ADHD。1978 年修订的 48 项 Conners 父母评定问卷（CPRS-48）和 28 项 Conners 教师评定问卷（CTRS-28）[31]目前仍然在广泛使用。1997 年 CRS 修订量表出版，纳入了基于 DSM-Ⅳ 的 ADHD 诊断标准和其相关特征的项目，制定了不同的年龄、性别常模值，因子结构也有改变。有较长的 80 项父母量表、59 项教师量表，以及较短的 27 项父母量表、28 项教师量表。出版的青少年自评版问卷（Conners-Wells' Adolescent Self-Report Scale, 1997），也有全量表和简化版。简化版可用于观察治疗反应、反复施测。CRS-R（1997）父母版、教师版和青少年自评版的因子分析均提取 6 个因子，核心分量表包括认知问题/注意、多动、对立、焦虑/害羞、完美主义、社交问题，父母版还有第 7 个分量表即心身问题。分量表也包括 DSM-Ⅳ 症状分量表（注意缺陷、多动/冲动和总分）、总指数（不安定/冲动、情绪不稳和总分），以及 ADHD 指数。总指数包括 10 项（不安定/冲动 7 项，情绪不稳 3 项），选自对治疗效果敏感的项目；ADHD 指数包括 12 项儿童典型的 ADHD 行为，最后使用 T 分和百分位数。得分高于第 93 百分位数认为有显著临床意义，详见 www.mhs.com。

3. 量表的内容及实施方法 我国目前常用的是 1978 年修订的 48 项 Conners 父母评定问卷和 28 项 Conners 教师评定问卷[31]，CPRS-48 又称为 Conners 父母症状问卷（PSQ），适用于 3～17 岁儿童，主要用于评估童年期 ADHD。另外还设计了仅有 10 条的简明症状问卷（即多动指数），用于筛查 ADHD 患儿及追踪疗效。PSQ 项目适度，内容简单易懂，家长仅需 5～10 min 即可完成。

PSQ 包括 5 个分量表：品行问题、学习问题、心身问题、冲动/多动、焦虑。它分为 0～3 的四级评分：0，没有此问题；1，偶尔有一点或表现轻微；2，常常出现或较严重；3，很常见或十分严重。将项目得分相加除以项目数即为 Z 分。计算方法如下。

品行问题：（2+8+14+19+20+21+22+23+27+33+34+39）/12
学习问题：（10+25+31+37）/4
心身问题：（32+41+43+44+48）/5
冲动-多动：（4+5+11+13）/4
焦虑：（12+16+24+47）/4
简明症状问卷（即多动指数）Z 分：（4+7+11+13+14+25+31+33+37+38）/10

以多动指数 ≥ 1.5 作为划界分，得分大于此分即有患 ADHD 的可能。

TRS 计算方法如下。
品行问题：（4+5+6+10+11+12+23+27）/8
多动：（1+2+3+8+14+15+16）/7
注意力不集中-被动：（7+9+18+20+21+22+26+28）/8
多动指数：（1+5+7+8+10+11+14+15+21+26）/10

以多动指数 ≥ 1.5 作为划界分，得分大于此分即有患 ADHD 的可能。

4. 测量学指标 Goyette[31]采集 570 名儿童的父母和教师版量表结果作为常模，发现儿童得分受年龄、性别影响，而受社会经济阶层影响不大。信度和效度可靠，父母和教师的评分者间一致性较好。

苏林雁[32-33]等在全国 20 个大中城市抽样年龄为 6～17 岁的儿童 1 759 名，制定了 Conners PSQ 的全国城市儿童常模，并收集了少数民族（维吾尔族）样本。他们抽样了 1 577 名儿童，建立教师评定量表（TRS）的全国城市儿童常模。

PSQ 的重测信度为 0.18～0.63，Cronbach α 为 0.2，与 CBCL 相关分量表有相关性（见 CBCL）。

间隔半个月，TRS 的重测信度为 0.6～0.81，间隔 3 个月，重测信度为 0.76～0.86；Cronbach α 为 0.95。量表的效度较好，TRS 的各分量表与 TRF 注意问题的相关系数为 0.59～0.78，与 PSQ 多动指数的相关系数为 0.39～0.45，对临床 ADHD 患儿有较好的分辨能力。

宋芳[34]等在长沙市幼儿园和小学采集 3～7 岁（4.99±1.48）岁儿童 190 名，发现 PSQ 各分量表得分在性别、年龄之间差异无显著性。TRS 各分量表男童得分高于女童，年龄小的儿童得分高于年龄大的儿童。PSQ 的品行问题、学习问题、冲动/多动、多动指数与 TRS 的相应分量表低度相关（$r = 0.20 \sim 0.26$）。难养型气质的儿童行为问题比易养型多，焦虑和多动指数在两组间差异显著（$P < 0.01$），各气质维度与多项行为因子的相关性有统计学意义。

（四）长处和困难问卷

1. 概述 长处和困难问卷（Strength and Difficulties Questionnaire，SDQ）由 Goodman R[35]根据 DSM-IV 和 ICD-10 诊断标准编制，用于 4～16 岁儿童。有父母版、教师版、11 岁以上儿童自评版。SDQ 仅有 25 条，包括了儿童的主要情绪和行为问题，计分简单、容易完成，既强调了儿童长处，也指出了儿童困难，非常适合非卫生专业人士和父母应用。SDQ 被认为是在全球最广泛应用于儿童精神卫生的评定工具，已经翻译成 66 种语言，英国、美国、澳大利亚、德国、荷兰、法国、斯堪的纳维亚国家、阿拉伯国家、也门、越南进行了标准化工作，将其广泛用于临床和科研。

2. 量表的内容及实施方法 SDQ 分为家长版、教师版、学生自评版 3 个版本，共有 25 个项目。每个项目按 0～2 的三级评分，0 分为不符合，1 分有点符合，2 分完全符合。因子分析提取 5 个因子：情绪症状、品行问题、多动/注意缺陷、同伴交往问题和亲社会行为。将情绪症状、品行问题、多动注意缺陷、同伴交往问题相加组成困难总分，得分越高提示儿童青少年的情绪、行为问题越多，困难越大。亲社会行为因子得分越高，提示儿童青少年适应社会的正性行为越多，长处越多。详见 www.sdqinfo.com。

2. 测量学指标 Goodman 在英国全国采集 5～15 岁儿童样本 10 438 名，父母 10 298 名（96%），教师 8 208 名（70%），11～15 岁青少年 4 224 名（91%）作为常模。盲法对所有对象进行基于 DSM-IV 诊断标准的访谈。间隔 4～6 个月，重测信度为 0.62（0.21～0.82）。Cronbach α 为 0.73（0.41～0.88）。验证性因子分析提取 5 个因子（如前述）。SDQ 总分高于第 90 百分位数预示着精神障碍诊断的可能性大幅增加（平均 OR 父母版为 15.7，教师版为 15.2，青少年自评版为 6.2）。

杜亚松[36]等在上海采集了 3～17 岁儿童、青少年，以及父母、教师样本 1 965 名（96%），11～17 岁自评青少年 690 名，制定了 SDQ 父母、教师和学生版上海常模。间隔 6 周，父母量表总分的重测信度为 0.72，各分量表的重测信度为 0.43～0.79；教师量表总分的重测信度为 0.55，各分量表的重测信度为 0.40～0.64。父母量表多动/注意缺陷分量表的 Cronbach α 为 0.76，其余分量表的 Cronbach α 为 0.30～0.68；教师量表的多动/注意缺陷分量表的 Cronbach α 为 0.82，亲社会行为的 Cronbach α 为 0.83，其余分量表的 Cronbach α 为 0.48～0.63；青少年自评量表的 Cronbach α 为 0.30～0.64。评定者间一致性：父母和教师的一致性为 0.36，父母和自评的一致性 0.49，教师和自评的一致性 0.42。SDQ 父母量表与 Conners 父母评定问卷的相应量表的相关性：与品行问题的相关系数为 0.53，冲动/多动的相关系数为 0.56，焦虑的相关系数为 0.46，多动指数的相关系数为 0.61。使用 ROC 分析，3 个量表均能够判别 ADHD 患儿，以教师量表最好。因子分析提取 5 个因子，与原量表一致。

（五）儿童攻击性量表

1. 概述 儿童攻击性量表（Children's Aggression Scale，CAS）由 Halperin[37-38]根据成人过度攻击量表改编而来，分为父母版（CAS-P，7～11 岁儿童）和教师版（CAS-T，6～12 岁儿童），用于评估儿童过去 1 年的攻击性行为。

2. 量表的内容及实施方法 CAS-T 共 23 项，分为 4 个分量表：言语攻击、对物品和动物的攻击、躯体攻击（他人引起的躯体攻击和主动的躯体攻击）、使用武器。有的项目按照发生的频率分为 5 级（0，从无；1，1 个月 1 次或更少；2，1 周 1 次或更少；3，1 周 2～3 次；4，几乎每天）。有的项目按照造成损害的严重程度（例如造成轻伤或重伤）及频度（无、1～2 次、3～5 次、5～10 次、超过 10 次）评分。

CAS-P 共 33 项，分为 4 个分量表：言语攻击、对物品和动物的攻击、躯体攻击（他人引起的躯体攻击和主动的躯体攻击）、使用武器。有的项目按照发生频率的 5 级评分（0，从未；1，1 个月 1 次或更少；2，1 周 1 次或更少；3，1 周 2～3 次；4，几乎每天）；有的项目按照造成的损害的严重程度（例如造成轻伤或重伤）和频度（无、1～2 次、3～5 次、5～10 次、超过 10 次/年）评分。

CAS-T 共 23 项，分量表与 CAS-P 相同，只

是项目数量少些。

3. 测量学指标

（1）信度：CAS-P 分量表总分的 Cronbach α 为 0.93；CAS-T 分量表总分的 Cronbach α 0.89~0.93；

（2）效度：CAS-P 除使用武器外，与 CBCL 父母版的攻击、违纪行为相关；CAS-T 与 TRF 教师版的注意缺陷、攻击、违纪行为相关。CAS-P 和 CAS-T 与攻击、违纪行为相关，与注意缺陷不相关。CD 组的 CAS-T 得分高于 ADHD 组、ODD 组及对照组，ODD 组 CAS-P 得分高于 ADHD 组和对照组。

由于评分复杂，又有 CBCL 可以替代，该量表应用不多。

（六）儿童焦虑性情绪障碍筛查表

1. 概述 儿童焦虑性情绪障碍筛查表（The Screen for Child Anxiety Related Emotional Disorders，SCARED）由 Birmaher[39]于 1997 年编制，用于 8~18 岁儿童和青少年自评焦虑障碍。它由 38 个条目组成，通过因子分析提取 5 个因子，平行于 DSM-Ⅳ对焦虑障碍的分类，包括躯体化/惊恐、广泛性焦虑障碍、分离性焦虑障碍、社交恐怖症、学校恐怖症。另外，从每个因子中提取负荷最高的一项，组成简明焦虑量表。1999 年[40]SCARED 修订为 41 个条目，其中 5 个条目组成简明焦虑量表。SCARED 是一种实用、有效的焦虑症状筛查工具，也可以作为父母评定量表，用于 6~18 岁儿童。该量表最大的特点是可以把焦虑和抑郁分离开，避免了焦虑和抑郁的混淆，可为临床诊断提供参考，也可用于初级卫生保健机构和社区的父母/儿童筛查焦虑障碍。SCARED 对治疗敏感。

2. 量表的内容及实施方法 SCARED 共 41 个项目，按 0~2 三级计分。0，没有此问题；1，有时有；2，经常有。SCARED 5 个因子组成：躯体化/惊恐、广泛性焦虑障碍、分离性焦虑障碍、社交恐怖症、学校恐怖症。所有得分相加得到总分，得分高提示存在焦虑。

3. 测量学指标 样本包括 351 例以焦虑或情绪问题就诊的 9~18 岁儿童。

（1）信度：间隔 5 周，各分量表的重测信度为 0.70~0.90，总分的重测信度为 0.86。各分量表的 Cronbach α 为 0.74~0.89，总分的 Cronbach α 为 0.90。

（2）效度：SCARED 父母报告总分与内化性问题的相关性高于外化性问题。父母和儿童各分量表和总分均与状态-特质焦虑量表高度相关，与特质分的相关性高于状态分。诊断为焦虑障碍的儿童的父母得分和自评得分总分、各因子得分均显著高于诊断为抑郁障碍、破坏性行为障碍和其他障碍的儿童。SCARED 能够将焦虑障碍区别于其他障碍，但父母量表不能判别焦虑和抑郁。因子分析提取 5 个因子。当划界分设置为 25 时，对儿童焦虑障碍诊断的灵敏度为 71%，特异度为 67%。

王凯[41]等在全国 14 个大中城市抽样 2 019 名平均年龄为 11.29±2.34 岁的儿童，制定全国城市儿童常模。间隔半月、3 个月后，SCARED 总分的重测信度为 0.61、0.57。各分量表的 Cronbach α 为 0.43~0.77，总分的 Cronbach α 为 0.89。各分量表父母与子女之间的一致性为 0.52~0.54，总分的一致性为 0.59。SCARED 躯体化/惊恐与 CBCL 的躯体主诉相关（相关系数为 0.363）；广泛性焦虑障碍与 CBCL 的焦虑/抑郁相关系数为 0.300；学校恐怖症与 CBCL 的躯体主诉相关系数为 0.460，违纪行为的相关系数为 0.487；SCARED 总分与 CBCL 躯体主诉的相关系数为 0.406，行为问题总分的相关系数为 0.301。

采用 ROC 分析发现，当总分≥25 时，灵敏度为 74%，特异度为 79%。

（七）儿童抑郁障碍自评量表

1. 概述 儿童抑郁障碍自评量表（Depression Self-rating Scale for Children，DSRS）由 Birleson[42]于 1981 年编制，为评估当前抑郁症状和抑郁病史的自评量表，适用于 8~14 岁儿童。该量表在焦虑障碍、创伤后应激障碍、抑郁障碍等研究中都被广泛使用。

2. 量表的内容及实施方法 量表共有 18 个项目，按没有（0）、有时有（1）、经常有（2）三级评分。量表为负性评分，得分高表示存在抑郁。其中第 1、2、4、7、8、9、11、12、13、16 项为反向记分，即没有（2）、有时有（1）、经常有（0），在统计时将其转换成 0、1、2 记分，再将各项目分相加即为量表总分。

3. 测量学指标 重测信度为 0.80，分半信度 0.86。

诊断为抑郁障碍的儿童得分显著高于诊断为其他障碍的儿童。划界分为 15 分时能判别抑郁障碍和非抑郁障碍儿童，灵敏度为67%，特异度为77%。

苏林雁[43]等在全国14个大中城市抽样1 943名年龄为11.46±2.24岁儿童，制定了中国城市常模。DSRS的Cronbach α为0.73，分半信度为0.72，间隔2周的重测信度为0.65，间隔3个月的重测信度为0.53。在内容效度上，常模组与抑郁组的DSRS各项目得分比较，有3项区分度不好："我像平时一样盼望着许多美好的事物""我喜欢出去玩""我肚子痛"这三项的两组之间差异无显著性。这可能与反向计分，我国儿童不习惯有关。反向计分和正向计分的项目，虽然都能够区分正常和抑郁障碍患儿，但正向计分的项目优于反向计分的项目。在会聚效度上，对抑郁组的DSRS和儿童自我意识量表得分进行相关性分析，发现抑郁总分与焦虑、幸福和满足呈负相关（相关系数为-0.60、-0.68）；对DSRS与CBCL各分量表进行相关性分析，发现DSRS总分与CBCL焦虑/抑郁（相关系数为0.49）、思维问题（相关系数为0.58）、内化性问题（相关系数为0.51）相关性较高。临床抑郁组的总分高于常模组（$P < 0.001$），这能够帮助区分抑郁障碍患儿。当划界分设置为15时，对儿童抑郁障碍的诊断灵敏度为86%，特异度为82%。

（八）心境和感受问卷

1. 概述 心境和感受问卷（Mood and Feelings Questionnaire，MFQ）是由美国精神病学家Angold和Costello于1987年编制的评估6～17岁儿童、青少年的最近感受和行为的问卷，包括父母版（MFQ-P）和儿童版（MFQ-C）两个版本，分别包括34个条目和33个条目。1997年，Angold等[44]为了流行病学研究的需要从最初的MFQ中各抽取13个条目，制定了MFQ简化版。该量表已经广泛用于流行病学和临床研究[45-46]，需要注意的是，该筛查工具并不评估自杀意念。它在抑郁障碍患者中比在社区病例检测中具有更高的诊断效度。

2. 量表的内容及实施方法 MFQ-P和MFQ-C均按0～2级评分方法计分（无为0，有时为1，经常为2），其中MFQ-P的总分范围为0～68，划界分为27；而MFQ-C的总分范围0～66，划界分为21。

3. 测量学指标

（1）信度：MFQ-C间隔3周和间隔3个月的重测信度分别为0.84和0.80[39]。

（2）效度：MFQ-C在鉴别重性抑郁障碍和其他心境障碍的曲线下面积（area under curve，AUC）分别为0.85和0.83，MFQ-P为0.86和0.90，如果将两者结合起来，AUC达到了0.89和0.90[47]。

曹枫林[48-49]等在长沙市采集12～18岁学生2 592名，对MFQ-C进行信效度检验，Cronbach α为0.93，分半信度为0.90，重测信度为0.85。因子模型的验证性因素分析的拟合指标卡方值、近似误差均方根、拟合度指数、调整后的拟合优度指数、非赋范拟合指数、优化拟合指数分别为4.59、0.05、0.91、0.89、0.97、0.97，具有较好的构想效度。简化版MFQ-C也有很好的信度和效度。

（九）Piers-Harris儿童自我意识量表

1. 概述 Piers-Harris儿童自我意识量表（The Piers-Harris Children's Self-Concept Scale，PHCSS）是美国心理学家Piers E及Harris D[50]于1969年编制、1974年修订的儿童自评量表，主要用于评价儿童自我意识状况，适用于8～16岁儿童、青少年。自我意识（self-concept）又译作自我概念，是指个体对自己行为、能力或价值观的感觉、态度和评价，也反映对自己在环境和社会中所处的地位的认识。良好的自我意识是个体实现社会化、完善人格特征的重要保证。如果在发育过程中受内外因素的影响，使儿童的自我意识出现不良倾向，则会对儿童的行为、学习、人际关系和社会能力造成不良影响，甚至影响儿童的健全人格的发展。PHCSS广泛用于研究儿童注意缺陷多动障碍、对立违抗性障碍、焦虑障碍，以及患有躯体疾病、单纯性肥胖者，或研究不同群体自我意识。ADHD患儿由于行为不符合社会规范、学习成绩差、受到的负面评价多，常常出现自我意识水平的下降，他们认可自己是行为不端的"坏孩子"、自尊心下降、缺乏自信，甚至自暴自弃，这些是ADHD患儿症状恶化的标志。

2. 量表的内容及实施方法 PHCSS含80个是否选择型测试题，因子分析提取6个分量表：行为、智力与学校情况、躯体外貌与属性、焦虑、合群、幸福与满足，得分低表示自我意识水平的下降。

各分量表组成如下。

- 行为：包括 12、13、14、21、22、25、34、35、38、45、48、56、59、62、78、80，共 16 个项目，得分高表示认为自己行为适当。
- 智力与学校情况：包括 5、7、9、12、16、17、21、26、27、30、31、33、42、49、53、66、70，共 17 个项目，得分高表示对自己的智力和学习满意。
- 躯体外貌属性：包括 5、8、15、29、33、41、49、54、57、60、63、69、73，共 13 个项目，得分高表示对自己的躯体状况和外貌满意。
- 焦虑：包括 4、6、7、8、10、20、28、37、39、40、43、50、74、79，共 14 个项目，得分高表示认为自己情绪好、不焦虑。
- 合群：包括 1、3、6、11、40、46、49、51、58、65、69、77，共 12 个项目，得分高表示对自己的人际关系满意。
- 幸福与满足：包括 2、8、36、39、43、50、52、60、67、80，共 10 个项目，得分高表示自己感到幸福，对自己的各方面感到满足。

总分为从 1 到 80 项相加，总分反映了被测者自我意识水平。

以 8～12 岁、13～16 岁的男童和女童的总分第 30 百分位数为划界分，低于第 30 百分位数为自我意识水平偏低。

3. 测量学指标

（1）信度：各分量表和总分的重测信度为 0.71～0.96，Cronbach α 为 0.78～0.93。

（2）效度：对内化性问题和外化性问题都有很好的区分度。Pisecco[51] 发现 ADHD 患儿自我意识差，特别在涉及学业失败时。这直接与青少年破坏行为和反社会行为有关，注意缺陷为主型则与低自尊和内化性问题相关。

苏林雁[52-53] 等 1994 年在湖南省取样制定了湖南常模。在收集应用经验的基础上，2002 年他与全国 20 个单位协作，采样 1 370 名年龄为 8～17 岁的儿童，制定了全国城市儿童常模。PHCSS 间隔半个月的重测信度为 0.60～0.94，间隔 3 个月的重测信度为 0.43～0.70。总分的 Cronbach α 为 0.86，各分量表的 Cronbach α 分别为行为 0.66、智力与学校情况 0.68、躯体外貌属性 0.70、焦虑 0.62、合群 0.47、幸福与满足 0.47。PHCSS 行为分量表与 PSQ 的品行问题、学习问题、焦虑、多动指数，PHCSS 总分与 PSQ 的学习问题、多动指数、总分的相关系数大于 0.3。PHCSS 行为分量表与 TRS 的多动、注意缺陷 / 被动、多动指数及总分的相关系数大于 0.3。PHCSS 与在校学生学习成绩的相关性分析结果为学习成绩与行为（相关系数 0.63）、焦虑（相关系数 0.58）及总分（相关系数 0.60）相关（$P < 0.01$）。

学校样本各分量表及总分均高于临床就诊儿童。行为障碍组行为分量表得分低于情绪障碍组，情绪障碍组焦虑、合群、幸福与满足得分低于行为障碍组。

（十）耶鲁综合抽动严重程度量表

1. 概述 耶鲁综合抽动严重程度量表（Yale Global Tie Severity Scale，YGTSS）由美国耶鲁大学 Leckman 等[54] 编制，是一个半定式访谈工具，使用 YGTSS 要求评定者具有对抽动症状评估的临床经验。它主要用于评估抽动的严重程度和治疗疗效。

2. 量表的内容及实施方法 YGTSS 分 3 个部分：第一部分为问诊项目，包括运动抽动和发声抽动的主要部分和方式；第二部分分别评估运动抽动和发声抽动的数量、频度、强度、复杂性、对正常行为的干扰 5 个方面，每项按照 0～5 六级评分，得分越高越严重；第三部分评估抽动障碍所导致的损害，按 10～50 评分，加入抽动分中，最后得出量表总分。最后的评分以每一项目的评分所得的有用信息和临床医生总体印象为基础。

抽动严重程度的判断：< 25 分为轻度，25～50 分为中度，> 50 分为重度。该量表还可用于疗效判断：减分率 > 60% 为有效，减分率在 30%～59% 之间为好转，减分率 < 30% 为无效。

3. 测量学指标 评分者之间的信度：运动抽动的 ICC 为 0.78，发声抽动为 0.91，总损害为 0.80，总严重程度得分为 0.85。与临床就诊的抽动人群样本的相关性为运动抽动 0.86，发声抽动 0.91，总严重程度 0.62。因子分析提取运动和发声 2 个因子。

（苏林雁 编，赵梦婕 刘 璐 校）

第四节　简明儿童少年国际神经精神访谈

一、简明儿童少年国际神经精神访谈简介

简明国际神经精神访谈（Mini International Neuropsychiatric Interview，MINI）是为 DSM-Ⅳ、ICD-10 中精神疾病的诊断而设计的一个简短、定式诊断交谈问卷[55]。研究显示 MINI 具有较好的信效度以及较高的研究者之间一致性，与定式临床检查患者版（Structured Clinical Interview for DSM-Ⅳ Patient Edition，SCID-P）[56]和复合性国际诊断交谈表（Composite International Diagnostic Interview，CIDI）有很好的相关性，可以在较短时间内完成[57-60]。适用于成人的中文版 MINI 在精神分裂症、抑郁障碍、焦虑障碍和物质依赖的诊断方面有很好的信度和效度[61]。

简明儿童少年国际神经精神访谈（MINI Kid）面向 6～16 岁的儿童和青少年，包括平行的两个版本，即父母版和儿童版。两个版本的内容完全一致，只有问题所指的人称代词不同。与之相似的是儿童诊断访谈问卷（The Diagnostic Interview Schedule for Children，DISC）[62]。MINI Kid 量表作为一个简短、定式的诊断工具，涵盖了童年期和青少年期 23 种常见精神障碍，更关注现状而非终生患病的调查。操作简便，非儿童精神科专业的人员经过系统培训即可很好地掌握，适用于大型流行病学调查和多中心临床研究，也可作为学校、普通儿科门诊初步诊断儿童精神障碍的工具[55]。

二、中文版信效度

北京大学第六医院王玉凤教授研究组引进和翻译了 MINI Kid 5.0 版[63]，并对其儿童版及父母版的信度和效度进行了初步测试[64-65]。

MINI Kid 儿童版及父母版重测信度为 0.90（$P < 0.01$）。MINI Kid 的调查员多为医学院校在校大学生，还有少量的儿科保健医生及儿科医生。他们经过系统培训能很好地掌握定式问卷的内容。经培训的 17 名调查员，内部一致性为 0.80～0.91（$P < 0.05$），符合量表使用的要求。针对国内缺乏儿童精神科医生的现状，MINI Kid 儿童版的使用更贴合我国国情，且操作成本更低。

MINI Kid 儿童版与父母版均具有诊断特异度高的突出优点，与 Sheehan 的研究结果一致[66]。与父母版相比，MINI Kid 儿童版对各种障碍普遍表现为诊断灵敏度较低，这也与 Fisher 检验 DISC-2.1 的灵敏度的结果相似。单独使用父母版 DISC 比儿童版更为敏感[67]。MINI Kid 儿童版中注意缺陷多动障碍和对立违抗性障碍的诊断灵敏度仅为 32.6% 和 30.9%，这与国外 DISC 评定结果相近，除报告的儿童注意缺陷多动障碍之外，DISC 评定和临床评定吻合程度为中度到高度[62]。这考虑为儿童对自己的多动、对立违抗行为缺乏自知力导致的。

评价儿童、青少年的行为和情绪问题，需要多方面的信息，信息来源不同，结果差异较大。对于儿童、青少年而言，父母也是重要的信息提供者。针对 MINI Kid 诊断特异度高，但灵敏度稍低，特别是儿童版对部分障碍诊断灵敏度低的情况，将父母版与儿童版进行并联诊断，以提高灵敏度。研究结果显示，较单独使用父母版或儿童版，并联诊断确实能有效地提高诊断灵敏度，同时诊断特异度稍有降低。但除儿童情感障碍及情绪问题外，其余障碍的诊断特异度均在 88.6%～98.5% 之间。因此我们推荐，在条件允许的情况下，尽可能同时进行父母版与儿童版的会谈，并进行并联诊断，以避免遗漏病例。在条件有限的时候，根据卫生经济学的原则，可以仅使用父母版，在不降低特异度的前提下尽可能发现更多病例。

三、调查员注意事项

（一）介绍会谈

应当在会谈前给儿童和青少年解释本会谈的性质和目的。例如"我准备问你一些有关你的问题。这样我才能更多地了解你和找出帮助你的办法。大多数问题可以用'是'或'否'来回答。如果你不理解某个词或问题，可以问我，我会给

你解释。如果你不能肯定怎样来回答问题,请不要猜——告诉我你不肯定就行。有些问题可能在你看来会很神秘,但无论如何请试着回答。你尽量如实地回答问题很重要,这样我才能帮你。咱们开始之前,你还有什么问题吗?"

对于13岁以下的儿童,我们推荐同时与父母和儿童会谈。问题应当直接针对儿童,但是应当鼓励父母在觉得儿童回答得不清楚或不准确时插话。不论儿童的回答是否符合问题中的诊断标准,调查员根据自己的最佳临床判断做出最终决定。与青少年和成人相比,儿童需要更多的举例说明。

(二)了解量表的格式

MINI被分成不同的模块,标以不同的字母,每一个模块对应一个诊断类别。

在每一诊断模块的开始(除了精神病性障碍模块),灰色框中列出了与该障碍的主要标准相对应的筛查问题。

在每一模块的结尾,诊断框允许临床医生标明是否符合诊断标准。

(三)操作使用规定

为了使对诊断标准的评估标准化,应当把以宋体印刷的句子一字一句地读给患者听。不应当把以楷体印刷的句子读给患者听。它们是给调查员的指导语,帮助其按照诊断规则评分。用斜体宋体印刷的句子标出了调查的时间段。调查员应当在必要的时候读出来。在评分时,仅考虑那些在指定的时间段内出现的症状。

回答对应有箭头标记在上的,表明未达到诊断所需要符合的某个标准。在这种情况下,调查员应当在模块的结尾,在所有的诊断框中圈出"否",然后进行下一模块。

当术语被斜线隔开时,调查员应当仅读出患者已有的症状。

圆括号中的短语是症状的临床示例。可以把这些读给患者听,以澄清问题。

(四)会谈的形式

会谈的问题是用来指向特定的诊断标准的。应当逐字读出问题。如果儿童或青少年不理解某一特定的词语或概念,调查员可以给出解释或举例说明。如果儿童或青少年不能肯定其是否有某一特定的症状,调查员可以要求他给出解释或举个例子来确定是否符合正在调查的症状。如果一个会谈条目包括一个以上问题,调查员应当在问题之间停顿,让儿童或青少年有时间做出反应。

当症状的时间相是关键因素时,为了诊断,量表中包括了有关症状持续时间的问题。由于儿童可能难以估计时间,调查员可以帮助他们将时间与生活中的重要事件联系起来。例如,"去年"的开始点可能与生日、学年的结束或开始、特别的节日或另一个一年一次的事件相联系。

(五)评分指导

对所有的问题都必须评分。在每一个问题的右侧圈出"是"或"否"来做评定。在编码这些回答的时候,评定者应当运用临床经验判断。必要的时候,评定者应当要求受访人举例说明,以确保编码准确。对于不甚清晰的问题,应当鼓励儿童或青少年问清楚。

临床医生应当考虑到问题的每一个维度[例如时间相、频率、严重度和(或)可供选择的条目]。

(六)诊断注意

能够更好地用器质性原因或使用酒精或药物来解释的症状,不应当在MINI Kid中编码为阳性。

(刘豫鑫编,黄 芳 刘 璐校)

第五节 执行功能行为评定量表

一、执行功能行为评定量表概述

Gioia 等[68]编制的执行功能行为评定量表（Behavior Rating Inventory of Executive Function，BRIEF）是对执行功能进行行为评定的一系列量表。BRIEF 分为学龄前儿童问卷（2～5岁）；学龄儿童问卷（6～18岁），包括父母问卷（6～18岁）、教师问卷（6～18岁）、自评问卷（11～18岁）；成人问卷（>18岁），包括成人自评及他评问卷。BRIEF 被数十个国家翻译引进，可用于低出生体重、脑外伤、阅读障碍、高功能孤独症、广泛性发育障碍、抽动症、精神发育迟滞患者等多种精神障碍儿童。近年来，BRIEF 还被运用到越来越多的躯体疾病儿童中，如大脑性瘫痪、慢性肾衰、新生儿 HIV 感染等[69-71]。

目前，北京大学第六医院王玉凤教授课题组已经对学龄儿童问卷（父母版和教师版）、成人问卷（自评及他评问卷）进行了中文版信效度研究，并且在童年期及成年期 ADHD、儿童创伤后应激障碍及成年期抑郁障碍患者中进行了使用。

二、执行功能行为评定量表学龄儿童父母及教师问卷

（一）量表内容

它评估 6～18 岁的儿童在家里和学校里的执行功能情况，包含 86 个条目、两个方面：行为管理指数（behavioral regulation index，BRI）和元认知功能指数（metacognition index，MI），详见表11-5-1。

（二）质量控制

BRIEF 采用了严格的质量控制措施保证评分的客观性。这些措施包括对 BRIEF 原始评分进行不一致率、负性评价率计算，不合格者剔除。不一致率可防止某些评定者填写问卷不认真造成的误差，负性评价率则可避免评分过分苛刻造成的误差。例如，以学龄儿童家长问卷为例，问卷中共设立了10对类似的条目，计算每对条目评分差值的累计总和，如累计≤6分则不一致率低，

表11-5-1 执行功能行为评定量表构成简介

名称		条目数	行为描述
因子	抑制	10	冲动控制，恰当时机中止自身的行为
	转换	8	自如地从一种情景、活动或者问题切换到另一种，灵活地解决问题
	情感控制	10	恰当地根据情感反应调控行为
	启动	8	自主地开始某活动
	工作记忆	10	为完成任务将大量资料储存于脑海中的能力，以及坚持某项活动的能力
	计划	12	设定恰当的步骤以实现目标
	组织	6	工作、场所等安排井然有序
	监控	8	为确保完成目标，在工作中或任务结束时对整个过程进行监督评价，对自身行为的效果进行监督评价
分量表	行为管理指数	28	通过合理的抑制控制，来有效地切换认知设置并管理情绪
	元认知指数	44	在良好的工作记忆状态下启动、计划、组织行动并进行维持，以解决预期问题
总分		72	总分

该问卷合格；如累计≥9分则不一致率高，该问卷不合格，评分不能使用；如累计分在6～9之间，则重新检查问卷填写情况，酌情决定是否合格。问卷中共设立9个无关的条目，其中任意一条评分为3则计1分，累计9条积分≤4分则负性评价率低，该问卷合格；累计9条积分≥7分则负性评价率高，该问卷不合格；累计9条积分在4～7之间则酌情决定该问卷是否合格。当然如果某个受试者的确存在严重的执行功能缺陷，那么可能该受试者的问卷评分负性评价率远远大于7分，但是该问卷仍然合格。因此剔除不合格问卷前，一定需要重新结合病史等其他资料综合判断。

（三）信效度及常模

1．美国版信效度和常模

（1）信度：重测信度为0.79～0.81，内部一致性为0.80～0.98。评定者信度方面，尽管针对同一受试者的教师版和父母版相关系数仅为0.32，但是这可能与家长和教师是分别在家里和学校里两个背景下观察有关。

（2）效度

- 内容效度：量表的86个条目是经过12位儿童神经精神疾病专家逐一筛选最后得到的统一结果，其各分量表在内容上能全面反映执行功能的各个方面。

- 量表效标效度：就同时效度而言，与ADHD评定量表家庭版（ADHD RS-Ⅳ）、Achenbach儿童行为量表（CBCL）、Conners父母症状问卷、儿童行为评价系统明显相关。BRIEF的抑制分量表与ADHD RS-Ⅳ的冲动/多动分量表相关系数为0.73。就预测效度而言，BRIEF的抑制分量表可区分ADHD的不同亚型，即ADHD-C和ADHD-I，BRIEF的预测准确率达68%。

- 执行效标效度：有研究者对18例ADHD患者、21例抽动障碍患者、17例ADHD共病抽动障碍患者和20名对照进行执行功能测验（伦敦塔测验、FAS言语流畅性测试、go/no-go测验）、韦氏智力测验和韦氏个人成就测验，并让他们的家长填写BRIEF、ADHD RS-Ⅳ和CBCL，结果显示：①BRIEF的各个因子与各项执行功能测验和智商均无显著相关，而BRIEF的各个因子与韦氏个人成就测验的数学成就因子、ADHD RS-Ⅳ、CBCL的诸多因子均显著相关。②各项执行功能测验均无显著性的组间差异，而BRIEF和CBCL则可明显区分各组受试者，在韦氏个人成就测验的数学成就因子上对照组得分也显著高于病例组[72]。进行该项研究的原因包括：执行功能测验所反映的受试者的执行功能水平与受试者日常生活的真实水平存在差距；大多执行功能测验均没有进行标准化检验，因而可信度尚不确定。这些都可能是导致执行功能测验未能区分各组受试者，从而BRIEF的各个因子与执行功能测验相关并不显著的原因。而韦氏个人成就测验、ADHD RS-Ⅳ、CBCL都经过了严格标准化，而且数学成绩本身就需要更多的执行功能的参与，所以BRIEF的各个因子与韦氏个人成就测验的数学成就因子、ADHD RS-Ⅳ、CBCL的诸多因子均显著相关就不足为奇了。

- 结构效度：用主成分法对其进行探索性因素分析，可将其8个分量表归纳为行为管理指数（BRI）（包括抑制、转换和感情控制三个分量表）和元认知功能指数（MI）（包括任务启动，工作记忆，计划，组织和监控五个分量表）两个因素。上述前三个分量表在BRI上的因子负荷为0.48～0.97，后五个分量表在MI上的因子负荷为0.46～0.99。这种因子分析的结果的累积贡献率在对照组（1 419名）达74%，在病例组（852例）达76%。用主成分法以及斜交旋转法将其与ADHD RS-Ⅳ、CBCL、BASC进行比较，结果提示BRIEF具有良好的聚合效度和区分效度。

（3）常模：BRIEF于1999年还在美国采集了具备代表性的样本1 419名（考虑了社会经济地位、地区、性别，以及种族分布），制定了各年龄段的常模。

2．中文版本信效度 北京大学第六医院王玉凤教授课题组于2007年成功引进BRIEF，并证实学龄儿童BRIEF父母版[73]和教师版[74]在我国使用信效度良好。该量表是我国第一个学龄儿童的认知功能的行为学研究工具。

(1) BRIEF 家长版：重测信度为 0.68～0.89，内部一致性为 0.74～0.96（除启动因子）。效标效度方面，BRIEF 与 ADHD-Ⅳ等量表的诸多因子相关（相关系数为 0.41～0.64）。在对照组中 BRIEF 与神经心理学测试存在相关（相关系数为 0.32～0.41）；BRIEF 抑制因子与 Rey 复杂图形记忆测试延迟细节得分、Stroop4 式字义干扰时间相关（相关系数为 -0.32、0.38），BRIEF 工作记忆因子与连线测试 B 部分时间、倒背数字得分、Stroop4 式字义干扰时间相关（相关系数为 0.30、-0.39、0.41）；在病例组中，BRIEF 与神经心理学测试结果无相关关系。结构效度方面，验证因素分析显示 BRIEF 的 2 个维度 8 个因子模型结构基本合理。疾病鉴别度方面，ADHD-C 组、ADHD-I 组、精神分裂症组和孤独症组在 BRIEF 总分及各因子评分上均显著高于性别、年龄匹配的正常组（$P < 0.01$），其中 ADHD-C 组的抑制、监控、转换因子评分显著高于性别、年龄匹配的 ADHD-I 组（$P < 0.01$）。

(2) BRIEF 教师版：重测信度为 0.65～0.86，内部一致性为 0.73～0.98，BRIEF 教师版与 BRIEF 父母版、BRIEF 教师版与 CBCL 教师版的部分因子呈正相关（相关系数为 0.47～0.88），BRIEF 与神经心理学测试的部分因子呈正相关（相关系数为 0.20～0.34），$P < 0.01$。Lisrel 的验证性因素分析显示 BRIEF 教师版 8 因子结构合理。病例组在 BRIEF 教师版大部分因子评分上均高于正常组（$P < 0.01$）。

（四）实际应用

1. 学龄儿童 BRIEF 父母版问卷的国际应用

(1) 在 ADHD 研究方面：①可用于从正常儿童中筛查 ADHD 患者。Gioia 等[75]研究表明，ADHD-I 型患者的启动、工作记忆、计划、组织、监控和抑制的因子评分明显高于对照组，而 ADHD-C 型患者则 8 个因子的评分均显著高于对照组。②可用于区分 ADHD 不同亚型。利用学龄儿童 BRIEF 父母版进行 ADHD 不同亚型的研究较为一致地发现 ADHD-C 型患者抑制缺陷明显比 ADHD-I 型患者严重[76]。③可用于判断哌甲酯治疗效果。Kunin-Batson 针对 17 例 ADHD 患者进行了双盲、安慰剂对照、交叉的研究方法，发现经过哌甲酯治疗后，除了转换和组织因子外其余 6 个因子均有显著性改善，其中工作记忆改善最多（T 分减分接近 10 分）[77]。

(2) 其他疾病方面：除了 ADHD，它还可以用于评定其他存在明显执行功能损害疾病患者的执行功能，如学龄儿童 BRIEF 可用于低出生体重、脑外伤、阅读障碍、高功能孤独症、广泛性发育障碍、抽动障碍、精神发育迟滞患者。近年来，BRIEF 还越来越多地被运用到躯体疾病儿童中，如脑瘫、慢性肾衰竭、新生儿人类免疫缺陷病毒（HIV）感染等[69-71]。Gioia[68]用学龄儿童 BRIEF 父母版对 ADHD-I 型、ADHD-C 型、孤独症、中度及重度抽动障碍、阅读障碍，以及正常对照进行研究，发现 ADHD-I 型、ADHD-C 型、孤独症组的 BRIEF 总分明显高于重度抽动患者组、阅读障碍组，中度抽动障碍组和正常对照组则得分最低。同时还发现 ADHD-C 组在抑制因子上明显存在异常，而孤独症组在转换灵活性上明显存在异常。当然也有一些研究结果差强人意。有研究者[78]对 21 例额叶损伤（以 fMRI 明确损伤部位）和 11 例非额叶损伤患者进行 BRIEF 评定。发现尽管两组患者在评分上较对照组有显著差异，但两组患者之间却无显著差异。这个结果可能再次证实，执行功能损伤并非仅仅由额叶损伤所致。Sullivan[79]等发现，尽管学龄儿童 BRIEF 父母和教师版可明显区分病例组和对照组，但对不同疾病组之间的区分能力却有待进一步研究。

2. 学龄儿童 BRIEF 父母版问卷的国内应用

(1) ADHD 方面：①可从正常儿童中筛查 ADHD 患者。②可以区分 ADHD 的不同亚型[73]。钱英等对满足 DSM-Ⅳ的 ADHD 诊断标准的 81 例患者［平均智商为（107±15）］进行研究，其中 ADHD-I 型为 52 例［平均智商为（107±15）］和 ADHD-C 型为 29 例［平均智商为（108±15）］。使用 BRIEF 进行生态学执行功能评定，结果显示 ADHD 患儿（ADHD-I 型和 ADHD-C 型）在 BRIEF 各因子层面较正常儿童都有显著的缺陷，其中 ADHD-C 型患儿的执行功能缺陷明显较 ADHD-I 患儿严重，尤其是抑制、工作记忆、计划、组织及监控 5 个因子层面[73]。③评价高智商 ADHD 患儿的执行功能水平。苏怡等[80]的研究纳入了 50 例 7～14 岁符合诊断标准的高智商（总智商 120）的 ADHD 男童、50 名年龄匹配的高智商正常男童及723名一般人群男童对照,用BRIEF父母版测评生态学执行功能,结果发现高智商ADHD组的BRIEF评分(包括8个因子、2个方面及总分)均高于高智商正常对照组和一般人群对照组。④判断药物治疗效果。钱英、曹庆久等[81]以BRIEF进行生态学评估,发现哌甲酯控释剂有望改善ADHD患者的执行功能水平,其中以工作记忆和抑制功能的改善最为明显。杨莉等[82]开展随机对照研究比较哌甲酯和托莫西汀对ADHD患儿执行功能缺陷的疗效,其中哌甲酯组85例、托莫西汀组57例、正常对照46名。结果显示两种药物治疗后,受试者在BRIEF的全部因子(除家长版启动因子)的评估均有改善,但两种药物疗效无差异。苏怡等[83]评价了哌甲酯对239例6~16岁ADHD患儿使用24周的疗效,结果发现以斯诺佩评定量表(SNAP-Ⅳ)平均分小于等于1为标准,第8周缓解率为69.3%(151/218);且无论在治疗第8周或24周,缓解组BRIEF评分均较未缓解组更低。⑤评价共患疾病对ADHD患儿执行功能影响。钱英等[84]使用操作性执行功能测验及学龄儿童BRIEF父母版评估了258名儿童(89例ADHD、53例ADHD共病ODD、116名正常对照),结果显示在Stroop色词命名测验、连线测试及BRIEF全部8因子评分方面,ADHD患儿均差于正常儿童。但共病ODD的ADHD患儿较单纯ADHD患儿在BRIEF的抑制、转换、情感控制因子方面评分更差,而操作性执行功能测验在两组间无差异。

(2)在创伤后应激障碍(post-traumatic stress disorder,PTSD)方面:杨蕊等[85]对34例我国"5.12"地震后患PTSD的儿童,使用BRIEF进行了震后4个月和12个月的执行功能生态评估,发现震后4个月PTSD患儿存在行为管理方面的执行功能缺陷,其中抑制和情感控制方面的缺陷更加明显,但这些缺陷在震后12个月自然缓解。

三、执行功能行为评定量表学龄儿童自评问卷

自评问卷的国际应用:Lee等[86]使用学龄儿童BRIEF自评问卷对159例各型ADHD患者和881名正常对照进行评定,发现患者的所有因子评分均显著高于对照组。如果对上述患者进行分型,则ADHD-I型患者的转换、工作记忆、计划、组织、任务完成因子评分明显高于对照,ADHD-C型患者的所有因子评分均显著高于对照;ADHD-C型患者的抑制、情感控制和监控因子评分明显高于ADHD-I型患者。这一结果提示,父母版和自评版问卷对ADHD及其亚型的研究结果是基本一致的。自评版问卷中文版尚未进行信效度研究,这可能与学龄儿童难以对自身进行客观评价有关。

四、执行功能行为评定量表成人自评及他评问卷

(一)量表内容

执行功能行为评定量表成人问卷(Behavior Rating Inventory of Executive Function - Adult Version,BRIEF-A)包括自评及他评问卷。自评问卷用于患者评定自己,他评问卷由患者的亲属或对患者比较熟悉的朋友来填写。他评问卷与自评问卷条目数量与内容相同。量表包括75个条目,每个条目都采取三分量表的形式,由"从不"至"经常",来评定患者的执行功能受损程度。它的两个大方面的指数,行为管理指数(BRI)和元认知功能指数(MI),详见表11-5-2。

BRIEF-A也采用了严格的质量控制措施保证评分的客观性。这些措施包括除了对BRIEF原始评分进行"不一致率""负性评价率"计算,还包括对"低频率事件率"的计算,不合格者剔除。不一致率是指问卷中共设立了10对类似的条目(如条目2"我完成任务时犯粗心的错误"和条目41"我犯粗心的错误"),累计每对条目评分差值的总和,如累计≤7分则该问卷合格,如累计≥8分则为不合格,该问卷评分不能使用。负性评价率是指问卷中共设立10个条目(如条目1"我勃然大怒"),如果该条目评分为3(经常)则计1分,累计≤5分则合格,≥6分不合格。低频率事件率是指问卷中设立了5个无关的条目(如条目10"我忘记了我自己的名字"),如果评分与已知评分标准(此条目为3,经常)相同则计1分,累计≤2分为合格,≥3分为不合格。即使是受试者有严重的认知功能受损,也能够将该项目填写正确。需强调,有些受试者的确存在严重的执行功能缺陷,那么该受试者的问卷可能因为上述中的某一分量表造成问卷不合格。

表11-5-2 BRIEF-A临床量表和效度量表简介

量表	条目数	描述
临床量表		
抑制	8	冲动控制，恰当时机中止自身的行为
转换	6	自如地从一种情景、活动或者问题切换到另一种，灵活地解决问题
情感控制	10	恰当地根据情感反应调控行为
自我监控	6	成人行为的自我控制能力
启动	8	自主地开始某活动
工作记忆	8	为完成任务将大量资料储存于脑海中的能力，以及坚持某项活动的能力
计划	10	设定恰当的步骤以实现目标
任务监控	6	在工作中或任务结束时对整个过程和对自身行为的效果进行监督评价
组织	8	工作、场所等安排井然有序
行为管理	30	通过合理的抑制控制，以有效地切换认知设置并管理情绪
元认知	40	在良好的工作记忆状态下启动、计划、组织行动并进行维持，以解决问题
总分	70	总体评价执行功能情况
效度量表		
负性评价率	10	避免评分过分苛刻造成的误差
低频率事件率	5	避免填写问卷不认真造成的误差
不一致率	10	防止某些评定者填写问卷前后不一致造成的误差

例如，在低频率事件率问卷中，约有不到1%的人群（包括正常对照和病例组）的评分≥3分，也就是不合格。因此剔除不合格问卷前，一定需要重新结合病史等其他资料综合判断。

(二) 信效度和常模

1. 美国版本信效度和常模

（1）信度：①内部一致性，自评问卷正常组（$n=1\,050$）9个分量表的Cronbach α为0.73~0.90，而BRI、MI和总执行量表（Global Executive composite，GEC）的Cronbach α为0.93~0.96。对正常组与病例组的综合研究（$n=233$）提示9个分量表的Cronbach α为0.80~0.94，而BRI、MI和GEC的Cronbach α为0.96~0.98。他评问卷的内部一致性更高，正常组（$n=1\,200$）他评问卷的9个分量表的Cronbach α为0.80~0.93，而BRI、MI和GEC的Cronbach α为0.95~0.98。对正常组与病例组的综合研究（$n=196$）提示9个分量表的Cronbach α为0.85~0.95，而BRI、MI和GEC的Cronbach α为0.96~0.98。这说明BRIEF成人自评问卷和他评问卷的各个因子与各个指数均具有高度的内部一致性。②重测信度，间隔4.22周自评问卷正常组（$n=50$）的9个分量表的重测信度达0.82~0.93，BRI和MI的重测信度均为0.93，GEC的重测信度达0.94。间隔4.21周他评问卷正常组（$n=44$）的9个分量表的重测信度达0.91~0.94，BRI、MI和GEC的重测信度达0.96。③评定者信度，180例正常组和病例组的受试者填写自评和他评问卷，针对同一受试者的自评和他评问卷的各个分量表呈中度相关，相关系数为0.44~0.68。其中转换量表的相关系数最低，为0.44，情感控制量表的相关系数最高，为0.68。BRI、MI和GEC的相关系数达0.61~0.63。进一步研究发现，同一受试者的9个分量表、BRI、MI和GEC的得分在1个标准差之内的比例为54.37%~73.0%。总的来说，BRIEF-A的评定者信度较高。

（2）效度：①在内容效度方面，BRIEF-A是BEIEF系列量表的一部分，量表的75项是经过10名神经精神病专家逐一筛选最后得到的统一结果，其各分量表在内容上能全面反映执行功能的各个方面。②在效标效度方面，BRIEF-A

与额叶系统行为量表（Frontal Systems Behavior Scale，FrSBe）、执行功能失常问卷（Dysexecutive Questionnaire，DEX）、认知损伤问卷（Cognitive Failures Questionnaire，CFQ）、抑郁临床评估（Clinical Assessment of Depression，CAD）、Beck抑郁问卷（Beck Depression Inventory，BDI）、老年抑郁量表（Geriatric Depression Scale，GDS）、状态-特质焦虑问卷（State-Trait Anxiety Inventory，STAI）明显相关。例如，BRIEF-A与FrSBe的执行功能量表呈高度相关，与抑郁量表呈中度相关。BRIEF-A的BRI、MI和GEC与DEX的总分的相关系数分别为0.84、0.73、0.84，均呈高度相关。③在结构效度方面，用主成分法对其进行探索性因素分析，可将其9个分量表归纳为BRI（包括抑制、转换和感情控制、自我监控4个分量表）和MI（包括任务启动、工作记忆、计划、组织和任务监控5个分量表）两个因素。自评问卷上述前四个分量表在BRI上的因子负荷为0.48～0.99，后五个分量表在MI上的因子负荷为0.63～0.88。这种因素分析对正常组（$n=1\,050$）的结果的累积贡献率达73%，对病例组（$n=233$）达76%。他评问卷上述前四个分量表在BRI上的因子负荷为0.55～1.00，后五个分量表在MI上的因子负荷为0.66～1.00。这种因素分析率对正常组（$n=1\,200$）的结果的累积贡献达81%，对病例组（$n=196$）达78%。用主成分法以及斜交旋转法将其与FrSBe、DEX、CFQ、CAD、BDI、GDS、STAI进行比较，结果提示BRIEF具有良好的聚合效度和区分效度。

（3）常模：BRIEF-A在美国采用具有代表性的自评问卷样本1 050例，他评问卷1 200例（考虑了社会经济地位、地区、性别，以及种族分布），制定了各年龄段的常模。结果显示18～39岁成人的BRIEF-A评分稍高于40～90岁成人的评分，但二者无明显差异。在各个年龄段，男性与女性的BRIEF-A评分无明显差异。

2. 中文版信效度

（1）BRIEF-A自评问卷：GEC、BRI、MI的重测信度为0.85、0.86、0.78，各因子的重测信度为0.61～0.76（$P<0.01$，$n=40$）。GEC、BRI、MI的Cronbach α为0.87、0.92、0.87，各因子的Cronbach α为0.65～0.88（$P<0.01$，$n=285$）。在效标效度方面，BRIEF-A的GEC、BRI、MI与DEX自评问卷总分的相关系数分别为0.77、0.73、0.70，各因子与DEX总分相关系数为0.39～0.78（$P<0.05$，$n=30$）。BRIEF-A与神经心理学测试部分指标存在相关（相关系数为0.36～0.46，$P<0.05$，$n=61$）。在效标效度方面，精神分裂症、抑郁发作患者组在GEC、BRI、MI及各因子评分上高于对照组，差异具有统计学意义（$P<0.01$），成年期ADHD组在GEC、BRI、MI及抑制、感情控制、自我监控、任务启动、计划和任务监控因子评分均高于对照组，差异具有统计学意义（$P<0.05$）。

（2）BRIEF-A他评问卷：对照组GEC、BRI、MI的重测信度为0.78、0.65、0.83，各因子的重测信度为0.60～0.81（$P<0.01$，$n=31$）（转换因子为0.42）。GEC、BRI、MI的Cronbach α为0.92、0.83、0.89，各因子的Cronbach α为0.68～0.89（$P<0.01$，$n=280$）。在效标效度方面，GEC、BRI、MI与DEX自评问卷总分的相关系数分别为0.66、0.61、0.64，各因子与DEX总分的相关系数为0.51～0.62（$P<0.05$，$n=20$）（除情感控制因子为0.42）。BRIEF-A与神经心理学测试部分指标存在相关（相关系数为0.35～0.68，$P<0.01$，$n=33$）。在效标效度方面，成年期ADHD组、精神分裂症患者组在GEC、BRI、MI及各因子评分上均高于对照组，差异具有统计学意义（$P<0.01$）。

（三）实际应用

1. BRIEF-A的国际应用　BRIEF-A具有较为广泛的临床应用价值。它可以用于评定存在明显执行功能损害疾病患者的执行功能并进行区分，Laura等[87]对29例神经心理学测试伴有执行功能缺陷的轻微认知损伤（MCI）患者和28例神经心理学测试未发现执行功能缺陷的轻微认知损伤（cognitive complaints，CC）患者，以及30名正常对照（healthy control，HC）进行研究。结果显示，BRIEF-A的评分为MCI＞CC＞HC，且在工作记忆层面有显著差异。另外，许多研究将BRIEF-A用于成年期ADHD、创伤性脑损伤、多发性硬化和癫痫等患者。

2. BRIEF-A的国内应用　北京大学第六医院课题组曲姗等[88]对41例符合Conners成人ADHD诊断会谈（Conners Adult ADHD Diagnostic Interview for DSM-Ⅳ，CAADID）中ADHD诊断标准的门诊患者和42名年龄、受教育年限匹配的正常对照,进行 BRIEF-A 自评问卷评定。结果显示成年期仍符合 CAADID 诊断标准的 ADHD 患者,其 BRIEF-A 自评问卷经多重检验校正后行为管理指数和元认知指数两个维度得分均高于对照组($P < 0.01$),抑制、感情控制、任务启动、任务监测 4 个因子得分也高于对照组($P < 0.05$)。北京大学第六医院课题组刘粹等[89]对 74 例抑郁障碍患者使用 BRIEF-A 进行评估,发现抑郁障碍患者 BRIEF-A 总分 [(128.7±27.8) vs. (86.3±18.4)] 及抑制 [(14.1±3.3) vs. (9.7±1.7)]、转换 [(12.1±2.8) vs. (7.8±1.9)]、情感控制 [(19.5±4.6) vs. (13.3±4.0)]、自我监控 [(9.8±2.8) vs.(7.4±1.6)]、任务启动 [(15.8±4.2) vs. (9.9±2.2)]、工作记忆 [(15.1±3.5) vs. (9.9±2.2)]、计划 [(18.6±4.9) vs. (12.7±3.0)]、组织 [(11.5±3.4) vs. (9.9±2.1)] 和任务监控 [(12.4±4.0) vs. (7.8±2.1)] 等 9 个因子得分均高于对照($P < 0.05$)。BRIEF-A 的总分和各因子得分与 DEX 的总分和各因子得分之间均呈正相关(相关系数为 0.37～0.80,$P < 0.01$)。北京大学第六医院课题组黄芳等[90]对 27 例成年期 ADHD 患者进行 12 周认知行为治疗(CBT)和 3 次后期巩固治疗,使用 ADHD 评定量表(ADHD RS)、BRIEF-A、自尊量表(SES)和世界卫生组织生存质量测定量表简表(WHOQOL-BRIEF)评估疗效。采用多次重复测量方差分析对第 1 周、第 12 周和第 24 周的各指标得分进行比较。结果显示 24 周 CBT 后 ADHD RS 得分及 BRIEF-A 中转换和任务监控得分均低于第 1 周得分($P < 0.05$),SES 得分及 WHOQOL-BRIEF 的生理领域得分均高于第 1 周得分($P < 0.05$)。该研究认为包含 3 次后期巩固治疗阶段的团体 CBT 可改善成年期 ADHD 患者的核心症状、执行功能、自尊水平和生活质量。

五、对 BRIEF 的评价

(一)优点

BRIEF 的优点包括:① BRIEF 系列量表将自评和他评有机结合,避免了评定者主观因素造成的误差。② BRIEF 系列量表质量控制措施严格,保证了评分的客观准确。③ BRIEF 系列量表系统、全面地评价了执行功能的各个方面,可用于研究各种执行功能受损疾病的不同特点[72]。④ BRIEF 系列量表根据不同年龄阶段执行功能的不同特点,编制了相应的量表,并且建立了不同年龄和性别的常模,有助于准确评定执行功能的发育特点。⑤与各种评定执行功能的操作性任务测验相比,BRIEF 系列量表真实地反映了受试者日常生活中的执行功能水平,与操作性执行任务测验联合进行研究,可弥补操作性执行任务测验社会生态学效度不足的缺陷[91]。

(二)缺陷

BRIEF 的不足包括:① RIEF 系列量表的评分等级只分为三级,各等级的标准并不明确,有些条目的定义也并不明确。②结构效度可能进行新的优化组合。如量表编者 Gioia 在 2002 年[75]提出将原来的 8 个分量表分为 9 个,即将原来的监控分量表分为自我监控和任务监控两个分量表。

(钱 英编,黄 芳 刘 璐校)

第六节 Weiss 功能缺陷量表

一、社会功能量表概述

社会功能指个体在不同的社会角色中表现出恰当行为的能力[92]。精神障碍患儿存在各维度社会功能的受损。研究显示,社会功能的恢复和改善是精神障碍患儿治疗效果和预后的重要指标[93]。因而,促进患儿社会功能的恢复已经成为目前精神障碍的重要治疗目标之一。

目前国际上已开发了数种评估儿童精神障碍患者社会功能的研究工具,主要分两类:一类是普遍通用的社会功能评估工具,包括儿童健康问卷(Child Health Questionnaire,CHQ)[94]、儿童生活质量量表(Pediatric Quality of Life Inventory,PedsQL)[95]、儿童健康和疾病概要 - 儿童版(Child

Health Illness Profile-Child Edition, CHIP-CE)[96]、儿童青少年功能评估量表（Child and Adolescent Functional Assessment Scale, CAFAS)[97]等；另一类则是疾病或障碍特异性社会功能评估工具，如Weiss功能缺陷量表父母版（Weiss Functional Impairment Scale-Parent Form, WFIRS-P）、Weiss功能缺陷量表自填版（Weiss Functional Impairment Scale-Self Report, WFIRS-S）等[98]。

通用的儿童社会功能评估量表中，CHQ评估儿童的躯体、情感和社会方面的健康水平，包括14个方面，即躯体功能、躯体疼痛及不适、一般健康、健康变化、学业和社交活动的缺陷等。对于≥10岁的儿童可以使用包含87个条目的量表进行自评。家长版包含50或28个条目两个版本[94]。② PedsQL包含4个健康维度，即躯体功能、情感功能、社会功能和学业功能。量表包含23个条目，使用0～4分评分[95]。③ CHIP-CE的家长版包含76个条目，涉及5个方面，满意度、舒适度、危险避免、韧性和成就，包含12个分量表（对健康的满意度、对自我的满意度、躯体舒适、情感舒适、受限的行为等）[96]。④ CAFAS适用于5～19岁儿童，包括8个分量表评估儿童（包括学校、家庭、社区、针对他人的行为、情绪、自我伤害、物质滥用、思维）和2个分量表评估照料者（包括材料使用和社会支持）[97]。

普遍通用的社会功能评估工具是对社会功能的一般性评价，其不足为缺乏疾病特异性、对治疗反应不灵敏、难以对特定疾病进行深入研究[99]。Weiss功能缺陷量表作为一种疾病特异性社会功能评估工具，是根据ADHD疾病特点编制的，简便易填，可灵敏地反映ADHD患者社会功能的损害情况细节，还可灵敏反映药物治疗的疗效[100-101]。其中WFIRS-P适用于ADHD患儿，由患儿父母填写；WFIRS-S适用于成年期ADHD患者，由本人自填。

二、Weiss功能缺陷量表父母版

（一）量表内容

WFIRS-P含50个条目，由父母评定患儿近一个月的行为表现，包括家庭、学习/学校、生活技能、自我观念、社会活动和冒险活动等6个分量表，为类似李克特量表的0～3分的四级评分（即该条目行为频率为"有时""偶尔""经常"和"总是"，此外还有"不适用"的备选项），各个条目相加后得各维度量表分和总分。量表构成详见表11-6-1。

（二）信效度及常模

1. 美国版本信效度和常模

（1）信度：国外研究显示WFIRS-P信度良好，WFIRS-P内部一致性为0.75～0.94[98]。最新的对WFIRS-P的信效度研究纳入了7个随机对照研究，结果显示各个分量表的内部一致性超过0.7，各个分量表除冒险活动分量表外的重测信度均超过0.7[102]。该研究结果说明WFIRS-P信度良好[102]。

（2）效度：WFIRS-P和DSM-Ⅳ大体功能评定（Global Assessment Function, GAF）量表的相关系数为-0.29～-0.59，和ADHD RS父母版的相关系数为0.44～0.71[98]。最新的一项研究纳

表11-6-1 Weiss功能缺陷量表父母版构成简介

分量表	条目数	评估内容
家庭	10	与父母及其他家人的关系及家庭生活相关情况
学习/学校	10	学习能力、学业成绩及课堂表现等
生活技能	10	日常睡眠、饮食、锻炼等生活习惯的评价
自我观念	3	对自我及生活的态度
社会活动	7	与其他儿童的社会交往能力和表现
冒险活动	10	评估是否做危险或违法的事情
总量表	50	整体日常社会功能

入了 7 个随机对照研究,结果显示 WFIRS-P 和 ADHD RS 的总分、注意缺陷分量表及多动/冲动分量表均显著相关($P < 0.05$),WFIRS-P 和临床总体印象严重程度(Clinical Global Impression-Severity,CGI-S)得分显著相关($P < 0.05$)。并且可以明显区分治疗有效患者和治疗无效患者($P < 0.001$)。该研究结果在随机分成的两个样本中均得到验证,证明了 WFIRS-P 量表具有良好的效度[102]。

(3)常模:2007 年加拿大一项基于社区样本的研究纳入了 209 例 ADHD 患儿(平均年龄 8.5±1.6 岁,范围为 6～11 岁),基线时 WFIRS-P 各个分量表得分见表 11-6-2。ADHD 患儿接受 3 个月托莫西汀治疗后进行随访,治疗后 ADHD 患儿有 150 例,治疗后 3 个月随访数据显示 WFIRS-P 的平均总分为 30.9±18.5(得分范围为 4～105)。同时,该研究纳入了 50 例儿科门诊的 ADHD 患儿作为另一验证样本。根据得分的频率分布情况计算了 WFIRS-P 各个分量表和总量表得分的常模[103],具体见表 11-6-3。

2. 中文版本信效度 北京大学第六医院王玉凤教授课题组在 2011 年对 WFIRS-P 已经进行了中文版信效度研究,并且在 ADHD 患儿中进行了使用。研究纳入了 123 例 ADHD 患儿及 240 名正常儿童。对其中的 39 例 ADHD 患儿,同时请其父母填写 BRIEF 父母版和 ADHD RS-Ⅳ,并请进行诊断的医生对这 39 例患儿用 GAF 量表评估以检验效标效度。间隔 1～2 周请 ADHD 患儿的父母再次填写 WFIRS-P 以检验重测信度,共回收 29 份。结果显示 WFIRS-P 内部一致性良好,重测信度除自我观念和冒险活动分量表(0.61 和 0.64)偏低外,其余分量表信度良好,整体重测信度为 0.61～0.87,内部一致性为 0.70～0.92($P < 0.05$)。WFIRS-P 与 GAF 量表相关系数为 –0.29～–0.59,与 ADHD RS-Ⅳ和 BRIEF 的相关系数为 0.32～0.50 和 0.23～0.71

表11-6-2 加拿大人群中Weiss功能缺陷量表父母版得分情况

项目	条目数	平均分	标准差	中位数	范围
家庭	10	12.5	7.1	12.0	0～28
学习/学校	10	13.3	5.6	13.0	0～27
生活技能	10	12.2	5.3	12.0	1～27
自我观念	3	3.6	2.6	3.0	0～9
社会活动	7	7.2	4.7	6.0	0～21
冒险活动	10	5.2	3.7	5.0	0～18
总量表	50	53.9	20.7	51.0	16～112

表11-6-3 加拿大人群中Weiss功能缺陷量表父母版得分频率分布

百分位	总分	家庭	学习/学校	生活技能	自我观念	社会活动	冒险活动
99%	110.6	27.9	25.0	24.9	9.0	19.0	16.0
95%	90.5	24.0	23.0	21.0	8.5	16.5	13.0
90%	83.0	23.0	21.0	20.0	7.0	14.0	10.0
75%	68.0	18.0	17.0	16.0	6.0	10.5	7.0
50%	51.0	12.0	13.0	12.0	3.0	6.0	5.0
25%	39.5	7.0	10.0	8.0	1.0	4.0	3.0
10%	28.0	3.0	6.0	5.0	0.0	2.0	1.0
5%	23.5	1.0	4.0	4.0	0.0	1.0	0.5
1%	17.1	0.0	0.1	2.0	0.0	0.0	0.0

($P < 0.05$)。Lisrel 验证性因素分析显示 WFIRS-P 的 5 个因子模型结构合理，病例组及正常组相对拟合指数分别为 0.97 及 0.89，近似均方根误差均 < 0.08。实证效度结果显示，病例组在 WFIRS-P 5 个因子及总分评分上均高于正常组（$P < 0.01$），WFIRS-P 的 5 个因子及总分均可有效反映 ADHD 患儿社会功能水平与正常儿童的差异。本研究整体结果显示 WFIRS-P 总体信效度良好。病例组与正常组 WFIRS-P 各因子条目平均分详见表 11-6-4[104]。

（三）实际应用

1. Weiss 功能缺陷量表父母版的国际应用

（1）ADHD 患儿日常社会功能受损的描述性研究方面：一项对睡眠问题和日常社会功能受损的相关性研究，使用了 WFIRS-P、儿童睡眠习惯问卷和 ADHD 自评量表评估，结果显示不论对于 ADHD 患儿还是正常发育儿童，睡眠问题和社会功能受损均存在中度的正相关。存在 ADHD 症状的儿童与不存在该表现的儿童在睡眠问题上无明显差异，但共病孤独症谱系相关疾病使得睡眠问题加重[105]。

（2）ADHD 患儿药物治疗疗效评估方面：2015 年一项用 8 周胍法辛缓释剂治疗 ADHD 患儿的多中心、双盲、安慰剂对照研究，使用了 WFIRS-P 进行社会功能评估，结果显示治疗后患儿在家庭、学习/学校、社会活动和冒险活动各个分量表得分上出现显著改善，但在生活技能和自我观念分量表得分上未见显著变化。治疗有效的 ADHD 患儿的 WFIRS-P 总分和各个分量表得分与 ADHD 症状得分变化存在显著相关。该结果表明 WFIRS-P 得分可以反映 ADHD 胍法辛治疗的疗效，并且 WFIRS-P 得分的变化与 ADHD 核心症状的变化一致[106]。类似的一项 13 周的胍法辛缓释剂治疗研究，同样使用了 WFIRS-P 的家庭和学习/学校分量表进行评估，但结果未显示治疗前后这两个分量表得分有明显变化[107]。一项使用安非他明和托莫西汀治疗 ADHD 患儿的研究显示，两种治疗均使 WFIRS-P 各个分量表得分显著降低，对于安非他明治疗组平均降分为 −0.35（95% 置信区间为 −0.42 ~ −0.29），对于托莫西汀治疗组为 −0.27（95% 置信区间为 −0.33 ~ −0.20）[108]。为了评估托莫西汀对神经心理和功能方面的影响，一项研究纳入了 21 例 ADHD 患儿，其中 16 例患儿接受了 6 个月的托莫西汀治疗，结果显示 ADHD 患儿在治疗后每日的注意得分显著改善，家长和教师评定的 BRIEF 得分也有显著改善，WFIRS-P 得分同时也有显著改善，以上发现提示托莫西汀不仅可改善 ADHD 的核心症状，同时也能显著改善多个维度的功能[101]。⑤一项比较长效哌甲酯缓释剂和安非他明对 ADHD 疗效的研究，纳入了 56 例 ADHD 患儿和青少年，共进行 8 周的治疗，使用了 ADHD RS、临床总体印象和 WFIRS-P 进行疗效评估，结果显示哌甲酯治疗组和安非他明治疗组均有显著的 ADHD 症状缓解，ADHD 症状总分和多动/冲动得分的改善与用药剂量呈强相关，注意缺陷得分改善与剂量呈中度相关。最高剂量时哌甲酯治疗组出现显著 ADHD 症状分数降低的患者为 80%，该比例在安非他明治疗组为 79%；两组均存在食欲下降和失眠等情况[109]。一项长期（26 周）使用安非他明治疗 ADHD 患儿和青少年的研究，使用了 WFIRS-P 评估治疗前后的社

表11-6-4 病例组与正常组WFIRS-P各因子条目平均分比较

因子	病例组（$n=123$, $\bar{x} \pm s$）	正常组（$n=240$, $\bar{x} \pm s$）	t 值	P 值
家庭	0.86±0.54	0.24±0.30	11.65	< 0.001
学习学校	0.80±0.48	0.21±0.30	12.40	< 0.001
生活技能	1.00±0.42	0.52±0.35	10.81	< 0.001
自我观念	0.98±0.71	0.25±0.38	10.63	< 0.001
社会活动	0.76±0.49	0.40±0.34	7.30	< 0.001
冒险活动	0.40±0.32	0.15±0.24	7.60	< 0.001
总分	0.77±0.35	0.29±0.26	13.41	< 0.001

会功能变化，结果显示治疗前患者在 WFIRS-P 的家庭方面和学习/学校方面的得分最低，WFIRS-P 的总分和各个分量表得分均在治疗后存在显著改善。该研究证明了安非他明治疗 ADHD 患儿在社会功能改善方面的长期效果[110]。另一项比较长期（12 个月）使用托莫西汀治疗和常规标准治疗的疗效的研究，纳入了 398 例 ADHD 患儿，使用了 CHIP-CE 和 WFIRS-P 评估生活质量和社会功能在治疗前后的变化。结果显示两种治疗组 WFIRS-P 得分到 6 个月时均显著降低，托莫西汀组从平均单个条目得分 1.02 降低到 0.63，常规治疗组从平均单个条目得分 0.96 降低到 0.59。生活质量方面，托莫西汀组从 28.0 分改善为 37.1 分，常规治疗组从 28.3 分改善为 40.7 分。该研究显示托莫西汀和常规临床治疗均对生活质量和社会功能有长期改善作用[111]。

（3）ADHD 患儿非药物治疗疗效评估方面：对 ADHD 青少年进行认知行为治疗的研究同样使用了 WFIRS-P 评估治疗前后的社会功能变化，结果显示 89 例完成治疗的患者的症状自评量表得分显著降低，同时 WFIRS-P 得分显著降低（平均降低 4.02 分，95% 置信区间为 0.29～7.76，$P < 0.05$）。本研究证明团体认知行为治疗可以显著改善 ADHD 青少年的症状及社会功能受损情况[112]。一项对 ADHD 患儿进行 2 周夏季露营训练的研究，纳入了 33 例参加训练的 ADHD 患儿，同时纳入不参加训练的 15 例 ADHD 患儿作为对照组。研究使用了 WFIRS-P、CGI 和同龄人关系指数（the index of peer relations，IPR）进行评估，结果显示在训练后 ADHD 患儿以上三个指标的得分均有显著改善，效应值为 0.7～1.6[113]。

2. Weiss 功能缺陷量表父母版国内应用

（1）ADHD 患儿日常社会功能受损的描述性研究方面：对不同亚型 ADHD 患儿的社会功能状况的研究，使用了 WFIRS-P 评估 ADHD 患儿的社会功能，比较 ADHD 组与正常儿童组的社会功能状况，分析不同亚型 ADHD 患儿的社会功能差异。结果显示 ADHD 组在家庭、学习/学校、生活技能、自我观念、社会活动、冒险活动 6 个维度社会功能均明显低于对照组，两组差异均有统计学意义（$P < 0.001$）。ADHD-C 组在各维度社会功能损害较 ADHD-I 组、ADHD-HI 组明显（$P < 0.05$）；ADHD-HI 组在家庭功能损害比 ADHD-I 组明显（$P=0.001$），但在其他 5 个维度方面差异无统计学意义（$P > 0.05$）。结论为 ADHD 患儿存在社会功能缺陷，不同亚型 ADHD 在社会功能损害上存在差异[114]。一项对温州市某医院 ADHD 患儿社会功能状态的调查，纳入 641 例初诊患儿作为调查对象，采用斯诺佩评定量表（SNAP-Ⅳ）评价核心症状严重程度，采用 WFIRS-P 评价社会功能。结果显示 ADHD 组在家庭、学习/学校、生活技能、自我观念、社会活动、冒险活动等维度的社会功能均明显低于非 ADHD 组，两组差异均有统计学意义（$P < 0.001$）。不同性别 ADHD 患儿各维度的社会功能无统计学差异（$P > 0.05$）。ADHD 评分与各维度社会功能均有不同程度的相关，如多动/冲动症状群评分与家庭、社会活动、冒险活动相关。结论为 ADHD 患儿存在社会功能缺陷，其核心症状与社会功能存在相关性[115]。

（2）ADHD 患儿药物治疗疗效评估方面：苏怡等使用了 WFIRS-P 评估使用口服哌甲酯缓释剂治疗的 ADHD 患儿的社会功能变化，研究纳入多个中心的 239 例患儿，年龄范围为 6～16 岁，分别使用 18 mg、36 mg 和 54 mg 的口服哌甲酯缓释剂进行治疗。研究设定了两种治疗后症状缓解的定义：一种是 SNAP-Ⅳ评定量表条目的平均得分小于等于 1 分，一种是该量表总分在治疗后第 8 周小于等于 18 分。结果显示在第 8 周，根据第一种治疗后症状缓解的定义，有 69.3% 的 ADHD 患儿达到了治疗缓解；根据第二种治疗后症状缓解的定义，有 73.2% 的 ADHD 患儿达到了治疗缓解。在第 8 周和第 24 周，治疗有效的患儿的 WFIRS-P 得分、执行功能行为评定量表得分和 CGI 得分和治疗无效组相比均显著降低（$P < 0.001$）。该研究整体结果显示，口服哌甲酯缓释剂适用于 ADHD 患儿，并且可以有效提升 ADHD 患儿的治疗后症状缓解率[116]。一项研究哌甲酯控释剂对 ADHD 患儿临床症状和社会功能的作用及两者间相关性的研究，纳入 ADHD 患儿 34 例，服用哌甲酯控释剂治疗 24 周。采用 SNAP-Ⅳ评定量表作为主要疗效评价指标，WFIRS-P 作为社会功能的评价指标。结果显示哌甲酯控释剂治疗后 ADHD 患儿 SNAP-Ⅳ量表总分及注意力不集中、多动/冲动和对立违抗因子较服药前明显下降（$P < 0.01$）；WFIRS-P 总分及家庭、学习和学校、生活技能、自我管理、社会活动和冒险活动得分随时间明显下降（$P < 0.01$）；

注意力不集中、多动/冲动因子改善与社会功能改善相关性不明显，但对立违抗因子与患儿家庭、社会活动、冒险活动得分及总分有相关性（$P < 0.05$）。结论为哌甲酯控释剂治疗能够明显改善 ADHD 患儿临床症状与社会功能，两者之间存在相关性[117]。

三、Weiss 功能缺陷量表成人自评版

（一）量表内容

Weiss 功能缺陷量表成人自评版（WFIRS-S）包括 69 个条目，分为 7 部分，即家庭、工作、学校、生活技能、自我概念、社交和冒险。均为类似李克特量表的 0～3 分四级评分（即包括该条目行为频率为"有时""偶尔""经常"和"总是"，此外还有"不适用"的备选项），各个条目相加后得到各维度量表得分和总分。临床使用时，当受试者填写的结果至少有两个条目得分为 2 分或一个条目得分为 3 分，或该分量表条目平均分大于 1.5 分，可以考虑该分量表对应的功能受损。通常当总分变化大于等于 13 分或大于等于标准差的一半，可以视为功能受损有显著的改变。通常临床治疗后 WFIRS-S 得分的变化为 1 个标准差。冒险行为分量表的儿童的平均得分为 0.5，该得分随年龄增长而增加，青少年的平均得分为 1。量表的构成详见表 11-6-5。该量表目前已被翻译成 18 种语言使用。

（二）信效度和常模

1. 美国版信效度和常模　该量表的内部一致性较高，对于各个分量表和整体量表而言内部一致性均大于 0.8。对治疗引发变化的测量非常敏感，WFIRS-S 的得分变化与 ADHD 症状评分的变化水平相关程度较高（40%）。WFIRS-S 与其他功能评定量表如哥伦比亚心理成功量表和 GAF 的聚合效度为 0.6。WFIRS-S 从治疗前症状评估（如 ADHD RS）和生活质量评估（如儿童健康与疾病描述，Child Health and Illness Profile）得出的区分效度为中度（0.4）。通过因子分析，WFIRS-S 的各个分量表均具有特异性，其中学校功能分量表可以再进一步分为学习和行为两部分[118]。

2. 中文版信效度　目前大陆尚无 WFIRS-S 的中文版引进。台湾一项研究对该量表的中文版进行了引进和相应指标评估[119]。该量表经过作者允许后进行了文化改良，并进行了双向的翻译。该研究纳入了 70 名成人进行了 4 周的重测信度评估，并纳入了 1 511 名成人进行中文版内部一致性的评估。结果显示重测信度为中度到高度（组间相关系数，ICC），7 个分量表的 Cronbach α 均较高，分别为家庭分量表 $r = 0.57$，ICC = 0.555，Cronbach α =0.84；工作分量表 $r = 0.75$，ICC = 0.739，Cronbach α =0.87，学校分量表 $r = 0.83$，ICC = 0.824，Cronbach α =0.88；生活技能分量表 $r = 0.72$，ICC = 0.704，Cronbach α =0.84；自我观念分量表 $r = 0.62$，ICC = 0.571，Cronbach α =0.92；社会活动分量表 $r = 0.62$，ICC = 0.610，Cronbach α =0.88；冒险活动分量表 $r = 0.79$，ICC = 0.784，Cronbach α =0.84。该研究表明 WFIRS-S 中文版具有良好的信效度[119]。

表11-6-5　Weiss功能缺陷量表成人自评版构成简介

分量表	条目数	评估内容
家庭	8	与父母、配偶及其他家人的关系及家庭生活相关情况
工作	11	工作任务完成及相关工作能力
学校	10	学习能力及课堂表现等
生活技能	12	日常睡眠、饮食、锻炼等生活习惯的评价
自我观念	5	对自我及生活的态度
社会活动	9	与其他人的社会交往能力和表现
冒险活动	14	评估是否做危险或违法的事情
总量表	69	整体日常社会功能

（三）实际应用

1. 国际应用 一项对 ADHD 及其共患疾病对成人患者功能影响的研究，纳入了 77 例成年期 ADHD 患者，使用了 Conners 成人 ADHD 自评量表和 WFIRS-S，结果显示在 WFIRS-S 的家庭和学业功能方面，患 ADHD 的成人与未患病成人存在显著差异，并且 ADHD 症状可以完全预测 WFIRS-S 的家庭环境和自我观念的得分情况。ADHD 共患疾病主要影响 WFIRS-S 的家庭和冒险活动两个方面。以上结果表明 ADHD 影响成年期 ADHD 患者社会功能的多个维度，评估其社会功能的具体受损情况有助于实施针对性的治疗措施[120]。一项对成年期 ADHD 患者的情绪障碍的研究，使用了 WFIRS-S 主要生活领域的受损情况评估，并且从冒险活动分量表中提取了 5 项反社会行为的条目，包括"破坏或损坏东西""做违法的事情""和警察打交道""身体行动有攻击性"及"言语有攻击性"。研究纳入了 41 例成年期 ADHD 患者和 47 名正常对照，结果显示 ADHD 患者有明显的情绪障碍，并且多动/冲动行为对情绪障碍的预测作用最强，情绪障碍对 WFIRS-S 评估的社会功能有单独的预测作用[121]。

2. 国内应用 由于目前大陆没有正式引进 WFIRS-S，相关研究应用较少。2015 年台湾的研究者使用了 WFIRS-S 评估成年期 ADHD 患者的社会功能受损，研究纳入了 42 例患者。结果显示发病时间较晚的 ADHD 患者的工作和家庭支持方面受损比发病早者更严重，而在其他方面两者相似。较少的家庭支持和目前的焦虑和抑郁症状可能是 ADHD 症状和生活质量及社会功能受损的中间因素[122]。

四、Weiss 功能缺陷量表的评价

ADHD 可能对患者的社会功能产生不良影响，对 ADHD 患者的功能领域的评估及对功能水平在治疗前后变化的评估对于患者及其照料者都显得非常重要[123]。Weiss 功能缺陷量表是根据 ADHD 疾病特点制作的、具有评估特异性的社会功能评估工具，可以评估个体实际的执行社会功能的能力，同时可以方便临床医生进行专门项目的干预前后测评[98]。该量表不仅可以评估受试者社会功能的各个层面，还可评估个体的行为或情绪问题在何种程度上影响了临床相关的功能。Weiss 功能缺陷量表描述了 ADHD 患者日常实际的社会功能特征，涉及的方面具有综合性和直观性[124]。部分研究显示该量表和生活质量测量的相关量表相比，存在结构差异，换言之，两个量表从不同侧面反映了受试者的生活质量水平，具有互补性[99]。此外，Weiss 功能缺陷量表所包含的条目简洁明了，可以在 15 min 内填写完成，便于临床日常使用和长期随访追踪使用。因此，在未来更多的信效度研究和临床应用研究的基础上，Weiss 功能缺陷量表可以成为临床诊断性评估和治疗效果监控的有效工具[125]。

（钱　英编，黄　芳　刘　璐校）

参考文献

[1] Achenbach TM, McConaughy SH, Howell CT. Child/adolescent behavioral and emotional problems: implications of cross-informant correlations for situational specificity [J]. Psychol Bull, 1987, 101: 213-232.

[2] Andrews JA, Lewinsohn PM, Hops H, et al. Psychometric properties of scales for the measurement of psychosocial variables associated with depression in adolescence [J]. Psychol Rep, 1993, 73: 1019-1046.

[3] Collett, Ohan JL, and Myers KM. Ten-year review of rating scales V: scales assessing attention-deficit/hyperactivity disorder [J]. J Am Acad. Child Adolesc Psychiatry, 2003, 42: 1015-1037.

[4] George J. DuPaul. Parent and teacher ratings of ADHD symptoms: psychometric properties in a community-based sample [J]. J Clin Child Adolesc Psychol, 1991, 20: 245-253.

[5] 苏林雁, 耿耀国, 王洪, 等. 注意缺陷多动障碍诊断量表父母版的中国城市儿童常模制定及其信度和效度的检验 [J]. 中国实用儿科杂志, 2006, 11: 833-836.

[6] Brown TE. Brown ADD Rating Scales for Children, Adolescents and Adults [M]. San Antonio, TX: The Psychological Corporation, 2001.

[7] Wechsler, D. M. Manual for the Wechsler Intelligence Scale for Children [M]. 3rd ed. San Antonio, TX: The Psychological Corporation, 1991.

[8] Swanson J, Nolan W, Pelham WE. The SNAP-Ⅳ Rating Scale [M]. Irvine, CA: University of Califor

nia at Irvine, 1992.
- [9] Swanson JM, Kraemer HC, Hinshaw SP, et al. Clinical relevance of the primary findings of the MTA: success rates based on severity of ADHD and ODD symptoms at the end of treatment [J]. J Am Acad Child Adolesc Psychiatry, 2001, 40: 168-179.
- [10] Gau SS, Shang CU, Liu SK, et al. Psychometric properties of the Chinese version of the Swanson, Nolan, and Pelham, version Ⅳ scale-parent form [J]. Int J Methods Psychiatr Res, 2008, 17: 35-44.
- [11] Pelham WE, Milich R, Murphy DA, et al. Normative data on the IOWA Conners Teacher Rating Scale [J]. J Clin Psychol, 1989, 18: 259-262.
- [12] Reid R, Casat CD, Norton HJ, et al. Using Behavior Rating Scales for ADHD across ethnic groups: the IOWA Conners [J]. J Emot Behav Disord, 2001, 9: 210-218.
- [13] Casat CD, Norton HJ, Boyle-Whitesel M. Identification of elementary school children at risk for disruptive behavioral disturbance: validation of a combined screening method [J]. J Am Acad Child Adolesc Psychiatry, 1999, 38: 1246-1253.
- [14] Wolraich ML, Lambert W, Doffing MA, et al. Psychometric properties of the Vanderbilt ADHD diagnostic parent rating scale in a referred population [J]. J Pediatr Psychol, 2003, 28: 559-567.
- [15] Lindgren S, Koeppl G. Assessing Child Behavior Problems in a Medical Setting: Development of the Pediatric Behavior Scale [M]. In R. J. Prinz Advances in behavioral assessment of children and families. Greenwich, CT: JAI Press, 1987.
- [16] Shaffer D, Fisher P, Lucas CP, et al. NIMH Diagnostic Interview Schedule for Children Version Ⅳ (NIMH DISC-Ⅳ): description, differences from previous versions, and reliability of some common diagnoses [J]. J Am Acad Child Adolesc Psychiatry, 2000, 39: 28-38.
- [17] 张丽珊, 金星明, 章依文. Vanderbilt 父母评定量表在注意缺陷多动障碍儿童临床评估中的应用 [J]. 中国儿童保健杂志, 2008, 2: 174-176, 178.
- [18] Breen MJ, Altepeter TS. Factor structures of the Home Situations Questionnaire and the School Situations Questionnaire [J]. J Pediatr Psychol, 1991, 16: 59-67.
- [19] DuPaul GJ, Barkley RA. Situational variability of attention problems: psychometric properties of the Revised Home and School Situations Questionnaires [J]. J Clin Child Psychol, 1992, 21: 178-188.
- [20] 苏林雁, 黄春香, 谢光荣, 等. 家庭场合问卷的修订和中国城市儿童常模 [J]. 中国儿童保健杂志, 2001, 5: 289-291.
- [21] 谭立文, 苏林雁, 张纪水, 等. 儿童活动水平评定量表的中国城市常模 [J]. 湖南医学, 2001, 2: 81-83.
- [22] Kessler RC, Adler L, Ames M, et al. The World Health Organization adult ADHD Self-Report Scale (ASRS): a short screening scale for use in the general population [J]. Psychol Med, 2005, 35: 245-256.
- [23] Kessler RC, Adler L, Barkley R, et al. The prevalence and correlates of adult ADHD in the United States: results from the National Comorbidity Survey Replication [J]. Am J Psychiatry, 2006, 163: 716-723.
- [24] Achenbach, T. M. Manual for the Child Behavior Checklist/4-18 and 1991 Profile [M]. Burlington, VT: University of Vermont, Department of Psychiatry, 1991.
- [25] 苏林雁, 李雪荣, 万国斌, 等. Achenbach 儿童行为量表的湖南常模 [J]. 中国临床心理学杂志, 1996, 1: 24-28.
- [26] 苏林雁, 李雪荣, 罗学荣, 等. Achenbach 儿童行为量表的再标准化及效度检验 [J]. 中国心理卫生杂志, 1998, 2: 67-69.
- [27] 苏林雁, 李雪荣, 罗学荣, 等. Achenbach 教师报告表的湖南常模 [J]. 中国临床心理学杂志, 1996, 4: 206-210.
- [28] 唐光政, 郭兰婷, 黄雪竹. Achenbach 青少年自评量表问题部分成都市区常模 [J]. 中国心理卫生杂志, 2005, 3: 183-186.
- [29] Rutter M. A children's behaviour questionnaire for completion by teachers: preliminary findings [J]. J Child Psychol Psychiatry, 1967, 8: 1-11.
- [30] 王玉凤, 沈渔邨, 顾伯美, 等. 北京市城区 2432 名学龄儿童行为问题调查报告: 学校行为问题与家庭环境的关系 [J]. 中国心理卫生杂志, 1988, 3: 114-117.
- [31] Goyette CH, Conners CK, Ulrich RF. Normative data on revised Conners Parent and Teacher Rating Scales [J]. J Abnorm Child Psychol, 1978, 6: 221-236.
- [32] 苏林雁, 李雪荣, 黄春香, 等. Conners 父母症状问卷的中国城市常模 [J]. 中国临床心理学杂志, 2001, 4: 241-243, 252.
- [33] 苏林雁, 谢光荣, 罗学荣, 等. Conners 教师评定量表的中国城市常模 [J]. 中国实用儿科杂志, 2001, 12: 716-719.
- [34] 宋芳, 苏林雁, 朱焱. Conners 父母、教师问卷在 3~7 岁儿童中的临床应用研究 [J]. 中国儿童保健杂志, 2004, 5: 376-378.
- [35] Goodman R. Psychometric properties of the strengths and difficulties questionnaire [J]. J Am Acad Child Adolesc Psychiatry, 2001, 40: 1337-1345.

[36] Du Y, Kou J, Coghill D. The validity, reliability and normative scores of the parent, teacher and self report versions of the Strengths and Difficulties Questionnaire in China [J]. Child Adolesc Psychiatry Ment Health, 2008, 2: 8.

[37] Halperin JM, Mckay KE, Newcorn JH. Development, reliability, and validity of the children's aggression scale-parent version [J]. J Am Acad Child Adolesc Psychiatry, 2002, 41: 245-252.

[38] Halperin JM, Mckay KE, Grayson RH, et al. Reliability, validity, and preliminary normative data for the Children's Aggression Scale-Teacher Version [J]. J Am Acad Child Adolesc Psychiatry, 2003, 42: 965-971.

[39] Birmaher B, Khetarpal S, Brent D, et al. The Screen for child anxiety related emotional disorders (SCARED): scale construction and psychometric characteristics [J]. J Am Acad Child Adolesc Psychiatry, 1997, 36: 545-553.

[40] Birmaher B, Brent DA, Chiappetta L, et al. Psychometric properties of the Screen for Child Anxiety Related Emotional Disorders (SCARED): a replication study [J]. J Am Acad Child Adolesc Psychiatry, 1999, 38: 1230-1236.

[41] 王凯, 苏林雁, 朱焱, 等. 儿童焦虑性情绪障碍筛查表的中国城市常模 [J]. 中国临床心理学杂志, 2002, 4: 270-272.

[42] Birleson P. The validity of depressive disorder in childhood and the development of a self-rating scale: a research report [J]. J Child Psychol Psychiatry, 1981, 22: 73-88.

[43] 苏林雁, 王凯, 朱焱, 等. 儿童抑郁障碍自评量表的中国城市常模 [J]. 中国心理卫生杂志, 2003, 8: 547-549.

[44] Angold A, Costello EJ. The Development of a Questionnaire for Use in Epidemiological Studies of Depression in Children and Adolescents [J]. Int J Methods Psychiatr Res, 1995, 5: 237-249.

[45] McKenzie DP, Toumbourou JW, Forbes AB, et al. Predicting future depression in adolescents using the Short Mood and Feelings Questionnaire: a two-nation study [J]. J Affect Disord, 2011, 134: 151-159.

[46] Diler RS, Daviss WB, Lopez A, et al. Differentiating major depressive disorder in youths with attention deficit hyperactivity disorder [J]. J Affect Disord, 2007, 102: 125-130.

[47] Daviss WB, Birmaher B, Melhem NA, et al. Criterion validity of the Mood and Feelings Questionnaire for depressive episodes in clinic and non-clinic subjects [J]. J Child Psychol Psychiatry, 2006, 47: 927-934.

[48] 曹枫林, 苏林雁, 程培霞. 情绪问卷中文版用于中学生的信度和效度研究 [J]. 中国临床心理学杂志, 2009, 17: 440-442.

[49] 程培霞, 曹枫林, 苏林雁. 简化情绪量表中文版用于中学生的信度和效度 [J]. 中国心理卫生杂志, 2009, 23: 60-62, 72.

[50] Piers EV, Harris DB. Piers-Harris Children's Self-Concept Scale Revised Manual [M]. New York: Western Psychological Services, 1977.

[51] Pisecco S, Wristers K, Swank P, et al. The effect of academic self-concept on ADHD and antisocial behaviors in early adolescence [J]. J Learn Disabil, 2001, 34: 450-461.

[52] 苏林雁, 万国斌, 杨志伟, 等. Piers-Harris 儿童自我意识量表在湖南的修订 [J]. 中国临床心理学杂志, 1994, 1: 14-18.

[53] 苏林雁, 罗学荣, 张纪水, 等. 儿童自我意识量表的中国城市常模 [J]. 中国心理卫生杂志, 2002, 1: 31-34.

[54] Leckman JF, Riddle MA, Hardin MT, et al. The Yale Global Tic Severity Scale: initial testing of a clinician-rated scale of severity [J]. J Am Acad Child Adolesc Psychiatry, 1989, 28: 566-573.

[55] Sheehan DV, Lecrubier Y, Sheehan KH, et al. The Mini-International Neuropsychiatric Interview (MINI): the development and validation of a structured diagnostic psychiatric interview for DSM-Ⅳ and ICD-10 [J]. Clinical Psychiatry, 1998, 59 Suppl 20: 22-33; quiz34-57.

[56] First M, Spitzer R, Gibbon M. Structured clinical interview for DSM-Ⅳ-TR axis Ⅰ disorders. Research version. Non-patient ed (SCID-I/NP) [M]. New York: Biometrics Research Department, New York State Psychiatric Institute, 1998.

[57] Spitzer RL, Williams JBW, Gibbon M, et al. The structured clinical interview for DSM-Ⅲ-R, I. History, rational and description [J]. Arch Gen Psychiatry, 1992, 49: 624-629.

[58] World Health Organization. The composite International Diagnostic Interview (CIDI). Authorized Core, Version 1.0 [C]. Geneva: WHO, 1990.

[59] Lecrubier Y, Sheehan DV, Weiller E, et al. The Mini International Neuropsychiatric Interview (MINI). A short diagnostic structured interview: reliability and validity according to the CIDI [J]. Eur Psychiatr, 1997, 12: 224-231.

[60] Sheehan DV, Lecrubier Y, Sheehan KH, et al. The validity of the Mini International Neuropsychiatric Interview (MINI) according to the SCID-P and its reliability [J]. Eur Psychiatr, 1997, 12: 232-241.

[61] 司天梅, 舒良, 党卫民, 等. 简明国际神经精神访谈中文版的临床信效度 [J]. 中国心理卫生杂志,

[62] SchwabStone ME, Shaffer D, Dulcan MK, et al. Criterion validity of the NIMH Diagnostic Interview Schedule for Children Version 2.3 (DISC-2.3) [J]. J Am Acad Child Adolesc Psychiatry, 1996, 35:878-888.

[63] Sheehan D, Shytle D, Milo K, et al. Mini International Neuropsychiatric Interview for Children and Adolescents [M]. Tampa: University of South Florida College of Medicine, 2006.

[64] 刘豫鑫, 刘津, 王玉凤. 简明儿童少年国际神经精神访谈 (父母版) 的信效度 [J]. 中国心理卫生杂志, 2010, 24:921-925.

[65] 刘豫鑫, 刘津, 王玉凤. 简明儿童少年国际神经精神访谈儿童版的信效度 [J]. 中国心理卫生杂志, 2011, 25:8-13.

[66] Sheehan DV, Sheehan KH, Shytle RD, et al. Reliability and validity of the mini international neuropsychiatric interview for children and adolescents (MINI-kid) [J]. J Clin Psychiatry, 2010, 71:313-326.

[67] Fisher PW, Shaffer D, Piacentini JC, et al. Sensitivity of the diagnostic interview schedule for children. 2nd ed (DISC-2.1) for specific diagnoses of children and adolescents [J]. J Am Acad Child Adolesc Psychiatry, 1993, 32:666-673.

[68] Gioia GA, Isquith PK, Guy SC, et al. Behavior rating inventory of executive function [J]. Child Neuropsychol, 2000, 6:235-238.

[69] Hooper SR, Laney N, Radcliffe J, et al. Executive functioning in children, adolescents, and young adults with chronic kidney disease [J]. J Dev Behav Pediatr, 2015, 36:734-742.

[70] Muriel V, Garcia-Molina A, Aparicio-Lopez C, et al. Relationship between executive functioning and behaviour in children with cerebral palsy [J]. Rev Neurol, 2015, 61:337-343.

[71] Nichols SL, Brummel SS, Smith RA, et al. Executive functioning in children and adolescents with perinatal HIV infection [J]. Pediatr Infect Dis J, 2015, 34:969-975.

[72] Mahone EM, Cirino PT, Cutting LE, et al. Validity of the behavior rating inventory of executive function in children with ADHD and/or Tourette syndrome [J]. Arch Clin Neuropsych, 2002, 17:643-662.

[73] 钱英, 王玉凤. 学龄儿童执行功能行为评定量表父母版的信效度 [J]. 北京大学学报 (医学版), 2007, 03:277-283.

[74] 钱英, 王玉凤. 学龄儿童执行功能行为评定量表教师版信效度 [J]. 中国心理卫生杂志, 2009, 23:742-747.

[75] Gioia GA, Isquith PK, Retzlaff PD, et al. Confirmatory factor analysis of the Behavior Rating Inventory of Executive Function (BRIEF) in a clinical sample [J]. Child Neuropsychol, 2002, 8:249-257.

[76] Riccio CA, Homack S, Jarratt KP, et al. Differences in academic and executive function domains among children with ADHD predominantly inattentive and combined types [J]. Arch Clin Neuropsych, 2006, 21:657-667.

[77] Kunin-Batson A. Effects of methylphenidate on neuropsychological functioning in children with attention deficit hyperactivity disorder [J]. Dissertation Abstracts International, 2001.

[78] Malloy P, Grace J. A review of rating scales for measuring behavior change due to frontal systems damage [J]. Cogn Behav Neurol, 2005, 18:18-27.

[79] Sullivan JR, Riccio CA. Diagnostic group differences in parent and teacher ratings on the BRIEF and Conners' Scales [J]. J Atten Disord, 2007, 11:398-406.

[80] 苏怡, 钱英, 高倩, 等. 高智商注意缺陷多动障碍男性儿童的生态学执行功能特点 [J]. 中国心理卫生杂志, 2012, 6:415-419.

[81] 钱英, 曹庆久, 王玉凤. 哌甲酯控释剂对注意缺陷多动障碍患儿生态学执行功能的影响 [J]. 北京大学学报 (医学版), 2007, 3:299-303.

[82] Yang L, Cao Q, Shuai L, et al. Comparative study of OROS-MPH and atomoxetine on executive function improvement in ADHD: a randomized controlled trial [J]. Int J Neuropsychopharmacol, 2012, 15:15-26.

[83] Su Y, Li H, Chen Y, et al. Remission rate and functional outcomes during a 6-month treatment with osmotic-release oral-system methylphenidate in children with attention-deficit/hyperactivity disorder [J]. J Clin Psychopharmacol, 2015, 35:525-534.

[84] Qian Y, Shuai L, Cao Q, et al. Do executive function deficits differentiate between children with attention deficit hyperactivity disorder (ADHD) and ADHD comorbid with oppositional defiant disorder? A cross-cultural study using performance-based tests and the behavior rating inventory ofexecutive function [J]. Clin Neuropsychol, 2010, 24:793-810.

[85] Yang R, Xiang YT, Shuai L, et al. Executive function in children and adolescents with posttraumatic stress disorder 4 and 12 months after the Sichuan earthquake in China [J]. J Child Psychol Psychiatry, 2014, 55:31-38.

[86] Lee SS. The assessment of executive functions in adolescents: development of the Behavior Rating Inventory of Executive Function-self-report version. Dissertation abstracts international: section B [J].

The Sciences and Engineering, 2006, 66, 5095.
[87] Laura AR RMPK. Self- and informant reports of executive function on the BRIEF-A in MCI and older adults with cognitive complaints [J]. Arch Clin Neuropsych, 2006, 21: 721-732.
[88] 曲姗, 张小梅, 钱英, 等. 成人注意缺陷多动障碍生态执行功能特点 [J]. 中国心理卫生杂志, 2011, 25: 824-828.
[89] 刘粹, 黄成兵, 王玉凤. 执行功能行为评定量表成人版和执行功能失常问卷在抑郁患者生态学执行功能评估中的应用 [J]. 中国心理卫生杂志, 2013, 27: 30-34.
[90] 黄芳, 钱秋谨, 王玉凤. 成人注意缺陷多动障碍的24周团体认知行为治疗开放试验 [J]. 中国心理卫生杂志, 2014, 28: 907-912.
[91] Gioia GA, Isquith PK. Ecological assessment of executive function in traumatic brain injury [J]. Dev Neuropsychol, 2004, 25: 135-158.
[92] Priebe S. Social outcomes in schizophrenia [J]. Br J Psychiatry Suppl, 2007, 50: s15-s20.
[93] 周朝当, 杨桂兰, 王开明, 等. 不同精神疾病社会功能量表的比较研究 [J]. 国际精神病学杂志, 2010, 37: 65-67.
[94] Landgraf JM, Rich M, Rappaport L. Measuring quality of life in children with attention-deficit/hyperactivity disorder and their families: development and evaluation of a new tool [J]. Arch Pediatr Adolesc Med, 2002, 4: 384-391.
[95] Varni JW, Seid M, Kurtin PS. PedsQL 4.0: reliability and validity of the Pediatric Quality of Life Inventory version 4.0 generic core scales in healthy and patient populations [J]. Med Care, 2001, 39: 800-812.
[96] Riley AW, Forrest CB, Rebok GW, et al. The child report form of the CHIP-child edition: reliability and validity [J]. Med Care, 2004, 42: 221-231.
[97] Hodges K, Wong MM, Latessa M. Use of the Child and Adolescent Functional Assessment Scale (CAFAS) as an outcome measure in clinical settings [J]. J Behav Health Serv Res, 1998, 25: 325-336.
[98] Weiss MD, Brooks BL, Iverson GL, et al. Reliability and validity of the Weiss Functional Impairment Rating Scale. 54 annual meeting of American Academy of Child and Adolescent Psychiatry [C]. Shanghai: World Psychiatry Association Conference, 2007, 111.
[99] Danckaerts M, Sonuga-Barke EJ, Banaschewski T, et al. The quality of life of children with attention deficit/hyperactivity disorder: a systematic review [J]. Eur Child Adolesc Psychiatry, 2010, 19: 83-105.
[100] Weiss MD, Gibbins C, Goodman DW, et al. Moderators and mediators of symptoms and quality of life outcomes in an open-label study of adults treated for attention-deficit/hyperactivity disorder [J]. J Clin Psychiatry, 2010, 71: 381-390.
[101] Maziade M, Rouleau N, Lee B, et al. Atomoxetine and neuropsychological function in children with attention-deficit/hyperactivity disorder: results of a pilot study [J]. J Child Adolesc Psychopharmacol, 2009, 19: 709-718.
[102] Gajria K, Kosinski M, Sikirica V, et al. Psychometric validation of the Weiss Functional Impairment Rating Scale-Parent Report Form in children and adolescents with attention-deficit/hyperactivity disorder [J]. Health Qual Life Outcomes, 2015, 13: 184.
[103] Brooks BL, Iverson GL. Weiss Functional Impairment Rating Scale (WFIRS): Clinical Normative Data for Children with ADHD [M]. Waikoloa, Hawaii: UBC department of psychiatry, 2007.
[104] 钱英, 杜巧新, 曲姗, 等. Weiss 功能缺陷量表父母版的信效度 [J]. 中国心理卫生杂志, 2011, 25: 767-771.
[105] Virring A, Lambek R, Jennum PJ, et al. Sleep problems and daily functioning in children with ADHD: an investigation of the role of impairment, ADHD presentations, and psychiatric comorbidity [J]. J Atten Disord, 2017, 21: 731-740.
[106] Stein MA, Sikirica V, Weiss MD, et al. Does guanfacine extended release impact functional impairment in children with attention-deficit/hyperactivity disorder? results from a randomized controlled trial [J]. CNS Drugs, 2015, 29: 953-962.
[107] Wilens TE, Robertson B, Sikirica V, et al. A randomized, placebo-controlled trial of guanfacine extended release in adolescents with attention-deficit/hyperactivity disorder [J]. J Am Acad Child Adolesc Psychiatry, 2015, 54: 916-925.
[108] Nagy P, Hage A, Coghill DR, et al. Functional outcomes from a head-to-head, randomized, double-blind trial of lisdexamfetamine dimesylate and atomoxetine in children and adolescents with attention-deficit/hyperactivity disorder and an inadequate response to methylphenidate [J]. Eur Child Adolesc Psychiatry, 2016, 25: 141-149.
[109] Stein MA, Waldman ID, Charney E, et al. Dose effects and comparative effectiveness of extended release dexmethylphenidate and mixed amphetamine salts [J]. J Child Adolesc Psychopharmacol, 2011, 21: 581-588.
[110] Banaschewski T, Johnson M, Lecendreux M, et al. Health-related quality of life and functional outcomes

from a randomized-withdrawal study of long-term lisdexamfetamine dimesylate treatment in children and adolescents with attention-deficit/hyperactivity disorder [J]. CNS Drugs, 2014, 28: 1191-1203.

[111] Fuentes J, Danckaerts M, Cardo E, et al. Long-term quality-of-life and functioning comparison of atomoxetine versus other standard treatment in pediatric attention-deficit/hyperactivity disorder [J]. J Clin Psychopharmacol, 2013, 33: 766-774.

[112] Vidal R, Castells J, RicharteV, et al. Group therapy for adolescents with attention-deficit/hyperactivity disorder: a randomized controlled trial [J]. J Am Acad Child Adolesc Psychiatry, 2015, 54: 275-282.

[113] Hantson J, Wang PP, Grizenko-Vida M, et al. Effectiveness of a therapeutic summer camp for children with ADHD: phase I clinical intervention trial [J]. J Atten Disord, 2012, 16: 610-617.

[114] 赵钱雷, 金晶晶, 李思思, 等. 不同亚型注意缺陷多动障碍儿童的社会功能状况研究 [J]. 中国儿童保健杂志, 2014, 22: 958-960.

[115] 赵钱雷, 金晶晶, 李思思, 等. 温州市注意缺陷多动障碍患儿社会功能现况调查 [J]. 医学与社会, 2014, 27: 76-78.

[116] Su Y, Li H, Chen Y, et al. Remission rate and functional outcomes during a 6-month treatment with osmotic-release oral-system methylphenidate in children with attention-deficit/hyperactivity disorder [J]. J Clin Psychopharmacol, 2015, 35: 525-534.

[117] 顾静雯, 徐通, 丁立人, 等. 哌甲酯控释剂对注意缺陷多动障碍儿童临床症状和社会功能作用研究 [J]. 中国实用儿科杂志, 2013, 28: 698-700.

[118] Sadek J. Weiss Functional Impairment Scale-Adults. A Clinician's Guide to ADHD [M]. New York: Springer International Publishing, 2014.

[119] Ni HC, Lin YJ, Gau SS, et al. An open-label, randomized trial of methylphenidate and atomoxetine treatment in adults with ADHD [J]. J Atten Disord, 2017, 21: 27-39.

[120] Miranda A, Berenguer C, Colomer C, et al. Influence of the symptoms of attention deficit hyperactivity disorder (ADHD) and comorbid disorders on functioning in adulthood [J]. Psicothema, 2014, 26: 471-476.

[121] Skirrow C, Asherson P. Emotional lability, comorbidity and impairment in adults with attention-deficit hyperactivity disorder [J]. J Affect Disord, 2013, 147: 80-86.

[122] Lin YJ, Lo KW, Yang LK, et al. Validation of DSM-5 age-of-onset criterion of attention deficit/hyperactivity disorder (ADHD) in adults: comparison of life quality, functional impairment, and family function [J]. Res Dev Disabil, 2015, 47: 48-60.

[123] Dulcan M. Practice parameters for the assessment and treatment of children, adolescents, and adults with attention-deficit/hyperactivity disorder [J]. J Am Acad Child Adolesc Psychiatry, 1997, 36: 85S-121S.

[124] Gibbins C, Weiss M. Clinical recommendations in current practice guidelines for diagnosis and treatment of ADHD in adults [J]. Curr Psychiatry Rep, 2007, 9: 420-426.

[125] Kollins, Scott Hayden, Elizabeth PS. Guide to Assessment Scales in Attention-deficit/Hyperactivity Disorder [M]. 2nd ed. North Carolina: Springer Healthcare, 2010.

附　录　常用临床评定量表

附录清单

附表11-1　ADHDDS-P ··· 306

附表11-2　SNAP-Ⅳ评定量表教师版和父母版 ··· 307

附表11-3　IOWA Conners 评定问卷 ·· 308

附表11-4　成人自我报告量表-V1.1 ··· 308

附表11-5　CBCL父母版 ··· 309

附表11-6　Rutter 儿童行为问卷父母版 ·· 314

附表11-7　Rutter 儿童行为问卷教师版 ·· 315

附表11-8　Conners 父母评定问卷 ·· 316

附表11-9　Conners 教师评定问卷 ·· 317

附件11-10　儿童攻击性量表教师版 ··· 318

附表11-11　儿童攻击性量表家长版 ··· 319

附表11-12　儿童抑郁障碍自评量表 ··· 320

附表11-13　Piers-Harris儿童自我意识量表 ··· 321

附表11-14　耶鲁综合抽动严重程度量表 ·· 324

附表11-1　ADHDDS-P

请按该儿童最近6个月的情况对以下问题做出评定，根据出现的程度在空格内打"√"

	内容	无	有时	经常	总是
1	在学习、工作或其他活动中，不注意细节，容易出现粗心所致的错误				
2	手脚动个不停，或在座位上扭来扭去				
3	在学习、做事或游戏活动时，难以保持注意力				
4	在教室或其他要求坐好的场合离开座位				
5	与他说话时，心不在焉，似听非听				
6	在不该动的场合过分地跑来跑去或爬上爬下				
7	不能按照指示完成功课、家务或工作任务				
8	不能安静地玩耍或参加课外活动				
9	难以安排好任务或活动				
10	一刻不停地活动，好像有机器在驱动				
11	逃避、讨厌或勉强参加那些需要保持精神集中的事情（如课堂或家庭作业）				
12	说话过多				
13	丢失学习、活动所必需的东西				
14	别人问话未完即抢着回答				
15	容易受外界刺激而分心				
16	在活动中不能耐心地排队等待轮换上场				
17	在日常活动中丢三落四				
18	打断别人说话或干扰他人活动				

附表11-2　SNAP-Ⅳ评定量表教师版和父母版

对每一项，请选择最能描述该儿童的表现的空格中打钩

内容	完全没有	有一点点	还算不少	非常多
1．在做学校作业或其他的活动时，无法专注于细节的部分或出现粗心的错误				
2．很难持续专注于工作或游戏活动				
3．看起来好像没有听到别人对他说话的内容				
4．没有办法遵循指示，也无法完成学校作业或家庭任务（并不是由于对立行为或无法了解指示的内容）				
5．很难组织、规划工作及活动				
6．逃避或表达不愿意，或很难从事于需要持续动脑的工作（例如学校作业或是家庭作业）				
7．会弄丢作业或活动所必需的东西（例如学校作业、铅笔、书、工具或玩具）				
8．很容易受外在刺激影响而分心				
9．在日常生活中会忘东西				
10．在座位上玩弄手脚或不好好坐着				
11．在教室或其他必须坐着的场合，会随意离开座位				
12．在不适当的场合，乱跑或爬高爬低				
13．很难安静地玩或参与休闲活动				
14．总是一直在动或是像装了个马达似的动个不停				
15．话很多				
16．在问题还没问完前就急着回答				
17．在游戏中或团体活动中，无法排队或等待轮流				
18．打断或干扰别人（例如插嘴或打断别人的游戏）				
19．发脾气				
20．与大人争论				
21．主动地反抗或拒绝大人的要求或规定				
22．故意地做一些事去干扰别人				
23．因自己犯的错或不当的行为而怪罪别人				
24．易怒或很容易被别人激怒				
25．生气或怨恨				
26．恶意或有报复心				

附表11-3　IOWA Conners 评定问卷

评定说明：请按该生实际情况对以下每项问题做出评定，在符合他情况的空格内打钩，注意不要漏项。

	内容	无	偶尔	常常	总是
1	坐立不安				
2	吵闹，制造其他奇怪的声音				
3	兴奋、冲动				
4	注意力不集中，注意力易分散				
5	不能完成他开始从事的事情（注意时间短暂）				
6	好争吵				
7	行动不加思考				
8	爱发脾气（爆发的和无法预料的行为）				
9	对抗行为				
10	不合作				

附表11-4　成人自我报告量表-V1.1

请回答下面的问题，根据你最近6个月的情况，以你认为你出现下列问题的频度在相应空格里打钩。

请回答下面的问题，根据你最近6个月的情况，在你认为能最好描述你的情况的格子里打钩，并将完成的问卷交给医生	从不	很少	有时	经常	总是
1．当你把一项工作的最具挑战性的部分完成后，你是否经常不能圆满完成最后的细节部分					
2．当要求你完成一件有条理性的任务时，你是否经常难以按部就班地做好					
3．你是否经常忘记约会的时间或自己对一些事情的承诺					
4．当你要完成一项需要动脑筋的任务时，你是否经常逃避或推迟开始的时间					
5．当你不得不坐很长时间时，你是否常感到心烦意乱或手足无措					
6．你是否经常感到自己过分活跃，非要做某些事不可，好像有个发动机在驱动似的					

把表格阴影部分所打的钩相加，如果有4项以上，说明你可能有成人多动障碍症状，去咨询一下心理医生或许对你有帮助。

附表11-5　CBCL父母版

请根据您孩子的情况，真实地填写下列内容，将喜欢的运动或活动内容填在左边格子内，在中间、右边的空格内打"√"

一、请写出您的孩子最喜欢的运动，如游泳、乒乓球、排球、篮球、骑自行车、跑步等	与其他同年龄的孩子比较，他花在这些运动上的时间是多还是少？				与其他同年龄的孩子比较，他在这项运动上做得较好还是较差？			
运动项目	不知道	较少	一样	较多	不知	较差	一样	较好
1.								
2.								
3.								

不喜欢任何运动　　　　（是）

二、请写出孩子除运动外最喜欢的活动，如集邮、布娃娃、看书、玩乐器、唱歌等（不包括看电视）	与其他同年龄的孩子比较，他花在这些活动上的时间是多还是少？				与其他同年龄的孩子比较，他在这项活动中做得较好还是较差？			
活动项目	不知道	较少	一样	较多	不知	较差	一样	较好
1.								
2.								
3.								

不喜欢任何活动　　　　（是）

三、请写出您的孩子承担的家务劳动，如照看小孩、递送书报、整理床铺、扫地、倒垃圾等	与其他同年龄的孩子比较，他做的家务是较好还是较差？			
家务劳动项目	不知道	较差	一样	较好
1.				
2.				
3.				

不做任何家务　　　　（是）

四、请写出您的孩子参加的课外组织、训练队或团体的名称，如乐器、书画、体育等	与其他同年龄的孩子比较，他参加这些团体活动的时间是较多还是较少？			
参加项目	不知道	较少	一样	较多
1.				
2.				
3.				

未参加任何团体　　　　（是）

五、
1. 您的孩子有多少好朋友？（请将符合的情况圈上）
   没有1个　　　　1个　　　　2～3个　　　　4个以上
2. 您的孩子每周有多少次与其他的小朋友在一起活动？
   少于1次　　　　1～2次　　　　3次以上

六、您的孩子与其他同年龄孩子比较，对以下情况是处理较好还是较差？
（请将符合的情况圈上）
1. 与兄弟姐妹能和睦相处吗？　　　较差　　差不多　　较好
2. 与其他小孩能和睦相处吗？　　　较差　　差不多　　较好
3. 在父母面前的行为如何吗？　　　较差　　差不多　　较好
4. 独自玩耍或做事的情况如何？　　较差　　差不多　　较好

七、
1. 您的孩子是否在一个特殊班级？
   不是
   是（请注明是什么性质的特殊班级）
2. 您的孩子留过级吗？
   没有
   留过（请注明是哪一年，因什么原因留级）
3. 您的孩子在学校里有学习或其他方面的问题吗？（请描述）
4. 最近学校成绩如何？（与班上同学比较的水平，不填具体分数）

科目	不及格	较低	中等	较高
1. 语文				
2. 数学				
3.				
4.				
5.				
6.				
7.				

八、请根据您的孩子最近 6 个月的表现填写下表，凡是非常明显或常常出现的行为则在右侧的 **2** 字上画圈，如果有时出现或有很少部分的行为则在 **1** 字上画圈，如果根本不出现的行为则在 **0** 字上画圈。如：①。请不要遗漏，每条都要填写。

1. 行为幼稚与年龄不符 …………………………………………… 0　1　2
2. 过敏性疾病 ……………………………………………………… 0　1　2
   描述具体内容：
3. 好争论 …………………………………………………………… 0　1　2
4. 哮喘 ……………………………………………………………… 0　1　2
5. 行为举止像异性儿童 …………………………………………… 0　1　2
6. 随地大便 ………………………………………………………… 0　1　2

7. 吹牛、自夸	0	1	2
8. 精神不集中，注意力涣散	0	1	2
9. 老是想某些事情，不能摆脱（强迫性思维）	0	1	2
例如：			
10. 坐不住，不能安静或活动过多	0	1	2
11. 好缠着大人或过分依赖	0	1	2
12. 诉说寂寞	0	1	2
13. 困惑、做事糊涂	0	1	2
14. 好哭	0	1	2
15. 虐待动物	0	1	2
16. 残酷、粗鄙、好欺侮人	0	1	2
17. 爱做白日梦或沉溺于幻想之中	0	1	2
18. 故意伤害自己或企图自杀	0	1	2
19. 过分要求别人注意自己	0	1	2
20. 破坏自己的东西	0	1	2
21. 破坏家中的或别的孩子的东西	0	1	2
22. 在家中不听话	0	1	2
23. 在学校不听话	0	1	2
24. 不好好吃饭	0	1	2
25. 与其他的孩子相处不好	0	1	2
26. 做了错事自己不觉得内疚	0	1	2
27. 易嫉妒	0	1	2
28. 吃喝一些不能吃的东西	0	1	2
具体举例：			
29. 害怕某些动物、场合或地方（不包括学校）	0	1	2
具体举例：			
30. 害怕去学校	0	1	2
31. 害怕自己会出现坏念头或做某些坏事情	0	1	2
32. 认为自己必须是十全十美的	0	1	2
33. 感觉或诉说没有一个人疼爱他	0	1	2
34. 觉得别人存心想为难他	0	1	2
35. 觉得自己没有用或自卑	0	1	2
36. 常常受伤，容易发生意外	0	1	2
37. 常常打架	0	1	2
38. 常被人嘲弄	0	1	2
39. 常与那些好惹祸的孩子交往	0	1	2
40. 听见了并不存在的声音	0	1	2
具体描述：			
41. 易冲动或做事不加以考虑	0	1	2
42. 喜欢孤独	0	1	2
43. 说谎或骗人	0	1	2
44. 咬手指甲	0	1	2
45. 神经质、过于敏感、过度紧张	0	1	2
46. 神经质的运动或抽动	0	1	2

具体描述：

47．做噩梦	0	1	2
48．不受其他孩子喜欢	0	1	2
49．便秘	0	1	2
50．过分害怕或焦虑	0	1	2
51．觉得头昏	0	1	2
52．过分的自责	0	1	2
53．贪吃	0	1	2
54．易疲乏	0	1	2
55．肥胖	0	1	2
56．查不出躯体原因的躯体症状			
a．这里痛，那里痛	0	1	2
b．头痛	0	1	2
c．恶心、觉得病了	0	1	2
d．眼睛有问题	0	1	2

具体描述：

e．红疹或其他皮肤问题	0	1	2
f．胃痛或胃痉挛	0	1	2
g．呕吐	0	1	2
h．其他	0	1	2

具体描述：

57．动手打人	0	1	2
58．挖鼻孔、抓皮肤或身体其他部位	0	1	2
59．公开玩弄自己的生殖器	0	1	2
60．经常玩弄自己的生殖器	0	1	2
61．作业做不好	0	1	2
62．身体动作不协调或动作笨拙	0	1	2
63．喜欢与年龄较大的孩子一起玩	0	1	2
64．喜欢与年龄较自己小的孩子玩	0	1	2
65．不愿与人讲话	0	1	2
66．反复地重复某些动作（强迫性动作）	0	1	2

具体描述：

67．离家出走	0	1	2
68．常常尖声喊叫	0	1	2
69．有事闷在心里，不愿告诉别人	0	1	2
70．看见了一些并不存在的事物	0	1	2

具体描述：

71．过分忸怩，易于困窘	0	1	2
72．玩火	0	1	2
73．有性方面的问题	0	1	2
74．好炫耀、出洋相	0	1	2
75．害羞或胆小	0	1	2
76．睡眠较其他孩子少	0	1	2
77．白天和（或）晚上睡眠较其他孩子多	0	1	2

具体描述：

78．大便时玩弄大便或弄脏衣服	0	1	2
79．有言语问题（口吃或口齿不清等）	0	1	2

具体描述：

80．眼神茫然	0	1	2
81．在家中偷东西	0	1	2
82．在外面偷东西	0	1	2
83．收藏一些他自己并不需要的东西	0	1	2

具体描述：

84．怪异行为	0	1	2

具体描述：

85．怪异想法	0	1	2

具体描述：

86．倔强、阴郁或易激惹	0	1	2
87．情绪或情感突然改变	0	1	2
88．常常生气	0	1	2
89．多疑	0	1	2
90．好骂人或讲粗痞话	0	1	2
91．谈论自杀	0	1	2
92．梦游或讲梦话	0	1	2

具体描述：

93．话多	0	1	2
94．常戏弄他人	0	1	2
95．好发脾气或脾气暴躁	0	1	2
96．对性的问题考虑太多	0	1	2
97．喜欢威胁别人	0	1	2
98．吮吸拇指	0	1	2
99．过分要求整洁	0	1	2
100．睡眠不好	0	1	2

具体描述：

101．逃学、旷课	0	1	2
102．不活跃、行动迟缓、精力不足	0	1	2
103．闷闷不乐、抑郁、忧愁	0	1	2
104．异常地大声吵闹	0	1	2
105．饮酒或服药成瘾	0	1	2

具体描述：

106．故意破坏别人的东西或公共财物	0	1	2
107．白天尿湿自己的衣服	0	1	2
108．尿床	0	1	2
109．抽抽噎噎地哭诉	0	1	2
110．希望自己是异性就好了	0	1	2
111．退缩，不愿与他人在一起	0	1	2
112．烦恼不安	0	1	2
113．请写出上面没有提到的任何问题	0	1	2

附表11-6　Rutter儿童行为问卷父母版

以下是儿童可能出现的行为或身心健康问题，请根据您的孩子最近1年来的实际情况作答。0为从来没有；1为有时出现，不是每周1次；2为至少每周1次。

姓名：　　　性别：　　　出生日期：　　　年龄：　　　填表日期：

项目	评分		
一、有关健康的问题	0	1	2
1. 头痛……………………………	0	1	2
2. 肚子痛或呕吐…………………	0	1	2
3. 支气管哮喘或哮喘发作………	0	1	2
4. 尿床或尿裤子…………………	0	1	2
5. 大便在床上或在裤子里………	0	1	2
6. 发脾气（伴随叫喊或发怒动作）…	0	1	2
7. 到学校就哭或拒绝上学………	0	1	2
8. 逃学……………………………	0	1	2
二、其他行为问题			
9. 非常不安，难于长时静坐……………	0	1	2
10. 动作多，乱动，坐立不安……………	0	1	2
11. 经常破坏自己或别人的东西…………	0	1	2
12. 经常与别的儿童打架，或争吵………	0	1	2
13. 别的孩子不喜欢他……………………	0	1	2
14. 经常烦恼，对许多事都心烦…………	0	1	2
15. 经常一个人待着………………………	0	1	2
16. 易激惹或勃然大怒……………………	0	1	2
17. 经常表现出痛苦，不愉快、流泪或忧伤…	0	1	2
18. 面部或肢体抽动和作态………………	0	1	2
19. 经常吸吮拇指或其他手指……………	0	1	2
20. 经常咬指甲或手指……………………	0	1	2
21. 经常不听管教…………………………	0	1	2
22. 做事拿不定主意………………………	0	1	2
23. 害怕新事物和新环境…………………	0	1	2
24. 神经质或过分特殊……………………	0	1	2
25. 时常说谎………………………………	0	1	2
26. 欺负别的孩子…………………………	0	1	2
三、日常生活中的某些习惯问题			
27. 有没有口吃（说话结巴）……………	0	1	2
28. 有没有不是口吃的其他言语困难（如表达自己转述别人的话有困难）…	0	1	2
29. 是否偷过东西…………………………	0	1	2

如果有，请在是的项目前打√

①不严重，偷小东西如钢笔、糖、少量玩具

②偷大东西

③上述两类全偷

①在家里偷

②在外边偷

③在家里及外边全偷

①自己一个人偷

②与别人一起偷

③有时自己，有时别人一起偷

项目	评分
30．有没有进食的不正常 　　如果有，请在是的项目前打 √ 　　①偏食 　　②进食少 　　③进食过多 其他，请描述 _____	0　1　2
31．有没有睡眠困难 　　如果有，请在是的项目前打 √ 　　①入睡困难 　　②早晨早醒 　　③夜间惊醒 其他，请描述 _____	0　1　2

附表11-7　Rutter儿童行为问卷教师版

项目	评分
一、有关健康和行为问题	0　1　2
1．头痛或腹痛……………………………………………	0　1　2
2．尿裤子或大便在裤子里………………………………	0　1　2
3．口吃…………………………………………………	0　1　2
4．言语困难，发脾气（伴随叫喊或发怒动作）……	0　1　2
5．因轻微理由就不上课…………………………………	0　1　2
6．到学校就哭或拒绝上学………………………………	0　1　2
7．逃学…………………………………………………	0　1　2
8．注意力不集中或短暂…………………………………	0　1　2
9．非常不安，难于长时静坐……………………………	0　1　2
10．动作多，乱动，坐立不安…………………………	0　1　2
11．经常破坏自己或别人的东西………………………	0　1　2
12．经常与别的孩子打架或争吵………………………	0　1　2
13．别的孩子不喜欢他…………………………………	0　1　2
14．经常烦恼，对许多事都心烦………………………	0　1　2
15．经常一个人待着……………………………………	0　1　2
16．易激惹或勃然大怒…………………………………	0　1　2
17．经常表现出痛苦、不愉快、忧伤或流泪…………	0　1　2
18．面部或肢体抽动和作态……………………………	0　1　2
19．经常吸吮拇指或其他手指…………………………	0　1　2
20．经常咬指甲或手指…………………………………	0　1　2
21．经常不听管教………………………………………	0　1　2
22．偷东西………………………………………………	0　1　2
23．害怕新事物和新环境………………………………	0　1　2
24．神经质或过分特殊…………………………………	0　1　2
25．时常说谎……………………………………………	0　1　2
26．欺负别的孩子………………………………………	0　1　2

附表11-8 Conners 父母评定问卷

评定说明：请按该儿童实际情况对以下每项问题做出评定，每项分4个等级。所评问题一点没有，请在"0"字上划圈；偶尔有一点或表现轻微，在"1"字上划圈；常常出现或较严重，在"2"字上划圈；很常见或十分严重，则在"3"字上划圈。注意不要漏项。

项目	评分
1. 撕扯东西（包括指甲、手指、头发、衣服等）	0 1 2 3
2. 对成人冲撞，言语、行为冒失	0 1 2 3
3. 与小朋友、同学合不来	0 1 2 3
4. 容易激惹、冲动	0 1 2 3
5. 做事情喜欢把持、操纵	0 1 2 3
6. 吸吮或咀嚼（拇指、衣服、毯子等）	0 1 2 3
7. 容易哭或常常哭	0 1 2 3
8. 容易被激惹	0 1 2 3
9. 做白日梦（好幻想）	0 1 2 3
10. 学习方面有困难	0 1 2 3
13. 不安静，常常十分活跃	0 1 2 3
14. 好破坏	0 1 2 3
15. 说谎或说些无中生有的事	0 1 2 3
16. 害羞	0 1 2 3
17. 比其他同龄儿童更容易闯祸	0 1 2 3
18. 语言与同龄儿童不同（如婴儿样谈话、口吃、语言难以理解）	0 1 2 3
19. 不承认错误或责怪他人	0 1 2 3
20. 好争吵	0 1 2 3
21. 好噘嘴、生闷气	0 1 2 3
22. 有时自行拿父母的钱或他人的钱或东西	0 1 2 3
23. 不服从或虽然做了但常常抱怨	0 1 2 3
24. 较其他人更怕孤独、疾病或死亡	0 1 2 3
25. 做不完一件事	0 1 2 3
26. 容易感觉受了伤害	0 1 2 3
27. 恃强欺弱、霸道	0 1 2 3
28. 重复地做一件事	0 1 2 3
29. 残酷	0 1 2 3
30. 行为幼稚（对一些不要他人帮助的事也要别人做，好纠缠成人，需要成人反复地向他保证）	0 1 2 3
31. 易分心，注意短暂	0 1 2 3
32. 头痛	0 1 2 3
33. 情绪变化很快、很激烈	0 1 2 3
34. 不喜欢或不遵守规则或约束	0 1 2 3
35. 好打架	0 1 2 3
36. 与兄弟姐妹相处不好	0 1 2 3
37. 对于困难的事容易受挫折	0 1 2 3
38. 打扰其他儿童	0 1 2 3
39. 总是不高兴	0 1 2 3
40. 饮食问题（食欲不佳，边吃饭边起身玩）	0 1 2 3
41. 肚子痛	0 1 2 3
42. 睡眠问题（不易入睡、起床太早或半夜起床）	0 1 2 3
43. 这里痛，那里痛	0 1 2 3
44. 呕吐或恶心	0 1 2 3

续表

项目	评分
45．在家里总是觉得受了骗	0 1 2 3
46．自吹自擂、好吹牛、说大话	0 1 2 3
47．常假想自己受到威胁	0 1 2 3
48．排便困难（常常腹泻、排便习惯不规则、便秘）	0 1 2 3

附表11-9 Conners教师评定问卷

请根据该生情况在下列数字上划圈，"0"代表无此表现，"1"代表有一点，"2"代表明显，"3"代表严重。

项目	评分
1．总是在座位上扭来扭去	0 1 2 3
2．搞出一些不应该有的噪音	0 1 2 3
3．有要求必须立即给予满足	0 1 2 3
4．行为快捷（鲁莽、冒昧）	0 1 2 3
5．好突然发脾气及有一些不可预测的行为	0 1 2 3
6．对批评过分敏感	0 1 2 3
7．易分心，注意力短暂	0 1 2 3
8．打扰其他同学	0 1 2 3
9．做白日梦，好幻想	0 1 2 3
10．好生闷气	0 1 2 3
11．情绪改变迅速和激烈	0 1 2 3
12．好争吵	0 1 2 3
13．对权威很顺从	0 1 2 3
14．不安静，常常"十分忙碌"	0 1 2 3
15．易激惹，好冲动	0 1 2 3
16．需要老师极大的注意	0 1 2 3
17．显然不受班级同学的欢迎	0 1 2 3
18．易于受其他同学的领导	0 1 2 3
19．玩游戏时不能公平对待——只能赢，不能输	0 1 2 3
20．显然缺乏领导能力	0 1 2 3
21．常不能完成已开始做的事	0 1 2 3
22．幼稚，不成熟	0 1 2 3
23．不承认错误或责怪别人	0 1 2 3
24．与其他同学相处不好	0 1 2 3
25．与同学不能合作	0 1 2 3
26．做事易受挫折	0 1 2 3
27．与老师不能合作	0 1 2 3
28．学习困难	0 1 2 3

附件11-10　儿童攻击性量表教师版

在过去的一年里，以下情况发生的频率

		无	1个月1次或更少	1周1次或更少	1周2～3次	几乎每天
1	与其他孩子顶嘴或喊叫					
2	与成人顶嘴或喊叫					
3	咒骂或诅咒其他孩子					
4	咒骂或诅咒成人					
5	言语威胁要打其他孩子					
6	言语威胁要打成人					
7	生气时摔门、踢椅子或破坏东西					
8	故意破坏其他人的财物					
9	辱骂、戏弄或骚扰宠物或其他动物					
10	伤害或折磨宠物或其他动物					
		无	1～2次	3～5次	5～10次	超过10次
11	由别的孩子引起的打架					
12	由成人引起的和成人打架					
13	以上打架造成轻伤（如淤伤、青肿）					
14	以上打架造成重伤（如需要缝针、骨折或需要医生关注）					
		无	1～2次	3～5次	5～10次	超过10次
15	主动地与其他孩子打架					
16	主动地与成人打架					
17	以上打架造成轻伤（如淤伤、青肿）					
18	以上打架造成重伤（如需要缝针、骨折或需要医生关注）					
19	携带武器（如刀、枪）					
20	使用武器威胁别人					
21	打架时使用武器					
22	用武器伤人					
23	这些行为是否只有和一伙人一起时才出现	是			否	

备注：

附表11-11　儿童攻击性量表家长版

		无	1个月1次或更少	1周1次或更少	1周2~3次	几乎每天
1	与家里的其他孩子顶嘴或喊叫					
2	与家里的成人顶嘴或喊叫					
3	与朋友或同伴顶嘴或喊叫					
4	与不是家里的成人顶嘴或喊叫					
5	咒骂或诅咒家里的其他孩子					
6	咒骂或诅咒家里的成人					
7	咒骂或诅咒朋友或同伴					
8	咒骂或诅咒不是家里的成人					
9	言语威胁要打家里的其他孩子					
10	言语威胁要打家里的成人					
11	言语威胁要打朋友或同伴					
12	言语威胁要打不是家里的成人					
13	生气时摔门、踢椅子或破坏东西					
14	故意破坏其他人的财物					
15	辱骂、戏弄或骚扰宠物或其他动物					
16	伤害或折磨宠物或其他动物					

		无	1~2次	3~5次	5~10次	超过10次
17	由家里其他孩子引起的打架					
18	由家里的成人引起的和成人打架					
19	由同伴或朋友引起的打架					
20	由不是家里的成人引起的和成人打架					
21	以上打架造成轻伤（如淤伤、青肿）					
22	以上打架造成重伤（如需要缝针、骨折或需要医生关注）					

		无	1~2次	3~5次	5~10次	超过10次
23	主动地与家里的其他孩子打架					
24	主动地与家里的成人打架					
25	主动地与同伴或朋友打架					
26	主动地与不是家里的成人打架					
27	以上打架造成轻伤（如淤伤、青肿）					
28	以上打架造成重伤（如需要缝针、骨折或需要医生关注）					
29	携带武器（如刀、枪）					
30	使用武器威胁别人					
31	打架时使用武器					
32	用武器伤人					
33	这些行为是否只有和一伙人一起时才出现	是			不是	

附表11-12　儿童抑郁障碍自评量表

以下问题主要是了解你最近1周的感觉，因此不要考虑怎样回答才"正确"，仅根据你的感觉如实回答，在符合你的那一格打"√"。

		经常	有时	无
1	我像平时一样盼望着许多美好的事物			
2	我睡得很香			
3	我感到我总是想哭			
4	我喜欢出去玩			
5	我想离家出走			
6	我肚子痛			
7	我精力充沛			
8	我吃东西很香			
9	我对自己有信心			
10	我觉得生活没什么意思			
11	我认为我所做的事都是令人满意的			
12	我像平常那样喜欢各种事物			
13	我喜欢与家里人一起交谈			
14	我做噩梦			
15	我感到非常孤单			
16	遇到高兴的事我很容易高兴起来			
17	我感到十分悲哀，不能忍受			
18	我感到非常烦恼			

附表11-13 Piers-Harris儿童自我意识量表

下面有80个问题，是了解你是怎样看待你自己的。请你决定哪些问题符合你的实际情况，哪些问题不符合你的实际情况。如果你认为某一个问题符合或基本符合你的实际情况，就在相对于"是"的空格内打"√"，如果不符合或基本不符合你的实际情况，就在相对于"否"的空格内打"√"。对于每一个问题你只能做一种回答，并且每个问题都应该回答。请注意，这里要回答的是你实际上认为你怎样，而不是回答你认为你应该怎样。填时请不要在表上涂改。

项目	是	否
1．我的同学嘲弄我		
2．我是一个幸福的人		
3．我很难交朋友		
4．我经常悲伤		
5．我聪明		
6．我害羞		
7．当老师找我时，我感到紧张		
8．我的容貌使我烦恼		
9．我长大后将成为一个重要的人物		
10．当学校要考试时，我就烦恼		
11．我和别人合不来		
12．在学校里我表现好		
13．某件事做错了常常是我的过错		
14．我给家里带来麻烦		
15．我是强壮的		
16．我常常有好主意		
17．我在家里是重要的一员		
18．我常常想按自己的主意办事		
19．我善于做手工劳动		
20．我容易泄气		
21．我的学校作业做得好		
22．我干许多坏事		
23．我很会画画		
24．在音乐方面我不错		
25．我在家表现不好		
26．我完成学校作业很慢		
27．在班上我是一个重要的人		
28．我容易紧张		
29．我有一双漂亮的眼睛		
30．在全班同学面前讲话我可以讲得很好		
31．在学校我是一个幻想家		
32．我常常捉弄我的兄弟姐妹		
33．我的朋友喜欢我的主意		

续表

项目	是	否
34．我常常遇到麻烦		
35．在家里我听话		
36．我运气好		
37．我常常很担忧		
38．我的父母对我期望过高		
39．我喜欢按自己的方式做事		
40．我觉得自己做事丢三落四		
41．我的头发很好		
42．在学校我自愿做一些事		
43．我希望我与众不同		
44．我晚上睡得好		
45．我讨厌学校		
46．在游戏活动中我是最后被选入的成员之一		
47．我常常生病		
48．我常常对别人小气		
49．在学校里同学们认为我有好主意		
50．我不高兴		
51．我有许多朋友		
52．我快乐		
53．对大多数事我不发表意见		
54．我长得漂亮		
55．我精力充沛		
56．我常常打架		
57．我与男孩子合得来		
58．别人常常捉弄我		
59．我家里对我失望		
60．我有一张令人愉快的脸		
61．当我要做什么事时总觉得不顺心		
62．在家里我常常被捉弄		
63．在游戏和体育活动中我是一个带头人		
64．我笨拙		
65．在游戏和体育活动中我只看不参加		
66．我常常忘记我所学的东西		
67．我容易与别人相处		
68．我容易发脾气		
69．我与女孩子合得来		
70．我喜欢阅读		
71．我宁愿独自做事，而不愿与许多人一起做事情		

续表

项目	是	否
72. 我喜欢我的兄弟姐妹		
73. 我的身材好		
74. 我常常害怕		
75. 我总是摔坏东西或打坏东西		
76. 我能得到别人的信任		
77. 我与众不同		
78. 我常常有一些坏的想法		
79. 我容易哭叫		

附表11-14 耶鲁综合抽动严重程度量表

A．介绍

本量表用于评价抽动症状的总严重性，包括多个维度（数量、频度、强度、复杂性和损害程度）的评价。使用 YGTSS 要求评定者具有对抽动症状患者的临床经验。最后的评分以每一条目的评分所得的有用信息和临床医生总体印象为基础。

访谈方式为半定式，访谈者首先应完成抽动表（即一个由父母或患者本人报告、并在评价期间所观察到的，过去一周运动和发声抽动列表）。然后以固定的项目内容为指导，立即对每个条目进行现场询问。

B．抽动项目列表

1．描述运动抽动（检查在过去一周所表现的运动抽动）

    a．简单运动抽动（快速、突然、"无意义的"）
——眨眼
——眼运动
——皱鼻
——张口
——做鬼脸
——点（转）头／头部运动
——耸肩
——臂运动
——手运动
——腹部紧张
——腿、脚或趾运动
——其他

    b．复杂运动抽动（较慢、似"有目的的"）
——眼的姿势或运动
——口的运动
——面部运动或表情
——头的姿势或运动
——肩的姿势
——臂或手的姿势
——书写抽动
——不协调的姿势或动作
——转动腰部或回旋动作
——旋转运动
——腿、脚或趾的运动
——与抽动有关的冲动行为（触摸、轻拍、矫揉造作或夜间突然做动作）
——猥亵行为
——自虐行为（描述）
——阵发性抽动（列出），持续时间（多少秒）
——脱抑制性行为（描述）
——其他
——描述任何运动抽动行为的协调性形式或顺序
——在按顺序评分时不包括该条目。

2．描述发声症状（检查过去1周发声抽动的表现）

    a．简单发声抽动（快速、无意义的发声）
——音调及声音（包括咳嗽、清喉、做鼻吸气声、哼声、吹哨声、动物或鸟叫声）
——其他（列出）

    b．复杂发声症状（语言：词、词组、句子）
——音节（列出）
——词（列出）
——秽语（列出）
——模仿语言
——重复语言
——言语受阻
——言语不合规则（描述）
——脱抑制性语言（描述）
——描述任何发声抽动行为的协调性形式或顺序

3．按顺序依次评分（除其他方面所指出的症状以外，其余分别记录运动和发声抽动）

    a．数量：运动分（　　） 发声分（　　）
计分说明（参照）
0——无
1——简单抽动
2——多个不连续的、分离的抽动（2~5）
3——多个不连续的、分离的抽动（>5）
4——多个不连续的、分离的抽动＋至少一种复合的、同步的或有先后顺序的抽动症状，其中很难区分出独立的抽动症状
5——多个不连续的、分离的抽动＋几种（>2）复合的、同步的或有先后顺序的抽动症状，其中很难区分出独立的抽动

症状。

b．频度：运动分（　　）发声分（　　）

计分说明（参照）

0——无。没有特定抽动行为的证据

1——很少。在过去一周出现过，行为发生不频繁，常不以日计（并非每日都发生）。如果出现阵发性抽动，则症状发生是短暂的和不常见的。

2——偶尔。特殊抽动行为常每日出现，但在一天内可有较长时间的正常间隔。阵发性抽动偶尔发生，且一次不超过几分钟。

3——频繁。特定抽动行为每日出现，正常间歇期长达3 h是常见的。阵发性抽动有规律地出现，但可能局限于某个单一的场合。

4——几乎总是存在。特定抽动行为事实上出现在每天的觉醒时间中，且持续不变的抽动行为有规律地出现。阵发性抽动常见，且不局限于某个场合。

5——总是存在。抽动存在于所有时间，难以辨别正常间歇期，且大多数时候不超过5～10 min。

c．强度：运动分（　　）发声分（　　）

计分说明（参照）

0——无。

1——极轻度。看不见或听不见抽动症状（仅以患者个人体验为准），或与类似的有意动作相比，抽动发生的强制性很小，且因其强度小而常不被注意。

2——轻度。与类似的有意行为或言辞相比，抽动发生的强制性不大，且因其强度不大而常不被注意。

3——中度。与类似的有意行为或言辞相比，抽动具强制性，但未超过类似的有意行为或言辞的正常表达范围。其强制性特点可能引起他人的注意。

4——明显存在。与类似的有意行为或言辞相比，抽动更具强制性，且常带有"夸张"的特征。其强制性和"夸张"特征常引起他人的注意。

5——重度。抽动表现极度强制性和夸张性。其强制性表现引起他人注意，并可能有导致躯体损伤的危险（事故、激怒或自伤）。

d．复杂性：运动分（　　）发声分（　　）

计分说明（参照）

0——无。如果有，所有抽动显然具"单一性"特点（突然、短暂、无目的性）。

1——临界。有些抽动的"单一性"特点不很明显。

2——轻度。有些抽动明显是"复合性"的（有目的地出现）和带模仿性的、短暂的"无意识"行为，如矫揉造作、发音节或简短有意义的言辞象"啊哈""嗨"，这可轻易地隐瞒或伪装。

3——中度。有些抽动更具"复合性"（表现上更有目的性和持续性），可以协调性地发作出现并很难伪装，但能使其合理化，或能用正常行为或话语加以"解释"（拣、拍、说"当然"或"亲爱的"及简短的重复语言）。

4——明显。有些抽动非常具有"复合性"的特点，持续协调的发作常出现。其持续时间和（或）不常见、不适当、稀奇古怪或猥亵的特点（长时间的面部扭曲、触摸生殖器、模仿语言、不寻常的言语、较长时间一阵阵重复说"你是什么意思？"，或说"fu"或"sh"），使症状难以伪装，且不易被合理化为正常行为或语言。

5——重度。有些抽动包括长时间一阵阵的协调行为或说话。其持续时间长和（或）极度不寻常、不适当、奇异或猥亵的特点（长时间的表现或说话，包括猥亵行为、自虐行为或秽语），使症状不可能伪装或成功地被合理化为正常行为或语言。

e．妨碍程度：运动分（　　）　发声分（　　）

计分说明（参照）

0——无。

1——轻微。抽动出现时不中断患者的行为或说话的语流。

2——轻度。抽动出现时偶尔中断患者的行为或说话的语流。

3——中度。抽动出现时经常中断患者的行为或说话的语流。

4——明显。抽动出现时经常中断患者的行为或说话的语流，且偶尔中断有目的的行为或交流。

5——严重。抽动出现时经常中断患者有目的的行为或交流。

f. 损害程度：总的损害（　　）（记录总的运动和发声损害）

0——无。

10——轻微。抽动对患者的自尊、家庭生活、社会接受或学校、工作能力等方面造成轻微的麻烦（偶尔烦恼或考虑抽动对自己将来的影响、因抽动使家庭关系有点紧张，朋友或熟人可能偶尔加以注意或不耐烦地提意见）。

20——轻度。抽动对患者的自尊、家庭生活、社会接受或学校、工作能力等方面造成轻度的麻烦。

30——中度。抽动对患者的自尊、家庭生活、社会接受或学校、工作能力等方面造成一些明显的困扰（对发作产生烦恼、在家中出现周期性苦恼和心情起伏、常被伙伴取笑或导致社交回避、因抽动而周期性阻碍学校或工作任务的进行）。

40——明显。抽动对患者的自尊、家庭生活、社会接受或学校、工作能力等方面造成主要的困扰。

50——严重。抽动对患者的自尊、家庭生活、社会接受或学校、工作能力等造成极度困扰［伴自杀意念的严重抑郁、家庭破裂（分离/离婚、分居）、社会关系破裂（因社会不允许和社会对他的回避而使其生活严重受约束、转学或丧失工作）］。

分别评估运动抽动和发声抽动数量、频度、强度、复杂性、干扰（a-e），并独立评估抽动障碍所导致的损害（f），将 a-f 相加，最后得出量表总分。

第十二章 诊断会谈和临床检查

第一节 病史采集

医生可运用访谈的方式，根据家长或主要监护人提供的线索，对重点问题深入询问，以采集病史。如果掌握一定的沟通技巧，可显著提高访谈的准确性和可靠性[1-2]。

一、与家长交谈的切入

首先要了解家长带患者就诊的主要原因。刚开始切入访谈时，医生可鼓励家长根据他们自己的观察介绍他们发现自己孩子存在的问题。家长往往是在对孩子的问题非常苦恼和无助的情况下前来就诊的，因此，他们特别需要倾诉，如果医生可以用理解和包容的态度耐心倾听家长的困扰，他们的心理负担会大大减轻，也会更愿意与医生深入地交谈，从而会在医生的引导下更自然地讲述患者存在的主要问题。因此，尊重家长对孩子的看法、理解家长的困难之处，有利于取得家长的信任，建立互动的合作关系。这是进行正确诊断和有效干预的前提。当然，有些家长会过度倾诉，还有些家长会离题万里，这种情况下，我们可以在倾听到适当时间时，善意地打断他们，使话题聚焦到就诊的主要问题上。

二、对重点问题的深入询问

根据初步访谈获得的线索，我们已经大致了解患儿存在的问题，如注意力不集中、学习成绩下降、好发脾气等，我们可就这些主要的问题重点询问。

1. 证明患儿症状的事例 对于那些最为核心的症状，可要求家长举例说明。

就"注意力不集中"这个症状，需详细询问症状从什么时间开始？写作业、玩耍时的表现分别如何？上课时老师怎么评价？就"学习成绩下降"，需要分析可能的原因，包括有没有换老师？是否挨批评了？是否跟同学有矛盾？家里是否发生了对孩子打击较大的事情？身体健康是否出了问题？是否是由于集中不了注意力导致的？就"发脾气"这个症状，则需询问主要是在哪些场合出现？在谁面前容易发生？发脾气的强度和频度如何？如何才能中止？当时的具体情景是怎样的？这样举例后，可以更为客观地判断患儿的情况，以避免由于家长或老师的片面看法而干扰诊断。

2. 全面了解综合征的全部症状 ADHD 包括三大主征和社会功能的受损，但很多家长往往只是提到他们最为关注的一条症状，如有些家长只是反映孩子多动、注意力不集中，却忽视了孩子还存在冲动性，以及人际交往困难等。这种情况下，医生还需耐心地询问："他是否经常跟同学发生纠纷？""他有几个好朋友，关系如何？"，以便获得全面的资料。

3. 了解其他可能存在的相关疾病 儿童多动障碍可以与许多精神疾病共病，常见的共患疾病包括儿童对立违抗性障碍、品行障碍、情绪问题、网络成瘾、学习困难、抽动障碍等。医生需要详细了解该儿童合并其他障碍的情况，例如有无顶撞大人、故意不服从的行为？是否说谎？通常在什么情况下说谎？有无因迷恋电子游戏而逃学、旷课的行为？学习成绩怎样？胆大还是胆小？是否经常情绪不好、闷闷不乐？是否非常暴躁？

4. 需要鉴别诊断的症状 如在家长的叙述中，发现可疑的与本"怀疑诊断"不相符的症状，要仔细询问，予以鉴别，例如有位家长在谈到儿童注意力不集中时，说"他说有太空人在干扰他，不让他集中听讲"，事后经过仔细询问，方得知该儿童的注意障碍原来是幻听。

5. 了解疾病发生、发展的过程 儿童多动障碍有一个从困难气质向多动障碍、对立违抗性障碍、学习困难、品行障碍和社会适应不良演化的过程。收集病史要突出时间概念，尤其要了解起病年龄，因为如果一个儿童在小学3～4年级才出现多动、注意力不集中的情况，就不大可能是多动障碍。对于症状的发展，要了解每种症状发生的时间、是如何发展的、影响因素是什么、目前情况如何。

6. 了解家庭背景 父母的文化素养、工作性质、家庭关系、亲子关系、对孩子的教养方式，都对孩子的疾病诊断有重要意义，需要进行了解。对于这类问题，避免使用令家长感到难堪的提问，如"家里是否有人犯罪坐牢？""你们夫妻是否经常打架？"父母由于理解不全面或处于偏爱心理，或不愿将家庭的隐私告诉不熟悉的医生，而出现有意的隐瞒或无意的回避，以致遗漏重要的信息。医生可以用商量、同情的语气询问类似的问题，如"您认为孩子成绩不好是什么原因？""您家中对孩子是如何要求的？假如他做了一件不该做的事，你们怎么办？可不可以举个例子，分别讲讲您自己及您丈夫（妻子）的态度？""可以谈谈你们夫妻的关系吗？""家里是否有人因性格冲动、自控力差而触犯法律法规？"有些涉及隐私的问题，要等待适当的时候再问。个别如父母一方有心理障碍，或夫妻感情不和、破裂家庭等问题，应从另一方，必要时还应从其他家庭成员处了解。

三、注意事项

1. 要用发展的观点看待儿童的症状 儿童是一个不断发育的个体，必须以发展的观点评价儿童的行为正常与否。不同年龄阶段儿童的行为与情绪有不同的表现，如母亲反映她4岁的孩子注意力不集中，不肯完成图画班的作业，而一个年龄为4岁的儿童，本身主动注意只能保持12～15 min，很难说她不肯画画是因为没有兴趣还是儿童多动障碍所致。而一名13岁的孩子经常发脾气，我们要分析是对立违抗性障碍、青春期逆反心理，还是父母的教养方式有问题导致的。因此，医生必须熟悉不同年龄阶段儿童不同的心理发育水平，分辨儿童的行为、情绪表现是正常还是异常。

2. 注意病史提供者的个人素质或对问题理解的偏差 对同一儿童的同一行为，有的人认为是异常，有的人认为是正常，病史来源不同会造成诊断不同。例如一名望子成龙的母亲，对孩子期望很高，孩子稍有分心就担心患了多动障碍，她们经常拿着报纸上描述的症状，说自己的孩子条条都符合。而一名本身好动的父亲，则说"孩子爱动有什么关系，只要会吃饭就没病"，而对孩子的学习落后置若罔闻。在收集发育史、既往史的时候，要注意让父母尽可能正确回忆真实的情况，避免情感因素的影响，如父母常常夸大幼时头部外伤史，用奶奶不爱讲话来解释他说话延迟的原因，强调父亲的大骂而忽略自己的苛求等。

3. 多渠道的信息来源 一位有经验的医生，会根据家长的不同文化背景及表达方式，灵活采用简单明确的询问或委婉迂回的了解等方式，从家长庞杂的诉说中，抓住要点，清楚地评估其在不同情境、不同时间的具体表现。导向性提问仅在收集完病史之后，对某些关键性问题希望与家长再核对一次时采用。同时还可从亲戚、邻居、同伴等处得到补充病史。有的儿童主要的问题表现在学校，而不是在家中，则应请老师反映情况，可采用教师版儿童行为评定量表，也可请老师简单地书写患儿的主要问题，如有条件，可约请老师面谈。

另一种收集病史的有效方法为采用定式或半定式问卷。定式检查指检查者在检查前按不同的疾病所需，为获取检查内容而设计详细的检查内容、工作程序、特定的环境及专用的记录设备等，有时还可采用录像记录儿童活动情况。这种记录有利于全面了解问题，较少遗漏资料，故特别适用于临床科研时用，其缺点是不能区别问题的轻重主次。常用的问卷有儿童情感障碍和精神分裂症定式问卷（Kiddie-schedule for affective disorders and the schizophrenia，K-SADS）父母版，它是应用最广的半定式儿童精神病访谈问卷，需要分别对父母和儿童进行访谈。该问卷特异度很高，但灵敏度不够，主要用于精神药理学和生物学研究，由于需要评估者有较丰富的临床经验，不适合于大规模流行病学调查。另一常用的诊断工具是儿童诊断访谈问卷（DISC），是基于DSM-Ⅲ-R和DSM-Ⅳ编制的诊断问卷，灵敏度较好，特异度较低。它在科研及临床应用较为广泛。

第二节 精神检查

一、检查性交谈

检查性交谈指医生对患者实施的有目的的交谈，旨在了解患儿的心理状况，为明确诊断和确定治疗方案搜集资料。交谈前，医生如果了解相应的病史，往往更容易有的放矢，起到事半功倍的效果。但是如果病史内容缺乏客观性，则也容易让医生先入为主，误入歧途。因此，在与患儿面对面的直接交谈过程中，医生需要有选择地合理利用病史的资源，既不能照单全收，也不能全然不顾。

1. 交谈内容 根据病史线索，通过询问儿童的内心体验，来印证医生自己的"拟诊"。例如当家长反映孩子存在"经常少做或不做作业"的情况时，医生需要考虑以下可能：因为注意力不集中，从而没有听见老师布置的作业；因为学习困难，没有能力完成；因为同家长或老师对抗，故意不完成作业等。医生可进一步通过询问患儿，来确定症状最终归属的疾病类别。有时候，家长仅仅提供了症状的表面现象，这时医生更需要拓宽思路，通过与患者沟通来明确症状的最终意义。例如，一位家长心急如焚地咨询医生孩子是否得了重性精神病，理由是孩子的行为非常怪，会莫名其妙地穿着鞋跳到同学床上踩。这时，医生就不能受到家属思路的干扰，一味地从重性精神病的角度去询问，而是需要询问患儿到底是怎么回事。结果，患儿满腹委屈地哭诉，其实是在跟父母赌气故意不告诉父母原因，当时是同学先欺负自己把洗脚水洒到自己床上了，自己才报复的。

要询问父母未曾提及的重要问题。家长往往容易忽略孩子的不良情绪。研究显示，儿童的情绪问题更容易在与儿童直接的交谈中发现。因此，有关情绪方面的问题，往往需要在与儿童面对面的交谈中予以确定。另外，有些儿童由于害怕父母的干涉和影响，常常会对父母隐瞒一些他们生活中重要的伙伴。有些儿童甚至会从事一些反社会性质的活动，以及一些与性相关的活动。在这些危险行为导致严重后果前，家长往往都被蒙在鼓里。这些，都需要医生有意识地与患儿倾心交谈，才可能被暴露出来。

2. 交谈技巧 交谈主要分为开放式和封闭式交谈两种形式，各有利弊，医生需要灵活应用。开放式交谈的提问没有固定的答案，需要患者充分发挥如"你在学校有什么困难？""为什么来我们医院，需要我为你做什么？"。而封闭式询问只有一个答案，如"你在学校跟同学有矛盾么？"。开放式交谈可以允许患者畅所欲言，有利于全面了解儿童的心理，但耗时长，需要儿童的密切配合，因此更适合于年龄相对较大的青少年儿童。而对于较年幼的儿童，采用封闭式提问往往更容易切入主题。但封闭式提问不能带有暗示性，比如"你不写作业是不是因为注意力无法集中啊？"有些患儿会顺势回答"是"，为自己的不恰当行为找个台阶下，却给了医生错误的方向。总之，医生最好两种方式结合，综合应用，以在最短时间获得最有效的信息。

(1) 恰当的态度和语言：亲切、真诚、同情的态度，柔和的语调，微笑的表情，耐心的倾听，可以让患儿感到安全、亲切、可信赖，从而让他们能够更放松地谈自己的真实情况和感受。交谈中还需要使用适合患儿年龄的方式和语言，这样患儿更容易理解、交谈更融洽。另外，医生还要尽可能地了解当前儿童、青少年热衷的话题和观点，这样有助于找到与他们交谈的切入点。例如，提到他们最喜爱的动画片"喜羊羊灰太狼"、他们最爱吃的"麦当劳"、最喜爱的电脑游戏"魔兽世界"……有了这些话题，医生往往更容易与患儿建立良好的关系。另外，非言语性交流方式，比如摸摸头、拉拉钩，也是取得儿童信任、建立良好沟通的重要渠道。

(2) 尊重患儿的人格：儿童往往比成年人更脆弱、承受力更差，因此，当谈及敏感性话题时，医生需要迂回接近，尽量尊重和保护患者。例如，有位患儿拿了家里的钱，当医生直接问"你为什么不经爸爸妈妈同意就拿家里的钱啊？"患者沉默不语。当医生跟她聊了一会儿各种毛绒玩具后，患者主动告诉医生"我特别喜欢那个最大的喜羊羊，可是妈妈说家里有两只小的了就不给买，那天看见正好妈妈把钱包放桌子上了，就忍不住拿了钱买。"有些话题，有些青少年只愿意告诉医生，不愿意让他们的父母知道。如果这些不是原则问题，医生不妨承诺，替他们保守秘密；即使是原则性问题，在告诉家长时，也要告诫家长合理开导孩子，必要时可以协同家长一起来帮助孩子处理这些原则性问题。

二、观察

儿童常常不善于用语言表达自己的感受，他们的心理活动往往更多会通过行为反映出来。因此，观察也是非常重要的检查手段。从儿童进入候诊室那一刻开始，观察就应该进行。

观察的重点首先是针对儿童本身。他们进入陌生环境是拘谨还是大方？大人谈话时，他们是安静得体还是东张西望、乱拿乱跑？听到家长讲他们的问题时，他们是无所谓、十分介意或是激烈反驳？对医生的提问，他们是中肯地认真回答，还是信口开河或拒绝合作？他们跟其他排队等候患者的互动也是重要的观察内容。

诊室还是在自然条件下观察家庭成员间相互关系及亲子关系的较好场所，家长对患儿是关怀备至还是态度粗暴；父母是相互补充，还是互相争吵、抱怨。经过观察，可以对儿童的行为、家庭关系基本了然于心。

三、对 ADHD 临床症状的评估

在完成病史采集、精神检查后，儿童精神科医生要通过具体症状的评估来明确来访者的问题，以便形成更全面、准确的临床诊断，包括共患疾病。

1. 对多动和冲动行为的评估 虽然分心症状被认为是 ADHD 的核心症状之一，但是近期研究者指出 ADHD 的主要缺陷是行为抑制问题，即自控能力内化的延迟发育。ADHD 患儿的行为是受到周围情景的即时调控，而不是出于对执行功能和未来的考量。

DSM-Ⅳ将 ADHD 分为三种类型：注意缺陷为主型、多动/冲动为主型和混合型。ADHD 的临床分型与不同的临床表现、共患疾病和预后密切相关。

评估 ADHD 患儿的多动/冲动问题时，医生要询问多动行为和冲动行为开始出现的时间。通常这些症状可以追溯到学龄前。一些母亲汇报孩子在怀孕期间和新生儿期就已经出现了多动行为。家长们也常常抱怨这些孩子从小就表现出多动、任性、固执、不听话，或者做任何事情之前都不提前做好规划（也就是说他们经常动来动去、无法完成任何他们开始的事情）。其中一些孩子没有危险意识，常常需要家长监护。他们对挫折的耐受性较低、情绪不稳定、往往会发脾气，导致情绪失控，需要花费很长时间才能平复。在一些严重病例中，会出现生物节律的变化，常以睡眠困难为临床表现。

在课堂上，ADHD 患儿表现为容易分心，具有破坏性。他们无法完成任务、坐立不安、无法按顺序排队等候。有些儿童具有攻击性、缺乏社交技能，或者缺乏解决问题的能力。有些儿童早期就出现了共病的表现。多动/冲动为主型患儿和混合型患儿常常还会出现情绪管理问题。

因此，对于 ADHD 的临床评估主要包括以下几个部分：①和所有家长进行综合访谈。这种访谈需要获悉孩子的发育史、医疗史和学校情况，以及家庭成员的社会关系、健康状况和精神疾病史。②从发育是否与同龄人相当的角度与儿童进行访谈，评估 ADHD 症状，筛查共患疾病。③评估躯体健康状况和神经系统问题。④评估认知功能和学业成就。⑤同时使用广谱的和限定的（如 ADHD 特定的问卷）家长和教师评估问卷。⑥评估言语、语言功能，以及精细动作和大运动功能。

因为 ADHD-C 型患儿需要频繁的矫正式反馈信息（因为他们的冲动问题），所以早期发育过程中烦躁不安的情绪会导致他们的负性自我评价。自尊问题是这些儿童的核心心理问题。因此检查者应该明确这些问题以便形成包括心理治疗在内的综合的干预措施。检查者应该询问儿童他们进行精神检查的原因，而且使用他们能够理解的语言帮助儿童解释这些问题的本质和程度。

检查者需要询问如下问题：儿童是在多种情境下表现出多动/冲动问题吗？他们的这种问题是持续存在的吗？这些问题多数出现在儿童的日常活动中吗？儿童在教室里能够集中注意力吗？儿童能够专心完成任务吗？儿童能够完成作业吗？儿童是否存在整理东西困难？儿童喜欢看什么电视节目？儿童的社交技能和解决问题的能力如何……这些问题具有重要的临床价值。

2. 对注意缺陷多动障碍儿童的评估 一旦

在会谈中发现儿童过于多动或冲动,并且缺乏自我控制能力,那么就应该规定儿童能够活动的活动空间和允许参加的活动内容。提供活动空间的边界和一定数量、质量和形式的外界刺激物,这样可以保证进行安全有效的会谈,帮助儿童集中注意力完成结构化的任务(如玩积木、乐高玩具、拼图、智力游戏等)。

如果儿童特别容易分心,那么检查者应该减少外界刺激物的数量。限定和规范特定的检查任务是重要的。一盒满满的蜡笔和较多的纸张往往会使注意力不集中的儿童更容易分心。这样的儿童应该只给他一只蜡笔或一支铅笔和一张纸。类似地,检查者应该限定积木块、乐高玩具等的数量。

如果儿童表现得特别烦躁不安或者难以坐在椅子上,那么检查者应该把儿童的椅子拉过来贴近访谈室的桌子,这样椅子和桌子就形成了一个活动空间的边界。检查者应该引导(和鼓励)儿童在一定时间段内只集中注意力完成一项任务。检查者应该鼓励和帮助儿童在变更新任务前完成指定任务。通过会谈,检查者应该注意儿童对特定空间的反应,这些观察具有重要的诊断和治疗意义。当儿童的表现符合检查者的预期或者当他能够遵守规则时,检查者应该给儿童持续的帮助。检查者应该帮助儿童集中注意力完成手头的任务,并且提供帮助,在其完成任务时给予强化。从一项活动转换到另一项活动时应该注意,因为这些儿童存在任务转换的问题。

会谈的时间是另一个重要的因素,简明扼要是目标。在 15~20 min 的会谈后,儿童需要休息一段时间(如去洗手间)。在一个高度结构化的环境下,患者和医生都容易感到疲倦。

接下来所需要的结构化任务将可以明确儿童对未来行为和药物心理干预的表现。在结构化会谈中的观察,以及检查者、教师或家长完成的特定量表的变化,都能够帮助确定儿童在学校、家庭或其他环境中对治疗反应的变化。

社交技能问题对一些 ADHD 患儿来说是很重要的问题。这往往表现为难以关注社交信息,造成人际交往困难。

在评估这些儿童的过程中,需要排除非言语性学习困难[1-2]。

第三节 病历记录提纲

一、一般资料

一般资料包括姓名、性别、出生年月、实足年(月)龄、学校年级、就诊日期、父母姓名、年龄、文化程度、职业、家庭住址、联系电话、病史提供者姓名、与患者的关系、对患儿的了解程度、所提供病史的可靠性。

二、主诉及现病史

1. 主诉 父母或其他陪诊者(年长儿童也可由本人)提出的、要求解决的最主要问题及病程。

2. 现病史着重记述以下内容

(1)起病形式和时间:起病形式分为急性起病、亚急性起病或缓慢起病。从前驱期或轻微症状的最初出现到症状充分显现的时间在 1 个月内为急性起病,1~3 个月为亚急性起病,3 个月以上为缓慢起病。儿童多动障碍常常是自幼就有,但多在上学后被老师发现,或因为学习成绩不佳而就诊,因此家长往往提供的起病年龄为上学之后。应提醒家长回忆幼时情况,从他意识到孩子比别的儿童好动、难于管理算起。另外,一些共病情况是可以有起病时间的。

(2)症状:要详细了解主要症状的开始、发展及现状,以及合并的其他问题,目前社会功能(学习情况、人际关系)、饮食、睡眠情况。对于一些有诊断意义的重要阴性症状,要主动向家长询问,以免遗漏。

(3)病程:病程是持续性、波动性还是间歇性?病情是逐渐缓解还是逐渐恶化?注意与病情变化有关的因素——躯体、心理或环境因素等。

(4)可能的病因或诱因:在了解主要症状后,应要求家长提供可能的病因或诱因,如精神创伤、抚养问题、躯体疾病等。医生还应根据病情,有意识地重点查询一些可能的有关因素,对重要的阴性结果也应记录。

(5) 过去诊治情况：过去是否曾治疗过，诊断为何病？用过什么药物或其他治疗方法？治疗的时间及疗效如何？

(6) 儿童的日记、绘画、作业本、成绩单及老师评语等均有参考价值。

三、个人史

1. 出生史

（1）胎儿期：母怀孕时的年龄、胎次；是否患严重躯体疾病，如肝、肾或心功能不全、糖尿病、甲状腺功能亢进等；是否有严重感染（特别是病毒感染史）及妊娠毒血症；是否有先兆流产、人工流产未遂；孕期是否服用药物、使用毒品、吸烟、饮酒、是否接触X线照射或化学物品；是否有腹部外伤；母孕期的营养状况；是否存在重大精神创伤、心理矛盾或心情紧张；胎儿是否有活动过多、过少或胎心不好等异常；母妊娠是否足月、有无早产或过期妊娠等。

（2）围生期：分娩是平产或难产，产程长短，有无急产或滞产、胎盘异常或脐带绕颈；胎儿出生时有无窒息（青紫或苍白）、产伤、出生时体重；是否双胎或多胎；胎儿出生时Apgar评分；新生儿期有无惊厥、严重黄疸、颅内出血等。

2. 喂养史 婴儿期是母乳喂养、人工喂养还是混合喂养？是否有挑食、少食或贪食、异食的情况？是否特别喜欢吃零食？营养状态如何？

3. 生长发育史

（1）运动发育：抬头、独坐、爬行、独站、独行、小跑、跳跃的年（月）龄。

（2）语言发育：咿呀学语、讲单词、短句，自动叙述一个简单的故事或事件的年龄。

（3）大小便自理：能自行控制大小便的年龄。

（4）情绪控制：能认识或对亲人表示依恋、对外界事物有喜恶、能控制自己情绪（如控制哭、控制暴怒情绪）的年龄。

（5）学习情况：入学年龄、学习成绩（尤其注意早期成绩）、在校表现、理解及记忆能力，老师对他的评价。

（6）人际交往能力：与父母、兄弟姐妹、邻里伙伴、同学之间相处是否融洽、和谐，在社交活动中所处的地位（被动还是主动），在学校适应集体生活的情况等。

（7）兴趣情况：有无特殊的爱好或特长。

（8）个性特征：外向或内向，情绪稳定或不稳定，对事物的反应快或慢，自主或依赖，孤僻或合群，自我控制能力、对环境的适应能力如何等。

（9）生活史：婴幼儿期由何人抚养，如由父母、（外）祖父母抚养，被寄养，被收养；几岁入幼儿园（托儿所）；在童年早期，家庭及社会有无重大事件，如父母经常吵架、分居、离婚；患儿在家中是受到溺爱，还是被冷漠对待、受虐待；亲子之间及整个家庭成员之间的相互关系如何；在对待患儿的教育问题上，父母之间以及整个家庭成员之间是否意见一致；父母对儿童学业的期望如何；家庭居住条件如何（如是否贫困、居住是否拥挤）。

（10）第二性症发育的时期：如月经来潮的年龄。

4. 预防接种史 曾经接受过的疫苗种类，时间、次数及不良反应。

四、既往史

儿童有无中枢神经系统疾病（脑炎、脑膜炎）、头部外伤（如有，应询问有无昏迷、呕吐），以及这些疾病发生的年龄、持续的时间；有无抽搐史（如有，注明发生年龄、发作频率、可能的诱发因素）；有无严重的躯体疾病、感染、中毒，病后有无认知、行为、情绪或人格改变；有无药物过敏史。

五、家族史

1. 父母的躯体、精神健康状况及人格特点 父母性格有无怪癖、孤独、冷漠等情况；父母有无慢性躯体疾病；如父或母死亡，应注明死亡原因及时间，死亡时患儿的年龄；父母是否近亲结婚。

2. 其他亲属的健康状况及人格特点 兄弟姐妹、外（祖）父母与患儿的关系如何、健康状况及人格特点、是否死亡（如是应注明何时及对患儿的影响）。

3. 家族精神病史 父母两系三代亲属中有无精神疾病、人格障碍、酒精中毒等患者，如有应注明诊断（或表现）及转归。患病成员较多时，可用家谱图表示之。还应询问家族中有无自杀及违法犯罪者。

六、体格检查及神经系统检查

常规的体格检查及神经系统检查的方法，可参阅儿科及神经科教科书。对于一般心理障碍的儿童，除常规检查外，应注意有无轻微躯体异常（minor physical anomalies，MPA）和神经系统软体征（soft sign）。

神经系统软体征包括眼球震颤、肌张力忽高忽低、腱反射不对称、病理征可疑、轻度的协调运动障碍、动作笨拙、精细动作不协调（扣纽扣、系鞋带困难）、左右分辨不能、轮替动作（翻掌对指动作）慢、步态不稳、闭目站立困难等。

轻微躯体异常包括低位耳、耳畸形、腭弓高、斜眉、眉间距过窄或过宽、牙齿不齐、面部赘疣、面部色素斑、发际低窄、单一掌纹、第5指短而弯曲、第1和第2趾间距宽而深、平足症等。

七、精神状况检查

1．一般表现

（1）生长发育与年龄是否相符，衣饰与年龄、性别是否相符。

（2）意识状况，意识是否清晰，有无倦睡、昏迷。

（3）在候诊室或病房里的表现，生活自理水平与年龄是否相称，与医生接触交谈是合作还是过分羞涩、紧张、违拗、哭闹，有无伤人、自伤、攻击行为。

2．认识活动

（1）知觉障碍：①错觉，种类、性质、出现时间及频度；②幻觉，种类、性质、出现时间及频度；③感知综合障碍，种类、性质、出现时间及频度。

（2）注意力：注意集中还是易分心，注意是否持久，注意的广度、转换能力如何。

（3）记忆力：长时、短时记忆及记忆保持水平。

（4）语言及思维：①言语、语音、语调、语速、语量是否适中，语言流畅性如何，有无语言杂拌（应举例）；②思维和（或）语言表达有无困难；③用姿势、手势或眼神表达自己语言的能力如何；④思维障碍，包括思维形式（如思维迟缓、思维贫乏、思维奔逸或思维破裂等）、思维内容（如各种妄想）；⑤智力，应结合年龄及文化背景考虑，如对一般常识的了解，判断力、计算力的情况等。

3．情感活动

（1）情感的性质：主要倾向是适度，还是抑郁、淡漠、焦虑、紧张、恐惧、愤怒、憎恨、易激惹、高扬、欢欣或幼稚。

（2）情感的协调性与稳定性：情感与内心体验是否一致，情绪是稳定还是变化多。

4．意志与行为

（1）意志增强或减退，本能（食、性意向）活动的增强或减弱。

（2）有无不自主运动或抽动，如有，注明部位及频率。

（3）有无刻板运动、强迫行为。

（4）言语、动作是增多或是减少。

（5）有无兴奋躁动，如有，应了解其是否协调。

5．自知力指患儿对自己疾病的认识和态度，分为有完整自知力——能了解自己疾病的性质、能主动配合治疗，有部分自知力及无自知力三类。须注意年龄及发育因素。

八、心理评估

使用量表（CBCL）可以了解儿童的症状、社会功能、共病、家庭环境等情况，用于辅助诊断。

1．评定儿童行为常用的有Achenbach儿童行为量表（CBCC）及教师报告表（TRF）、青少年自我报告表（YSR）、Conners父母评定问卷、Conners教师评定问卷、儿童活动水平评定量表（WWPARS）、家庭场合问卷等。

2．评估ADHD的相关问题可采用儿童焦虑性情绪障碍筛查表（SCARED）、儿童抑郁障碍自评量表（DSRS）、Piers-Harris儿童自我意识量表（PHCSS）、耶鲁综合抽动严重程度量表（YGTSS）、艾森克人格问卷等。

3．智力和其他认知能力评定可采用韦氏幼儿智力量表、韦氏儿童智力量表、瑞文测验联合型（1987年由李丹、陈国鹏等修订）、汉语阅读技能诊断测验（1997年由杨志伟编制）等。

4．评价家庭功能和父母养育方式可采用MOSS家庭环境量表、父母养育方式评定量表等。

5．评价父母本身的精神疾病可采用明尼苏

达多项人格测验或多种焦虑、抑郁量表。

九、神经心理学测试

1. 实验室纬度评估工具　如持续性注意测验、数字划销测验、Stroop 色词命名测验、威斯康尼卡片分类任务（WCST）等。

2. 生态纬度评估工具　执行功能行为评定量表（BRIEF）等。

以上各项根据病情需要及现有的测验条件可选择应用，详见后文章节。

十、其他实验室检查

1. 脑电图或脑电地形图。
2. CT 或磁共振扫描。
3. 遗传学研究，如染色体显带等。
4. 生化测验，某些特殊生化测定如铜蓝蛋白、苯丙氨酸测定，甲状腺功能检查，微量元素测定等。

十一、诊断及处理意见

目前国际上常用的诊断标准有 ICD-10、DSM-Ⅳ、DSM-5（2013 年后），国内有 CCMD-3。有关这些诊断标准的评价，详见后文章节。

做出正确诊断之后，对每个患儿应有一个初步的治疗计划安排，包括选用何种心理治疗、使用何种药物及如何教育等[1-2]。

（钱　英　钱秋谨编，董　敏　程　嘉校）

参考文献

[1] 苏林雁. 儿童多动症 [M]. 北京：人民军医出版社，2004.

[2] Barkley RA. Attention Deficit Hyperactivity Disorder: a Handbook for Diagnosis and Treatment [M]. 2nd ed. New York: Guilford Publications, 1998.

[3] Cepeda C. Concise Guide to the Psychiatric Interview of Children and Adolescents [M]. Washington DC: American Psychiatric Press, 2000: 382.

第四篇

治疗篇

第十三章 药物治疗

1937年，美国医生Charles Bradley在《美国精神病学杂志》上发表了一篇论文，讲述了他利用中枢神经兴奋剂苯丙胺治疗儿童行为问题的效果。这是一个偶然的发现。Bradley医生所在的医院收住了一些脑炎的患儿，这些患儿在脑炎好转后残留了一些后遗症，包括多动症状，当时认为这些症状是由于脑结构的改变造成的，于是使用了气脑造影术检查。这种检查常有头痛的副作用。Bradley尝试用苯丙胺提高血压来缓解头痛，却意外地发现服药的30个儿童中，大部分的行为和学习表现都有明显的进步。由于当时后遗症以心理治疗为主，这项发现并没有得到重视。20世纪40年代人工合成了苯丙胺的类似物哌甲酯；在许多病例报告的阳性结果鼓舞下，20世纪60年代哌甲酯以商品名利他林（Ritalin）上市。美国杜克大学的Conners设计了用来评估多动症状的问卷，并开展了一系列客观的科学研究，验证了药物的疗效，使其成为一种很有意义的治疗工具。其后哌甲酯处方量迅速增加，年处方量超过10 000 000[1]，据估计，美国5～18岁的青少年中，有2.8%服用中枢兴奋剂（主要是哌甲酯）[2]。这一类药物成为ADHD治疗领域最有效的主力药物。

第一节 药物治疗的效果与评估

哌甲酯对中枢系统有一定的兴奋作用，能改善精神活动、减轻疲乏、消除睡意，较大剂量的哌甲酯也能兴奋呼吸中枢。在治疗童年期精神障碍的治疗文献中，有关哌甲酯疗效的论述所占的比例最大，已有200余项对照研究在总计7 000余例童年期、青少年期和成年期ADHD患者中对中枢兴奋剂的短期疗效进行了验证，估计总体有效率为70%[3]。

早期的研究使用的是观察性方法，由观察员报告儿童在课堂上的行为，包括大体和微小的运动性活动、不服从和干扰他人的情况，以及总体的多动性、注意力[4-9]。

之后发展出来的评估工具包括以下几点。

（1）ADHD评定量表（ADHD RS）：是根据DSM诊断标准设计的ADHD症状问卷，用于评定ADHD核心症状。可由父母、教师或医生填写。量表包含18个条目，根据所评定的行为出现频率采用四级评分法。其中前9个条目反映注意缺陷症状，后9个条目反映多动/冲动症状。该量表已被翻译为中文、韩文等多种语言在全球范围内广泛使用。中南大学湘雅二医院精神卫生研究所苏林雁教授等对中文父母版的信效度进行了检验。间隔4周的量表总分的重测信度为0.72，Cronbach α系数为0.91，项目与总分的一致性为0.61～0.71，父母和教师之间的一致性为0.32。与Conners父母评定问卷的多动指数的相关性为0.75，CBCL的注意问题的相关性为0.65，外化性问题的相关性为0.65。ADHD患儿的得分显著高于常模组[10]。

（2）IOWA Conners父母评定问卷（CPRS）：该量表包含10个条目，由父母评定儿童的注意缺陷/过度活动（5个条目）和对立违抗行为（5个条目）组成。

（3）斯诺佩评定量表（SNAP-IV）父母版和教师版：常用其ADHD症状、对立违抗症状分量表。

（4）临床总体印象严重程度（CGI-S）：是病情的总体评定量表，本研究中采用病情严重程度分量表，采用0～7分的八级记分法分别为无病0分，基本无病1分，极轻2分，轻度3分，中度4分，偏重5分，重度6分，极重7分。

（4）学龄儿童执行功能行为评定量表（BRIEF）：他评问卷包括父母和教师版，可评估6～18岁儿童的执行功能。它包含86个条目，可分为 8 因子，2 个维度：行为管理指数（BRI），包括抑制、转换和情绪控制 3 个因子；元认知指数（MI），包括任务启动、工作记忆、计划、组织和监控。各条目按 1～3 级评分，评分越高，表明所反映的执行功能受损越严重。

(5) 神经心理学测试：① Stroop 色词命名测验[11]，考察抑制能力。它分为 4 个部分，分别要求受试者尽快而又准确地阅读黑色汉字、彩色方块、色字的字义和颜色各 30 个，记录每次测验完成的时间和错误个数。汉字阅读（1 试）和色块命色（2 试）的成绩反映了即时注意和快速阅读的能力，色字命字（3 试）和命色（4 试）的成绩反映了干扰抑制能力。3 试耗时减去 1 试耗时为颜色干扰时，4 试耗时减去 2 试耗时为字义干扰时。② Rey 复杂图形记忆测试[12]考查视觉工作记忆能力。要求受试者观察指定图形 30 s 后立即默画，20～30 min 后再次默画。根据受试者画出图形的结构和细节的准确程度分别进行评分。结构评分为 0～6 分，得分越高反映受试者对客体的即时记忆和延时记忆能力越好；细节评分为 0～36 分，得分越高反映受试者对图形结构和细节的把握能力越好。③数字广度测试[13]，这是韦氏儿童智力测验的一部分，考察语音信息的工作记忆。它分为顺背数字和倒背数字。依次为受试者念出位数逐渐增多的没有规律的数字，要求受试者顺序或者逆序背出数字，记录受试者能够正确背出数字的位数。④汉诺塔任务[14]，考察计划能力。使用 3 个立柱，4 个圆盘，要求受试者遵守规则、按照要求移动圆盘至指定立柱。完成任务所需的总时间和移动的总次数反映受试者达到目标策略的计划能力。⑤连线测试[15]，考察定势转换能力，分为 A 部分和 B 部分。A 部分要求受试者按照数字顺序准确、快速地连线，其操作时间和错误数反映视空间扫描和书写能力。B 部分要求受试者按照数字字母交叉的顺序准确并且快速地连线，其操作时间和错误数反映在不同序列间转换的能力。转换时间等于 B 部分与 A 部分完成时间之差。⑥言语流畅性测试[15]，要求受试者在 2 min 的时间内尽可能地说出动物（种类性的标准）的名字。记录正确、重复和错误数。正确个数反映整体思维的流畅性情况。

多项研究明确地证实，药物能减轻 ADHD 患儿的无目的性多动和注意力不集中，使其接近或达到正常儿童的水平，并能加强 ADHD 患儿的抑制控制能力。除了改善核心症状外，哌甲酯还可改善相关的任务行为、学业表现和社会功能。观察性研究发现，哌甲酯能加强学校、家庭和同伴交往技能，有研究报告亲子以及同胞互动改善[16]。评价伙伴关系的研究显示，用哌甲酯治疗的患儿感知交往信息和情境线索的能力以及自我意识都提高了，此外，这些儿童调节行为强度的能力、交流的能力也提高了，表现为反应性更好而负性交往减少[17]。一些认知测验也提示服药后精力、认知冲动、反应时、短时记忆、学习语言和非语言材料的能力有改善[8,11-15,18-22]。

相较短期疗效，有关长期疗效的研究不多。1999 年著名的儿科医生 Swanson 领导的 ADHD 多模式治疗（Multimodal Treatment Study of Children with ADHD，MTA）协作组发表了他们的研究结果[23]。在此之前的临床疗效研究最多不超过 4 个月。MTA 治疗比较了强化药物管理、行为治疗以及两者联合使用相较于一般社区治疗的效果。总共 579 例 7.0～9.9 岁的 ADHD 患儿随机分到 4 个平行组。强化药物管理组服用速效哌甲酯，每日 3 次、每周 7 天，经过安慰剂对照的剂量滴定，每月至门诊进行 30 min 的临床随访。强化行为治疗组接受 27 次集体父母培训，辅以 8 次个别父母辅导，儿童接受 8 周的暑期治疗项目，由一名兼职助理提供 12 周的教师行为治疗和 10 次教师咨询。研究在基线、3 个月、9 个月、14 个月对 ADHD 症状、ODD 症状、内化性症状，以及社会、亲子、学习功能进行了全面的评估。其主要结果发现，强化药物组对 ADHD 症状的改善优于行为治疗组，而对于其他评估指标两者疗效相当。联合治疗组在各个领域的效果都表现与单纯强化药物管理组相当，对 ADHD 症状、ODD 症状、内化性症状和阅读成就测验改善的效果优于单纯强化行为治疗组。联合治疗、强化药物管理对 ADHD 症状的改善优于社区治疗，而强化行为治疗与社区治疗相当。强化药物管理对社会技能的改善优于一般社区治疗，联合治疗在所有领域的效果都优于一般社区治疗。

MTA 研究结束后又有医生对来自多模式治疗研究的最主要结果进行了长期的随访。在 24 个月时，使用强化药物管理的两个组 ADHD 和 ODD 症状的改善仍然优于其他两个组，在内化性症状、老师评定的社会技能、亲子关系，以及阅读成绩上，联合治疗组优于强化行为治疗和社区治疗组,但单纯强化药物管理组与另两组差异不显著。在缓解率上,强化药物管理的两个组更高(联合治疗组为48%,强化药物管理组为37%,强化行为治疗组为32%,社区治疗组为28%)[24]。至36个月时,不同治疗组间(包括药物管理组、强化行为治疗组、联合治疗组和社区对照组)各项指标的差异均消失,但所有治疗组的儿童症状较基线时均有改善。这一结果可能受到各组服药情况变化的影响,在14个月的严格随机对照研究结束之后,服药时间占50%以上的儿童在强化行为治疗组明显增多至45%,强化药物治疗组和联合治疗组明显减少至71%,社区对照组维持稳定在62%。这提示临床医生有周期性地评估药物治疗的需要,督促患者坚持治疗[25]。根据核心症状的变化趋势,Swanson将所有儿童分成三类,第一类(34%)症状逐渐改善,到36个月时药物治疗的效果越来越明显;第二类(52%)一开始症状就显著改善,随时间推移疗效维持稳定;第三类(14%)一开始治疗有效,之后回到治疗前的症状水平。分析相关因素发现,第二类儿童较第一类和第三类儿童在研究开始时相对有一些社会人口和行为方面的优势(例如父母婚姻维持较好、智商较高、行为问题分较低、社会功能较好),并且在开始时更多地被分到联合治疗或强化药物管理组[26]。在MTA研究之后的8年,仍有75%的参加者接受了随访,其中药物使用率在6年时是(42%±43%),8年时是(31%±42%)。其中主要的药物仍然是中枢兴奋剂(83%),或者是中枢兴奋剂与非中枢兴奋剂合用(8%),少数单独使用非中枢兴奋剂(9%)。中枢兴奋剂平均每日总剂量是(44.93±26.08)mg(按哌甲酯等价单位计算)。在14个月接受药物治疗的257名儿童中,61.5%(158名)停药。原始的4个分组的儿童在6~8年时差异已不显著,但过去是否使用药物治疗与36个月和6~8年时的数学成绩正相关。治疗早期ADHD症状改善的轨迹预测了6~8年后的结局,那些在行为和社会人口学特征上较好的儿童长期预后较好。ADHD-C患儿尽管最初的症状改善能够保持,但他们在青春期时仍然有明显的功能损害,需要针对这些功能领域提供新的治疗方法[27]。

2000年后开发的新的去甲肾上腺素能非中枢兴奋剂托莫西汀,三期临床研究中报告与哌甲酯疗效相当[28]。2005年发表了第一项哌甲酯控释制剂(osmotic released oral system methylphenidate, OROS MPH)和托莫西汀(ATX)的头对头比较研究[29],结果发现两种药物在治疗1、2、3周均显著改善ADHD RS评分,但OROS MPH组减分明显大于ATX组,3周后达到不同改善阈值的患者比例也多于ATX组。该研究最大的问题是时间短,仅观察了3周,托莫西汀起效较慢,在研究周期内并未达到最大疗效。2008年Newcorn等在《美国精神病学杂志》发表了设计更为严谨的随机平行组研究[30],研究对象为6~16岁的ADHD患儿和青少年,患者随机分到ATX、OROS MPH和安慰剂组治疗6周,6周后以ADHD RS量表减分≥40%为有效标准,OROS MPH组有效率为56%,ATX组为45%,安慰剂组为24%。两个药物治疗组均优于安慰剂,但OROS MPH组有效率高于ATX组。6周后OROS MPH治疗的患者在双盲情况下转换为ATX治疗,结果对两种药物都有反应的患者占44%,仅对一种药物有反应的患者是34%,对两种药物都无反应的占22%。该研究是迄今最大规模的中枢兴奋剂与非中枢兴奋剂疗效的头对头比较研究,但其入组患者中较多是由哌甲酯治疗转换而来,因此在疗效评估上可能存在偏倚。在无既往治疗史患者的亚组分析中,OROS MPH和ATX两组的有效率差异是不显著的。

北京大学第六医院课题组在较大的汉族ADHD样本中对两种药物的疗效也进行了随机平行组比较,研究包括1~4周的剂量滴定期和4周的维持治疗期。在维持治疗期末,使用OROS MPH和ATX的患者ADHD症状评分都有明显减少,两药效果相当。两组患者达到缓解、显效、有效的患者比例相当(OROS MPH为35.3%、45.4%、65.5%,ATX为37.1%、44.8%、66.4%)[31]。对执行功能的研究也发现OROS-MPH和ATX均明显改善工作记忆和执行抑制能力,其中工作记忆得分接近正常对照,而执行抑制能力仍弱于正常对照。OROS MPH尚可明显改善言语流畅性达正常水平,改善模式转换能力达接近正常水平[32]。

第二节 药物品种

ADHD 的治疗药物大致可以归为中枢兴奋剂和非中枢兴奋剂两大类。中枢兴奋剂国外有十余种之多，包括哌甲酯和苯丙胺的多种制剂，我国仅有哌甲酯速释剂和控释剂（专注达™）。非中枢兴奋剂有托莫西汀（择思达®）、α 肾上腺素能药物、三环类抗抑郁剂、安非他酮、单胺氧化酶抑制剂、SSRI 和 SNRI 等。

一、中枢兴奋剂

（一）药物品种

国外中枢兴奋药品种和剂型很多（表13-3-1），新一代中枢兴奋剂主要是长效制剂。开始的长效剂型采用速效和缓释微粒按不同比例混合的方案。新的长效剂型药物如 Concerta™（专注达™）使用了渗透释放技术，能够更准确地控制药物以逐渐递增的速度释放，形成逐渐上升的血药浓度曲线，接近固定剂量。哌甲酯片一日 3 次，克服了其他长效剂型使用中常见的急性耐受现象[33]，同时避免了血药浓度的峰谷波动，在 12 h 内保持疗效稳定。还有一些新剂型包括哌甲酯透皮释放系统（methylphenidate transdermal system，MTS，Daytrana™），是一种外用透皮贴剂。它没有肝首过效应，因此生物利用度更高，适用于不能吞药或不能耐受胃肠道反应的患者。其最大的优点是可以灵活掌握药效时间，通常贴用 9 h，药效能持续 12 h。Lisdexamphetamine（LDX，Vyvanse™）是另一种新药。它是一种前体药物，在体内经水解后成为右旋安非他明活性

表13-3-1　已上市的中枢兴奋剂品种与使用

品种（商品名）	剂型（速效：缓释）	剂量与用法	效应时间
短效哌甲酯 　哌甲酯（Ritalin） 　Focalin 　Methylin	100：0	5 ~ 20 mg，Bid ~ Tid	3 ~ 5 h
中效哌甲酯 　Metadate 　Ritalin LA 　Ritalin SR 　Metadata ER	 30：70 50：50	20 ~ 40 mg，Qd	3 ~ 8 h
长效哌甲酯 　哌甲酯控释制剂（Concerta™） 　Focalin XR 　Ritalin LA 　Metadate CD 　Daytrana	 渗透释放 50：50 透皮释放	18 ~ 54 mg，Qd	12 h 12 h
短效苯丙胺（Dexedrine、Dextrostat）		5 ~ 15 mg，Tid	4 ~ 6 h
中效苯丙胺（Adderall、Dexedrine、Spansule）		5 ~ 30 mg，Qd 或 5 ~ 15 mg，Bid	6 ~ 8 h
长效苯丙胺 　Adderall XR 　Lisdexamphetamine（VyvanseTM）	50：50	10 ~ 30 mg，Qd	12 h

部分引自沈渔邨主编的《精神病学》

药物，因此药效时间延长，并且克服了短效药物的成瘾性，被划为Ⅱ类精神药。2007年和2008年，它先后被FDA批准用于治疗童年期和成年期ADHD。2015年12月，美国FDA批准了缓释哌甲酯的咀嚼剂型（QuilliChew ER，辉瑞公司），便于那些不会吞服胶囊的儿童服药。该产品包含20 mg、30 mg和40 mg规格，每日早晨服药1次，空腹或饭后均可，预计将在2016年上市。其建议的起始剂量是20 mg/d，每周可按10 mg/d、15 mg/d或20 mg/d增减，最大剂量是60 mg/d。此前FDA还批准了辉瑞的液体缓释哌甲酯（Quillivant XR）用于童年期ADHD的治疗。但同时在辉瑞的发布会上也提到，中枢兴奋剂有滥用和依赖的可能，需要在处方之前评估滥用的风险，在治疗中监测滥用和依赖的征象。

（二）药理学

哌甲酯（methylphenidate），是人工合成的中枢兴奋剂，也是食欲抑制剂，其化学结构如图13-3-1。

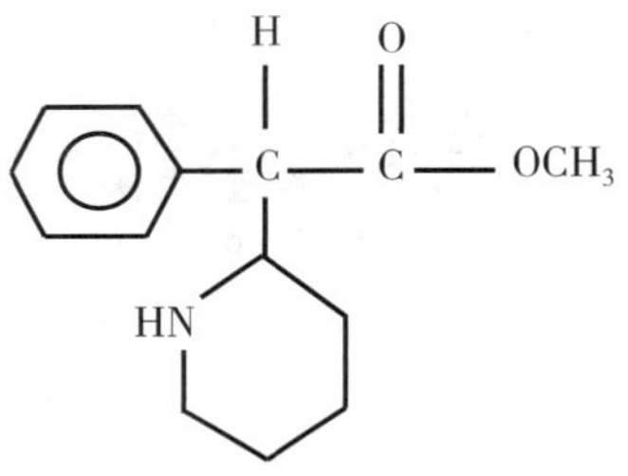

图13-3-1 哌甲酯的化学结构

1. 药物代谢动力学 盐酸哌甲酯在胃肠道内能被完全吸收，口服后约2 h血药浓度达峰值，作用持续3～6 h。其在人体中的分布情况尚不清楚。在成人，口服后血浆消除半衰期为1～3 h，口服20 mg放射性标记的盐酸哌甲酯后，发现在6、24、90 h内分别有约50%、80%、95%的代谢产物从尿中排出。其代谢途径尚未阐明。

2. 药效学 无论是哌甲酯还是安非他明，其结构都与脑内儿茶酚胺类神经递质相似。因此它能结合相应的配体，使某些神经细胞兴奋，增强大脑的控制能力，从而克制无目的的多动，提高注意力和学习能力。

哌甲酯在中枢神经系统中的主要作用部位在大脑皮质和包括丘脑在内的皮质下结构。在皮质下，中枢兴奋剂调节运动和奖赏（动机）的作用依赖于纹状体（可能还有杏仁核）内多巴胺能神经传递的增加。这类药物作用于多巴胺神经末梢水平，影响神经递质正常的包装、释放、再摄取和代谢。哌甲酯主要作用于多巴胺转运体（DAT），阻断多巴胺再摄取回突触前神经末梢。服用哌甲酯后，突触间隙多巴胺的稳态（"紧张性"）水平升高。相应地，依赖于MAO的单胺类代谢产物（即高香草酸和3，4-二羟苯乙酸）浓度降低，而依赖于茶酚氧位甲基转移酶（COMT）的代谢产物浓度不低。此外，通过激动突触前D2自身受体，哌甲酯诱导的紧张性多巴胺释放增加还可以减少多巴胺的合成，抑制多巴胺神经元的放电，并减少随后的时相性递质释放[34-35]。不同的药物在作用机制上有细微的差别，如苯丙胺除了阻断DAT外，还有促进儿茶酚胺递质释放的作用。因此使用一种中枢兴奋剂治疗无效的患者，换用另一种可能有效。

尽管投射到大脑皮质的多巴胺神经末梢与纹状体的类似，两者之间还是有一些明显的差异：首先，额叶皮质DAT的表达量比纹状体要少得多，主要存在于突触之外，提示仅当儿茶酚胺释放量很高时才起作用[36]。有证据支持大脑皮质去甲肾上腺素转运体（NET）有效地清除了细胞外的多巴胺[37]。有研究发现在大脑皮质，实际上多巴胺与NET的亲和力比去甲肾上腺素更强。其次，由于中脑皮质多巴胺神经元的冲动调节自身受体较少，缺乏对多巴胺神经元胞体的直接反馈抑制通路，药物诱导的多巴胺释放增加很难反馈抑制多巴胺神经元的放电；但末梢细胞外神经递质的紧张性水平升高可以抑制自发和无害的感觉诱发蓝斑放电率，调节时相性递质释放。这些均提示，哌甲酯在皮质的作用机制可能不同于纹状体。

已有的证据表明，在皮质，中枢兴奋剂可诱导多种单胺递质水平显著增加，其作用机制是通过抑制各自的转运体和（或）刺激单胺从神经末梢释放而提高突触递质浓度。不同神经生化作用发生的程度依赖于药物种类和剂量。5-羟色胺系统对中高剂量（10～30 mg/kg，皮下注射）的哌甲酯相对不敏感[38]，但这一剂量对去甲肾上腺素释放作用特别强。Kuczenski和Segal观察发现，低剂量（0.75～3.0 mg/kg，口服）哌甲酯使大鼠海马去甲肾上腺素释放明显增加，而不改变伏隔核细胞外多巴胺水平[39]。

近年的研究提示，蓝斑去甲肾上腺素系统在大脑皮质和其他前脑区域产生多种动态的电生理活动，这些脑区是觉醒状态以及注意和其他状态依赖认知过程的重要结构，而且额叶皮质的神经生化活动还有助于调节皮质下一些基本的与相关的脑功能。因此在研究哌甲酯的皮质作用机制时，去甲肾上腺素系统是尤其值得重视的。

近年神经影像学技术的发展为研究药物的神经机制提供了新的手段。在一项早期的大样本的研究中，Castellanos 等发现，未经药物治疗的 ADHD 患者全脑及小脑的体积小于对照组，白质的体积不仅小于对照组，也小于既往中枢兴奋剂治疗组[40]。该研究表明，中枢兴奋剂治疗可以使 ADHD 患者白质体积正常化。另外几项研究选择前扣带回[41-42]、丘脑枕核[43]及小脑后下叶[44]作为感兴趣区（ROI），也发现中枢兴奋剂治疗具有使 ADHD 患者减少的脑灰质正常化的作用。中枢兴奋剂治疗对尾状核影响的研究结果并不一致[40-42,45]，多数学者认为，哌甲酯并不影响尾状核的发育轨迹；而近期的一项 meta 分析则发现，ADHD 患者右侧尾状核的体积较正常人群减小，但如果使用药物治疗的受试者在 meta 分析中所占的比重上升的话，右侧尾状核的体积会增加，趋于正常化[46]。在 Shaw 等的纵向随访研究中，使用皮质厚度作为测量指标。与正常对照相比，未经药物治疗的患者在青少年期皮质厚度过度消减，而药物治疗组则无此种表现[47]。

哌甲酯治疗效应的脑神经机制的 fMRI 研究包括单次口服药的急性脑机制及长期服药的慢性脑机制研究。探讨单次口服哌甲酯对 ADHD 患者脑功能急性影响的 fMRI 研究，大多发现单次口服哌甲酯可以使 ADHD 患者异常脑区的功能正常化，且可以使脑区间异常的功能连接正常化。在不同的认知任务中，哌甲酯作用的脑区不同；相对于既往曾用药的患者，首次服药的患者脑功能改善更明显，说明既往使用中枢兴奋剂治疗对脑功能影响具有长期效应[48-51]。但在单次口服哌甲酯的 fMRI 研究中，因均未对服药后的疗效进行评定，故不能揭示脑功能改变与临床疗效的关系。Peterson 等采用 Stroop 任务，考察既往中枢兴奋剂治疗有效的 ADHD 患儿服药前后在任务中的脑功能变化[52]。研究发现，用药前后儿童行为学表现无差异；但在脑功能活动水平，服药后 ADHD 组默认网络前后两个节点腹侧前扣带回及后扣带回的去激活均增加，且格兰杰因果分析（Granger causality analysis，GCA）显示中枢兴奋剂能够使 ADHD 组腹侧前扣带回对外侧前额叶的影响提高至正常水平。作者推测对于哌甲酯治疗有反应的 ADHD 患者，兴奋剂可能是通过改善默认网络的活动及其与外侧前额叶的功能连接来发挥治疗作用的。但是该研究仅以 Conner 父母评定问卷的减分评定疗效，ADHD 患者服用治疗药物后，量表评分与对照人群仍有差异，未达正常水平（故未达缓解标准），且缺少治疗无效组作为对照，不能明确服药后 ADHD 患者脑功能的变化是治疗效应还是药物本身影响作用所致，也不能排除既往用药对结果的影响。北京大学第六医院课题组使用 fMRI 探讨单次服用哌甲酯后静息态脑功能的变化，发现在服用安慰剂的条件下，ADHD 组双背外侧前额叶的局部一致性（ReHo）值降低，而双侧感觉运动皮质和顶叶 - 视觉皮质的 ReHo 值升高。单次口服哌甲酯后可以使以上异常脑区的 ReHo 值正常化，与对照组无差异。单次口服哌甲酯引起的右侧感觉运动区 ReHo 值的降低程度与 ADHD 患者服用哌甲酯 8 周后的症状评分减少呈正相关[53]。

探讨哌甲酯长期治疗机制的研究，因为使用的认知任务不同，结果差异较大。Schulz 等探讨哌甲酯和托莫西汀治疗有效的 ADHD 患者在执行 go/no-go 任务中脑功能共同及特异性的改变[54]。进行影像学数据分析的患者共 36 例，哌甲酯及托莫西汀组各 18 例。受试者在治疗前及服用 6～8 周的药物后各进行 MRI 扫描，药物疗效以 ADHD 评定量表（ADHD RS-Ⅳ）的减分率评价。结果发现两种药物在改善 ADHD 症状方面疗效相当，两种药物对症状的改善均与双侧的运动皮质在任务中的激活降低有关，而对右侧额下回、左侧前扣带回 / 辅助运动区和双侧后扣带回，两种药物的影响则相反，托莫西汀使这些脑区活动增强，而哌甲酯则使它们的活动降低。该项研究无对照人群，不能明确治疗前后功能变化的脑区是否为 ADHD 的病理脑区。同既往的研究一样，使用 ADHD RS 的减分率作为疗效指标，未能探讨药物缓解的脑神经机制；同样，此项研究无治疗无效组作为对照。

Bush 等比较了使用 6 周哌甲酯治疗后成年期 ADHD 患者背侧前扣带回在多源干扰任务（multi-source interference task，MSIT）中活动的变化，发现 6 周的哌甲酯治疗可以使背侧前扣带回、右侧背外侧前额叶、双侧顶叶的激活增强。进一步根据量表评分减分率 ≥ 30% 以及临床总体印象量表症状改善量表（CGI-I）的评分提高 1~2 分，将受试者分为有效及无效组。此研究发现哌甲酯治疗有效（7 例）的患者在 MSIT 任务中背侧前扣带回激活较哌甲酯治疗无效组（4 例）、安慰剂治疗有效组、安慰剂治疗无效组的活动均增加。哌甲酯治疗 6 周后，71% 治疗有效患者（7 例中的 5 例）daMCC 的 fMRI 信号变化较治疗前增加，但是仅有 25% 的治疗无效患者（4 例中的 1 例）出现此变化。两组间有统计学差异，说明哌甲酯治疗有效及无效患者脑功能活动模式在 MSIT 中不同。但是该研究的受试者的样本量小，缺少治疗有效的 ADHD 患者详细的疗效信息（治疗后是否符合疾病诊断），且缺少对照人群[55]。

综合以上几项研究，可见尽管目前对哌甲酯疗效机制的任务态 fMRI 研究并无统一的结论，但是功能治疗后前扣带回、额叶及顶叶在认知任务中发生的变化，结合 Bush 等提出的扣带回-额叶-顶叶认知注意网络在 ADHD 发病机制中的重要作用[56]，我们推测，扣带回-额叶-顶叶认知注意网络结构及功能的异常及其在哌甲酯治疗后脑结构及功能的变化可能与 ADHD 症状的缓解有重要关系。

两项较早的 fMRI 研究使用 T2 弛豫（T2 relaxometry）间接测量皮质脑血流量，探讨哌甲酯对于静息态 ADHD 脑功能的长期影响，发现 ADHD 患者服用哌甲酯后可以使纹状体和小脑的异常功能正常化，并且哌甲酯改善脑功能的情况与服药前患者的多动/冲动症状相关[57-58]。O'Gorman 等采用连续动脉自旋标记（continuous arterial spin labeling，CASL）技术观察了 9 名成年期 ADHD 患者（既往接受中枢兴奋剂治疗有效）用药前后局部脑血流流速（regional cerebral blood volume，RCBF）的变化。结果显示，未用药条件下的 ADHD 组相对于正常对照在左侧尾状核、额叶及顶叶区域的 RCBF 增高；用药后 ADHD 组在左侧尾状核、海马旁回、额下回及顶叶区域的 RCBF 较未用药时下降。用药后 ADHD 组比对照组在右侧感觉运动区、额下回及顶叶区域的 RCBF 增高[59]。

3. 药效作用特点 目前国内中枢兴奋剂仅有两种剂型，盐酸哌甲酯片和盐酸哌甲酯控释片（专注达®）。使用时间最长的是哌甲酯速效片（immediate released methylphenidate，IR-MPH，Ritalin®），其有效率大约是 75%。然而速效片的半衰期只有 2~3 h，通过学校行为评定量表评估的药物药效学半衰期也是短暂的，为 4~6 h[60]。大约在用药 45 min 后有认知行为的改变，认知行为的最大改善是用药后 1.5~3 h 内，疗效大约持续 4 h。因为速效片的半衰期短，所以为了维持治疗效果，通常需要每天服药 3 次才能覆盖全天的症状。特别是对有课外活动和家庭作业的高年级小学生，需要在早饭、午饭前和下午 3 点半服药。故实际常用每日 2 次，早晨和中午服药的方法。

由 ALZA 公司研制的专注达™（盐酸哌甲酯控释片），是一种每日服用 1 次的可控性哌甲酯产品，是我国现有的唯一一种长效中枢兴奋剂。该药可以按照逐渐上升的速率释放药物成分。专注达™的疗效可以持续 10 h（通过改善课堂和社会场所中的注意和行为问题来定义），在安全性相似的情况下与每隔 4 h 服用 3 次 Ritalin 的效果相当。

（三）剂量与用法

不同剂量作用不同，高剂量兴奋剂（0.6 mg/kg）改善认知功能和注意力，低剂量（0.3 mg/kg）改善行为、社交技能和冲动控制。长期以来国内使用哌甲酯都为较低的剂量水平，最多为 0.3 mg/（kg·d）~0.6 mg/（kg·d），可能限制了临床疗效。考虑到药物反应的个体差异比较大，每人的最适剂量是不同的，不能根据体重估算。国外通常采用剂量滴定的方法，最大剂量甚至可达 2.54 mg/（kg·d）。

（四）禁忌证

哌甲酯及其控释片禁用于已知对哌甲酯或产品其他成分过敏的患者、青光眼患者、正在或 14 天内使用过单胺氧化酶抑制剂的患者（可能导致高血压危象）。

在盐酸哌甲酯控释片的说明书中还列出了禁用于运动性抽搐或有家族史或诊断为 Tourette 综合征的患者，以及有明显焦虑、紧张和激越症状的患者（可能会使这些症状加重）。关于这两种情况的治疗有不同意见，见本章第三节。

（五）副作用与处理

尽管中枢兴奋剂的治疗窗较宽，使用大剂量也要权衡获益和风险。最常见的副作用是食欲抑制、睡眠障碍（入睡延迟）、心率和血压增加、心境不稳（从爱哭到严重的抑郁样综合征）、易怒，不常见的副作用有头痛、腹部不适、胃疼、疲倦等。通常副作用是暂时的，一般在治疗第4周消失。

1. 食欲下降 主要出现在早上和中午，多数儿童在傍晚食欲恢复。一些辅助药物如助消化药（多酶片等）、维生素 B_6 可以减轻厌食、恶心等不良反应，促进食欲恢复。适当的饮食调整、食用高热量的食物、少食多餐，提供足够的热量和营养可以减少或消除这类副反应对生长发育的影响。饭后服药也可以减轻食欲下降的副作用，但疗效也可能稍有下降。

2. 心率和血压的增加 通常是轻微的，对大多数儿童不会造成任何危险。然而对成人可能有更大的临床意义，特别是已患有高血压者，用药期间应适当监测，必要时合用抗高血压药物。中枢兴奋剂的心血管影响近年备受关注。突出的例子是2005年2月，加拿大停止了Adderall XR的销售，原因在于服用常规剂量Adderall和Adderall XR的儿童和成人中有猝死、心脏相关死亡和卒中的报告。对此事件美国FDA有不同的观点：服药患者的死亡数目并不比该人群中未治疗者的预期猝死数高。因此FDA并未采取相同行动。但2004年8月，Adderall XR的药品说明书已经做了相应修改，增加了警示信息：有潜在心脏病的患者用药后可能存在特殊的风险，常规不应使用Adderall产品治疗。对于有心脏相关死亡或心律失常家族史，或有心脏结构异常、胸痛、心悸、不明原因的晕厥发作个人史的患者，在使用其他中枢兴奋剂治疗之前和治疗期间也应小心谨慎。

3. 失眠 有些儿童服药后晚上入睡时间推迟，特别是下午服用哌甲酯片或服用哌甲酯控释片的儿童。如果出现较严重的入睡困难，应当适当调整服药剂量或方法。应该注意区别药物过量与反跳现象，两者都可能出现入睡困难，处理原则却相反（表13-3-2）。

4. 药物与抽动的关系 神经性抽动是面部或身体其他部分肌肉群的突然抖动，不受主观意志控制，如眨眼、皱眉、耸鼻子等，还有发声抽动，表现为短促的出声、清嗓子或尖叫。如果存在多种身体抽动并伴有异常发音则被称作Tourette综合征。在儿童中，10%以上会出现某种类型的抽动。中枢兴奋剂对抽动的影响目前还不确定。起初观察到中枢兴奋剂会加重Tourette综合征的症状，之后的研究发现有抽动家族史或个人史的患者用药后抽动发生的风险增高，但多数停药1周左右就能恢复正常，也有些病例显示服用哌甲酯后抽动可能有所好转。Spencer观察了128例ADHD患儿和110名对照，随访4年，与对照组相比，基线时ADHD患儿中有更多的人共病抽动障碍，随访时新发生的抽动也较多。但是使用中枢兴奋剂治疗和非中枢兴奋剂治疗的患者抽动发生率的差异无显著性，使用中枢兴奋剂治疗的患者中，仅1例ADHD伴抽动者加重为Tourette综合征，11例ADHD共病Tourette综合征患者中5例抽动症状消失，4例减轻为单纯的运动抽动[61]。在目前中枢兴奋剂与抽动的关系尚不明确的情况下，用药之前要询问ADHD患儿本人或家族是否有抽动病史。如果有，建议使用其他不加重抽动的药物或以较低的剂量服药，应根据患儿个体情况权衡利弊，与患儿及家长讨论。

5. 精神病性表现 某些患者用药过程中可

表13-3-2 药物过量与反跳现象

	药物过量	反跳现象
出现时间	服药后不久，一天中任何时间，在药效耗尽之后缓解	数天或数月后出现，多在下午（估计药效开始消失时）
临床表现	感觉持续紧张、过于敏感、容易激惹或者感觉疲惫、悲伤或情绪迟钝、入睡困难的表现	注意缺陷、多动/冲动症状加重，激惹，脾气急躁，攻击性增加，过度活动或哭吵，入睡困难等
处理原则	减药	午间或午后增加1次服药

能出现精神病表现，特别是国外用药剂量较大，可能出现中毒表现，另外精神分裂症的患者使用中枢兴奋剂后症状也可能加重。这两种情况应加以鉴别。中毒性精神病多表现为幻视，出现于剂量快速增加或使用大剂量时，其表现与精神分裂症症状加重是不同的。

6．潜在的成瘾和滥用问题 同样备受关注，长期以来药品说明书上都提出警示。主要原因是在动物实验中注射给药后观察到成瘾现象。Volkow 等的研究指出，成瘾的发生与药物吸收进入纹状体的速度有关[62]。注射给予哌甲酯时，纹状体药物浓度在短时间内迅速升高，产生欣快反应；但口服给药没有相应的反应，因而口服治疗剂量的哌甲酯没有成瘾的风险。Biederman 等随访观察了 56 例使用药物治疗的 ADHD 患者、19 例未用药 ADHD 患者和 137 名非 ADHD 患者的对照，结果未用药物治疗的 ADHD 患者物质使用障碍的发生风险较对照明显升高，而从基线就开始用药的患者相对于未治疗者物质使用障碍的发生风险反而降低[63]。此外，近年发展起来的一些长效药物和新型药物更不容易发生滥用，如将 Lisdexamphetamine 作为前体药，需要由限速酶转换为活性药物，可以防止耐药现象滥用。

7．一些医生观察到使用中枢兴奋剂治疗存在耐药现象。所谓耐药是指药物治疗有效，但经过一段时间后服用同等剂量的药物达不到先前的治疗效果，可在几天内也可在 1 年之后发生。有报告指出使用大剂量（哌甲酯 > 60 mg/d）治疗更容易发生耐药[64]，也有报告使用长效制剂（专注达）更容易出现。对于发生耐药的患者，通常可换用其他药物，如果替代药物不够有效，也可在一个月后重新试用哌甲酯。大多数情况下耐受可在 1 个月后消失，起初有效的药物疗效仍会恢复，并且恢复的疗效常常会像原来一样维持同样长的时间。但是在确定耐药和换药之前应注意两个问题：首先应考虑是否是患者体重增加导致原来使用的药物剂量不够；此外暂时的耐药性也可见于考试之前，或遭受急性应激事件时。因此在临床治疗中也需要其他非中枢兴奋剂作为补充。

二、非中枢兴奋剂

（一）特异性去甲肾上腺素再摄取抑制剂（托莫西汀，择思达®）

托莫西汀是一种特异性的去甲肾上腺素再摄取抑制剂，主要作用部位是前额叶皮质（PFC）的 NET。在临床前研究中，托莫西汀能够提高大鼠 PFC 去甲肾上腺素（NE）和多巴胺（DA）水平，两种递质增加的幅度相当。PFC 儿茶酚胺递质的增加影响了注意过程和工作记忆，可能是通过激活 PFC 内的 DA 受体起作用。但是它不会增加富含 DA 和 DAT 的皮质下区域（伏隔核和纹状体）的多巴胺浓度。由于缺乏对纹状体运动区的作用，托莫西汀对运动的作用（如诱发抽动）很小。伏隔核与奖赏行为有关，由于托莫西汀不增加该部位的 DA，应没有药物滥用的可能[65]。

托莫西汀首先是在成人中发现对 ADHD 有效，之后发展到儿科用于对 ADHD 患儿的治疗。汇总了 7 项对 ADHD 患儿和青少年患者临床疗效研究的 meta 分析，共收集了 805 例应用托莫西汀、558 例应用哌甲酯治疗的患者。经过 6 周治疗后，托莫西汀和哌甲酯对于注意缺陷的有效率（ADHD RS 注意缺陷分量表评分终点和基线减分率 ≥ 40%）无明显差异[66]。同一项 meta 分析显示，接受 6 周治疗后，托莫西汀和哌甲酯对于多动/冲动的有效率亦无明显差异。此外托莫西汀还能显著改善 ADHD 患儿日常生活中的实际执行功能[67]。一项探索性纵向研究使用 BRIEF 父母版和教师版评估了托莫西汀治疗 6 个月对 ADHD 患儿执行功能的疗效，结果发现无论是父母评估还是教师评估，托莫西汀显著降低了 BRIEF 总分、行为管理指数和元认知指数得分。其中父母评估的执行功能减分更多，改善更显著。另一项使用持续性操作测验（CPT）的结果，发现治疗 4 周、12 周与基线比较，治疗 4 周时 CPT 的各项分值就有显著改善，治疗 12 周时也显示同样的治疗效应，效应值大小约为 0.5 左右。这说明托莫西汀显著改善 ADHD 患儿的持续注意及反应抑制能力[68]。另一项随机、双盲、安慰剂对照研究联合使用了 CPT 和红外运动追踪（motion tracking, MT），持续性操作测验用于评估注意缺陷和冲动，MT 用于评估多动。这项研究共纳入 125 例 6～11 岁 ADHD 患儿，研究结果显示，托莫西汀治疗 8 周后，所有 cb-CPT/MT 测试值与对照组相比显著降低，$P < 0.001$，且都具有很大的效应值。它用客观的评估工具证明托莫西汀可以显著改善 ADHD 的多动/冲动、注意缺陷症状。使用剑桥神经心理自动化成套测试（Cambridge Neuropsychological Test Automatic Battery, CANTAB）对神经心理功能更广泛的评估显示，托莫西汀显著改善 ADHD 患儿的视觉记忆，包括模式识别记忆和空间识别记忆[68]。一项使用儿童健康疾病简评量表（Child Health and Illness Profile, CHIP）进行的为期 12 周的双盲、安慰剂对照临床研究显示，家长评定的量表中儿童的风险规避和成就的得分比治疗前显著改善[69]。另一项有 201 例患者参与的随机、多中心的开放性研究也显示，托莫西汀的用于测量心理社会功能的 CHIP-CE 总分在治疗第 2 周，较使用标准治疗方案（研究者可以根据情况选用各种合适的治疗方案，包括不治疗、行为治疗、多种药物联用、不使用托莫西汀、排除正式的严谨的心理治疗）的对照有差异，随着时间的延长至 10 周时改善更明显。使用儿童情绪及情感表达父母评定量表（Parent-Rated Expression and Emotion Scale for Children, EESC）显示托莫西汀对情感表达的改善优于另一种兴奋剂，尤其对于情感平淡[70]。

长期疗效观察也显示，在 24 周内托莫西汀能持续改善 ADHD 症状，ADHD RS 总分平均下降 18.8 分（53%），CGI-S 总分平均下降 2.1 分（42%），同时它能显著改善各科学习成绩。对使用儿童健康问卷（Child Health Questionnaire, CHQ）在 35 个中心进行的 3 项随机对照研究的 meta 分析显示，与安慰剂相比，使用托莫西汀治疗的患者在社会心理总分及所有相关领域的得分都有改善，包括行为、家庭活动、父母影响-情绪、父母影响-时间、角色功能-情绪/行为、自尊和精神卫生。其中最大的效应值在行为和家庭活动，提示托莫西汀治疗后 ADHD 核心症状的改善与家庭和社会功能水平相关[71]。相应地，治疗后患者的自我评价提高，上述功能改变可持续至 24 个月[72]。

此外，由于托莫西汀不增加纹状体的多巴胺水平，不会引起抽动的恶化。在一项 ADHD 共病抽动障碍的安慰剂对照、随机、双盲研究中，托莫西汀使抽动的严重程度减轻[73]。与安慰剂组相比，使用托莫西汀组的耶鲁综合抽动严重程度量表和抽动症状自我报告表总分有显著性减分趋势 [(-5.5 ± 6.9) vs. (-3.0 ± 8.7), $P = 0.063$; (-4.7 ± 6.5) vs. (-2.9 ± 5.2), $P = 0.095$]，而 CGI 的抽动严重程度的减分也达到统计学显著性 [(-0.7 ± 1.2) vs. (-0.1 ± 1.0), $P=0.002$]。同时托莫西汀也可改善 ADHD 共病的焦虑症状，在一项 ADHD 共病焦虑障碍的双盲治疗研究中，托莫西汀组的儿童焦虑评定量表（Pediatric Anxiety Rating Scale, PARS）的总分改善优于安慰剂组。一项意大利的多中心、随机、安慰剂对照研究，观察了托莫西汀对 139 例 6～15 岁 ADHD 共病对立违抗性障碍患儿的疗效。经过 8 周的治疗，托莫西汀组 SNAP-Ⅳ 评定量表对立违抗性障碍评分显著低于对照组[74]。一项 meta 分析统计了 1987—2008 年间 ADHD 患儿的 16 项研究，以了解 ADHD 患儿的睡眠障碍的特点。分析结果发现，ADHD 患儿的睡眠障碍主要存在于就寝抵抗、入睡困难、早醒[75]。一项随机、双盲、交叉试验，研究了 85 例 6～14 岁诊断为 ADHD 的患儿，分别服用托莫西汀和哌甲酯治疗 7 周，基于客观活动记录和多导睡眠图[76]。结果显示一日 2 次托莫西汀与一日 3 次哌甲酯相比，睡眠潜伏期较短。

托莫西汀的副作用包括轻度的食欲抑制、恶心、呕吐、失眠、疲劳、心境不稳、眩晕、舒张压和心率增加，它不改变心电图间期，滥用的可能性小。在临床试验中，导致患者中途退出的最常见原因包括患者出现攻击性、易激惹、嗜睡和呕吐；成人患者还可出现口干、勃起功能障碍、阳痿、性高潮障碍等。用药需警惕肝损害。在批准上市以来，200 万患者中有 2 例出现严重的肝损害，这两例患者在停药后均康复。对于用药中出现黄疸或肝损害的实验室证据者应当停药，应嘱咐患者若有搔痒、黄疸、尿色加深、右上腹触痛或无法解释的流感样症状应联系医生。

（二）α 肾上腺素能药物

α 肾上腺素能药物包括可乐定和胍法辛。可乐定在低剂量时激动中枢神经系统内突触前膜的抑制性自身受体，适用于 Tourette 综合征和其他抽动障碍、ADHD、ADHD相关的睡眠障碍和发育障碍导致的攻击行为。它对于冲动和多动有效，但对注意力不集中没有帮助。起始剂量为在傍晚或睡前使用0.1 mg片剂，一片或半片，儿童半衰期为5.5 h，成人是8.5 h。短期不良反应有镇静（28%）、低血压、口干、抑郁和意识模糊，长期不良反应尚不清楚。有高血压的成人，若突然停药可能导致血压反弹。它不能与β受体阻断药合用，与哌甲酯合用时有猝死的报告。国内已有可乐定控释贴片，但尚未进行ADHD的临床试验。胍法辛是高选择性α₂肾上腺素能受体激动剂，镇静作用较小。它能有效改善多动行为和注意能力（反映为CPT和Stroop任务的反应抑制）。胍法辛的使用剂量为42～86 μg/kg，每日分2～3次服用。国外已有胍法辛的缓释剂型，但尚未上市。不良反应包括嗜睡、镇静、疲劳，以及血压、脉率的轻至中度改变。

（三）三环类抗抑郁药

三环类抗抑郁药用于治疗ADHD疗效较好的是丙咪嗪、地昔帕明、去甲替林等。短期作用与交感神经兴奋药相似。研究周期从几周到2年不等，无论是短期还是长期的研究都报告有效。有13项研究将三环类抗抑郁药与哌甲酯进行了比较，5项报告中枢兴奋剂疗效优于三环类，5项报告疗效相当，3项报告三环类优于中枢兴奋药。对行为症状的改善效果优于对认知功能的改善。它对共病抑郁障碍、焦虑障碍或抽动障碍的患者有明确的疗效，但是其血浆浓度在个体间有高度差异。浓度与日剂量、反应或副反应无关，因此需要个体化的剂量调整（去甲替林的剂量和血浆浓度呈正相关）。三环类药物与哌甲酯相比半衰期较长，回到家后父母还能看到药物对患儿行为的控制作用。一项研究报告治疗1年后有50%的患者停药[14]。在副反应方面，使用去甲替林的患者有无法解释的猝死报告，使用三环类抗抑郁药3.5～5 mg/kg（去甲替林1～2 mg/kg）的患者有轻微的心电图异常（传导缺陷），故使用三环类药物在治疗中需要密切的心电图和临床监测。由于三环类药物过量可能致死，要提醒家长将药物妥善保管于儿童接触不到的地方。长期应用三环类抗抑郁药易产生耐药作用。

（四）安非他酮

安非他酮的作用机制是间接促进多巴胺和去甲肾上腺素神经传递，对治疗ADHD有效[77-78]。常见副反应有易激惹、食欲下降、失眠，少见副反应有水肿、皮疹、夜尿增多、抽动加重，它会轻微增加药源性惊厥的风险（0.4%）。国外有缓释和控释的长效剂型。

（五）单胺氧化酶抑制剂

对治疗ADHD有效，疗效与中枢兴奋剂相似，但用药存在严重的局限性。短期不良反应包括直立性低血压、体重增加、困倦、头晕。若违反膳食限制（食用含酪胺的食物如奶酪、升压胺类如拟交感药物）或导致药物相互作用（同时服用大多数感冒药、苯丙胺）可能出现高血压危象和5-羟色胺综合征，故这类药物在临床中已很少使用。但国外也出现了新一类的可逆性单胺氧化酶抑制剂，可以避免上述风险。长期用药常伴有耐药现象发生。

（六）SSRI和SNRI

在ADHD进行过研究的药物有SSRI类的氟西汀和SNRI类的万拉法新，没有发现有效治疗ADHD核心症状的证据。SSRI和SNRI一般与有效的抗ADHD药物联合用于共患疾病。联合用药时要注意其对细胞色素P450酶的抑制。

第三节　药物疗效的个体差异

据临床经验观察，服用哌甲酯后，约有70%的患儿有明显进步[2,23,79]。以ADHD评定量表总分下降至少40%为有效，有报告称哌甲酯的有效率为56%～70%[30]。从Steele等提出"缓解"作为ADHD的治疗目标以来（"缓解"定义为ADHD RS或SNAP-Ⅳ评定量表各项平均分≤1）[80]，国内外较一致地报告哌甲酯治疗ADHD的缓解率为60%～70%[81]。即使服药有效的患者，有的药效可维持7～8h，每天只需服药一次；有的只能维持3～4h，中午需第二次服药。药物的起效剂量和副反应的发生情况也有很大个体差异。

这种药物反应的个体差异限制了药物的临床应用，临床治疗中只能采用逐药试错的方法，这可能延误治疗时机，也可能使患者经历不必要的药物副反应。在为个别患者选择起始剂量和最终剂量时存在困难，因为同样的剂量产生的疗效和副作用可能有很大差别。因此，确定药物反应个体差异的原因非常重要，由基于群体反应的试验性用药最终转变为基于个体敏感性的药物治疗，将提高临床疗效、耐受性和长期依从性。

尽管预测治疗反应的问题很重要，但发表的文献很少[82-83]，而且研究结果相当混乱。一直难以找到可靠的治疗反应预测指标，一些预测因素的作用不一致，有时甚至是相互矛盾的。尽管提出了一些可能的指标（例如治疗前的症状水平），但其效应也仅仅是"中度"。因此至今仍没有依据来预测某个特定的多动患儿是否会从药物治疗中获益，或者确定某种药物最有效，或预知其最小有效剂量。

以往研究发现的比较一致的预测变量是就诊时症状的严重程度，认为治疗前持续注意缺陷和多动症状越严重，药物治疗的效果可能越好[82,84-85]。还有一些预测因素包括就诊的年龄和是否有围生期并发症[84]、注意广度及相关的测量值[82]、注意测试表现、智商、行为表现、是否有明显的情绪障碍，以及单剂量哌甲酯治疗后的行为变化等[85-88]。其中，Loney的研究提示大年龄组患儿反应好，Taylor以及Buitelaar报告小年龄预示反应好，而Barkley等则未发现年龄影响疗效[5]。至今对此相互矛盾的结果仍没有明确的解释。至于年龄通过何种机制影响疗效，是否反映了重要的生物学因素，如神经递质系统的成熟程度、发育导致的哌甲酯药代动力学改变、突触前神经元对中枢兴奋剂敏感性的年龄依赖性、酶活性的改变、认知策略和技能的改变，这些都需要未来的研究阐明。

人们早就认识到，个体的遗传构成在对外源物质的反应中起主要作用。双生子和家系研究明确提示，药物代谢率是遗传的[89]，并且已有证据表明，基因是许多药物不良反应和治疗失败的根本原因[90]。在精神疾病领域也有研究显示，药物反应是有家族性的，这也与疾病的家族史有关。

如锂盐治疗有效的患者是双相障碍的一个遗传亚型，拉莫三嗪治疗有效的患者常有分裂情感障碍、重性抑郁和惊恐发作的家族史[91]。这些都提示精神障碍药物治疗反应可能是遗传性状，为药理遗传学研究提供了基础。

药理遗传学的目的是针对与药物相互作用的蛋白质，确定其基因编码区内或附近的遗传多态性，并分析它与药物临床效应个体差异的关系。与药物相互作用的蛋白质存在于药物代谢动力学过程和药效学过程两个方面。具体来说，主要影响药物代谢的是药物转化酶，主要影响药效的有受体异常、组织细胞代谢障碍或解剖学异常。

（一）哌甲酯药理遗传学研究

ADHD的药物遗传学研究开始于1999年。由于哌甲酯及其制剂是ADHD药物治疗的首选用药，绝大多数研究都围绕哌甲酯展开。在目前所有58项ADHD的药物遗传学研究中，55项都是关于哌甲酯，3项关于托莫西汀。在研究模式上，基本是以假说为基础，围绕药效学、药代动力学和ADHD病因学通路的关键蛋白质选择候选基因进行关联分析。

1. 哌甲酯药效学通路的研究 Volkow等使用^{11}C标记哌甲酯，通过正电子发射断层显像（PET）证实哌甲酯在脑内分布浓度最高的部位是纹状体[92]，其主要作用靶点是DAT[93]。多巴胺能系统基因成为哌甲酯药物遗传学研究的热点。

（1）多巴胺转运体基因（*DAT1*）：Winsberg和Comings首先报告了*DAT1*基因40 bp-VNTR位点与药物反应显著相关[94]，10倍重复等位基因纯合子标志着对哌甲酯治疗无反应。其后有5项研究（包括meta分析）分别在巴西、韩国、荷兰、法国和美国重复了上述发现[95-99]。然而也有一些相反的研究结果，Kirley回顾性地研究了119例爱尔兰儿童，显示从对哌甲酯无反应到反应非常好的患儿，10倍重复等位基因的传递增加[100]。Bellgrove等通过回顾性研究评估36例患儿服药前后的变化，报告10倍重复等位基因纯合子患儿多动和总的症状减分更多[101]。Stein采用了双盲交叉对照的研究设计，使用了安慰剂和3个剂量水平的哌甲酯控释剂，在47例ADHD患儿中进行了4周的研究[102]。每周改变一个剂量，由父母和临床医生在不知道基因型的情况下评估患儿服药时的ADHD症状、功能损害和副作用，检测

DAT1 的 VNTR。结果 9/9 纯合子基因型患者的剂量-反应曲线不同于其他基因型组，当剂量从 18 mg 增加到 36 mg 和 54 mg 时缺乏典型的线性症状改善，提示 9/9 结合子基因型患者反应差。同样地，Joober 等在 159 例患儿的随机对照试验中报告 10 倍重复等位基因携带者症状改善更多[103]。

此外还有相当多的研究未发现 DAT1 与哌甲酯反应的关联。

（2）多巴胺 D4 受体基因（DRD4）：在第一个 ADHD 药物基因研究中，Winsberg 并未发现 DRD4 基因 48 bp-VNTR 位点的多态性与哌甲酯治疗反应的关联[94]。Seeger 等同时研究了该基因和 5-羟色氨转运体基因（5-HTT），发现同时具有 DRD4 基因的 7 倍重复等位基因和 5-HTT 的 LL 基因型的患者总体功能提高较少[104]。Hamarman 等也报告了 DRD4 基因-VNTR 位点的多态性中 7 倍重复等位基因与治疗结果关联[105]，携带 7R 等位基因的 ADHD 患儿需要较高的哌甲酯剂量使症状改善和正常化。Cheon 等报告 4 倍重复等位基因纯合子在反应好的患者中更多[106]。McGough 等也报告了该多态性位点与剂量的交互作用[107]，另一个启动子区的多态性位点也与剂量存在交互作用。

Froehlich 等在 89 例儿童的随机对照试验中报告不携带 4 倍等位基因的患者随剂量增加症状改善更少[96]。有 1 项相反的报告，van der Meulen 发现 7 倍重复等位基因在治疗有效的患者中存在关联趋势[108]。还有一些研究未发现该多态性与疗效的关联。

Volkow 等的研究显示，哌甲酯吸收后在大脑皮质也有分布[92]。在额叶皮质多巴胺转运体（DAT）的表达量比纹状体要少得多，中枢兴奋药用药后观察到的皮质 DA 水平升高在相当大程度上是由去甲肾上腺素转运体（NET）介导的[36]。提示去甲肾上腺素系统基因变异也可能影响哌甲酯反应。

（3）去甲肾上腺素转运体基因（NET1）：Yang 等（2004）在汉族 ADHD 患儿中评估了 NET1G1287A 的多态性与哌甲酯反应的关系[109]。该研究为前瞻性设计，研究对象经系统剂量滴定，使用 ADHD 评定量表第 4 版（ADHD RS-Ⅳ）评估症状改善。多变量方差分析发现，与 G/A 或 G/G 基因型相比，A/A 纯合子基因型的个体治疗反应差（$P=0.004$）。Park 等重复证明了 G1287A 多态性与哌甲酯治疗后症状改善的关联，还通过影像学发现，与其他基因型相比，G/G 基因型患儿右侧颞下回和颞中回超灌注。神经心理学测试也显示 G/G 基因型患儿经哌甲酯治疗后遗漏错误减少更多[110]。此后，韩国 Kim 等又报告了 NET1 启动子区的 3081A/T 多态性与哌甲酯治疗反应的关联[111]，该多态性也与药物治疗减少错认错误有关联[112]。

（4）去甲肾上腺素 α_2A 受体基因（ADRA2A）：Polanczyk 等在巴西人中报告去甲肾上腺素 α_2A 受体基因与注意症状改善关联[113]。该研究为非随机设计，样本为 106 例 ADHD 患儿和青少年，研究的基因多态性是 ADRA2A 基因的 –1291 C→G，结果发现 G 等位基因与注意缺陷分的下降之间存在关联（$P=0.02$）。另一项研究也在 ADHD-I 型中发现上述关联（$P=0.016$）[114]。此外，也有少数研究涉及了影响儿茶酚胺类递质释放和代谢的基因（表 13-4-1）。

表13-4-1 哌甲酯治疗注意缺陷多动障碍药物基因研究现况

研究	样本	临床设计	候选基因	多态性位点	主要结果
Winsberg 和 Comings，1999	30	前瞻性，开放	DAT1 DRD2 DRD4	40 bp-VNTR TaqI A1/A2 48 bp-VNTR	DAT1 10R 纯合子治疗反应差 DRD2、DRD4 治疗无关联
Seeger，2001	47	前瞻性，开放	DRD4 HTT	48 bp-VNTR LPR	DRD4 7R/5-HTT LL 治疗反应差
Roman，2002	50	前瞻性，开放	DAT1	40 bp-VNTR	DAT1 10R 纯合子治疗反应差
Kirley，2003	119	回顾性	DAT1	40 bp-VNTR	DAT1 10R 治疗反应好
Hamarman，2004	45	前瞻性，开放	DRD4	48 bp-VNTR	DRD4 7R 需要较高剂量
Yang，2004	45	前瞻性，开放	NET	G1287A	NET A/A 治疗反应差

续表

研究	样本	临床设计	候选基因	多态性位点	主要结果
Cheon,2005	11	前瞻性,开放	DAT1	40 bp-VNTR	DAT1 10R 纯合子治疗反应差
Stein,2005	47	前瞻性,双盲	DAT1	40 bp-VNTR	DAT1 9R 纯合子治疗反应差
Van der Meulen,2005	82	回顾性	DAT1 DRD4	40 bp-VNTR 48 bp-VNTR	DAT1 与治疗无关联,DRD4 7R 与有效有关联趋势
Langley,2005	236	回顾性	DAT1 DRD4	40 bp-VNTR 48 bp-VNTR	与治疗无关联
Bellgrove,2005	36	回顾性	DAT1	40 bp-VNTR	10/10 量表减分更多
Mick,2006	106	前瞻性,双盲	DAT1	40 bp-VNTR	DAT1 未发现与治疗的关联
McGough,2006	81	前瞻性,双盲	DRD4 SNAP25 DAT1	启动子 120 bp ~ 240 bp 48 bp-VNTR T1065G T1069C 40 bp-VNTR	DRD4 启动子变异以及 SNAP25 变异与症状改善相关联,DRD4 和 SNAP 25 与副反应相关联
Joober,2007	159	前瞻性,双盲	DAT1	40 bp-VNTR	DAT1 10R 治疗反应好
Cheon,2007	83	前瞻性,开放	DRD4	48 bp-VNTR	4/4 治疗反应好
Kooij,2008	42	前瞻性,双盲	DAT1 NET DRD4	40 bp-VNTR 启动子 4 bp 插入/缺失 外显子/区上游/120 bp 插入缺失 48 bp-VNTR	携带一个 10R 者较 10R 纯合子治疗反应好 NET、DRD4 与治疗无关联
Cheon,2007	83	前瞻性,开放	DRD4	48 bp-VNTR	DRD4 4R 治疗反应好
Polanczyk,2007	106	前瞻性,开放	ADRA2A	$-1291 \text{ C} \rightarrow \text{G}$	ADRA2A-1291G 注意症状改善差
Zeni,2007	111	前瞻性,开放	DAT1 DRD4 HTR1B HTR2A HTT	40 bp-VNTR 48 bp-VNTR 未知	DAT1、DRD4、HTR1B、HTR2A、HTT 均治疗无关联
Purper-Ouakil,2008	475	meta 分析	DAT1	40 bp-VNTR	DAT1 10/10 基因型与哌甲酯有效率呈低关联
Kereszturi,2008	122	前瞻性,开放	DAT1 DRD4 COMT	40 bp-VNTR 48 bp-VNTR Val158Met	DAT1 和 DRD4 与治疗无关联 COMT Val 等位基因与哌甲酯疗效好相关联
Tharoor,2008	243	回顾性	DAT1 DRD4 CHRNA4 HTT	40 bp-VNTR 48 bp-VNTR rs1044396,rs6090384 启动子 LPR	均未发现关联

续表

研究	样本	临床设计	候选基因	多态性位点	主要结果
McGough，2009	82	前瞻性，双盲	HTT COMT DRD4 DAT1 SNAP25	内含子2 VNTR Val158Met 启动子120 bp ～240 bp 48 bp-VNTR 40 bp-VNTR T1065G， T1069C	HTT与治疗关联，COMT与治疗有关联趋势；DRD4的2个多态以及HTT、LPR与药物剂量存在交互作用；COMT可预测易激惹，HTTLPR可预测自主神经系统症状；DAT1和SNAP25与治疗无关联
Leddy，2009	58	前瞻性，双盲	DAT1 DRD2 DRD4	40 bp-VNTR TaqI A1/A2 48 bp-VNTR	DAT1 9/9以及DRD2 A2/A2随剂量增加表现出更明显的食欲下降
Nemoda，2009	122	前瞻性，开放 前瞻性，开放	CES1 DAT1	Gly143Glu −839 C→T， Int8-VNTR 3'-40bp-VNTR	143Glu需要较低药物剂量 与治疗无关联
Froehlich，2011	89	前瞻性，双盲	DAT1 DRD4 COMT ADRA2A	40 bp-VNTR 48 bp-VNTR Val158Met −1291 C→G	9/9随药物剂量增加改善更大，4R疗效好
Kim，2011	112	前瞻性，开放	NET	A-3081T	T等位基因治疗反应好
Park，2012a	37	前瞻性，开放	NET	G1287A	与症状改善相关联，G/G右颞下回和颞中回超灌注
Park，2012b	43	前瞻性，开放	NET	G1287A A-3081T	G/G遗漏错误减少更多，T等位基因携带者错认错误减少更多
Kambeitz，2013	1572	meta分析	DAT1	40 bp-VNTR	DAT1与治疗无显著关联
Mick，2008	187	前瞻性，开放	全基因组	--	无显著统计学意义，提示性关联，为GRM7、NET
Bruxel，2013	213	前瞻性，开放	CES1	−75 T→G	G等位基因携带者食欲下降随时间加重
Johnson，2013	77	前瞻性，开放	CES1	7个SNPs	2个SNPs与悲伤反应关联

2. 哌甲酯药代动力学通路的研究 碳氧酯酶基因（carboxylesterase 1，CES1）

哌甲酯在肝碳氧酯酶（CES1）的作用下水解为无活性的盐酸哌甲酯。因此CES1基因近年也成为哌甲酯药物遗传学研究的候选基因。Nemoda等在一个匈牙利样本中（n=122）对CES1的一个功能多态性Gly143Glu进行了药物遗传学分析，发现了少见的143Glu与药物剂量的关联：在有效组携带少见Glu等位基因的5名患者较普通患者仅需要较低的哌甲酯剂量即可改善症状 $[0.410\pm0.127$ vs. 0.572 ± 0.153 mg/kg，$t(1, 88)=2.33$，$P=0.022]$[115]。然而在Johnson的研究中没能验证CES1基因变异与哌甲酯剂量和临床治疗反应的关联[116]。

3. ADHD病因学通路的研究 ADHD药物治疗有效的患者常有疾病家族史，提示疾病易感基因变异可能影响药物临床反应。而且分子影像学研究显示DA水平与哌甲酯的DAT阻断作用并不存在相关关系[117]，提示可能还有其他因素，如多巴胺释放率或基线多巴胺水平的差异可能影响药物效应的个体差异。因此 ADHD 病因学通路的易感基因也是哌甲酯药物遗传学重要的候选基因。上述多巴胺和去甲肾上腺素系统受体基因的药物遗传学分析也有很多是以此为基础的。其他涉及与 ADHD 病因关联的候选基因还有以下几个。

（1）5-羟色胺转运体基因（5-HTT）：5-HTT 基因编码区上游启动子区的一个功能多态性与多动障碍关联。该多态性是一个 44 bp 的插入/缺失变异，导致长（L）短（S）等位基因，该变异影响转运体的表达和活性。S 变异减少基因的转录，导致转运体水平和 5-HT 再摄取降低；具有 L/L 和 L/S 基因型的人群血小板 5-HT 水平明显高于 S/S 基因型者。该多态性与 ADHD 关联研究的 meta 分析也显示，5-HTT 可能是 ADHD 的易感基因（OR=1.31，$P < 0.05$）。Seeger 等同时研究了 5-HTT 和 DRD4 与哌甲酯疗效的关系，这项研究没有发现 5-HTT 独立的预测作用，而同时具有 DRD4 基因 7 倍重复等位基因以及 5-HTT LL 基因型的患者总体功能提高较少[107]。

（2）代谢性谷氨酸受体 7 基因（glutamate receptor, metabotropic 7, GRM7）：Elia 等在几个独立 ADHD 样本中对少见变异进行了研究，发现拷贝数变异（copy number variants, CNVs）均集中于代谢性谷氨酸受体基因，如 GRM5、GRM7、GRM8 和 GRM1[118]。在仅有的一项哌甲酯治疗全基因组关联研究中（$n = 187$），尽管未能获得全基因组水平的显著关联，在 GRM7 rs3792452（$P = 2.6 \times 10^{-5}$）中有提示性的发现[119]。

（二）托莫西汀的药理遗传学研究

相对于哌甲酯而言，托莫西汀的药物遗传学研究很少，但临床发现其疗效个体差异更大，有效率约 50%。因起效较慢，调药周期长，托莫西汀尤其需要药物遗传学研究以发现疗效预测指标。

第一项托莫西汀的药理遗传学研究探讨了 NET1/SLC6A2 肝细胞色素酶基因 CYP2D6 的作用[120]，该研究在两个独立的托莫西汀治疗样本中（$n1=160$，$n2=105$）检测了 SLC6A2 基因 108 个 SNP 和 CYP2D6 的 6 个突变等位基因。结果发现 SLC6A2 的 20 个 SNPs 与托莫西汀的疗效显著相关，两个队列都发现横跨第 1 外显子和第 4～9 外显子的区域与疗效相关。

随后北京大学第六医院课题组也在汉族样本中对托莫西汀疗效的遗传相关性进行了研究，首先是研究了去甲肾上腺素系统的受体和转运体，检测了 SLC6A2、ADRA2A、ADRA1A 基因共 12 个 SNPs。其中 SLC6A2 基因的 rs3785143 与疗效相关，rs2279805 也可能与治疗缓解相关；ADRA2A 基因 rs1800544 和 rs553668 构成的单体型可能与治疗不缓解相关[121]。对去甲肾上腺素的合成酶 DBH 基因的分析发现 4 个 SNPs 与疗效相关（rs1076150、rs2873804、rs1548364、rs2519154），其中 2 个 SNPS 与显效关联（rs1076150、rs2519154），1 个 SNP 与缓解关联（rs2519154）。这些位点中有 4 个 SNPS（rs1108580、rs2873804、rs1548364、rs2519154）构成的连锁不平衡区块中有 2 个单体型（CTAC、TCGT）与有效和显效状态相关，另一个连锁不平衡区块的单体型（由 rs2073837 和 rs129882 构成，GC）与显效和缓解状态相关。上述结果均提示 DBH 基因影响托莫西汀的疗效[122]。此外我们也对托莫西汀的代谢酶细胞色素 CYP2D6 基因进行了分析，结果发现 3 个 SNPs（rs1080985、rs1065852、rs16947）的单体型 GAC 与缓解状态的关联。

第四节 治 疗

一、联合治疗

尽管 ADHD 药物治疗的有效率很高，可以高达 80%～90%[123]，仍有部分患者对药物治疗无反应或只有部分反应。由于哌甲酯和托莫西汀的作用机制不同，两者联用可以使那些单药治疗部分有效的患者疗效最大化，或者可以降低单药的剂量使不能耐受的副反应最小化。但是在一项前瞻性随机对照研究中，联合治疗与托莫西汀单药治疗相比，并未增加对 ADHD 症状和严重程度的控制[124]。而在另一项前瞻性非对照研究中联合治疗能够加强托莫西汀单药治疗的有效性[125]。在修订德克萨斯儿童药物使用指南中，中枢兴奋剂被推荐为一线药物。如果中枢兴奋剂疗效不满意，阶段二是使用阶段一中未使用的中枢兴奋剂，阶段三是使用托莫西汀。在阶段三的次级阶段，推荐托莫西汀与中枢兴奋剂联合治疗[126]。然而一项描述ADHD药物使用模式的研究显示，同时使用哌甲酯和托莫西汀者很少，仅约2%[127]。因此对于联合治疗的疗效和安全性评估还不够。一项土耳其的研究在12例患者中评估了联合治疗的疗效、安全性和耐受性，结果CGI-S评分发现总体病情严重程度是减轻的，最常见的副作用是易激惹、食欲下降、心悸和头痛[128]。

二、长期治疗

ADHD需要长期治疗。关于停药的时间并没有一致的意见，普遍接受的方法是服药一段时间症状缓解后（可在开学时或学期中）停药观察。在MTA研究中，药物治疗两年内停药的患者预后不佳。长期服药需要以及短期内停药的症状反弹常常使患儿家长误解为药物有依赖性，只要开始服药就不能停药。事实上至今没有服用中枢兴奋剂治疗后出现成瘾和依赖的报告。然而药物只能控制症状，不能根除疾病，约1/3的患儿到青少年期症状减轻，1/3到成年期症状减轻，另1/3需要终生服药。正如戴眼镜矫正视力一样，药物帮助他们做好每天的事情，使他们享有与正常儿童相似的生活，减轻疾病的痛苦和给个人发展带来的影响。

然而临床实践中发现，ADHD药物治疗的依从性不佳。无论是哌甲酯还是托莫西汀，药物的使用随着时间推移都逐渐减少。OROS MPH的依从性比托莫西汀要好一些，OROS MPH和ATX在2个月、3个月、6个月、1年随访时的服药率分别为，OROS MPH 74.8%、50.4%、38.7%和21.8%，ATX 52.5%、33.9%、12.7%和3.4%。最常见的停药原因是不良反应和疗效不佳[31]。

如果长期服药，必须特别注意副作用的评估，评价效果与副作用的关系，即效益/风险的比例。治疗疾病的同时也要监控药物对儿童生长发育的长期影响。儿童处于身体和脑的生长发育关键期，合理用药、安全有效非常重要。

药物对生长发育的影响：长期用药的风险普遍关注的是对生长发育的影响。这是源于20世纪70年代一项对少数患者的研究，该研究报告中枢兴奋剂影响生长激素的分泌，推论它可能影响儿童生长。但随后的几项重要研究都获得了相反的结果，报告哌甲酯不减少生长激素的分泌。研究中枢兴奋剂对生长发育的影响存在很多困难，原因在于严格的试验方法要求数年的随机安慰剂对照研究，比较两组儿童的体格发育，但这样做显然是违背伦理的。因此评估这类药物的长期安全性必须使用其他方法。一些研究观察到长期服药的儿童身高发育受阻并不明显，在6～8年内仅比预期身高矮1.25 cm，与正常同龄儿并无明显差异。Spencer等对青少年期患儿随访4年，无论是曾有药物治疗史、2年内曾用药物治疗或是2年内曾用中枢兴奋剂治疗者与相应未用药者相比，身高差异均无统计学意义[129]。曾用药的患者体重明显低于未用药者［(57±16) kg vs. (72±26) kg，$P<0.01$］。据此，在美国儿童青少年精神病学会2002年颁布的指南中指出，服用中枢兴奋剂可使短期体重增长速度下降，但不影响身高增长，不影响最终身高。建议治疗开始前测量身高和体重，治疗中规律测量体重（不包括身高），在剂量滴定和换药时每周至每月监测身高和体重。由于1996年的研究样本量较小，身高均值的绝对差值可达7～9 cm。Spencer在2006年就长效中枢兴奋剂对ADHD患儿生长的影响做了进一步研究[130]，结果患儿生长发育略微低于预期值，随访21个月发现身高比预期平均矮0.23 cm，体重轻1.23 kg，Spencer认为结果没有临床意义。药物对生长发育的影响随着时间的延长有所减轻，但是没有消除。药物还存在剂量效应，两个高剂量组对身高、体重和BMI的影响大于两个低剂量组，其中对身高的影响有统计学显著性，特别是最高剂量组（1.53～2.54 mg/kg）身高增长显著低于低剂量组（0.30～0.73 mg/kg）和（0.74～1.07 mg/kg），因此建议所有的中枢兴奋剂治疗期间应监测生长发育。Faraone等对混合安非他明（Addrall）和哌甲酯透皮释放系统（MTS）的研究结果与之类似[131-132]。但Swanson等研究却提出了相反观点，在对多模式治疗（MTA）样本的36个月随访中，中枢兴奋剂对生长的影响与未服药的ADHD对照组相比有显著性。随访三年平均身高相差2 cm，体重相差2 kg，提示早期中枢兴奋剂治疗可能抑制生长发育（或存在累积剂量效应），停止治疗后没有发现补偿性增长，提示药物假期无效[133]。认为中枢兴奋剂影响生长发育的机制有三种可能：一是抑

制食欲，导致热量摄入不足。二是多巴胺水平增高在不同脑区（纹状体和下丘脑）分别产生疗效和副反应。少数研究报告兴奋剂抑制生长激素分泌，也有研究认为药物的拟交感兴奋作用反射性地引起非睡眠状态增加，致生长激素分泌下降。然而这些结果在其他多数研究中并未得到验证。三是可能减慢软骨组织生长，影响骨生长[134]。这些可能的机制尚处于假说水平，仍需要进一步研究验证。然而以往中枢兴奋剂治疗时为了减少耐药和体重下降常规使用的药物假期目前不再被倡导，原因也在于并非每个患者都会出现生长发育受限，而不服药会导致各方面行为退步，药物假期也不能消除中枢兴奋剂对生长发育的影响。因此通常建议患者坚持服药，控制晚间、周末和假期的症状。药物假期仅适用于患儿在假日内无明显行为、学习、家庭或社交问题，或停药前观察，或患儿对几种药物均有耐药发生时。如果观察到有生长发育落后的现象，一些专家也建议采纳药物假期或使用替代疗法，认为这是较谨慎的做法，但也要仔细权衡停药带来的症状加重的风险。

三、共患疾病的药物治疗

（一）多动与抽动共病的用药建议

ADHD常共病抽动障碍，共患率可高达11%～14.4%。ADHD共病抽动障碍的儿童治疗起来比较棘手，在于常用的ADHD治疗药物如中枢兴奋剂可能会加重抽动。

有关ADHD共病抽动障碍治疗的文献报告不多，Pringsheim和Steeves系统检索了文献，找到8项研究，但是由于研究设计的差异很难将这些文献合并进行meta分析[135]。有些临床试验同时评估了多种药物，评估的药物包括哌甲酯、可乐定、地昔帕明、右旋安非他明、胍法辛、托莫西汀，以及司来吉兰（丙炔苯丙胺）。除最后一个司来吉兰外，上述所有药物都对ADHD有效，使用胍法辛、地昔帕明、托莫西汀、可乐定，以及哌甲酯和可乐定联合治疗的患者抽动症状改善。没有证据证明短期使用哌甲酯会加重抽动[136]。

Gadow等最早在34例ADHD共病抽动的儿童中观察了哌甲酯的短期疗效[137]，研究使用了安慰剂和3个剂量的盐酸哌甲酯（0.1 mg/kg、0.3 mg/kg和0.5 mg/kg），每日2次，双盲观察两周。结果发现哌甲酯能有效抑制多动、破坏性和攻击行为。没有发现哌甲酯改变抽动的严重程度，但可能对运动抽动和发声抽动有微弱的作用，前者表现增加，后者减少。

Castellanos等在ADHD共病Tourette综合征的男童中评估了哌甲酯和右旋安非他明对抽动的作用[138]。研究为9周，采用安慰剂对照、双盲交叉设计，使用了较宽的剂量范围。研究对象为20名受试者组成的3个队列。在第一个队列中，相对较高剂量的哌甲酯和安非他明导致抽动严重程度明显增加，严重抽动在更高的右旋安非他明组持续存在，而在哌甲酯组缓解。总体上20例患者中有14例坚持使用中枢兴奋剂治疗1～3年，通常合并使用其他精神病药物。在所有的患者中，中枢兴奋剂相关的不良反应（包括抽动加重）都是可逆的。该研究提示只有少数共病的患者在使用中枢兴奋剂治疗后抽动症状加重，而大部分ADHD症状改善对抽动症状影响不大。共病患者对哌甲酯比安非他明的耐受性更好些。

美国Tourette综合征研究组2002年的临床研究将136例抽动共病ADHD患儿随机分为4组：分别接受可乐定、盐酸哌甲酯、合用药物、安慰剂治疗，观察16周。上述三个治疗组总体上都有效，可乐定对行为问题更有效，包括破坏性行为、坐立不安/活动过度、兴奋/冲动；盐酸哌甲酯改善认知和完成任务的行为更有效，包括注意力不集中/分心表现，以及持续性操作测验（CPT）。由研究者评定的CGI-S来评价改善情况，发现可乐定组、盐酸哌甲酯组、合组药物治疗组的ADHD症状都改善，仅可乐定和合用药物治疗组抽动症状改善[139]。

2005年一项研究在ADHD共病抽动障碍的开放队列中评估了胍法辛的疗效[140]，其平均用药剂量是2.0±0.6 mg/d，观察8周。ADHD（症状减分32%）和抽动症状（症状减分39%）都有改善，血压脉搏轻度降低，但没有统计学意义。

2005年礼来公司对其产品托莫西汀对抽动症状的影响进行了研究，该研究为双盲平行对照研究，观察18周。结果用药组比安慰剂组总体抽动症状改善更多，尽管抽动量表减分没有统计学意义，CGI-S减分有统计学意义。Feldman、Ruff和Allen进一步对抽动加重的个案进行了研究[141]，他们观察到托莫西汀治疗的76例患者中有4例抽动加重（5.3%），安慰剂组72例患者中2例抽动加重，差异没有统计学意义。接受托莫西汀治疗的患者没有因抽动加重而停药的。

总结上述研究，哌甲酯、可乐定、胍法辛、地昔帕明和托莫西汀能够减轻共病抽动障碍患儿的ADHD症状。尽管中枢兴奋剂在大多数共病抽动障碍的患者中并未显示加重抽动，但有抽动加重的个例。在这种情况下α肾上腺素能激动剂或托莫西汀可作为备选药物。尽管地昔帕明对ADHD共病抽动障碍的患儿有效，对安全性的担心可能限制其使用。

（二）ADHD共病品行障碍/攻击行为的治疗

中枢兴奋剂对共病或不共病品行障碍的ADHD患者都具有明显的疗效。共病品行障碍患者不仅在注意及多动症状方面改善，且反社会行为也有所减少（包括攻击、偷窃和对抗行为都有所减少）。其他ADHD治疗药物也对共病情况有效。如果使用了各种ADHD药物，品行/攻击行为的改善仍不完全或对其无效，需要加上行为治疗。如果改善仍不理想，可以在中枢兴奋剂的基础上加上非典型抗精神病药。如果效果不好可将非典型抗精神病药换为锂盐或双丙戊酸钠。

（三）ADHD共病抑郁障碍的治疗

根据德克萨斯ADHD药物治疗规范，ADHD共病抑郁障碍的治疗视两种障碍的严重程度侧重不同：如果ADHD症状更重，则优先治疗ADHD；如果ADHD症状改善，抑郁症状仍在，则在ADHD治疗之上加用抗抑郁治疗；如果ADHD或抑郁症状反而加重，需要停用ADHD药物，换用抗抑郁治疗。另一方面，如果抑郁症状较重，则优先抗抑郁治疗，抑郁症状改善，但仍有ADHD症状可加用ADHD药物。

（四）ADHD共病焦虑障碍的治疗

ADHD共病焦虑障碍的治疗可选用不加重焦虑的托莫西汀，也可用哌甲酯或安非他明。使用托莫西汀治疗时如果ADHD或焦虑没有改善，可换用哌甲酯或安非他明。使用哌甲酯或安非他明后，如果ADHD改善而焦虑仍存在，可加用SSRI类药物；如果ADHD和焦虑都无改善，可换用托莫西汀。

四、优化药物治疗

ADHD是一种终生性的障碍，60%以上的患者症状将持续到成年期，其对功能的影响涉及家庭、学校、社会、人际关系多个方面，并且常常共病其他精神障碍。因此对ADHD的治疗应该是全时的，"24-7-365"（每天24h，每周7天，全年365天症状全覆盖）模式，有条件最好使用覆盖时程长的药物，同时应识别和治疗共患疾病。

自MTA研究发表以来，药物治疗被公认为是ADHD治疗中最有效的方法，然而，"药物不含技能（no skills in pills）"，行为治疗也很重要，有助于改善患者和家庭的功能。

（杨　莉　曹庆久　苏　怡编，苏　怡　钱秋谨　校）

参考文献

[1] Vitiello B, Jensen PS. Medication development and testing in children and adolescents. Current problems, future directions [J]. Arch Gen Psychiatry, 1997, 54: 871-876.

[2] Goldman LS, Genel M, Bezman RJ, et al. Diagnosis and treatment of attention-deficit/hyperactivity disorder in children and adolescents. Council on Scientific Affairs, American Medical Association [J]. JAMA, 1998, 279: 1100-1107.

[3] Spencer T, Biederman J, Wilens T, et al. Pharmacotherapy of attention-deficit hyperactivity disorder across the life cycle [J]. J Am Acad Child Adolesc Psychiatry, 1996, 35: 409-432.

[4] Abikoff H, Gittelman R. The normalizing effects of methylphenidate on the classroom behavior of ADDH children [J]. J Abnorm Child Psychol, 1985, 13: 33-44.

[5] Barkley RA, Karlsson J, Strzelecki E, et al. Effects of age and Ritalin dosage on the mother-child interactions of hyperactive children [J]. J Consult Clin Psychol, 1984, 52: 750-758.

[6] Rapport MD, DuPaul GJ. Methylphenidate: rate-dependent effects on hyperactivity [J]. Psychopharmacol Bull, 1986, 22: 223-228.

[7] Whalen CK, Henker B, Swanson JM, et al. Natural social behaviors in hyperactive children: dose effects of methylphenidate [J]. J Consult Clin Psychol, 1987, 55: 187-193.

[8] Tannock R, Schachar RJ, Carr RP, et al. Dose-response effects of methylphenidate on academic performance and overt behavior in hyperactive children [J]. Pediatrics, 1989, 84: 648-657.

[9] Wilens TE, Biederman J. The stimulants [J]. Psychiatr Clin North Am, 1992, 15: 191-222.

[10] 苏林雁, 耿耀国, 王洪, 等. 注意缺陷多动障碍诊断量表父母版的中国城市儿童常模制定及其信度和效度的检验 [J]. 中国实用儿科杂志, 2006, 21: 833-836.

[11] DuPaul GJ, Barkley RA, McMurray MB. Response of children with ADHD to methylphenidate: interaction with internalizing symptoms [J]. J Am Acad Child Adolesc Psychiatry, 1994, 33: 894-903.

[12] Kupietz SS, Winsberg BG, Richardson E, et al. Effects of methylphenidate dosage in hyperactive reading-disabled children: I. Behavior and cognitive performance effects [J]. J Am Acad Child Adolesc Psychiatry, 1988, 27: 70-77.

[13] Pelham WE, Bender ME, Caddell J, et al. Methylphenidate and children with attention deficit disorder. Dose effects on classroom academic and social behavior [J]. Arch Gen Psychiatry, 1985, 42: 948-952.

[14] Rapport MD, Stoner G, DuPaul GJ, et al. Attention deficit disorder and methylphenidate: a multilevel analysis of dose-response effects on children's impulsivity across settings [J]. J Am Acad Child Adolesc Psychiatry, 1988, 27: 60-69.

[15] Rapport MD, DuPaul GJ, Kelly KL. Attention deficit hyperactivity disorder and methylphenidate: the relationship between gross body weight and drug response in children [J]. Psychopharmacol Bull, 1989, 25: 285-290.

[16] Barkley RA, Cunningham CE. The effects of methylphenidate on the mother-child interactions of hyperactive children [J]. Arch Gen Psychiatry, 1979, 36: 201-208.

[17] Whalen CK, Henker B, Granger DA. Social judgment processes in hyperactive boys: effects of methylphenidate and comparisons with normal peers [J]. J Abnorm Child Psychol, 1990, 18: 297-316.

[18] Barkley RA. The effects of methylphenidate on various types of activity level and attention in hyperkinetic children [J]. J Abnorm Child Psychol, 1977, 5: 351-369.

[19] Barkley RA, DuPaul GJ, McMurray MB. Attention deficit disorder with and without hyperactivity: clinical response to three dose levels of methylphenidate [J]. Pediatrics, 1991, 87: 519-531.

[20] Douglas VI, Barr RG, Amin K, et al. Dosage effects and individual responsivity to methylphenidate in attention deficit disorder [J]. J Child Psychol Psychiatry, 1988, 29: 453-475.

[21] Rapport MD, Quinn SO, DuPaul GJ, et al. Attention deficit disorder with hyperactivity and methylphenidate: the effects of dose and mastery level on children's learning performance [J]. J Abnorm Child Psychol, 1989, 17: 669-689.

[22] Tannock R, Schachar RJ, Carr RP, et al. Effects of methylphenidate on inhibitory control in hyperactive children [J]. J Abnorm Child Psychol, 1989, 17: 473-491.

[23] The MTA Cooperative Group. A 14-month randomized clinical trial of treatment strategies for attention-deficit/hyperactivity disorder. Multimodal treatment study of children with ADHD [J]. Arch Gen Psychiatry, 1999, 56: 1073-1086.

[24] Group MTAC. National Institute of Mental Health Multimodal Treatment Study of ADHD follow-up: 24-month outcomes of treatment strategies for attention-deficit/hyperactivity disorder [J]. Pediatrics, 2004, 113: 754-761.

[25] Jensen PS, Arnold LE, Swanson JM, et al. 3-year follow-up of the NIMH MTA study [J]. J Am Acad Child Adolesc Psychiatry, 2007, 46: 989-1002.

[26] Swanson JM, Hinshaw SP, Arnold LE, et al. Secondary evaluations of MTA 36-month outcomes: propensity score and growth mixture model analyses [J]. J Am Acad Child Adolesc Psychiatry, 2007, 46: 1003-1014.

[27] Molina BS, Hinshaw SP, Swanson JM, et al. The MTA at 8 years: prospective follow-up of children treated for combined-type ADHD in a multisite study [J]. J Am Acad Child Adolesc Psychiatry, 2009, 48: 484-500.

[28] Michelson D, Faries D, Wernicke J, et al. Atomoxetine in the treatment of children and adolescents with attention-deficit/hyperactivity disorder: a randomized, placebo-controlled, dose-response study [J]. Pediatrics, 2001, 108: E83.

[29] Kemner JE, Starr HL, Ciccone PE, et al. Outcomes of OROS methylphenidate compared with atomoxetine in children with ADHD: a multicenter, randomized prospective study [J]. Adv Ther, 2005, 22: 498-512.

[30] Newcorn JH, Kratochvil CJ, Allen AJ, et al. Atomoxetine and osmotically released methylphenidate for the treatment of attention deficit hyperactivity disorder: acute comparison and differential response [J]. Am J Psychiatry, 2008, 165: 721-730.

[31] Su Y, Yang L, Stein MA, et al. Osmotic Release

Oral System Methylphenidate versus Atomoxetine for the Treatment of Attention-Deficit/Hyperactivity Disorder in Chinese Youth: 8-Week Comparative Efficacy and 1-Year Follow-up [J]. J Child Adolesc Psychopharmacol, 2016, 26: 362-371.

[32] Yang L, Cao Q, Shuai L, et al. Comparative study of OROS-MPH and atomoxetine on executive function improvement in ADHD: a randomized controlled trial [J]. Int J Neuropsychopharmacol, 2012, 15: 15-26.

[33] Swanson J, Gupta S, Guinta D, et al. Acute tolerance to methylphenidate in the treatment of attention deficit hyperactivity disorder in children [J]. Clin Pharmacol Ther. 66: 295-305.

[34] Grace AA. 1991. Phasic versus tonic dopamine release and the modulation of dopamine system responsivity: a hypothesis for the etiology of schizophrenia [J]. Neuroscience, 1999, 41: 1-24.

[35] Grace AA. The tonic/phasic model of dopamine system regulation: its relevance for understanding how stimulant abuse can alter basal ganglia function [J]. Drug Alcohol Depend, 1995, 37: 111-129.

[36] Sesack SR, Hawrylak VA, Matus C, et al. Dopamine axon varicosities in the prelimbic division of the rat prefrontal cortex exhibit sparse immunoreactivity for the dopamine transporter [J]. J Neurosci, 1998, 18: 2697-2708.

[37] Tanda G, Pontieri FE, Frau R, et al. Contribution of blockade of the noradrenaline carrier to the increase of extracellular dopamine in the rat prefrontal cortex by amphetamine and cocaine [J]. Eur J Neurosci, 1997, 9: 2077-2085.

[38] Kuczenski R, Segal DS, Cho AK, et al. Hippocampus norepinephrine, caudate dopamine and serotonin, and behavioral responses to the stereoisomers of amphetamine and methamphetamine [J]. J Neurosci, 1995, 15: 1308-1317.

[39] Kuczenski R, Segal DS. Exposure of adolescent rats to oral methylphenidate: preferential effects on extracellular norepinephrine and absence of sensitization and cross-sensitization to methamphetamine [J]. J Neurosci, 2002, 22: 7264-7271.

[40] Castellanos FX, Lee PP, Sharp W, et al. Developmental trajectories of brain volume abnormalities in children and adolescents with attention-deficit/hyperactivity disorder [J]. JAMA, 2002, 288: 1740-1748.

[41] Semrud-Clikeman M, Pliszka SR, Bledsoe J, et al. Volumetric MRI differences in treatment naive and chronically treated adolescents with ADHD-combined type [J]. J Atten Disord, 2014, 18: 511-520.

[42] Semrud-Clikeman M, Pliszka SR, Lancaster J, et al. Volumetric MRI differences in treatment-naive vs chronically treated children with ADHD [J]. Neurology, 2006, 67: 1023-1027.

[43] Ivanov I, Bansal R, Hao X, et al. Morphological abnormalities of the thalamus in youths with attention deficit hyperactivity disorder [J]. Am J Psychiatry, 2010, 167: 397-408.

[44] Bledsoe J, Semrud-Clikeman M, Pliszka SR. A magnetic resonance imaging study of the cerebellar vermis in chronically treated and treatment-naive children with attention-deficit/hyperactivity disorder combined type [J]. Biol Psychiatry, 2009, 65: 620-624.

[45] Bussing R, Zima BT, Gary FA, et al. Use of complementary and alternative medicine for symptoms of attention-deficit hyperactivity disorder [J]. Psychiatr Serv, 2002, 53: 1096-1102.

[46] Nakao T, Radua J, Rubia K, et al. Gray matter volume abnormalities in ADHD: voxel-based meta-analysis exploring the effects of age and stimulant medication [J]. Am J Psychiatry, 2011, 168: 1154-1163.

[47] Shaw P, Sharp WS, Morrison M, et al. Psychostimulant treatment and the developing cortex in attention deficit hyperactivity disorder [J]. Am J Psychiatry, 2009, 166: 58-63.

[48] Czerniak SM, Sikoglu EM, King JA, et al. Areas of the brain modulated by single-dose methylphenidate treatment in youth with ADHD during task-based fMRI: a systematic review [J]. Harv Rev Psychiatry, 2013, 21: 151-162.

[49] Rubia K, Alegria AA, Cubillo AI, et al. Effects of stimulants on brain function in attention-deficit/hyperactivity disorder: a systematic review and meta-analysis [J]. Biol Psychiatry, 2014, 76: 616-628.

[50] Spencer TJ, Brown A, Seidman LJ, et al. Effect of psychostimulants on brain structure and function in ADHD: a qualitative literature review of magnetic resonance imaging-based neuroimaging studies [J]. J Clin Psychiatry, 2013, 74: 902-917.

[51] Schweren LJ, de Zeeuw P, Durston S. MR imaging of the effects of methylphenidate on brain structure and function in attention-deficit/hyperactivity disorder [J]. Eur Neuropsychopharmacol, 2013, 23: 1151-1164.

[52] Peterson BS, Potenza MN, Wang Z, et al. An FMRI study of the effects of psychostimulants on default-mode processing during Stroop task performance in youths with ADHD [J]. Am J Psychiatry, 2009, 166: 1286-1294.

[53] An L, Cao XH, Cao QJ, et al. Methylphenidate normalizes resting-state brain dysfunction in boys

with attention deficit hyperactivity disorder [J]. Neuropsychopharmacology, 2013, 38：1287-1295.

[54] Schulz KP, Fan J, Bedard AC, et al. Common and unique therapeutic mechanisms of stimulant and nonstimulant treatments for attention-deficit/hyperactivity disorder [J]. Arch Gen Psychiatry, 2012, 69：952-961.

[55] Bush G, Spencer TJ, Holmes J, et al. Functional magnetic resonance imaging of methylphenidate and placebo in attention-deficit/hyperactivity disorder during the multi-source interference task [J]. Arch Gen Psychiatry, 2008, 65：102-114.

[56] Bush G. Cingulate, frontal, and parietal cortical dysfunction in attention-deficit/hyperactivity disorder [J]. Biol Psychiatry, 2011, 69：1160-1167.

[57] Teicher MH, Anderson CM, Polcari A, et al. Functional deficits in basal ganglia of children with attention-deficit/hyperactivity disorder shown with functional magnetic resonance imaging relaxometry [J]. Nat Med, 2000, 6：470-473.

[58] Anderson CM, Polcari A, Lowen SB, et al. Effects of methylphenidate on functional magnetic resonance relaxometry of the cerebellar vermis in boys with ADHD [J]. Am J Psychiatry, 2002, 159：1322-1328.

[59] O'Gorman RL, Mehta MA, Asherson P, et al. Increased cerebral perfusion in adult attention deficit hyperactivity disorder is normalised by stimulant treatment：a non-invasive MRI pilot study [J]. Neuroimage, 2008, 42：36-41.

[60] Greenhill LL. Pharmacologic treatment of attention deficit hyperactivity disorder [J]. Psychiatr Clin North Am, 1992, 15：1-27.

[61] Spencer T, Biederman M, Coffey B, et al. The 4-year course of tic disorders in boys with attention-deficit/hyperactivity disorder [J]. Arch Gen Psychiatry, 1999, 56：842-847.

[62] Volkow ND, Wang G, Fowler JS, et al. Therapeutic doses of oral methylphenidate significantly increase extracellular dopamine in the human brain [J]. J Neurosci, 2001, 21：RC121.

[63] Biederman J, Wilens T, Mick E, et al. Pharmacotherapy of attention-deficit/hyperactivity disorder reduces risk for substance use disorder [J]. Pediatrics, 1999, 104：e20.

[64] Ross DC, Fischhoff J, Davenport B. Treatment of ADHD when tolerance to methylphenidate develops [J]. Psychiatr Serv, 2002, 53：102.

[65] Bymaster FP, Katner JS, Nelson DL, et al. Atomoxetine increases extracellular levels of norepinephrine and dopamine in prefrontal cortex of rat：a potential mechanism for efficacy in attention deficit/hyperactivity disorder [J]. Neuropsychopharmacology, 2002, 27：699-711.

[66] Gregory AM, Sadeh A. Sleep, emotional and behavioral difficulties in children and adolescents [J]. Sleep Med Rev, 2012, 16：129-136.

[67] Maziade M, Rouleau N, Lee B, et al. Atomoxetine and neuropsychological function in children with attention-deficit/hyperactivity disorder：results of a pilot study [J]. J Child Adolesc Psychopharmacol, 2009, 19：709-718.

[68] Shang CY, Gau SS. Improving visual memory, attention, and school function with atomoxetine in boys with attention-deficit/hyperactivity disorder [J]. J Child Adolesc Psychopharmacol, 2012, 22：353-363.

[69] Escobar R, Montoya A, Polavieja P, et al. Evaluation of patients' and parents' quality of life in a randomized placebo-controlled atomoxetine study in attention-deficit/hyperactivity disorder [J]. J Child Adolesc Psychopharmacol, 2009, 19：253-263.

[70] Kratochvil CJ, Faries D, Vaughan B, et al. Emotional expression during attention-deficit/hyperactivity disorders treatment：initial assessment of treatment effects [J]. J Child Adolesc Psychopharmacol, 2007, 17：51-62.

[71] Perwien AR, Faries DE, Kratochvil CJ, et al. Improvement in health-related quality of life in children with ADHD：an analysis of placebo controlled studies of atomoxetine [J]. J Dev Behav Pediatr, 2004, 25：264-271.

[72] Perwien AR, Kratochvil CJ, Faries DE, et al. Atomoxetine treatment in children and adolescents with attention-deficit hyperactivity disorder：what are the long-term health-related quality-of-life outcomes [J]？J Child Adolesc Psychopharmacol, 2006, 16：713-724.

[73] Allen AJ, Kurlan RM, Gilbert DL, et al. Atomoxetine treatment in children and adolescents with ADHD and comorbid tic disorders [J]. Neurology, 2005, 65：1941-1949.

[74] Dell'Agnello G, Maschietto D, Bravaccio C, et al. Atomoxetine hydrochloride in the treatment of children and adolescents with attention-deficit/hyperactivity disorder and comorbid oppositional defiant disorder：A placebo-controlled Italian study [J]. Eur Neuropsychopharmacol, 2009, 19：822-834.

[75] Cortese S, Faraone SV, Konofal E, et al. Sleep in children with attention-deficit/hyperactivity disorder：meta-analysis of subjective and objective studies [J]. J Am Acad Child Adolesc Psychiatry, 2009, 48：894-908.

[76] Sangal RB, Owens J, Allen AJ, et al. Effects of

atomoxetine and methylphenidate on sleep in children with ADHD [J]. Sleep, 2006, 29: 1573-1585.

[77] Conners CK, Casat CD, Gualtieri CT, et al. Bupropion hydrochloride in attention deficit disorder with hyperactivity [J]. J Am Acad Child Adolesc Psychiatry, 1996, 35: 1314-1321.

[78] Barrickman LL, Perry PJ, Allen AJ, et al. Bupropion versus methylphenidate in the treatment of attention-deficit hyperactivity disorder [J]. J Am Acad Child Adolesc Psychiatry, 1995, 34: 649-657.

[79] Dulcan M. Practice parameters for the assessment and treatment of children, adolescents, and adults with attention-deficit/hyperactivity disorder. American Academy of Child and Adolescent Psychiatry [J]. J Am Acad Child Adolesc Psychiatry, 1997, 36: 85S-121S.

[80] Steele M, Jensen PS, Quinn DM. Remission versus response as the goal of therapy in ADHD: a new standard for the field [J]? Clin Ther, 2006, 28: 1892-1908.

[81] Su Y, Li H, Chen Y, et al. Remission rate and functional outcomes during a 6-month treatment with osmotic-release oral-system methylphenidate in children with Attention-Deficit/Hyperactivity Disorder [J]. J Clin Psychopharmacol, 2015, 35, 525-534.

[82] Barkley RA. Predicting the response of hyperkinetic children to stimulant drugs: a review [J]. J Abnorm Child Psychol, 1976, 4: 327-348.

[83] Whalen CK, Henker B. Psychostimulants and children: a review and analysis [J]. Psychol Bull, 1976, 83: 1113-1130.

[84] Loney J, Prinz RJ, Mishalow J, et al. Hyperkinetic/aggressive boys in treatment: predictors of clinical response to methylphenidate [J]. Am J Psychiatry, 1978, 135: 1487-1491.

[85] Buitelaar JK, Van der Gaag RJ, Swaab-Barneveld H, et al. Prediction of clinical response to methylphenidate in children with attention-deficit hyperactivity disorder [J]. J Am Acad Child Adolesc Psychiatry, 1995, 34: 1025-1032.

[86] Voelker S, Lachar D, Gdowski CL. The Personality Inventory for Children and response to methylphenidate: preliminary evidence for predictive utility [J]. J Pediatr Psychol, 1983, 8: 161-169.

[87] Taylor E, Schachar R, Thorley G, et al. Which boys respond to stimulant medication? A controlled trial of methylphenidate in boys with disruptive behaviour [J]. Psychol Med, 1987, 17: 121-143.

[88] Pliszka SR. Effect of anxiety on cognition, behavior, and stimulant response in ADHD [J]. J Am Acad Child Adolesc Psychiatry, 1989, 28: 882-887.

[89] Vesell ES. Pharmacogenetic perspectives gained from twin and family studies [J]. Pharmacol Ther, 1989, 41: 535-552.

[90] Evans WE, Relling MV. Pharmacogenomics: translating functional genomics into rational therapeutics [J]. Science, 1999, 286: 487-491.

[91] Severino G, Squassina A, Costa M, et al. Pharmacogenomics of bipolar disorder [J]. Pharmacogenomics, 2013, 14: 655-674.

[92] Volkow ND, Fowler JS, Logan J, et al. Carbon-11-cocaine binding compared at subpharmacological and pharmacological doses: a PET study [J]. J Nucl Med, 1995, 36: 1289-1297.

[93] Volkow ND, Wang GJ, Fowler JS, et al. Dopamine transporter occupancies in the human brain induced by therapeutic doses of oral methylphenidate [J]. Am J Psychiatry, 1998, 155: 1325-1331.

[94] Winsberg BG, Comings DE. Association of the dopamine transporter gene (DAT1) with poor methylphenidate response [J]. J Am Acad Child Adolesc Psychiatry, 1999, 38: 1474-1477.

[95] Cheon KA, Ryu YH, Kim JW, et al. The homozygosity for 10-repeat allele at dopamine transporter gene and dopamine transporter density in Korean children with attention deficit hyperactivity disorder: relating to treatment response to methylphenidate [J]. Eur Neuropsychopharmacol, 2005, 15: 95-101.

[96] Froehlich TE, Epstein JN, Nick TG, et al. Pharmacogenetic predictors of methylphenidate dose-response in attention-deficit/hyperactivity disorder [J]. J Am Acad Child Adolesc Psychiatry, 2011, 50: 1129-1139 e2.

[97] Kooij JS, Boonstra AM, Vermeulen SH, et al. Response to methylphenidate in adults with ADHD is associated with a polymorphism in SLC6A3 (DAT1) [J]. Am J Med Genet B Neuropsychiatr Genet, 2008, 147B: 201-208.

[98] Purper-Ouakil D, Wohl M, Orejarena S, et al. Pharmacogenetics of methylphenidate response in attention deficit/hyperactivity disorder: association with the dopamine transporter gene (SLC6A3) [J]. Am J Med Genet B Neuropsychiatr Genet, 2008, 147B: 1425-1430.

[99] Roman T, Szobot C, Martins S, et al. Dopamine transporter gene and response to methylphenidate in attention-deficit/hyperactivity disorder [J]. Pharmacogenetics, 2002, 12: 497-499.

[100] Kirley A, Lowe N, Hawi Z, et al. Association of the 480 bp DAT1 allele with methylphenidate response in a sample of Irish children with ADHD [J]. Am J

Med Genet B Neuropsychiatr Genet, 2003, 121B: 50-54.

[101] Bellgrove MA, Hawi Z, Kirley A, et al. Association between dopamine transporter (DAT1) genotype, left-sided inattention, and an enhanced response to methylphenidate in attention-deficit hyperactivity disorder [J]. Neuropsychopharmacology, 2005, 30: 2290-2297.

[102] Stein MA, Waldman ID, Sarampote CS, et al. Dopamine transporter genotype and methylphenidate dose response in children with ADHD [J]. Neuropsychopharmacology, 2005, 30: 1374-1382.

[103] Joober R, Grizenko N, Sengupta S, et al. Dopamine transporter 3'-UTR VNTR genotype and ADHD: a pharmaco-behavioural genetic study with methylphenidate [J]. Neuropsychopharmacology, 2007, 32: 1370-1376.

[104] Seeger G, Schloss P, Schmidt MH. Marker gene polymorphisms in hyperkinetic disorder--predictors of clinical response to treatment with methylphenidate [J]? Neurosci Lett, 2001, 313: 45-48.

[105] Hamarman S, Fossella J, Ulger C, et al. Dopamine receptor 4 (DRD4) 7-repeat allele predicts methylphenidate dose response in children with attention deficit hyperactivity disorder: a pharmacogenetic study [J]. J Child Adolesc Psychopharmacol, 2004, 14: 564-574.

[106] Cheon KA, Kim BN, Cho SC. Association of 4-repeat allele of the dopamine D4 receptor gene exon III polymorphism and response to methylphenidate treatment in Korean ADHD children [J]. Neuropsychopharmacology, 2007, 32: 1377-1383.

[107] McGough JJ, McCracken JT, Loo SK, et al. A candidate gene analysis of methylphenidate response in attention-deficit/hyperactivity disorder [J]. J Am Acad Child Adolesc Psychiatry, 2009, 48: 1155-1164.

[108] van der Meulen EM, Bakker SC, Pauls DL, et al. High sibling correlation on methylphenidate response but no association with DAT1-10R homozygosity in Dutch sibpairs with ADHD [J]. J Child Psychol Psychiatry, 2005, 46: 1074-1080.

[109] Yang L, Wang YF, Li J, et al. Association of norepinephrine transporter gene with methylphenidate response [J]. J Am Acad Child Adolesc Psychiatry, 2004, 43: 1154-1158.

[110] Park MH, Kim JW, Yang YH, et al. Regional brain perfusion before and after treatment with methylphenidate may be associated with the G1287A polymorphism of the norepinephrine transporter gene in children with attention-deficit/hyperactivity disorder [J]. Neurosci Lett, 2012, 514: 159-163.

[111] Kim B. N, Kim JW, Hong SB, et al. Possible association of norepinephrine transporter -3081 (A/T) polymorphism with methylphenidate response in attention deficit hyperactivity disorder [J]. Behav Brain Funct, 2010, 6: 57.

[112] Conners CK, Sitarenios G, Parker JD, et al. The revised Conners' Parent Rating Scale (CPRS-R): factor structure, reliability, and criterion validity [J]. J Abnorm Child Psychol, 1998, 26: 257-268.

[113] Polanczyk G, Zeni C, Genro JP, et al. Association of the adrenergic alpha2A receptor gene with methylphenidate improvement of inattentive symptoms in children and adolescents with attention-deficit/hyperactivity disorder [J]. Arch Gen Psychiatry, 2007, 64: 218-224.

[114] Da Silva TL, Pianca TG, Roman T, et al. Adrenergic alpha2A receptor gene and response to methylphenidate in attention-deficit/hyperactivity disorder-predominantly inattentive type [J]. J Neural Transm, 2008, 115: 341-345.

[115] Nemoda Z, Angyal N, Tarnok Z, et al. Carboxylesterase 1 gene polymorphism and methylphenidate response in ADHD [J]. Neuropharmacology, 2009, 57: 731-733.

[116] Johnson KA, Barry E, Lambert D, et al. Methylphenidate side effect profile is influenced by genetic variation in the attention-deficit/hyperactivity disorder-associated CES1 gene [J]. J Child Adolesc Psychopharmacol, 2013, 23: 655-664.

[117] Volkow ND, Fowler JS, Wang G, et al. Mechanism of action of methylphenidate: insights from PET imaging studies [J]. J Atten Disord, 2002, 6 Suppl 1: S31-43.

[118] Elia J, Glessner JT, Wang K, et al. Genome-wide copy number variation study associates metabotropic glutamate receptor gene networks with attention deficit hyperactivity disorder [J]. Nat Genet, 2012, 44: 78-84.

[119] Mick E, Neale B, Middleton FA, et al. Genome-wide association study of response to methylphenidate in 187 children with attention-deficit/hyperactivity disorder [J]. Am J Med Genet B Neuropsychiatr Genet, 2008, 147B: 1412-1418.

[120] Ramoz N, Boni C, Downing AM, et al. A haplotype of the norepinephrine transporter (Net) gene Slc6a2 is associated with clinical response to atomoxetine in attention-deficit hyperactivity disorder (ADHD) [J]. Neuropsychopharmacology, 2009, 34: 2135-2142.

[121] Yang L, Qian Q, Liu L, et al. Adrenergic

neurotransmitter system transporter and receptor genes associated with atomoxetine response in attention-deficit hyperactivity disorder children [J]. J Neural Transm (Vienna), 2013, 120: 1127-1133.

[122] Fang Y, Ji L, Cao Q, et al. Variants of Dopamine Beta Hydroxylase Gene Moderate Atomoxetine Response in Children with Attention-Deficit/Hyperactivity Disorder [J]. J Child Adolesc Psychopharmacol, 2015, 25: 625-632.

[123] Treuer T, Gau SS, Mendez L, et al. A systematic review of combination therapy with stimulants and atomoxetine for attention-deficit/hyperactivity disorder, including patient characteristics, treatment strategies, effectiveness, and tolerability [J]. J Child Adolesc Psychopharmacol, 2013, 23: 179-193.

[124] Carlson GA, Dunn D, Kelsey D, et al. A pilot study for augmenting atomoxetine with methylphenidate: safety of concomitant therapy in children with attention-deficit/hyperactivity disorder [J]. Child Adolesc Psychiatry Ment Health, 2007, 1: 10.

[125] Wilens TE, Hammerness P, Utzinger L, et al. An open study of adjunct OROS-methylphenidate in children and adolescents who are atomoxetine partial responders: I. Effectiveness [J]. J Child Adolesc Psychopharmacol, 2009, 19: 485-492.

[126] Pliszka SR, Crismon ML, Hughes CW, et al. The Texas Children's Medication Algorithm Project: revision of the algorithm for pharmacotherapy of attention-deficit/hyperactivity disorder [J]. J Am Acad Child Adolesc Psychiatry, 2006, 45: 642-657.

[127] Pottegard A, Bjerregaard BK, Glintborg D, et al. The use of medication against attention deficit/hyperactivity disorder in Denmark: a drug use study from a patient perspective [J]. Eur J Clin Pharmacol, 2013, 69: 589-598.

[128] Ozbaran B, Kose S, Yuzuguldu O, et al. Combined methylphenidate and atomoxetine pharmacotherapy in attention deficit hyperactivity disorder [J]. World J Biol Psychiatry, 2015, 16: 619-624.

[129] Spencer TJ, Biederman J, Harding M, et al. Growth deficits in ADHD children revisited: evidence for disorder-associated growth delays [J]? J Am Acad Child Adolesc Psychiatry, 1996, 35: 1460-1469.

[130] Spencer TJ, Faraone SV, Biederman J, et al. Does prolonged therapy with a long-acting stimulant suppress growth in children with ADHD [J]? J Am Acad Child Adolesc Psychiatry, 2006, 45: 527-537.

[131] Faraone SV, Biederman J, Monuteaux M, et al. Long-term effects of extended-release mixed amphetamine salts treatment of attention-deficit/hyperactivity disorder on growth [J]. J Child Adolesc Psychopharmacol, 2005, 15: 191-202.

[132] Faraone SV, Giefer EE. Long-term effects of methylphenidate transdermal delivery system treatment of ADHD on growth [J]. J Am Acad Child Adolesc Psychiatry, 2007, 46: 1138-1147.

[133] Swanson JM, Elliott GR, Greenhill LL, et al. Effects of stimulant medication on growth rates across 3 years in the MTA follow-up [J]. J Am Acad Child Adolesc Psychiatry, 2007, 46: 1015-1027.

[134] Goldman RD. ADHD stimulants and their effect on height in children [J]. Can Fam Physician, 2010, 56: 145-146.

[135] Pringsheim T, Steeves T. Pharmacological treatment for Attention Deficit Hyperactivity Disorder (ADHD) in children with comorbid tic disorders [J]. Cochrane Database Syst Rev, 2011, 13: CD007990.

[136] Bloch MH, Panza KE, Landeros-Weisenberger A, et al. Meta-analysis: treatment of attention-deficit/hyperactivity disorder in children with comorbid tic disorders [J], J Am Acad Child Adlosc Rsychiatry, 2009, 48: 884-893.

[137] Gadow KD, Sverd J, Sprafkin J, et al. Efficacy of methylphenidate for attention-deficit hyperactivity disorder in children with tic disorder [J]. Arch Gen Psychiatry, 1995, 52: 444-455.

[138] Castellanos FX, Giedd JN, Elia J, et al. Controlled stimulant treatment of ADHD and comorbid Tourette's syndrome: effects of stimulant and dose [J]. J Am Acad Child Adolesc Psychiatry, 1997, 36: 589-596.

[139] Tourette's Syndrome Study. Treatment of ADHD in children with tics: a randomized controlled trial [J]. Neurology, 2002, 58: 527-536.

[140] Boon-yasidhi V, Kim YS, Scahill L. An open-label, prospective study of guanfacine in children with ADHD and tic disorders [J]. J Med Assoc Thai, 2005, 88 Suppl 8: S156-162.

[141] Feldman PD, Ruff DD, Allen AJ. Atomoxetine and tics in ADHD [J]. J Am Acad Child Adolesc Psychiatry, 2005, 44: 405-406.

第十四章 父母培训

父母培训是注意缺陷多动障碍（ADHD）的一种主要的非药物治疗方法，现有的培训方法大致可以分为两类：一类为家长提供疾病和治疗相关知识，实际属于健康教育的范畴，本书将在第十八章详细介绍；另一类属于行为管理（behavior management，BM）培训，后者已经过大量循证医学研究证实为 ADHD 的有效治疗方法。

ADHD 患儿好动不安，容易闯祸，学习注意力易分散，需要家长不断提醒督促，因此家长要掌握适当的行为管理方法。ADHD 患儿中最常见的共患疾病之一是对立违抗性障碍（ODD），共患率约为 28.2%[1]。ODD 的主要表现为针对家长和权威的对立和不服从，包括容易发脾气、和成人争吵、有意违抗成人的指令、故意惹人生气、犯错后推卸责任指责他人、敏感易激惹、对许多事情不满意、怀恨或想报复他人，这些行为给家长的日常管理带来很大麻烦。对 ADHD 患儿的纵向随访研究也显示，患儿往往是经过了 ODD、品行障碍（CD）才会发展为成年期的反社会型人格障碍，ODD 是日后发展更严重的行为和人格障碍的关键环节，研究显示很少的 ADHD 患儿会直接发生 CD 或反社会型人格障碍。因此在童年期干预 ODD 对避免日后发展为 CD 和人格障碍也有重要的意义。ODD 发生的原因与成人对待儿童的方式直接相关。研究发现家长和老师采取否认、批评、指责的态度对待儿童，儿童就有可能对成人产生反感和敌对，进一步发展为对立和违抗。ODD 给家长带来更大压力，使家长的管理更为困难，进而形成不良互动的恶性循环，严重破坏亲子关系。要改变这种恶性循环首先要培训家长掌握适当的行为管理方法。

第一节 行为父母培训方法概述

已有父母培训项目的核心都是行为管理（BM）的方法，如社区导向的父母教育项目[2]和针对对立违抗儿童的项目[3]。多数行为父母培训（behavioral parent training，BPT）以集体形式开展，每周 2～2.5 h，持续 8～12 周[4-7]；也有个体形式的 BPT[8]。除了讲授行为管理原则之外，一些培训项目还让家长观摩培训师示范行为管理和奖励过程。有些 BPT 对课程结构做了一些适应性的修改，如补充课时、电话课程等，以满足个别不能规律上课的家长需求，如单亲妈妈、父亲等。也有两个项目采用了单次培训和电话培训的方法，以克服临床父母培训项目中常见的出勤困难的问题。

Cunningham 等[2] 比较了两种培训模式，一种是培训师主导型，通过录像演示管理技术；另一种是应对型（问题解决；coping modeling problem solving，CMPS），让家长针对录像中描绘的错误管理行为思考自己的解决方法。两种模式都采用了情景模拟、角色扮演和家庭作业的方法促进技能的掌握和迁移。研究者将这两种培训模式与等待组进行了比较，结果发现两组的技能都有提高，但 CMPS 组出勤率更高、迟到较少、完成家庭作业更多、在互动环节表现更为合作、对项目评价更好、任务完成评分更高。这提示 CMPS 的模式使被培训者思考自己的解决方法，能够增强依从性，减少在许多授课模式的项目中观察到的抵抗。

第二节　亲子成长八步法

美国著名儿童心理学教授 Russell A. Barkley 在多年帮助家长和儿童的工作基础上，设计了综合的八步法方案，通过系统的表扬、奖励和温和的惩罚促进儿童消除违抗行为。

这套方案称为"八步法"，主要包括八个步骤，要求家长每周完成一步，按顺序做，一步成功再做第二步，不可急于求成。具体步骤要点如下。

第一步：正确关注孩子。通过培训使父母了解正确的关注方式是正性关注，有违抗孩子的家庭的主要问题之一是过分依赖惩罚的教育方法，而最好的方式是关注和鼓励。要求家长每天花 15 min 和孩子待在一起，完全投入与孩子的轻松游戏，让孩子自己选择干什么（唯一不要选择的事是看电视）。家长不指导、不纠正，可以给孩子的活动配旁白，或者适当地提问以显示对他们的活动真正有兴趣，有选择性地表扬某些具体行为，并且立刻表扬。

第二步，用表扬获得和平与合作。这一步是对孩子的肯定、欣赏和表扬，孩子不论何时服从了要求，要及时关注和表扬他。可以制定很短的"训练期"，给孩子提出一系列极其简单、温和的指令，使孩子意识到服从命令原来很简单，如果孩子开始服从，马上表扬他。这要求家长学会发出有效的指令。此外在不良行为消失时也要及时表扬。对于孩子不能执行的指令，挑出来放在下一周处理。

第三步，当表扬无效时，使用奖励，以增加孩子的服从行为。对于 4～8 岁的孩子可以使用扑克牌，9～11 岁的孩子可以使用奖励分。在使用这一步时需要两张表：一张任务表，在第二步中没有解决的问题可以放到这一步来解决；还有一张奖励表，包括 1/3 的短期奖励，如看电视、玩电游、滑旱冰、骑车；1/3 的中期奖励，如晚点睡觉、看特殊的电视节目、在朋友家过夜；1/3 的长期奖励，如去饭馆吃饭、和朋友聚会、去游乐园、买名牌衣服。这样能够培养孩子的延迟满足能力，鼓励他们争取更大的奖励。家长可以发挥创造性，让整个过程生动有趣。

第四步，使用温和的惩罚。当表扬和奖励无效时，也可使用一些温和的惩罚措施，如取消特权或暂时的隔离。

第五步，把禁闭法用于其他不良行为。当禁闭法显示有效的时候，就可以将它应用到其他 1～2 个不良行为上。但如果禁闭法没有效果，孩子仍然不服从，或是多次使用但孩子都大喊大叫无法控制，就需要求助专业人员。

第六步，在公共场所监管孩子的方法。总结以往孩子在公共场所出现的问题行为，制定规则；规定遵守规则的奖励和违反规则的惩罚；给孩子安排一些替代性任务，减少不良行为。

第七步，协助老师帮助孩子。告诉家长可以同理使用上述方法改善孩子在学校的问题行为，指导家长与老师沟通，建立学校行为日报卡，建立相应的奖励表，在孩子表现良好时予以奖励，或问题行为减少时予以奖励。

第八步，迈向光明未来。主要涉及如何持续使用上述方法解决新出现的问题，以及在孩子问题行为改善后如何逐渐减少和停用上述方法，使良好行为能够成为习惯并保持下来。

第三节　正面管教

"正面管教"是近年较为流行的一种儿童行为管理方法，与"亲子成长八步法"的前两步相似。它建议父母以一种既不严厉也不骄纵的方法来管理孩子，特别强调亲子之间以相互尊重与合作为基础，不对孩子造成羞辱，在孩子自我控制的基础上，培养孩子各项生活能力，包括尊重他人、关心他人、善于解决问题、敢于承担责任、乐于贡献、愿意合作。"正面管教"主张让孩子自己制定规则并遵从规则，强调孩子要对自己的行为负责。家长要采取"和善与坚定"的态度，既对孩子表达尊重，又坚持原则。

父母使用行为矫正方法对孩子进行管理不能成功的原因之一往往是因为父母自己决定制定哪些限制规则，然后自己承担实施限制的责任，希望通过奖惩的方法来控制孩子，但这样往往招致孩子的反叛和不合作。因此"正面管教"可以作为其他行为矫正方法的基础，强调在制定和实施限制时让孩子参与进来。亲子之间通过讨论确定什么时间开始写作业、需要多长时间完成家庭作业、可以看多久电视等，启发孩子自己说明什么是重要的，应该如何安排，以及违反规定应承担什么样的责任等。如果孩子理解和接纳了规则的重要性，并参与了规则的制定，就会更容易遵守规则。

其次，正面管教强调"鼓励"，认为这是成人在帮助孩子时应该学会的最重要的技能，也是帮助行为不当的孩子获得归属感从而进一步改变不良行为的基本方法。对行为不良的孩子进行鼓励不是一件容易的事，"正面管教"把培训父母掌握鼓励的方法作为焦点，囊括从一个简单的拥抱、帮助孩子树立信心，到教给孩子在日常生活和人际关系中必需的生活技能和社会责任感。鼓励要把握恰当的时机，在孩子冷静不带情绪的时间进行鼓励会增加成功的机会。仅仅是尊重的态度，包括对对方能力的信任、对别人的观点感兴趣就可以成为一种鼓励。鼓励还包括承认孩子的进步、着眼优点、给孩子机会把不良行为引向积极的方面，或者让他们做出弥补，与孩子共度的特别时光也具有鼓励效果。鼓励是指向行为的，它帮助孩子内省和自我评价，能够促使孩子认识自己的价值，从而自信、自立。

第四节 父母培训的效果

在 ADHD 的社会心理干预中，父母培训已被充分证明是 ADHD 的有效治疗方法[9-11]，可以单独或配合儿童的强化治疗项目使用。多数研究证据显示，BPT 与等待治疗组、常规治疗组或其他备选治疗组相比，能够明显提高父母对孩子症状和功能的评分[4,6-8]，参加示范性强化父母培训项目的母亲报告孩子的对立违抗性障碍减轻、亲子关系改善、家庭功能增强。因此 BPT 已经被证实是一种治疗 ADHD 患儿、青少年的有效方法。

ADHD 的社会心理治疗经历了从经验式到循证式的发展过程。Pelham 等在 1998 年首先总结了经验式的治疗方法[10]，认为 BPT 满足有效治疗的标准。10 年后，作者在 2008 年对 ADHD 的社会心理治疗进行了循证医学分析[9]，认为以循证为基础的行为干预应该成为 ADHD 服务的一部分。作者共选择了 46 项研究，其中 22 项是针对 BPT 目的。与未治疗的对照组相比，组间比较显示所有行为干预的标准化均值差（standardised mean differences，SMDs）是 0.44（-0.03～1.31，9 项研究），组内比较是 0.46（0.10～2.39，6 项研究），个案研究是 3.46（1.07～14.35，10 项研究）。与其他治疗相比，与药物治疗组比较的 SMDs 中位数是 0.11（-0.24～0.20，6 项研究），组内比较是 -0.27（-3.39～0.47，4 项研究），个案研究是 0.56（0.94～2.56，4 项研究），提示除组内设计外，行为干预都有帮助。治疗前后比较在组间设计的 SMDs 中位数是 0.61（-0.16～1.63，15 项研究），个案研究是 1.78（1.29～10.09，4 项研究），提示行为干预对患者的治疗是有帮助的。

代表性的研究是 2007 年发表于美国儿童青少年精神病学会杂志的文章[7]，该研究使用随机对照设计对 5 个月的常规临床治疗和增加 BPT 进行了比较，94 例 ADHD 患儿被随机分到两组（每组 $n=47$）。BPT 包括 12 次小组课程，常规临床治疗包括家庭支持和药物治疗。在治疗前后由父母报告行为问题、ADHD 症状、内化性问题，以及父母压力。在治疗结束后 25 周对增加了 BPT 的组进行随访。之后对意向性治疗人群进行了重复测量方差分析。随着时间延长两组在所有测量指标上都有改善，增加 BPT 在减少行为问题和内化性问题方面优于单纯常规临床治疗，在 ADHD 症状和父母压力方面没有差异。无论入组前是否服药，结果都是相同的，但是分到单独常规临床治疗者中使用多药治疗的更多。研究说明在 ADHD 患儿常规治疗基础上增加 BPT 能够进一步提高疗效，特别是减少行为问题和内化性问题，但不减少ADHD症状或父母压力。增加BPT可能可以减少多种药物处方。

北京大学第六医院王玉凤、刘津等[12]首先在国内对30例ADHD共病ODD患儿家长进行了10周父母培训的开放性临床试验，结果注意缺陷症状总数、多动/冲动症状总数、ODD症状总数显著下降，符合ADHD及ODD诊断的病例数显著下降（分别下降57%和80%），家长压力问卷总分显著下降，家长对培训的主观评价较好。在十五国家科技攻关计划中使用父母培训结合哌甲酯治疗共病ODD的ADHD患儿，经随机对照试验比较，与单独使用哌甲酯相比，父母培训与哌甲酯合用有降低ODD症状总分和阳性条目数的趋势。两种治疗合用后哌甲酯用量显著下降，提示父母培训与哌甲酯合用比单独使用哌甲酯对ODD的疗效可能更好，并可减少哌甲酯的用量。因此父母培训方法在中国注意缺陷多动障碍防治指南第一版中即被列为备选的非药物治疗方法，并进行了详细的介绍。

ADHD的治疗率低，路程、时间、经济负担、耻感都可成为治疗的障碍。因此McGrath等发展了一套远程家庭干预方法[8]，题目叫做"养育活跃的孩子"（Parenting the Active Child）。它是以社区父母教育项目（Community Parent Education Program）中Cunningham等发展的父母培训方法为基础的[2,13]，教授父母正面管理策略，包括关注好的方面、奖赏系统、罚时出局和问题解决。作者通过随机对照试验与常规治疗进行了比较，其培训材料包括循证的手册和视频，以及每周的电话培训课程，后者包括复习培训材料，根据提供的问题通过角色扮演、口头举例和问题解决进行技能模拟，重点是技能的使用。行为培训项目共12次课，每周的电话培训课程平均40 min，并在治疗结束2个月和4个月时各有一次随访强化电话。意向性治疗分析显示在随机后的240天和365天均有显著的治疗效果，治疗组与对照组相比有更多的儿童不再符合破坏性行为障碍的诊断。这种远程干预能够克服很多治疗障碍：不需要路途奔波，便于预约在家庭方便的时间，可以在家中舒适地接受电话干预，错过的课程可以补课。这为更多的家庭能够获得行为父母培训提供了可能。

（杨 莉编，范自立 刘 璐校）

参考文献

[1] 杨莉，王玉凤. 儿童注意缺陷多动障碍共病研究 [J]. 中华医学杂志，2003，13：82-83.

[2] Cunningham CE, Davis JR, Bremner R, et al. Coping modeling problem solving versus mastery modeling: effects on adherence, in-session process, and skill acquisition in a residential parent-training program [J]. J Consult ClinPsychol, 1993, 61: 871-877.

[3] Barkley RA. Defiant children: a clinician's manual for assessment and parent training, VIII [M], New York: Guilford Press, 1997.

[4] ChackoA, Wymbs BT, Wymbs FA, et al. Enhancing traditional behavioral parent training for single mothers of children with ADHD [J]. J Clin Child Adolesc Psychol, 2009, 38: 206-218.

[5] Fabiano GA, Pelham WE Jr, Coles EK, et al. A meta-analysis of behavioral treatments for attention-deficit/hyperactivity disorder [J]. Clin Psychol Rev, 2009, 29: 129-140.

[6] Fabiano GA, Pelham WE, Cunningham CE, et al. A waitlist-controlled trial of behavioral parent training for fathers of children with ADHD [J]. J Clin Child Adolesc Psychol, 2012, 41: 337-345.

[7] van den Hoofdakker BJ, van der Veen-Mulders L, Sytema S, et al. Effectiveness of behavioral parent training for children with ADHD in routine clinical practice: a randomized controlled study [J]. J Am Acad Child Adolesc Psychiatry, 2007, 46: 1263-1271.

[8] McGrath P, Lingley-Pottie P, Thurston C, et al. Telephone-based mental health interventions for child disruptive behavior or anxiety disorders: randomized trials and overall analysis [J]. J Am Acad Child Adolesc Psychiatry, 2011, 50: 1162-1172.

[9] Pelham WEJr, Fabiano GA. Evidence-based psychosocial treatments for attention-deficit/hyperactivity disorder [J]. J Clin Child Adolesc Psychol, 2008, 37: 184-214.

[10] Pelham WE Jr, WheelerT, ChronisA. Empirically supported psychosocial treatments for attention deficit hyperactivity disorder [J]. J Clin Child Psychol,

1998, 27: 190-205.

[11] Evans SW, Owens JS, Bunford N. Evidence-based psychosocial treatments for children and adolescents with attention-deficit/hyperactivity disorder [J]. J Clin Child Adolesc Psychol, 2014, 43: 527-551.

[12] 刘津, 王玉凤. 父母培训对共患对立违抗性障碍的注意缺陷多动障碍的作用 [J]. 北京大学学报（医学版）, 2007, 39: 310-314.

[13] Cunningham CE, BremnerR, Boyle M. Large group community-based parenting programs for families of preschoolers at risk for disruptive behaviour disorders: utilization, cost effectiveness, and outcome [J]. J Child Psychol Psychiatry, 1995, 36: 1141-1159.

第十五章 家庭心理治疗

近年来精神病理学理论普遍认为，家庭教养方式、父母及环境因素对儿童身心发展具有显著影响，父母及家庭在儿童行为问题发生中的作用至关重要。例如，刘琳等[1]的研究发现，注意缺陷多动障碍（ADHD）患儿家庭较正常儿童家庭存在更多问题，儿童存在诸多方面的教养不良，教养不良将有可能加重儿童的多动行为。Corcoran等[2]的研究还发现，治疗过程，如果有家庭的参与，将对改善ADHD患儿的行为症状和学业问题起到较好疗效。

因此，家庭作为儿童日常生活的主要活动场所之一，是儿童生理、心理和社会化的重要环境，在儿童的生长发展中具有重要作用。若家庭某一个环节出了问题，就会在儿童身上反映出来。对患有ADHD的儿童开展家庭干预，为其创造温馨、和谐、平等开放的家庭气氛，有助于促进ADHD患儿身心健康的发展。

第一节 家庭与童年期注意缺陷多动障碍的关系

家庭与童年期ADHD的关系一直是精神病学家和心理学家关注的重点。国内外相关研究发现，ADHD的发生、发展和转归都与家庭有很大关系。王佳佳等[3]的研究即发现不良的家庭环境和父母教养方式易使儿童出现ADHD症状或使已有的症状加重。而且该研究还指出，无论采用何种干预措施，都需要家长的参与、实施或积极配合才能实际产生疗效。由此可见，家庭治疗与干预在治疗童年期ADHD时具有重要作用。

家庭因素包括家庭环境、父母教养方式、父母关系和感情等。儿童如果长期生活在父母经常讽刺、挖苦、吵架、相互攻击，甚至分居、离婚的环境中，他们就会常常处于紧张、担心、压抑、恐惧的精神状态中，会出现难于自控的表现，进而产生多动、情绪不稳定、冲动行为和注意力分散等行为问题，甚至会加重ADHD的某些症状，时间过长会形成一种病态的行为模式[4]。

不良的父母教养方式对ADHD患儿也有一定影响。受遗传或发育因素的影响，ADHD患儿常表现出活动过度、节律性差、反应强度高、具有负性情绪等问题。父母在对待ADHD患儿时往往会带有提醒、责备、训诫、惩罚等负性情绪。当父母对ADHD患儿采用惩罚的方式时，会使儿童处于缺乏安全感、情感需求得不到满足的状态[5]。在中国传统家庭教育模式中，父母对做错事的儿童的教育多以打骂为主，较少考虑到儿童的身心特点。但实际上，父母对ADHD患儿的责备打骂并没有起到良好的矫正作用，反而会导致行为问题的加重。

另有研究发现，不少患有ADHD的儿童来自父母离婚或分居的家庭，父亲经济地位低、父母为体力劳动者、家庭关系不和谐等较为多见[6]。程英等[7]研究也发现，在ADHD患儿家庭中会出现家庭成员之间情感交流较少、父母感情不和、矛盾冲突过多、家庭暴力等问题，不利于儿童宣泄紧张的情绪，从而导致儿童出现注意缺陷、多动和冲动行为等行为问题。

第二节　家庭心理治疗对注意缺陷多动障碍患儿干预的意义

与正常儿童相比，ADHD患儿行为监控和自我调节能力低下。他们往往行事鲁莽，常常做出一些相当危险的举动，如登高、过马路闯红灯、触摸危险物品等；与人相处总是惹麻烦，如抢夺别的孩子的玩具、学习用具；听课或与人交流时，总是插嘴打断别人说话。家长无论怎么劝说也无济于事，因此家人需要耗费相当多的精力去照顾他们，往往会累得筋疲力尽，苦不堪言，加之孩子长期的冲动行为，导致家长对他们失去信心从而变得生气暴躁。

ADHD患儿往往做事拖拉，需要多次帮助、督导和提醒才能完成一件简单的事情，在日常管理和人际交往能力上明显落后于正常儿童。例如早上起床上学，即使已经意识到起床的急切性和必要性，但仍需要家人的反复催促才可以做到，闹钟几乎不起什么作用。ADHD患儿往往警觉水平也存在问题，晚上很困了，没有精神了，也不睡觉，往往会黏着父母，家人催促也不管用。父母经常被这样的孩子搞得白天昏昏沉沉的，工作效率低下。时间一长就会对孩子失去耐心，有时会严厉地体罚孩子，导致亲子关系更加紧张。

ADHD患儿不仅不听家长规劝，反而存在明显的对立违抗，表现为多嘴、爱争吵、自我中心、占有欲强。假如没有给他们买想吃的零食、不让他们看喜欢的电视节目。想玩电脑别人不让给他们，他们会情绪激动、发脾气，根本不考虑别人是否有合适的理由。他们往往在父母和兄弟姐妹面前蛮横无理，理所当然地认为自己的每一个要求都必须马上满足，从来不考虑他人的想法。他们的很多行为会使家人感到羞愧恼火但却无能为力，长期会产生对抗情绪，影响亲子关系和睦。

另一方面，ADHD患儿很多学习成绩较差，因此家长为孩子的成长要花费较多的时间和金钱。这给家庭带来沉重的经济负担，有时会成为其父母争吵的导火索，父母会把焦虑投射到孩子身上，对孩子粗暴。

在治疗不充分的ADHD患儿的家庭中，一种常见的应激形式是父母在每天奋力养育一个有慢性缺陷的孩子时发生的两极分化。通常一个家长扮演"强权者"的角色，另一个扮演维护ADHD患儿的角色。当父母在如何对待ADHD患儿方面长期不一致时，整个家庭，甚至诸如祖父母这样的家庭成员，都可能卷入父母的冲突。这种冲突会影响整个家庭体系的相互关系，削弱家庭成员之间的亲密程度[8]。

面对ADHD患儿，父母长期的努力无济于事时，就会有深深的挫败感，有的会批评指责，甚至体罚；有的父母会丧失信心，觉得生活没有发展目标而变得彷徨低落，有的父母会变得过分焦虑紧张，对孩子有过多的控制，防止他们做过激的行为。甚至ADHD患儿的兄弟姐妹会因为他而感到羞耻，会因为父母对他的过多关注而觉得自己本应享受的关爱被剥夺了，因而对父母产生怨恨。

由此可见，ADHD患儿如不有效治疗，其家庭人际关系会变得更加混乱、充满张力。而这种混乱充满张力的家庭人际关系又会加重病情的发展，影响疗效，甚至会产生其他问题，使ADHD的症状更加恶化。

在家庭关系变得非常成问题时，明智的做法是向有经验的家庭心理咨询与治疗师寻求帮助。这位专业人员最好既了解家庭系统的动力，也了解ADHD和与其有关的问题。在这种情况下，把面临的困难作为整个家庭涉及众多家庭成员的问题，而不仅仅是一个人的缺陷是很重要的。

第三节 注意缺陷多动障碍患儿的家庭心理治疗

一、家庭治疗的特点、核心理念和作用

1. 家庭治疗的特点 家庭治疗是20世纪50年代以来发展起来的一种以家庭为单位的治疗技术，是以系统观念来理解和干预家庭的一种心理治疗方法，是将所存在的问题或症状从个体转向关系的一种思考和实践的方式。简单地说，个体心理治疗通常把关注的焦点放在个人的内心精神状态和挖掘深层的心理问题，而家庭治疗比较注重家庭成员互动关系以及生活中需要改善的相处问题。为了处理和消除所存在的症状，包括家庭和更大的机构在内的系统必须有所改变。

家庭心理治疗师在接待有心理问题的患者时，采取以家庭为对象而施行的心理治疗措施，认为患者的问题是家庭成员交互作用的结果。因此，改变病理现象不能单从治疗个人着手，而应以整个家庭系统为对象。可见，家庭心理治疗主要是针对患者的家庭，利用各种方法来改善患者的家庭环境或求得患者的家人对患者的理解及治疗的支持。其治疗的重心在于如何运用家庭结构、沟通、角色扮演等观念来改善人际关系。

在家庭治疗的发展过程中，家庭治疗师们吸收了不同的理论作为自己的理论基础，如源于精神分析的心理动力学理论和一些现代理论观点如认识论、控制论、系统论等。在此基础上，衍生出不同的派别，如心理动力家庭治疗、策略家庭治疗、结构家庭治疗、系统家庭治疗等。如今，家庭治疗在欧美国家发挥着重要的作用，但在我国，它无论在理论上还是临床实践上都处于刚刚起步的阶段。

家庭治疗流派众多，但都有一个共同的前提，即个人所处的社会环境会影响个人的情绪，并能调节个人的行为。家庭是一个人所归属的最早的、最密切的、最持久的社会单元，因此，一个人的情绪健康情况与整个家庭的情绪健康情况是紧密相连的。个人的症状可能是家庭功能失调的表现，并由于家庭内相互作用而保持下来。这些症状对家庭成员惯用的处理家庭问题的方式也起到一种维持作用。所以，治疗的单元是家庭，治疗的目的是改变家庭内部失调的相互作用方式。

家庭治疗的特点，是不去注重成员个人的内在心理构造与状态，而把焦点放在家庭各成员之间的人际关系上。它的主要理论观点，是把家庭看成一个私人性的特殊的群体，需要以组织结构、沟通、扮演角色、联盟与关系等观念与看法来了解此小群体，并且依据系统学的观念来体会该家庭系统内所发生的各种现象。即在家庭的系统内，任何成员所表现的行为，都会受到家庭系统内其他成员的影响；个人的行为影响系统，而系统也影响成员的行为。这种系统相关的连锁反应，可导致许多所谓的病态的家庭现象；而一个人的病态行为，也常因配合其他成员的心理需要而被维持。基于此种观点，家庭治疗学者认为，要改变病态的现象或行为，不能单从治疗某一个成员着手，而应以整个家庭系统为其对象。

对于ADHD患儿来说，其行为问题的根源是大脑执行功能的损害，而其不良的情绪问题，如愤怒、抑郁、焦虑或人际关系不良，很多与家庭互动关系有关。例如ADHD患儿的母亲，因为孩子不遵守课堂纪律而被老师叫去谈话，她可能会对孩子不停地指责。母亲很焦虑，这时父亲回家了，母亲可能会抱怨父亲只关心自己，疏于对孩子的管理，会对父亲有指责。父亲很生气，觉得母亲不理解自己，夫妻可能会有争吵。父亲生气了，可能会体罚孩子。孩子很恐惧，母亲又会冲上来保护孩子，觉得父亲太粗鲁。家庭这样的互动模式可能会保留下来，即孩子一出现问题，一家人就开始批评指责，甚至威胁，吵成一团，那么就可能产生新的家庭问题，这种家庭互动模式也会影响对ADHD的治疗。

因此，家庭治疗不关注ADHD患儿的症状，不再把症状看成是患儿自己的问题，而关注的是患儿和家庭的关系。在家庭治疗中，父母开始体察自己的情绪和行为，以一种更有建设性的方式处理与孩子之间的关系。

2. 家庭治疗的核心理念和作用 家庭治疗的核心理念是家庭是一个系统和整体，要更有效、更快捷地缓解或消除家庭中某个成员的问题或症状，需要整个家庭共同参与、共同成长。这

样，一方面有利于"根除"问题，不会陷入"拆东墙补西墙"的恶性循环；另一方面有利于维持治疗的长期效果。个体治疗中容易发生的"复发"状况在家庭治疗中很少出现，即个体通过治疗有所改善后，回到原先的家庭环境之中，又重新被诱发出现原来的问题的现象。

研究发现，大脑执行功能神经通路的发育除了受到遗传因素影响之外，成长的家庭环境因素也起了重要作用。婴儿和照料者之间的互动模式将影响婴儿神经网络的生理发育。

当婴儿的照料者密切观察婴儿的情感反应，分享他们的快乐并在其痛苦时（如饥饿、寒冷、疼痛或过度刺激时）给予适当的安慰，这将给婴儿提供一个支持系统，并促进其大脑自我调节回路的发育。如果这种后天培养的反应能够维持下去，那么婴儿就可能对照料者产生情感上的依赖，照料者就是安全感的来源，从这个"安全基地"中，儿童将逐渐学会如何适应更广阔的世界。

如果照料者不能提供上述安全感，如过度疏远、排斥婴儿，做事反复无常或者缺乏条理，虽然婴儿也能和照料者之间形成情感上的依赖关系，但是儿童未来的发育，特别是人际关系，可能会出现回避、自相矛盾甚至混乱的问题。这种缺乏安全感的情感依赖模式，会造成复杂神经网络自我调节能力差。

个人的情感依赖模式并非在1岁以后一成不变，后续的生活经验可能使其得到改善或者遭到破坏。这一过程贯穿整个童年期，直到青春期。此阶段大脑迅速发展，同时个人的世界观迅速变得成熟。

由此可见，从出生到青春期，父母的养育方式、家庭环境、亲子关系和谐与否对大脑神经网络的发育有很大影响。从心理学上讲，这一时期也是儿童完成分离、实现个体化、独立长大成人的时期。父母的关心支持、良好的家庭人际关系，是儿童长大后情感、行为反应的基础。尤其对ADHD患儿，父母的疏忽使孩子缺乏关爱，ADHD症状好像孩子无意识中在获取父母的关注。从家庭心理治疗的观念来看，症状是有意义的，是资源，是可以被利用的。例如ADHD患儿的冲动行为，家庭治疗师认为孩子在用这种行为获得父母的关注。ADHD患儿的母亲不停地抱怨父亲不管孩子，父亲很生气，更不愿和母亲说话，家庭治疗师认为这是母亲很焦虑，想获得父亲的帮助支持。这最大程度减轻了家庭成员的内疚感，激发了他们改变的热情和参与治疗的动力。发现症状的意义和功能，这也改变了以往对症状存在就是不好的看法，减轻了ADHD患儿和家庭的病耻感。将家庭纳入治疗范畴，父母能更好地认识疾病发展的影响因素，对ADHD患儿有更多支持，通过给予ADHD患儿更多的关爱，改善家庭沟通模式，患儿会尽量多地获取以前缺失的爱。这样的话，就有可能促进ADHD患儿大脑神经网络的发展，同时，也会改变家庭以往以指责、抱怨为主的消极沟通模式。

二、家庭治疗的一般策略

1. 推进直接的、积极的、建设性的沟通
功能失调家庭表现出来的一般沟通方式是缺乏坦率的、直接的、积极的沟通。家庭成员之间或是互不交谈，或即使交谈，也是表达得不明确或不认真负责。如果他们确实表达得很明确，通常也只是表达消极的观念和情感。

治疗师需要鼓励并帮助家庭成员以设身处地的态度去倾听，不要替别人讲话或垄断整个治疗时间，要给每个人表达自己意见想法的"说话的空间"。治疗师在沟通上起引导疏通的作用，帮助家庭成员学习怎样用直接的、积极的、建设性的方式进行沟通。

2. 通过围绕特殊具体行为开展讨论，促进冲突的解决　如果治疗师能帮助家庭避开抽象的一般化内容，而围绕具体行为进行讨论以便转入协商过程，使问题得到一定程度的解决，一般说来这样做收获较大。

例如，求治家庭的问题是父亲与违法的少年儿子之间的冲突，那么，与其讨论一个少年是否应当像成人一样受到尊重，不如讨论应当怎样做，以及儿子的行为无法令人容忍时会有什么后果，这样会更有帮助。因此，在治疗时若有少年问："父母是不是应该爱他们的孩子？"或许应当这样回答他"你认为父母应该怎样做才能让你感到他们是爱你的呢"。

治疗师还应该帮助家庭建立适用于他们这个家庭的、所有家庭成员都可以接受的行为规范。一般化地讨论别人怎样做几乎没什么用处，应该讨论家庭成员之间的不同和不一致，并通过协商达成一致意见。往往在有的家庭中，可接受的行为范围相当窄，互动关系显得过于僵化。这时治疗师可以通过建立一些变通性行为模式，或者对问题进行改释以扩大其对行为的理解。例如，父亲指责儿子没有立即回答问题时说："医生问你话时要好好回答，马上回答。"此时治疗师可以改变一种方式，和缓地说："噢，孩子可能有很多话想说，但不知道如何开口。没关系，等你考虑好了以后再讲嘛。"这样，治疗师就给父亲做出一个榜样，不仅对儿童的行为给予了积极的理解，而且能在回答问题之前允许对方考虑一会儿。

3. 改变僵硬的、失调的相互作用模式 治疗师经常发现，家庭成员之间有一种固定的相互作用模式，正是这种模式造成了家庭功能失调。例如，某个家庭的问题是无法限制 ADHD 儿子边写作业边玩的行为。治疗师在治疗时观察到，每当父亲想限制儿子的行为时，儿子就朝向母亲，母亲就替儿子讲话，嫌父亲对儿子太严厉，于是父亲就作罢了。无论父亲想限制什么，他们总是重复这种方式。可见，这种相互作用失调是由于母亲与儿子结盟，使父亲的管教失去了作用。

治疗师需要改变这种相互作用模式，帮助父母携起手来而不是互相对立，这样才能有效地管教儿子。治疗师还观察到，每当母亲想限制儿子时，儿子就大哭，于是母亲就作罢了。在这种情况下，治疗师要帮助母亲换一种限制儿子的方法以使儿子不哭，或者尽管儿子哭喊母亲仍然坚持下去。通过以上办法来改变原有的僵硬、失调的相互作用模式。

三、家庭治疗常用技术

1. 提问技术

（1）循环提问：循环提问指轮流、反复地请每一位家庭成员猜测其他成员对家庭成员之间关系的看法、对家庭成员行为的观察，或是某种观点、感觉，并请被提问的成员代替被猜测的成员去报告这些看法、观察、观点和感觉。这种技术的使用可以为家庭提供多重视角，丰富家庭的认知，并在循环反复的提问中揭示不同成员观点、感受方面的差异。

例如，"你说你们儿子经常心情不好，那你能不能估计一下他到底在什么时候心情不好呢？""你觉得你们的女儿快乐吗？她是怎么看待你们给她的建议的呢？""你猜猜看，你爸爸妈妈希望我们今天谈些什么？""你和爸爸争吵时，妈妈在做什么？"等。

（2）差异提问：差异提问是一种直接指向不同的家庭成员对同一件事、同一行为、同一个人或同一问题看法差异，以及家庭在不同的时间、地点、人物场景下的行为差异，以及不同成员对同一件事、同一个人或问题关注程度差异的提问方式。例如："你发病时谁最关心你？""你在谁面前发病最多？""你生病以后家里人谁最着急？""他在家外面调皮一些还是在家里更调皮一些？""你们家比其他家争吵得更多还是更少？""你们家谁最想来我们这里（接受心理治疗）呢？"等。

（3）假设提问：假设提问指治疗师提出某种在家庭的现实生活中不曾出现过的，家庭从未曾思考过的假设情况，并让家庭设想在这些假设情境下可能发生的一些行为、想法或事件。提问中假设的内容可以是某种情境、问题解决方法、问题的原因或者某种奇迹性的情况。

常用的假设提问如："为什么你后来发作少了呢？是不是因为你爸爸妈妈投降了？""如果你从没遇到这些问题，你们家现在的生活会是什么样呢？"假设提问也可以类似"前馈提问"的形式出现，在此也可以称为"奇迹提问"，即同时指向奇迹性的假设情境和未来，例如"假如明天早上你起来突然就好了，你的生活会是什么样"等。

（4）例外提问：例外提问指治疗师所使用的一种直接指向与家庭的一贯叙述、行为或观点不相符的例外情况的提问技术。例如让家庭回忆没有问题、症状的时间、场合和人事等情景，或是请家庭思考一直被认为"一无是处"的某一位或某几位成员的优点。此外，揭示"继发性获益"的提问也属于"例外提问"。

例如："你们总是在说他的缺点，那他又有哪些优点呢？""你说父亲太老实，那你觉得你父亲这种性格能给他带来什么好处吗？""我倒是很奇怪，生病在旁人看来又没什么好的，但你总是不想好，我想问问你自己觉得生病有什么好处吗？""你估计在你母亲眼中你有哪些优点呢？"

（5）前瞻性提问：前瞻性提问指一种时态为将来时的提问方式，提问所指向的内容是与家庭相关的未来的人、事、行为或生活情境。治疗师认为，前瞻性提问一方面可以评估家庭的观点，另一方面还可以通过让家庭设想未来的美好情境而诱导这些设想变成现实。

例如："你有没有想过你十年以后会是什么样子？""你现在已经有些进步了，那你以后会不会像这样一直好下去呢？""你估计他（被家庭认定的患者）要多久才会好起来？""假如这些问题都解决了，你觉得你们家庭生活应该是什么样子的？"

2. 隐喻 隐喻指治疗师运用暗示性的比较和类推，将原先用于指代某一事物或含义的语句、故事或概念转移到另一事物上，以此将治疗师想要传达的观念和意思，以及家庭的互动模式和人际关系形象地呈现给家庭；或是请家庭完成某些具有特殊含义或暗示性较强的非言语行为和动作，来传达治疗师所想表达的意思。按照内容和形式的差异，治疗师使用的隐喻分为故事、实物比喻、年龄隐喻、中外俗语、成语、谚语、歇后语，以及空间及姿势隐喻。故事指治疗师紧密结合当前家庭的情况，为其讲述的一些故事。这些故事中所描述的事件或情况与家庭正面临的问题或境遇存在相似之处。治疗师常采用不同的方式、从不同的角度讲述这些故事，从叙事学角度将自己的观点，包括对于家庭关系和问题的理解、建议等间接地传递给家庭，软化家庭认知。

3. 改释 改释指治疗师针对家庭原本对问题的定义和看法，以及家庭所认定的某位或某几位成员行为背后的意图，给予一个完全不同于其既往理解的、正向的和积极的解释，以代替家庭原先所持的负向解释。使用改释的前提条件是治疗师真诚地抱着一种正性的眼光去寻找家庭所拥有的闪光点和资源，以及存在对家庭情况的充分评估和稳定的治疗关系。

例如，治疗师对被家庭认定的患者说"你不喜欢你的父亲，这是很明显的，我能感受到，也可以理解。那现在就是说，你有一种攻击的倾向，可能是因为你总是对父亲有一股愤怒的情绪，没地方发泄；而不是因为你本性不好，爱欺负人。""这次她（被家庭认定的患者）的问题，让你们吃了一些苦头，但同时也让你们在这个新的环境里学会了更加团结，你们一家人互相很关心，抱得很紧，这就是坏事变好事。"

改释的内容还包括将问题出现的诱因解释为外归因，避免对任何一位家庭成员的责备。例如："你们一家人刚搬到一个城市，经历了很多变化，周围的同事全都变了，所以一下适应不过来，母亲在家可能脾气稍微急了一些。女儿也是，到了新学校，难免会受一些同学欺负，回家后就会想要得到母亲的注意和关心。有时候表现得有些夸张，就让母亲认为她好像得了病一样。这都可以理解，不是任何人的错。"

4. 家庭作业 为了将治疗干预的效应延续至治疗访谈后，同时为了帮助家庭自发地寻找可行的应对方式，或是触发家庭改变，治疗师可在会谈结束前常布置给家庭一些直接指向靶症状或家庭人际关系的行为和认知作业。这些作业内容通常显得出其不意、有悖常理，但愉快幽默、意味深长。与改释技术类似，治疗师的反馈提示，布置这些扰动作用强大的家庭作业同样需要良好的治疗关系作为基础，否则很容易引起阻抗、治疗关系中断。按照内容，家庭作业可分为如下几种。

（1）单双日作业：这是一种行为作业，家庭中的某位成员（一般是被家庭认定的患者）被要求回到家后交替性地按照两种截然相反的方式生活。这两种方式中一种被其他人认为是不正常或不好的，而另一种则是被认为是合适的和正常的。与此同时，要求其他成员注意观察和记录上述两种生活方式的"好处"。通过完成这一作业，可能促使家庭对两种截然相反的生活方式进行体会和比较，进而帮助他们对原有的退化、不合理行为产生领悟，并自行选择进步的方向。

（2）记红账：治疗师叮嘱参加了治疗会谈的家庭成员在回家后各自准备一个小笔记本，偷偷记录其他成员取得的进步。在准备记录他人变化前需要故意提醒将被记录的那个人，但是却不向其透露他的哪些行为会被记录下来，到下一次治疗面谈时在治疗室中当着所有成员的面公开记录的结果。这项作业一方面可以促进家庭成员注意力重新分配，避免有的成员出现不合意行为后，其他成员焦虑、沮丧，'对病态过分关注，以致不再注意其功能良好的方面；另一方面则意在诱导患者做出合意的行为，使之有"立功受奖"的机会。

（3）悖论处方（症状处方）：治疗师故意鼓励家庭保持和"夸大"症状行为、问题和当下的互动模式，以期达到一种家庭自己都觉得荒谬的地步，促使家庭自发地对症状行为产生抵触和厌恶情绪，从而引发其做出改变，达到控制症状的目的。

（4）水枪射击和弹橡皮筋游戏：嘱咐家庭在治疗结束回家后，准备水枪或橡皮筋，当某位或某几位成员再次出现某些不合意行为时，其他成员就用水枪或橡皮筋射击"犯规"的成员，以示惩戒。此种作业的意义并不在于家庭实际上做不做，更多地是在观念层面上给予家庭冲击。

家庭治疗是以系统论、控制论来理解和干预家庭的一种心理治疗。它认为所有患者呈现的问题只不过是家庭成员相互作用的结果，其家庭本身才是"患者"。因此，改变病态现象不能单从治疗个别成员着手，而应以整个家庭系统为对象，通过访谈和行为作业传达信息，以影响家庭结构、交流和认知特点，改善人际关系[9]。

（林　红编，钱　英　刘　璐校）

参考文献

[1] 刘琳，曾昭祥，岳淑英，等. 注意缺陷与多动障碍患儿气质特征及其家庭背景的研究[J]. 护理学杂志，2005，20：3-6.

[2] Corcoran J, Dattalo P. Parent involvement in treatment for ADHD: a meta-analysis of the published studies [J]. Res Social Work Practice, 2006, 16: 561-570.

[3] 王佳佳，袁茵. 儿童注意缺陷多动障碍研究现状与动向[J]. 中国特殊教育，2005，6：50-54.

[4] 王丽敏，赵双亚，彭涛，等. 家庭环境因素与儿童多动症的相关性分析[J]. 中国行为医学科学杂志，1996，5：150-151.

[5] Minder B, Das-Smaal EA, Brand EF, et al. Exposure to lead and specific attentional problems in school children [J]. J Learn Disabil, 1994, 27: 393-399.

[6] 高蕾. 儿童注意力缺陷多动障碍证候学研究[J]. 济南：山东中医药大学，2011.

[7] 程英. 家庭教育方式与儿童多动症的关系[J]. 中国医药导报，2007，4：142.

[8] Brown TE. 注意缺陷障碍[M]. 王玉凤，译. 北京：北京大学医学出版社，2007.

[9] 王成彪，林红. 家庭心理学[M]. 北京：开明出版社，2012.

第十六章 注意缺陷多动障碍的学校系统干预

第一节 概述

一、ADHD 患儿在学校中遇到的困难

ADHD 患儿由于受到注意缺陷和多动/冲动这两种核心症状的影响，在学校生活中表现出一系列的困难。和其他儿童相比，这些儿童在课堂上往往难以长时间集中注意力，做作业拖拉、学习用具乱丢乱放、考试时常犯马虎的错误、难以完成需要持续性投入的课堂任务。

在课堂上，遵守纪律对这些儿童来说很困难，他们有时会随便插话、打断老师的讲课，或者离开自己的位子。这些困难会造成 ADHD 患儿的学业成绩不佳，Frazier 等发现，ADHD 患儿的学业成就测验分数比同龄正常儿童低 0.71 个标准差，而且这种差距会持续至大学时期[1]。ADHD 患儿常常因其行为冲动、鲁莽、不能接受游戏中的轮流和等待，以及遇到困难时容易发脾气等，在人际交往方面受到严重的挫折。同时，ADHD 症状与攻击性行为、品行障碍等问题有高度相关性，而攻击性行为又会进一步加重 ADHD 患儿在学校中人际交往方面的损害。ADHD 患儿在学校中面临的一系列困难，也会给他们的老师和父母带来很大的压力[2]。其中，同时伴有对立违抗/攻击性行为和严重人际交往困难的患儿带给老师的压力最大[3]。

尽管 ADHD 的发病有其确切的生物学基础，但外界环境的影响和适当的行为引导方式对 ADHD 患儿的表现有很大的影响。例如，ADHD 患儿在课堂上的注意力集中程度与课堂环境和课程内容有密切的关系。在比较轻松和有趣的美术、音乐课上，他们的表现要明显好于在严肃的数学和语文课上的表现。在进行一对一教学时，他们对教学内容的理解程度要好于大班教学。如果老师减少 ADHD 患儿学习环境中容易使他们分心的物体，给出清晰、简明的指令，增加眼神接触和完成任务过程中的监督，及时给予奖励，都能使他们的课堂表现有所提高。这也是行为分析、指令调整、结构化课堂、一对一教学等 ADHD 学校系统干预手段的一个主要依据。因此，在学校中给予 ADHD 患儿长期、系统、个体化的有效干预是非常必要的。

二、学校系统对 ADHD 患儿干预的常见模式和基本理论

以往，在教育机构中，心理干预的资源常常有限，加之传统教育观念的影响，以及老师专业性的限制，使很多 ADHD 患儿没能被及时识别，因而延误或错失早期干预的良好时机，造成这些 ADHD 患儿不能及时得到诊断和治疗。以医院为主的医疗干预模式在学校常常得不到接纳和实施。

（一）学校干预的常见模式

在国外，对学习或行为问题学生的学校系统干预通常分为三个层面。第一层面是普适性的服务和指导，针对的是所有学生。第二层面是对有可能存在学习困难或行为问题的学生进行的小组指导或一对一指导。第三层面是当实施第二层面的干预后，如果效果不佳，则需要进一步施行个性化、更集中的支持和指导[4]。为了实施系统干预，需要结合教育心理学、教育学和临床医学方面的最新知识，设计、实施和评估以学校为基础的干预方案，达到帮助 ADHD 患儿更好地适应学校生活、学习更多应对技能的目的。

（二）学校干预的基本理论

著名研究 ADHD 的学者 DuPaul 认为，ADHD 学校干预的必要性，是基于以下原因[5]：① ADHD

对儿童造成的损害是在其就学期间持续存在的，它与儿童在教室中难以管理的行为表现密切相关；② ADHD 会对儿童的社交和学业造成严重影响，而帮助儿童学业的进步和发展社交技能是老师的责任；③ 与 ADHD 患儿工作的专业人士，都应该起到教育者的作用，帮助儿童学习行为技巧，用好的行为表现替换掉不良行为；④ 在教育 ADHD 患儿的过程中，由于其特殊性，需要一个系统的干预计划和教师支持方案；⑤ 实施 ADHD 干预计划的教师需要经过适当的专业培训。

通过"医教结合"的方法，可使得过去医学、教学分别进行的工作能有效整合，使其相互补充、各施所长。这样能够使问题发现的时间前移，使得早期干预走进家庭、走进学校，使家长、老师、医务人员联合，多学科专业团队紧密配合，形成教育和干预的合力，使每一个 ADHD 患儿的成长都得到多方位和伴随性的关注，达到儿童及其家庭都受益的共赢效果。

三、ADHD 的医教结合干预理念

"医教结合"的"医"有两层含义：一是指利用先进的临床医疗技术对严重危害儿童身心健康的各种疾病实施专项检查、诊断、治疗；二是指利用康复医学的手段消除和减轻人的功能障碍，弥补和重建人的功能缺失，设法改善和提高人体各方面的功能。医教结合的"教"是指对学龄前期、学龄期的儿童、青少年，根据其身心发展的特点，通过教育、训练、医疗和康复等综合的方法，在家庭和社会影响下对其进行综合教育[6]。

"医教结合"的重要纽带是儿童生长发育过程中的关键期。这一时期可以是个体心理发展、生理发展、知觉发展、动作发展的任何一个重要时期。在此时期内，适宜的经验和刺激是感觉、运动、语言及脑其他功能正常发育的重要前提，也为教育和训练提供了机会。关键期是发展心理学中的重要概念，以脑发育、神经可塑性等医学研究为理论依据，而在此基础上结合发展时机、提供直接学习经验、在计划获益方面的个体差异等原则，对儿童、青少年进行心身障碍的早期教育、早期干预、早期治疗，即"医教结合"。

在许多西方国家，医教结合已经上升到了"医学-教育-法律结合"的层面，通过行政立法，在政府的政策和财政支持下，设立了相应的法律条例和众多儿童心理健康项目，为临床医生、心理学家、社会工作者、教师等儿童健康服务专业人员提供了平台。它还形成了完整的心理专业人员培训体系，完整的特殊教育体系和联结医院、学校、家庭和社区的心理服务体系。例如，在美国，相关的法律条例有残疾人教育法（the Individuals with Disabilities Education Act，IDEA）、康复法的 504 部分（Section 504 of the Rehabilitation Act），以及美国残疾人法（the Americans with Disabilities Act，ADA）等三项法令。根据相关规定，当儿童由于各种疾病影响导致社会功能下降，影响到学习时，需要接受个体特殊教育（Individual Special Education，ISE），部分 ADHD 患儿也囊括其中。

在我国，"医教结合"越来越受到关注，相关的研究、政策、制度也在逐步深入中。2009 年，由国家教育行政部门组织，各类专家介入、基层学校参与的特殊教育"医教结合"试验在全国小范围内试点，对大脑性瘫痪等智力相对落后学生进行综合性的治疗。除了传统的药物治疗之外，还包括父母咨询和指导、行为矫正、语言康复、认知功能改善等，这将会在大范围内逐步推进。除去特殊教育方面的工作，儿童精神科专家和发育行为儿科专家也指出学科发展上的"医教结合"的方向，一些专业人士还进行了对 ADHD 患者社区筛查工作的初步探索。2011 年，在上海市政府的大力推动下，上海市率先在普通学校中开展"在中小学和托幼机构开展医教结合工作的计划"。计划指出，青少年学生健康成长是关系到国家强盛和民族未来的大事，"医教结合"是落实这一大事的具体行动，是适应上海经济社会发展的必然产物。"医教结合"是在巩固现有学校卫生工作基础上，以"属地管理与条抓块管相结合、预防为主与注重内涵相结合、依法履职与依责履职相结合、健康先行与服务创新相结合"为工作原则，为广大在校儿童和青少年学生提供安全、便捷、优质的公共卫生服务，不断提高学生健康素养和健康水平。相信随着我国整体经济实力的不断强大，符合各个地区经济和文化发展水平的"医教结合"政策会逐渐开展，并且会不断蓬勃发展。

（一）医教结合干预的目标

做好 ADHD 患儿管理的医教结合，最重要的是达到基本的医教结合目标。①提高公众对ADHD的正确认识，通过疾病宣教、媒体宣传、家长培训、教师培训等，改变当前ADHD知晓率低，存在社会歧视、病耻感等不利现状。②早期发现、早期治疗，对于ADHD患儿，要从家长、老师方面尽早地识别ADHD的症状和行为，在医生的帮助下能够做到早期发现、早期治疗。③使症状得到临床缓解，ADHD治疗效果的缓解是指经过治疗后ADHD的症状最小化或无症状，患儿不再被诊断为ADHD，并且获得最大化的功能恢复。

（二）ADHD患儿管理的医教结合模式

1. 建立儿童健康档案和干预体系，形成"医教结合"的服务网络 建立"一校一医"制，这是指在学校里要有至少一位专职心理教师，并且和定点医院对接，有至少一位专科医生负责的"包干制"。在幼儿园、小学入学阶段，医疗机构要对儿童进行体检和神经心理学测试，了解儿童健康状况和智力发育水平，作为基线资料。并定期，对儿童进行体检，建立健康档案。在此过程中可以针对ADHD进行初步筛查，通过对心理老师进行访谈或者由家长完成ADHD相关家长报告问卷，对问题儿童进行备案，要将问题突出的患儿推荐至定点医院，由专科医生进行评估。如其他老师发现儿童在校内有好动、冲动、注意力不集中的表现，及时上报给学生家长、心理老师及负责医生。在学校建立的一人一档的学生健康档案，可以和医院内的医疗病历、成年后的健康档案进行前后衔接，成为连贯一生、记录一生的档案。

2. 建立ADHD患儿管理团队 建立由校领导、相关部门负责人、卫生保健教师、班主任、任课老师、学生卫生员和专职医生等参与的工作制度和工作网络，并明确职责。在干预小组中，由医生负责专业性指导，由家长负责药物治疗的管理和家庭环境中行为的管理，由老师负责患儿学校表现和校内的行为管理，由心理老师负责指导和监督其他老师的行为治疗过程，以及对ADHD患儿进行心理治疗。无论是药物治疗，还是行为治疗，均应从学生个体需要出发，明确干预切入点，合理设置干预目标和内容，定制个体化的干预计划。干预小组的成员应定期会面，保证干预的合理开展和延续。

3. 实施ADHD患儿校内干预

（1）对教师团队进行培训：内容包括疾病的认识、管理方法，尤其是在校园环境中如何帮助儿童建立良好的行为和学习习惯等，如前面所提到的课堂行为干预、学习技能辅导、课堂奖惩干预、教师辅导以及每日报告卡制度等方面。

（2）针对ADHD患儿的特征，对学校课程做出适当调整：不仅设立语文、数学、英语等基础性课程，还可以设立社交技能性课程，如"怎么交朋友""怎么管理自己"等，培训ADHD患儿人际沟通、情绪表达及建立同伴关系等方面的社交技巧。

（3）应该包括一些针对ADHD患儿发展有关的补偿性课程，如听说训练、注意力训练、手眼协调训练等课程。

4. ADHD患儿的家庭干预

（1）综合前面提到的内容，通过父母学校、家长培训班、家长沙龙等形式，对ADHD患儿的父母进行培训，学习疾病有关知识和管理方法，在家庭生活中对ADHD患儿的饮食、睡眠等日常生活，以及ADHD患儿在家庭环境中表现的行为、情绪、关系等方面进行引导和管理，促进患儿功能的改善。

（2）针对ADHD患儿父母或者家庭内部存在的压力、行为、情绪等方面的问题，进行干预，可以通过父母学校或者父母互助小组的形式进行。

（3）如果条件允许的话，可以将ADHD患儿的家庭纳入社区健康服务管理体系中，增加第三方的监督力量，改善一些家庭的不良教养情况和治疗不依从表现。

5. 医生-老师-家长三方联络-反馈体系 依托学校心理健康中心或信息化平台，对ADHD患儿的行为表现进行全面实时监测。老师、家长在网络平台上完成每日报告卡、行为表现卡等监测工具，家长、老师、医生共享资源，对患儿的治疗情况、行为表现有更充分的了解和更密切的随访，以保证其中的问题能够得到及时发现和解决。同时，干预小组中的医生、老师、家长均是另外两方的监督者，对每个人的工作表现进行反馈，帮助大家共同关注和进步。

6. ADHD的社会干预 最近调查显示，我国ADHD患儿总数超过2 000万，ADHD患儿的疾病负担导致他们的功能受损，常常表现为学业和职业成就偏低。其中70%的患儿症状会持续到青春期，30%会持续终身，而进入成年期的

ADHD 患者表现为反社会型人格障碍和违法犯罪的风险是一般人群的 5～10 倍。因此这不单单是患儿个人和家庭负担的小问题，而将成为全社会的巨大负担。应教育普通公众，提升全社会对童年期 ADHD 的认识刻不容缓。可以通过媒体进行正确宣传、医学专家进行讲座、政府设立 ADHD 纪念日、专家义诊、教师培训等多种活动，扩大疾病对人群的影响，增加公众对疾病的认识[6]。

综上所述，ADHD 疾病的管理中需要"医教结合"。在临床评估阶段，医生需要结合老师的意见；在治疗阶段，家长和老师需要咨询医生，在专业人士的指导下进行干预。"医教结合"提供了一个合作的平台，使得 ADHD 患儿能够得到各方的共同关注和综合干预。

第二节 学校系统干预的评估

在实施学校干预之前，首先需要对儿童在学校中的 ADHD 症状表现、学业功能、社会功能、家庭情况等多个方面进行详细的评估。由于本书其他章节中详尽地介绍了 ADHD 的症状表现、功能损害和执行功能缺陷等多维度的评估方法，本节中主要介绍在学校环境进行 ADHD 评估时的一些原则和注意事项。

一、学校系统干预评估的步骤

ADHD 学校系统干预的评估主要分为 5 个步骤。第一步，利用基于 DSM 诊断系统 18 条 ADHD 症状编制的教师问卷和简单访谈，筛查 ADHD 症状的数量和严重程度。第二步，如果筛查认为存在 ADHD，则使用父母访谈、教师访谈、教室观察等多种形式，通过学校的成绩记录、家校联系册等多个信息来源，对多个环境下儿童的表现进行评估。这一步不仅要评估儿童的 ADHD 症状，更要分析与其相关的环境因素，以及能加重/减轻症状的原因。同时，对 ADHD 患儿的学业表现和社交情况等功能损害，以及 ADHD 常见的共病情况进行筛查和评估。第三步，解读评估结果，做出诊断。第四步，通过评估内容，制定干预方案。第五步，持续监测儿童在学校的表现、成绩变化等，评估干预方案是否有效，并做出所需要的调整[5,7]。

二、评估者和评估内容

（一）评估者

1. 教师评估 对 ADHD 患儿的评估不仅是医生的责任，也是学校心理老师和班主任，甚至其他任课老师的责任。在学校中对 ADHD 患儿的评估，除了能够帮助医生更好地明确诊断，更重要的是为下一步制定学校系统干预的方案打下基础。

评估最好由经过培训的学校心理老师、班主任共同完成。由于负责评估的老师通常也是对 ADHD 患儿干预的直接实施者，老师们可以对评估结果进行直接的应用。

与医生相比，学校老师的评估具有明显的优势。ADHD 患儿在医生的诊室中常常由于紧张和新鲜感而不会完全表现出 ADHD 的症状特点。但学校老师能够在学校收集第一手资料，直接对儿童在上课时自然状态下的注意力情况、小动作的多少、课堂作业的完成过程、课堂内容的理解程度，甚至课桌是否整洁等很多细节进行观察，并和其他老师进行有效的沟通。学校老师也有条件观察儿童在课外活动时的注意力和社交情况。尽管在国外这种观察工作通常由儿童不熟悉的医疗人员进行，但在国内尚没有如此丰富医疗资源的情况下，这部分工作也可以由老师来进行。

2. 自评 除了专业人士的评估外，邀请 ADHD 患儿和青少年对他们自己的困难进行评估也尤为重要。这样有助于帮助 ADHD 患儿更好地参与干预计划，增加他们自我改变的动力。目前国内还没有经过翻译和信效度检验的 ADHD 自评工具，国外常用的包括 Conners 自我报告表（Conners-3 Self-Report）[8]、青少年量表-4（the Youth Inventory-4）[9]，以及儿童行为评价系统个性自我报告表（Self-Report of Personality for the Behavior Assessment System for Children–2, BASC-2）[10]等。此外，ADHD 患儿本人也可能报告一些如抑郁症状、焦虑症状等父母和老师较难发现的问题。对青少年来说，在ADHD的评估中应适当增加物质滥用、情绪问题的权重。但由于ADHD患儿常常存在积极的自我认知偏倚（positive illusory bias）[11]，他们对症状的严重程度、学业成绩、人际交往的自我评价往往高于实际，因此不能完全作为诊断的依据。

（二）评估内容

评估内容除了ADHD的症状外，还应包括学业成绩、学习障碍、人际交往等各个方面。其中，国内可用于学校老师对ADHD患儿进行筛查的工具主要包括Achenbach教师报告表（Teacher's Report Form，TRF）[12-13]和Conners教师评定问卷（TRS）[14]。此外，国外有学校情境问卷-修订版（the School Situations Questionnaire-Revised，SSQ-R）量表可用于协助评估儿童在学校中的品行问题和注意力问题[15]。在评估社会功能方面，可以使用同伴提名法，或选择社交技能改善系统（Social Skills Improvement System，SSIS）[16]。儿童每天的作业完成情况、考试中错题的数量都可以作为学业功能的简单评估。使用学业成就评定量表（Academic Performance Rating Scale）[17]或学业能力评估量表（Academic Competency Evaluation Scale）[18]可以更全面地评价儿童的学业功能。如有余力，也可以对ADHD患儿的执行功能进行评估。

老师在观察儿童的时候也可以利用一些具体的工具，如多动行为编码（the Hyperactive Behavior Code）[19]、课堂观察编码（the Classroom Observation Code）[20]、学生学校行为观察（the Behavioral Observation of Students in Schools，BOSS）[21]和ADHD症状学校观察编码（ADHD School Observation Code，ADHD SOC）[22]，将儿童的行为进行编码和量化评估。在杜亚松团队的医教结合研究中，我们也培训了学校心理老师，使用SNAP-Ⅳ评定量表[23-24]进行访谈，对学生中潜在的ADHD患儿进行筛查和症状评估。同时，使用同时具有父母版和教师版的评估工具（如Conners评定问卷），可以将两方来源的信息进行比较，得出更有依据的结论。

尽管ADHD患儿有很多特征性的行为表现，但Platzman等认为，与课堂无关的行为、多动的表现和违抗的语言是三类最能将ADHD患儿和普通儿童区分的行为，但这种观察方法对女童的识别程度不高[25]。在学校中，老师们有条件将ADHD患儿与班级中其他普通儿童进行横向比较，得出较为客观的结论，对ADHD患儿进行更好的识别。除此之外，老师还能观察到在课堂中任课老师与儿童的互动，观察哪种引导方式对该儿童较为有效，或者老师的哪些言语行为可能导致ADHD患儿在课堂上的表现不佳，从而为干预方案的制定提供更多依据。

第三节　学校系统干预计划的制定和实施

一、干预计划的目标

ADHD学校干预计划的目标选择，有正面和个体化两个重要的目标。

（一）正面

制定学校干预计划的作用，不仅是为了减少ADHD患儿在班级中的问题行为，更是为了帮助儿童掌握控制行为、学习和社交方面的基本技巧。例如，很多老师都希望儿童在课堂上乖乖坐好，但"减少儿童的多动"不足以作为一个干预计划的目标。因为它并没有让儿童学会任何与学习、与行为控制相关的技能，而一味让儿童控制小动作反而会造成他对课堂的反感。如果儿童能够在大部分时间中专心地参与课堂活动，那么轻微的小动作是可以被忽略的。"帮助儿童学会独立完成作业、学习更好地遵守老师的指令、学习分组活动的时候和同学之间友好合作"则是比较合适的干预目标，也是我们真正希望儿童学会的技能。其中，儿童最薄弱的地方或者对课堂影响最大的行为，都比较适合作为干预计划的初始目标。

（二）个体化

ADHD的学校干预计划并不是一套一成不

变的方案，它需要根据老师在评估过程中了解到的每个儿童的特殊情况而制定。需要充分考虑到儿童的学习能力和水平、儿童注意力不集中和多动/冲动的行为特点，甚至是老师个人在实施干预和指导过程中的能力与局限。例如，在评估过程中老师了解到，某个儿童由于不擅长数学计算，每次在做数学课堂练习的时候都会出现随意离开座位、和同学交头接耳的现象。针对这种情况，老师在干预时就可以着重帮助儿童掌握数学计算的方法，适当为他降低课堂练习的难度，并在每次练习前鼓励儿童，完成练习后给他适当的奖励。

二、干预计划的制定原则

DuPaul 等指出，在制定 ADHD 学校系统干预计划时，需要遵循以下原则[5]。

1. 积极关注，正面反馈 老师们一定有这样的经验，对于 ADHD 患儿，批评、惩罚，甚至打骂常常是无效的，并不能有效减少儿童的不良行为，甚至还会加重儿童的逆反和违抗。因此，在整个干预计划中，首先要做到对儿童的好行为积极关注、正面反馈，对不良的行为事先预防、事后积极引导。只有在正面的行为治疗策略的基础上，才能对 ADHD 患儿的行为进行有效干预。

2. 方法具体有效 在选择干预方法时，要使用那些已经被科学研究和经验证实有效的方法。要把这些方法具体化，以便于老师进行操作。

3. 循序渐进 根据儿童的个体情况，循序渐进地实施干预方案。在这个过程中，每个参与干预的人要分工明确，充分了解自己在干预计划中的角色。

4. 及时准确 行为干预要在行为发生的"此时此刻"进行，针对具体问题，给出准确的干预方法。如果儿童在数学课上发生的问题留到放学前才进行干预的话，效果就会大打折扣。

5. 量化评估 不能"想当然"地认为只要老师付出了努力，干预计划就一定有效。因为每个儿童的情况都是不同的，对同样的干预方式可能有截然不同的反应。要对干预效果进行量化评估，这样才能随时改进干预中的不足之处，避免劳而无功。用于进行初始评估的工具都可以监测干预计划的效果，例如，老师可以每周完成一次 SNAP-Ⅳ评定量表评估，来监测患儿 ADHD 症状的动态改变情况；也可以把儿童最主要的几个问题整理在一张每日报告卡内，随时由家长和老师进行打分。同时，要由儿童的家长、老师和儿童自己一起来判断这个干预方法是否有效。

三、干预计划的实施

在制定计划时，老师也要根据评估后确定的 ADHD 严重程度，积极配合进行医院的转诊和治疗。很多家长对告知老师 ADHD 患儿的诊断和服药情况有顾虑，担心老师会因此在班级中歧视儿童。这时，老师应该作为治疗同盟中的一员，帮助服药中的儿童更好地适应学校生活。如果儿童有食欲缺乏等副作用，可以允许儿童在课间时加餐，保证儿童营养的摄入。

尽管老师在干预过程中起着至关重要的作用，但老师也可以灵活利用校园中的其他资源帮助自己更好地实施干预方案。例如，校医室的老师可以帮助监督儿童服药，如果儿童喜欢读书或玩电脑，可以利用图书馆和计算机室的资源作为对儿童的奖励。老师也可以引导或指定一些同班同学，让他们在小组活动中接纳 ADHD 患儿，也可以让一些表现良好的儿童对 ADHD 患儿起示范作用。

第四节 注意缺陷多动障碍学校系统干预的方法

一、学习环境的改变

在合理布置的教室中，许多 ADHD 患儿能减少因班级环境而分散的注意力，从而更专心学习。

1. 座位的安排 座位的安排要远离窗户、公告栏等，以下两种座位布置会尤其有用：①让儿童坐在老师边上、讲台边或者教室的最前面。这种座位提供给老师监督并且鼓励儿童认真学习的机会。②让儿童坐在模范学生旁边。这种座位提供给儿童与他的同龄人共同学习以及向同龄人学习的机会。

2. 教室环境 尽量减少挂在墙上或天花板上可能引起学生分心的装饰。如果空间上允许，老师应该设置一个安静无干扰的房间或者区域来让学生在其中安静学习和进行一对一的辅导，甚至可以让学生在里面进行考试。

3. 可预测性的环境 大多数ADHD患儿都很难应对变化，有条理、可以预测的环境和时间安排更适合他们。因此，可以在教室中布置当天的课程表，甚至对年龄小的儿童们，需要精确到每10 min的时间安排，让他们对自己接下来要做的事有所预期。

无论是去操场做操，还是换教室、上体育课等，最好都能在过程中设置固定的排队流程，让他们更加容易地从一个活动转换到另一个活动。

二、课堂管理技巧

课堂管理技巧指在课堂中对儿童的学习、社交等行为表现的管理方法，使用及时表扬、有意忽视、有效的指令、代币制度、家校沟通卡或暂时隔离等策略，使好的行为出现频率增加、不良行为的发生降低，是整个ADHD学校系统干预的基础。

（一）制定明确的规则

ADHD患儿的自控力差，许多学生不能服从命令或遵守规则。因此，老师要把行为计划中涉及的一些重要的要求（例如不能辱骂别人、要耐心排队、回答问题要举手等）制定成明确的规则，以书面协议的方式和学生进行沟通。

（二）发出简洁的指令

对ADHD患儿的行为要求应尽量明确简单，每句话最好不超过10个字，一句话中不要包含2个以上的要求。在发出指令时，要首先用拍手、肢体接触或叫名字的方式吸引学生的注意力，眼睛最好直视学生，尽量减少对话过程中的干扰。在老师说完后，可让学生重复一次要求，保证理解、加强记忆。同时保证学生有足够的时间去遵照执行老师要求的任务。

（三）积极关注和及时反馈

ADHD患儿由于存在冲动性和工作记忆的缺陷，比其他学生更需要反复不断的积极关注、表扬和反馈[26]。

在教室中，老师实施积极关注可以遵循以下步骤：①老师在学生出现设定的良好行为时立即使用关注技巧，用语言、眼神或动作表达对学生的肯定。②如果出现小的不良行为，老师应立即停止关注。③如果出现大的不良行为，老师首先应制止不良行为，让学生重新回到适当的活动或行为。④一旦不良行为停止，好的行为出现，老师要即刻关注好的行为。

老师对学生的表扬应当针对学生展示出来的具体积极行为，指出他所做的哪件事情是值得赞扬的（如"你刚才安静地举手等老师叫到你"，而不是表扬学生"没有破坏课堂纪律"。）对恰当行为的赞同越早，学生就越有可能会重复那些好的行为。老师表扬恰当行为时的方式应当多样化，如微笑、点头、赞许、拥抱、书面表扬和物质奖励等。

对儿童的恰当行为，应当持续进行表扬。有的时候，学生已经习惯了老师的批评和指责，反而会对表扬表现得惶恐，不愿接受，甚至在行为干预开始的阶段表现得比之前更糟。这时，需要老师坚定并一致地对儿童的良好行为进行表扬。学生会意识到老师的表扬是真诚的，从而慢慢增加自信，和老师有更多的积极互动。

除了课堂上的行为，老师也要清楚了解这些需要特别辅导的学生对课程内容是否理解，通常可以从他们做白日梦、开小差，或者眼神和言语中的暗示来判断他们真正理解与否。对待这些儿童，如果有多余的时间，要给他们更加详细的解释，或者可以让其他学生来暂时充当他们的小老师。

（四）代币制度

单纯的表扬或偶尔的物质奖励很难持续引起ADHD患儿的兴趣，不能对他们的行为起到有效的塑造作用。因此，还需要在学校中使用代币制度帮助ADHD患儿。这个方法适合在全班乃至全校使用，并不仅仅是只针对ADHD患儿。

1. 明确需要解决的行为问题。

2. 将行为分成若干步骤加以纠正，每一步的大小，以能有足够的成功把握为原则。例如，按时完成作业这个目标，就能拆分成学会计划先做哪科后做哪科、每次坚持集中注意力15 min再休息、学会自己检查作业、保证一定的作业正确率等多个小的步骤。每次选择的小目标最好和儿童一起商议，并以书面的方式明确下来。

3．选择适当的强化物，这类强化物应是既能便于采用，又对克服靶行为是合适的因素。9 岁以下的儿童通常更喜欢彩色的硬币、贴画这类能拿在手里的奖励，而更大一些的儿童则可以用小红旗、点数等更抽象的代币。

4．当好的行为出现时必须按一定的程序给予代币，保证行为改变与奖励能密切相连。较容易达到的行为目标对应比较少的代币，而较难达到的行为目标应可以换取更多的代币。

5．选择一个合适的起点作为代币计划的奖励起点。例如，一个儿童在数学课堂测验中能得 65 分，那么 65 分就作为奖励起点，确保儿童能在一开始就获得成功。

6．与儿童商量制定奖励程序。代币可以用来兑换物质奖励，或是儿童喜欢在学校中进行的活动（例如额外的体育活动时间、去图书室看书等）。一些能让儿童感受到"特权"的活动（例如帮助老师准备教具、做领操员）是 ADHD 患儿非常喜欢的，可以在指定奖励的过程中更多地纳入。

7．至少每天都要为儿童兑换一次代币。兑换得越及时，儿童就越愿意遵守代币计划。

8．随时评估儿童的进步，当儿童已经能持续 2～3 天轻松完成任务时，就要增加任务的难度。逐渐将几个小的任务共病成一个完整的大任务，让儿童最终能在没有代币的情况下学会独立完成。

9．要根据儿童的兴趣变化随时更换奖励物，确保代币计划对儿童有足够的吸引力。

（五）家校沟通卡

老师在接纳 ADHD 患儿的同时，也要接纳儿童的家长。要尊重家长的想法，和家长建立良好的关系并持续沟通，一起了解学生的特质、探讨有关 ADHD 的知识和教养方法，给予 ADHD 患儿心理上的支持。这样能协助 ADHD 患儿走向成功。

家校沟通卡是将家庭与学校干预进行结合的有效手段，更好地帮助儿童把在学校学到的行为技能泛化到家庭等其他场合中。

每个学生的沟通卡片一般可包含 3～8 个"合适的"目标行为，这些行为的选择是老师和家长根据学生情况共同确定的。这些目标可以包括学习、行为、同伴关系或其他方面的困难。在确立一个目标行为之后，由老师每天对学生在校的行为进行观察，根据学生的实际表现在家校沟通卡上打分。学生凭借卡片上的得分回家，根据家庭中制定的代币规则获取相应的奖赏。如果儿童在学校有特别好的表现，或发生了一些特殊的事件，老师都可以在这张卡片上与家长进行沟通。研究发现，实行家校沟通卡制度会使学生的一些 ADHD 核心症状得到明显的改善，也有助于提高学习成绩[27-28]。

对小学阶段的儿童来说，每天都进行家校沟通是有必要的。对于初中生来说，每周一次的家校沟通就能起到很好的作用。随着儿童年龄的增长，可以逐渐试着让学生自己在沟通卡上对当天的表现进行评价。家校沟通卡的内容同样需要根据儿童的进步不断进行调整。

（六）选择性忽视不恰当行为

ADHD 的学生常常有多动的问题，而课堂上 40 min 的时间中，儿童轻微的身体活动是应当被允许的。老师不妨在教学过程中给这样的学生提供一些活动身体的机会，例如分发试卷、到讲台前来做演示等。

儿童在教室中表现出的不良行为有很大一部分是为了引起同学或老师的注意，或是在无意识的情况下发生的。老师对这种行为过度的关注反而会强化这些行为。在这样的情况下，老师选择性地忽视不恰当行为是有益的。如果儿童只是出现了轻微的不良行为，并没有破坏课堂纪律、妨碍他人正常学习，这时老师可以选择不看这名学生，不给他任何的注意力。直到他的不良行为停止、好行为出现时，立刻给他正面的关注。

（七）谨慎使用惩罚

不恰当的惩罚可能会使不良行为变得更频繁、更剧烈。更重要的是，惩罚只教导儿童什么不能做，并没有教导儿童别人期望他们做什么。但谨慎使用的惩罚对 ADHD 患儿具有正面效果。有研究证实，使用取消特权、扣除代币等方法，可以增加 ADHD 患儿集中注意力的行为，增加他们课堂作业的完成效率和正确率[29]。但在行为干预计划的实施过程中，必须确保儿童得到的奖励远多于惩罚，因惩罚扣除的代币不能超过儿童当天获得的代币数目。假如儿童的代币被扣光的情况重复出现，老师就需要调整自己的关注方式，减少对负面行为的关注，多对正面行为进行强化。同时也需要调整行为干预方案的难度，确保儿童能在其中获得成功体验。

当儿童的某些不良行为是为了获取周围人的注意，或是周围人的注意可能强化儿童不良行为的时候，暂时隔离也作为一种行为管理的方法被广泛使用。隔离是指让儿童暂时离开当前存在负面强化的环境。隔离的地点可以是教室的角落，隔离的时间约为每岁 1 min，最好不超过 5 min。暂时隔离能让儿童的情绪快速平静下来，对阻断冲动和攻击性的行为尤其有效。

三、学业功能干预

很多 ADHD 患儿在学业上表现不佳，这些学生更容易出现中途转学、退学或者留级等情况。其中既有学习技能掌握不足的原因，也有学习环境的原因，共病学习障碍的原因也较为常见。因此对患者学业方面的干预也需要涵盖环境、学习技巧等多个方面。

（一）任务的更改

1. 由于 ADHD 患儿常常在完成一项比较复杂的任务时缺乏计划性、有畏难心理，因此，缩短任务的长度，将一个大的任务分解成几个小的任务可以让学生更顺利地完成任务。例如，老师可以把一项语文小报作业化整为零，分为搜集资料、整理资料、书写内容、装饰小报等几块内容，让 ADHD 患儿分次完成。

2. 让 ADHD 患儿自主选择任务也可以有效增加他们完成任务的动力。例如老师可以在布置课堂作业时留两个题目，让学生自主选择其中的一道题完成；在课外阅读时让学生自己从几本书中挑喜欢的书籍阅读，而不是老师指定某一本书籍。ADHD 患儿不仅会在完成自己选择的作业时注意力更集中，还能更主动、独立地完成这项作业。

3. 增加课堂中记笔记的机会。传统的授课方式只注重老师的讲授。但是研究表明，如果能允许 ADHD 患儿随时记课堂笔记，就能够激发他们的主动注意力，使上课的专注时间明显延长。到中学以后，有时课堂上老师讲的内容比较多，ADHD 患儿无法全程全神贯注，这时也可以先把上课的内容录下来，回家后利用录音复习、补充笔记。同理，如果课堂中能融入更多的视听教具，提供更多让学生主动参与的机会，都能够有效地吸引学生的注意力。

（二）自我监控与自我强化

ADHD 患儿常常不能意识到自己的行为，对自己的行为缺乏自我监控，过于依赖外界的强化，同时倾向于对自己的行为给出过高的评价。随着年级的增高，在班级中给予 ADHD 患儿一对一关注和强化的机会将逐渐减少，因此，有必要训练 ADHD 患儿对自我行为的监督、控制和自我强化的能力。这类干预方案的主要因素包括预先制定目标（把期待的行为进行明确描述）、在完成目标任务过程中进行自我监控、在成功完成任务后进行自我奖赏。这一干预措施在开始阶段与其他课堂管理技巧同时使用。随着儿童技能的进步，逐渐减少外界强化，让儿童将监控、自我评价、自我奖励的行为逐渐内化。

举例来说，老师可以设置 10 min 的时间段，当 10 min 结束时儿童要对自己刚才遵守纪律的行为进行 1 分（最差，大声说话打断老师或随意离开座位，认真听讲的时间不超过 3 min）至 5 分（最好，认真听讲的时间超过 8 min，没有随便说话或离开座位）的评分，同时老师也进行打分。将学生给自己打分的情况与老师的评分做比对，当学生对自己的评分与老师相差在 1 分以内时就可以获得积分，这些积分可以用来兑换奖励。Graham 等训练 ADHD 高中生在 20 min 内分 5 次判断自己是否注意力集中，并和旁观者评分进行比较，相差 1 分以内可获得奖励。这种训练方法可以增加学生集中注意力的行为[31]。

自我监控的训练方式也可以同样用于培养儿童在完成作业后进行自我检查、在上学前自己收拾书包等习惯[32]。有学者把中学生上学前需要做的准备工作列成一张 5~6 项内容的自我检查清单，训练学生利用这张清单进行课前准备。

ADHD 患儿缺乏时间概念，经常不能按时完成作业，不能准确估计做一件事需要的时间。因此，可以在做作业的时候让儿童使用定时器、沙漏、秒表等定时设备，让儿童较为直观地感受到时间，帮助儿童更好地集中注意力。

(三) 计算机辅助教学

ADHD 患儿通常都喜欢电脑游戏中新鲜不间断的刺激体验，因此，老师可以利用这个特点，借助计算机软件进行 ADHD 患儿的教学。一款有效的计算机辅助教学软件应该能：①以课本上的具体内容为基础，借助颜色、字体、动画等方式，突出课本上的重点内容；②将课本知识分割成更小的知识模块进行呈现；③以视觉刺激、听觉刺激、体感互动等多种形式，促使儿童专注于软件学习；④根据儿童的不同需要分成难度不同的等级；⑤对儿童回答的准确性予以及时的反馈。

已经有研究证实，计算机软件可以作为老师上课内容的补充，帮助 ADHD 患儿提高持续注意力和语文、数学等学科的成绩[33-34]。计算机软件可以减轻老师一对一辅导的压力，使学生在学习的过程中更加主动、有自信心和动力。

(四) 学习能力的指导

对于 ADHD 患儿来说，能够按时完成作业以及提高学习能力也是我们治疗的主要目标之一。记作业本对 ADHD 患儿是一项重要的工具。老师最好能在放学前检查一下 ADHD 患儿有没有把当天需要完成的作业都记下来，到家之后，家长可以根据记作业本上的要求，帮助儿童做好写作业前的准备工作，计划一下当天写作业所需要的时间。

国外的 Challenging Horizons Program（CHP）是一个帮助 ADHD 中学生训练学习技巧的课后课程，它主要的训练内容就是有条理地完成作业和上课记笔记的技巧。它帮助学生逐渐学会使用记作业本，自己计划和安排课后作业，并且借助文件夹、标签、笔记本等工具对自己的学习资料进行整理。同时，训练师现场示范如何抓取听到的重要信息并把它记录在笔记中，然后实地指导学生进行练习，并检查学生笔记的质量和准确性。它能帮助学生更好地掌握记笔记的技巧，从而运用到课堂中。研究发现这种训练能有效地改善注意缺陷症状，也对 ADHD 患儿的成绩有促进作用[35]。

另一个课程——Homework, Organization, and Planning Skills（HOPS）则通过对家长和儿童的 16 次训练，教会儿童更有条理地安排学习资料，对作业进行计划，并鼓励家长参与对儿童的监督，把做作业和学习技巧与家庭奖励方案结合起来[36]。

(五) 同伴指导

ADHD 的学生经常会在课堂上注意力分散、游离，难以专注地参与课堂活动。他们往往需要一对一的教学，但大多数学校并没有这样的师资条件。

国外研究者制定了一种同伴指导的方法，其中研究最多的是班级同伴指导模型 ClassWide Peer Tutoring（CWPT）。这种方法把全班学生每两人分为一组，轮流作为小老师的角色，共同进行课堂内容的学习、练习，互相进行反馈。老师会在上课时发给扮演小老师的学生一份学习资料（如附有答案的数学题），小老师把题目出示给同学，另一位同学进行演算，然后小老师立刻判断对错。如果做错了，则马上纠正，让学生再练习一遍正确的计算。做对题目就能获得小老师的表扬和点数奖励，老师监督各组学生的学习过程，按要求学习的小组也能获得点数奖励。每次小组学习时间大约持续 20 min。这种一对一的辅导使学生能够根据自己的学习节奏进行学习，可以得到及时和频繁的反馈，学生可以积极地参与其中，充分调动学习积极性。这种方法对 ADHD 患儿来说是一种有效的干预，可以将 ADHD 患儿在课堂上专注的时间从 21.6% 提高到 82.3%，同时也可以提高学生的学习成绩[37]。而且在这一过程中，不仅仅是 ADHD 患儿会获益，作为辅导者的学生也会得到相应的提高，这就使得该方案可以在全班同学中进行，可以避免让学生觉得自己已经被贴上了 ADHD 的标签。通过这样的互动，还可以让 ADHD 患儿学习如何与同龄人之间友好合作。

(六) 寓教于乐，将注意力游戏融入课堂

常见的提高学生课堂注意力的方法有很多，可以把它们和课堂教学内容或课外活动内容结合起来，寓教于乐，帮助发展学生的注意力。注意力游戏可以涵盖听觉注意、视觉注意、反应抑制等多项训练内容，可以根据教室资源、学生兴趣随时调整[6]。

1. 玩扑克游戏 可锻炼注意力高度集中和快速反应能力。取三张不同的牌（去掉花牌），随意排列于桌上，如从左到右依次是梅花 2、黑

桃 3、方块 5。选取一张要记住的牌，如梅花 2，让学生盯住这张牌，然后把三张牌倒扣在桌上，由教师随意更换三张牌的位置，然后，让他报出梅花 2 在哪儿。如他猜对了，就胜出，两人轮换做游戏。随着能力的提高，家长可以增加难度，如增加牌的数量，变换牌的位置的次数和提高变换牌位置的速度。

2．从数字入手 找数字，让学生在纸上把大小不同、次序混乱的 1～100 的数字，依次找出并圈上（这个训练可常做，每次记录下时间，增加训练的趣味性）。连图形，让学生把 1～100 甚至更多的数字按顺序连接起来，组成各种有趣的画面。

3．弹钢琴 学生先排队站好，从 1 到 7 报数，每人记住自己的号码，并明确该号码在音乐中所代表的音符，例如 1 是哆，3 是咪。学生围坐在老师面前，游戏开始。老师用简谱唱简单的调子，唱到哪个音，报相应数的学生就快速站起，第二个音响时再立即坐回。这样，如果听到自己的音时不立即站起或者误站起的学生都记失败一次。老师可先用"12345671"、"17654321"试音，使学生有所准备。所唱简谱由易到难，逐渐加快。

四、社交技能训练

尽管以上列举了基于学校环境的很多 ADHD 干预方法，但这些方法主要针对的是 ADHD 的核心症状。而对于 ADHD 患儿来说，他们往往在人际交往、社会适应、品行问题等其他方面同样存在着不可忽视的困难。例如，ADHD 患者常常不能耐心地与他人进行对话、会鲁莽地加入别人的活动、说话时不会看场合、缺乏人与人之间的界限观念，并且更倾向于用"暴力"的方法来解决人际冲突。因此，ADHD 患儿在成长的过程中常常会受到同龄人的排斥。对 ADHD 的学校干预也需要将目标设定在这些领域。

社交技能训练（life skills training）的目的在于发展、提高和维持患者的社交技巧，教会患者如何在社会交往中正确地使用符合社交规范的语言和非语言的行为。对一些 ADHD 患儿来说，他们常常并不缺乏正确的社交知识，只是由于注意缺陷和冲动性的影响，他们无法在实际生活中正确地运用这些社交知识。已经有研究证实单纯的社交知识的传授并不能有效地让 ADHD 患儿在生活中得到进步[38]。因此，对 ADHD 患儿的社交技能训练不止需要示范给他们正确的社交技巧，还需要保证他们有足够的机会在训练时和生活中进行练习，这样才能真正掌握社交技能。

目前，有一些相对成熟的社交技能训练课程能够有效并全面地提升 ADHD 患儿的社交技能，其中包括 Sheridan 等研发的坚强儿童社交技能项目（Tough Kids Social Skills program）[39] 和 Webster-Stratton 等研发的教室社交技能恐龙项目（Classroom Social Skills Dinosaur Program）[40] 等。这些课程都有以下的共同特点：①以 10 人以下的小组为单位，这样能保证 ADHD 患儿得到更多的一对一关注。②内容涵盖如何加入别人的活动、如何友好地和别人互动、如何处理遇到的问题、如何控制和表达自己的情绪等。③训练中给予充分的示范和练习机会。例如，在"恐龙学校"的一节课中，治疗师会利用玩偶和事先录制的视频片段展示一个社交问题，让儿童头脑风暴正确的解决方法。随后，玩偶和治疗师会示范正确的解决方法，让儿童观察、体会。接下来儿童们轮流进行角色扮演，练习今天学到的方法。最后，老师会把课程内容融入游戏中，以画图、手工制作、编故事、体育运动等五花八门的游戏方式帮助儿童复习当天学到的技巧。④课程设置符合 ADHD 的注意力特点，以 10～20 min 为一个版块，分别安排复习、学习新内容、练习、吃零食和休息、游戏、总结等内容。⑤利用儿童们遇到的现实事件作为课程素材，确保课程的实用性。⑥让家长充分理解课程内容，传授给家长足够的训练方法，使他们在家中能继续训练儿童使用在课上学到的技巧，并在儿童表现出进步时及时奖励。每次课后都布置家庭作业，以此促进儿童在家中的练习和复习。

五、同伴相关的干预

对 ADHD 患儿来说，学会建立和维持一段亲密的友谊对其长期的社交能力发展非常关键。也有一些训练项目教家长如何帮助自己的孩子建立友谊。

学者建议家长让孩子参与一些竞争性不大又有规划的小型集体活动（例如乐高小组、定向越野等），这些活动有大人的监督和引导，可以增加儿童练习与同龄人社交互动的机会。学者也尝试教家长为自己的孩子选择一个较为固定的玩伴，定期为他们安排活动，活动时家长会在一旁鼓励孩子，并引导他做出正确的行为。这种活动可以增加孩子之间的接触和交流，有助于帮儿童建立长期的友谊关系[41]。

在 ADHD 的社交训练中，最好不要让一个小组内全部是 ADHD 患儿，这样不仅使小组难以管理，更剥夺了学生从同龄人身上学习和模仿正确社交行为的机会[42]。在一个小组中可以纳入不同类型的儿童，其中社交技能较好的儿童可以作为老师的"助理训练师"，在课堂上帮助老师进行行为练习和角色扮演的示范工作，引导课堂讨论，减少课堂中学生之间发生冲突的机会。

由于儿童都非常在意同龄人的看法，所以，在训练 ADHD 患儿时，甚至可以让同龄人承担起训练师的角色。例如，Grauvogel-MacAleese 等训练同龄人在 ADHD 患儿没有集中注意力的时候忽略他的行为，而在 ADHD 患儿集中注意力做事的时候表扬他或为他提供帮助。他们发现这种方法能成功地帮助 ADHD 患儿更好地集中注意力[43]。

六、职业发展和规划

教导 ADHD 患儿认识这个社会并拥有一定的赖以生存的职业技能是非常重要的。我们常常看到一些 ADHD 患儿对学习丧失了兴趣，又没有特别的爱好，在学习和生活中都缺乏动力，找不到今后人生的方向。作为老师和家长，应该尽量避免以上这种情况的发生。ADHD 患儿的特点是对于自己感兴趣的事可以保持比较好的注意力。因此，发现并培养 ADHD 患儿的兴趣对他们今后的人生有着重要作用。作为班主任或负责职业生涯教育的老师，可以让儿童通过角色扮演、暑期实践等方式体验不同的职业，了解每种职业所需要的技能。

在 ADHD 患儿进入中学阶段后，就可以着手考虑他们今后的升学和就业问题，一味地追求更高的学历可能对这些儿童来说并不是最佳的选择。老师和家长应该从儿童的兴趣基础出发，帮助儿童建立符合他能力的职业目标，这样儿童才能有更好的动力去面对今后学业和职业生涯中的种种挑战。

第五节　注意缺陷多动障碍学校系统干预的前景

在国外的学校中，常常有为 ADHD 患儿而特别设置的辅导老师，甚至会把有学习困难的学生分成一个班级，使用更个性化的方法进行教学，确保他们掌握必需的技能。

在我国，很多 ADHD 患儿还在用反复留级这种最原始的方法进行学习。尽管我们已经做出了很多努力，但 ADHD 的学校干预还是"路漫漫其修远兮"。我们需要进一步加大对医院与学校的合作力度，培训更多的学校心理老师、班主任，让他们具有识别和初步干预 ADHD 患儿的能力，让 ADHD 患儿和家长获得更多来自学校的支持。

学校干预往往可以改善学生的行为，却不能很快提升学习成绩。在以应试教育为主导的中国，这种情况更是随时损伤儿童、家长及老师参与干预的动力。国外已经有越来越多的学者投入到提升 ADHD 患儿学业能力的研究中，相信这也会作为今后数十年中的热点在国内被加以研究。

目前，限制 ADHD 学校干预效果的主要因素，是研究结果与真实学校应用之间的距离。一个研究的成功与干预方案的内容、受试者的年龄、性别、症状严重程度，以及学校环境因素、教师的水平都有很大的关系，在研究中所使用的干预人员、干预方案往往无法在学校中被有效地复制。也有一些干预方法由于太过繁琐、对干预人员的专业性要求过高，无法在学校中实施。因此，研究者需要将研究内容更加细化，找出起作用的元素，让不同情况的学校和学生能使用最合适的干预方案。这也是今后 ADHD 学校干预的一个主要研究方向。

另外，有些 ADHD 患儿在医生或咨询师处得到了有效的干预建议，但这些建议不能很好地传递给学校老师，因此需要增加老师、家长和医生三方的沟通。在这个过程中采用何种沟通形式，也是学者们一直关注的。在国内目前的现状下，可以由咨询师或学校心理老师作为联系人，确保干预能在学校中施行，随时与医生沟通调整干预方案，随时关注ADHD患儿的进步和新的需求。正是为了达到这个目标，杜亚松团队在注意缺陷多动障碍多模式干预的研究过程中，设计了针对学校老师的8次培训内容，包括正确认识ADHD患儿、建立ADHD患儿良好的校内规范行为、调整自己的情绪、掌握对ADHD患儿的行为干预方法、架起与家长和医生沟通的桥梁、识别ADHD的共病、ADHD患儿管理的医教结合策略[6]。研究证实，这种对在职老师的针对性培训，能有效提高老师对ADHD患儿的干预技能。

此外，利用计算机及互联网技术进行的ADHD干预，也越来越多地出现在人们的视野中。例如，利用计算机软件对学生进行工作记忆训练，有耗时短、对场地人员要求不高的优势，已经获得了很多积极的临床证据[44]。利用互联网技术进行远程咨询和诊治，能大大提高ADHD专家和学校老师、家长沟通的效率，使专家能随时监督ADHD患儿干预进度，并及时解决出现的问题，也能增加老师、家长在这个过程中的参与感和积极性。

尽管我国在ADHD学校干预领域的发展依然远远落后于国外，但随着上海、北京等地近年来的研究推广和政策支持不断深入，已经有很多学校开始了对患有ADHD及其他心理障碍的学生进行干预的工作，有很多学生和他们的家庭从中获益。让我们期待ADHD患儿的学校干预得到卫生、教育系统更多的重视，让越来越多的学校加入到帮助ADHD患儿的工作中来。

（李梦瑶 杜亚松编，林 红 钱 英校）

参考文献

[1] Frazier TW, Youngstrom EA, Glutting JJ, et al. ADHD and achievement: meta-analysis of the child, adolescent, and adult literatures and a concomitant study with college students [J]. J Learn Disabil, 2007, 40: 49-65.

[2] Theule J, Wiener J, Tannock R, et al. parenting stress in families of children with ADHD: a meta-analysis [J]. J Emot Behav Disord, 2013, 21: 3-17.

[3] Greene RW, Beszterczey SK, Katzenstein T, et al. Are students with ADHD More Stressful to Teach?: Patterns of teacher stress in an elementary school sample [J]. J Emot Behav Disord, 2002, 10: 79–89.

[4] Burns MK, Deno SL, Jimerson SR. Handbook of Response to Intervention: The Science and Practice of Assessment and Intervention [M]. New York: Springer, 2007.

[5] DuPaul GJ, Stoner G. ADHD in the Schools: Assessment and Intervention Strategies [M]. 3rd ed. New York: Guilford Press, 2015.

[6] 杜亚松. 注意缺陷多动障碍多模式干预 [M]. 北京: 人民卫生出版社, 2014.

[7] Salvia J, Ysseldyke JSW. Assessment for Special and Inclusive Education [M]. 12nd ed. Belmont: Cengage Learning, 2012.

[8] Conners CK. Conners [M]. 3rd edition. Toronto: Multi-Health Systems, 2008.

[9] Gadow KD, Sprafkin J, Carlson GA, et al. A DSM-Ⅳ –referenced, adolescent self-report rating scale [J]. J Am Acad Child Adolesc Psychiatry, 2002. 41: 671-679.

[10] Reynolds CR, Kamphaus RW. BASC-2: Behavior Assessment System for Children, Second Edition Manual [M]. Circle Pines: American Guidance Service, 2004.

[11] Ohan JL, Johnston C. Positive illusions of social competence in girls with and without ADHD [J]. J Abnorm Child Psychol, 2011, 39: 527-539.

[12] 苏林雁, 李雪荣, 罗学荣, 等. Achenbach教师报告表的湖南常模 [M]. 中国临床心理学杂志, 1996, 4: 16-20, 65.

[13] Achenback TM, Rescorla LA. Manual for the ASEBA School-Age Forms and Profiles [M]. Burlington: University of Vermont, Department of Psychiatry, 2001.

[14] 于得澧, 杜亚松. Conners教师评定量表的临床效度研究 [J]. 上海精神医学, 2004, 1: 20-23.

[15] Dupaul GJ, Barkley RA. Situational variability of attention problems: psychometric properties of the Revised Home and School Situations Questionnaires [J]. J Clin Child Psychol, 1992, 21: 178-188.

[16] Elliott SN, Gresham FM. Social Skills Improvement System [M]. Minneapolis: Pearson Assessments, 2008.

[17] Dupaul GJ. Teacher ratings of academic skills: The development of the academic performance rating scale [J]. School Psych Rev, 1991, 20: 284-300.

[18] Diperna JC, Elliott SN. Academic Competence Evaluation Scale [M]. San Antonio: Psychological Corporation, 2000.

[19] Jacob R, Oleary KD, Rosenblad C. Formal and informal classroom settings: effects on hyperactivity [J]. J Abnorm Child Psychol, 1978, 6: 47.

[20] Abikoff H, Gittelmanklein R, Klein DF. Validation

of a classroom observation code for hyperactive children [J]. J Consult Clin Psychol, 1977, 45: 772-783.

[21] Shapiro ES. Academic Skills Problems [M]. 4th ed. New York: Guilford Press, 2011.

[22] Gadow KD, Sprafkin J, Nolan EE. ADHD School Observation Code [M]. Stony Brook: Checkmate Plus, 1996.

[23] Swanson JM. The SNAP Rating Scale for the Diagnosis of the Attention Deficit Disorder [M]. Washington, DC: ERIC Clearinghouse, 1981.

[24] 周晋波, 郭兰婷, 陈颖. 中文版注意缺陷多动障碍SNAP-Ⅳ评定量表-父母版的信效度 [J]. 中国心理卫生杂志, 2013, 27: 424-428.

[25] Platzman KA. Review of observational methods in attention deficit hyperactivity disorder (ADHD): implications for diagnosis [J]. Sch Psychol Q, 1992, 7: 155-177.

[26] Mayer, GR, Sulzer-Azaroff B, Wallace M. Behavior Analysis for Lasting Change [M]. 3rd ed. New York: Sloan, 2014.

[27] Owens JS, Johannes LM, Karpenko V. The relation between change in symptoms and functioning in children with ADHD receiving school-based mental health services [J]. School Ment Health, 2009, 1: 183-195.

[28] Owens JS, Holdaway AS, Zoromski AK, et al. Incremental benefits of a daily report card intervention over time for youth with disruptive behavior [J]. Behav Ther, 2012, 43: 848-861.

[29] Coles EK, Pelham WE, Gnagy EM, et al. A Controlled Evaluation of Behavioral Treatment With Children With ADHD Attending a Summer Treatment Program [J]. J Emot Behav Disord, 2005, 13: 99-112.

[30] Hinshaw SP, Melnick S. Self-Management Therapies and Attention-Deficit Hyperactivity Disorder: Reinforced Self-Evaluation and Anger Control Interventions [J]. Behav Modif, 1992, 16: 253-273.

[31] Grahamday KJ, Gardner R, Hsin Y. Increasing on-task behaviors of high school students with attention deficit hyperactivity disorder: is it enough? [J]. Educ Treat Children, 2010, 33: 205-221.

[32] Gureaskomoore S, Dupaul GJ, White GP. Self-Management of Classroom Preparedness and Homework: Effects on School Functioning of Adolescent with Attention Deficit Hyperactivity Disorder [J]. Sch Psychol Rev, 2007, 36: 647.

[33] Mautone JA, Dupaul GJ, Jitendra AK. The effects of computer-assisted instruction on the mathematics performance and classroom behavior of children with ADHD [J]. J Atten Disord, 2005, 9: 301-312.

[34] Clarfield J, Stoner GD. The effects of computerized reading instruction on the academic performance of students identified with ADHD [J]. Sch Psychol Rev, 2005, 34: 246-254.

[35] Evans SW, Schultz BK, Demars CE, et al. Effectiveness of the challenging horizons after-school program for young adolescents with ADHD [J]. Behav Ther, 2011, 42: 462.

[36] Langberg JM, Epstein JN, Becker SP, et al. Evaluation of the homework, organization, and planning skills (HOPS) intervention for middle school students with ADHD as implemented by school mental health providers [J]. Sch Psychol Rev, 2012, 41: 342-364.

[37] Dupaul GJ, Ervin RA, Hook CL, et al. Peer Tutoring for children with attention deficit hyperactivity disorder: effects on classroom behavior and academic performance [J]. J Appl Behav Anal, 1998, 31: 579-592.

[38] Pelham WE, Fabiano GA. Evidence-based psychosocial treatments for attention-deficit/hyperactivity disorder [J]. J Clin Child Adolesc Psychol, 2008, 37: 184-214.

[39] Sheridan SM. Tough Kid Social Skills Book: Getting along with Others-Helping Tough Kids Learn and Use Effective Social Skills [M]. Eugene: Pacific Northwest Publishing, 2010.

[40] Webster-Stratton C, Reid MJ. Strengthening social and emotional competence in young children: the foundation for early school readiness and success: incredible years classroom social skills and problem-solving curriculum [J]. Infants Young Child, 2004, 17: 96-113.

[41] Mikami AY, Griggs MS, Lerner MD, et al. A randomized trial of a classroom intervention to increase peers' social inclusion of children with attention-deficit/hyperactivity disorder [J]. J Consult ClinPsychol, 2013, 81: 100-112.

[42] Ang RP, Hughes JN. Differential Benefits of Skills Training with antisocial youth based on group composition: a meta-analytic investigation [J]. Sch Psychol Rev, 2002, 31: 164-185.

[43] Grauvogel-Macaleese AN, Wallace MD. Use of peer-mediated intervention in children with attention deficit hyperactivity disorder [J]. J Appl Behav Anal, 2010, 43: 547-551.

[44] Shipstead Z, Redick TS, Engle RW. Is working memory training effective [J]. Psychological Bulletin, 2012, 138: 628-654.

第十七章　注意缺陷多动障碍的行为治疗

第一节　概　述

一、行为治疗的概念

行为治疗（behavior therapy）是在行为主义心理学的理论基础上发展起来的一个心理治疗学派，是由若干种治疗方法集合而成。行为治疗是指以行为学习理论为指导，按照一定的治疗程序，来消除或纠正个体不良行为的一种心理治疗方法。

ADHD患儿存在突出的行为障碍或行为问题，严重影响着患儿的正常行为发展和成年后的行为模式，早期的行为治疗对于ADHD至关重要。

二、行为治疗的特点

一般来讲，行为治疗和其他治疗方法一样具有一定的特点：①行为治疗主要集中于研究人和实施于人的行为；②以行为学原理为基础；③强调当前的环境事件；④由日常生活的人们去实施；⑤行为治疗的具体程序可以精确描述；⑥强调对行为改变的测量；⑦强调自我管理技能；⑧程序具有弹性；⑨不强调问题行为的历史原因；⑩不对潜在的动因进行假设。

三、行为治疗的理论

行为治疗的相关理论包括经典条件反射理论、操作性条件反射理论和社会学习理论。

（一）经典条件反射理论

20世纪初，俄国生理学家Pavlov通过对狗的研究提出了经典的条件反射（classic conditioning）理论：一个中性刺激与无条件刺激配对，最后能引起原来只有无条件刺激才能引起的反应，就是条件反射。由条件刺激引起的反射称为条件反射。在日常生活中，任何无关刺激只要多次与非条件刺激结合，都可能成为条件刺激而建立条件反射。

在Pavlov的试验中，经典条件反射的建立和消退过程具体为：食物（非条件刺激，unconditioned stimulation）——可以引起流涎和胃液分泌，食物（非条件刺激）+铃声（条件刺激，conditioned stimulation）——可以引出流涎和胃液分泌，铃声（条件刺激）——导致流涎和胃液分泌（强化），取消铃声（条件刺激）——流涎和胃液分泌停止（消退）。

在经典条件反射过程中，影响条件反射的因素有几个：①非条件刺激与条件刺激的性质，越强的刺激其效果越显著；②非条件刺激和条件刺激之间的时间关系，条件刺激必须先于非条件刺激发生；③条件刺激和非条件刺激之间的一致性，在一次实验中，条件刺激和非条件刺激要同时展示；④共同作用的次数，条件刺激和非条件刺激共同配合的次数越多，条件反射越强；⑤以前对条件刺激的体验，如果个体以前在没有非条件刺激的情况下已经受过某种刺激，那么，当这种刺激与一个非条件刺激共同作用时，就不太可能成为条件反射。

（二）操作性条件反射理论

由美国著名心理学家Skinner创建的理论，他使用Skinner箱，即通过在箱内放进一只小白鼠，并设一杠杆，箱子的构造尽可能排除一切外部刺激。小白鼠在箱内可自由活动，当它压杠杆时，就会有一团食物掉进箱子下方的盘中，小白鼠就能吃到食物。实验发现，小白鼠的学习行为是随着一个起强化作用的刺激而发生的。Skinner通过小白鼠的实验现象，提出了操作性条件反射理论。

操作性条件反射（operant conditioning）是指个体做出一个特定的行为反应，这个行为反应导致环境发生某种变化（由个体引起的事件），个体会根据这种后续效果来调节自己的行为。若个体引起的事件是积极的、有适应价值的，他就会倾向于多做；若个体引起的事件是消极的、没有适应价值的，就会倾向于抑制。

操作性条件反射的治疗原理就是既然人们的行为是由行为的后效来塑造的，那么，有意识地设置一些环境条件，使特定的行为产生特定的后效，就可以人为地控制、塑造行为。

Skinner 认为强化作用是塑造行为的基础。强化分为积极强化和消极强化。积极强化（positive reinforcement），是由于一个刺激的加入而增强了一个操作性行为发生的概率作用。消极强化（negative reinforcement），是由于几个刺激的排除而加强了某一操作性行为发生的概率作用。无论是积极强化还是消极强化，其结果都是增强反应的概率。

消极强化作用不同于惩罚。消极强化是为了增强行为、激励行为，而惩罚是为了企图消除行为，两者目的不同。有时在惩罚之后，反应会暂时地得到压制，但并不导致消退过程中反应总次数的减少。因此，Skinner 建议以消极强化来取代惩罚，提倡发挥强化的积极作用。

总之，在 Skinner 看来，只要了解强化效应和操纵好强化技术，就能控制行为反应，塑造出一个教育者所期望的儿童的行为。

（三）社会学习理论

Bandura 将刺激-反应的联结所形成的行为主义观点和人的内部认知过程所决定的认知理论观点进行整合，试图从外在条件、内在认知因素两方面来解释人类社会学习，从而提出了社会学习理论（social learning）。

Bandura 认为，人类的大量行为都是通过对榜样（或示范者）的观察而习得的，这种学习就是观察学习或模仿学习。他认为行为的产生并不一定要通过直接的强化获得，学习也是观察和模仿的过程。

Bandura 把观察学习定义为经由对他人的行为及其强化性结果的观察，一个人获得某些新的反应，或现存的反应特点得到矫正。在这一过程中，观察者并没有外显性的操作示范反应。他认为观察学习包括4个过程：①注意过程，集中注意力观察所要模仿的行为；②保持过程，把观察到的信息进行编码并储存在记忆中；③运用再现过程，通过自己的运用，再现被模仿的行为；④动机确立过程，这是使一项模仿行为能否实际实行的制约因素。有动机就会发生，否则，就不会发生。

强化有直接强化、替代强化和自我强化之分。

直接强化（direct reinforcement）是观察者的行为直接受到外部因素的干预。

替代强化（vicarious reinforcement）是观察者自己本身没有受到强化，在观察学习的过程中，他看到榜样的行为受到强化。这种强化也会影响观察者行为的倾向。例如，ADHD 患儿看到榜样攻击行为受到奖励时，就倾向于模仿这类行为出现更多的攻击行为；当看到榜样攻击行为受到惩罚时，就抑制这种行为的发生。

自我强化（self-managed reinforcement）是观察者根据自己设立的标准来评价自己的行为，从而对榜样示范和行为发挥自我调整的作用。ADHD 患儿在行为发展过程中通过观察可以学习并获得自我评价的标准和自我评价的能力，当 ADHD 患儿认为自己或榜样的行为合乎标准时就给予肯定的评价，不符合标准时则给予否定的评价，这样 ADHD 患儿就能够对自己的行为进行自我调节。ADHD 患儿就是在这种自我调节的作用下，改变着自己的不良行为，形成自己的观念和良好行为。

第二节　注意缺陷多动障碍行为治疗的相关理论

针对 ADHD 患儿的行为治疗理论亦是基于上述三种主要理论发展而来的。

对于 ADHD 患儿的行为治疗主要是运用操作性条件反射原理和社会学习理论，通过对与 ADHD 患儿的某种目标行为相联系的事件进行适当的环境控制，借以增加良好行为或减少不良行为出现的频率。

操作性条件反射理论认为，如果在一种行为

之后得到奖赏，那么这种行为在同样环境条件下就会持续和反复出现，反之就减弱或不再出现。从行为学的角度讲，每一个行为都是有原因和结果的。社会学习理论是强调学习的作用，认为无论任何行为都可以习得，也可以弃掉。

针对 ADHD 患儿特点，主要用到强化理论。如果 ADHD 患儿出现了积极的行为，如上课认真听讲，可以给予表扬；若在家中服从家长指令，可以通过小的奖励予以积极强化，从而使这种正性行为反复出现。而对于其不良行为，如插话和引人关注，则可以忽视，从而消极强化达到减少行为的目的。在学校，也可以通过榜样示范的方法让 ADHD 患儿的行为得到改善。可以帮助 ADHD 患儿通过观察学习获得自我评价的标准和自我评价的能力，当他认为自己或榜样的行为合乎标准时就给予肯定的评价，不符合标准时则给予否定的评价，这样 ADHD 患儿就能够对行为进行自我调节，从而自我强化。

Barkley 认为[1-2]，ADHD 的本质是反应抑制和自我调节的问题，它导致了 ADHD 患儿在执行任务时存在比较差的自我激励，这提供了一个基于行为治疗的理论模型。基于这个理论，针对 ADHD 患儿的训练不是提高其缺乏的技能，而是增强其自我激励和工作记忆从而让他们将自己的能力展示得更好。这个模型不是用于提高 ADHD 患儿的技能，而是用来增强其缺乏的自我激励和工作记忆。就是说，教会 ADHD 患儿额外的技能不是问题，应该教会他们如何使用这项技能。

第三节 注意缺陷多动障碍患者行为的评估

一、ADHD 患儿行为评估常用的量表

常用的 ADHD 行为评定量表有斯诺佩评定量表（SNAP-Ⅳ）、注意缺陷多动障碍诊断量表父母版（ADHDDS-P）、注意缺陷多动及攻击评定量表、布朗儿童青少年和成人注意缺陷障碍量表、范德比尔特 ADHD 评定量表（VARS）和 Conners 评定问卷等[3-4]。

（一）斯诺佩评定量表

SNAP-Ⅳ 评定量表由 Swanson 等[5]编制，是一个由 DSM 症状组成的量表，由父母、教师评定。短版由 DSM-Ⅳ 的 18 项 ADHD 诊断标准组成。长版除外 18 项 ADHD 诊断标准外，还包括 8 项对立违抗性障碍条目组成，共 26 项。按 0~3 四级评分，计分方法为各分量表得分除以项目数，得分小于 1 为正常范围，用于评估 ADHD 症状，追踪疗效。

刘昱志等[6]在台湾地区 1~8 年级学生中采集父母量表 3 534 份，教师量表 3 653 份，建立了台湾常模。重测信度为 0.59~0.84，Cronbach α ≥ 0.88，中文版 SNAP-Ⅳ 评定量表的 3 个分量表和 CBCL 的相似行为分量表的相关系数为 0.51~0.72，认为中文版 SNAP-Ⅳ 评定量表量表具有良好的信效度。国内周晋波等[7]测定中文版 SNAP-Ⅳ 评定量表父母版信效度，发现全量表内部一致性信度 Cronbach α 为 0.95，注意力不集中、多动/冲动、对立违抗 3 个分量表 Cronbach α 分别为 0.90、0.89、0.88。重测信度组内相关系数（ICC）为 0.68，3 个分量表的重测信度 ICC 分别为 0.75、0.76、0.24。

（二）注意缺陷多动障碍诊断量表父母版

ADHDDS-P 来源于 DSM-Ⅳ 的 18 项症状学标准，用于评估个体注意缺陷、多动/冲动的程度，按无（0）、有时（1）、经常（2）、总是（3）四级评分。奇数为注意缺陷的 9 个项目，偶数为多动/冲动的 9 个项目，得到注意缺陷、多动/冲动分量表分和总分。

国内苏林雁[8]在全国 12 个大中城市抽样 1 616 名 6~17 岁儿童，制定了中国城市儿童 ADHDDS-P 常模。重测信度为 0.70，Cronbach α 为 0.91，与 Conners 父母评定问卷的多动指数相关（相关系数为 0.75），与 CBCL 的注意问题相关（相关系数为 0.65）。

（三）IOWA Conners 教师评定问卷

此量表[9]用于评估儿童的注意力不集中、多动和对立违抗行为，从 Conners 教师评定问卷提取，包括 5 项注意缺陷/活动过度和 5 项攻击项

目，共 10 项。有教师、父母和青少年自评版[9]。

（四）布朗儿童青少年和成人注意缺陷障碍量表

BADDS[10] 与其他用于 ADHD 的量表不同，用于测量 ADHD 相关的执行功能缺陷。现在的 BADDS 用于不同年龄（3～7、8～12、13～18 岁）。3～7 岁量表由父母、教师单独评定；8～12 岁量表包括父母、教师的评定和儿童自评；13～18 岁量表包括青少年自评和（或）父母评定。BADDS 包括 5 个分量表：①对工作的组织、优化和激活；②注意的集中、保持和转换；③调节警觉、持续努力和加工速度；④应对挫折和调节情绪；⑤工作记忆和回忆。各分量表相加得到总注意分。3～7 岁、8～12 岁儿童还有第 6 个分量表，称为监测和自我调节功能，也计入总分。每个分量表的粗分可以转换为 T 分和百分位。王玉凤等引进布朗儿童青少年 ADHD 量表，目前主要用于研究。

（五）范德比尔特 ADHD 评定量表

VARS[11] 是一个基于 DSM-Ⅳ 诊断标准的量表，有教师版本（VADTRS）和父母版本（VADPRS）。量表包括 35 个症状和 8 个绩效项目，由 ADHD/ODD 和 CD 诊断标准以及焦虑和抑郁分量表组成，焦虑和抑郁分量表由儿童行为量表改编而来；此外，教师量表还评估学校功能，父母量表也有一个相对应的评估儿童学校和社会功能的分量表。

张丽珊等[12] 将 VARS 应用于门诊中 1 478 例疑为 ADHD 的儿童，同时专业医生按照 DSM-Ⅳ 标准对儿童进行诊断。将两种方法的结果进行比较，认为 VARS 对 ADHD 及各亚型有较好的灵敏度和特异度，与 DSM-Ⅳ 诊断结果较符合，能提供关于常见共患疾病及功能损害的信息。

（六）Conners 评定问卷

Conners 评定问卷（Conners Rating Scales，CRS）[13] 是由 Conners（1969）编制的一个评估儿童常见行为问题的量表。1978 年修订的 Conners 父母评定问卷（Parent Symptom Questionnaire，PSQ）和 Conners 教师评定问卷（Conners Teacher Rating Scale）目前在国内广泛应用。1997 年 CRS-R 再次修订，项目特异于 DSM-Ⅳ 定义的 ADHD 和其相关特征，更新了年龄、性别常模。父母版包括 80 项，教师版包括 59 项，父母简化版包括 27 项，教师简化版包括 28 项，青少年自评版包括 27 项。

Conners 父母评定问卷和 Conners 教师评定问卷主要用于评估童年期 ADHD。父母评定问卷 48 项，按 0～3 四级评分，包括 5 个分量表：品行问题、学习问题、心身问题、冲动-多动、焦虑。教师评定量表 28 项，包括 3 个分量表：品行问题、多动、注意力不集中-被动。另外还设计了仅有 10 项的简明症状问卷（即多动指数），用于筛查 ADHD 患儿及追踪疗效，以多动指数 ≥ 1.5 作为划界分。

苏林雁等[14] 在全国 20 个大中城市采样 1 759 例患儿，制定了全国城市儿童父母评定问卷和教师评定问卷的常模。父母评定问卷的重测信度为 0.18～0.63，Cronbach α 为 0.92。问卷得分与 CBCL 相关分量表得分有相关性。教师评定问卷表的重测信度为 0.60～0.85，Cronbach α 为 0.95，问卷得分与 TRF 相关分量表得分相关。范娟和杜亚松[15] 在全国 14 个城市对 3 576 名儿童进行 Conners 教师评定问卷的评定，TRS 各条目分与量表总评分之间的相关系数为 0.265～0.689，总问卷 Cronbach α 为 0.941，分半信度为 0.896，间隔 2 周的量表总分的重测信度为 0.544，4 个因子的重测信度为 0.391～0.671（$P < 0.01$）。

二、ADHD 患儿治疗效果的评价

在 ADHD 患儿接受治疗之后，通过对疗效的评估可以论证干预或者药物治疗的有效性，从而指导临床。常用的评估方法为临床行为评估，可以用到如下量表：

1. SNAP-Ⅳ 评定量表　SNAP-Ⅳ 评定量表除用于诊断使用，还可以用于评估 ADHD 症状、追踪疗效。

2. IOWA Conners 教师评定量表　IOWA Conners 教师评定量表适用于 ADHD 治疗的研究，在短期内多次评估疗效。

3. Conners 评定问卷　通过使用 Conners 评定问卷，可以得到关于 ADHD 患儿在治疗前后关于品行问题、学习问题、心身问题、冲动-多动、焦虑方面的变化。

4. ADHD RS-Ⅳ　ADHD RS-Ⅳ 同样根据 DSM-Ⅳ

编写，由 DuPaul 等于 1998 年出版[16]，信效度良好。量表基线总分和服药前后分数变化与 Conners 父母评定问卷的症状条目总分中度至高度相关，治疗前后量表总分的标准反应均数为 1.84，天花板与地板效应均不明显。我国目前未见对其信效度的研究。

5. Achenbach 儿童行为量表（CBCL） CBCL 是 Achenbach 于 1983 年编制、1987 年修订的儿童行为量表，我国目前主要使用的是 Achenbach1991 年再次修订的版本[17]，最初由中国 22 个城市协作研究引入。CBCL 有父母版本和教师版本[18]。

6. 长处和困难问卷（SDQ） SDQ 是由美国心理学家 Goodman 于 1997 年编制[19]，并于 2001 年再次进行修订。国内由杜亚松等引入并建立常模，有良好的信效度[20]。通过在中国香港地区的应用，学者发现 SDQ 功能损害分数比症状分数能更好地预测临床状况。

第四节　注意缺陷多动障碍行为治疗的方法

行为治疗以不良行为作为靶症状，通过阳性和阴性的强化来增加适应行为和减少问题行为。ADHD 行为治疗是指行为治疗通常由经过训练的家长和老师通过改善行为的特殊技巧来执行，包括在表现出期待的行为时给予奖励（如正性强化）或没有达到目标时承担后果（如惩罚）。反复实施奖励和惩罚可逐渐使行为得以塑造。常用的方法有以家庭为基础的行为干预、以学校和相关工作人员为基础的行为干预、针对 ADHD 患儿的行为干预。

基本原则是奖励好的行为，忽视或惩罚不好的行为，并且建立长期目标。

一、以家庭为基础的行为干预

ADHD 患儿的核心症状不仅影响儿童的日常生活，也会影响父母与儿童之间的亲子关系，使他们的关系日趋紧张化，甚至令儿童的问题行为加剧。

（一）父母培训

父母培训（parent training）形成于 1980 年，是指专业人员对 ADHD 患儿的家长进行科学系统的指导，ADHD 患儿家长培训的理论基础是：因孩子的养育方式直接影响 ADHD 发生、发展和预后，所以通过调整养育方式可以达到对 ADHD 预防和治疗的目的。在家长培训过程中，家长将接受有关 ADHD 的基本知识和对 ADHD 患儿养育技能的学习，让家长学会如何正确关注自己的孩子及怎样创造良好的家庭环境；让家长掌握适宜的儿童行为管理技巧，以此达到改善儿童行为习惯、消除或减轻 ADHD 患儿临床症状的效果。培训将在专业人员或其他经过特殊心理培训人员的指导下进行。有关研究显示：家长培训对 ADHD 患儿有治疗作用，可达到改变或纠正孩子行为的目的，并可改善家庭功能，例如，缓解亲子矛盾，减轻家长的压力和增加家长的信心。

（二）父母行为训练项目

父母管理训练或者父母训练（parent management training or parent training），对共病或不共病破坏性行为的 ADHD 患儿都是有效的，尽管其不是特意针对 ADHD 的，父母行为训练（behavioral parent programs，BPT）对 ADHD 仍然是有效的，然而对于 ADHD 青少年疗效略差。目前存在很多不同的 BPT 项目。BPT 基本是每周训练课程，以团体或者个体形式，聚焦于详细的操作性技术。其过程可分为以下三个基本过程：①通过操作其活动周围的环境因素来提高正性行为（如父母的指令、老师的指令等）；②通过重新组织活动来促进其完成（如插入一些感兴趣的活动等）；③操纵其行为的后果（如表扬、惩罚等）[21]。

（三）建立家庭代币制

在 ADHD 患儿出现好的行为之后施以强化，即频繁、及时的奖励，通过这种方法可以使好的行为得到持续，所以建立一套完整的家庭代币制（home token economy）有利于对儿童的行为予以及时的反馈。

家长列出 ADHD 患儿在家中应完成的任务

和可以享受的特权，并且在每一条后面标注其可以获得的分数或者是得到奖励物的个数，具体礼物可以与患儿协商。值得注意的是，在这个方法实行时，父母最好不要惩罚患儿或者是因为不良的行为而扣掉他们的分数或者将礼物扣除。但是这种奖励只有在指令发出后患儿立即执行的情况下才有，如果需要父母重复指令后才去执行则不能得到奖励。除了执行要求外，如果ADHD患儿在执行的过程中有积极的态度，或者是患儿在控制自己的情绪方面有了进步，还可以给予额外的奖赏，如在你发出指令后立即去执行，而且他们没有抱怨、态度良好，这种情况下可以除了给予此任务的积分外给予额外的积分作为奖赏，并且要告知患儿这个额外的奖赏是来源于其正确的态度。家长对有进步表现或遵从指令的ADHD患儿给予口头赞扬、非言语方面的褒奖（微笑、亲昵地拍打儿童的肩膀等）。

（四）暂时隔离

暂时隔离（Time out）是在ADHD患儿不顺从的行为发生后执行的一种管理方法。可以在ADHD患儿不执行父母指令或者发脾气等时候使用暂时隔离。可以指定家中的某一个地方或房间作为暂时隔离的区域（静心角），父母告诉患儿暂时隔离的时间，在隔离的过程中其他人不能接近这个地方或者是和患儿讲话，在结束时患儿需要同意完成指令或者不再发脾气，如果他仍然不同意，需要给予另外的惩罚，如扣掉积分或将隔离的时间延长。隔离的地点也可以选在拿出了所有玩具和娱乐设施的房间里。当然，家长将ADHD患儿安排在暂时隔离时，达到规定时间需要将孩子带出来，不可忘记时间，不可出现家长忘记时间，患儿一直提醒家长隔离时间到了的现象。

二、以学校为基础的行为干预

针对ADHD患儿注意力不集中、多动、冲动的现象，学校为基础的干预目的在于提高ADHD患儿的在校表现以及学习成绩，使他们学业有成[22]。

学校参与的课堂行为干预与父母培训一样，也是一种公认的治疗ADHD的有效方法。

教师对ADHD患儿可采取以下方法进行学生的行为干预。

（一）针对小学生ADHD

基于学校的行为干预多通过理解其负性行为的情景来提高其正性行为。负性行为多被认为可以提供一下几个功能：①逃避某些活动或者场景，②获得某些喜欢的资源或场景，③获得关注，④感官刺激。

可以采用行为分析的方法探讨ADHD患儿负性行为的原因，从而采取针对性的措施。

（二）针对初高中ADHD患儿

关于初高中学生ADHD的行为治疗，研究相对较少，在过去的十五年中刚刚开始成形[23]。

1. 挑战地平线项目 挑战地平线项目（Challenging Horizons Program，CHP）是一个综合的基于学校的干预项目，针对社会、学业、家庭功能损害，研究比较多。

2. 放学后模式 放学后模式（after school model）由高强度模式，在每个学年中进行，每个课程150 min，每周多达3次。在这个项目中，由当地大学的本科生作为咨询师，而研究生或者工作人员作为指导老师。

3. 师徒模式 师徒模式（Mentoring model）由学校精神卫生专业人员（包括社工、学校心理老师）和老师每周与青少年见面一次以提供学业技能训练。

4. 家庭作业、组织、计划技能项目 家庭作业、组织、计划技能项目（Homework, Organization, and Planning Skills, HOPS program）作为挑战地平线项目的扩展，这个项目顾名思义，主要是为初高中ADHD患儿提供组织安排、时间管理、计划技能的训练。

三、课堂行为干预

（一）课堂管理技巧

课堂管理技巧主要是针对学生的ADHD症状以及相关的功能缺陷，如服从课堂纪律、服从老师命令、与同学友好相处等方面。课堂管理策略的制定通常是通过咨询教师确定ADHD患儿存在哪些行为方面的问题，然后以此为基础，由医生和教师一起制定一个具有个体化的、适合在班级、学校使用的管理方法，如口头表扬、有意忽视、有效的指令、代币制度、每日汇报卡片或暂时隔离等。

1. 代币制度 代币制度（token reinforcement）除了在家中使用之外，也可以在课堂使用，也可以不仅仅是只针对ADHD患儿。因为ADHD患儿存在延迟满足障碍，故在ADHD患儿出现教师所期待行为之后，须即刻给予奖励以达到阳性强化。实行代币制度要服从以下的原则：①可获得奖励的行为必须明确，②当好的行为出现时必须按一定的程序给予奖赏物（代币或分数），③按照一定的规则将代币或分数兑换成为奖品或既定事件。此外，也可以采用口头表扬的方式增强ADHD患儿的正性行为。

2. 每日汇报卡片 每日汇报卡片（daily report card，DRC）是以学校为基础的干预措施之一，在确立一个目标行为之后，由老师对学生在校的行为进行观察，如果学生出现了目标行为，则在每日汇报卡片上记录下学生良好行为，学生凭借卡片上的得分在家获取相应的奖赏。包括一系列明确定义的行为，这些行为的选择是老师和家长根据学生的情况共同确定的。这些目标可以包括学习、行为、同伴关系或其他方面的困难，老师负责观察和记录学生在学校期间这些方面的情况，并且通过填写汇报卡片将学生的情况及时反馈给父母。这些目标对于ADHD的学生来说有时虽然具有挑战性，但是可以通过努力达到目的的。目标行为的难度要随着学生的进步而逐渐加大，当学生的行为达到了预定的目标，家长要在家里给予儿童一定的奖赏，随着儿童良好行为的增多，能获得奖赏的行为也应不断地变化，引导他们发展更多良好行为。且研究支持在家中和学校同时使用DRC要好于单纯在学校使用[24]。

具体细节包括以下内容。

（1）控制分心来源：让ADHD患儿待在一个他能维持最佳学习状态的地方，例如讲台边上（老师可以随时监督他）、远离门窗的位置（避免户外信息干扰他）。

（2）帮助集中注意力：老师和ADHD患儿可以建立秘密手势或信号，提醒他们集中注意力，或者让患儿自己选择提醒方式。

（3）清晰准确地给出命令：给予ADHD患儿的指令比一般学生要更加清楚，包括具体详细的步骤，完成的先后顺序，都要交代清楚，甚至可以在黑板上写下来避免患儿忘记。

（4）根据环境做出变化：如果发现患儿坐立不安，说明他有些厌烦了或者坐不住了，这时可以提问他，让他站起来一会儿，或者让他分发作业，下座位走动一会儿。

（5）课后活动：教会同学们接纳他、帮助他，不让同学们把ADHD和缺点相提并论。

（二）学校监管

课堂干预的主要目的是改善ADHD患儿的一些不良行为，而学校监管（academic interventions）的侧重点则是其学业上的表现。很多ADHD患儿都表现为学业上的失败，共病学习障碍的患儿也较为常见，他们更容易出现中途转学、退学或者留级等情况。因此对患者学业方面的干预显得尤为重要。

1. 同伴监管 同伴监管（Peer tutoring）是指给ADHD患儿配备一个同龄的正常学生作为他们的小辅导老师，帮助他们学习课本上的知识，根据学生自己的特点和学习进度进行有针对性的辅导。被辅导的学生，需要对辅导者的辅导有积极的回应，辅导者的同学要对辅导学生的表现予以及时反馈，对于好的表现要予以鼓励和表扬。

ADHD患儿经常会在课堂上出现一些不完成指定任务以及破坏性的行为，通过同伴监管，可以辅助ADHD患儿集中注意力，提高学习效率。

2. 计算机辅助教学 计算机辅助教学（computer-assisted instruction，CAI）是在计算机辅助下进行的各种教学活动，以对话的方式与学生讨论教学内容、安排教学进程、进行教学训练的方法与技术。以课本上的具体内容为基础，突出课本上的重点内容为目标，将课本知识分割成更小的知识模块，并将其编制成软件，通过电脑，将知识以视听等多种形式呈现给学生，并且根据学生的不同需要分成难度不同的等级，对学生回答的准确性予以及时的反馈。可以对正确的题目予以积分，在积分达到一定程度的时候可以提供一小段视频游戏作为奖励。研究表明计算机辅助教学可以帮助ADHD患儿提高持续性注意和学习成绩，同时也可以使老师制定更加个体化、更加适应ADHD患儿注意力难以持久这一现状的学习方法，使学生在学习的过程中更加主动、有自信心和动力[25]。另外，老师在这一过程中可以

(三）对学校干预的建议

1. 明确规则 ADHD患儿的自控力差，许多学生不能够服从命令或遵守规则，因此，老师要明确规则时可做到以下几点：对患儿的行为要求明确简单；在提出规则时保证学生注意力是集中的，眼睛最好直视患儿，尽量减少干扰；可让患儿重复一次要求，保证理解，加强记忆；同时保证患儿有足够的时间去遵守执行教师要求的规则。

2. 显示关注 显示关注的实质是阳性强化法，利用关注技术强化患儿的适当行为，对患儿依从行为给予关注和奖励。具体步骤有：①老师只有在患儿出现良好行为时才使用关注技巧；②如果出现小的不良行为，老师应立即停止关注；③如果出现大的不良行为，老师首先应制止不良行为，让患儿重新回到适当的活动或行为；④一旦不良行为停止、好的行为出现，老师要即刻关注好的行为。

3. 化整为零 老师对ADHD患儿行为干预是一个循序渐进的过程，并非一蹴而就的坦途。例如一个普遍的现象是很多患儿因为做题时感觉到难度，多容易放弃。老师可以把作业分成比较容易的小块、化整为零、降低作业难度、将布置的作业简单化，这样患儿每天能完成更多的作业。另外，老师可加强对患儿的时间管理，将患儿的学习时间化整为零、为患儿建立一天学习生活计划、使患儿有更多的时间完成作业，增强患儿的信心。患儿通过合理安排时间，在完成作业中获得成功。在此基础上，老师提高患儿作业的难度，循序渐进，使患儿能不断完成一个个小计划，从而达到目标。

4. 提供奖励 老师根据强化与消退的原理，当适应性行为出现时给予奖励，当异常行为出现时则不予强化或有意忽略，使患儿的不良行为趋于减少。奖励分为社会奖赏和物质奖励。

（1）社会奖赏：如微笑、点头、赞许、拥抱、鼓励、表扬等，适用于改善的行为或品质。

（2）物质奖励：如学生爱好的食物或活动，包括代币、小红花等可交换的奖赏，这些积累到一定数额可以换取所需的物质或享受某种特权，如游戏等。

5. 问题解决 问题解决是为了让患儿达到指定的目标所进行的某种活动。问题解决也是老师对ADHD患儿行为干预的重要方法，老师在问题解决的方法中包括以下过程：了解患儿的具体状况，从而找到问题所在，针对性地给予解决问题的引导和提示；引导患儿找到解决问题的知识和经验；最后总结问题解决的过程和方法，并将它用于新的问题解决中。

6. 成果展示 将ADHD患儿在学习或者社会性活动的成果展示出来，为患儿提供交流与展示的平台，一方面可以使患儿体验到成功、增强自信，另一方面也促使患儿之间相互学习、相互交流、共同提高。

7. 榜样示范 ADHD患儿因为其行为问题，所以很少受到表扬，但这些患儿也希望自己能成为别人学习的榜样，具有向上的心理。老师在进行行为训练时，应坚持正面教育、注意树立典型，让患儿身边的榜样去感染患儿，起到榜样和示范作用。

四、同伴相关的行为干预

同伴关系在儿童、青少年的发育过程中起着重要作用，然而ADHD患儿因为其多动/冲动特点，在发展同伴关系方面存在问题。研究报道，在7～9岁的ADHD患儿中，52%的患儿是被同伴拒绝的，而只有不到1%是受欢迎的[26]。

同伴相关的行为干预（behavioral peer interventions，BPI）的目标在于促进患儿的社交技巧，一般这一干预可以在门诊、暑假治疗计划或者是在学校中进行，需要父母和老师的共同参与。在这一干预中，学生们将学会基本的社交技巧，例如如何与人交流、如何维持友谊、如何自控，以及如何解决人际交往中出现的问题等。因此通过训练可以改善ADHD患儿的同伴关系，从而让他们被接纳。同伴相关的行为干预多采用团体治疗的形式。

（一）社交技能训练

社交技能是与他人互动的技能，而社交技能训练（social skills training）是指通过培训来教会如何在社会交往中正确地使用符合社交规范的语言和非语言的行为，目的在于发展、提高和维持患者的社交技巧，此外社交技能训练还要包括教会儿童一些社会规范、社交规则等。社交技能训练的主要方法有：榜样策略法——鼓励儿童观察学习成人或同伴的某种社会行为，行为塑造法——奖赏儿童在同伴活动中表现出的某种社会行为，训练/学习法——将概念指导与行为训练相结合。社交技能训练的对象是同伴关系不良的儿童——被拒绝的儿童和被忽视的儿童[27]。

社交技能的训练主要的核心点有7点：①自我介绍，②如何加入别人的活动，③自己了解自己的情绪，④处理愤怒，⑤如何自控，⑥如何处理别人的挑衅，⑦如何避免打架。

（二）夏令营治疗计划

夏令营治疗计划（summer treatment program, STP）通过夏季集中训练使ADHD患儿学会运动技巧、社交技巧，学会如何遵守家长老师的指令，同时学习成绩方面也会获得相应的提升。该计划运用一系列的行为矫正技巧，如代币制度、暂时隔离等，虽然该训练的主要目的在于改善同伴关系，但是很多参与者在各个功能方面都表现出明显的进步，不仅是行为的改变还包括一些认识功能的提升[28]。

夏令营治疗计划主要包括5个组成部分：关于儿童行为管理的父母培训、教室中的行为管理、学业和运动技能训练、社交技巧训练、精神兴奋药物使用。时间多为6～9周，约12个年龄匹配的儿童在一组，在一整天中都会持续进行训练，一天结束之后，会每人携带自己的每日汇报卡片，除了以儿童为中心的训练之外，每一周都会有一次父母培训课程。夏令营治疗计划的另一个特点是针对使用精神兴奋剂治疗的儿童，如果父母同意，会为儿童评估药物的有效性。

第五节　注意缺陷多动障碍的认知行为治疗

认知行为治疗（cognitive behavior therapy, CBT）是由Beck在20世纪60年代发展出的一种有结构、短程、认知取向特点的心理治疗方法，主要针对抑郁障碍、焦虑障碍等心理疾病和不合理认知导致的心理问题。它的主要着眼点在患者不合理的认知问题上，通过改变患者对己、对人或对事的看法与态度来改变心理问题。

CBT的治疗理念是矫正行为先应矫正其自动性思维。

ADHD的认知行为治疗多针对青少年期和成年期ADHD患者[29]，童年期ADHD认知疗法方面研究较少。ADHD认知行为治疗是包含针对成年期ADHD患者的补偿性技巧学习的行为干预和处理负性自发思维及其相关不良情绪的认知干预两个部分。

一、ADHD的认知障碍

多数的心理治疗研究发现，ADHD患儿认知层面上存在的困难或障碍，主要表现在以下几个方面：①注意力持续缺陷，ADHD患儿在注意警觉性和将注意力集中在特定任务的能力较差。②冲动性的认知节奏，冲动性的ADHD患儿容易很快做出决定，并且偏向刻板地坚持错误的答案。③问题解决的缺陷，ADHD患儿在对问题的辨认、多种解决方案的设想、各种方案的结果推理、长短期收益和成本的比较等问题解决的程序方面存在较大的技能缺陷。ADHD患儿碰到的问题包括非人际关系的问题和人际关系的问题。在人际关系方面，ADHD患儿在辨别自己和他人的各种思想、行为、情绪的信号和理解他人观点的采择能力方面较差。④归因不当且容易发生冲动性的愤怒，伴随进攻性的ADHD患儿缺乏在行为、情感和认知各个方面的自我调节技能，另外也容易对他人的意图产生歪曲和误解，容易将别人的行为线索理解为进攻性的，而非是中性和积极的。这种认知歪曲和归因不当容易导致患儿爆发冲动的破坏性和对抗性行为。

二、ADHD的行为障碍

ADHD患儿在行为层面上常表现出的问题有：①集中注意力来从事当前任务的行为较差，②不顺从别人的指令，③社交技能缺陷（如视觉接触差、缺少分享和合作、不知道采取合适的方式向别人求助等），④攻击性行为和反社会行为。

研究显示 50%～70% 的 ADHD 患儿症状会持续到青少年期、CBT 在近 20 年发表的心理治疗研究中被认为是对成年期 ADHD 患者核心症状，以及与焦虑、抑郁相关的合并症状最有效的心理治疗方法之一。该治疗有个体和团体两种形式。治疗一般一周 1 次，整体持续 12～20 次。

具体方法包括角色扮演、强化、暴露、放松、活动安排。通过角色扮演，可以使 ADHD 青少年将其学到的技能运用到生活中。强化是使用奖励形式增强患者的治疗依从性。放松训练可采用一般的放松法，或使用在有关医生指导下的生物反馈法；而暴露主要用于焦虑障碍，活动安排主要用于抑郁障碍。

治疗师通常会安排家庭作业给 ADHD 青少年，作为对其所学技能的扩展，完成家庭作业也是治疗中的一个重要组成，在这个部分其治疗师与来访者的合作就显得尤为重要。

除了这些一般方法之外，还有特定技能来控制 ADHD 症状，关注将来而非过去，提供一些 ADHD 疾病本身和治疗方面的信息。

第六节　注意缺陷多动障碍行为治疗效果的评价

治疗对改善 ADHD 患儿的长期社会功能是明确的[30-31]。常用的治疗方法有药物治疗和行为干预。行为干预通过强化来减少 ADHD 相关症状，目前针对 ADHD 的行为治疗有大量文献报道，但其有效性的结论不一致。对于 ADHD 核心症状，行为干预虽然不如药物治疗，但是可以作为药物之外或者父母不愿意使用药物治疗时的另一个选择[32-34]。

父母培训，目前已经被认为是成熟的针对 ADHD 患儿行为干预方法之一，其疗效是确定的，可以提高 ADHD 患儿对父母指令的依从性，增加对行为的理解力，父母对此满意度较高[35]。国内刘津等[36-37]采用父母培训对共病对立违抗性障碍的 ADHD 患儿进行干预之后，发现父母培训可以有效地改善 ADHD 症状。然而，父母培训也存在如下问题：父母培训使 ADHD 症状改善，增加患儿对父母指令的依从性，但是并没有让其行为正常化；大部分研究都是短期的，如几个月，未见关于父母培训的长期疗效的研究报道，这些行为在短期得到改善，长此以往是否仍然存在同样的效果，尚不明确；这些行为改善多是在父母培训特定的几个场景，并未泛化到其他场所，如教室等。

学校行为干预是另一个有效的行为治疗，在学校行为干预方面，由于其行为干预可以为预见性的，也可为反应性的，同时采用这两种方法可以获得较好效果。学校行为干预直接针对 ADHD 患儿的目标行为，从而可以提高学生对指令的注意，提高其学习效率，增强学生对学校规章制度的依从，并减少破坏性行为。但是关于这些行为干预在停止之后学生的情况是否仍然有较好的效果，研究较少。此外，在研究方面，学校干预可以考虑到老师投入的时间对 ADHD 患儿的影响，而 ADHD 患儿的家庭、社会环境因素等也可以纳入，从而可以制定个体化的干预方案。

同伴干预方面，社交技能训练、夏令营治疗项目是有效的，社交技能训练可以让 ADHD 患儿学习到不同的社交技能，从而增强其社交能力。已经有多个随机对照研究支持夏令营治疗项目的有效性，因为夏令营项目是集中训练的，可以起到强化的作用，且其具体的方法已经可以参考手册。除作为高度可操作的治疗方法外，在治疗方案的调整方面，也是非常灵活的，有详细的流程可以参照。但是夏令营治疗项目采用了不同的治疗强度，故对于不同治疗强度的问题尚需进一步研究来论证其有效性。

上述三种方法均被认为是成熟的针对 ADHD 患儿的行为干预方法[38]。

关于 CBT，主要用于成年期 ADHD，针对 ADHD 患者的治疗多为治疗其并发症，如焦虑障碍和抑郁障碍[39]。也有 meta 分析显示 CBT 治疗 ADHD 的效应值不到标准差的 1/3，也正是因为这个原因，CBT 并没有作为 MTA 的一部分。成人 CBT 治疗主要针对技能训练，而非执行功能训练。在学龄期亦有研究报道其有效性，但主要是针对行为，而非认知[40]。将 CBT 用于治疗青少年 ADHD 患者是未来的研究方向[41]。目前除了治疗方法的有效性之外，也有学者开始探讨各种治疗方法的成本效益比[42]。

（李改智　杜亚松编，范自立　钱　英校）

参考文献

[1] Barkley RA. Behavioral inhibition, sustained attention, and executive functions: constructing a unifying theory of ADHD [J]. Psychol Bull, 1997, 121: 65-94.

[2] Barkley RA. Recent longitudinal studies of childhood attention-deficit/hyperactivity disorder: important themes and questions for further research [J], J Abnorm Psgchol, 2016.

[3] 杜亚松. 儿童心理障碍诊疗学 [M]. 北京：人民卫生出版社, 2013.

[4] 李梦瑶, 杜亚松. 学龄期儿童注意缺陷多动障碍标准化评估量表的临床应用 [J]. 中华实用儿科临床杂志, 2014, 29: 1893-1897.

[5] Swanson JM. The SNAP Rating Scale for the Diagnosis of the Attention Deficit Disorder [M]. Washington DC: ERIC Clearinghouse, 1981.

[6] 刘昱志, 刘士恺, 商志雍, 等. 注意力缺陷过动症中文版 Swanson, Nolan, and Pelham, Version Ⅳ (SNAP-Ⅳ) 量表之常模及信效度 [M]. 台湾精神医学, 2006, 20: 290-304.

[7] 周晋波, 郭兰婷, 陈颖. 中文版注意缺陷多动障碍 SNAP-Ⅳ评定量表-父母版的信效度 [J]. 中国心理卫生杂志, 2013, 27: 424-428.

[8] 苏林雁, 耿耀国, 王洪. 注意缺陷多动障碍诊断量表父母版的中国城市儿童常模制定及其信度和效度的检验 [J]. 中国实用儿科杂志, 2006, 21: 833-836.

[9] Loney J, Milich R. Hyperactivity, inattention, and aggression in clinical practice [J]. Advances in Developmental and Behavioral Pediatrics, 1982: 113-147.

[10] Brown TE. Brown Attention-Deficit Disorder Scales for Adolescents and Adults: Manual [M]. San Antonio: The Psychological Corporation, 1996.

[11] Wolraich ML. Annotation: the use of psychotropic medications in children: an American view [J]. J Child Psychol Psychiatry, 2003, 44: 159-168.

[12] 张丽珊, 金星明, 章依文. Vanderbih 父母评定量表在注意缺陷多动障碍儿童临床评估中的应用 [J]. 中国儿童保健杂志, 2008, 16: 174-176, 178.

[13] Conners CK. A teacher rating scale for use in drug studies with children [J]. American Journal of Psychiatry, 1969, 126: 884-888.

[14] 苏林雁, 李雪荣, 黄春香, 等. Conners 父母症状问卷的中国城市常模 [J]. 中国临床心理学杂志, 2001, 7: 241-243.

[15] 范娟, 杜亚松, 王立伟. Conners 父母用症状问卷的中国城市常模和信度研究 [J]. 上海精神医学, 2005, 17: 321-323.

[16] DuPaul GJ, Power TJ, Anastopoulos AD, et al. ADHD Rating Scale-Ⅳ: Checklists, Norms and Clinical Interpretation [M]. New York: Guilford, 1998.

[17] Achenbach TM. Manual for the Child Behavior Checklist/4-18 and 1991 Profile [M]. Burlington, VT: Department of Psychiatry, University of Vermont, 1991.

[18] Ang RP, Rescorla LA, Achenbach TM, et al. Examining the criterion validity of CBCL and TRF problem scales and items in a large Singapore sample [J]. Child Psychiatry Hum Dev, 2012, 43: 70-86.

[19] Goodman R. Psychometric properties of the strengths and difficulties questionnaire [J]. J Am Acad Child Psy, 2001, 40: 1337-1345.

[20] Du Y, Kou J, Coghill D. The validity, reliability and normative scores of the parent, teacher and self report versions of the Strengths and Difficulties Questionnaire in China [J]. Child Adolesc Psychiatry Ment Health, 2008, 2: 8.

[21] Lee PC, Niew WI, Yang HJ, et al. A meta-analysis of behavioral parent training for children with attention deficit hyperactivity disorder [J]. Res Dev Disabil, 2012, 33: 2040-2049.

[22] DuPaul GJ, Gormley MJ, Laracy SD. School-based interventions for elementary school students with ADHD [J]. Child Adolesc Psychiatr Clin N Am, 2014, 23: 687-697.

[23] DuPaul GJ, Eckert TL, Vilardo B. The effects of school-based interventions for attention deficit hyperactivity disorder: a meta-analysis 1996-2010 [J]. Sch Psychol Rev, 2012, 41: 387-412.

[24] Vannest KJ, Davis JL, Davis CR. Effective intervention for behavior with a daily behavior report card: a meta-analysis [J]. Sch Psychol Rev, 2010, 39: 654-672.

[25] Sonuga-Barke E, Brandeis D, Holtmann M, et al. Computer-based cognitive training for ADHD: a review of current evidence [J]. Child Adolesc Psychiatr Clin N Am, 2014, 23: 807-824.

[26] Hoza B, Mrug S, Gerdes AC, et al. Whataspects of peer relationships are impaired in children with attention-deficit/hyperactivity disorder [J]? J Consult Clin Psychol, 2005, 73: 411-423.

[27] Mikami AY, Jia M, Na JJ. Social skills training [J]. Child Adolesc Psychiatr Clin N Am, 2014, 23: 775-788.

[28] Fabiano GA, Schatz NK, Pelham WE. Summer Treatment Programs for Youth with attention-deficit/hyperactivity disorder [J]. Child Adolesc Psychiatr Clin N Am, 2014, 23: 757-773.

[29] Mongia M, Hechtman L. Attention-deficit hyperactivity disorder across the lifespan: review of literature on cognitive behavior therapy [J]. Curr Dev Disord Rep, 2016, 3: 7-14.

[30] McClain EK, Burks EJ. Managing attention-deficit/hyperactivity disorder in children and adolescents [J]. Primary Care: Clinics in Office Practice, 2015, 42: 99-112.

[31] Shaw M, Hodgkins P, Caci H, et al. A systematic review and analysis of long-term outcomes in attention deficit hyperactivity disorder: effects of treatment and non-treatment [J]. BMC medicine, 2012, 10: 99.

[32] Sonuga-Barke E, Brandeis D, Cortese S, et al. Non-pharmacological interventions for attention-deficit/hyperactivity disorder: systematic review and meta-analyses of randomised controlled trials of dietary and psychological treatments [J]. Am J Psychiatr, 2013, 170: 275-289.

[33] Watson SM, Richels C, Michalek AP, et al. Psychosocial treatments for ADHD: a systematic appraisal of the evidence. J Atten Disord, 2015, 19: 3-10.

[34] Williford AP, Shelton TL. Behavior management for preschool-aged children [J]. Child Adolesc Psychiatr Clin N Am, 2014, 23: 717-730.

[35] Barkley RA, Benton CM. 亲子成长8步法——怎样教育不听话的孩子 [M]. 刘津, 译. 海南: 三环出版社, 2004.

[36] 刘津, 王玉凤. 父母培训对共患对立违抗性障碍的注意缺陷多动障碍的作用 [M]. 北京大学学报（医学版）, 2007, 39: 310-314.

[37] Evans SW, Owens JS, Bunford N. Evidence-based psychosocial treatments for children and adolescents with attention-deficit/hyperactivity disorder [J]. J Clin Child Adolesc Psychol, 2014, 43: 527-551.

[38] Philipsen A. Psychotherapy in adult attention deficit hyperactivity disorder: implications for treatment and research [J]. Expert Rev Neurother, 2012, 12: 1217-1225.

[39] Ramos-Quiroga JA. Psychological treatment of attention deficit hyperactivity disorder in adults: a systematic review [J]. Actas Esp Psiquiatr, 2012, 40: 147-154.

[40] CorteseS, Ferrin M, Brandeis D, et al. Cognitive training for attention-deficit/hyperactivity disorder: meta-analysis of clinical and neuropsychological outcomes from randomized controlled trials [J]. J Am Acad Child Adolesc Psychiatry, 2015, 54: 164-174.

[41] Antshel KM, Olszewski AK. Cognitive behavioral therapy for adolescents with ADHD [J]. Child Adolesc Psychiatr Clin N Am, 2014, 23: 825-842.

[42] Page TF, Pelham III WE, Fabiano GA, et al. Comparative cost analysis of sequential, adaptive, behavioral, pharmacological, and combined treatments for childhood ADHD [J]. J Clin Child Adolesc Psychol, 2016, 45: 416-427.

第十八章　健康教育

求健康，讲科学，通过健康教育推广普及健康的生活方式，目前是世界性的潮流，也被认为是预防疾病的有效疫苗。其中健康教育与健康促进既是慢性疾病的有效、低成本、可持续性的预防和控制措施，也是慢性疾病管理模式的有效支持措施和适宜技术。

近年来，随着医学科学技术的进步，对童年期ADHD的研究越来越深入，诊断标准越来越明确，越来越多的ADHD病例被发现和诊断。ADHD作为一种慢性疾病逐渐得到广泛的认识。它不仅给患者带来终生性的危害，影响患者及家庭健康相关的生活质量，也对医疗卫生系统及社会都带来了沉重的经济负担，因此，ADHD是一个需要关注的非常重要的公共卫生问题。

但是，目前社会上对ADHD及药物治疗存在认知不足，也存在着较多误区。如何借助健康教育与健康促进的方法改善这种状况、提高服药依从性，进而改善患儿及家庭的生活质量，是我们需要探索的领域，但是目前国内尚缺乏系统的研究。

其实无论是药物治疗还是其他治疗方法，都主要由父母来完成。父母在ADHD患儿治疗和预后过程中起着关键作用。但是，大多数父母对ADHD认识不足，常会因为孩子的患病而产生明显的焦虑、抑郁、压力等不良心理情绪，并且这部分父母常有不良的教养方式。这些都是童年期ADHD的高危因素。通过对父母进行健康教育，帮助父母认识疾病、掌握管理孩子的有效技巧的重要途径，为ADHD患儿症状改善提供一个良好的家庭支持环境。

第一节　健康教育与健康促进概述

在日常生活中，影响自身健康的重要决定，大部分是由个人或家庭自己做出的，而不是由医生或其他卫生人员做出的。为了使这些决定都是明智的，医护人员必须努力听取、学习和理解人们对健康做出的决定，并可以通过教育活动，帮助人们学习（取得）必要的健康知识和技能。让人们知道为了自己的健康幸福应该怎么做，以便明智地行使个人或社区的责任，促进人们生活得更健康、更幸福。人们通过研究实践更深刻地认识到健康是环境、人文、社会及个人因素互动的结果，单靠生物医学是不能完全解决问题的。所以必须要加强多部门合作，并根据群众本身的状况和需求，吸取他们的经验和智慧，增进他们的自我保健意识，共同创造促进健康的环境。

一、健康教育与健康促进的有关概念

1. 健康教育　健康教育是通过信息传播和行为干预，帮助个人和群体掌握卫生保健知识，自愿采纳有利于健康行为、生活方式的教育活动与过程。其目的和重点是改变不良行为、消除或减轻影响健康的危险因素，从而改善健康状况、预防疾病的发生、促进人们健康水平和生活质量的提高。目前，健康教育已被各国及地区的政府、卫生部门和医学界作为改善健康状况的主要手段。

健康教育的实质是一种有计划、有组织、有系统和有评价的干预，核心是教育人们树立健康意识，养成良好的行为生活方式。健康教育提供人们行为改变所必需的知识、技术与服务，使人们在面临健康促进、疾病的预防、治疗、康复等各个层次的健康问题时，有能力做出行为抉择。卫生宣传是指卫生知识的单向传播，其实际效果侧重于改变人们的知识结构和态度，是实现特定健康行为目标的一种重要手段。健康教育干预方法很多，但大致可以分为信息传播和行为干预两

大类。

2. 健康促进 健康促进是促进人们维护和提高自身健康的过程，是协调人类与环境之间的双向适应、动态平衡的战略，是指一切能促使行为和生活方式向有益于健康改变的教育、社会动员与环境支持（政策、立法、财政、组织、社会开发等各个系统）的综合体。健康促进行动明确了个人与社会对健康各自所负有的责任，要求个人与其家庭、社会和国家共同采取一些行动措施，鼓励符合健康标准的行为，增强人们自己改进和处理自身健康问题，以及合理利用卫生资源的能力，以求改善人们在不同生命阶段的健康状况，最大限度地免受各种疾病的困扰和延长生命，并提高生活质量。健康促进的核心策略是社会动员。

健康促进的主要工作领域是：

- 制定能促进人群健康的公共政策；
- 创造支持健康的社会环境；
- 赋权社区，并加强社区的健康行动；
- 发展社区成员个人的健康知识与技能；
- 调整社区卫生服务方向，建立一个有助于健康的卫生保健系统。

3. 健康促进策略

（1）三大基本策略：1986年，第一届国际健康促进大会首次提出了三大基本策略，分别为倡导（advocacy）、赋权（empower）和协调（mediate），提出这三个策略实际上是为了达到不同的目标。

倡导是指通过领导人、政策制定者、决策人、大众媒体、专业人员、影视明星等具有社会影响力的个人和机构，对某个健康理念、健康信息进行宣传、示范或推荐，从而被大众所接受和实践的过程。倡导的目标是形成能被大家所共同遵守的社会规范，成为人们共同的价值观，形成健康文化。

赋权是指通过开展健康传播，使人们具有科学健康的知识和理念、健康技能，具有正确的健康信念，能够有效管理健康决定因素，能够做出有益于健康的决定，即具备健康素养。所以，赋权的目标是提高人们的健康素养。

协调是指通过调整政策、机构、团体和个人的资源，形成跨部门、跨领域、跨地域的联合行动，共同努力，消除有害于健康的社会和环境因素，保护和促进健康。协调的目标是形成和履行高度的政治承诺。

（2）健康促进优先领域：第一届国际健康促进大会通过的《渥太华宣言》中明确指出，健康促进的优先领域包括：制定促进健康的公共政策、创造支持性环境、加强社区的行动、发展个人技能、调整卫生服务方向。

制定促进健康的公共政策健康促进的含义已超出卫生保健的范畴，各个部门、各级政府和组织的决策者都要把健康问题提到议事日程上。明确要求非卫生部门建立和实行健康促进政策，其目的就是要使人们更容易做出更有利健康的抉择。

- 创造支持性环境：健康促进必须为人们创造安全的、满意的和愉快的生活和工作环境。系统地评估快速变化的环境对健康的影响，以保证社会和自然环境有利于健康的发展。
- 加强社区的行动：充分发动社区力量，积极有效地参与卫生保健计划的制定和执行，挖掘社区资源，帮助他们认识自己的健康问题，并提出解决问题的办法。
- 发展个人技能：通过提供健康信息医学教育网整理，教育并帮助人们提高做出健康选择的技能，来支持个人和社会的发展。
- 调整卫生服务方向：调整卫生服务类型与方向，将健康促进和预防作为提供卫生服务模式的组成部分，让最广大的人群受益。

（3）健康促进核心策略：健康促进要运用倡导、赋权、协调的策略，实现其目标。但从健康促进的内涵可以看出，健康促进涉及各级各类行业和部门，各方面的人群。因此，社会动员是其最基本也是最核心的策略。

社会动员是通过一系列综合的、高效的动员社会的策略和方法，促使社会各阶层广泛地主动参与，把健康教育/健康促进的目标转化为满足广大社区居民健康需求的社会目标，并转变为社区成员共同的社会行动，进而实现这一社会健康目标的过程。社会动员应贯穿于健康教育/健康促进活动的全过程，并建立起有效的执行和技术管理体系。

社会动员的层次包括领导层的动员，社区、

家庭和个人参与的动员，非政府组织的动员，动员专业人员参与。

二、影响行为的三类因素

任何一种健康行为都受到倾向因素、促成因素和强化因素的不同的影响。健康教育包括通过影响健康问题的这三类因素，直接或间接地改善个体与群体的知、信、行的各种方法、技术和途径的组合。由于人类的行为改变是如此复杂，有必要将有关的行为理论进行综合，以助于健康教育工作的策略选择。

1. 倾向因素 倾向因素通常先于行为，是诱发产生某种行为的、原因、促动力或愿望。它包括知识、理解能力、信念、态度、价值观及行为意向等。倾向因素直接地影响行为的发生、发展，同样也可能抑制健康或不健康的行为。一般可把倾向因素看作为个人的偏爱，这些偏爱在教育过程中可能出现在一个人或一组人身上。这种偏爱或是倾向于有利的健康相关行为，或是趋向于有害的健康相关行为。

- 知识：健康知识水平的改变、理解的加深与需求愿望增加的累积影响，会逐步渗透到信念态度和价值观中去，对形成健康的饮食行为十分重要。如人们获知"许多慢性疾病是吃出来的"这一健康知识，一般就会有在吃的方面多加注意的意识，并采取相应的健康行为；人们知晓出现佝偻病、骨质疏松症的原因是食物缺乏维生素D和钙质，生活行为上就会注意补充上述营养素。但健康知识的增长，并不总是伴随生活行为的改变。如有些人虽然知道吸烟和酗酒有害健康，却难以做出戒烟限酒的行动。所以知识是产生行为改变的必要条件，但不是充分条件。

- 信念：信念是指自己对某一现象或某一物体的存在是确信无疑的，也就是自己认为可以确信的看法。符合健康的营养信念如"我确信肥胖有害于健康""只要坚持合理膳食、有氧运动，是可以控制体重，预防肥胖的"，这种信念会影响他们采取控制体重、预防肥胖的行为。如果坚持"不干不净，吃了没病"的错误信念，就不会改变其错误的不洁饮食行为。

- 态度：态度是指个体对人、对事物所采取的一种具有持久性而又有一致性的行为倾向，态度代表了信念的集合。态度通常以好与坏、积极与消极加以评价。态度的改变主要是指通过教育活动使受教育者对某一问题的看法有了转变。受教育者如果能够充分认识到肥胖对身心健康的危害，这就是知识的转变，从而就有可能改变原来那种认为"胖是福态、营养好与身体健康"的看法（态度），进而就有可能采取合理膳食、有氧运动、控制体重的具体行动。通过营养教育活动，可使社会风气向着有利于改变不良饮食行为的方向发展，在群众中形成"健康饮食新潮流"，例如从讲排场的大吃大喝以表示礼貌待客，转变为让请客吃饭成为不受欢迎的膳食和礼节行为，又如人人讲究吃绿色食品。

- 价值观：人们都珍惜自己的生命和健康，个人的价值观和行为的选择在这里是紧密联系在一起的，然而自相冲突的价值观却是相当普遍的。如许多人希望健康长寿而不愿生病和短命，可是却抱有"亏什么，别亏嘴，留一肚子好下水"的价值观，不愿意为了保持健康而摒弃一时的自我放纵，如吸烟酗酒、大吃大喝，也不愿为预防疾病而忍受饮食限制的不便。因此，帮助人们解决健康价值观的冲突是健康教育的一种重要技术。

- 行为性意向：行为性意向是个人趋向于做与否或怎样做某种特殊行为的想法、态度，这种意向往往受个体所愿遵守那些团体规范的动机所左右。行为性意向是一种行动的重要前提和决定因素，但并不是决定一种行为的唯一的因素。其他的一些客观因素也可以对这种行为产生影响，而这些因素再加上积极的行为性意向将极大地增加采取合适的行为的可能性。从总体来说，行为性意向比态度更能测定个体是否采取某种行动。

2. 促成因素 促成因素是指包括可能促使行为或愿望得以实现与促使环境改变的各种因素，即实现或达到某行为所必需的技能和资源。

这些资源包括保健诊所设施、医务人员、医疗费用、诊所距离、交通工具、个人保健技术及法律、政策、行政的重视与支持等，如基层妇幼保健人员家庭访视、传授和指导母乳喂养的技术，乳母所在工作单位制定有鼓励母乳喂养的行政条文和设置哺乳室等。人群的健康行为与当地医疗服务、资源的可得性和是否方便，有很大的关系。在教育过程中，如不考虑促成因素，行为的目的就可能达不到。

3．强化因素 强化因素存在于行为之后，是指强化（或减弱）某种行为的因素，如通过奖励或惩罚机制以使某种行为得以巩固或增强、淡化或消除。大量研究表明，人们的饮食行为与其家庭环境、父母和同龄密友的态度及行为的影响关系最明显。强化因素积极与否取决于重要人物的态度和行为，多指对个体行为有直接影响的人，包括社会支持，同伴的影响，父母、长辈、老师和保健人员及领导的劝告等。

4．社会支持 社会支持构成了对一种行动的情绪性和指导性的支持。它包括对团体规范的认识和行动标准的确定，给予采取行动者情绪上的支持和鼓励，提供采取某一行动所需要的资源，以及给予采取行动者一定的奖励等。这种支持直接影响着个体的信念或行为意向是否将转化为行为。例如，在社区中动员妇女、老师、小学生或幼儿园儿童作为戒烟的社会支持（义务宣传员），来帮助吸烟家人（丈夫、父母或亲属）控烟或戒烟，又如利用"孙子疗法"来改变一些老年人酗酒、较少吃新鲜蔬菜水果、饮食过甜或过咸等不良膳食习惯，将社会支持用于改变不良的社会风气，常能收到很好的效果[1]。

三、健康相关行为改变的理论

1．认知理论 认知是指人们获得和利用信息的全部过程和活动，包括接受外界信息的刺激；对接收到的信息做出解释；对信息做出反应，采取适当行动。认知理论（cognitive theory）认为只有在人们感知信息、认同信息内容、产生行为意愿，并具有行为所需技能后行为才能得以实现。

知信行是知识、信念和行为的简称，健康教育的知-信-行（knowledge, attitude, benefit, and practice，KABP 或 KAP）模式实质上是认知理论在健康教育中的应用。知信行理论认为卫生保健知识和信息是建立积极、正确的信念与态度，进而改变健康相关行为的基础，而信念和态度则是行为改变的动力。只有当人们了解有关的健康知识，建立起积极、正确的信念与态度，才有可能主动地形成有益于健康的行为，改变危害健康的行为。

知识、信念与态度是行为产生的必要条件，但有了前者并不一定导致后者。在促使人们健康行为的形成、改变危害健康行为的实践中，只有全面掌握知、信、行转变的复杂过程，才能及时、有效地消除或减弱不利影响，促进形成有利环境，进而达到改变行为的目的。

2．健康信念模式 健康信念模式（health belief model，HBM）建立在需要和动机理论、认知理论和价值期望理论的基础上，关注人对健康的态度和信念，重视影响信念的内外因素。HBM 是第一个解释和预测健康行为的理论，由三位社会心理学家 Hochbaum、Rosenstock 和 Kegels 在 1952 年提出。该理论强调感知（perception）在决策中的重要性，是运用社会心理学方法解释健康相关行为的理论模式。该理论认为信念是人们采纳有利于健康的行为的基础，人们如果具有与疾病、健康相关的信念，他们就会采纳健康行为，改变危险行为。

在健康信念模式中，是否采纳有利于健康的行为与下列因素有关。

（1）感知疾病的威胁：对疾病威胁的感知（perceived threat）是由对疾病易感性的感知和对疾病严重性的感知构成。对疾病易感性和严重性的感知程度高，及对疾病威胁的感知程度高，是促使人们产生行为动机的直接原因。

（2）感知健康行为的益处和障碍：感知健康行为的益处（perceived benefits of action）指个体对采纳行为后能带来的益处的主观判断，包括保护和改善健康状况的益处和其他边际收益。一般而言，人们认识到采纳健康行为的益处，或认为益处很多，则更有可能采纳该行动。感知健康行为的障碍（perceived barriers of action）指个体对采纳健康行为会面临的障碍的主观判断，包括行为复杂、时间花费、经济负担等。感觉到障碍多，会阻碍个体对健康行为的采纳。

（3）自我效能：自我效能（self-efficacy）是个体对自己能力的评价和判断，即是否相信自己有能力控制内、外因素而成功采纳健康行为,并取得期望结果。自我效能高的人,更可能采纳所建议的有益于健康的行为。提示因素越多,个体采纳健康行为的可能性越大。

- 社会人口学因素:社会人口学因素包括个体特征,如年龄、性别、民族、人格特点、社会阶层、同伴影响,以及个体所具有的疾病与健康知识。具有卫生保健知识的人更容易采纳健康行为。对不同类型的健康行为而言,不同年龄、性别、个性特征的人采纳行为的可能性相异。
- 提示因素:提示因素(cues to action)指的是诱发健康行为发生的因素,如大众媒介的疾病预防与控制栏目、医生建议采纳健康行为、家人或朋友患有此种疾病等都有可能作为提示因素,诱发个体采纳健康行为。提示因素越多,个体采纳健康行为的可能性越大。

3. 理性行动理论和计划行为理论 理性行为理论(theory of reasoned action)是 1967 年由 Fishbein 提出的,该理论首先建立了信念、态度、意向和行为之间的联系,并把人们对与健康行为有关的态度分为对最终目标的态度和对行为本身的态度。理性行动理论的基础是认为绝大多数人是有理性的,会系统利用可获得的信息,人们采纳某种行为的意向是行为的直接决定因素。该理论认为,行为发生与否的最重要的影响因素是人们的行为意向,即是否有意图或打算采取行动,而行为意向则由两个基本因素所决定——个体对行为的态度和主观行为准则。

计划行为理论(theory of planned behavior, TPB)最早由美国心理学家 Ajzen 提出。其假设的前提是人们的行为是有理性的,各种行为发生前要进行信息的加工、分析和合理的思考,形成理由。一系列的理由决定了人们实施行为的动机,即形成行为意向,而行为意向是决定该行为是否实施的直接决定因素。TPB 一般包含态度、主观规范、知觉行为控制三部分。态度是指个人对该项行为所怀有的正面或负面的感觉。其中,情感态度指家长对服药依从行为意向是否喜欢、愉快等情感,功能态度指家长对已发生行为结果的评估和行为发生可能性的预期。主观规范指个人对于是否采取某项特定行为所感受到的社会压力,即个人知觉重要的他人或团体认为他应不应该实行某一特定行为的压力。知觉行为控制反映个人过去的经验和预期对行为意向的阻碍,基本上,知觉行为控制包括了内在控制因素(直接控制)以及外在控制因素(间接控制)。前者与完成行为的信息有关,后者反映的是控制信念。

4. 群体动力论 群体动力论(group dynamics)借用了力学原理来解释群体对群体中个体的影响,进而揭示群体行为的特点。社会心理学家 Kurt Lewin 认为,人们结成群体后,个体间会不断相互作用、相互适应,从而形成群体压力、群体规范、群体凝聚力等,既影响和规范群体中个体的行为,也最终影响群体行为。群体动力论中的要素包括以下几点。

- 群体规范:群体规范指群体形成的、群体成员需要遵守的行为准则。它可以是明文规定的守则、规范,也可以是不成文的、约定俗称的概念框架。群体规范可以约束群体中个体的行为,也有助于形成群体凝聚力。
- 群体凝聚力:指群体对其成员的吸引力和群体成员间的相互吸引力。群体凝聚力与群体规范有关,但还受其他人文因素的影响。在凝聚力大的群体中,个体的集体意识强、人际关系良好、产生的群体行为强度大。
- 群体士气:在行为科学中,把群体中个体对群体的满足感、自豪感、归属感等统称为群体士气。在士气高的群体中,个体对群体的满意度高,更能自觉遵守群体规范。
- 群体压力:群体压力指群体中形成的一种氛围,使得个体不得不按照群体规范行事,与群体中的绝大多数保持一致。

第二节　健康传播的基本概念与理论简介

一、健康传播的概念与常用模式

(一) 基本概念

1. 传播　通常是指人与人之间通过一定的符号进行的信息交流与分享，是人类普遍存在的一种社会行为。正确的信息传播是行为转变的基础。健康信息传播是健康传播的一个组成部分，它是指通过各种渠道、运用各种传播媒介和方法，为维护、改善个人和群体的营养状况与促进健康的目的而制作、传递、分散和分享健康信息的过程。

2. 健康传播　是健康教育与健康促进的重要策略和干预手段，也是一般传播行为在卫生领域的细化和深化，并有其自身的特点和规律。

(二) 常用模式

1. 五因素传播模式　传播学家提出了一个描述传播行为的简便方法，就是回答下列5个问题。

(1) 谁（who）？
(2) 说了什么（says what）？
(3) 通过什么渠道（through what channel）？
(4) 对谁（to whom）？
(5) 取得什么效果（with what effect）？

这就是被誉为传播学研究中经典的传播过程的文字模式，即五因素传播模式（又称5W模式，图18-2-1）。这种五因素传播模式把繁杂的传播现象用五个部分高度概括，虽然不能解释和说明一切传播现象，但抓住了问题的主要方面。它不但提出了一个完整的传播结构，还进而提出了五部分的研究范围和内容，从而形成了传播学研究的五大领域，为传播学研究奠定了基础。

2. 传播金字塔模式　传播金字塔模式为制定一个有效的健康促进的传播活动策划提供了规范的程序。传播金字塔从塔底到塔顶共有8个层次：

第一步是评估危险因素，即对目标人群做一些调查和评估，就相当于我们的健康诊断分析，ADHD的危险因素有哪些。

第二步是确定和细分目标人群，即所面对的对象，如处于ADHD疾病的人群的特征是什么？分得越细就越可能有针对性。如果信息适应其特殊需要，则传播更为有效。

第三步是确定可转变的行为规范及态度，如哪些行为可以改变、哪些行为不能改变或者很难改变，这需要我们做调查研究。

第四步是制定初步计划，确定行为改变的目标是什么、如何能达到、何人何物将会转变、采取什么方法、转变的原因何在。

第五步是制定有效的核心信息。

第六步是选择有效的传播媒介渠道，即仔细考虑这些信息如何传递出去。

第七步是进行预试验，以确保信息与媒体能达到预期效果。以往做的很多传播活动大多是不做预试验的，认为把传播材料一下发就算传播结束，这是一个很大的误区。其实预试验是必要的和重要的，它为进一步修改提供了依据。

最后一步，才是行为干预，即如何制定实施人群有效的传播策略。

3. 旨在影响行为的交流　旨在影响行为的交流（communication for behavioral impact, COMBI）

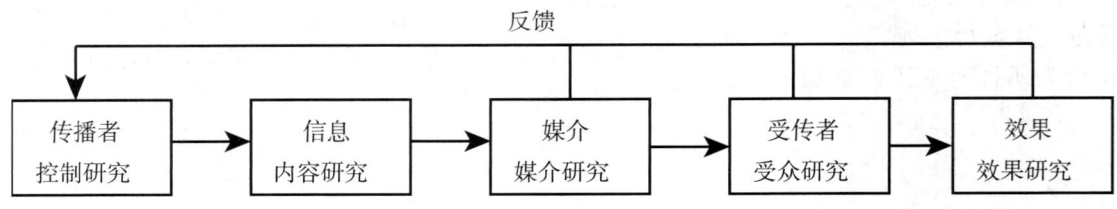

图 18-2-1　五因素传播模式

是致力于动员所有社会和个人的影响力，促进个人和家庭的行为改变的综合性的理论。它整合了既往50年来关注个人和行为的健康教育/交流的经验及方法，并且融合了多种交流方法进行健康交流，用以促进个人和家庭采纳被推荐的健康行为，并鼓励其接受和保持这些健康行为[2]。COMBI的设计基于人（患者、受益人、消费者——家庭成员）和他们的健康需要，需要准确地确定与健康需要有关的行为结果。同时COMBI与人对健康行为知识的理解、认知密不可分。COMBI引入了市场营销的理念，将传统意义的需求评估称为"市场现状分析"，将即将干预的对象称为"消费者"。它认为健康教育的终极目标是行为改变，即人群开始采取某种行为。要实现这一目标，需要信息、教育和说服同时也需要社区参与，需要政府承诺，但是，更需要对消费者的高度敏感性。简言之，COMBI是一种综合性的健康交流方法。

（1）健康交流现状分析：COMBI中描述的健康交流现状分析类似于拉斯韦尔五因素传播模式，称之为MS.CREFS分析。除了传播来源（传播者，S）、信息（M）、媒介/渠道（C）、受传者（R）、效果（E）、反馈（F）之外，健康交流现状分析还提到了传播发生的特定场地（S）。

（2）"五星"传播策略：COMBI给出了一个总的方向即其计划是为了实现其行为目标。它是由有效的、完整的、具体的社会动员和健康传播活动组成，旨在达到预期的行为结果。"五星"传播策略是重要的一部分，包括5个因素，即政府动员/公共倡导/公共关系、社会动员、广告宣传、人际交流/咨询、服务点宣传。它从宏观到微观，各方面考虑传播策略所需元素，以期通过更加恰当的交流方式影响健康行为。

二、人际传播技巧

（一）人际传播概念与形式

人际传播又称人际交流或亲身传播，是指人与人之间面对面直接的信息交流。这是个体之间相互沟通、共享信息的最基本的传播形式，以及建立人际关系的基础。

人际传播形式，包括以下3个形式。

- 二人传播（咨询、访谈等）。
- 公众传播（讲演、讲课等）。
- 小群体传播（小组讨论、自我导向学习、同伴教育等）。

（二）基本沟通技巧

1. 开场与结束技巧 人际传播形式无论是访谈、咨询、演讲、授课或讨论等，在交流开始与结束时，都要有或短或长的开场白与结束语。

（1）开场白：开场白是为了发展关系，在见面之即，通过运用必要的招呼、问候、寒暄、介绍等用语和非语言形式，调节一种准备就绪的气氛和心理状态，以便引出交流的主题。

- 以传播者为主导的交流：如社交性开场白（用外交辞令互相介绍、问候寒暄、谈天说地、谈论新闻奇趣、讨论热点话题）、事实性开场白（开门见山、直入主题，如"大婶您好！您找我有什么事吗？"）、激励性开场白（激发对方的热情和参与意识，以新奇的物体、教具或与众不同的观点，引发兴趣、注意与讨论；提出对方切身利益问题，引导思考或追求解决方案）。
- 受传者主动咨询或求见的交流：以当事人为中心的开场白。

（2）结束语：常言道，"善始还应善终"。结束语是开场白的继续和完善，是为了巩固关系和保持联系，也是一种使交流双方都注意到交流过程已经完成的社交行为。有效的道别方法并非是简单地中止谈话。有目的、有策略的结束语，其社会功能相对比开场白更重要。

- 社交性结束语：对交流的成果表现表示满意和愉快，以建立未来和谐关系。
- 事实性结束语：简要总结谈话内容、询问理解、获取反馈，做好未来联系的安排。
- 激励性结束语（煽情式）：以名人名言或煽情式的呼吁，鼓励当事人进一步探索和思考所谈及的问题，并将认识和决策运用到实践中去。

（3）案例：自我介绍与期望，见表18-2-1。目的是让参加者开始彼此认识，互相交谈，让参加者对培训者提出他们的期望。他能帮助参加者

表18-2-1 案例：自我介绍与期望

方法	知识
当参加者进来时，请他们把自己的名字写在卡片上并贴在衣服上，使彼此都看得见。然后围成一圈坐下。 1．自画像/破冰游戏 在一个篮子里放上写有配对人物或事物的纸条，给每个人发一张。 A．每一个人要找到与自己纸条相对的另一张纸条。如店主应找到顾客。 B．找到后，两人就以下内容交谈 3 min ● 你叫什么名字？ ● 你从什么地方来？ ● 你的家庭状况怎样？ ● 你的爱好是什么？ C．相互把对方介绍给大家。 2．询问参加者在这次培训中想学到什么。把他们的想法写在大的白纸上，然后培训者就大家的期望进行总结，将它贴在教室的墙上，让大家都能看见，便于对培训进行检查和评估。 3．简要说明本次培训的目的、内容和方法。请各位参加者准时参加，注意吃饭和休息时间。	1．自画像/破冰游戏 店主/顾客 汽修工/要修车的人 足球教练/足球队员 兽医/家有病牛的人 厨师/饿汉 飞机驾驶员/飞机乘客 裁缝/需要做衣服的人 图书管理员/借书人 划船者/要过河的人 出租汽车司机/乘客 熊/蜂蜜 医生/患者 老师/学生 老板/人工 母亲/孩子 2．参加者的期望 3．培训的目的、内容和方法介绍 （1）"ADHD健康教育"项目以培训为主要方式，提高家长和孩子参与意识，用自己的行动促进健康，从而改变孩子的行为。 （2）培训方式将采用参与性方法，它包含小组讨论、角色扮演、讲故事、画画等。参与者将通过这些方式，得出自己的结论和答案。

放松、开始彼此交谈、建立相互间的感情。

2．说话技巧 人类语言是信息传播的基本符号之一。它是由语言和说话两部分组成。前者是语言行为的核心，后者是语言的行为的运用。说话技巧的关键是如何能以对方能够理解的语言和能够接受的方式，向其提供个人需要的信息。

3．听话技巧 这里所指的"听"，不是生理技能的"听力"，而是对接收到的信息所做的一种积极能动的心理反应，是有效地听取对方的讲话。通过主动参与、避免造成中断、注意观察和总结要点等技巧，有意识地听清和了解对方所说的每一个字句及表达方法；观察语言和非语言符号所表达的内容，来了解说话人的真正含义和感情。

4．问话技巧 问话的目的在于打开"话匣子"，获得真实、准确、可信的信息，以便进一步沟通。一个问题如何问，常比问什么重要得多。问话的方式有以下几种。

● 封闭型问题：适用于在已经集中限定的范围内，希望迅速得到需要证实的确切答复的场合，要求对方作出简短而准确的、肯定或否定的答复。

● 开放型问题：给对方以思考和判断的余地，有助于坦率地表达个人意见和做出解释。适用于交流活动能够继续下去，并希望获得更多信息反馈答案的场合。

● 倾向型（诱导性、暗示性）问题：是指提问者把重要人物、团体或自己的观点强加在问话里，有暗示或诱导对方按"有希望的倾向"做出回答的问题。

● 试探型问题：估测到某种结果的问题。

● 究索型问题：针对已经获得的开放型、封闭型问题的回答，进一步用"为什么…"来向回答者追索究竟和原因的问题。

- 复合型问题：一个问话中包括了两个或两个以上的问题，使得对方感到不知如何回答，常容易顾此失彼，难免遗漏。

5．反馈技巧 反馈具有重要的传播作用，是传播要素之一。反馈及时，是人际传播的一个重要特点。及时取得反馈，使健康教育者得以了解教育对象的知、信、行的状况，及对健康教育的教学计划、内容、形式、方法的意见和建议等，以便对教学进行有针对性的调整。

（1）反馈形式

- 语言反馈："我同意（喜欢、拥护、支持）""我反对（讨厌、抵制）"等。
- 体语反馈：头面五官、肢体躯干的动作和表情等。
- 书面反馈：圈、点、批、评、划、画，如"同意照此意见处理""建议书"等。

（2）反馈性质

- 积极性反馈（肯定性反馈）：做出赞同、喜欢、理解、支持的反应。
- 消极性反馈（否定性反馈）：做出不赞同、不喜欢、不理解、不支持的反应。注意使用消极性（否定性）反馈要先肯定对方的话中值得肯定的部分，然后在"但是"后面做文章，用建议的方式指出问题所在。
- 模糊性反馈：没有明确立场、态度和感情色彩的反应，如支支吾吾、含含糊糊、模棱两可、似是而非的言语表态。

（3）反馈的主要应用：为取得较好的交流效果，要根据不同的时间、地点、人物和背景等特定因素及其交流内容，灵活地采用适当的反馈形式：对对方所传递的信息表示兴趣，用专注的神情或微笑、点头等积极性反馈来鼓励对方充分交流；用积极性反馈支持、肯定对方的正确意见、观点时，要态度鲜明、观点明确；用消极性反馈否定、反对和纠正对方的不正确的意见和观点时，应先肯定其所说内容中值得肯定的部分，再态度和缓、口气婉转、善意真诚地提出建议；用模糊性反馈回避对方所涉及的敏感问题。

6．非语言传播 非语言传播是指除语言外，还可以通过视、听、触等感官，借助于手势、姿势、音容笑貌等非语言符号实现信息的交流与分享。非语言传播技巧是人类社会交往中不可缺少的重要手段。有专家估计，在二人传播中，有65%的社会含义是通过非语言方式传递的。交谈双方的相互理解，语言的作用仅占7%，语调占38%，而表情却占55%。非语言传播可以加强和扩大，或者也可否定语言符号传递的信息。非语言传播技巧主要有以下4种。

- 动态体语：包括手势、面部表情、眼神与注视方向、触摸等，如会心一笑。
- 静态体语：包括姿势、人际距离、仪表形象等。
- 有情感声的类语言：如惊讶声、惊喜声、感叹声、呻吟声、懊悔声、口哨声等。
- 时空语言：包括时间与空间语言。

7．观察技巧 观察技巧是用"心、眼"，细心品味、全面观察、收集和捕捉交流中的各种信息。要注意对方的表情、动作、周围人物与环境的细微变化，体察言外之意，听出弦外之音，发现深层"只可意会，不可言传"、不便明说的含义或掩盖的事物、现象，以利于对情况或问题作出正确判断和评估。

三、小组传播方法与技巧

1．小组传播概念及作用 小组传播又称小群体传播，即小群体成员之间相互沟通、共享信息的传播行为，是人际传播的一个重要类型。

由于个人的态度和行为极易于受到团体的影响，有时可经由改变该团体的规范而使之改变，或是使之加入到不同的集团而影响其态度和行为。由于小组传播具有收集信息、传递信息和行为干预等功能，再加上形式和效果的独特优势，已使其成为健康教育与健康促进实践中经常使用的积极有效的形式。如在我国许多地区，健康俱乐部、高血压/糖尿病患者俱乐部、健身小组、家庭主妇烹饪学习班等众多的群体教育活动，显示出小组活动这一传播形式在社区、学校、医院中健康教育领域的蓬勃生命力。

2．小组传播的形式与主持技巧

（1）小组主持人：小组主持人熟悉所讨论的问题，对组织工作有信心；了解与会者的文化背景、参与意识和要求；不应放任不管，应形成平等、轻松、活跃的气氛，利于成员积极参与。

(2) 理想人数与环境因素
- 理想人数是小组传播能否成功的要素之一，一般以 6～12 人为宜，最多不超过 20 人。
- 时间安排是小组传播能否成功的环境因素之一，一般每次以 1～2 h 为宜。
- 地点应注意选择在使人感到方便、舒适、不受干扰的地方。
- 座位排列的形式也很重要，最好围坐成一个近似圆形的圈子或"U"字形的半圆，以利于与会者相互对视、交谈和充分参与活动。

(3) 打破僵局技巧（又称为热身）包括欢迎来者和互相介绍，如姓名游戏法。

(4) 组织讨论技巧

- 快速反应（头脑风暴）：先向大家提出一个值得争论的开放性问题，然后集思广益，不加评论地在黑板或白纸上记录下每一种意见。当畅所欲言后，再组织一起将各种意见分门归类，分析各类别的特点。最后总结以得出必要的结论。
- 使用引子：利用各种健康教育传播材料（印刷品、视像教材）上的内容作为引子，有针对性地提出问题、启发思路、组织讨论。
- 轮流发言：此方法适用于小组讨论开始或结束时，及获取信息反馈。组织与会者依次做简洁发言，使他们参与机会均等，并注意三条原则：①发言过程中不干扰、打断任何人的发言；②在全体成员结束发言前，不做评论和总结；③强调自愿参与原则，允许有不想参加讨论发言的权力。
- 分散议论：将大组化整为零，组成 2～4 人小组。短时间内同时讨论某一议题，然后集中起来，由各组代表向大组作汇报。此方法可使大家在热烈亲切的气氛中，有坦率地倾诉己见的充分交流机会，是收集全体与会者意见的有效方法。
- 无记名提案（无记名投票）：当人们由于文化、习俗等原因，不习惯或不喜欢面对面讨论某一敏感性问题时，就不应勉强进行讨论，而可采用无记名提案法。即让每人在纸条上写下自己的意见或看法，投入纸箱中，混匀后每人随机抽取一张，当众读出纸上所写的内容，最后再根据发现的问题进行讨论分析。

三、大众传播方法

（一）大众传播概念

大众传播（mass communication）是指职业性信息传播机构和人员通过广播、电视、电影、报纸、期刊、书籍等大众媒介和特定传播技术手段，向范围广泛、为数众多的社会人群传递信息的过程。

（二）大众传播的特点

大众传播是健康教育者常利用的媒介渠道与工具。其特点有：①传播者是职业性的传播机构和人员，并需要借助特定传播技术手段；②大众传播的信息是公开的、公共的、面向全社会人群；③大众传播信息扩散非常迅速而广泛；④大众传播对象虽然为数众多、分散广泛、互不联系，但总体上来说是大体确定的；⑤大众传播是单向的，信息反馈速度缓慢而且缺乏自发性。

媒介技术与其他面对面的传播方式不同，信息通过电视、广播、图表、标语、书籍、手册和教学设备传播。在大众媒体中，常用的电子媒介是电视、广播，常用的印刷媒介是杂志、报纸和宣传栏。大众媒介的目标人群数量相对比较大，信息相对简单化且较完整。但大众传播媒体所传播的信息常不能将特定的目标人群分开来。利用大众传播渠道开展健康教育，可以使健康信息在短时间内迅速传至千家万户，提高人们的健康意识。加强对大众传播的特点、客观规律和技巧的研究，将有助于改变健康信息传播的质量，提高健康教育的效果。

（三）大众媒介选择原则

恰当地选择传播媒介，是取得预期传播效果的一个重要保证。在选择传播媒介时，应遵循如下原则。

1. 保证效果原则 根据预期达到的健康传播目标和信息内容选择传播媒介。注意媒介对讯息内容表达的适应性及效果。

2. 针对性原则 针对目标人群状况，选择传播媒介。针对性是指所选择媒介对目标人群的适用情况。例如对儿童采用卡通视图与儿歌等视听电子媒介就比文字印刷媒介更有针对性；对农村妇女进行营养教育，采用函授和电视讲座，这种媒介的选择缺乏针对性，而利用简单的图解、模型、实物示教，才有针对性。

3. 速度快原则 力求将健康信息以最快、最通畅的渠道传递给目标人群。一般讲，电视、广播是新闻传递最快的渠道。在农村中常见的迅速传递信息形式是有线广播通知、召开村民大会。

4. 可及性原则 根据媒介在当地的覆盖情况，受众对媒介的拥有情况和使用习惯来选择媒介。

5. 经济性原则 从经济角度考虑媒介的选择，如有无足够经费和技术能力制作、发放材料或使用某种媒介。实际工作中，在通盘考虑上述4个原则后，这一原则可能具有决定性。

（四）宣传技巧

1. 美化法（颂扬法） 把某一种观点或事物与一个褒义词联结在一起，利用渗透作用的手法，以使人们接受，赞许该事物或观点。如"ADHD很常见，平常心对待最关键"。

2. 丑化法（加以恶名） 把某一种观点或事物与一个贬义词联结在一起，贴上坏标签，利用渗透作用的手法，以使人们对该事物或观点持反感并加以谴责。

3. 号召法（号召随大流法、随风倒法） "小小多动症，危害并不轻。需要早治疗，幸福伴一生。"

4. 假借法 以某种受人尊敬的权威、公认性和信誉加之于某一事物之上，通过联想造成信赖与好感，使其更易于被人接受。

5. 加以倾向性法（洗牌作弊法） "我们可以很确定地告诉大家，如果不积极治疗，大多数ADHD不会随着年龄的增长而自愈。甚至随着年龄的增长，一些共患疾病也慢慢出现，如学习困难、情绪障碍及社交障碍等，对孩子的学业、职业和社会生活等方面产生不好的影响。因此，家长千万不要存在这种侥幸心理，认为孩子随着年龄的增长就可'不治而愈'"。

6. 以平民自居法 让自己的身份、言行、穿着等尽量像群众一样，通过"设身处地"的谈话，容易让群众觉得他可靠、具有吸引力，相信他和他的观点都是好的、代表着群众的利益、发出了群众的心声。

7. 现身说法 一位ADHD患儿家长谈自己配合治疗的感受。

8. 隐喻法 典故"小虫大船的故事""曲突徙薪""亡羊补牢"。

9. 其他方法 如医生可以通过感同身受的方式，引起家长的共鸣，从而帮助开展治疗。"作为儿科医生，我们和您一样，也为人父母，能切身体会到您在孩子身上付出的辛劳和无私的爱。所以，我们愿意为您提供一个可以倾诉苦闷、学习科学教养知识、获得情感支持的平台。"

（五）讯息表达形式的设计

1. 晓之以理与动之以情 情感性讯息是用丰富的情感来打动人心、引起注意，具有强烈的吸引力和感染力，适用于宣传鼓动，如"生活是一面镜子，你对它笑，它也对你笑"。说理性讯息则是以鲜明的事实、准确的数据来说明道理，以理服人，适用于劝说，如"国际上估计至少有6%～9%的学龄期儿童受累；我国的小规模调查，也发现有4.31%～5.83%的学龄儿童罹患ADHD"。

2. 积极与消极 即通常所说的正面教育与反面教育。积极的正面教育是以积极肯定的语言和形象使人受到鼓舞，而消极者用严重后果等引起受传者的警惕。一般来说，对文化知识或医学水平较低的基层群众以及儿童，宜使用正面教育。

3. 大众化与个人性 大众化的讯息是通过对大众的呼吁，引起社会的关注和人们的从众行为，如"ADHD是最常见的儿童行为问题"。对于某些特定的个人健康问题，应给予具体的、有针对性的指导。

4. 幽默与严肃 幽默性讯息可通过幽默的语言，引人在发笑后深思。严肃性讯息如"三天打鱼，两天晒网"反映出不遵医嘱坚持治疗，不仅不能使症状得到有效改善，而且还会出现复发甚至加重。

5. 一面性与正反两面 一面性讯息可强化对该信息持赞成态度的人的固有观念；而提供正反两面材料的讯息，使人们得以作出自己的抉择，更具说服力。

6. 说教式与讨论式 由有权威性的机构或人士发出说教式、指令式的讯息，具有强大的威力，如由卫生部的官员、医学专家发布儿童四病流行与防治情况；而讨论式讯息则可引起争论、更平易近人，如与哺乳妇女讨论"如何处理母乳喂养过程中的困难？"

7. 量化与质化 量化讯息能给人以精确的数据和度量分寸感，行为的可操作性强而具体，特别适合满足于文化与医学知识水平较高或比较有探求精神的人群。质化讯息则能给人以主线条的本质性把握和灵活感，行为的可操作性强而抽象，特别适合满足于文化与医学知识水平较低或记忆力不太好的人群，也适用于较难量化的讯息。

第三节 健康教育效果评价

评价（evaluation）是指客观实际与预期目标进行的比较。健康教育效果的评价旨在确定健康教育计划和干预的价值，为健康教育计划的进一步实施和之后项目的决策提供依据。这不仅能使我们了解健康教育项目的效果，还能全面监测、控制、保障计划的实施和实施质量，从而成为保证预期效果的关键措施[1]。

一、健康教育效果评价的目的

1. 确定健康教育计划的合理性。
2. 确定健康教育计划的执行情况。
3. 确定健康教育预期目标的实现及持续性。
4. 总结健康教育的成功与不足，提出进一步完善的策略与方法。

二、健康教育效果评价的种类与内容

1. 形成评价 形成评价是对项目计划进行的评价活动，是一个完善项目计划、避免工作失误的过程，包括评价计划设计阶段进行目标人群选择、策略确定、方法设计等，其目的在于使计划符合实际的情况。

2. 过程评价 过程评价起始于健康教育计划实施开始之时，贯穿于计划执行的全过程。

3. 效应评价 健康教育是通过改变目标人群的健康相关行为来实现其目的。效应评价应对目标人群因健康教育项目所导致的相关行为及其影响因素的变化正式进行评价。与健康结局相比，健康相关行为的影响因素及行为本身较早发生改变，故效应评价又称近中期效果评价。

三、效果评价的设计方案

首先，常用以下符号表示各方案中的因子。

R（random）：随机化，指采取随机抽样的方法确定干预组和（或）对照组。

E（experiment）：指接受健康教育/健康促进干预的人群，称为干预组或实验组。

C（control）：指在健康教育与健康促进项目中不对其进行干预，用做参照的人群，称为对照组。

O（observation）：指观察、调查、测量等收集资料的过程。

X：代表健康教育/健康促进项目的干预措施。

1. 不设对照组的前后测试 这是评价方案中最简单的一种，通过比较目标人群在项目实施前后有关指标的情况反映项目效应与结局，以EOXO来表示。

2. 简单时间系列设计 以EOOO…XOOO…来表示，即不设对照组，在对目标人群进行多次观察之后，实施干预，干预过程结束后再进行多次观察。其特点是可以了解目标人群在没有实施干预时健康相关行为等的自然变化规律，并了解干预后目标人群各项指标的变化规律，有可能揭示干预与行为改变之间的剂量反应关系。

3. 非等同比较组设计 这是类实验设计的一种，其设计思想是设立与接受干预的目标人群（干预组）相匹配的对照组，通过对干预组、对照组在项目实施前后变化的比较，来评价健康教育与健康促进项目的效应和结局，通常以EOXO表示。

4. 复合时间系列设计 该设计在设计思想上融合了简单时间系列设计与非等同比较组设计，既设立了对照组，又进行多点观察，可以用

EOOO…XOOO…来表示。复合时间系列设计同时兼具简单时间系列设计和非等同比较组设计的优势,但由于观察点多、特别是需要在没有干预的情况下对对照组进行多点观察,不仅增加了资源的消耗,也增加了对照组研究对象失访的可能性。

5. 实验研究　该设计方案的特点是将研究对象随机分为干预组和对照组,保证了对照组与干预组之间的可比性,故不存在选择因素对结果真实性的影响。同时又克服了历史因素、测量与观察因素及回归因素的影响。它可用 REOXO 来表示。实验研究理论上属于一种理想的评价方案,在实际的健康教育工作中有时不易操作。

第四节　健康教育干预策略与方法

一、参与式健康教育的干预方法

(一) 同伴教育

1. 同伴　所谓同伴,指的是年龄相近(如同学)、性别相同(好友)、或具有相同背景、共同经验(如病友)、相似生活状况(如同事、同乡、邻居等),或由于某种原因有共同语言的人(如参与特定活动、到特定场所的人们),也可以是具有同样生理、行为特征的人。

2. 同伴教育的涵义和特征　同伴教育(peer education)没有统一的严格定义。广义地讲,任何具有相同性别,年龄接近,以正式或非正式的方式在一起分享信息、观念或行为技能,以实现教育目标的一种健康教育形式。这些有共同特征的人当中的一个人或数人向同伴们讲述自己的经历或体会,唤起其他同伴共鸣,从而影响他们的态度、观念,乃至行为。同伴教育的教育者和被教育者,是有相似背景或共同经验的同伴、朋友,通常容易进行平等交流。其形式打破了传统的以老师为中心的教学模式,教育特征非常明显。

在各种人们感到方便的地方都可以进行同伴教育。无论什么人都可以以同伴教育者或被教育者的身份交流信息,并且可以角色互换。

3. 同伴教育形式　同伴教育多种多样,在各种场合下均可自发地或有意识地在目标人群中组织实行。如将某一群体的某个或某些人培养成同伴教育者,由他们回到目标人群中,开展一对一或多人之间的同伴教育。同伴教育常可采用与教育内容有关的、生动活泼的参与性活动,如做游戏、讲故事、角色扮演、演情景剧、知识竞赛、讨论等,并可辅以幻灯、图片、投影片、录像,再加上鼓励参与的激励机制。但采取什么活动形式,并没有特定要求,完全取决于教育对象的生理背景(年龄、性别、疾病种类)、文化背景、乐于采取什么活动,以及资源条件等。

4. 同伴教育适应范围　同伴教育适应范围十分广,但同伴教育并非适应所有的情况,要认真分析是否具备开展这一方法的客观条件,以及是否是达到目标人群的最佳途径。通过对以下问题的判断可以帮助我们决定是否使用同伴教育方法。

- 是否有可能吸引并保持目标社区中领导者的兴趣和支持。
- 在目标社区内,人们是否有时间、有兴趣、有能力去担任同伴教育者。
- 能否为同伴教育的开展提供培训和其他技术支持,如教材、设备、场所等。
- 有无足够的同伴教育者。
- 是否有足够的财力给同伴教育者以支持和奖励。
- 同伴教育者能否在教育持续时期内始终得到支持、指导和再培训。
- 是否同时运用了其他交流策略,同伴教育法如何补充进去。
- 有无一定的经费预算。

如果上述问题是肯定的,即可采用同伴教育方法,否则尚需创造条件,或另找其他可行的教育策略和方法。

5. 同伴教育者需具备的条件　征募合格的同伴教育者是开展同伴教育的关键之一,他们应具备如下的品质和能力。

- 在与同伴交流时,思维敏捷、思路清晰,并且有感召力。
- 具备良好的人际交流技巧，包括倾听技巧。
- 具有与目标人群相似的社会背景，如年龄、性别、社会地位等。
- 应为目标人群所接受和尊敬，并成为目标人群中的一员。
- 应持客观态度、公正立场。
- 有实现项目目标的社会责任感。
- 充满自信，富有组织和领导才能。
- 有一定的时间和精力投入工作。
- 在同伴中应成为行为的典范。
- 在疾病预防教育中，同伴教育者应不歧视并且关心疾病患者。

（二）自我导向学习法

运用自我导向学习法（self-directed learning）推动健康教育，在国外已有多年。我国包括台湾省在内的许多卫生机构利用自我导向学习法进行慢性疾病的防治，并且运用自我导向学习法训练在社区开展健康促进工作。以卫生人员与义工们从事社区高血压的防治工作为例，结果反应十分热烈，成效卓著。

1. 自我导向学习的定义 自我导向学习定义：是指个体无论在有或没有他人的协助下，以个人责任为出发点，主动诊断自己的健康需求，形成学习目标。并应用人、物等资源，选择、安排、执行适合自己的学习计划，评估自己的学习成果，以达到自我实现健康目标的学习方式。简单地说，自我导向学习就是学习者自动、自发、自我负责的学习。

自我导向学习听起来好像是很新的名词，但事实上在古时候便存在。那时许多人经常感到病痛，就开始尝试应用植物百草治病，使生命受到较好的保障，这些行为都反映出人类会在自己面临困难时，找出自己的需求，试着观察环境、体会环境、利用环境、想出解决困难的方法，来满足需求。然后彼此互相交换、分享并再组合这些经验，创造出新的经验，以克服困难、提高生活品质。这种自行诊断需求、思考解决策略、应用资源、克服困难，来满足需求及自我实现的过程就是自我导向学习。

虽然自我导向学习由来已久，但对自我导向学习进行系统性的研究，却是最近三四十年的事。

2. 小团体式自我导向学习的类型 依据学习内容的自主性大小的性质和有没有与别人一起学，以及学习者之间的互动性，可以将自我导向学习分为4种类型。4种类型的比较见图18-4-1。

（1）独立式自我导向学习：指自己一个人学习，在学习内容的选择上有很大的自主性，如查找书籍、杂志等文献资料，请教他人如老师或有经验者等。

（2）个人式自我导向学习：同样也是一个人自学，但学习内容较不能自主，如参加各种函授班，用电脑软件或跟着广播、电视中的电化教育一起学习。

（3）集体式自我导向学习：指与他人一起学习，课程内容是既定的，如听保健课、听亲职教育演讲、参加培训班等。

（4）小团体式自我导向学习：指自愿参加学习小组，大家共同学习，资源共享，互通有无或利用资源补充团体学习中的不足，学习内容弹性很大。在4种类型中，以小团体式自我导向学习的效果最好。

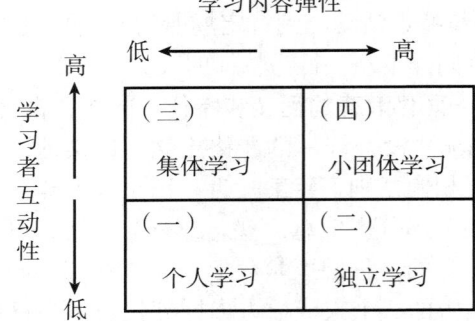

图18-4-1 自我导向学习的4种类型比较

根据研究，发现小团体式自我导向学习的效果最好，但是由于我国传统的教育方式、保守的民风，因此这种方法在国内还没有很普遍的应用。对于其使用的方法、步骤一般人还不是十分了解，而前三种方式是大家目前已较熟悉的方式。为了让大家共享较有效率的学习方法，我们将在本书详细介绍小团体式自我导向学习，并且以目前我国慢病防治中相当重要的高血压病防治为例，进行学习。

3. 自我导向学习法的优势和特点 自我导向学习非常符合成人终身学习的特性。成人生活经验非常丰富，而且由于警觉到衰老而日益重视健康与学习。在小团体式的学习活动中，成人参加者在这样的学习活动中，有充分的机会表达自己的见解,可将自己会的、熟悉的经验传授给没有经验的人,与他人交流、分享经验,而没有经验的成人有时为了学习会向别人请教、讨论,或自己学着去找寻部分资源。在这样的互动过程中,不仅每个人有呈现自己的能力与自我实现的机会,更可以在同伴共同探讨、互相呈现时,激发出每个人的学习潜能,使个体更具有自信。并且个体在这种学习过程中,间接地学到与人沟通、利用环境资源等各方面的生活能力。自我导向学习具有以下特点:①在互动过程中;②以学习者为中心,老师只是促进者;③学习建立在学习者已有的经验上;④成人是自我导向学习的个体;⑤学习者参与需求评估、目标制定和结果评价;⑥以问题为中心。

4. 小团体式自我导向学习与传统的老师教学的区别

表 18-4-1 明确地显示出两者在学习活动的前提和过程上的区别。

5. 小团体式自我导向学习的步骤

(1) 建立开放、和谐、温馨的团体气氛:由于小团体式自我导向学习方法注重学习者间的互动,而参加自我导向学习的成员,可能原本互不认识或只是点头之交,或已是朋友。在学习活动之初,学习者需要在老师、辅导员或成员中比较熟识的几个人的帮助或引导下,相互介绍、彼此认识,在轻松、愉快、和谐的气氛中初步建立良好的关系,消除生疏感。

(2) 诊断学习需求,设立学习目标:为了协助学习者适应从传统的学习方式转变成这种活泼的学习方式,在学习活动的初期,老师或辅导员会引导每个成员诊断自己的需求,适应小团体式的参与式学习。在此过程中,辅导员或老师可以给学习者提供学习需求表格或清单,学习者可以将这份清单当作参考,思考自己需要学习什么。然后学习者可以根据自己的需要增减,即如果清单上所列的不是学习者想学的,可以将之除去;如果有些学习者想学的内容没有,也可以把它加上去,并拟定一段时期内的学习目标。

(3) 成立学习小组,拟定学习方法并收集资料:学习目标确定后,由于每个成员的文化程度、学习时间、可用资源、背景等特性往往不一样,故具体学习需求不甚相同,可以依据需求自愿结成若干学习小组,一般以 6~8 人为宜。小组成员共同讨论、选择适合自己的学习内容和方法,并将前述这些事项写成(或修改自己有的)学习契约,以督促自己及小组成员按照学习计划进行学习。提供计划书的参考草案有助于小组成员制定自己的计划。每个小组成员通过挖掘各种资源获得资料,如借书、录像带、光盘,查阅报刊,上网,请教专家,询问病友等,收集资料后进行小组内学习。

(4) 组织小团体学习活动,学习成果呈现:所有小组集中起来,小组间可以将学到的东西相互交流,互通有无。可以采用角色扮演、示范操作、做游戏、编歌谣口诀等轻松活泼又实用的形

表18-4-1 小团体式自我导向学习与传统的老师教学的异同点

	项目	教师教学	小团体式自我导向学习
前提	对学习者的看法	具有依赖的人格	逐渐自我导向的个体
	学习者的经验	有待建立	是丰富的学习资源
	学习方向	以目标为中心	以任务、问题为中心
	学习动机	外在奖赏、惩罚	内在诱发
过程	学习气氛	正式、权威取向、竞争	非正式、相互尊重、开放、和谐
	课程安排	老师决定	互助合作、支持,共同参与决定
	需求诊断	老师决定	互相协助评估、自我诊断
	目标设定	老师决定	互相商议、自我决定
	学习计划设计	依老师决定的单元内容进行	共同讨论设计,并有学习契约
	学习活动	传递技能、制定阅读	探究计划、独立研究、寻找资源
	评价	由老师评价	自我呈现结果、互相评估

式，来展现自己的学习成果。

（5）学习成果评估并计划未来：在小团体学习活动结束之前，要进行成果评估，目的在于帮助学习者确认自己的学习收获和成果，并分享团体中每个人的发展、彼此的感受，以及学习的心得，为日后进一步学习树立信心和提供参考。可以采用自评、互评、讨论等方式评估学习成果，以最初确定的学习目标为评价依据，确定目标的实现程度和今后努力的方向。

二、行为干预方法

（一）行为干预概念

健康教育的重点应放在行为的调节与改变上。行为干预是实现健康教育计划目标的重要手段。通过具体指导和技能训练、帮助，促使受教育者实现特定膳食行为的改变。如模拟、示范、案例研究、实际操作、个别指导、小组讨论、询问式学习，以及各类以学习技能为主的培训等均属行为干预范畴，此外，还包括一些行为矫正技术。

在一般意义上，人类行为的改变常被分成自然改变（指行为常可随时地、无意识地发生改变）和计划改变（健康教育强调通过制定计划来调节或改变人的生活方式和行为）。每个人对其自身的健康行为都负有很大程度的责任。但是，让人们去做那些对他们自己有益、但与性格相反的事情也不是一件容易的事，俗话说"江山易改，本性难移"。

（二）基本方法与技能

1．技能发展（技术培训） 技能发展是一种与操作有关的教学方法，它特别强调发展特定心理运动的能力。例如，父母和老师指导吸烟者学习如何正确地戒烟、如何拒绝他人劝自己吸烟的恰当技能及合理方法等。理想的技能发展，包括解释和示范每一操作步骤并使每个学员能够有机会向其他学员完整地示范和解释整个过程。如对高血压病、糖尿病早期患者的示范式教育。由于此时期患者主动注意不够、行为目的性不强，故培养一种习惯常需要反复多次，还需要定期复习强化。采取示范方式，手把手教的方式最为有效。例如学习控盐方法，可先由医护人员在现场首先示范；然后选1名患者模仿这些动作，医护人员在旁提示，讲解各注意点；最后全体参加培训的居民进行练习，培训者进行个别辅导。在重点学习该习惯的一段时间内，医护人员或家庭成员每天都应反复纠正患者的错误，反复进行强化。

2．模拟与游戏 模拟是一种实验性方法，它模拟一个真实的生活情境以刺激和辅助学习，模拟可以采用游戏、戏剧创作、文艺节目、角色扮演、案例研究和计算机模型等方式。研究表明，模拟方法比较适用于能力全面的学员，并能有效地增强其学习动力，模拟同时也可用于阐明价值和转移感情。让慢性病患者学习如何拒绝高盐、高脂、高蛋白食品对自己诱惑的技巧也许是很有效的方法之一。编排一些小节目等，让患者们通过对不同角色的扮演，身临其境，体会合理膳食、控盐的必要性和操作方法。通过对游戏活动的小结，将认识上升到理性水平。

3．询问式学习 询问式学习（亦称为发展方法、解决问题和思考学习），它鼓励学习者形成并验证他们的假设，鼓励他们培养独立思考和理解获得知识的过程。一般认为，询问式学习是现场试验和实验教学技术的基础，它能提高学生学习的动机，促进学生在应用、分析、综合、评价等方面的技巧的发展，并能使学习者在严格思考、民主合作、解决复杂问题和阐明价值方面的能力有所增强。

4．小组讨论 近年来，通过试验研究已经证实，小组讨论对改变人的态度和行为，及作为一种科学的教学手段的有效影响和作用。小组讨论的方法已经在许多专业和各种不同的场所普遍使用，其中包括集体的心理治疗、队伍建设、组织发展、社区组织、阐明价值、敏感性训练，以及政治学习。

5．模仿学习 模仿指的是模仿他人行为的倾向，现代的模仿概念吸收心理分析、角色认同理论和观察学习结果。模仿学习是社会化所必经的途径。从传统来说，人们不认为模仿是一种教学方式，但模仿自婴儿期持续整个人生，只是在生活的早期影响更为强烈。由于在隶属和依从程度上存在着性别差异，模仿学习对女性的影响可能比男性大。最近，许多健康教育者比较重视模仿学习对儿童的影响，认为应尽早注意教授其健康行为和培养其良好习惯。这点在学龄前和小学初期最为突出。另外，在改进饮食方法和节制饮食等方面，模仿也具有很大的作用。

6. 行为矫正 行为矫正依据经典条件反射和操作反射理论而设计。在经典条件反射理论中，认为行为由刺激而引起。在操作反射理论中，某种行为发生的频率受该种行为结果的影响，行为的结局可以是积极的（受到奖励）、不存在的（使行为消失）或消极的（行为受到惩罚）。行为矫正以对刺激的控制、对奖励和处罚为基础，是两种理论的结合产物。

认知行为矫正与严格行为矫正不同，这是因为它干预刺激与反应之间的认知过程（如决策价值陈述、思维控制意向和态度的变化）。这种方法可能比单独使用行为矫正或认知疗法更为灵活有效。行为矫正在治疗肥胖、酗酒和吸烟方面较为成功，同时该技术也用于治疗广泛的临床问题。行为矫正方法主要通过认知控制意志而改变顽固的、经常性的和复杂的行为（习惯）。

三、ADHD 健康教育常用活动形式

1. 专家讲座 PPT 制作 通过与专科医生及相关领域专家讨论，结合患儿家长的心理状态和认知水平以及定性需求评估，确定 PPT 的内容和专家讲座的时间安排。主要内容包括 ADHD 的症状表现、危害、治疗方案、预后、停药标准等。在形式上，采用卡通人物形象的插图及背景，加入临床真实案例，增加 PPT 的吸引力和生动性。

2. 家长小组活动策划 家长小组活动的形式和内容也是经专家讨论后确定，主要采用专业人员引导与家长自我学习结合的形式。通过进行小组讨论、答疑解惑及布置家庭作业的方式，达到促进家长形成自我学习的意识的最终目的。

3. 建立 QQ 群 QQ 群的建立是为了加强干预措施的强度和频率，及时解决患儿家长在治疗过程中的问题和疑惑。它提供了一个患儿家长之间互帮互助和情感支持的平台，同时也增进了医患沟通。

四、儿童服药依从性的家长健康教育干预的案例

（一）ADHD 预防及治疗的依从性及其影响因素

1. ADHD 治疗方法 2007 年由中华医学会出版的《儿童注意缺陷多动障碍防治指南》以循证医学为基础，参考国外治疗指南并结合中国国情，对童年期 ADHD 的治疗提出了规范、科学、系统的建议。指南指出，ADHD 的综合治疗应包括药物治疗和非药物治疗。

（1）非药物治疗：非药物治疗主要包括行为治疗、家长培训、学校干预等，行为治疗中正性强化法、暂时隔离法、消退法、示范法是比较经典的治疗方法。Barkley 开发了一套实用性很强的家长培训手册，通过循序渐进的步骤教导家长如何管理孩子的行为，在美国、加拿大已有百万家庭受益，大大改善了亲子关系和儿童行为问题。刘津、王玉凤首次在国内对 30 例 ADHD 共病对立违抗性障碍的患儿家长实行 10 周的父母培训开放性临床试验，结果患儿的 ADHD 症状有明显减轻[3]。

（2）药物治疗：药物治疗在国内外已经达成共识，在儿童中治疗的安全性和疗效也得到了各项临床试验的验证[4]。当前 ADHD 的治疗药物可大致分为中枢兴奋药和非中枢兴奋药两类，目前在我国临床使用的中枢兴奋药以哌甲酯为代表，非中枢兴奋药以盐酸托莫西汀为代表[5-7]。

2. 服药依从性

（1）服药依从性概况：服药依从性是影响着很多慢性疾病的重要因素。服药依从性的定义目前并不统一，这可能是与依从性测量工具的不同有关。在本研究中，将服药依从定义为 3 个月内每天坚持服药，停药和间断服药都定义为不依从。和其他慢性疾病一样，ADHD 的服药依从性并不乐观。国外研究表明，一旦开始服药，36%～68% 的患儿坚持服药 2～6 年，其他 ADHD 患儿完全停止用药或者停药一段时间又重新开始服药[8]。国内患儿服药依从性更不乐观，复旦大学朱大倩等研究使用哌甲酯治疗的 ADHD 患儿的依从性，发现一半患儿的用药时间短于 6 个月，依从性好的患儿仅占用药人群的 33.7%[9]。服药依从性不良将会影响患儿预后，导致药物治疗达不到预期效果或者前功尽弃。

（2）影响服药依从性的因素：国内外对服药依从性的影响因素研究的较为透彻。可大致归纳如下几类。

- 不可变因素：服药依从性是个动态的变化过程，其影响因素有些是不可变的、较为

稳定的，如性别、种族等。服药依从性差与患儿年龄较大、家长年龄较大和家族中有ADHD病史有关[10-11]；服药依从性好与高加索种族、以前有过服药经历有关。国外一项研究显示，双亲、社会经济地位较高的家庭中的患儿14个月服药依从率较高，但是到36个月时，依从率没有显著差异[11]。

- 疾病特征：疾病的严重程度和服药依从性有关。研究表明，患儿ADHD症状越严重，服药依从率越高[11]；ADHD混合型患儿比单纯的注意力缺陷型或多动/冲动型患儿依从性好[12]；共病其他疾病的患儿在开始服药后24～36个月时依从性比单纯ADHD患儿更好[13]。

- 家庭关系：父母之间的关系以及亲子关系也影响服药依从性。父母意见不一致、父母与子女之间矛盾冲突较多者，其孩子的服药依从情况往往比较差[14]。

- 父母关于服药的态度和信念：父母关于药物治疗的态度和信念决定了他们是否同意孩子接受药物治疗。同意给孩子用药的家长更倾向于认为ADHD主要是由生物因素引起的疾病，不同意给孩子用药的家长更倾向于认为ADHD主要是由心理因素或饮食因素引起的。不同的社会文化、患儿性别、ADHD知识了解的多少也会影响患儿家长对药物的看法。

- 药物因素：药物的剂型（长效药、短效药）、副作用、药物的疗效都与服药依从性有关。24%～59%的家长报告药物副作用影响他们让孩子坚持服药，26%～31%的家长反映服药后发觉没有效果使得他们没有继续给孩子服药。定性研究发现，对副作用尤其是长期的副作用对孩子带来的潜在危害的恐惧是很多家长选择不继续服药的主要原因，另外，来自媒体的负面宣传，导致他们对药物的认识趋于消极。

- 卫生服务因素：卫生服务不可及、缺乏医疗保险或医疗保险报销力度不够也是影响服药依从性的原因。

（3）提高服药依从性的策略研制要点：虽然目前国内外对ADHD服药依从性的影响因素研究比较广泛且透彻，但是关于如何有效地提高服药依从性的策略的研究比较欠缺。干预策略应该包括哪些关键的内容、通过何种形式才能提高ADHD患儿服药依从性是值得探究的问题。

首先，对于干预策略的内容，从健康信念模式的角度来看[14]，患儿家长决定是否用药取决了他们对药物的风险和益处的评估，尤其是对药物副作用的认知。因此，为了促进他们做出服药决定并坚持服药，医生或健康教育者应注重对帮助家长加强副作用的管理（如及时调整服药剂量、服药时间或者更换药物种类以尽可能减轻患儿的副反应），并促进家长对药物疗效的感知。计划行为理论主要着眼于采纳某项行为的意向和行为之间的"鸿沟"，对于服药依从行为，凡是有助于养成服药习惯的措施都有助于弥补这个"鸿沟"，具体而言，如服用每日一次的长效药、采用辅助记忆的工具等。行为的阶段理论认为医生应该在不同的阶段评估家长的服药动机变化，并针对这些变化给予合适的支持，这样会有助于家长逐渐地树立对药物正确的认识并做到长期坚持用药。网络事件模型则认为周遭环境会影响服药过程中坚持用药的决定，如其他家庭成员或邻居、朋友反对用药，媒体关于药物副作用的负面宣传。所以，该理论认为社区医生或医疗人员应该保持"可及"，在这个过程中及时地在家长服药决心动摇时给以专业的指导和支持。因此，在制定综合性的ADHD家长干预策略的时候，如果能涵盖以上基于文献综述和健康行为理论的内容关键点，那么这个策略的针对性和有效性将增强。

第二，干预策略的形式应结合不同文化的特点，因地制宜，满足被干预对象的喜好和需求。国外研究表明，父母培训在一定程度上可以提高服药依从性。另外，同伴教育也被证实有一定的效果，给具有同样境遇的人以希望和支持。不少研究表明同伴教育对慢性病有较好的疗效。

综上所述，研制健康干预策略以提高服药依从性需要结合干预对象的需求，根据特定文化特点，并综合考虑其实际的需求，还要有一定理论框架的指导，这样开发的健康干预策略才具有针对性和实效性。

（二）健康教育干预前的需求评估

1. 针对家长的需求评估 目前不少家长对

ADHD存在错误或不全面的认识。他们获取相关知识不系统，导致一知半解，并且可能在药物治疗出现疗效时由于各种原因中断服药，影响儿童长期预后。关于药物治疗，迄今为止，国际上已经做了近300项随机对照研究，大量的有循证医学依据的研究证明了某些药物的有效性和安全性。而这些信息家长无法系统获得，对ADHD药物治疗始终持有偏见，过分担心药物副作用，致使服药依从性较低。那么，如何能够使家长积极、主动、系统、科学地吸取ADHD相关知识？这里采取的方法是通过更加详细而深入地评估家长需求、更充分地认识目标人群、制定出更加符合目标人群需求的健康教育干预策略，从而达到提高ADHD患儿服药依从性的目的。

另外，对家长的需求进行了定性、定量的调查，多项结果显示，家长对于ADHD相关的内容具有较高的求知欲望，并且希望能与医生或其他患儿家长进行更加充分的沟通。在调查过程中，医生获得了影响服药依从的因素，以及家长对ADHD知识获取的形式、内容、途径、时间等的要求，为制定切实可行的干预策略提供了较为坚实的基础。

2. 针对医生的需求评估 ADHD患儿的治疗和康复与医生有着紧密的联系，医生和家长之间的沟通和协作影响着ADHD患儿治疗的进展和效果。因此在确定策略前，有必要对医生进行需求评估，获得医生在诊疗时的感受和面临的问题。除此之外，干预策略的研制还需要考虑其可行性和可持续性，医生的需求评估亦可以在一定程度上促进这个问题。因此，我们设计了对两组北京市三甲医院儿童精神科医生的访谈。医生纷纷指出，使家长掌握一定的ADHD相关知识十分有必要。通过访谈结果我们也可以看出，医生在门诊会接触各种不同类型的家长。需要注意的是，家长不同的性格可能会对服药依从行为产生影响，因此，医生需要采取不同的沟通方式。为此我们开展了"ADHD医患沟通参考用语"的干预活动。

此外，医生在访谈中还提到，歧视是影响服药依从行为的一个因素，而这个因素在国内外情况相差无几。他人甚至除父母外的其他家庭成员可能将ADHD患儿与行为问题、教养问题联系，造成儿童、家长恐惧隐私泄露、害怕受到歧视，并可能因此对服药依从这一行为产生反感情绪，在情感态度上减弱服药依从的行为意向。医生呼吁利用媒体等大众传播手段，让社会对ADHD有充分的认识，消除歧视，正如国家对孤独症儿童的宣传一样。

3. 具体实例 为了解在中国特定社会文化环境中ADHD患儿家长对药物治疗的认知，探索影响服药依从性的相关因素，从而制定切实有效的提高服药依从性的家长健康教育干预策略，故采用个人访谈的方式进行定性的需求评估。

访谈对象为2012年11月21日至2013年1月16日在北京市某三甲医院儿科门诊就诊的17例明确ADHD诊断的患儿家长20人。

入组标准为经主治医生以上的儿童精神科医生诊断，确认符合DSM-Ⅳ ADHD的诊断标准[15]，年龄6～14周岁，服用中枢兴奋剂、托莫西汀或其他ADHD治疗药物至少2周以上。

排除标准为广泛性发育障碍、精神分裂症、双相情感障碍、儿童癫痫及其他器质性疾病、中国修订版韦氏儿童智力量表（Chinese Wechsler Intelligence Scale for Children，C-WISC）[16]测查智商＜80。

（1）调查方法：采用半结构式访谈，由经过统一培训的访谈员在医院安静的区域进行。访谈前向患儿家长详细解释访谈目的，并进行保密承诺。每位访谈30～60 min，对访谈全过程进行录音和笔记。当信息饱和时结束入组。

（2）资料分析方法：访谈录音经同一研究者逐字逐句转化为文字资料。首先反复阅读以熟悉访谈资料，此过程中随时记录下脑海中不断浮现的主题和概念，并结合访谈提纲，将主题词按逻辑关系进行分类和汇总，形成若干总主题和相应分主题。本研究中，共总结出"副作用""歧视""家人反对服药""患儿的症状""医生关于服药的建议""老师关于就医的建议""服药依从性管理""告知患儿服药"等17个主题词。归纳出关键词之间的逻辑关系，如"副作用""歧视""家人反对服药"反映的是患儿家长做出开始服药决定的"阻碍因素"，然后把"阻碍因素"作为上一级的主题词；"患儿的症状""医生关于服药的建议""老师关于就医的建议"反映的是患儿家长做出开始服药的"促成因素"，"促成因素"作为上一级主题词。同时"阻碍因素"和"促成因素"可以归纳为"家长做出开始服药决定的相关因素"，这又成为更上一级的主题词。

至此，再也不能归纳出上一级主题词了，归纳结束。采用同样方法对其他主题词按照彼此之间的逻辑关系进行归纳，最终形成主题框架，并根据层级对不同的主题词进行编码，如"家长做出开始服药决定的相关因素"编码为1，"阻碍因素"和"促成因素"分别编码为1.1和1.2，下一级指标如"副作用"编码为1.1.1，依次类推。然后在MAXQDA软件中将不同的主题词对应相应的文本资料，并在操作界面上对其进行标记。标记完成后，"导出"按钮可以将来自不同访谈对象的同一主题词下的所有被标记的记录集中在一起，实现归类。随后，人工进行定性分析。

（三）健康教育干预策略及框架的研制

1. 文献回顾 通过在 Pubmed、CNKI、万方、维普等中英文数据库中以"ADHD""intervention""parent training""health education""health promotion""medication adherence""注意缺陷多动障碍""健康教育""儿童""家长培训""服药依从性"等为关键词进行检索，并对检索出的文献进行阅读，筛选出有操作价值的干预方法，包括家长培训课程、认知行为训练、手册、海报、网络干预等。

2. 需求评估 定性需求评估如上所述，另外结合在准备阶段做过的定量需求评估结果[17]，确定家长对健康教育的偏好，如家长目前拥有的健康教育渠道、希望获得何种形式的健康教育、希望了解关于 ADHD 的哪方面知识、参加健康教育的方便时间等。定性研究主要用于确定服药依从的阻碍因素有哪些、促成因素有哪些、家长对药物治疗的态度和认知误区等。

3. 专家讨论 自 2012 年 12 月，共组织 5 次专家讨论会，邀请北京大学第六医院儿童研究室王玉凤教授、杨莉副教授、北京大学公共卫生学院社会医学与健康教育系钮文异教授等专家共同对干预策略进行讨论，并结合临床实际情况，对健康策略的具体形式、操作步骤、实施时间表、所需要的人力资源等方面进行深入讨论，每次讨论会持续 2～3 h，并做详细会议记录。

基于以上工作，最终确定了一系列适用于临床实际的家长健康干预策略，如下所示。

- 健康传播材料（家长操作手册1份，海报3张）；
- 专家讲座；
- 家长小组活动；
- QQ 群；
- 电话随访。

（四）健康教育干预传播材料的研制

家长必读手册内容的构建主要来自于对家长的需求评估。首先通过"共情"的方法，开篇就让家长充分感觉到自己是被理解的，并且给予丰富的案例支持，建立和加强家长的信心。对于知识的给予是必不可少的一部分，主要需要解决的是影响服药依从性的一些因素和误区，包括通过互动的方式，采用辅助传播材料，在思考的情况下给予家长知识，引导家长认同服药依从的行为。在手册中还需要着重引导家长注重和医生、老师、同伴甚至是家人的沟通。

1. 健康传播材料的开发 经专家讨论后，确定健康传播材料形式为家长健康教育手册和海报。传播材料设计原则为"情感开路，而非科学开路；动之以情为主，晓之以理为辅"。

在家长健康教育手册中，针对前期定性及定量需求评估里发现的家长对 ADHD 及治疗上的知识需求进行了解答，并从沟通技巧上进行指导。经过 10 次修改，3 次专家讨论，于 2013 年 5 月手册初稿形成，字数约 1 万余字。手册标题为"手拉手一起走"，体现医患携手同心的内涵，内容包括以下 6 部分。

- 理解——共携手：这部分内容为原北京大学精神卫生研究所儿童研究室主任王玉凤教授写给家长的一封信，以理解家长的角度引出 ADHD 话题及开篇。
- 认识——不迷茫：这部分主要介绍 ADHD 的症状、发病率、病因、危害等基本知识。
- 治疗——有希望：这部分主要介绍了 ADHD 治疗方法，重点介绍药物治疗的效果、服药误区、副作用及调适方法。
- 坚持——获幸福：这部分主要针对服药依从性编写，内容包括为什么需要坚持服药、坚持服药的小技巧、停药的危害及何时停药、医疗保险对药物的覆盖等。
- 沟通——互支持：这部分包含患者家长与医生、家庭成员及老师的沟通技巧。
- 附录包括推荐书目、网站及服药记录表、副作用记录表等。

在编写手册过程中,力求使用通俗易懂的语言,将学术性强的知识以打比方、顺口溜的艺术形式转化成百姓通俗易懂的话语,并穿插来源于北京大学第六医院真实病例改编而成的小故事启发读者思考。通过"想一想""议一议""算一算"等环节的设计促进和读者的互动。另外,通过与专业插图设计公司合作,插图的设计和文本内容相呼应,图文浑然一体,更有助于读者理解。

对于海报的设计,遵循人们普遍的认知规律,顺序设计了3张海报。

- 海报1:"科学关爱,收获未来",体现的是"一切为了孩子的未来"这样一种理念,首张海报的目的是获得家长感情上的共鸣和认同。
- 海报2:"专科药疗,放心安全",进一步强调药物治疗的安全性,减轻家长对服药的顾虑。
- 海报3:"遵医服药,贵在坚持",最后一张海报强调坚持服药的重要性,凸现干预项目核心目标。

海报内容采用朗朗上口的顺口溜的形式,将科学概念蕴含其中。海报的图画设计也是由专业设计团队完成,图画内容紧贴文字内容。

2. 传播材料预试验 材料初稿完成后,交由专业图文设计团队进行插画设计、排版后,印制6本家长手册、9幅海报小样于2013年6月25日起在北京大学第六医院门诊进行传播材料预试验。访谈前,在专家指导下,编制了个人访谈及小组访谈的半结构式访谈提纲各1份。访谈对象为随机在北京大学第六医院门诊抽选的ADHD患儿家长,入选标准/排除标准同定性需求评估。获得其签署的知情同意书后,在独立的、安静的房间进行访谈。

一共有6位患儿家长参与了个人访谈,访谈内容包括对手册和海报的语言文字、图画色彩、整体感知进行评价和建议。小组访谈共有7位家长参加,钮文异教授进行指导。访谈形式为分章节访谈,针对个人访谈中发现的主要问题及研究者关注的问题进行询问,对手册的访谈采取分章节、海报则是逐张询问,以了解所设计传播材料的可接受性、可理解性和可说服性。在获得家长知情同意后,记录员对访谈过程进行录音、记笔记及摄影。

及时对预试验录音和笔记进行整理分析归纳后,组织北京大学第六医院临床专家和钮文异教授对预试验中发现的问题进行讨论,经过3轮反复讨论和修改,将最终修改意见反馈给图文设计团队,完成终稿。

(五)健康教育干预活动的组织与实施

为了保证患儿家长对干预策略的依从,健康教育策略的实施严格贴合北京大学第六医院门诊患者就诊流程,不在就诊时间以外召集家长参加活动。一般,初诊家长首先到门诊就诊,医生在初步判断儿童情况后会让潜在的ADHD患儿做系统的全面检查。全面检查安排在周日,每月内有2~3次(频率视预约患者人数而定)。全面检查后,医生根据具体的结果与家长商量治疗方案。如果家长同意药物治疗,那么在随后的日子里,一般要求2周至1个月的时候来门诊复诊。我们的干预策略如上所述的临床诊疗流程,在全面检查当天,对所有患儿家长进行项目介绍,获得知情同意,并填写基线调查问卷A、C部分(知识部分和儿童行为评价部分)。然后组织家长到单独的多媒体室,发放家长操作手册,告知家长健康教育QQ群的号码,督促大家添加,随后由杨莉大夫结合PPT进行专家讲座并解答家长治疗初期的困惑。全面检查完成的下一周,家长到门诊了解检查结果及与大夫沟通治疗方案当天,一旦确定患儿服药,那么经统一培训的调查员会协助这部分家长完成基线调查问卷的B部分(服药部分),并为这些家长预约2周后的门诊。服药2周后门诊时,将开展家长小组活动并预约2周后的门诊,进行第二次家长小组活动。在QQ群里,每天对家长提出来的问题进行辅导和回答,并以同理心尽可能地理解家长的心情,及时进行情感支持,同时也鼓励互相交流经验心得,密切监测不正确的言论并予以纠正。在服药1个月时进行服药依从性随访,在服药3个月时进行终末随访。

(六)健康教育干预效果的评价

在此,以在北京大学第六医院开展的相关活动为例,为大家详细介绍。

1. 定量评估 定量评估问卷根据计划行为

理论编写，分为基线调查问卷、1个月服药依从性随访问卷、终末调查问卷。基线调查问卷主要内容包括社会人口学特征、ADHD相关知识水平、态度、主观准则、知觉行为控制、自我效能、行为意向、儿童行为问题测量等。1个月随访问卷则是对是否停药、间断服药情况、停药天数等进行测量。终末调查问卷除增加了3个月服药依从性随访、健康教育干预策略满意度评估（仅对于接受干预的人群）外，其他均和基线调查问卷相同。

2. 定性评估 定性效果评估采用半结构式访谈问卷，随机抽取接受干预和未接受干预的各8名家长，通过面对面的个人深入访谈和电话访谈的方式，了解干预组和对照组患儿患病情况、对疾病和药物的认知，以及对干预策略的评价。

3. 对各项健康教育干预措施的评价

（1）整体评价：健康教育活动情况总体较好，主要原因有以下几点。

- 为家长提供了最急需的知识，包括ADHD疾病相关基本知识和用药相关知识，前者包括ADHD的病因、症状、分类、危害和治疗方法；后者包括药物的种类、作用机制、副作用及调适方法、长期服药的必要性、何时停药的判断、药品费用报销方法等。
- 活动形式活泼，群众喜闻乐见，科普性强，语言通俗易懂，更有利于理解。在健康教育活动中，所使用的语言都是形象生动、简单易懂的，把深奥难懂的科学知识通过打比方、讲故事等方式转化成群众能理解的语言。一位患儿家长曾说："我印象很深刻的是讲座时候那个大夫把药物的作用原理比作运兵车，我们就很容易理解了，否则那么高深的药理知识，我们没有医学背景的人理解不了。"
- 项目研究人员认真负责，真心关注家长的需求。患儿家长对有关的项目研究人员评价很高。研究人员及时随访，每日维护QQ群，能认真倾听并热心帮助解决家长们的困难和疑问。他们耐心和充满爱心的人格特质赢得了家长的信任，在家长中树立了威信，也增强了患儿家长们对活动的依从性。

（2）对手册的评价：经过3个月的使用，患儿家长非常认可"手拉手一起走"ADHD患儿家长操作手册，因为它覆盖了几乎全部的关于疾病和用药的基本问题，澄清了家长们最常见的误区。"关于ADHD和服药，我们了解的并不多。后来发现我的几乎所有问题都能在这本小册子里找到答案……现在每次来医院开药时都会带着这本手册。""这本手册编写得很精美，不仅知识全面，而且内容很实用，尤其是最后讲沟通的，以前没有一本书关于怎么跟医生沟通写得这么详细，来医院就诊带哪些东西，和医生说哪些内容才是最有效的，还有怎么和老师沟通，这些都是我们很急需指点的，很符合家长们的实际需求，不说教，也不空洞""手册里设计了一些小问题，像课后题一样，很轻松，但是却能让我们家长有反思。里面的小故事、顺口溜很通俗也很生动，可见编写手册的专家确实下了很大的工夫来琢磨我们家长实际的需求和心理。"

（3）对专家讲座的评价：家长们对专家讲座的内容和开设时间非常认可，认为讲座给予了他们最需要了解的知识，对以后做出服药决定提供了必要的知识背景，有助于做出最有益于患儿的治疗决定。"来六院前，其实我们心里挺没底儿的，我们也不知道什么是多动障碍，更不知道什么是ADHD，听了杨莉医生的讲座，很多疑问都得到了解答，不像以前对孩子的这个问题那么恐惧了。""本来我们没打算给孩子治疗，就是想来六院检查看看孩子到底是什么问题，听了杨医生的讲座，才意识到这个问题没那么简单，最后我和孩子妈妈决定在六院给孩子治疗了。"

（4）对家长小组活动的评价：家长对小组活动的形式、内容评价很高，认为每一个活动都是跟着家长目前的需求走，刚好能提供家长们当前阶段最需要的帮助。"我们服药到第二周的时候，副作用也出来了，比较慌张，这时候最需要有专家对副作用进行讲解。小组活动的时候，几个家长在一起，主持人让我们自己说出现在最感兴趣的问题，后来大家都回答说'副作用'。所以那次活动我们集中讨论了副作用，大家都说了自己孩子的具体问题，并且现场有专业人员及时解答我们的问题，还有在门诊值班的医生过来答疑解惑。我们觉得这种形式很好，及时给予我们知识上的支持，更重要的是给予我们家长心理上的安慰，我们不像以前对药物那么恐慌了。""我印象最深刻的是有一次活动的时候,有一个家长是做厨师的,和我们分享了很多让孩子开胃的饭菜的做法,我家孩子吃药后吃饭就差了很多。通过和大家的交流,学到了不少好方法,回家试用了一下效果还不错。""通过小组活动,我们这几个孩子的家长无形当中比别的家长更亲近了一些,平时我们也会有交流,相互打气、相互支持,这样就不觉得自己很孤单了。"

(5)对家长健康教育QQ群的评价:QQ群在整个干预策略体系中发挥了关键的作用,也是家长日常接触频率最高、最便捷和实用的一项干预策略。家长对QQ群一直保持着很高的关注度和参与度。经分析,QQ群的主要作用包括答疑解惑、上传文件、提供知识支持、鼓励安慰、倾诉不良心绪、分享经验心得、提供情感支持、发布门诊就诊信息等便民服务。绝大多数干预组家长每天都查看QQ群的留言,有超过半数的家长很活跃,经常在群里发言。家长们表示群管理员在群里上传的文件并及时回答家长的疑问,以及提供挂号等信息对他们来说很有帮助。尤其对一些外地家长,及时获取北京大学第六医院准确的医生出诊信息,可方便安排来京行程。QQ群也加强了家长之间的凝聚力,经常有家长在群里倾诉自己孩子最近的表现以及养育孩子过程中的烦恼、辛酸和焦虑,其他家长会给予安慰,同时,也会提供一些经验和方法。经常有家长主动分享自己的育儿心得,例如孩子出现了行为问题家长怎么处理、家长如何处理自己的情绪、如何与孩子沟通等。QQ群成为家长们分享治疗过程中喜怒哀乐的场所,同时也是大家互相帮助、互相支持的平台。另外,对于群管理员的工作,家长们给予了充分的肯定。有同理心,能理解患儿家长的苦衷,急人所急,想人所想,不计个人利益,用热心、爱心、耐心为患儿家长服务,这是家长们对QQ群管理员普遍的评价。患儿家长对群管理员的辛苦工作心存感谢,积极地协助配合群管理员的工作,形成良好、和谐的医患关系。

(钮文异 任 政 编,范自立 刘 璐 校)

参考文献

[1] 吕姿之. 健康教育与健康促进[M]. 北京:北京大学医学出版社,2002.

[2] Ramaiah KD, Vijay KK, Hosein E, et al. A campaign of "communication for behavioural impact" to improve mass drug administrations against lymphatic filariasis: structure, implementation and impact on people's knowledge and treatment coverage [J]. Ann Trop Med Parasitol, 2006, 100: 345-361.

[3] 刘津,王玉凤. 父母培训对共患对立违抗性障碍的注意缺陷多动障碍的作用[J]. 北京大学学报(医学版), 2007, 03: 310-314.

[4] WigalSB. Efficacy and safety limitations of attention-deficit hyperactivity disorder pharmacotherapy in children and adults [J]. Cns drugs, 2009, 23 Suppl 1: 21-31.

[5] 吕晓珍,舒正,张耀文,等. 哌醋甲酯和托莫西汀治疗注意缺陷多动障碍的疗效与安全性的系统评价[J]. 中国当代儿科杂志, 2011, 13: 365-369.

[6] 杨莉,苏怡,曹庆久,等. 哌甲酯治疗后注意缺陷多动障碍核心症状与执行功能改善的关系[J]. 中国心理卫生杂志, 2012, 26: 933-937.

[7] 盖笑松,兰公瑞,刘希平. 国内注意缺陷/多动障碍儿童干预效果的元分析[J]. 心理学报, 2008, 11: 1190-1196.

[8] Adker LD, Nierenberg AA. Review of medication adherence in children and adults with ADHD [J]. Postgrad med, 2010, 122: 184-191.

[9] 朱大倩,高鸿云,朱雍雍. 哌甲酯治疗门诊注意缺陷多动障碍患儿的依从性研究[J]. 中国儿童保健杂志, 2011, 19: 267-269.

[10] Gau SS, Shen HY, Chou MC, et al. Determinants of adherence to methylphenidate and the impact of poor adherence on maternal and family measures [J]. J Child Adolesc Psychopharmacol, 2006, 16: 286-297.

[11] Barbaresi WJ, Katusic SK, Colligan RC, et al. Modifiers of long-term school outcomes for children with attention-deficit/hyperactivity disorder: does treatment with stimulant medication make a difference? Results from a population-based study [J]. J Dev Behav Pediatr, 2007. 28: 274-287.

[12] Swanson J. Compliance with stimulants for attention-deficit/hyperactivity disorder: issues and approaches for improvement [J]. CNS drugs, 2003, 17: 117-131.

[13] Jensen PS, Arnold LE, Swanson JM, et al. 3-year follow-up of the NIMH MTA study [J]. J Am Acad Child Adolesc Psychiatry, 2007, 46: 989-1002.

[14] Charach A, Gajaria A. Improving psychostimulant adherence in children with ADHD [J]. Expert Rev Neurother, 2008, 8: 1563-1571.

[15] American Psychiatric Association. Diagnoatic and Statistical Manual of Mental Disorders [M]. 4th ed.

Washington,DC:American Psychiatric Publishing,2000.

[16] 龚耀先,蔡太生. 中国修订韦氏儿童智力量表手册[M]. 长沙:湖南地图出版社,1993.

[17] 洪颖. 提高ADHD患儿服药依从性的家长健康教育干预策略研制[D]. 北京:北京大学,2013.

第五篇

成年期注意缺陷多动障碍

第十九章 成年期注意缺陷多动障碍的诊断

目前已有越来越多的研究显示 ADHD 不仅仅局限于童年期[1]。临床研究表明成年期 ADHD 的共病形式和神经认知缺陷类似于童年期 ADHD，但是社会功能受损的范围更广。成年期 ADHD 具有重要的医学、经济和社会影响，已经逐渐成为一个重大的公共卫生问题。

流行病学研究表明成年期 ADHD 的患病率在精神障碍中是最高的疾病之一。Faraone 等对 966 名成人进行了 ADHD 患病率的调查，使用了 DSM-Ⅳ中的 18 条作为成年期 ADHD 的诊断标准，结果发现有 2.9% 的人符合狭义概念上的成年期 ADHD[2]。2007 年世界卫生组织的一项针对包括美洲、欧洲及中东地区的 10 个国家的流行病研究，筛查了 11 422 名年龄在 18~44 岁的成人，结果显示 ADHD 的平均患病率为 3.4%[3]。2012 年的一项 meta 分析，回顾了 86 项童年期 ADHD 及 11 项成年期 ADHD 的研究，结果显示成年期 ADHD 的患病率为 5%[4]。男女性别比为 3:2[5]。在最近的一些临床研究当中，成年期 ADHD 男女性别比接近 1:1[6]。

第一节 成年期注意缺陷多动障碍的临床特点

一、成年期 ADHD 的症状特点

虽然 ADHD 起病于童年早期，且随着年龄增长，多动症状逐渐减少，但注意力不集中和冲动症状随着年龄增长而持续存在[7]。Mannuzza 等对 94 名平均年龄为 18 岁的 ADHD 男性患者及 78 名正常对照进行了随访研究，结果显示：①较对照组相比，患者中有 22% 仍同时存在注意缺陷、多动及冲动症状，而对照组仅为 3%；② 15% 的患者同时存在注意缺陷和冲动症状，对照组无一例；③单纯存在注意力缺陷、多动、冲动症状的 ADHD 患者分别为 44%、28% 和 48%，对照组则分别为 5%、4% 和 4%[8]。Biederman 等对 110 例平均年龄为 6~17 岁的 ADHD 男童以及 105 名对照进行了 11 年的随访研究，结果显示 ADHD 组中仍有 78% 的患者残留有 ADHD 症状，其中 35% 的患者有全部症状残留，22% 的患者有部分症状残留[9]。

由于多动症状随着年龄增长而减少[7]，成年期 ADHD 与童年期 ADHD 患者在临床表现上有所不同[10-11]。成年期持续存在的注意缺陷症状可能会被认为是执行任务困难，如遵守约定、在规定时间内完成任务或是专注于单一任务等。并且成年期注意缺陷症状可能会在生活的多个方面影响功能。因此，成年期 ADHD 患者持续的症状大多包括以下几点[12-13]。

（1）注意力缺陷：谈话、阅读、写作和做事时不能保持注意力，很容易被外界不重要或不相关的事物分心，因而经常拖延工作、经常丢失或错放工作或生活的必需品、忘记约会或工作任务等。

（2）多动障碍：紧张、坐立不安；不能参加需久坐的活动，如看电视或电影、阅读报纸。患者描述自己的思想似乎不能安静下来，总是从担心一件事跳到担心另一件事。

（3）冲动控制障碍：说话不假思索、做决定过快；经常打断别人谈话；做事易厌倦、不耐心，如开车常闯红灯和飙车、排队易插队等；难与他人维持稳定的关系；无节制地参加娱乐活动或购物。

（4）情绪问题：情绪不稳；易怒，表现为"低情绪临界点""短暂的情绪爆发"；情绪调节能力差，对日常生活的应激不能正确应对，对拒绝、批评、不赞成和挫折表现得过度敏感；此外，患者因反复受挫，也常出现持续的焦虑、自信心不足和自我评价低。

(5) 组织安排能力差：安排工作、学习和家务困难，不能按时完成工作或其他任务、经常很随意地从一件未完成的事跳到另一件事上，安排活动、解决问题等缺乏计划性，没有时间观念。

二、成年期 ADHD 的共患疾病

大量的临床和流行病学研究都已证实童年期 ADHD 共病其他精神障碍。成年期 ADHD 也有相似的发现。87% 以上的成年期 ADHD 终生至少共病一种其他的精神障碍，发生率是一般人群的 6 倍，主要包括情感障碍、焦虑障碍、抽动障碍、人格障碍、物质滥用等。其中 41% 的成年期 ADHD 共病一种符合 DSM-Ⅳ 诊断标准中轴 Ⅰ 的精神障碍，38% 共病两种或更多的精神障碍。成年期 ADHD 患者中重性抑郁障碍的患病率是 16%～31%，终生患病率是 45%；广泛性焦虑障碍的患病率是 25%～43%，终生患病率是 59%；酒精依赖或酒精滥用障碍的终生患病率是 21%～53%。

我国研究结果表明，成年期 ADHD 患者中 39.0% 的人至少共病一种 DSM-Ⅳ 轴 Ⅰ 精神障碍（23.7% 罹患情感障碍），49.2% 至少共病一种 DSM-Ⅳ 轴 Ⅱ 障碍（反社会型人格障碍占 28.8%）；66.1% 的成年期 ADHD 患者共病一种轴 Ⅰ 或轴 Ⅱ 障碍。

1. 反社会型人格障碍（antisocial personality disorder） 成年期 ADHD 患者中 7%～18% 存在反社会型人格障碍[14]。Dalsgaard 等在丹麦精神医疗服务机构进行的为期 20 年的调查，发现 29% 的 ADHD 患者存在人格障碍，其中一半是反社会型人格障碍[15]。Curran 等发现 9% 的男青年犯人符合 ADHD 的诊断标准，而 Eyestone 等认为 25% 的犯人是 ADHD 患者[14]。

Young 等研究了成年期 ADHD 患者的反社会行为，在言语和行为攻击、使用武器、蓄意破坏和放火、偷窃抢劫、虐待他人和残害动物等行为中，ADHD 组与对照组差异显著。ADHD 症状可能随年龄增长而缓解，但反社会行为会沿着犯罪的轨道继续发展[16]。有研究认为 ADHD 本身并不导致反社会行为，当 ADHD 伴随行为问题（conduct problem）时才会导致高比例的反社会行为，即 ADHD 对反社会行为的预测受行为问题中介作用的影响。

2. 物质依赖（substance dependence） 11%～35% 的物质依赖患者患有 ADHD，15%～50% 的 ADHD 患者存在物质依赖[17]。Tzelepis 等对 114 例成年期 ADHD 患者的研究发现，13% 的患者存在近期酗酒行为，36% 的患者存在终生酒精依赖，21% 的患者终生吸食大麻，11% 的患者终生吸食可卡因，5% 的患者同时使用多种药品[18]。2006 年的一项病例对照研究的随访结果显示，ADHD 在成年早期发展成为物质依赖障碍（包括酒精、药物和尼古丁依赖）相对于普通人群的比值比为 2.0（95% 置信区间为 1.3～3.0）[19-20]。Sharps 等侧重研究了认知倾向对成年期 ADHD 患者物质依赖行为的影响，认为 ADHD 患者持续注意等认知功能的损伤导致了精细加工能力的损伤，即理解和把握信息要点能力的损伤最终导致了 ADHD 患者对于物质依赖的危害考虑不足。这不但能解释临床 ADHD 患者的物质依赖行为，而且适合解释亚临床状态患者的物质依赖行为[21]。共病物质依赖的 ADHD 患者往往表现出广泛的心理健康损伤。Wilens 等发现相对于 ADHD 组和物质依赖组，ADHD 共病物质依赖组的神经心理疾病更严重，更容易出现抑郁障碍、品行障碍、反社会型人格障碍、广场恐怖症和社交恐怖症等疾病[22]。

3. 双相障碍（bipolar disorder） Nierenberg 等发现成人双相障碍患者的 ADHD 患病率是 9.5%[23]。Wilens 等发现共病 ADHD 的双相障碍患者中 88% 是双相 Ⅱ 型障碍（bipolar Ⅱ disorder），而共病双相障碍的 ADHD 患者多为 ADHD-C 型。他们有更严重的注意问题、更差的整合功能、更显著的社会功能受损[24-25]。

4. 抑郁障碍（depressive disorder） 抑郁障碍含重性抑郁障碍和恶劣心境，16%～31% 的成年期 ADHD 患者有重性抑郁障碍，19%～37% 有恶劣心境[14]。Fischer 等发现约 25% 的成年期 ADHD 患者患有重性抑郁障碍，并以女性居多，很多成年期 ADHD 患者会因抑郁障碍等精神疾病去就诊，但其 ADHD 症状并没有得到及时注意和诊疗[26]。Biederman 等发现，患有 ADHD 的成年女性与正常人群相比，患重性抑郁障碍的风险要高出 2.5 倍[27]。ADHD 症状的严重程度和亚型与患者是否有适性抑郁障碍关系并不大，但共病者更容易出现广泛性焦虑障碍和社交恐怖症[26]。

5. 精神病性障碍（psychotic disorder） 成人

ADHD 患者的精神分裂症的终生患病率为 3.8%，高于正常人群的 0.38%～0.84%。患有 ADHD 的女童更易在成年期发展成精神病性障碍[15]。

2009 年的两项研究均提示成年期 ADHD 患者更易共病精神病性障碍。其中的一项研究结果显示，在成年期 ADHD 各亚型中，混合型的患者较单纯注意缺陷型的患者更易共病精神病性障碍[28-29]。

三、成年期 ADHD 患者生活质量和社会功能损害

2008 年的一项使用世界卫生组织生存质量测定量表（WHOQOL）评价 929 名成人（其中 328 例 ADHD 患者）的研究发现，患有成年期 ADHD 的受访者比正常对照的生活质量低[30]。2009 年一项涉及 369 例 ADHD 患者的研究也表明 ADHD 症状和较低的生活质量相关[78]。纵向数据和横断面数据显示在大部分案例中 ADHD 持续到成年期会引起很多功能领域的损害，包括学业和工作、情感、社交和婚姻，以及驾驶行为、犯罪行为等[31]。

1．学业和工作 在教育方面，ADHD 患者普遍受教育程度低、经常留级或者不能毕业[32]。在读高中时约有 30% 的患者不能正常毕业，仅 20% 的 ADHD 患者可进入大学学习，而其中只有 5%～12% 最后可完成大学学业[33]。针对 ADHD 多发家庭的研究发现 ADHD 患者更难获得大学学历，更可能成为非技术工人[34]。Young 等对比了 ADHD 组、临床对照组和正常对照组的学业情况，发现正常对照组全部来自主流学校，临床对照组 93% 来自主流学校，而 ADHD 组只有 2/3 来自主流学校。综合受试者的成绩等级、行为态度、师生关系、逃学、纪律处分和开除记录等情况，并用学校问题指数表示，结果显示 ADHD 组与其他两组差异显著；并且 ADHD 组比临床对照组在童年期的学业、反社会行为、犯罪行为等方面有明显损害，表明 ADHD 患者出现损害较早[56]。Barkley 等研究表明和正常对照组相比，ADHD 患者留级或复读的可能性是其 3 倍，被学校开除或辍学的可能性是其 8 倍[35]。

Biederman 等研究表明成年期 ADHD 患者的社会经济地位比对照组普遍低[31]。成年期 ADHD 常遇到工作问题，其职位通常较低，工作成绩较差，经常被解雇[36-38]。就业调查显示对照组失业率为 3%，而 ADHD 组和临床对照组的失业率为 2/3。根据被试的职业类型、是否为全职、最长雇佣期、失业次数和最长失业期等综合出的职业历史指数显示 ADHD 组有更多的职业问题。有研究表明，对照组全职工作率为 59% 与此相比 ADHD 患者组仅为 34%[39]。

2．情感、社交和婚姻 Reimherr 等发现约 32% 的成年期 ADHD 存在情绪管理困难（emotional dysregulation）[40]。Amons 等研究了 ADHD 与季节性情绪障碍（seasonal affective disorder）的相关性，发现季节性情绪障碍表现为易怒、贪睡、健忘、无精打采和贪食变胖等，女性偏多，多在冬季发病，与 ADHD 的共患率为 27%[41]。ADHD 患者在情绪、情感识别技能上存在缺陷，正常人高度的情绪紧张能促进情绪、情感的识别，而 ADHD 患者虽常经历高度紧张，但却阻碍其对情绪、情感的正确识别[42]。

在人际关系方面，成年期 ADHD 表现为社交技能和交流技巧不足，缺少亲密朋友[37]。Shaw-Zirt 等的一项研究发现，有 ADHD 症状的大学生社会适应能力较差、社会技能和自我评价较低，其中以自我评价低为核心症状[43]。Young 等发现 ADHD 患者在健康娱乐的数量上与常人无差异，但在社交指数上差异显著，该指数包括朋友的数量、交往的时间、是否容易结交朋友、是否经常和朋友吵架和更换朋友等[16]。目前有研究试图通过暴露 ADHD 患者的身份来改善他们所面临的社交拒绝和人际困境[44]。

Biederman 等研究发现成年期 ADHD 患者比对照组有更高的分居率和离婚率[31]，Fische 等研究也同样表明成年期 ADHD 患者更容易出现婚姻不满、分居、离婚和再婚问题[26]。

3．驾驶行为 ADHD 患者的注意功能损伤增加了驾驶风险性，他们更容易超速驾驶、违反交通规则或被吊销执照。使用驾驶行为量表对成年期 ADHD 患者的研究发现，在驾驶错误、操作失误和违章上 ADHD 组都与对照组差异显著。年长的 ADHD 驾驶员（40 岁以上）在驾驶错误和违章方面与对照组并没有差别，他们似乎已经意识到了自身的问题，并发展了某种机制去补偿认知损伤，但操作失误是不能补偿的[45]。ADHD 患者违章驾车（主要是超速驾车）、车祸的发生率都高于一般人群[46-47]。一项最新随访研究中的

官方驾驶纪录显示，ADHD组比正常对照组违章行车、无证驾驶、碰撞事故、驾照吊销的次数更多，而且事故造成的损失更大[26]。

4. 犯罪行为 另外，患有ADHD可以增加未来的犯罪行为及入狱的危险性[48]。Satterfield等对179例来自精神科门诊的ADHD患者及75名来自学校的对照随访了30年。结果发现，ADHD组成年后被逮捕（44.7%）、入狱（26.3%），以及定罪（29%）的比例均高于对照组（分别为14.1%、8.0%、8.0%）[49]。

关于ADHD造成的患者社会功能和生活能力损害，2006年一项对8岁诊断为ADHD的患者（500例）的17年的随访研究表明，和正常对照组（501例）相比，ADHD患者有更高的被解雇率、更多的经济危机、更多的物质滥用、更普遍的难以独立生活而与父母同住的情况、更普遍的自杀倾向和更多的入院治疗[37]。有研究表明ADHD给患者在工作表现上带来的不良影响造成的年度人力资源花费是每人4 336美元，比大部分慢性疾病报道的花费要高[50-51]。对美国4 504名职员的研究表明，ADHD患者的入院治疗、缺工时间和药品的花费都比正常对照要多[52]。

综上，成年期ADHD患者的结局可能出现核心症状的残留并伴随多种共患疾病，会影响成人的社会功能和生活质量，造成学业和工作困难、家庭婚姻问题、社交关系差、交通事故、物质滥用，以及犯罪行为等。由不良经历带来的低自我认识和低自尊是成年期ADHD患者常见的第二大特征[53]。同时，这些不良影响也会给社会带来教育、安全、医疗、经济等各方面的负担。

第二节　成年期注意缺陷多动障碍的诊断及评估

一、成年期ADHD的诊断

1. 成年期ADHD的诊断进展 尽管许多研究显示，ADHD的症状及社会功能损害持续到成年期，既往有学者对成年期ADHD的诊断是否成立表示怀疑。他们认为ADHD随着年龄的增长症状逐渐缓解，成年期ADHD少见，不值得关注。引起争论的原因主要有：①成年期ADHD诊断的成立，要求童年期发病，即要求对童年期做回顾性的诊断，而一些研究者质疑回顾性诊断的准确性；②其他一些精神障碍也可以表现为类似ADHD的症状，对一些非ADHD的误诊也使得成年期ADHD的诊断复杂化。

参照Robins等的理论，现有的研究支持了成年期ADHD的诊断。Robins认为一个诊断的成立可以从以下几方面来证实：临床表现的相关性、家族史、治疗的疗效、实验室检查，以及疾病的病程和转归。成年期ADHD患者持续存在童年期的注意力不集中、坐立不安和冲动，以及与儿童和青少年相似的共患疾病（如反社会行为、情绪障碍等），学业损害表现亦相似。家系研究对成年期ADHD的诊断提供强有力的证据。有研究发现，成年期ADHD患者同胞的ADHD患病率为41%，而正常对照同胞的ADHD患病率则为0；成年期ADHD患者子女的患病率为57%，高于童年期ADHD患者的同胞（患病率为15%）。另外，基因或家族遗传的危险因素，对持续性ADHD的意义大于缓解性ADHD。

DSM-Ⅳ中首次明确指出ADHD的症状会持续到成年期，并且规定ADHD的诊断需要明确起病于童年期，在7岁之前就有显著的症状。根据DSM-Ⅳ-TR诊断标准，成年期ADHD的诊断要点为：①起病于童年早期；②必须至少符合注意缺陷或者多动/冲动的9条症状中的6条；③至少在两种情境下有功能损害[学习和（或）工作、社会交往、家庭生活]。通常成年期ADHD的症状条目较少，但可会引起严重的社会损害。因此在进行功能评估时，应根据症状的严重程度和明显程度而不仅是根据症状的条目数来决定其损害程度。

在2013年最新编撰的DSM-5中，增加了4条多动/冲动症状：①未思考就行动、没有充分考虑就发言、头脑一热即做重要决定，如冲动购物、贸然离职等；②缺乏耐心，等候时焦躁，总希望比别人行动迅速；③仓促完成任务，不愿做系统而缓慢的工作；④难以抵制诱惑，即使诱惑充满危险。在诊断标准方面，DSM-5做了如下调整：①童年期起病年龄调整至12岁之前；

②症状方面需要满足注意缺陷方面9个条目中的5条，和（或）多动/冲动症状方面9个条目中的5条[54]。

成年期ADHD经常出现的9个诊断性症状：①常常很容易被外来刺激分心；②常常很冲动地做决定；③常常难以停止活动或行为；④常常没有认真倾听指令就开始执行任务或工作；⑤常常难以遵从对他人的承诺或责任；⑥常常难以有条理或有顺序地做事情；⑦驾车速度常常较他人快（超速驾驶）；如果没有驾车史，替换为"难以安静地进行休闲活动或做有趣的事情"；⑧完成任务或娱乐时常常难以维持注意力；⑨常常难以组织任务或活动。

诊断成年期ADHD需要满足以下条件：①童年期ADHD的病史；②症状持续存在，目前部分或全部核心症状仍然持续存在，并显著影响患者的社会功能；③没有其他疾病可以解释患者的症状。第一点是诊断成年期ADHD必不可少的，必须有足够的证据证明患者在童年期确实存在并满足ADHD的诊断，并且显著损害了患者的社会功能。在明确了童年期ADHD的诊断后，要做出成年期ADHD的诊断还必须有足够的证据证实目前存在ADHD症状，以及由于这些症状引起的持续功能损害。

2．成年期ADHD的诊断标准 下面的表格列举了DSM-5（APA，2013）中ADHD的诊断标准。必须同时达到以下5个标准以确保ADHD诊断的有效性。

（1）必须有以下注意缺陷中的6个或以上症状或者有多动/冲动中的6个或以上症状。这些症状至少持续6个月，且与发育水平不相称。

注：较大青少年和成人（17岁及以上），只需符合注意缺陷症状或多动/冲动症状的5项即可诊断。

（2）有些注意力不集中或多动/冲动症状在12岁之前出现。

注意缺陷症状	多动/冲动症状
a．在学习、工作或其他活动中常难以在细节问题上集中精力或常犯粗心大意的错误（如忽略或漏掉细节、工作错误）	a．坐着手脚不停地扭动，常显得烦躁不安
b．在学习、工作或娱乐活动中难以保持注意力集中（如在演讲、谈话和长时间阅读时保持注意力集中困难）	b．在课堂上或其他不应随意走动的场合常擅自离座（如离开他在教室、办公室的位置或其他工作场所，或其他要求留在原地的情况）
c．即使没有任何明显分散注意力的事物，在与他人谈话时常显得心不在焉、似听非听（如走神）	c．常在不适宜的场合跑来跑去、爬上爬下（在青少年或成人只是有坐立不安的主观感受）
d．不能按要求去完成作业、家务及工作任务（如可以启动任务，但很快失去注意力，并容易转移注意力）	d．很难安静地参加游戏或课余活动
e．对于组织计划性的任务和活动常感到很困难（如难以驾驭连续的任务、难于有序保管物质或财物、工作凌乱无序、存在时间管理问题、难以如期完成任务）	e．常常一刻不停地活动，像被机器驱动一样（如在长的时间内很难安静或感到不舒适，如在餐馆、会议中；可能让他人感到烦躁或很难跟上）
f．常不愿或回避从事需要耗费持续精力的工作（如学校作业或家庭作业，对较大青少年和成年人则为准备报告，完成表格，审阅篇幅较长的文章）	f．话多，讲话常喋喋不休
g．经常丢失学习和活动的必需品（如学习资料、铅笔、书本、钱包、钥匙、文书文件、眼镜、移动电话）	g．常在问题尚未问完时就抢着回答（如接下茬，抢着对话）
h．常因外界刺激而很容易分心（对较大青少年和成人，可包括与之无关的思维）	h．很难耐心地依次排队等候（如排队等候时）
i．日常活动中常常健忘（如做杂务、替人办事时；对较大青少年和成人，如回电话、付账单或记住预约时）	i．常常打断或干扰别人的讲话和游戏（如插入谈话、游戏或活动；未询问或得到别人允许就用别人的东西；对青少年和成年人，可能是侵入或接管别人正在做的事情）

(3) 某些症状所致的损害至少在两种场所中出现（例如在家庭、学校、工作场所，与朋友或家人相处时，在其他活动中）。

(4) 必须有明确的证据证明这些症状干扰或者影响了社交、学业或职业功能。

(5) 症状不仅仅出现在精神分裂症或其他精神障碍病程内，且不能用另一种精神疾病解释（如情感障碍、焦虑障碍、分离性障碍、人格障碍、物质中毒或戒断）。

二、成年期 ADHD 的诊断与评估量表

（一）常用的成年期 ADHD 诊断量表

1. Conners 成人 ADHD 诊断会谈（CAADID）
适用于临床医生临床晤谈，用来评估童年期或成年期患者的 DSM-Ⅳ 的 18 条症状，同时评估社会、学校和家庭功能损害情况。量表询问童年期的发育史，包括母亲孕期、产程。儿童气质、发育、环境和医疗史中的危险因素，同时询问童年期的学业，成年期的教育、职业、人际交往史，以及既往史和精神疾病史。

2. Brown 成人 ADHD 诊断会谈（Brown Adult ADHD Diagnostic Interview） 是临床医生应用量表，开始时询问临床病史，包括症状对工作、学习、生活、人际交往和自我评价的影响。

（二）常用的成年期 ADHD 症状评定量表

目前成年期 ADHD 症状量表分为临床医生应用及自我报告两种。

1. Conners 成人 ADHD 评定量表（Conners Adult ADHD Rating Scale） 以 DSM-Ⅳ 为诊断标准，共有 3 种版本，即长版（66 个条目）、短版（26 个条目）和筛查版（30 个条目）。每个版本分为自评和他评量表两种，他评由患者的配偶、父母或朋友评定。症状的评估包括频度和严重度，分值等级为 0~3 分。

2. 布朗成人 ADD 评定量表（Brown ADD Rating Scale） 包括 40 个条目，由患者自己评定。由 ADD 高中生和大学生所报告的一系列症状群为诊断标准。分值等级为 0~3 分。该量表可以被临床医生使用，也可用作自评。

3. WenderUtah 评定表（Wender-Reimherr Adult Attention Deficit Disorder Scale） 评估 7 个方面的症状，包括注意困难、多动、发脾气、情绪不稳、情绪反应过度、组织性差、冲动。共有 61 个条目，由患者自评，诊断标准引自专著《儿童极轻微脑功能失调》，分值等级为 1~4 分。该量表尤其适用于临床医生了解患者可能的情绪不稳症状[11]。

4. ADHD 评定量表（ADHD Rating Scale）
美国学校心理学教授 DuPaul 根据 DSM-Ⅳ 诊断标准编制的评价量表，分为家庭版和学校版两种。ADHD 评定量表共 18 个条目，两个分量表分别是注意缺陷分量表和多动/冲动分量表，各 9 个条目。每个条目按 0~3 分为四级，可分别计算分量表分和总分。信度方面，间隔 4 周，总分的重测信度为 0.85，注意缺陷分量表为 0.78，多动/冲动分量表为 0.86；总分的内部一致性 Cronbach α 为 0.92，注意缺陷分量表为 0.86，多动冲动分量表 0.88。效度方面，其与 Conners 父母评定问卷（PSQ）有较好的相关性（除焦虑因子）。DuPaul 在美国采样 2 000 例 4~20 岁青少年，制定了不同性别和年龄划界分的手册，对临床就诊的 ADHD 患者有较好的辨别效度。我国对其中文家庭版的研究表明其信效度良好[55]。

5. 成人自我报告量表（Adult Self-Report Scale，ASRS） 包括 18 个条目，由患者自评，以 DSM-Ⅳ-TR 为诊断标准。分值等级为 0~4 分，前六个条目主要用于社区筛查。有研究表明该量表对筛查 ADHD 患者是有效的[56]。

（钱 英 钱秋谨 编，董 敏 程 嘉 校）

参考文献

[1] Mendelson W, Johnson N, Stewart MA. Hyperactive children as teenagers: a follow-up study [J]. J Nerv Ment Dis, 1971, 153: 273-279.

[2] Faraone SV, Sergeant J, Gillberg C, et al. The worldwide prevalence of ADHD: is it an American condition? [J] World Psychiatry, 2003, 2: 104-113.

[3] Fayyad J, De Graaf R, Kessler R, et al. Cross-national prevalence and correlates of adult attention-deficit hyperactivity disorder [J]. Br J Psychiatry, 2007, 190: 402-409.

[4] Shaw M, Hodgkins P, Caci H, et al. A systematic review and analysis of long-term outcomes in attention deficit hyperactivity disorder: effects of treatment and

non-treatment [J]. BMC Med, 2012, 10: 99.
[5] Biederman J, Faraone SV, Spencer T, et al. Gender differences in a sample of adults with attention deficit hyperactivity disorder [J]. Psychiatry Res, 1994, 53: 13-29.
[6] Biederman J, Fried R, Petty CR, et al. Cognitive development in adults with attention-deficit/hyperactivity disorder: a controlled study in medication-naive adults across the adult life cycle [J]. J Clin Psychiatry, 2011, 72: 11-16.
[7] Bange F. Attention deficit hyperactivity disorder outcome in adults [J]. Arch Pediatr, 2011, 18: 831-834.
[8] Mannuzza S, Klein RG, Bonagura N, et al. Hyperactive boys almost grown up. V. Replication of psychiatric status [J]. Arch Gen Psychiatry, 1991, 48: 77-83.
[9] Biederman J, Petty CR, Clarke A, et al. Predictors of persistent ADHD: an 11-year follow-up study [J]. J Psychiatr Res, 2011, 45: 150-155.
[10] Spencer T, Biederman J, Wilens TE, et al. Adults with attention-deficit/hyperactivity disorder: a controversial diagnosis [J]. J Clin Psychiatry, 1998, 59 Suppl 7: 59-68.
[11] Wender PH. Attention-deficit hyperactivity disorder in adults [J]. Psychiatr Clin North Am, 1998, 21: 761-774.
[12] Barkley RA. How should attention deficit disorder be described [J]? Harv Ment Health Lett, 1998, 14: 8.
[13] Wender PH, Wolf LE, Wasserstein J. Adults with ADHD. An overview [J]. Ann N Y Acad Sci, 2001, 931: 1-16.
[14] Kennemer K, Goldstein S. Incidence of ADHD in adults with severe mental health problems [J]. Appl Neuropsychol, 2005, 12: 77-82.
[15] Dalsgaard S, Mortensen PB, Frydenberg M, et al. Conduct problems, gender and adult psychiatric outcome of children with attention-deficit hyperactivity disorder [J]. Br J Psychiatry, 2002, 181: 416-421.
[16] Young S, Sedgwick O, Fridman M, et al. Co-morbid psychiatric disorders among incarcerated ADHD populations: a meta-analysis [J]. Psychol Med, 2015, 45: 2499-2510.
[17] Kalbag AS, Levin FR. Adult ADHD and substance abuse: diagnostic and treatment issues [J]. Subst Use Misuse, 2005, 40: 1955-1981, 2043-2048.
[18] Schubiner H, Tzelepis A, Isaacson J H, et al. The dual diagnosis of attention-deficit/hyperactivity disorder and substance abuse: case reports and literature review [J]. J Clin Psychiatry, 1995, 56: 146-150.
[19] Biederman J, Monuteaux MC, Mick E, et al. Young adult outcome of attention deficit hyperactivity disorder: a controlled 10-year follow-up study [J]. Psychol Med, 2006, 36: 167-179.
[20] Brook DW, Brook JS, Zhang C, et al. Association between attention-deficit/hyperactivity disorder in adolescence and substance use disorders in adulthood [J]. arch Pediatr Adolesc Med, 2010, 164: 930-934.
[21] Sharps MJ, Price-Sharps JL, Day SS, et al. Cognitive predisposition to substance abuse in adult attention deficit hyperactivity disorder. Addict Behav, 2005, 30: 355-359.
[22] Wilens TE, Kwon A, Tanguay S, et al. Characteristics of adults with attention deficit hyperactivity disorder plus substance use disorder: the role of psychiatric comorbidity [J]. Am J Addict, 2005, 14: 319-327.
[23] Nierenberg AA, Miyahara S, Spencer T, et al. Clinical and diagnostic implications of lifetime attention-deficit/hyperactivity disorder comorbidity in adults with bipolar disorder: data from the first 1000 STEP-BD participants [J]. Biol Psychiatry, 2005, 57: 1467-1473.
[24] Wilens TE, Biederman J, Wozniak J, et al. Can adults with attention-deficit/hyperactivity disorder be distinguished from those with comorbid bipolar disorder? Findings from a sample of clinically referred adults [J]. Biol Psychiatry, 2003, 54: 1-8.
[25] Klassen LJ, Katzman MA, Chokka P. Adult ADHD and its comorbidities, with afocus on bipolar disorder [J]. J Affect Disord, 2010, 124: 1-8.
[26] Fischer AG, Bau CH, Grevet EH, et al. The role of comorbid major depressive disorder in the clinical presentation of adult ADHD [J]. J Psychiatr Res, 2007, 41: 991-996.
[27] Biederman J, Ball SW, Monuteaux MC, et al. New insights into the comorbidity between ADHD and major depression in adolescent and young adult females [J]. J Am Acad Child Adolesc Psychiatry, 2008, 47: 426-434.
[28] Babcock T, Ornstein CS. Comorbidity and its impact in adult patients with attention-deficit/hyperactivity disorder: a primary care perspective [J]. Postgrad Med, 2009, 121: 73-82.
[29] Wilens TE, Biederman J, Faraone SV, et al. Presenting ADHD symptoms, subtypes, and comorbid disorders in clinically referred adults with ADHD [J]. J Clin Psychiatry, 2009, 70: 1557-1562.
[30] Chao CY, Gau SS, Mao WC, et al. Relationship of attention-deficit-hyperactivity disorder symptoms, depressive/anxiety symptoms, and life quality in young

men [J]. Psychiatry Clin Neurosci, 2008, 62: 421-426.

[31] Biederman J, Faraone SV, Spencer T, et al. Patterns of psychiatric comorbidity, cognition, and psychosocial functioning in adults with attention deficit hyperactivity disorder [J]. Am J Psychiatry, 1993, 150: 1792-1798.

[32] Kessler RC, Greenberg PE, Mickelson KD, et al. The effects of chronic medical conditions on work loss and work cutback [J]. J Occup Environ Med, 2001, 43: 218-225.

[33] Hansen C, Weiss D, Last CG. ADHD boys in young adulthood: psychosocial adjustment [J]. J Am Acad Child Adolesc Psychiatry, 1999, 38: 165-171.

[34] Mcgough JJ, Smalley SL, Mccracken JT, et al. Psychiatric comorbidity in adult attention deficit hyperactivity disorder: findings from multiplex families [J]. Am J Psychiatry, 2005, 162: 1621-1627.

[35] Barkley RA, Fischer M, Edelbrock CS, et al. The adolescent outcome of hyperactive children diagnosed by research criteria: I. An 8-year prospective follow-up study [J]. J Am Acad Child Adolesc Psychiatry, 1990, 29: 546-557.

[36] Mannuzza S, Klein RG, Bessler A, et al. Adult psychiatric status of hyperactive boys grown up [J]. Am J Psychiatry, 1998, 155: 493-498.

[37] Barkley RA, Fischer M, Smallish L, et al. Young adult outcome of hyperactive children: adaptive functioning in major life activities [J]. J Am Acad Child Adolesc Psychiatry, 2006, 45: 192-202.

[38] Mannuzza S, Klein RG, Bessler A, et al. Adult outcome of hyperactive boys. Educational achievement, occupational rank, and psychiatric status [J]. Arch Gen Psychiatry, 1993, 50: 565-576.

[39] Biederman J, Faraone SV, Spencer TJ, et al. Functional impairments in adults with self-reports of diagnosed ADHD: a controlled study of 1001 adults in the community [J]. J Clin Psychiatry, 2006, 67: 524-540.

[40] Reimherr FW, Marchant BK, Strong RE, et al. Emotional dysregulation in adult ADHD and response to atomoxetine [J]. Biol Psychiatry, 2005, 58: 125-131.

[41] Amons PJ, Kooij JJ, Haffmans PM, et al. Seasonality of mood disorders in adults with lifetime attention-deficit/hyperactivity disorder (ADHD) [J]. J Affect Disord, 2006, 91: 251-255.

[42] Rapport LJ, Friedman SR, Tzelepis A, et al. Experienced emotion and affect recognition in adult attention-deficit hyperactivity disorder [J]. Neuropsychology, 2002, 16: 102-110.

[43] Shaw-Zirt B, Popali-Lehane L, Chaplin W, et al. Adjustment, social skills, and self-esteem in college students with symptoms of ADHD [J]. J Atten Disord, 2005, 8: 109-120.

[44] Jastrowski KE, Berlin KS, Sato AF, et al. Disclosure of attention-deficit/hyperactivity disorder may minimize risk of social rejection [J]. Psychiatry, 2007, 70: 274-282.

[45] Reimer B, D'Ambrosio LA, Gilbert J, et al. Behavior differences in drivers with attention deficit hyperactivity disorder: the driving behavior questionnaire [J]. Accid Anal Prev, 2005, 37: 996-1004.

[46] Nada-Raja S, Langley JD, Mcgee R, et al. Inattentive and hyperactive behaviors and driving offenses in adolescence [J]. J Am Acad Child Adolesc Psychiatry, 1997, 36: 515-522.

[47] Barkley RA, Guevremont DC, Anastopoulos AD, et al. Driving-related risks and outcomes of attention deficit hyperactivity disorder in adolescents and young adults: a 3- to 5-year follow-up survey [J]. Pediatrics, 1993, 92: 212-218.

[48] Gunter TD, Arndt S, Riggins-Caspers K, et al. Adult outcomes of attention deficit hyperactivity disorder and conduct disorder: are the risks independent or additive [J]? Ann Clin Psychiatry, 2006, 18: 233-237.

[49] Satterfield JH, Schell A. A prospective study of hyperactive boys with conduct problems and normal boys: adolescent and adult criminality [J]. J Am Acad Child Adolesc Psychiatry, 1997, 36: 1726-1735.

[50] Kessler RC, Lane M, Stang PE, et al. The prevalence and workplace costs of adult attention deficit hyperactivity disorder in a large manufacturing firm [J]. Psychol Med, 2009, 39: 137-147.

[51] Kessler RC, Greenberg PE, Mickelson KD, et al. The effects of chronic medical conditions on work loss and work cutback [J]. J Occup Environ Med, 2001, 43: 218-225.

[52] Secnik K, Swensen A, Lage MJ. Comorbidities and costs of adult patients diagnosed with attention-deficit hyperactivity disorder [J]. Pharmacoeconomics, 2005, 23: 93-102.

[53] Fargason RE, Ford CV. Attention deficit hyperactivity disorder in adults: diagnosis, treatment, and prognosis [J]. South Med J, 1994, 87: 302-309.

[54] Batstra L, Frances A. DSM-5 further inflates attention deficit hyperactivity disorder [J]. J Nerv Ment Dis, 2012, 200: 486-488.

[55] Su YE, Wang H, Geng YG, et al. Parent ratings

of ADHD symptoms in chinese urban school children: assessment with the Chinese ADHD rating scale-IV: home version [J]. J Atten Disord, 2015, 19: 1022-1033.

[56] Hines JL, King TS, Curry WJ. The Adult ADHD Self-Report Scale for screening for adult attention deficit-hyperactivity disorder (ADHD) [J]. J Am Board Fam Med, 2012, 25: 847-853.

第二十章 成年期注意缺陷多动障碍的治疗

目前研究认为ADHD是由基因-环境交互作用产生的综合症状，所以对ADHD的治疗需要使用包括药物治疗和心理治疗在内的综合治疗方案[1-3]。

第一节 成年期注意缺陷多动障碍的药物治疗

一、中枢兴奋剂

ADHD患者存在神经递质的代谢异常，中枢兴奋剂可以阻断突触前神经元对多巴胺和去甲肾上腺素的再摄取，并增加这些单胺物质释放至外神经元间隙，其对成年期ADHD的疗效已被广泛认可[4-5]。作为最常使用的ADHD治疗药物[6]，中枢兴奋剂有哌甲酯、苯丙胺和匹莫林等不同种类。在剂型方面有短效制剂和长效制剂，其中长效制剂有助于提高患者服药的依从性[7]。

长效缓释剂型中，盐酸哌甲酯控释片目前应用较广。研究显示哌甲酯控释片可以改善ADHD核心症状，并且可以改善患者的焦虑、抑郁情绪水平和生活质量[8]。中枢兴奋剂可能产生的副作用包括头痛、胃痛、食欲下降、失眠等[9]，对心血管系统可能存在副作用[10-12]。

目前认为中枢兴奋剂是治疗成年期ADHD的一线药物。从20世纪60年代开始，大量的随机对照试验表明中枢兴奋剂能够明显改善ADHD患者的行为表现，在各年龄段的疗效基本上是65%～75%。中枢兴奋剂能够有效地缓解ADHD患者的症状，包括注意广度缺陷、注意力易分散、冲动行为、多动和心神不宁的感觉；同时还提高警觉能力、认知、反应时间、反应抑制和短时记忆能力。临床剂量的哌甲酯能够改善健康被试和ADHD患儿的工作记忆、转换能力和其他前额叶皮质的认知功能。中枢兴奋剂还能够减少青少年和成年期ADHD的驾驶模拟操作中的失误、降低驾驶速度，使患者更多地使用转弯信号以及减少冲动行为。2011年一篇关于成年期ADHD药物治疗的综述表明，中枢兴奋剂和儿茶酚胺类得非中枢兴奋剂对成年期ADHD的治疗是在临床意义水平上有效的[13]。2012年一篇关于中枢兴奋剂对成年期ADHD的长期疗效的综述中提到，中枢兴奋剂的治疗有长期疗效且是可接受的，而早期诊断、童年期进行药物治疗和成年期ADHD患者长期预后较的有直接的关系[14]。2012年一篇关于ADHD患者生活质量的综述整合了既往36项相关研究得出结论，药物治疗和早期诊断对成年期ADHD患者的结局、长期预后和生活质量都有积极的影响[15]。2013年关于中枢兴奋剂疗效元分析的综述表明，中枢兴奋剂对成年期ADHD患者短期疗效有中等到大的效应量，表明中枢兴奋剂对成年期ADHD的核心症状有效[15]。

二、非中枢兴奋剂

非中枢兴奋剂在治疗成年期ADHD的过程中物质滥用的风险较低[63]，种类有三环类抗抑郁剂、选择性5-羟色胺再摄取抑制剂、去甲肾上腺素再摄取抑制剂和抗交感神经类药物等。托莫西汀是特殊选择性去甲肾上腺素再摄取抑制剂，对去甲肾上腺素转运体有高度选择性作用[9]。托莫西汀引发的副作用中抽动、药物滥用等风险较哌甲酯小[16]。美国食品药品监督管理局在2002年批准托莫西汀治疗成年期ADHD[17-18]。多项研究显示托莫西汀可以显著改善ADHD核心症状且耐受性较好[19-20]。托莫西汀常见主要不良反应为失眠、恶心、食欲下降等[20]。

第二节 成年期注意缺陷多动障碍的心理治疗

药物治疗虽然可以改善患者核心症状[21],但其仍然存在可能的副作用和成瘾性[22-23]。2006年,FDA提出ADHD治疗药物使用中存在增加心血管和精神心理方面的不良影响,要求对相关药物的说明书进行修改并增加警示信息。

总结目前研究可见药物治疗中存在如下问题:20%~50%的患者对药物治疗无反应性。药物治疗后核心症状的残留仍然严重影响患者的功能水平[24-26]。最近关于托莫西汀治疗童年期和青少年期ADHD的元分析结果显示,有40%的患者药物治疗后仍存在明显症状,需要后续治疗[27]。有研究表明,在药物治疗后的成年期ADHD患者中,工作和人际关系仍然是生活质量损害中最严重的两个方面,损害程度和ADHD症状严重程度密切相关[28]。

因此,需要在药物治疗的基础上,进行针对患者残留症状和功能恢复的非药物治疗。对成年期ADHD非药物治疗的研究显示,非药物治疗过程中的心理教育、行为训练、认识矫正等手段,在改善核心症状的同时,可以改善患者的情绪水平、社会功能和生活质量[29]。

现阶段针对成年期ADHD的非药物治疗方式有个体心理治疗、家庭心理治疗、团体心理治疗、团体自助小组、心理技能训练、行为矫正、放松训练、心理健康教育、自我管理训练和环境重建等。在心理治疗方面,有认知行为治疗、元认知治疗、辨证行为治疗、认知矫正、正念训练等。

一、成年期ADHD认知行为治疗

1. 认知行为治疗的理论基础 认知行为治疗(CBT)是20世纪60年代发展出的一种有结构、短程、认知取向的心理治疗方法,主要着眼于患者不合理的认知,通过改变患者对自己、对他人的看法与态度,结合相应的行为技巧来解决心理问题。认知行为治疗的特点包括多数为短程治疗、内容关注当下、治疗方案多为结构化、治疗过程以人为中心。

认知行为治疗对认知的关注,主要原因在其理论认为人的情绪和行为来自对事物的信念、评价、解释,而非来自事物本身。因此认知是行为和情绪的中介,不同的认知模式会导致不同的情绪和行为。治疗过程就是明确患者本身的认知错误,使用相应的认知矫正方法和行为技巧,使其产生适应性思维,从而影响情绪和行动来改善症状[30]。

认知行为治疗结合了认知治疗和行为治疗的优势,既关注患者内在的认知过程,也对外显的行为方式进行矫正,因此其疗效也受到了广泛的认可[31]。

2. 团体认知行为治疗技术及实施 团体心理治疗(group psychotherapy)目前广泛应用于多种精神疾病的治疗[32]。团体心理治疗的具体形式是多位参与治疗的成员组成小组,治疗时讨论组员共同感兴趣的问题,患者通过治疗师的引导、倾听和学习他人相应经验和技巧,并在整体过程中观察和分析有关自己和他人的心理与行为反应、情感体验和人际关系,使自己的情况得以改善。

团体认知行为治疗即在团体形式中使用认知和行为治疗的方法,使患者在行为、情绪和认知等层面有所改善[33]。既往针对成年期ADHD的研究显示,在团体中与他人分享个人经历是患者认为治疗有效的重要原因之一[34]。团体认知行为治疗的具体设置不尽相同,治疗时长有短期和长期,治疗频率在每周2次至每月或几个月1次,人数普遍为6~12人[35]。心理治疗中存在患者脱落情况,既往有研究规定12次的治疗中完成数量小于7次者为脱落[36]。

3. 认知行为治疗对成年期ADHD的疗效 目前,认知行为治疗的有效性在相关研究中得到证实[37]。综述总结了ADHD从童年期到成年期各种治疗方法,认为CBT对成年期ADHD患者同样有效,并且可以解决该人群复杂多样的需求[37]。2010年一项包含了开放性试验和随机对照试验大量证据的综述也表明CBT可以显著减少成年期ADHD的核心症状[38]。2012年一项综述对近20年发表的18项相关研究进行分析后,认为CBT是对成年期ADHD患者核心症状以及与焦虑、抑郁相关的合并症状最有效的心理治疗方法之一[39]。Torrente等在2012年对CBT治疗成年期ADHD的理论基础进行了探索,讨论成年期ADHD的不良认知是否和情绪问题、适应不良的行为和功能损害有关。试验分三组,成年期ADHD患者35例,正常对照组20名,非ADHD的情绪障碍患者20例。对三组人员均进行了测量,包括ADHD症状、不良认知、焦虑抑郁症状、行为策略、生活质量等。结果表明ADHD组相比正常对照组有较高的不良认知,并和情绪障碍组的水平相当。ADHD组的从适应不良行为中"逃避"这一类型有更高的比例。当将ADHD症状、不良认知和情绪障碍放入回归模型后,可以通过数据更好地预估生活质量损害。该研究初步证明认知行为治疗模式是明确成年期ADHD患者情绪和生活质量损害的一个有效的模型[40]。

(1) 团体认知行为治疗：Stevenson等在2002年运用认知矫正系统对成年期ADHD治疗效果进行随机对照研究。患者随机分配到两个组,试验组22例和等待组21例。治疗的目标为患者的注意缺陷、组织技能差、冲动、愤怒控制水平低,以及自尊低等。结果发现通过每周1次,每次2h,共8次的强化之后,试验组ADHD症状减少、组织技能提高、愤怒水平降低。治疗1年之后,效果仍然维持良好[41]。

Philipsen等在2007年为评估结构性技能训练的团体治疗在成年期ADHD患者中的可行性、有效性、可接受性,开展了以成年期ADHD为研究对象的团体心理治疗的多中心研究。对72例成年期ADHD患者实施了每周1次,每次2h的团体心理治疗。该治疗共分为4个治疗单元,患者认为其中"行为分析""专注""情绪管理"是最有帮助的部分,经过13周治疗,患者对其耐受性较好,并在ADHD症状、抑郁症状、个人健康状况方面均明显好转[42]。

Emilsson等在2011年进行了针对基于CBT原理的治疗方案（对青年期和成年期的ADHD患者的认知重建和康复治疗,the Reasoning and Rehabilitation for ADHD Youths and Adults）的随机对照试验。54例患者被随机分配到治疗组（27例）和对照组（即使用原始方案不参与CBT组,27例）。治疗方案有5个基本模块：神经认知（提升注意、记忆、计划的技巧）、问题解决（适应性思考、问题解决、做出选择）、情绪管理（焦虑、抑郁）、步入社会前的技巧（对思维的识别和对他人的感知、协商技巧、冲突解决）、严格推理（对选择和有效的行为技巧评估）。结果显示治疗组有更明显的核心症状减少,并在3个月后的随访中持续存在[43]。

(2) 认知行为治疗与药物治疗的相关研究：Safren等在2005年对认知行为疗法进行了随机对照研究。该研究对象是已经接受药物治疗,但是仍有残留症状的成年期ADHD患者,将其随机分至继续单独药物治疗组（n=15）和药物合并认知行为治疗组（n=16）。结果显示无论是在自我报告中还是独立的临床评估中,药物合并认知行为治疗组的患者在ADHD症状、社会功能、临床相关的抑郁情绪等方面均有显著改善[44]。

Bramham等在2009年对短期团体CBT治疗进行了研究,试验组为接受团体CBT治疗的61例成年期ADHD患者,对照组为仅服药的等待组（110例参加基线测评,其中37例完成了结束时的测评）。两组患者使用自我报告的方式进行比较。结果显示CBT组在ADHD相关知识、自我效能、自尊方面较对照组有显著提高,并发现在团体中与其他ADHD患者分享个人经历是干预的一个重要方面。研究认为短期团体CBT治疗对于成年期ADHD是一种可接受性、成本效益均较好的干预方法[34]。

Weiss等在2012年发表了一篇关于使用药物联合CBT治疗与安慰剂联合CBT治疗的随机对照研究。48例成年期ADHD患者被随机分配到药物联合CBT组（23例）和安慰剂联合CBT组（25例）,其中药物组使用的是右旋安非他明,CBT疗程为9周,内容包括情绪调节、睡眠、成瘾、愤怒管理等。治疗方案包括第15周和第20周进行第8和9次巩固治疗,来维持疗效,处理治疗结束和展望将来。结果表明两个组都有症状和功能上的改善。推论CBT治疗对未使用药物的患者仍然有效,并且药物不是改善患者在CBT治疗中的效果的唯一因素[45]。

(3) 认知行为治疗与其他心理治疗的相关研究：Safren等在2010年对86例已接受了药物治疗的成年期ADHD患者进行CBT或放松训练的随机对照试验。患者被随机分配到CBT组（43例,其中41例完成治疗）和放松训练组（43例,其中36例完成治疗）。治疗方案包括患者在治疗后有一个可选择的模块,内容是将所学的技巧运用于拖延的一次课程和家庭成员参与支持的一次课程。如果患者感到选择模块的内容与其生活经验不相关，则会巩固课程复习之前学习的材料，促进课程总结之前学习的技能。结果显示 CBT 组比对照组有更低的临床总体印象评分和 ADHD 症状评分，治疗结束后 6 个月和 12 个月时的随访也表明效果依然持续存在[46]。

Virta 等在 2010 年研究成年期 ADHD 非药物治疗的随机对照试验中，将研究对象分成 3 组。第一组是接受为期 10 周的个体认知行为治疗的成年期 ADHD 患者，共 10 例；第二组是接受为期 10 周的认知训练的成年期 ADHD 患者，共 9 例；第三组是正常对照组，共 10 例。评价工具包括自我报告式问卷、独立评估人评估、电子版的神经心理学测试。结果显示，认知行为治疗组尽管不如长程治疗效果显著，仍可见令人鼓舞的进步；认知治疗组中的患者，在任务训练方面有所提高，但是在神经认知测验及自我报告中未见普遍好转[47]。

Solanto 等在 2010 年进行了一项对成年期 ADHD 的元认知团体治疗的随机对照试验。试验组为参加元认知团体治疗的 45 例患者，对照组为参加支持性团体的 43 例患者。元认知团体治疗使用认知行为的原则和技巧，针对时间管理、组织计划和受到抑郁和焦虑影响的自我管理等问题进行干预。治疗每次 2 h，共 12 周。支持性团体是相同时长、同样有团体的支持、同样有治疗师的关注和心理健康教育，但不涉及元认知团体治疗中技术的形式。在支持性团体中，一半时间用来讨论组员上一周生活中遇到的挑战和成果，另一半时间由治疗师专门与组员讨论相关的心理健康教育主题，包括 ADHD 最初症状、ADHD 症状日常表现和 ADHD 患者的心理和药物治疗等。结果显示试验组在自我报告和他评结果上都比对照组有明显改善，他评结果中试验组成员在注意缺陷方面的症状至少有 30% 的减轻[48]。

Estrada 等在 2013 年对团体 CBT 和心理教育对成年期 ADHD 的疗效进行了比较，研究纳入 32 例患者随机至两种治疗方法组，经过 12 周的干预后发现，两组患者在核心症状、冲动水平、焦虑及抑郁水平、自尊水平和生活质量等方面均有显著改善，并且两组间未见显著性差异，该研究得出结论，心理教育与团体 CBT 同样是对 ADHD 核心症状有效的治疗方法[49]。

4. 国内成年期 ADHD 的认知行为治疗相关研究 曲姗等在 2012 年对 21 例成年期 ADHD 患者进行 CBT，初步探讨该治疗方法在我国的可行性。结果显示 ADHD 核心症状达到临床显效的有 5 人（占 24%），达到有效但不到显效的有 10 人（占 48%），无效的有 6 人（占 28%），认知行为治疗对患者的有效率为 72%。在治疗结束后，执行功能行为评定量表（BRIEF）的总分、元认知指数得分低于治疗前，差异具有统计学意义（$P < 0.05$）。抑制、任务启动、工作记忆、计划、任务监测、组织等 6 个因子得分均低于治疗前（$P < 0.05$）；经多重检验校正后，任务启动、任务监测 2 个因子差异仍有统计学意义（$P < 0.05$）。自尊量表得分也有提高，且统计学意义（$P < 0.05$）。治疗结束 8 个月后进行随访研究，发现 ADHD 评定量表得分没有反弹并有持续好转趋势，BRIEF 总分及各因子分在随访时分别与基线和治疗终点比较均有减少。可见 CBT 治疗在我国人群中是可行的，且对患者的 ADHD 核心症状、执行功能水平、自尊水平都有改善作用[50]。

王晓丽等在此基础上扩大样本，对 58 例成年期 ADHD 进行了 CBT，结果显示患者的核心症状、执行功能、自尊水平在治疗后均有显著改善[51]。

此外，黄芳等在已有方案中增加了后期巩固治疗阶段，对 27 例成年期 ADHD 患者进行 12 周 CBT 和 3 次后期巩固治疗（4 周一次）。对患者进行了前后自身对照，采用多次重复测量方差分析，结果显示 24 周 CBT 后 ADHD 评定量表得分及 BRIEF-A 中转换和任务监控得分均低于第 1 周得分（$P < 0.05$），SES 得分及 WHOQOL-BREF 的生理领域得分均高于第 1 周得分（$P < 0.05$），表明该方案对患者的核心症状、执行功能、自尊水平和生活质量均有改善作用[52]。

二、辩证行为治疗

辩证行为治疗（dialectical behavioral therapy, DBT）最初是专门用来治疗边缘型人格障碍的，由于成年期 ADHD 患者与边缘型人格障碍患者存在一些共同的临床特征而被用于 ADHD 治疗[53]。

在开放性试验方面，在小样本随机对照研究基础上[54]，Philipsen 等对 72 例患者进行 13 次 DBT。内容包括心理教育、神经生理与正念训练、计划技巧教育、问题行为分析、情感控制、药物心理教育等。结果显示患者治疗后 ADHD 症状和抑郁症状改善，个人健康状况明显好转。该团队目前正在进行辩证行为治疗与临床管理之间的对比研究[55]。

在随机对照研究中，26 例试验组患者进行 DBT，25 例对照组患者进行结构松散的团体讨论。结果显示与对照组相比，辩证行为治疗组的 ADHD 症状改善[56]。该研究初步证实了 DBT 对成年期 ADHD 的疗效。

三、正念冥想治疗

正念冥想（mindfulness meditation training），由于冥想过程中需要集中注意，通过相关练习可以提高 ADHD 患者的注意控制、对分心的意识及感情控制能力[57]。

Zylowska 等初步研究了正念冥想对成年期 ADHD 患者的疗效[57]。该开放性试验纳入了 32 例 ADHD 患者，包括 24 例成人和 8 例青少年。治疗内容包括一共 8 周、每周 1 次、每次 2.5 h 的正念冥想训练课程及患者每日家庭练习。训练内容包括冥想技巧、ADHD 的心理教育、家庭练习等，并使用自我肯定的冥想解决患者的自尊问题。

治疗后患者满意度评价较高。自我报告的注意缺陷和多动症状明显改善，30% 的患者报告核心症状改善 30% 及以上。关于注意控制的神经心理学测试也有改善。成年期患者的焦虑、抑郁症状减轻。研究者认为这种治疗方式可以被加入到多方面综合训练的方案里[57]。

四、训练治疗

训练治疗（coaching）是使用生活教练对 ADHD 症状在患者生活各方面造成的影响进行了解、建议、练习和反馈等，主要内容为确定患者目标、选择训练技巧及教练指导、督促患者完成其目标[58]。

对 ADHD 大学生患者的研究，Swartz 等发表了训练治疗的病例报告。训练内容包括在灵活、个体化的教练与患者关系下，进行长期目标和每周目标的设定及目标完成的奖励设置等。结果显示患者在时间管理、养成良好习惯、组织计划学业任务、学习及记录笔记等方面有改善[59]。另一项针对 480 例共病学习困难的 ADHD 大学生患者的同辈训练研究显示，患者在训练后动机提高、时间管理增强、焦虑症状减轻[60]。

对成年期 ADHD 患者的研究，如 Kubik 的开放性试验将患者对 ADHD 引发生活中担忧的 22 个方面经因素分析后总结为 5 个方面。结果表明这 5 个方面的困扰在训练治疗后均有减轻，并且患者 ADHD 的注意分散和冲动症状改善[61]。

五、家庭和婚姻治疗

成年期 ADHD 患者核心症状及社会功能受损等会给家庭和婚姻带来的负面影响，因此需要家庭和婚姻治疗（family and marital therapy）解决这些问题[62]。由于该治疗个体化特点明显，目前针对成年期 ADHD 相关研究较少。

家庭治疗方面，Robin 等在 2008 年对存在家庭问题的 ADHD 青少年进行家庭治疗，内容包括紧急事件的管理技巧、问题解决策略和良好沟通方式等[63]。婚姻治疗方面，Carol 等对成年期 ADHD 患者采用意象关系治疗（imago relationship therapy，IRT）的方式。该方法使沟通变得缓慢、结构化、避免再创造，并让患者能够尽量完全和正确地表达。结果显示夫妻双方的倾听技巧增强、自我控制和问题解决能力提高[64]。

第三节 成年期注意缺陷多动障碍共病的治疗

成年期 ADHD 患者中大约 75% 的患者至少存在一种共患疾病。对共患疾病的治疗至关重要，因为在制定治疗方案时要同时包括 ADHD 及共患疾病的治疗措施。一些共患疾病可能还会对治疗 ADHD 带来不利影响。

一般来说，共病治疗的原则是采用最有效的药物首先治疗最严重和功能损害最明显的疾病。

一、ADHD 和抑郁障碍

ADHD 和重性抑郁障碍是最常见的共病。有研究显示，重性抑郁障碍患者中 ADHD 的患病率是 9.4%，而心境恶劣患者中 ADHD 的患病率是 22.6%。

一般来说，如果抑郁症状较严重，就应该首先治疗抑郁障碍。ADHD 和抑郁障碍共病的最佳治疗方案是联合使用中枢兴奋剂和抗抑郁药物。SSRIs 与中枢兴奋剂联用比较安全、有效，而且潜在的药物交互作用较小。中枢兴奋剂和 5-羟色胺、去甲肾上腺素再摄取抑制剂（SNRIs）联用也比较有效，但是要注意监测拟交感神经系统方面的副作用。托莫西汀和 SSRIs 类抗抑郁剂联用就不太合适。对于躁狂发作或双相障碍与 ADHD 共病的患者，首先要使用心境稳定剂和（或）非典型抗精神病药物，然后再考虑应用中枢兴奋剂。中枢兴奋剂有恶化或激发双相障碍症状的潜在风险[65]，因此安非他酮是这种共病的首选药物。一项安非他酮治疗成年期 ADHD 患者共病双相障碍的开放性试验表明，持续释放的安非他酮可以有效改善 ADHD 症状，而且还没有明显转为躁狂的迹象。在此项试验中许多双相患者的诊断是双相Ⅱ型障碍[66-67]。

二、ADHD 和焦虑障碍

与匹配的正常受试者相比，童年期和成年期 ADHD 共病焦虑障碍的概率较高[68]。临床和流行病学研究表明成年期 ADHD 患者共病焦虑障碍的终生患病率是 40%～60%[69]。对于 ADHD 共病焦虑障碍，中枢兴奋剂应该是一线药物。中枢兴奋剂一般来说不会加重焦虑症状。焦虑障碍的二线治疗方案是 SSRIs 类药物或者认知行为治疗（CBT）。最佳的治疗方案是药物和认知行为治疗的联合治疗。

既往评估中枢兴奋剂治疗 ADHD 共病焦虑障碍的研究结果表明，患者对兴奋剂的反应下降。然而，近期一些研究结果并不支持这一结论[70]。在另一项治疗 ADHD 共病焦虑和抑郁障碍的研究中，比较了三个治疗组的疗效（帕罗西汀组、右苯丙胺组、帕罗西汀和右苯丙胺联用组）。结果表明右苯丙胺明显改善 ADHD 症状，帕罗西汀改善焦虑和抑郁症状。联合治疗组的 ADHD 和焦虑/抑郁症状都得到改善，但是各自的疗效不及单药治疗组，而且出现较多的严重不良事件[71]。

三、ADHD 和物质使用障碍

共病物质使用障碍的 ADHD 成年期患者比单纯 ADHD 患者的物质使用时间早。9%～30% 的成年期 ADHD 患者具有药物滥用或依赖的问题[72]。对于 ADHD 共病物质使用障碍患者的治疗，首先要治疗物质使用障碍[65]，尽管 ADHD 治疗药物可以和物质使用障碍的药物同时使用。托莫西汀、安非他酮、三环类抗抑郁剂可以作为这些患者的第一线治疗药物[73]。物质滥用活跃期是中枢兴奋剂药物治疗的禁忌证。然而，如果非中枢兴奋剂疗效不佳，对于物质滥用稳定期的患者可以考虑使用一种兴奋剂。中枢兴奋剂对于青少年、成年期 ADHD 共病物质使用障碍患者是二线治疗药物[73]。较合适的药物是缓释剂或者长效中枢兴奋剂[72]。使用兴奋剂时一定要小心谨慎、密切监测。有一种假设是中枢兴奋剂药物会导致成年 ADHD 患者的物质滥用率升高。但是有研究不支持兴奋剂增加 ADHD 患者物质滥用风险的结论[73]。需要牢记的是中枢兴奋剂治疗总体能够降低物质使用障碍的风险。

（钱　英　钱秋谨编，董　敏　程　嘉校）

参考文献

[1] 金星明．儿童注意缺陷多动障碍治疗进展［J］．中国儿童保健杂志，2007，15：111-114．

[2] 朱传福．成人注意缺陷与多动障碍的治疗概况［J］．四川精神卫生，2007，20：129-131．

[3] Ramsay JR．Current status of cognitive-behavioral therapy as a psychosocial treatment for adult attention-deficit/hyperactivity disorder［J］．Curr Psychiatry Rep，2007，9：427-433．

[4] Spencer T，Biederman J，Wilens T，et al．Efficacy of a mixed amphetamine salts compound in adults with attention-deficit/hyperactivity disorder［J］．Arch Gen Psychiatry，2001，58：775-782．

[5] Greenhill LL，Pliszka S，Dulcan MK，et al．Practice parameter for the use of stimulant medications in the treatment of children，adolescents，and adults［J］．J Am Acad Child Adolesc Psychiatry，2002，41：26S-49S．

[6] Bejerot S, Ryden EM, Arlinde CM. Two-year outcome of treatment with central stimulant medication in adult attention-deficit/hyperactivity disorder: a prospective study [J]. J Clin Psychiatry, 2010, 71: 1590-1597.

[7] 郭兰婷. 成人注意缺陷多动障碍的药物治疗 [J]. 中华精神科杂志, 2005, 38: 181-183.

[8] Mattos P, Louza MR, Palmini AL, et al. A multicenter, open-label trial to evaluate the quality of life in adults with ADHD treated with long-acting methylphenidate (OROS MPH): Concerta Quality of Life (CONQoL) study [J]. J Atten Disord, 2013, 17: 444-448.

[9] Simpson D, Plosker GL. Atomoxetine: a review of its use in adults with attention deficit hyperactivity disorder [J]. Drugs, 2004, 64: 205-222.

[10] Nair R, Moss SB. Management of attention-deficit hyperactivity disorder in adults: focus on methylphenidate hydrochloride [J]. Neuropsychiatr Dis Treat, 2009, 5: 421-432.

[11] Meijer WM, Faber A, van den Ban E, et al. Current issues around the pharmacotherapy of ADHD in children and adults [J]. Pharm World Sci, 2009, 31: 509-516.

[12] Dibbets P, Evers E A, Hurks P P, et al. Differential brain activation patterns in adult attention-deficit hyperactivity disorder (ADHD) associated with task switching [J]. Neuropsychology, 2010, 24: 413-423.

[13] Wilens TE, Morrison NR, Prince J. An update on the pharmacotherapy of attention-deficit/hyperactivity disorder in adults [J]. Expert Rev Neurother, 2011, 11: 1443-1465.

[14] Fredriksen M, Halmoy A, Faraone SV, et al. Long-term efficacy and safety of treatment with stimulants and atomoxetine in adult ADHD: a review of controlled and naturalistic studies [J]. Eur Neuropsychopharmacol, 2013, 23: 508-527.

[15] Agarwal R, Goldenberg M, Perry R, et al. The quality of life of adults with attention deficit hyperactivity disorder: a systematic review [J]. Innov Clin Neurosci, 2012, 9: 10-21.

[16] Bymaster FP, Katner JS, Nelson DL, et al. Atomoxetine increases extracellular levels of norepinephrine and dopamine in prefrontal cortex of rat: a potential mechanism for efficacy in attention deficit/hyperactivity disorder [J]. Neuropsychopharmacology, 2002, 27: 699-711.

[17] Sevecke K, Battel S, Dittmann RW, et al. The effectiveness of atomoxetine in children, adolescents, and adults with ADHD. A systematic overview [J]. Nervenarzt, 2006, 77: 294, 297-300, 302-304.

[18] Purper-Ouakil D, Fourneret P, Wohl M, et al. Atomoxetine: a new treatment for attention deficit/hyperactivity disorder (ADHD) in children and adolescents [J]. Encephale, 2005, 31: 337-348.

[19] Adler LA, Wilens T, Zhang S, et al. Atomoxetine treatment outcomes in adolescents and young adults with attention-deficit/hyperactivity disorder: results from a post hoc, pooled analysis [J]. Clin Ther, 2012, 34: 363-373.

[20] Michelson D, Adler L, Spencer T, et al. Atomoxetine in adults with ADHD: two randomized, placebo-controlled studies [J]. Biol Psychiatry, 2003, 53: 112-120.

[21] Biederman J, Spencer TJ, Wilens TE, et al. Treatment of ADHD with stimulant medications: response to Nissen perspective in the New England Journal of Medicine [J]. J Am Acad Child Adolesc Psychiatry, 2006, 45: 1147-1150.

[22] Takahashi M, Takita Y, Goto T, et al. An open-label, dose-titration tolerability study of atomoxetine hydrochloride in Japanese adults with attention-deficit/hyperactivity disorder [J]. Psychiatry Clin Neurosci, 2011, 65: 55-63.

[23] Robbins TW. Chemical neuromodulation of frontal-executive functions in humans and other animals [J]. Exp Brain Res, 2000, 133: 130-138.

[24] Yang PC, Lung FW, Chiou SS, et al. Quality of life of methylphenidate treatment-responsive adolescents with attention-deficit/hyperactivity disorder [J]. Kaohsiung J Med Sci, 2012, 28: 279-284.

[25] Steele M, Jensen PS, Quinn DM. Remission versus response as the goal of therapy in ADHD: a new standard for the field [J]? Clin Ther, 2006, 28: 1892-1908.

[26] Safren SA, Sprich SE, Cooper-Vince C, et al. Life impairments in adults with medication-treated ADHD [J]. J Atten Disord, 2010, 13: 524-531.

[27] Schwartz S, Correll CU. Efficacy and safety of atomoxetine in children and adolescents with attention-deficit/hyperactivity disorder: results from a comprehensive meta-analysis and metaregression [J]. J Am Acad Child Adolesc Psychiatry, 2014, 53: 174-187.

[28] Safren SA, Sprich SE, Cooper-Vince C, et al. Life impairments in adults with medication-treated ADHD [J]. J Atten Disord, 2010, 13: 524-531.

[29] Ramsay JR, Rostain AL. Adult ADHD research: current status and future directions [J]. J Atten Disord, 2008, 11: 624-627.

[30] Beck AT. The past and future of cognitive therapy [J].

[31] Manos MJ. Psychosocial therapy in the treatment of adults with attention-deficit/hyperactivity disorder [J]. Postgrad Med, 2013, 125: 51-64.

[32] 樊富珉. 我国团体心理咨询的发展: 回顾与展望 [J]. 清华大学学报 (哲学社会科学版), 2005, 20: 62-69.

[33] Nadiga DN, Hensley PL, Uhlenhuth EH. Review of the long-term effectiveness of cognitive behavioral therapy compared to medications in panic disorder [J]. Depress Anxiety, 2003, 17: 58-64.

[34] Bramham J, Young S, Bickerdike A, et al. Evaluation of group cognitive behavioral therapy for adults with ADHD [J]. J Atten Disord, 2009, 12: 434-441.

[35] Morrison AP, Bentall RP, French P, et al. Randomised controlled trial of early detection and cognitive therapy for preventing transition to psychosis in high-risk individuals. Study design and interim analysis of transition rate and psychological risk factors [J]. Br J Psychiatry Suppl, 2002, 43: s78-s84.

[36] Chen TH, Lu RB, Chang AJ, et al. The evaluation of cognitive-behavioral group therapy on patient depression and self-esteem [J]. Arch Psychiatr Nurs, 2006, 20: 3-11.

[37] Young S, Amarasinghe JM. Practitioner review: non-pharmacological treatments for ADHD—a lifespan approach [J]. J Child Psychol Psychiatry, 2010, 51: 116-133.

[38] Knouse LE, Safren SA. Current status of cognitive behavioral therapy for adult attention-deficit hyperactivity disorder [J]. Psychiatr Clin North Am, 2010, 33: 497-509.

[39] Vidal-Estrada R, Bosch-Munso R, Nogueira-Morais M, et al. Psychological treatment of attention deficit hyperactivity disorder in adults: a systematic review [J]. Actas Esp Psiquiatr, 2012, 40: 147-154.

[40] Torrente F, Lopez P, Alvarez PD, et al. Dysfunctional cognitions and their emotional, behavioral, and functional correlates in adults with attention deficit hyperactivity disorder (ADHD): is the cognitive-behavioral model valid [J]? J Atten Disord, 2014, 18: 412-424.

[41] Stevenson CS, Whitmont S, Bornholt L, et al. A cognitive remediation programme for adults with attention deficit hyperactivity disorder [J]. Aust N Z J Psychiatry, 2002, 36: 610-616.

[42] Philipsen A, Richter H, Peters J, et al. Structured group psychotherapy in adults with attention deficit hyperactivity disorder: results of an open multicentre study [J]. J Nerv Ment Dis, 2007, 195: 1013-1019.

[43] Emilsson B, Gudjonsson G, Sigurdsson JF, et al. Cognitive behaviour therapy in medication-treated adults with ADHD and persistent symptoms: a randomized controlled trial [J]. BMC Psychiatry, 2011, 11: 116.

[44] Safren S A, Otto MW, Sprich S, et al. Cognitive-behavioral therapy for ADHD in medication-treated adults with continued symptoms [J]. Behav Res Ther, 2005, 43: 831-842.

[45] Weiss M, Murray C, Wasdell M, et al. A randomized controlled trial of CBT therapy for adults with ADHD with and without medication [J]. BMC Psychiatry, 2012, 12: 30.

[46] Safren SA, Sprich S, Mimiaga MJ, et al. Cognitive behavioral therapy vs relaxation with educational support for medication-treated adults with ADHD and persistent symptoms: a randomized controlled trial [J]. JAMA, 2010, 304: 875-880.

[47] Virta M, Salakari A, Antila M, et al. Short cognitive behavioral therapy and cognitive training for adults with ADHD - a randomized controlled pilot study [J]. Neuropsychiatr Dis Treat, 2010, 6: 443-453.

[48] Solanto MV, Marks DJ, Wasserstein J, et al. Efficacy of meta-cognitive therapy for adult ADHD [J]. Am J Psychiatry, 2010, 167: 958-968.

[49] Vidal R, Bosch R, Nogueira M, et al. Psychoeducation for adults with attention deficit hyperactivity disorder vs. cognitive behavioral group therapy: a randomized controlled pilot study [J]. J Nerv Ment Dis, 2013, 201: 894-900.

[50] 曲姗. 成人注意缺陷多动障碍的生态执行功能特点及认知行为治疗的作用 [D]. 北京: 北京大学, 2012.

[51] 王晓丽, 曲姗, 蔡太生, 等. 成人注意缺陷多动障碍认知行为治疗的12周开放试验 [J]. 中国心理卫生杂志, 2014, 28: 801-806.

[52] 黄芳, 钱秋谨, 王玉凤. 成人注意缺陷多动障碍的24周团体认知行为治疗开放试验 [J]. 中国心理卫生杂志, 2014, 28: 907-912.

[53] Philipsen A, Feige B, Hesslinger B, et al. Borderline typical symptoms in adult patients with attention deficit/hyperactivity disorder [J]. Atten Defic Hyperact Disord, 2009, 1: 11-18.

[54] Hesslinger B, Tebartz van Elst L, Nyberg E, et al. Psychotherapy of attention deficit hyperactivity disorder in adults-a pilot study using a structured skills training program [J]. Eur Arch Psychiatry Clin Neurosci, 2002, 252: 177-184.

[55] Philipsen A, Richter H, Peters J, et al. Structured group psychotherapy in adults with attention deficit hyperactivity disorder: results of an open multicentre

study [J]. J Nerv Ment Dis, 2007, 195: 1013-1019.

[56] Hirvikoski T, Waaler E, Alfredsson J, et al. Reduced ADHD symptoms in adults with ADHD after structured skills training group: results from a randomized controlled trial [J]. Behav Res Ther, 2011, 49: 175-185.

[57] Zylowska L, Ackerman DL, Yang MH, et al. Mindfulness meditation training in adults and adolescents with ADHD: a feasibility study [J]. J Atten Disord, 2008, 11: 737-746.

[58] Murphy K. Psychosocial treatments for ADHD in teens and adults: a practice-friendly review [J]. J Clin Psychol, 2005, 61: 607-619.

[59] Swartz S, Prevatt F, Proctor BE. A coaching intervention for college students with attention deficit/hyperactivity disorder [J]. Psychol the Sch, 2005, 42: 647–655.

[60] Zwart LM, Kallemeyn LM. Peer-based coaching for college students with ADHD and learning disabilities [J]. J Postsecond Educ Disabil, 2001, 15: 1–15.

[61] Kubik JA. Efficacy of ADHD coaching for adults with ADHD [J]. J Atten Disord, 2010, 13: 442-453.

[62] Eakin L, Minde K, Hechtman L, et al. The marital and family functioning of adults with ADHD and their spouses [J]. J Atten Disord, 2004, 8: 1-10.

[63] Robin AL. Family intervention for home-based problems of adolescents with attention-deficit/hyperactivity disorder [J]. Adolesc Med State Art Rev, 2008, 19: 268-277.

[64] Robbins CA. ADHD couple and family relationships: enhancing communication and understanding through imago relationship therapy [J]. J Clin Psychol, 2005, 61: 565-577.

[65] Nutt DJ, Baldwin DS, Clayton AH, et al. Consensus statement and research needs: the role of dopamine and norepinephrine in depression and antidepressant treatment [J]. J Clin Psychiatry, 2006, 67 Suppl 6: 46-49.

[66] Wilens TE, Prince JB, Spencer T, et al. An open trial of bupropion for the treatment of adults with attention-deficit/hyperactivity disorder and bipolar disorder [J]. Biol Psychiatry, 2003, 54: 9-16.

[67] Fava M, Rush AJ, Thase ME, et al. 15 years of clinical experience with bupropion HCl: from bupropion to bupropion SR to bupropion XL [J]. Prim Care Companion J Clin Psychiatry, 2005, 7: 106-113.

[68] Biederman J. Impact of comorbidity in adults with attention-deficit/hyperactivity disorder [J]. J Clin Psychiatry, 2004, 65 Suppl 3: 3-7.

[69] Sobanski E. Psychiatric comorbidity in adults with attention-deficit/hyperactivity disorder (ADHD) [J]. Eur Arch Psychiatry Clin Neurosci, 2006, 256 Suppl 1: i26-i31.

[70] Swanson JM, Hechtman L. Using long-acting stimulants: does it change ADHD treatment outcome [J]? Can Child Adolesc Psychiatr Rev, 2005, 14: 2-3.

[71] Hechtman L, Greenfield B. Long-term use of stimulants in children with attention deficit hyperactivity disorder: safety, efficacy, and long-term outcome [J]. Paediatr Drugs, 2003, 5: 787-794.

[72] Wilens TE. Attention-deficit/hyperactivity disorder and the substance use disorders: the nature of the relationship, subtypes at risk, and treatment issues [J]. Psychiatr Clin North Am, 2004, 27: 283-301.

[73] Wilens TE. Impact of ADHD and its treatment on substance abuse in adults [J]. J Clin Psychiatry, 2004, 65 Suppl 3: 38-45.

第六篇

特殊人群共病注意缺陷多动障碍

第二十一章 Tourette 综合征共病注意缺陷多动障碍

注意缺陷多动障碍（ADHD）与抽动秽语综合征（Tourette syndrome，TS），都是童年期经常发生的，伴有运动异常的神经及精神障碍，目前最新 DSM-5 分类均将其归入"神经发育障碍"。两种障碍的共患率极高，有报道称高达 60%～80%[1]。不仅相关症状可同时或交替出现，在病因上也有许多共同之处。因此，深入了解两种障碍的共性、特性及其相互联系对临床诊疗及病因学研究都十分必要。

第一节 Tourette 综合征概述

Tourette 综合征是抽动障碍中最严重的一种亚型。抽动障碍是一种起病于童年期和青少年期，以不自主的突发、快速、重复、非节律性、刻板的单一或多部位肌肉运动或（和）发声抽动为特点的一种复杂的、慢性神经精神障碍，包括短暂性抽动障碍、慢性运动或发声抽动障碍、发声与多种运动联合抽动障碍[2]（也称抽动秽语综合征、Tourette 综合征）。2013 年出版的 DSM-5 使用 Tourette 障碍（Tourette's disorder，简称 TD）[3]。基于中国学术界及大众的术语使用习惯，本书将继续使用抽动秽语综合征、Tourette 综合征，简称 TS。

TS 患儿由于运动或（和）发声抽动经常导致低自尊，家庭生活、社会形象、学习和工作表现受损及适应困难[4]。所有形式的抽动均可因应激、焦虑、疲劳、兴奋、上呼吸道感染发热而加重，亦可因放松、全身心投入某事而减轻，睡眠时抽动消失。

抽动障碍首先由 J. M. G. Itard 和 Georges Gilles de la Tourette 描述[5]。20 世纪 60 年代以前它一直被视为原因不明、罕见、可自愈的疾病。我国曾有"多动秽语综合征、习惯性痉挛"等描述。然而，近 30 年来，人们对抽动障碍的认识发生了戏剧性变化，特别是 90 年代以来，抽动障碍被认为是一种非常多见的、由遗传缺陷和不良环境因素所致的神经发育障碍。症状轻重不一、复杂多变，不仅表现为抽动，而且常常伴有多种情绪和行为异常。我国医学界对此病认识不足，常常把这些表现当成"坏毛病""沙眼""结膜炎""咽炎"等；即使少数医生能够识别该疾病，亦因持有"可自愈"的观点而延误患儿的治疗。据调查，治疗延误或诊疗混乱的患者占 75%，诊断延误时间平均为 3 年。延误治疗同时也会给患儿身心带来严重伤害。因此，更新疾病观念是当务之急。

其实，抽动障碍是儿童、青少年中较为常见的一种心理行为障碍。抽动障碍可发生于各民族和各社会阶层人群。目前报道，5%～20% 的学龄期儿童曾有短暂性抽动障碍病史，慢性抽动障碍在童年期和青少年期的患病率为 1%～2%，Tourette 综合征的患病率为 0.05%～3%，其中以男童多见[6]。抽动障碍的病因尚未完全明确，其中以发声与多种运动联合抽动障碍的病因研究最多。该障碍病因复杂，可能是遗传因素、神经生理、神经生化及环境因素等相互作用的结果。

一、临床特点

（一）短暂性抽动障碍

短暂性抽动障碍（transient tic disorder）多起病于 3～10 岁，其中 4～7 岁最多，但也可早到 2 岁。主要临床表现为简单运动抽动，通常局限于头、颈、上肢，少数可出现简单发声抽动。抽动持续时间不超过 1 年。

(二) 慢性运动或发声抽动障碍

慢性运动或发声抽动障碍 (chronic motor or vocal tic disorder) 通常起病于童年早期。主要临床表现为一种或多种运动抽动或发声抽动,但运动抽动和发声抽动并不同时存在。其中以简单或复杂运动抽动最为常见,部位多涉及头、颈、上肢。发声抽动明显少于运动抽动,以清嗓子、吸鼻子等相对多见。症状相对固定,可持续数年甚至终身。

(三) 发声与多种运动联合抽动障碍 (抽动秽语综合征、Tourette 综合征)

该障碍为抽动障碍中最为严重的形式。它一般起病于 2~15 岁,平均起病年龄为 7 岁。主要临床表现为进行性发展的多部位、多形式的运动抽动和一种或多种发声抽动,运动抽动和发声抽动同时存在。该障碍症状一般起始于眼、面部单一运动抽动,时有时无,后逐渐发展到颈部、肩部、肢体、躯干的抽动,并持续存在。抽动形式也从简单到复杂,最后出现秽语。通常发声抽动较运动抽动晚 1~2 年出现,多为简单发声抽动,复杂发声抽动较少。约 15% 的患儿存在秽语。该障碍症状累及部位多、次数频繁,对患儿情绪、心理影响较大。约有一半患儿伴有强迫障碍,一半患儿伴有 ADHD,并有部分患儿伴有自伤行为、情绪障碍或学习困难。

(四) 共病现象

在三类抽动障碍中 TS 患儿最容易出现共病现象,如冲动、注意缺陷、多动、焦虑、情绪不稳、抑郁,以及学习困难等。其中,TS 共病强迫障碍的概率为 20%~60%,TS 共病 ADHD 的概率高达 60%~80%。共患疾病的症状甚至可发生在抽动症状出现之前。事实上,对很多患儿来说,这些伴随症状比抽动症状更容易给患者带来精神缺损和羞耻感,对其社会功能的损害往往超过抽动症状本身造成的损害。

二、诊断要点

目前诊断主要基于详细而客观的病史、全面的精神检查及辅助检查。躯体、神经系统检查及辅助检查对于诊断并无重要意义,主要用于寻找可能的病因及确定共存的躯体或神经系统疾病。

(一) 诊断标准

1. 短暂性抽动障碍起病于 18 岁之前;有单个或多个运动抽动或发声抽动,常表现为简单运动抽动;抽动每天发生,1 天多次,持续 2 周,但不超过 12 个月;除外 Tourette 综合征、风湿性舞蹈病、药物或其他神经系统疾病。

2. 慢性运动或发声抽动障碍起病于 18 岁之前;以运动抽动或发声抽动为主要临床表现,但运动抽动和发声抽动并不同时存在;抽动常 1 天多次,可每天或间断出现,抽动持续时间在 1 年以上,1 年中无持续 2 个月以上的缓解期;除外 Tourette 综合征、风湿性舞蹈病、药物或其他神经系统疾病。

3. 发声与多种运动联合抽动障碍表现为多种运动抽动和一种或多种发声抽动,两者同时存在;日常生活和社会功能明显受损,患儿感到十分痛苦和烦恼;起病于 18 岁之前;抽动每天发生,1 天多次,持续时间 1 年以上;或间断发生,1 年中症状缓解不超过 2 个月;排除其他疾病。

(二) 鉴别诊断

当患儿症状非常明显,即简单或复杂的运动和发声抽动症状同时出现时,TS 很容易与其他神经系统疾病相鉴别。但是,当运动抽动单独出现时,或只有 TS 前驱症状或其他抽动症状时,则需要与下列疾病相鉴别。

1. **风湿性舞蹈病** 儿童多见,为感染相关性风湿病所致;以舞蹈样异常运动为特征,常仅有单侧的舞蹈样症状,无发声抽动;有感染相关性风湿病的体征和阳性化验结果,抗风湿治疗有效。

2. **肌阵挛** 可发生于任何年龄,有多种病因,是癫痫的一种发作类型;每次发作持续时间短暂,常伴有意识障碍,脑电图有高度节律异常;解痉药物治疗可控制发作。

3. **肝豆状核变性 (Wilson 病)** 由铜代谢障碍所引起,有肝损害、锥体外系体征及精神障碍;可见角膜 Kayser-Fleisher 色素环、血浆铜蓝蛋白降低等特征可资鉴别。

4. **急性运动障碍** 表现为突然不自主运动、震颤、张力障碍、扭转痉挛或舞蹈样动作;通常与神经抑制药物的使用和停用等相关;一般停药后症状可消失，鉴别较容易。

5．迟发性运动障碍 主要见于抗精神病药物长期应用或突然停药后所发生的不自主运动障碍。

6．分离障碍 通常缺乏抽动障碍的症状波动、消长变化的特点，且缺乏强迫和痛苦体验，反而感到轻松愉快，一般无发声抽动。症状的变化与心理因素和暗示有关。

三、治疗原则

治疗以综合治疗为原则，包括药物治疗、心理治疗、饮食调整和环境治疗等。

（一）药物治疗

1．抽动症状的治疗

（1）氟哌啶醇（haloperidol）：该药治疗抽动效果较好，有效率为70%～80%。起始剂量为0.5 mg，睡前服用。如疗效不显著，无明显不良反应，可每周增加0.5 mg，一般日剂量为0.5～6 mg/d。服用期间应注意该药的不良反应，及时予以处理。

（2）硫必利（tiapride）：该药疗效不如氟哌啶醇，但不良反应较小。常用剂量为每次50～100 mg，每日2～3次。主要不良反应有头昏、无力、嗜睡等。

（3）可乐定（clonidine）：该药为α_2肾上腺素受体激动剂，可使30%～40%的患儿症状得到明显改善，该药还可治疗ADHD。因此，特别适用于共病ADHD的抽动障碍患儿。该药起始剂量为0.05 mg/d，如疗效不显著，可每7日增加0.05 mg，一般日量为0.05～0.3 mg/d，一日分2～3次服用。该药不良反应较小，部分患儿出现过度镇静，少数患儿出现头晕、头痛、乏力、口干、易激惹，体位性低血压偶发。若长期大量服用，停用时宜逐渐停药，以免引起血压急剧增高。

（4）阿立哌唑（aripiprazole）：多巴胺和5-HT系统的稳定剂，是突触后多巴胺受体的阻断药，同时又是突触前自主神经受体的激动剂，与D2和D3受体的亲和力非常强。同时阿立哌唑又是5-HT1A受体的部分激动剂和5-HT2A受体的阻断药，从而对精神分裂症伴随的焦虑、抑郁、认知缺陷和阴性症状有效。阿立哌唑能通过血脑屏障，而且与D2受体的结合随剂量的增加而增加。大量的循证资料证实该药有较好的抑制抽动作用，副作用较少。韩国和美国已经批准阿立哌唑用于治疗抽动障碍，中国也有大量的临床研究报道[7]。目前使用阿立哌唑治疗抽动障碍，已经列入中国国家处方集。该药起始剂量为2.5 mg/d，如疗效不明显，可逐渐递增至5～10 mg/d，分2次服用。该药不良反应较小，部分患儿出现胃肠道不适和食欲下降，少数有过度镇静或失眠，体位性低血压、头痛、头晕偶发。最大剂量不应超过20 mg/d。

此外，有不少报道称利培酮、奥氮平、喹硫平、氯硝西泮等治疗抽动障碍也有一定疗效[8]。

（5）中医、中药治疗：近年来有许多中药、针灸被用于治疗抽动障碍的治疗。其中《五灵颗粒治疗抽动障碍多中心与硫必利及安慰剂随机对照研究》在国外专业杂志发表，颇受关注[9]。研究采用分层区组、随机、双盲、双模拟、阳性药物及安慰剂平行对照、多中心临床试验的方法，采用DSM-Ⅳ诊断标准及中医肝亢风动、痰火内扰证辨证标准；以耶鲁抽动严重程度量表（YGTSS）评估疗效。共纳入600例研究对象，试验组：阳性对照组：安慰剂组的比例为3:1:1。结果，五灵颗粒疗效与硫必利相当，明显好于安慰剂组；副作用优于硫必利组，与安慰剂组相当。

2．共病障碍的治疗

（1）共病强迫障碍：可选用氯米帕明、舍曲林、氟伏沙明等治疗。一般情况需要与治疗抽动症状的药物联合应用。

（2）共病ADHD：首选托莫西汀治疗，也可用可乐定或胍法辛。如疗效不显著，可选用抗抑郁剂。对于注意障碍与多动症状较重、经以上治疗效果较差者，国外报道可用氟哌啶醇或利培酮合并盐酸哌甲酯治疗。

（3）伴发自伤行为：应用氟西汀治疗可降低自伤风险，其机制尚未明确。也有报道称应用阿片受体拮抗剂——纳洛酮或纳曲酮治疗对减少自伤行为的发生有效。

（二）心理治疗

应加强支持性心理治疗、认知疗法、家庭治疗，从而帮助患儿和家长正确认识该障碍，正确看待和处理所遇到的问题（如同学的耻笑等），消除环境中对患儿症状产生不利影响的各种因素，改善患儿情绪、增强患儿自信心。习惯逆转训练、放松训练等对治疗该障碍也有一定帮助。

（三）其他治疗

应合理安排患儿生活，避免过度兴奋、紧张、劳累、感冒发热等，从而避免诱发或加重该障碍。调整饮食，患儿食物中应避免含有食物添加剂、色素、咖啡因和水杨酸等成分。

四、病程与预后

短暂性抽动障碍预后良好，患儿症状在短期内逐渐减轻或消失；慢性运动或发声抽动障碍的预后也相对较好，虽症状迁延，但对患儿社会功能影响较小；TS预后较差，对患儿社会功能影响较大，较长时间服药治疗才能控制症状，但停药后症状易加重或复发，大部分患儿到少年后期症状逐渐好转，但也有部分患儿症状持续到成年，甚至持续终生。

第二节 Tourette综合征与注意缺陷多动障碍共病的病因学研究

TS的病因研究是抽动障碍的病因研究的重点。该障碍病因复杂，确切病因尚未完全明确，目前比较认可的理论是遗传因素、神经生理、神经生化及环境因素等相互作用，导致TS发生。

一、TS病因特点

（一）遗传因素

目前研究表明该障碍与遗传因素有关，但遗传方式尚不明确，可能为常染色体显性遗传，外显率受多种因素的影响而不全。发声与多种运动联合抽动障碍的易感基因的研究成为了近年研究的重点。学者通过对多巴胺和去甲肾上腺素有关的基因研究发现基因有许多异常[10]，但是尚未找到肯定的致病基因，大多数学者认为该病是多基因遗传。

（二）神经生化因素

该障碍与神经生化因素之间的关系非常复杂，且尚无最后定论。患儿可能存在以下异常：①多巴胺活动过度或受体超敏；②苍白球等部位谷氨酸水平增高；③去甲肾上腺素功能失调；④5-HT水平降低；⑤乙酰胆碱不足，活性降低；⑥γ-氨基丁酸抑制功能降低；⑦基底节和下丘脑强啡肽功能障碍。目前，最受关注的是兴奋性氨基酸（如谷氨酸和多巴胺）系统间相互作用异常。

（三）脑器质性因素

50%~60%的TS患儿存在非特异脑电图异常；少数患儿存在头颅CT的异常，如脑萎缩；部分患儿存在左侧基底节缩小及胼胝体偏小，提示患儿可能存在皮质-纹状体-丘脑-皮质通路的异常和脑的偏侧化异常。PET研究提示患儿存在双侧基底节、额叶皮质、颞叶的代谢过度。

（四）社会心理因素

抽动症状明显与心理压力和紧张情绪相关。研究也证实应激可诱发有遗传易感性的个体发生抽动障碍。

（五）其他因素

有研究报道该障碍可能与β溶血性链球菌感染引起的自身免疫有关[11]。药物（中枢兴奋剂、抗精神病药）也可诱发该障碍，临床还发现有些TS患儿进食海鲜、食用色素和食物添加剂可使抽动症状加重。因此，一些学者提出TS的神经免疫缺陷学说[12]，并试行免疫学治疗，但疗效尚不肯定，仍有待进一步研究。

二、TS共病ADHD的病因学研究

尽管TS的形成与遗传、感染、生化、免疫

及社会心理因素有关，但任何单一因素又都无法完全解释疾病的特殊表现和严重程度，故 TS 可能是遗传与环境或非遗传因素共同作用导致的[13]。Leckman JF 等[14]强调具有 TS 遗传素质的儿童，在遇到不利的环境条件，并超出神经系统的耐受力或内环境平衡遭到破坏时，TS 发病率可增加，故提出遗传因素、其他危险和保护性因素与神经生物学发育因素相互作用导致抽动、强迫及其他抽动相关症状的观点。目前该观点已得到众多学者的认可。

大多数研究表明，ADHD 的主要影响存在于神经心理学方面[15]，而 TS 似乎没有或很少有神经心理学方面的影响，特别是执行能力方面。也有研究显示，单纯的 TS 和单纯的 ADHD 表现出不同的行为和认知表型，但两者共病后的障碍表现出介于两者之间的症状，很可能是独立的行为障碍，而不仅仅是两个共存的障碍。Banaschewski 等[16]进一步提出了 ADHD 与 TS 共病状态的病因假说，认为 TS 共病 ADHD 显然与单纯的状态不同，共病状态是一种混合因素，结合了特点独特的两个单纯障碍的成因。抑制抽动可能加重注意力不集中和多动症状，改善注意力和多动问题又会加重抽搐的严重程度。显然，TS 和 ADHD 之间似乎存在着一个复杂的发病机制。

家系遗传研究提示 ADHD 与 TS 共病可能存在两种类型。一是 ADHD 在抽动发病之前就已经存在了，其致病因素可能是独立的；二是 ADHD 在抽动发病之后出现，它们可能与相关的基因异常有关，而此时共病的 ADHD 可能显示出了潜在的 TS 基因脆弱性的一种突变的表达。Abelson 等[17]发现了一位共病 TS 和 ADHD 的患者有新生的 13 号染色体反转异常，呈现反转（13），（q31.1；q33.1）。最近 7 个与 TS 相关的基因被检测到：*DRD2*，*HRH3*，*MAOB*，*BDNF*，*SNAP25*，*SLC6A4* 和 *SLC22A3*。有学者发现这些基因也与 ADHD 和强迫障碍有关。

大脑结构和神经化学研究数据也显示 ADHD 与 TS 同样具有相似之处和差异性[18]。儿茶酚胺神经元的功能减退，尤其是那些投射到前额叶皮质的神经元影响到了 ADHD 核心功能；而尾状核的体积的减少，连同前额叶区域激活和肥大似乎是 TS 的核心特征。有报道称 TS 和 ADHD 共病者苍白球结构呈现异常。此外，亦有报道称他们的多巴胺和谷氨酸也呈现异常，多巴胺能转运体功能亢进和多巴胺释放的阶段性变化是抽搐共病 ADHD 的可能原因。

ADHD 症状本身及其伴随显著的精神病理、社会影响会在很大程度上影响 TS 与 ADHD 的共病状态。这种共病状态的直接影响是临床症状的复杂化及社会功能的进一步缺损。共病抽动障碍和 ADHD 的治疗应优先根据每个问题造成的损害程度确定治疗的目标症状。而处理 TS 和 ADHD 共病问题是临床医生面临的一大挑战。

第三节　Tourette 综合征与注意缺陷多动障碍共病的临床特点

TS 常共病多种疾病，前面已经进行了基本介绍。此处就 TS 共病 ADHD 这一最为常见的共病现象的临床特点进行描述。目前大量研究证实，两种障碍的出现先后从病因学到临床现象学均有所不同，值得关注。

一、ADHD 共病 TS

ADHD 症状出现在先，此后逐渐出现抽动症状，一般情况间隔 2～3 年。这种情况，临床特点主要以 ADHD 的症状比较突出，抽动的症状以运动抽动为主，很少出现明显的发声抽动。有些患者抽动症状的出现及其严重程度与使用中枢兴奋剂有关。

ADHD 共病 TS 的情况约占 ADHD 患者总数的 11%～20%。

深入了解其家族病史，ADHD 的家族史常常是阳性，TS 的家族史不明显。病因学特征也更符合 ADHD 的特点。

（一）ADHD 症状突出

主要临床表现为注意障碍、活动过度、冲动任性，并常伴有学习困难、情绪和行为方面的障碍。

1. 注意障碍 患儿注意很易受环境的影响而分散,因而注意力集中的时间短暂。因此,患儿在听课、做作业或做其他事情时,注意力常常难以保持持久,容易走神;经常因周围环境而分心,并东张西望或接话茬;做事往往难以持久,常常一件事未做完,又去做另一件事;难以始终地遵守指令、完成要求完成的任务;做事时也常常不注意细节,常因粗心大意而出错;经常有意回避或不愿意从事需要较长时间集中精力的任务,如写作业,也不能按时完成这些任务;常常丢三落四,遗失自己的物品或好忘事;与人说话时,也常常心不在焉,似听非听等。

2. 活动过度 与大多数同年龄、同性别儿童比,其活动水平超出了与其发育相适应的应有的水平。活动过度多起始于幼儿早期,但也有部分患儿起始于婴儿期。在婴儿期,患儿表现为格外活泼,爱从摇篮或小车里向外爬;当开始走路时,往往以跑代步。在幼儿期,患儿表现为好动、坐不住、爱登高爬低、翻箱倒柜,难以安静玩耍。上学后,因受到纪律等限制,患儿表现更为突出。患儿上课时坐不住,在座位上扭来扭去,小动作多,常常玩弄铅笔、橡皮和书包带,与同学说话,甚至离开座位;下课后招惹同学,话多,好奔跑喧闹,难以安静玩耍。进入青春期后,患儿小动作减少,但仍常有坐不住的感受。

3. 情绪不稳、冲动任性 自我克制能力差、容易激惹,在遇到一些不愉快的刺激时,往往过分激动或做出愤怒反应,常因一些小事与同学争吵打架;在行动之前,常不经大脑考虑,也不顾后果,以致感情用事、小题大做,甚至在冲动之下伤人毁物;患儿情绪不稳、哭笑无常,要求必须立刻满足,否则会哭闹发脾气,性格比较任性。

4. 认知障碍和学习困难 部分ADHD共病TS患儿存在空间知觉障碍、视听转换障碍等。虽然患儿智力正常或接近正常,但由于注意障碍、活动过度和认知障碍,患儿常常出现学习困难,学业成绩常明显落后于智力水平应达到的成绩。

(二) 认知及执行功能缺损明显

近年来评估注意力、冲动和执行功能的测验发展较快,为ADHD的评估提供参考指标。ADHD共病TS患儿在持续性操作测验,注意力变量检查、数字划销测验,Stroop色词命名测验,以及威斯康星卡片分类任务中常常有异常表现。神经影像学检查也常常发现额叶-纹状体及额叶-顶叶环路异常。

(三) TS症状不明显

ADHD共病TS的主要临床表现以ADHD症状为主,抽动症状并不突出。抽动症状以运动抽动为主,很少出现明显的发声抽动。一般情况下TS常伴随的强迫、重复和模仿行为及语言也不多见。

许多ADHD患儿在学龄早期会出现抽动障碍。在这些病例中,社会心理损害的程度通常由ADHD来决定,但抽动障碍也是治疗的目标。

二、TS共病ADHD

TS症状出现在先,此后逐渐出现ADHD的症状,一般症状出现的间隔时间比ADHD共病TS情况短,为0.5~1年。这种情况出现的概率明显高于ADHD共病TS的概率,发生率一般报道为50%~60%[19],最近有报道称可以高达60%~80%。

(一) 抽动症状为主

抽动为主要临床表现。抽动是一种不随意的突发、快速、重复、非节律性、刻板的单一或多部位肌肉抽动或发声。运动和发声抽动都可分为简单和复杂两类,但界限不清。眨眼、斜颈、耸肩、扮鬼脸等属于简单的运动抽动,蹦、跳、打自己等属于复杂的运动抽动,清嗓子、吼叫、吸鼻动作属于简单的发声抽动,重复言语、模仿言语、秽语属于复杂的发声抽动。各种形式的抽动均在短时间受意志控制,在应激下加重,在睡眠时减轻或消失。

有研究显示,6~18岁的TS患儿中,50%~60%共病ADHD。TS症状越严重,共病ADHD的概率越大。Comings[20]发现,轻度、中度和重度TS共病ADHD的概率分别为30%、50%和70%。

(二) ADHD症状不明显

TS共病ADHD的临床特点主要以TS的症状突出,ADHD的症状以多动/冲动为主,注意缺陷初期不明显,随着病情的延长,ADHD的核心症状均会明显出现。有些患者抽动症状的出现及其严重程度与使用中枢兴奋剂有关。

需要注意的是，有的基层医生或社区医生易将儿童抽动障碍当作ADHD，给儿童服用哌甲酯等药物，反而使抽动症状加重。抽动障碍是一小群肌肉的不自主抽动，例如眨眼睛、歪嘴巴、缩鼻子、扭头颈、耸肩、甩手臂及发出怪声。而多动症的"动"是小动作增多、爬上爬下、东奔西跑、手足不停、活动量增多。

三、TS与ADHD同时共病

活泼好动是儿童的天性，短暂不自主的面部抽动也常常发生于生长发育阶段的儿童。因此，ADHD和TS的初期症状很难确定，ADHD与TS的共病状态的两组症状也难分先后。特别是许多这类ADHD与TS共病的儿童本身活泼好动、易冲动，气质属于难养型，这种情况就更难区分哪组症状在先了。

在TS与ADHD共病的患者中，约有50%的病例抽动与多动症状基本上是同时出现，难分先后。在这种情况下，一般掌握的原则是临床表现以描述性为主，主要关注临床症状的出现频度和严重程度，特别是关注其对社会功能的影响程度。

第四节 Tourette综合征与注意缺陷多动障碍共病的诊断原则

抽动障碍常共病多种疾病。这些共患疾病造成的痛苦和损害往往比抽动症状本身更大，故在诊断、评估病情及制定治疗方案时应将其考虑进去。应综合病史、躯体和神经系统检查、精神检查、辅助检查的结果予以诊断。在此过程中，采集详细而准确的病史非常重要，因病情较轻的患儿在短暂的精神检查过程中，症状表现可能并不突出。

一、提高对TS与ADHD共病状态的诊断意识

两种障碍共病的概率极高，对疾病的诊断和治疗影响极大。

二、了解TS与ADHD共病的临床特点

首先尽量确定ADHD与TS两组症状发生的先后，进一步了解两组症状的严重程度及发生频度，还要掌握疾病的病程及对社会功能的影响。TS与ADHD共病的临床关系：ADHD的特征是冲动、多动和维持注意的能力减低。这些通常开始于4~5岁，在抽动症状出现前的2~3年就开始。TS患者中共病ADHD者在50%以上，共病ADHD的患儿更容易出现心理问题、破坏性行为、功能损害，以及与学业相关的问题。

三、分析TS与ADHD共病的危险因素

研究显示[21]，TS共病ADHD患儿家庭的亲密度、情感表达、知识性、娱乐性、组织性和道德宗教观得分低于单纯患儿的家庭，而矛盾性则高于正常对照家庭。TS共病ADHD的相关危险因素包括ADHD家族史阳性、治疗延误时间长、家庭教育矛盾型、家庭教育类型为非民主型、父母文化程度低、母孕期吸烟。

四、注意收集诊断线索

只要提高诊断意识，抽动症状比较容易确定。但是，不同年龄的患者，ADHD表现有所不同，容易忽视。因此，当出现以下问题时，医生应考虑进行ADHD的评估和诊断。

（1）学龄前期儿童：过分的喧闹和捣乱，不好管理、惹人厌烦，明显的攻击性行为、经常惹祸，无法接受幼儿园教育。

（2）学龄期儿童：不安静或好动，注意力难以集中，好发脾气、行为冲动、自我控制能力差，伙伴关系不良，学习成绩不佳，对抗、不服从或品行问题。

（3）青少年：自己感到难以集中注意力，学习成绩大幅度下降、厌学，做事不考虑后果，经常跟父母顶嘴、与老师争执、与同学缺乏合作精神，对一些不愉快的刺激做出过分反应等。

五、诊断指征

ADHD 的诊断可以参考 SNAP-Ⅳ 评定量表中的 18 条线索，TS 诊断比较公认的是 Shapir 所提出的诊断参考。①诊断的主要指征：起病年龄 2～15 岁；有多发性不自主抽动和发声抽动；症状呈慢性过程，但可波动，亦可有周期性改变，或由新的症状代替旧的症状，或在原有症状的基础上增加新的症状。②诊断的支持指征：秽语、猥亵行为、模仿言语、模仿动作、重复言语。③伴发症状指征：多动或行为问题、非特异性脑电图异常、神经系统软体征。

六、诊断标准

要求符合 ADHD 和 TS 的诊断标准。ADHD 的诊断标准前面已经详细介绍过了。DSM-5 中 TS 的最新诊断标准如下：①多种运动抽动和一种或多种发声抽动已经存在一段时间，但不一定必须同时存在（表现为突然的、快速的、重复的、非节律性的、刻板的运动或发声）；②抽动的频度可能增减，但第一次抽动发作以来一直持续，病程超过 1 年；③起病于 18 岁以前；④抽动障碍症状不是直接由某些药物（如兴奋剂）或其他躯体疾病（如亨廷顿病或病毒感染后脑炎）所致。ICD-10 与 DSM-5 诊断标准主要区别在于 ICD-10 中抽动障碍起病年龄在 21 岁以前，大多数在 2～15 岁。

七、关注实验室及辅助检查的异常

尽管 ADHD 与 TS 的病因及发病机制尚不清楚，但众多证据提示，ADHD 及 TS 是一种神经发育障碍。

既往研究显示，ADHD 患儿执行功能中转换功能水平与较其年龄小 2～3 岁的正常儿童相当[22]，运动平衡功能落后于正常儿童[23]，脑电波的 α 波 8 Hz 成分增多[24]，磁共振质子波谱（^{1}H-MRS）双侧苍白球氮-乙酰天门冬氨酸/肌酸比值（NAA/Cr）明显降低[25]。神经影像学研究进一步发现 ADHD 患儿脑灰质的成熟较正常对照人群约晚 3 年（正常人群为 7.5 岁，ADHD 患者为 10.5 岁），特别是前额叶皮质及颞叶皮质[26]。静息态脑功能成像的数据显示，成年期 ADHD 患者的脑功能与正常成人对照有显著差异，而与正常青少年相似[27]。以上研究结果均提示 ADHD 患者脑发育延迟，ADHD 是一种神经发育性障碍。

TS 病因学研究也已经发现有明显的遗传缺陷，具有典型的心理不成熟因素、年龄相关的症状表达特点和性别的显著差异现象。应激与症状的严重程度相关，环境因素对致病基因表达有显著影响。

第五节　Tourette 综合征与注意缺陷多动障碍共病的治疗

治疗之前必须对患者的心理、社会、教育，及职业适应等方面做仔细而全面的评价。对抽动障碍做明确诊断之前需要了解其完整的病情、病程、家族史，及心理社会史。必须对患者的自我意识、家庭和同伴的意见，以及学习参与情况进行评估[28]。

在收集和综合症状资料时有结构化工具可以发挥重要的辅助作用，并且给治疗提供有用的基线信息。耶鲁抽动严重程度总体量表和 Shapiro TS 严重程度量表是目前评价抽动症状较为可靠的定量量表。尽管标准录像能够很好地评估和记录目前的抽动症状，但是患者的抽动症状常常出现波动，这使得获取抽动症状的代表性样本很困难。抽动患者及其家属面临的问题不光是临床症状的多样性，还有其病程的迁延。由于慢性抽动障碍和 TS 属于慢性疾病，所以对于患者和家庭来说长期有效地接受临床医生的治疗支持是十分重要的。

接受治疗的抽动障碍患者中约半数以上[29]同时伴有注意力不集中及行为冲动等问题[30]。多达 2/3 的抽动障碍患者存在强迫观念、强迫行为[31]。TS 患者罹患焦虑障碍、抑郁障碍及神经、心理损伤（如精细运动协调、视觉运动整合及执行功能损伤）的风险增高，而这些可能会影响患者的学业成绩[32]。有些症状甚至可发生在抽动症状出现之前。

TS患者是否共病ADHD与抽动症状的严重程度之间并没有相关性，但是共病ADHD的TS患者更易出现心理问题、破坏性行为、功能损害，以及学业相关问题。

在这种情况下，为了治疗上的安全性，重点是详细询问抽动症状，确定抽动症状的严重程度和频度。在治疗ADHD与TS共病的情况时，适合采用传统的"急则治标，缓则治本"的原则。哪组症状重、影响明显，先重点治疗相应的症状；症状基本控制后再进一步深入治疗首发的症状。一般ADHD与TS共病时，抽动症状都更容易引起关注，治疗上也更易引起麻烦，故一经确定应积极、优先治疗。

一、支持、教育和心理治疗

患儿除了抽动症状外，常常会有焦虑、自责等症状。对抽动障碍特征和病程的教育可以缓解患者及家庭的压力，而且他们要学会分辨共有症状与特征症状，患者及其家庭对诊断的了解是至关重要的。只有在广泛的临床工作中才能使这些特殊含义明显化。例如，帮助患儿、父母、老师了解患儿的这些症状是一种神经精神疾病的临床表现，而非他们故意的挑拨或发狂。当父母了解这些后常常会感到宽慰。患儿在压力明显的时候症状最为突出，而大多数患儿的症状并不会一直发展，到成年期前会得到缓解。当该疾病出现遗传时，家人可能为此感到痛苦，父母常常因为疾病遗传于自己而常常自责。当父母的一方也患有抽动障碍时，他的经历可能给患儿带来情感上的支持，但也可能因自身烦恼而否认或过度夸大患儿的困难。继续关注和支持患儿及家属是治疗的一个重要方面。

和学校合作将有利于进一步了解、规范患儿的行为，帮助患儿获得必需的特殊教育，以及教会患儿更好地应对来自同伴的排斥和嘲笑。

目前普遍认为慢性抽动障碍并非心理因素所致，但是情绪紧张和激动常常会加重抽动症状，而抽动又会加重患者的心理压力。心理治疗虽然不能缓解患者的抽动症状，但是在缓解患者压力、缺乏自尊的症状、由抽动引起的家庭和内心冲突发挥重要的作用。

心理治疗是综合治疗的重要环节，是预防疾病的复发和减少合并症的主要手段。常用心理转移法和认知行为治疗法。

1．心理转移法 临床观察发现，抽动障碍的症状在紧张时加重、放松时减轻、睡眠时消失。因此，当患儿抽动发作时，可要求患儿完成一些其他轻松的任务，转移患者的注意力，以降低患者因抽动本身带来的紧张、焦虑和自卑感，通过肢体的有目的的活动而逐渐减轻和缓解抽动症状。

2．心理支持 儿童常因挤眉弄眼等抽动症状而深感自卑，他们不愿抛头露面，有社交退缩的表现。越紧张自卑，症状越严重，症状更严重就更紧张自卑，患儿在这种恶性循环中感到痛苦且不能自拔。如果此时父母仍无休止地指责、唠叨或过分限制，则犹如雪上加霜。所以，最好的办法就是打破恶性循环，在心理医生指导下，父母与患儿一起分析病情，认识到抽动障碍是一种疾病，并不是坏习惯，以逐渐增强克服疾病的信心，消除自卑感。事实证明这是促进疾病康复、避免儿童心理发展受到影响的有效方法。

3．认知行为治疗 认知行为治疗有利于治疗抽动障碍伴发的强迫障碍。行为矫正有利于治疗抽动障碍伴发的冲动和多动症状。很多人提出了不同的行为治疗方法，如大量负向练习（massed negative practice）、习惯反向训练[33]（habit reversal training）、自我监督法（self-monitoring）、放松练习、生物反馈等，但这些方法的有效性并没有得到充分的评估。

二、药物治疗

抽动障碍的治疗应以及时的综合治疗为原则，包括药物治疗、心理治疗、饮食调整和环境治疗等。由于抽动障碍经常共病ADHD等障碍，因此，应综合评估、谨慎用药。一般在伴有躯体不适或社会及学校适应功能受影响时，应考虑使用药物治疗。因此，用药的对象主要是TS患者。使用药物的适应证及药物的选择主要取决于治疗的目标症状是抽动本身还是共病症状。

（一）药物治疗ADHD与TS共病的一些重要原则

重要原则包括：①确定首发症状和当前的主要症状，慎重选择治疗药物；②权衡目前治疗ADHD的药物是否会影响到共病的抽动症状；③

药物确定后,起始剂量尽量小,待充分判断药物疗效后再逐渐小剂量加药;④为减少副反应,应保持最低有效剂量;⑤最低程度地合并用药;⑥加用或停用药物时每次仅能改变1种药物;⑦缓慢减药,防止ADHD症状的反弹或加重。

(二)针对ADHD共病抽动症状的治疗

1. 可乐定 目前临床上主要使用可乐定透皮贴剂来代替传统的口服片剂。可乐定透皮贴剂有3种规格:1 mg、1.5 mg、2 mg。按患儿体重给药:体重20~40 kg者使用1 mg,41~60 kg者使用1.5 mg,>60 kg者使用2 mg。该贴剂使用1次即可连续7日向体内恒速释放药物,使用方便,而且没有口服制剂常有的血药浓度峰谷现象,能充分发挥药物效能,减少不良反应[34]。

2. 胍法辛 又称氯苯乙胍。是一种新型中枢性α_2受体激动剂,与可乐定同属一类。该药对多动、注意缺陷及抽动症状均有较好的疗效和耐受性,比较适合TS共病ADHD的治疗。由于药物大多作用在大脑前额叶,对注意力、工作记忆均有改善,而且镇静、降压作用较可乐定轻,因此被认为是一个很有前途的药物。胍法辛起始剂量为0.5 mg,每3~4日加量1次,一般总量在0.5~3.0 mg之间,每日分2~3次口服。常见副反应有轻度镇静、疲劳、头痛。

3. 非典型抗精神病药物 新型非典型抗精神病药相对于经典抗精神病药而言更易接受,在新型抗精神病药中,目前已有系统数据证明疗效较好的药物有利培酮、喹硫平、奥氮平、阿立哌唑、齐拉西酮,均可有效控制抽动症状[35]。这些药物出现迟发性运动障碍的风险明显低于经典抗精神病药,但有些药物急性肌张力障碍、静坐不能、烦躁不安等副反应的发生率与经典抗精神病药相似。利培酮、奥氮平较为棘手的副反应为体重增加,齐拉西酮则可能导致心功能异常(如QT间期延长)。因此,使用药物前、后最好进行心电图监测,同时在合并用药方面须慎重,如大环内酯类抗生素可影响细胞色素酶代谢。

近几年阿立哌唑治疗TS已经得到学术界广泛认可。在韩国,阿立哌唑已获得批准成为TS的适应证用药。郑毅等进行了TS患儿应用阿立哌唑的多中心研究,疗效良好,患者症状显著改善,8周末总有效率为87%,痊愈率为47%。副反应(一过性胃肠不适、心悸和睡眠不稳)相对较轻,无明显镇静作用[36]。阿立哌唑初始剂量为2.5 mg,2周内根据病情及耐受情况加量至合适剂量,此后可根据病情调整,应在第4周末达到恒定剂量,最大剂量为20 mg/d。给药方式为早、晚2次,早1次或晚1次。

4. 中医中药治疗 近年来有许多中药、针灸被报道用于治疗抽动障碍。如前文所述,五灵颗粒疗效与硫必利相当,明显好于对照组。

(三)ADHD为主要症状时的治疗

1. 托莫西汀 该药可用于治疗成年期及7岁以上儿童的ADHD。

(1)剂量和用药:该药为胶囊剂,目前国内有10 mg、25 mg、40 mg三种规格。对于体重不足70 kg的儿童及青少年患者,每日初始剂量约为0.5 mg/kg,服用至少3日后增加剂量,逐步至目标剂量,约为1.2 mg/(kg·d)。可每日早晨单次服用或早晨和傍晚平均分两次服用,最大剂量不可超过1.4 mg/(kg·d)或100 mg/d,应选择其中一个较小的剂量。对于体重超过70 kg的童年期、青少年期及成年期患者,初始剂量可为40 mg/d,服用至少3日后增加剂量,逐步至目标剂量,约为80 mg/d,可每日早晨单次服用或早晨和傍晚平均分为2次服用。再继续服用2~4周,如仍未达到最佳疗效,剂量最大可增加到100 mg/d(不可超过100 mg/d)。该药停药时不必逐渐减量。

(2)不良反应:在临床试验中,导致患者中途退出的最常见原因包括患者出现攻击性、易激惹、嗜睡和呕吐。最常见的不良反应包括消化不良、恶心、呕吐、疲劳、食欲减退、眩晕和心境不稳。除儿童和青少年患者表现的不良反应之外,成年期患者还可出现口干、勃起功能障碍、阳痿、性欲高潮异常等。

(3)禁忌证:闭角型青光眼患者禁用该药。另外,该药不可与单胺氧化酶抑制剂(MAOI)合用。若必须给予MAOI,则应在停用该药至少2周后才可使用。对该药或该药其他组成成分过敏者禁用。

2. 哌甲酯 用于治疗ADHD和发作性睡病。在它能否用于治疗ADHD共病抽动障碍方面一直存在争论。因此,除非以注意缺陷和多动症状为主,在治疗抽动症状的药物配合之下慎重使用。目前临床上主要应用的是哌甲酯控释片专注达,

18 mg、36 mg。Swanson 等[37]的研究显示专注达可以从 18 mg/d，早晨服用 1 次开始使用。对儿童可直接一周 1 次调整剂量，最大推荐量为 54 mg/d。也就是说，一般不用预先使用利他林标准制剂，或在标准制剂基础上调整剂量。控释剂型必须整片吞服，不可咀嚼、掰开或压碎服用。

对注意障碍与多动症状较重、经以上治疗效果较差者，国外报道有用氟哌啶醇或利培酮合并盐酸哌甲酯治疗。

如上述药物疗效不显著，也可选用抗抑郁药。国外推荐丙咪嗪（imipramine）、去甲丙咪嗪（desmthylimipramine）、安非他酮（wellbutrin）及安非他酮缓释片（wellbutrin SR），氟西汀（fluoxetine）等。

意大利学者 Renata Rizzo 教授于 2013 年发表了综述，推荐用下列方案治疗 ADHD 共病 TS 患者（图 21-5-1）[38]。

三、难治性病例的治疗

即便使用剂量合适的神经抑制性药物或 α 受体激动剂，部分患儿抽动症状或注意缺陷、多动症状仍难以控制，而合并用药又会带来很大副反应。因此，治疗将比较棘手，我们称之为共病 ADHD 的难治性 TS[39]。

对于难治性病例，近年来除抗精神病药物外，尼古丁类药物也被使用[40]，如尼古丁或美卡拉明等。它可增强神经阻断药治疗 TS 的效果，其可能机制是延长尼古丁受体亚型的抑制时间。例如，过去一些开放性研究[41]和一个安慰剂对照研究[42]显示，使用尼古丁贴剂（7 mg/d 并维持一段时间）治疗一些使用神经抑制性药物疗效欠佳的患者，其抽动症状明显缓解（由于尼古丁存在药物依赖性，不主张长期使用）。美卡拉明治疗 TS 的试验设计和研究目前仍很难预测其疗效。不过最近一项双盲安慰剂对照研究，使用美卡拉明单独治疗 TS 患者，剂量逐渐加至 7.5 mg/d，与安慰剂组相比较疗效差异无统计学意义[43]。

γ-氨基丁酸（GABA）作为一种肌肉松弛剂，能够影响脑内 GABA 神经递质，已有的研究显示，它治疗 TS 的疗效尚存在分歧。Singer 等[44]曾对 10 例 TS 患儿进行了一项双盲安慰剂对照研究，发现 GABA 试验组（20 mg，3 次/日）功能缺损量表评分明显优于安慰剂组，但在 YGTSS

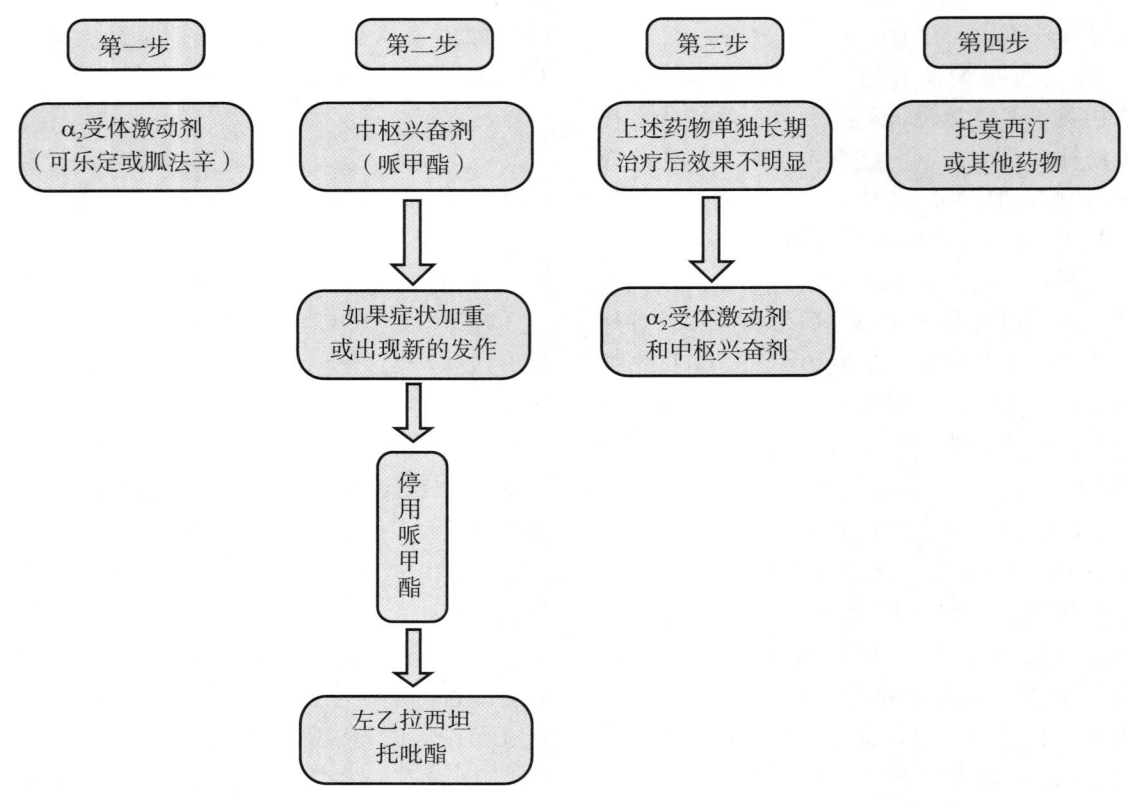

图 21-5-1　ADHD 共病 TS 共病的药物治疗专家共识

中，两者差异不明显。服用γ-GABA患者功能和主观感觉确实得到改善，但其机制尚不清楚。

一些开放性研究[45]和一项随机双盲对照研究[46]对使用注射稀释的肉毒杆菌毒素治疗TS患者的疗效进行了观察。在大多数患者中，疗效多局限于注射部位，最常见副反应为疼痛、肌无力、上睑下垂，轻而短暂的吞咽困难也经常出现。该治疗方法对眨眼和发声抽动症状疗效最明显。有研究报道对一些存在严重发声障碍的患者行直接声带肉毒杆菌注射疗效良好，但也会产生幻听等副反应。这些研究显示，注射肉毒杆菌毒素对于治疗严重抽动障碍有利，但是对于非注射部位的抽动无改善作用。注射肉毒杆菌毒素治疗还有一个缺点是每隔几周须重复注射。

综上所述，探索新药或联合药物治疗已成趋势。2001年郑毅等采用丙戊酸合并氟哌啶醇治疗难治性TS，疗效肯定，副反应相对较轻，为TS治疗提供了一种新方法[47]。Cui等[48]对141例难治性TS进行了对照研究，应用利培酮治疗有效改善了难治性TS运动、发声抽动和综合损伤，疗效肯定，副反应相对较轻。这为探索应用多受体调节药物治疗TS提供了新思路。

近年来，治疗难治性病例共病的强迫、多动、焦虑、抑郁、自伤和冲动伤人症状，越来越引起大家的关注，成为TS治疗的又一难题。一般多采用非典型抗精神病药物合并抗抑郁剂和（或）抗焦虑药物联合治疗。对多种药物治疗无效的难治性病例，可采用深部刺激术（DBS）、电休克（ECT）治疗或神经外科立体定向手术，如壳核囊切开术等。

四、饮食调整和环境治疗

除药物和心理治疗外，还应注意妥善安排日常作息时间，避免过度紧张疲劳，适当参加一定的体育和文娱活动，使患者尽量处于一种轻松愉快的环境之中。食品添加剂等可促使患者问题行为的发生，包括活动过度和学习困难；含咖啡因的饮料可加重部分TS患儿的抽动症状。为此，患儿的食物应避免应用食品添加剂、色素、咖啡因和水杨酸等。

ADHD或抽动障碍大多数早期发现、积极治疗，症状可以缓解，预后良好。少数症状迁延，但积极治疗，对学习生活影响不大；但ADHD与TS共病的患者预后较为复杂。应积极治疗，特别是以TS症状为主者呈慢性过程，需长期服药以控制症状。有些发病年龄较早、对药物治疗不敏感者预后较差，可导致严重的行为问题和人格缺陷，需特别注意加强教育和心理指导。TS与ADHD共病的症状一般到少年晚期大部分可好转，部分可持续至成年，甚至持续终生，成为精神致残性疾病，需要特别关注。

（郑　毅编，潘美蓉　杨　莉校）

参考文献

[1] Freeman RD, Fast DK, Burd L, et al. An international perspective on Tourette syndrome：selected findings from 3500 individuals in 22 countries. Dev Med Child Neurol, 2000, 42：436-447.

[2] 郑毅. 中国注意缺陷多动障碍防治指南[M]. 第二版. 北京：中华电子音像出版社，2015.

[3] APA. Dignostic And Statistical Manual of Mental Disorders Fifth Edition（DSM-5）[M]. American Psychiatric Publishing，2013：31-86.

[4] Thapar A, Pine DS, Leckman JF, et al. Tic disorders, in Rutter's Child and Adolescent Psychiatry[M]. Chichester：John Wiley & Sons，Ltd，2015.

[5] Dugas M. Gilles de la Tourette's syndrome. Current status of tic disease[J]. Presse Med，1985，14：589-93.

[6] 朱焱，王凯，张纪水，等. 长沙市一所小学和中学6-15岁学龄儿童抽动障碍现状调查[J]. 中国心理卫生杂志，2003，17：363-366.

[7] Zheng W, Li XB, Xiang YQ, et al. Aripiprazole for Tourette's syndrome：a systemic review and meta-analysis[J]. Hum Psychopharmacol，2016，31：11-18.

[8] 崔永华，郑毅. 影响利培酮治疗Tourette综合征疗效的多因素分析[J]. 中华精神科杂志，2006，39：98-101.

[9] Zheng Y, Zhang ZJ, Han XM, et al. A proprietary herbal medicine（5-Ling Granule）for Tourette syndrome：a randomized controlled trial[J]. J Child Psychol Psyc，2015，57.

[10] 程宇航，郑毅，王力芳，等. 抽动秽语综合征的多巴胺D4受体基因多态性分析[J]. 中华检验医学杂志，2003，26：40-41.

[11] 刘寰忠，郑毅，崔永华. 抽动秽语综合征患者血清免疫球蛋白、C反应蛋白测定的对照研究[J]. 安徽医学，2005，26：170-172.

[12] Cheng YH, Zheng Y, He F, et al. Detection

of autoantibodies and increased concentrations of interleukins in plasma from patients with tourette's syndrome [J]. J Mol Neurosci, 2012, 48：219-224.

[13] Du JC, Chiu TF, Lee KM, et al. Tourette syndrome in children：an updated review [J]. Pediatr Neonatol, 2010, 51：255-264.

[14] Robertson MM, Banerjee S, Kurlan R, et al. The Tourette syndrome diagnostic confidence index：development and clinical associations [J]. Neurology, 1999, 53：2108-2112.

[15] 程宇航, 何凡, 郑毅. Tourette's 综合征患者血清脑源性神经营养因子表达水平对照研究 [J]. 精神医学杂志, 2010, 23：248-249.

[16] Roessner V, Becker A, Banaschewski T, et al. Executive functions in children with chronic tic disorders with/without ADHD：new insights [J]. Eur Child Adolesc Psychiatry, 2007, 16：36-44.

[17] Abelson JF, Kwan KY, O'RoakBJ, et al. Sequence variants in SLITRK1 are associated with Tourette's syndrome [J]. Science, 2005, 310：317-320.

[18] EI Malhany N, Gulisano M, Rizzo R, et al. Tourette syndrome and comorbid ADHD：causes and consequences [J]. Eur J Pediatr, 2015, 174：279–288.

[19] Roger D, Freeman. Tic disorders and ADHD：answers from a world-wide clinical dataset on Tourette syndrome [J]. Eur Child Adolesc Psychiatry, 2007, 16：115-123.

[20] Comings DE, Comings BG. Tourette's syndrome and attention deficit disorder with hyperactivity：are they genetically related [J]. J Am Acad Child Psychiatry, 1984, 23：138-146.

[21] Cui YH, Zheng Y. Multiplicity analysis on the risk factors of patients with Tourette syndrome to develop the comorbidity of attention-deficit hyperactivity disorder [J]. Zhong Hua Er Ke Za Zhi, 2010, 48：342-345.

[22] Qian Y, Shuai L, Chan RC, et al. The developmental trajectories of executive function of children and adolescents with attention deficit hyperactivity disorder [J]. Research in Developmental Disabilities, 2013, 34：1434-1445.

[23] 丰雷, 程嘉, 王玉凤. 注意缺陷多动障碍儿童的运动协调功能 [J]. 北京大学学报(医学版), 2007, 3：333-336.

[24] 孙黎, 王玉凤, 何华, 等. 注意缺陷多动障碍患儿各亚型α波竞争图特点 [J]. 北京大学学报(医学版), 2002, 34：704-708.

[25] Sun L, Jin Z, Zang YF, et al. Differences between attention-deficit disorder with and without hyperactivity：a 1H-magnetic resonance spectroscopy study. Brain Dev, 2005, 27：340-344.

[26] Shaw P, Eckstrand K, Sharp W, et al. Attention-deficit/hyperactivity disorder is characterized by a delay in cortical maturation [J]. PANS, 2007, 104：19649-19654.

[27] Sato JR, Hoexter MQ, Castellanos XF, et al. Abnormal brain connectivity patterns in adults with ADHD：a coherence study [J]. PLoS One, 2012, 7：e45671.

[28] 郑毅. 关注注意缺陷多动障碍的共患病 [J]. 中华儿科杂志, 2010, 48：325-328.

[29] Sukhodolsky DG, Scahill L, Zhang H, et al. Disruptive behavior in children with Tourette's syndrome：association with ADHD comorbidity, tic severity, and functional impairment [J]. J Am Acad Child Adolesc Psychiatry, 2003, 42：98-105.

[30] Spencer T, Biederman J, Coffey B, et al. Tourette disorder and ADHD [J]. Adv Neurol, 2001, 85：57-77.

[31] Scahill L, Erenberg G, Berlin CM Jr, et al. Contemporary assessment and pharmacotherapy of Tourette syndrome [J]. NeuroRx, 2006, 3：192-206.

[32] Schultz RT, Carter AS, Gladstone M, et al. Visual-motor integration functioning in children with Tourette syndrome [J]. Neuropsychology, 1998, 12：134-145.

[33] Woods DW, Twohig MP, Flessner CA, et al. Treatment of vocal tics in children with Tourette syndrome：investigating the efficacy of habit reversal [J]. J Appl Behav Anal, 2003, 36：109-112.

[34] 钟佑泉, 周文智, 胡文广, 等. 可乐定透皮贴剂治疗儿童抽动障碍的随机双盲对照研究 [J]. 中华儿科杂志, 2007, 45：785-787.

[35] 崔永华, 郑毅. 影响Tourette综合征共患注意缺陷多动障碍的多因素分析 [J]. 中华儿科杂志, 2010, 48：342-345.

[36] Cui YH, Zheng Y, Yang YP, et al. Effectiveness and tolerability of aripiprazole in children and adolescents with Tourette disorder-a pilot study in China [J]. J Child Adolesc Psychopharmacol, 2010, 20：291-298.

[37] Pliszka SR, Greenhill LL, Crismon ML, et al. The Texas Children's Medication Algorithm Project：report of the Texas Consensus Conference Panel on medication treatment of childhood attention-deficit/hyperactivity disorder. Part II：tactics. Attention-deficit/hyperactivity disorder [J]. J Am Acad Child Adolescent Psychiatry, 2000, 9：920-927.

[38] Renata R, Mariangela G, Paola VC, et al.

Tourette syndrome and comorbid ADHD: current pharmacological treatment options [J]. Eur J Paediatric Neurology, 2013, 17: 421-428.

[39] 崔永华, 郑毅, 刘寰忠. 难治性抽动秽语综合征的临床特点 [J]. 上海精神医学, 2005, 17: 13-17.

[40] Tizabi Y, Russell LT, Johnson M, et al. Nicotine attenuates DOI-induced head-twitch response in mice: implications for Tourette syndrome [J]. Prog Neuro psychopharmacol Biol Psychiatry, 2001, 25: 1445-1457.

[41] Sanberg PR, Silver AA, Shytle RD, et al. Nicotine for the treatment of Tourette's syndrome [J]. Pharmacol Ther, 1997, 74: 21-25.

[42] Silver AA, Shytle RD, Philipp MK, et al. Transdermal nicotine and haloperidol in Tourette's disorder: a double-blind placebo-controlled study [J]. J Clin Psychiatry, 2001, 62: 707-714.

[43] Silver AA, Shytle RD, Sheehan KH, et al. Multicenter, double-blind, placebo-controlled study of mecamylamine monotherapy for Tourette's disorder [J]. J Am Acad Child Adolesc Psychiatry, 2001, 40: 1103-1110.

[44] Singer HS, Wendlandt J, Krieger M, et al. Baclofen treatment in Tourette syndrome: a double-blind, placebo-controlled, crossover trial [J]. Neurology, 2001, 56: 599-604.

[45] Kwak CH, Hanna PA, Jankovic J. Botulinum toxin in the treatment of tics [J]. Archives of Neurology, 2000, 7: 1190-1193.

[46] MarrasC, AndrewsD, SimeE, et al. Botulinumtoxin for simple motor tics: arandomized, double-blind, controlled clinical trial [J]. Neurology, 2001, 56: 605-610.

[47] 郑毅, 梁月竹, 杨建虹, 等. 丙戊酸钠合并氟哌啶醇治疗难治性TS [J]. 中华精神科杂志, 2001, 34: 83-85.

[48] 崔永华, 郑毅. 利培酮治疗难治性Tourette综合征对照观察 [J]. 临床精神医学杂志, 2007, 17: 371-373.

第二十二章 孤独症共病注意缺陷多动障碍

第一节 孤独症概述

孤独症（autism）是一种神经和精神发育性障碍，是广泛性发育障碍中最常见、最具代表性的疾病，该疾病起病于婴幼儿时期，以社会交往障碍、交流障碍、局限的兴趣及刻板与重复的行为方式为主要临床特征。

孤独症首次报道于1943年，1978年成为一个独立的疾病实体列入ICD-9，1980年DSM-Ⅲ提出广泛性发育障碍这一概念和分类，孤独症是其亚型之一。此后，ICD-10及DSM-Ⅳ一直将孤独症归于广泛性发育障碍之中。

自20世纪80年代末，孤独症谱系障碍（autism spectrum disorders，ASD）这一疾病名称开始出现，并被日益广泛使用，但并没有具体的概念和内涵。有学者将其等同于广泛性发育障碍，多数学者认为它主要包含广泛性发育障碍中的孤独症、阿斯伯格综合征、未在他处注明的广泛性发育障碍（PDD-NOS）。2013年，美国精神病协会颁布了DSM-5，该版以孤独症谱系障碍替代了广泛性发育障碍及其亚类，并提出了具体诊断标准。该诊断标准将社会交往障碍和交流障碍合并为社会交流障碍，并要求患者表现出更加突出的兴趣狭窄和刻板重复行为。与DSM-Ⅳ广泛性发育障碍的诊断标准相比，DSM-5孤独症谱系障碍诊断标准相对严格，因此不能够完全涵盖以DSM-Ⅳ诊断标准诊断的孤独症、阿斯伯格综合征和PDD-NOS患者。有meta分析显示，使用DSM-5孤独症谱系障碍诊断标准对DSM-Ⅳ诊断的患者进行诊断，孤独症患者减少22%（16%～29%），阿斯伯格综合征患者减少70%（26%～94%），PDD-NOS患者减少70%（55%～82%）。

由于上述疾病诊断分类的不断变化，相关研究所针对的疾病、入组标准也不尽相同。部分研究以孤独症为研究对象，较多研究以广泛性发育障碍或孤独症谱系障碍为研究对象。多数孤独症谱系障碍的研究以孤独症、阿斯伯格综合征和PDD-NOS为研究对象，近来也开始有研究以DSM-5诊断的孤独症谱系障碍患者为研究对象。因此研究结果可能因入组对象的不同而有所不同。

目前研究显示，孤独症是一种患病率日益升高的疾病，其患病率已从早期研究的0.2‰～0.4‰，上升到目前的1‰以上。2005年Fombonne综述了14个国家40年间所做的34项调查结果，保守估计孤独症的患病率为1.3‰[1]。包含孤独症、阿斯伯格综合征和PDD-NOS的孤独症谱系障碍的患病率也在不断上升：2002年美国疾病控制和预防中心（centers for disease control and prevention，CDC）报道其患病率为1/150，2010年及2012年则为1/68。2013年meta分析显示我国孤独症患病率为1.18‰～1.28‰，孤独症谱系障碍患病率为2.45‰。男性更易罹患孤独症，男女比例为1.33～16:1。

孤独症或孤独症谱系障碍病因和发病机制尚不清晰。遗传学研究显示该类障碍是一种多基因复杂疾病，有数百个基因与其相关；神经影像学研究显示该类障碍患者存在脑结构和功能的异常；神经心理学研究发现该类障碍患者存在社会认知和执行功能的障碍；神经生化和免疫学研究发现该类障碍患者存在5-羟色胺、催产素等神经递质的异常和免疫系统的异常，母孕期不利因素则增加该类障碍的患病风险。因此，遗传因素和环境因素相互作用，影响脑的神经发育，最终导致该疾病的发生。

孤独症临床表现复杂。该障碍起病于36个月以内，主要临床表现为三大类核心症状，即：①社会交往障碍，患者缺乏社会交往的兴趣和行为、技巧和方法，难以理解他人的情绪和想法，不能够根据社交情景和各种线索调整自己的社交行为，难以建立友谊。②交流障碍，患者言语和非言语交流均存在障碍，言语交流障碍更加突出。患儿言语发展迟缓、言语理解能力差、主动言语少、语言组织和表达能力差，常常不会提出话题、维持话题，常常存在刻板重复言语、模仿言语，语调语速也存在异常，部分患儿终生缄默不语。③兴趣狭窄及刻板重复的行为方式，患者兴趣范围常常比较狭窄，对各种感觉刺激或物体的一些非主要特性可能非常感兴趣，对一些非生命物体可能产生强烈依恋，行为常常刻板重复，常常会出现各种奇特怪异的刻板行为。

除上述核心症状外，孤独症或孤独症谱系障碍患者还常常共病其他精神障碍或躯体疾病。既往研究显示，精神发育迟滞是孤独症或孤独症谱系障碍的常见共患疾病之一。50%～75%的孤独症患者、50%左右的孤独症谱系障碍患者共病精神发育迟滞。此外，孤独症或孤独症谱系障碍患者还常常共病其他精神障碍。2013年，余明等[2]报道，在6～16岁孤独症患者中，各种精神障碍的终生共患率为100%，其中88.7%的患者存在至少两种共疾病。焦虑障碍最为常见（77.4%），其次为ADHD（62.9%）、未特定的精神病性障碍（22.6%）、遗尿症（16.1%）、心境障碍（14.5%）等。Gjevik等[3]报道在6～17岁孤独症谱系障碍患者中，72%至少存在一种共患疾病，30%至少存在两种共患疾病。焦虑障碍最为常见（42%），其次为注意缺陷多动障碍（31%）、抽动障碍（11%）、心境障碍（10%）。还有研究显示部分共患疾病在高功能孤独症或孤独症谱系障碍患儿中更多见，如余明等[4]报道高功能孤独症患儿较低功能孤独症患儿更易共病焦虑障碍（96.6% vs. 51.5%）、注意缺陷多动障碍（75.9% vs. 51.5%）、广泛性焦虑障碍（41.4% vs. 3%）、情感障碍（24.1% vs. 6.1%）、对立违抗性障碍（24.1% vs. 3%）、抽动障碍（24.1% vs. 6.1%）。在正常智力的成年期孤独症谱系障碍患者中，共病的概率也较高：53%共病心境障碍，50%共病焦虑障碍，43%共病注意缺陷多动障碍，24%共病强迫障碍，16%共病物质使用障碍，12%共病精神病性障碍，9%共病冲动控制障碍，5%共病进食障碍。

除上述精神疾病外，孤独症或孤独症谱系障碍患者还易于共病各种躯体或神经系统疾病，包括胃肠功能紊乱、癫痫、神经皮肤综合征、大脑性瘫痪、感觉系统损害、脆性X综合征等。

目前，孤独症或孤独症谱系障碍尚缺乏特效治疗方法。教育训练可促进患者言语、交往等能力的发展，行为干预可改善患者的冲动、自伤等过度行为，精神药物可改善患者的易激惹及不稳情绪和自语自笑、多动、冲动攻击、自伤等行为。学者也探讨了其他多种模式的治疗方法，但其疗效均有待进一步研究验证。

孤独症或孤独症谱系障碍是一种长期、慢性、持续终生的疾病。该障碍严重影响患者的社会功能和生活质量，是导致人类精神残疾的重要原因。既往研究显示，诊断和干预时间、早期言语交流能力（5岁前或在确诊为孤独症或孤独症谱系障碍之前是否有功能性语言）、病情严重程度及智力水平、有无伴发疾病是影响孤独症或孤独症谱系障碍预后的重要因素。其中，诊断和干预是唯一可以人为控制的因素。因此，加强孤独症或孤独症谱系障碍患儿的早期诊断和早期干预对改善孤独症或孤独症谱系障碍患儿的预后具有非常重要的意义。

第二节　孤独症或孤独症谱系障碍共病注意缺陷多动障碍

如上述内容所述，孤独症或孤独症谱系障碍患者易共病各种精神障碍。在各种精神障碍中，ADHD是非常常见的一种。因此，关注并了解孤独症或孤独症谱系障碍患者共病ADHD的临床特点、共病机制、治疗干预等对全面诊治孤独症或孤独症谱系障碍及其共病的ADHD具有非常重要的意义。

（一）孤独症或孤独症谱系障碍与ADHD的共患率调查

孤独症或孤独症谱系障碍共病ADHD是一个非常复杂的话题。尽管孤独症或孤独症谱系障碍与ADHD的核心症状截然不同，前者以社会交往障碍、交流障碍、兴趣狭窄和刻板重复的行为方式为主要临床表现，后者以注意障碍、活动过度和冲动为主要临床特征。但是，孤独症或孤独症谱系障碍与ADHD在同一个体中症状和诊断的交织早已被专业人士所关注，两种障碍之间存在关联早已被多个研究所证实。St Pourcain等[5]对5 383名4~17儿童、青少年定期进行孤独症社交交流损害和注意障碍/多动特征的多时点评定。研究结果显示社交交流损害有两种不同轨迹，持续的社交交流损害和低风险；而注意缺陷/多动特征有4种不同轨迹，即持续损害、持续但程度介于中间、童年期自限、低风险。两种特征的发育轨迹密切相关，大多数注意障碍/多动症状持续存在的儿童也显示出持续的社交交流损害，但是并不是反之亦然。对于ADHD症状和孤独症社交交流障碍，有共同的预测因素，即孕早期吸烟，尤其是它对于持续损害的轨迹。其他研究也得到类似结果，提示孤独症或孤独症谱系障碍与ADHD存在较密切的关联。因此，作者提出孤独症谱系障碍和ADHD症状存在关联，并建议在DSM-5中去掉两种障碍的排他性的诊断标准。

1. 孤独症或孤独症谱系障碍的患者ADHD症状、ADHD共患率及影响因素

（1）孤独症或孤独症谱系障碍患者的ADHD症状或ADHD共患率：既往研究显示，孤独症或孤独症谱系障碍患者经常伴有注意障碍和过度活动，30%~75%的孤独症或孤独症谱系障碍患者同时存在ADHD症状。

Kristen等[6]在2017年报道，用异常行为量表（Aberrant Behavior Checklist，ABC）的多动因子（含注意障碍、活动过度和冲动项目）对548例2~5岁的孤独症谱系障碍患儿对患儿的ADHD症状进行调查，结果显示孤独症谱系障碍患儿的多动因子分（18.2）显著高于发育迟缓儿童（12.3）和正常对照儿童（3.19）；其注意障碍项目总分、多动项目总分、多动/冲动项目总分也均明显高于发育迟缓儿童和正常对照。这提示孤独症谱系障碍幼儿和学龄前期儿童存在较多的ADHD症状，且其ADHD症状较发育迟缓儿童和正常儿童明显多和突出。其他学者的研究也得到类似结果。Hartley等[7]用Achenbach儿童行为量表（CBCL）对169例1.5~5.8岁的孤独症患儿进行调查，38%的患儿存在注意问题；Snow等[8]也用CBCL对2.5~5岁的孤独症等广泛性发育障碍儿童进行评定，17%的患儿存在注意问题。在学龄儿童和少年中，也有较多的孤独症谱系障碍患儿存在ADHD症状。Berenguer等[9]在2015年对既往发表的33篇关于伴有ADHD症状的孤独症谱系障碍患儿的研究进行综述。结果显示在孤独症谱系障碍患儿中，有ADHD症状的概率为33%~37%。在我国，吴宝铮等[10]在2011年报道，以Conners父母评定问卷对4岁以上的孤独症患儿进行评定，发现58.9%的患儿存在多动症状。

孤独症或孤独症谱系障碍患者不仅存在较普通人群明显多的ADHD症状，符合ADHD诊断标准的比例也明显高于普通人群。既往研究显示，14%~83%的孤独症或孤独症谱系障碍患者符合ADHD诊断标准。Yoshida Y等[11]2004年报道在广泛性发育障碍患儿中，68.9%符合DSM-Ⅳ的ADHD诊断标准。吴宝铮[10]等2011年报道，在不小于6岁的中国孤独症患儿中，75.9%符合ADHD症状学诊断标准。Gjevik等[3]以儿童情感障碍与精神分裂症定式检查问卷（K-SADS）评定孤独症谱系障碍患儿的共患疾病情况，发现72%的患儿存在共病，30%的患儿有2种或以上共病。其中焦虑障碍最常见，共患率为42%；ADHD次之，共患率为31%。我国余明等[2]也以K-SADS评定6~16岁孤独症患儿的共患疾病，得到类似结果，焦虑障碍为最常见共病，ADHD次之。焦虑障碍与孤独症的终生及目前共患率分别为77.4%和67.7%，ADHD的终生和目前共患率分别为62.9%和58.1%。

在高功能（智商≥70）孤独症或孤独症谱系障碍患者中，ADHD共患率也明显高于普通人群。Mukaddes等报道[12]90%的高功能孤独症谱系障碍患儿至少有一种共患疾病，76.6%的患儿有2种或2种以上共患疾病。76.6%的患儿至少存在一种焦虑障碍，63%的患儿至少有一种破坏性行为障碍。最常见的共患疾病是ADHD（60%），其次为社交恐怖症（53.3%）、对立违抗性障碍（30%）、强迫障碍（20%）。我国余明等[4]2014年报道，在6~16岁高功能孤独症患者中共患疾病的终生共患率为100%，目前共患率为96.5%；ADHD的终生及目前共患率均为75.9%。

在成年期孤独症谱系障碍患者中，既往研究显示40%~50%的孤独症患者、28%~36%的阿斯伯格综合征患者和52%的PDD-NOS患者符合ADHD的诊断标准。Hofvander等[13]2009年对122例成年期孤独症谱系障碍患者进行研究，43%符合ADHD诊断标准，其中PDD-NOS组共患率为52%，阿斯伯格综合征组共患率为36%，孤独症组共患率为40%。

2. 孤独症或孤独症谱系障碍患者的ADHD共患率的影响因素 既往研究显示，在孤独症或孤独症谱系障碍患者中，ADHD的共患率受到多种因素影响，具体有以下几点。

（1）年龄：在不同年龄的孤独症或孤独症谱系障碍患者中，ADHD症状的发生率或ADHD的共患率有所不同。Yoshida等[11]2004年报道，在广泛性发育障碍患儿中，ADHD症状在低年龄患儿中更为多见，但是多数研究结果与此相反。在一个多中心的孤独症谱系障碍患儿的大样本研究，父母报告随着患儿年龄增长，患儿的ADHD症状增加。Sikora等[14]2012年也报道在2.5～5岁的学龄前期孤独症谱系障碍患儿中，父母报告的ADHD症状较学龄儿童和青少年明显少。吴宝铮[10]等2011年报道，以Conners父母评定问卷评定4岁以上孤独症患儿，58.9%的患儿存在多动症状，而在不小于6岁的孤独症患儿中，75.9%符合ADHD症状学诊断标准。但是，成年期孤独症或孤独症谱系障碍患者的ADHD共患率与童年期和青少年期孤独症或孤独症谱系障碍的ADHD共患率相比具有何种特点，目前研究报道尚少。

（2）性别：目前关于性别对孤独症或孤独症谱系障碍患者ADHD共患率影响的研究报道还很少。Holtman等[15]2007年以CBCL对年龄、智商相匹配的5～20岁男性和女性有共病的孤独症谱系障碍患者进行比较，发现女性孤独症谱系障碍患者存在更多的注意问题。

（3）智商：目前关于智商对孤独症或孤独症谱系障碍患者的ADHD共患率影响的研究结果的报道不一致。Holtmann等[15]和Sinzig等[16]报道共病ADHD的孤独症谱系障碍组较不共病ADHD的孤独症谱系障碍组智商低，但是，Hanson等[17]研究没有发现组间的智商区别。余明等[4]2014年报道以K-SADS评定6～16岁孤独症患儿的共患疾病，患儿分为高功能（智商≥70）组和低功能（智商＜70）组两组，两组的总体共患率（终生和目前）无明显差异，但是高功能组终生及目前共病情感障碍、焦虑障碍、ADHD、对立违抗性障碍、抽动障碍的比例显著高于低功能组。其中，高功能组ADHD的终生和目前共患率均为75.9%，而低功能组则均为51.5%。

（4）广泛性发育障碍亚型：目前有少数研究对广泛性发育障碍各亚型中ADHD的共患率情况进行了探讨。结果显示，在广泛性发育障碍各亚型中，PDD-NOS共病ADHD最为常见。Yoshida Y等[11]2004年报道68.9%的广泛性发育障碍患儿符合DSM-Ⅳ的ADHD诊断标准，在PDD-NOS和阿斯伯格综合征患儿中共患率均为85%，而在孤独症患儿中共患率为57.6%。Björn Hofvander等[13]2009年对122例成年期孤独症谱系障碍患者进行研究，43%符合ADHD诊断标准。其中，PDD-NOS组共患率为52%，阿斯伯格综合征组共患率为36%，孤独症组共患率为40%。

（5）疾病严重程度：既往有关孤独症或孤独症谱系障碍病情严重程度与ADHD共患率之间关系的研究结果尚不一致。有研究显示，孤独症症状严重程度与ADHD共患率无明显相关，孤独症症状严重程度增加，ADHD症状并不加重。Hartley等[7]2008年报道在1.5～5.8岁的孤独症患儿中，孤独症症状严重程度与ADHD共患率不相关。Snow等[8]在2.5～5岁的孤独症谱系障碍患儿中进行研究，也得到类似结果。但是，也有研究得到相反结果。吴宝铮等[10]2011年报道，在4岁以上的孤独症患儿中，存在ADHD症状的孤独症患儿具有更加明显的孤独症核心症状。Sinzig等[16]报道53%的孤独症谱系障碍患儿符合DSM-Ⅳ的ADHD诊断标准，与无ADHD共病的患儿相比，共病ADHD的患儿多动症状和刻板行为更加明显；多动症状和交流损害明显相关，注意障碍和刻板行为明显相关。

3. ADHD患者的孤独症或孤独症谱系障碍共患率 除了孤独症或孤独症谱系障碍患者存在较多的ADHD症状及易共病ADHD外，目前研究显示ADHD患者也较普通人群存在更多的孤独症或孤独症谱系障碍症状，较普通人群更易罹患孤独症或孤独症谱系障碍。既往研究显示ADHD患儿与正常儿童相比，有更多的面部情绪识别困难[16]。20%～60%的ADHD患儿存在孤独症谱系障碍样社会交往困难。Kochhar等[18]2011年报道，在9～15岁ADHD患者中，以社交能力量表（Social Ability Scale，SAS）和社交交流问卷（Social Communication Questionnaire，SCQ）评定受试者的孤独症谱系障碍症状,结果显示 ADHD 患儿较正常对照组有显著高的 SAS 和 SCQ 评分,28% 的 ADHD 患儿 SCQ 评分达到孤独症谱系障碍诊断的划界分,62% 的 ADHD 患儿 SAS 评分达到孤独症谱系障碍诊断的划界分。Grzadzinsk等[19]则以社交反应量表(Social Reaction Scale,SRS)评定 ADHD 患儿的孤独症特征,发现 32% 的 ADHD 患儿存在孤独症特征。Grzadzinski 等[20] 2016 年报道,在 ADHD 患儿中,21% 的患儿孤独症诊断观察量表(Autism Diagnose Observation Scale,ADOS)评分超过孤独症谱系障碍诊断的划界分,30% 符合孤独症诊断访谈-修订本(Autism Diagnose Interview,ADI-R)孤独症谱系障碍界限分。还有多个研究显示 20%~50% 的 ADHD 患者符合孤独症谱系障碍的诊断标准。

关于不同 ADHD 亚型中孤独症或孤独症谱系障碍的共病情况,目前研究报道较少,研究结果也不完全一致。Reiersen 等[21] 2007 年报道在 964 例 ADHD 患儿中,注意缺陷为主型和混合型社交反应量表平均分显著高于无 ADHD 组,混合型组 SRS 总分和孤独症三大核心症状领域总分最高,相当比例的个体评分已达到临床意义范围。但是 Jessica 等[22]以 SCQ 评定孤独症谱系障碍症状,孤独症谱系障碍症状在不同 ADHD 亚型患儿中没有区别。

此外,Jessica 等[22] 2015 年报道在 ADHD 患儿中,ADHD 症状越重,孤独症谱系障碍症状也越重($P<0.001$);ADHD 男童较 ADHD 女童有更加严重的孤独症谱系障碍症状。

(二)孤独症或孤独症谱系障碍共病的 ADHD 临床特点

尽管孤独症或孤独症谱系障碍共病 ADHD 已被众多研究所证实,DSM-5 也明确指出孤独症谱系障碍可以共病 ADHD。与孤独症或孤独症谱系障碍共病的 ADHD,其临床表现与单纯的 ADHD 相比是否相同,一直是备受关注的问题。从临床经验出发,有学者认为孤独症或孤独症谱系障碍患者的注意障碍及多动症状与 ADHD 可能不完全相同,孤独症或孤独症谱系障碍患者的注意易于固着,难以转移,其过度活动可能更无目的性;并且有学者认为,照料者报告的孤独症患儿的注意缺陷、多动等症状可能是其对孤独症核心症状的误解。孤独症患儿存在社交障碍,他们对社交刺激缺少回应、缺乏眼神接触,因而可能被误认为是注意障碍问题,他们的刻板行为可能被误认为是多动行为。但是既往研究显示,孤独症或孤独症谱系障碍患者共病 ADHD 时,其 ADHD 症状表现与单纯 ADHD 的患者相比无显著区别,患者存在 DSM-Ⅳ中 ADHD 症状条目中的各种表现。Sinzig 等[16] 2009 年报道在 83 例孤独症谱系障碍共病 ADHD 的患儿中,以 DSM-Ⅳ中 ADHD 诊断标准中的症状条目作为检查表评定患儿的 ADHD 症状,结果显示孤独症谱系障碍患儿的 ADHD 症状表现与单纯的 ADHD 患儿的症状表现相似。

在 ADHD 分型方面,各种 ADHD 分型在孤独症或孤独症谱系障碍患者中均可存在,但相比较而言,混合型和注意缺陷为主型更为多见。Goldstein 等[23] 2004 年报道在广泛性发育障碍患儿中,26% 符合 DSM-Ⅳ 的 ADHD 混合型诊断标准,33% 符合 ADHD 注意缺陷为主型诊断标准。Gjevik 等[3] 2011 年研究也显示,21% 的孤独症谱系障碍患儿共病 DSM-Ⅳ诊断的 ADHD 注意缺陷为主型,4% 和 6% 的孤独症谱系障碍患儿共病 ADHD 混合型和多动/冲动为主型。Hofvander 等[24] 2009 年报道,在成年期孤独症谱系障碍患者中,17% 诊断为 ADHD 注意缺陷为主型,19% 诊断为 ADHD 混合型,只有 7% 诊断为 ADHD 多动/冲动为主型。但也有研究显示,在孤独症或孤独症谱系障碍中,不同类型的 ADHD 共患率无明显差异。

(三)孤独症或孤独症谱系障碍共病 ADHD 的临床表型特点

目前,关于孤独症或孤独症谱系障碍共病 ADHD 的临床表型特点,已有较多研究进行了探讨。这些研究结果总体显示与单纯孤独症或孤独症谱系障碍或单纯 ADHD 的患者相比,当孤独症或孤独症谱系障碍与 ADHD 在同一个体出现时,患者会有更加严重的孤独症或孤独症谱系障碍症状、ADHD 症状、认知损害,更高的外化和内化性症状或问题的发生率,更差的社会适应能力和生活质量。

既往研究显示,孤独症或孤独症谱系障碍和 ADHD 共病的患者有更加严重的孤独症或孤独症谱系障碍症状和 ADHD 症状。Holtmann 等[25] 2007 年报道,伴有 ADHD 症状的广泛性发育障碍儿童较单纯广泛性发育障碍患儿在ADI-R社交互动领域有更多的症状表现。Yerys等[26]的研究显示，在年龄、性别比、智商和家庭社会经济状况都匹配的情况下，共病ADHD的孤独症谱系障碍患儿有更多的孤独症特征。吴宝铮等[10]对不小于6岁的孤独症患儿进行研究，伴多动症状或符合ADHD症状学诊断标准的患儿孤独症行为评定量表（Autism Behavior Checklist，ABC）总分及躯体因子分均明显高于不伴多动症状或不符合ADHD症状学诊断标准的患儿。Linda等[27]2013年报道，以ADI-R、ADOS、SRS进行评定，共病ADHD的孤独症谱系障碍组较单纯的孤独症谱系障碍组有更加严重的孤独症症状。患儿ADI-R和SRS均显示更高的孤独症谱系症状得分，尤其在社交互动方面。Rao等[28]在2014年报道，相对于不伴有ADHD症状的4~8岁孤独症谱系障碍患儿，存在ADHD症状的孤独症谱系障碍患儿社会交往障碍更严重，SRS所有因子分（社交知觉、社交认知、社交交流、社交动机、孤独症行为）都显著高于无共病组。无ADHD的孤独症谱系障碍者的社会交往功能在轻至中度损害范围，共病ADHD的孤独症谱系障碍组社会交往功能则为重度损害。Berenguer等[9]则对既往发表的33篇研究进行综述，显示共病ADHD的孤独症谱系障碍患儿有更多的注意缺陷问题和社交认知问题。ADHD的临床特征增加了孤独症谱系障碍患儿的社交认知困难，而且孤独症谱系障碍和ADHD共病的患儿具有较单纯的孤独症谱系障碍或ADHD患儿更加严重的临床表现。

既往研究还显示共病孤独症或孤独症谱系障碍和ADHD的患者有更多的外化和内化性症状和问题。Gadow等[29]2006年报道广泛性发育障碍共病ADHD时，ADHD混合型较注意缺陷为主型和多动/冲动为主型有更加严重的对立违抗、攻击行为，并且混合型更多地来自经济状况比较差的家庭。另有研究[15]对182例广泛性发育障碍患儿进行调查，结果显示伴有注意问题的广泛性发育障碍患儿较单纯的广泛性发育障碍患儿有明显多的外化和内化性症状。Matsushima等[30]2008年报道，广泛性发育障碍共病ADHD混合型和单纯ADHD混合型患儿均较单纯广泛性发育障碍患儿有更高的父母评定的Achenbach儿童行为量表（CBCL）中的违纪行为、攻击行为和外化行为因子分和教师报告表（TRF）的违纪行为分，而广泛性发育障碍共病ADHD混合型患儿和单纯ADHD混合型患儿两组间父母和教师评分无显著性差异，提示广泛性发育障碍共病ADHD混合型患儿和单纯ADHD混合型患儿有相似的ADHD症状和外化行为。Yerys等[26]的研究显示，在年龄、性别比、智商和家庭社会经济状况都匹配的情况下，共病ADHD的孤独症谱系障碍患儿有更高的外化行为评分。Goldin等[31]的研究也显示共病ADHD的孤独症谱系障碍患儿有更多的发脾气行为和品行问题。Montes等[32]进行了基于人群的研究，发现共病ADHD的孤独症谱系障碍患儿出现欺凌行为的可能性较普通人群高5倍，并较仅患孤独症谱系障碍的患儿有更多的品行问题和焦虑、抑郁症状。还有研究[33]报道，ADHD共病孤独症谱系障碍的患儿较单纯的ADHD患儿或ADHD共病抽动障碍的患儿有更加严重的焦虑症状。

此外，孤独症或孤独症谱系障碍与ADHD共病时，患者会有更多的感觉统合失调症状。吴宝铮等[10]2011年报道，在不小于6岁的孤独症患儿中，存在多动症状组大肌肉及平衡感分明显低于不存在多动症状组，符合ADHD症状学诊断标准组大肌肉及平衡感、本体感及协调和学习能力发展分均明显低于不符合ADHD症状学诊断标准组。还有研究显示，孤独症或孤独症谱系障碍共病ADHD时，患者存在更多运动方面的问题。

孤独症或孤独症谱系障碍共病ADHD时，患者除存在以上更加严重和复杂的临床表现外，还存在更加严重的社会适应障碍，生活质量也有所下降。Yerys等[26]报道在年龄、性别、智商和家庭社会经济状况都匹配的情况下，共病ADHD的孤独症谱系障碍患儿较单纯孤独症谱系障碍患儿有更加明显的适应行为障碍。Sikora等[14]2012年报道，与单纯孤独症谱系障碍患儿相比，共病ADHD的孤独症谱系障碍患儿有更加严重的适应功能损害和更差的生活质量。Rao等[28]的研究显示，相对于不伴有ADHD症状的4~8岁孤独症谱系障碍患儿，存在ADHD症状表现的孤独症谱系障碍患儿社会适应能力更差，其威尼兰社会成熟量表（Vineland Social Maturity Scale Ⅱ，VABS-Ⅱ）所有领域（交流、交往和日常生活技能）的评分均显著更低。无ADHD的孤独症谱系障碍组VABS-Ⅱ分量表分都在轻至中度损害范围，而共病ADHD的孤独症谱系障碍组，交流为中度损害，社交和日常生活技能则为重度损害。Kristen 等[6]还对 548 例 2～5 岁的孤独症谱系障碍患儿进行调查，结果显示 ADHD 症状与孤独症谱系障碍患儿的更差的社会适应商有极显著的相关性（P=0.0005）。

为何孤独症或孤独症谱系障碍患者共病 ADHD 时有更加严重的临床表现和更加不良的社会适应，尚无确切的结论。有学者提出可能原因在于 ADHD 症状对个体的认知和孤独症特征有一定影响，从而加重了孤独症或孤独症谱系障碍患者的临床表现，加重了对他们适应行为的损害。ADHD 可能调节了孤独症谱系障碍的认知和行为表型的表达。

（四）孤独症或孤独症谱系障碍共病 ADHD 的神经认知研究

既往研究显示，孤独症或孤独症谱系障碍患者和 ADHD 患者均存在神经认知障碍，其中，最引人关注的是执行功能障碍。孤独症或孤独症谱系障碍患者和 ADHD 患者均存在执行功能的异常，但是其异常模式有所不同。孤独症谱系障碍患儿的典型表现为计划和认知灵活性缺陷，而 ADHD 患儿主要表现为反应抑制和注意保持问题。还有一些研究直接比较了孤独症谱系障碍和 ADHD 患儿的执行功能，也非常一致地发现孤独症谱系障碍和 ADHD 患儿各有其相对特异的执行功能异常：ADHD 特异性问题在于反应抑制不足和空间工作记忆缺陷，孤独症谱系障碍特异性问题在于灵活性不足和计划缺陷。

同时罹患孤独症谱系障碍和 ADHD 的患儿，其神经认知情况如何？有部分学者就此问题进行了一定的探讨。有研究直接比较了共病 ADHD 的孤独症谱系障碍患儿和单纯孤独症谱系障碍患儿的执行功能，结果显示共病 ADHD 的孤独症谱系障碍患儿显示出与 ADHD 患儿相似的抑制功能障碍。还有研究[34]报道共病 ADHD 的 6～18 岁高功能孤独症患儿言语工作记忆和延迟回忆评分明显低于无 ADHD 的高功能孤独症患儿。同时有研究显示孤独症谱系障碍共病 ADHD 加重患者的认知和执行功能损害。有研究发现共病 ADHD 的孤独症谱系障碍患儿与单纯孤独症谱系障碍患儿相比，有更高比例的患儿存在明显的认知延迟（61% vs. 25%）。Yerys 等[26]2009 年报道在年龄、性别比、智商和家庭社会经济状况都匹配的情况下，共病 ADHD 的孤独症谱系障碍患儿较单纯孤独症谱系障碍的患儿有更加明显的言语工作记忆损害和更加严重的执行控制障碍，ADHD 症状也与更明显的言语工作记忆损害相关。Kristen 等[6]还对 548 例 2～5 岁的孤独症谱系障碍患儿进行调查，结果显示 ADHD 症状与孤独症谱系障碍患儿的认知功能（视知觉）损害明显相关。Berenguer 等[9]2015 年对既往发表的 33 篇研究进行综述，共病 ADHD 的孤独症谱系障碍患儿有更多的抑制控制、注意和工作记忆问题。

以上研究结果提示共病或不共病 ADHD 的孤独症或孤独症谱系障碍患儿不仅临床表现有所不同，神经认知也有所不同。共病 ADHD 的孤独症谱系障碍患儿具有一些与 ADHD 患儿相同的神经认知基础，这些基础可能导致孤独症或孤独症谱系障碍患儿临床表型有所不同。

（五）孤独症或孤独症谱系障碍共病 ADHD 的病因机制

目前，孤独症或孤独症谱系障碍共病 ADHD 的原因和机制尚不清楚。有学者通过研究孤独症或孤独症谱系障碍和 ADHD 两种疾病的表型及遗传学方面的重叠程度，来探讨两种疾病共病的病因及机制。这些研究结果提示孤独症或孤独症谱系障碍和 ADHD 存在病理和遗传学方面的关联。

1. 神经认知研究 从神经认知角度分析，孤独症或孤独症谱系障碍患儿和 ADHD 患儿都存在执行功能的损害。尽管如前所述，孤独症谱系障碍患儿和 ADHD 患儿执行功能损害各有其独特的模式，但是与单纯孤独症谱系障碍患儿比，共病 ADHD 的孤独症谱系障碍患儿显示出与 ADHD 患儿相同的执行功能损害，即反应抑制和工作记忆的损害。因此，孤独症谱系障碍患儿共病 ADHD 并不是缘于偶然，也不是受孤独症谱系障碍症状的影响，而是与该部分患儿的神经认知缺陷有关。可能因部分孤独症谱系障碍患儿存在与 ADHD 患儿相同的执行功能障碍，因此表现出相应的 ADHD 症状，使得两种疾病在同一个体罹患。

2. 神经影像学研究 神经影像是探讨精神障碍病因及发病机制的重要手段。目前研究显示无论孤独症或孤独症谱系障碍患者还是 ADHD 患者均存在脑结构和功能的异常。该两种障碍患者所存在的脑结构和功能异常有所不同。孤独症或孤独症谱系障碍患者在2～4岁时脑过度生长，脑体积大于同龄正常发育儿童。随后脑体积增长速度明显减慢，6～8岁时脑体积增大停止，更大年龄时脑体积较正常对照小；而ADHD患儿的脑发育则一直慢于正常同龄儿，脑体积小于正常对照。但是这两种障碍患者所存在的脑结构和功能异常也有相似或相同之处。在结构磁共振研究中，Brieber等[35]比较了孤独症谱系障碍、ADHD和正常对照儿童的结构磁共振数据，结果显示与正常对照相比，孤独症谱系障碍患儿和ADHD患儿均存在左侧内侧颞叶灰质体积的减少和左侧顶叶下部灰质体积的增加。Geurts等[36]对成年期孤独症谱系障碍患者和ADHD患者进行灰质体积研究，发现孤独症患者和ADHD患者自我报告的孤独症和ADHD症状的严重程度除与两种障碍各自特定的脑区相关外，还均与左侧额下回的灰质体积相关。此外还有研究显示孤独症谱系障碍和ADHD患者均存在胼胝体体积减小。在静息态功能磁共振研究中，Di等[37]2013年报道，对56名孤独症谱系障碍患者、45名ADHD患者、50名正常对照进行研究，发现孤独症谱系障碍患者和ADHD患者均存在皮质和皮质下结构的功能连接异常。除两种障碍各自特异的脑区外，两种疾病患者均存在楔前叶功能连接的异常。在任务刺激的功能磁共振研究中，Christakou等[38]运用持续性操作测验对各20例年龄、智商匹配的孤独症谱系障碍患儿、ADHD患儿和正常对照男童进行比较。结果显示，孤独症谱系障碍患儿和ADHD患儿各有其特异的脑功能异常，但也有共同的脑功能异常——额叶-纹状体-顶叶的激活不足和默认网络抑制的不足。

虽然上述研究结果提示孤独症谱系障碍患者和ADHD患者在脑结构和功能方面存在一些相同的异常。但是，并未将孤独症或孤独症谱系障碍共病ADHD的患者与单纯孤独症或孤独症谱系障碍患者及单纯ADHD患者进行比较，因此，还不足以解释两组疾病共病的机制。目前，探讨孤独症或孤独症谱系障碍共病ADHD的影像学研究还很少。O'Dwyer等[39]通过一个ADHD人群和其正常同胞的磁共振研究发现，左侧尾状核体积的减小与ADHD患者孤独症样症状严重程度增加相关，该研究的结果符合尾状核在执行功能中的作用。Di等[37]2013年报道，在静息态研究中，共病ADHD的孤独症谱系障碍患者存在基底节部位的ADHD特征性异常。上述研究结果提示可能由于孤独症或孤独症谱系障碍患者存在一些与ADHD患者相同的脑结构和功能异常，从而使孤独症或孤独症谱系障碍患者易共病ADHD。但是上述研究尚处于初级阶段，不能从脑结构和功能角度深入阐明孤独症或孤独症谱系障碍和ADHD共病的机制，故此方面还需要进一步深入研究和探讨。

3. 遗传学相关研究　目前研究显示，孤独症或孤独症谱系障碍和ADHD均是与遗传因素密切相关的多基因复杂疾病。因此，较多学者认为孤独症或孤独症谱系障碍与ADHD的共病可能源于两种疾病的致病基因的重叠。此观点已得到初步验证。既往研究已显示，孤独症谱系障碍和ADHD有部分遗传学方面的关联，孤独症谱系障碍和ADHD共享遗传因素的50%～72%。

首先家族研究显示孤独症或孤独症谱系障碍和ADHD有家族聚集性。Van等[40]征集了121个有2～20岁子女患孤独症谱系障碍或孤独症谱系障碍共病ADHD的家庭，结果发现父母的孤独症谱系障碍症状及ADHD症状无相关，父母的孤独症谱系障碍症状不可预测子女的ADHD症状，但是，母亲的多动/冲动症状可以预测女儿的相似症状，母亲的ADHD症状可以预测子代的孤独症谱系障碍症状，予以校正仍得到相同结论。Musser等[41]报道35 073名出生序列儿童在6～12岁时，ADHD的患病率为2.0%，孤独症谱系障碍的患病率为0.8%；19%的孤独症谱系障碍患儿共病ADHD，9.6%的ADHD患儿共病孤独症谱系障碍。母亲患ADHD，第一个出生的孩子患单纯ADHD的风险（OR = 5.02，$P < 0.0001$）和单纯孤独症谱系障碍的风险（OR = 2.52，$P < 0.01$）均明显高于未罹患ADHD的母亲所生的孩子。这些结果不能被母亲妊娠年龄、孩子的胎龄、孩子的性别和种族等因素所解释。上述研究结果提示孤独症谱系障碍的风险因素在较大程度上可能与ADHD的风险因素相重叠，孤独症谱系障碍和ADHD有共同的家族遗传基因，但仍待进一步研究探讨。

在双生子研究中，Ronald等[42]基于社区样本对6 771个家庭的8岁双生子进行研究，结果发现孤独症特征和ADHD特征明显相关，遗传相关性 > 0.50，表明遗传因素对孤独症表型特征和

ADHD 表型特征的影响有中等程度的重叠。控制了性别、智商和品行问题后，结果仍然不变。在获得诊断的患儿中，ADHD 和孤独症谱系障碍也有很大重叠，41% 的符合孤独症谱系障碍诊断的患儿可疑存在 ADHD，22% 的存在 ADHD 的患儿符合孤独症谱系障碍诊断标准。Reiersen 等[43] 还在年轻成人双生子样本中，通过自评孤独症症状和 ADHD 症状来验证两者间的关联，并探讨是否有共享的遗传或环境因素可以解释这种关联。作者用自我报告的 SRS 中 11 个项目的资料和 DSM-Ⅳ中 ADHD 症状学诊断标准的 12 个注意障碍和冲动症状条目资料构建基于双生子的方程模型，此研究显示孤独症症状和 ADHD 症状中度相关，孤独症特征和 ADHD 特征均为中等程度遗传，SRS 11 个项目和 ADHD 12 个条目间遗传相关性（r_g）为 0.72。此结果提示在年轻的成人中，自我报告的孤独症症状和 ADHD 症状可能共享大量的遗传因素。

在分子遗传学研究中，Bakker 等[44] 2003 年报道对 ADHD 患者进行全基因组扫描，结果发现一些易感位点。其中 2 个位点位于 7p 和 15q，15q 位点尤其引人关注，已发现 15q 与孤独症和阅读障碍相关。还有研究发现 5-HT 转运体基因的多态性（rs25531/5-*HTTLPR*）可能调节孤独症谱系障碍患儿中孤独症谱系障碍症状和 ADHD 症状的严重程度，但调节途径可能不同。Matea 等[45] 2014 年报道多巴胺 D4 受体基因的变数目串联重复序列和儿茶酚氧位甲基转移酶基因的多态性可能与孤独症和 ADHD 相关，两种疾病有共同的遗传易感性和生物遗传因素。同年 Gadow 等[29] 报道在孤独症谱系障碍患儿中，多巴胺 D2 受体基因的多态性（*DRD2*/rs2283265）与老师对 ADHD 的整体评定相关，多巴胺转运体基因（DAT1）第 8 内含子与父母评定的多动症状相关，多巴胺转运体（DAT1）9/10 变数目串联重复序列及多巴胺 D2 受体基因多态性（*DRD2*/rs2283265）与老师评定的注意障碍相关。这提示多巴胺相关基因的多态性可能调节孤独症谱系障碍患儿的 ADHD 症状，但需要进一步扩大样本予以验证。

尽管上述研究得到令人兴奋的结果，但是，2013 年精神疾病基因组协会跨疾病研究组（Cross-Disorder Group of the Psychiatric Genomics Consortium）[46] 对 5 种精神障碍患者和正常对照进行全基因组关联分析，以探讨精神分裂症、双相障碍、重性抑郁障碍、孤独症谱系障碍和 ADHD 之间的遗传相关性。结果并没有发现孤独症谱系障碍和 ADHD 间有遗传关联性。故有关孤独症谱系障碍和 ADHD 共病的遗传学因素尚有待进一步研究和探讨。

（六）孤独症或孤独症谱系障碍共病 ADHD 的诊断

对于孤独症或孤独症谱系障碍患者共病 ADHD 的诊断，尽管早已引起相关专业人士的关注，并有研究结果表明同一个体罹患两种疾病，但是 ICD-10 及 DSM-Ⅳ均不允许两种疾病并列诊断，诊断 ADHD 时必须除外孤独症等广泛性发育障碍。因此，目前发表的基于 ICD-10 和 DSM-Ⅳ诊断系统的研究，多数并未对两种障碍做出明确的共病诊断，只是对两种障碍的症状进行研究。2013 年 5 月 DSM-5 问世，DSM-5 反映了精神医学领域最新研究进展，故允许孤独症谱系障碍和 ADHD 并列诊断。因此，目前在诊断孤独症谱系障碍时，如果患者同时符合 ADHD 诊断标准，需要同时做出 ADHD 诊断。

在具体进行诊断时，应采集全面而客观的病史，对患者进行全面的精神检查、必要的躯体和神经系统检查、发育水平及智商评定，并对患者进行必要的辅助检查，如脑电图、甲状腺功能、头部 CT 或磁共振检查等。综合上述资料，结合 ICD-10 孤独症或 DSM-5 孤独症谱系障碍诊断标准及 DSM-5 ADHD 诊断标准做出诊断。

在上述诊断过程中，应注意鉴别诊断问题。尽管孤独症或孤独症谱系障碍和 ADHD 可以同时在一个个体中罹患，但是，两种疾病的识别、诊断和鉴别诊断有时并不容易。Miodovnik 等[47] 2015 年报道，在 2011—2012 年全国儿童健康调查中，请 2～17 岁儿童、少年的父母报告孩子被诊断为 ADHD 或（和）孤独症谱系障碍的年龄。结果显示 1 496 例父母报告被诊断为孤独症谱系障碍患儿中，20% 最初诊断为 ADHD，其孤独症谱系障碍诊断较同时诊断孤独症谱系障碍共病 ADHD 和最初诊断为孤独症谱系障碍的患儿晚 3 年。首先诊断为 ADHD 的患儿在学龄期后才诊断为孤独症谱系障碍的可能性较另外两组儿童高 30 倍。该研究结果提示，部分共病 ADHD 的孤独症或孤独症谱系障碍患儿，其孤独症或孤独症谱系障碍症状可能难以被识别或易被忽视，因此导致了漏诊的问题。因此为避免孤独症谱系障碍的漏诊和诊断干预的延迟，对于存在明显ADHD症状的儿童，需要注意孤独症谱系障碍的识别和诊断。

（七）孤独症或孤独症谱系障碍共病ADHD的治疗

孤独症共病ADHD时，其治疗需要兼顾两种障碍，因此需要对患者进行全面综合治疗。

1. 针对孤独症或孤独症谱系障碍的治疗

（1）教育训练：孤独症或孤独症谱系障碍患儿存在较多缺陷行为，即与正常儿童相比发展不足的能力和行为，如社会交往缺陷。因目前并没有某种药物能够治愈孤独症或孤独症谱系障碍，因此，对孤独症或孤独症谱系障碍患儿存在的缺陷行为进行教育训练非常重要。具体训练时，需要对患儿的发展水平进行全面评定，根据患儿的发展水平制定出适合于患儿的个别化教育计划或方案，然后按照计划或方案，选择适合于患儿的教育训练方法，对患儿进行教育训练。这能最大限度地促进孤独症或孤独症谱系障碍患儿各种能力（包括社会交往能力、沟通能力、认知能力、生活自理能力、运动技能等）的发展，提高患儿的社会适应能力，改善患儿的生活质量，减少社会和家庭的负担。

（2）行为管理：孤独症或孤独症谱系障碍患儿常常存在各种挑战性行为，如攻击、自伤、发脾气等，对于这些行为，如果症状不十分严重，可以主要选用行为治疗方法予以矫正；如果症状严重，需要同时进行药物治疗。在进行行为治疗时，首先需要针对问题行为进行行为功能分析，了解问题行为出现的前因、后果，分析问题行为的功能和维持问题行为持续存在的因素；随后，通过消除可能消除的前因、采用功能相当的可接受行为替代问题行为、消除维持问题行为持续存在的因素等方式，逐渐减少患儿存在的问题行为。

（3）药物治疗：目前尚无药物能够明确改善孤独症或孤独症谱系障碍患者的社会交往障碍和交流障碍，但是既往研究已表明，精神药物能够有效改善孤独症或孤独症谱系障碍患者存在的情绪行为异常，如情绪不稳、易激惹、自语、自笑、过度活动、刻板重复行为、自伤及攻击行为等。因此，当孤独症或孤独症谱系障碍患者存在明显的情绪、行为异常时，如行为治疗无效，应及时予以精神药物治疗，以改善患者的情绪、行为症状，同时也为教育训练创造更好的条件。

在使用精神药物时，应遵从以下原则：①权衡利弊，根据患儿的年龄、症状、躯体情况合理选择治疗药物。一般情况下，学龄前期儿童不建议使用精神药物。②做好知情同意。③低量起始，根据疗效和药物不良反应逐渐增加药物剂量。达到理想疗效后，可连续服用6个月，然后逐渐减药，并视情决定是否停药。若停药后症状反复，则需继续服药治疗。④密切监测和及时处理药物的不良反应。⑤同时进行其他形式的治疗干预，如教育训练、行为治疗等。

常用于孤独症或孤独症谱系障碍的药物包括以下几种。

1）抗精神病药：氟哌啶醇是传统抗精神病药中治疗孤独症研究最多、使用最广的药物。相关研究也显示新型抗精神病药利培酮、阿立哌唑、奥氮平、喹硫平等可有效治疗孤独症或孤独症谱系障碍患者的情绪、行为症状。美国FDA已批准利培酮用于治疗5~16岁孤独症患儿的易激惹症状，阿立哌唑用于治疗6~17岁孤独症患儿的易激惹症状，具体包括情绪不稳、易激惹、发脾气、多动、坐立不安、节律性运动、重复行为、攻击或自伤行为等。

2）抗抑郁剂：该类药物可以改善孤独症或孤独症谱系障碍患者的焦虑、抑郁情绪，缓解强迫症状，也可改善患者的刻板重复行为、自伤及攻击行为等。目前有关氟西汀、舍曲林、氟伏沙明的研究相对多，但多为开放性研究。研究结果显示患儿对该类药物总体耐受性良好，少数患儿出现行为方面的激活，或镇静、失眠、恶心等不良反应。

3）心境稳定剂：对于孤独症或孤独症谱系障碍患者出现的情绪不稳、冲动攻击等行为，可以考虑该类药物予以治疗。

4）治疗注意缺陷多动障碍药物：对于孤独症或孤独症谱系障碍患者常常存在的过度活动和注意障碍，可考虑选择该类药物进行治疗。具体详见本书中相关内容。

5）其他治疗药物：既往研究（部分是双盲对照研究）表明纳曲酮可以减轻孤独症患者的多动症状，改善注意力，减少易激惹、攻击及自伤行为，但对于孤独症核心症状的疗效研究结果不一致。还有研究显示催产素可改善孤独症谱系障碍患者的情感认知和目光对视，但其疗效和副作用有待于进一步研究探讨。各种促进和改善脑细胞功能的药物均可用于治疗孤独症，但是这些药物治疗效果非常有限。

(4) 其他治疗方式：感觉统合训练、听觉统合训练、重复经颅磁刺激等也均被用于孤独症治疗，但其疗效有待于进一步研究探讨。

2. 针对 ADHD 的治疗　因孤独症或孤独症谱系障碍患者常常共病 ADHD，而共病 ADHD 会使患者的病情更加严重，功能受损更加明显，因此需要积极的治疗和干预。

(1) 教育训练：对于孤独症或孤独症谱系障碍患儿共病的 ADHD，教育训练是一种重要的治疗方法。通过教育训练中各种教学活动的有机安排及辅助，将患儿的多动转变为有意义的建设性活动，改善患儿的 ADHD 症状，促进患儿能力的发展。

(2) 行为治疗：对于孤独症或孤独症谱系障碍患者共病的 ADHD 的症状，可以采用行为矫正的方法予以改善。针对不同年龄、不同智力水平的患者，可以根据其具体情况确定目标行为，采用适当的行为矫正方法，如正性强化法、代币制、反应代价等予以矫正。具体详见本书相关内容。

(3) 药物治疗：对于 6 岁及以上的孤独症或孤独症谱系障碍患者，如果其共病的 ADHD 经过非药物治疗症状改善不明显，或其共病的 ADHD 症状严重，可以考虑选择适当的药物予以治疗。可根据患者的具体情况，选择治疗 ADHD 药物或抗精神病药进行治疗。

1) 治疗 ADHD 药物：对于孤独症或孤独症谱系障碍患者共病的 ADHD，治疗 ADHD 的药物是一类较为常用的药物。既往研究显示该类药物对于智力低、孤独症或孤独症谱系障碍症状严重的患者共病的 ADHD 疗效欠佳；对于智力发展相对好、功能水平相对高的孤独症或孤独症谱系障碍患者共病的 ADHD 疗效较好。所以对于后类患者，可考虑首选该类药物予以治疗。具体治疗时，可参照该类药物治疗单纯注意缺陷多动障碍时的剂量、禁忌证及注意事项进行治疗，具体参见本书中相关章节。需要注意的是孤独症或孤独症谱系障碍患者躯体情况相对复杂，易于共病癫痫等神经系统疾病，因此，用药前需要做较全面的躯体检查和脑电图等辅助检查，以便合理选择用药。目前研究显示，该类药物可有效治疗孤独症或孤独症谱系障碍患者共病的 ADHD，但是孤独症或孤独症谱系障碍患者共病的 ADHD 对该类药物的治疗反应弱于未共病孤独症或孤独症谱系障碍的 ADHD，对该类药物的耐受性也较未共病孤独症或孤独症谱系障碍的 ADHD 患者差。因此，应特别注意监测和及时处理药物不良反应。

a. 哌甲酯：已有研究表明该药可有效改善孤独症或孤独症谱系障碍患者共病的 ADHD，但是该药治疗孤独症或孤独症谱系障碍患者共病的 ADHD 与治疗未共病孤独症或孤独症谱系障碍的 ADHD 疗效和不良反应是否相同，相关研究结果尚不一致。Santosh 等[48]2006 年进行的回顾性和前瞻性研究结果均显示该药可有效治疗孤独症谱系障碍患儿共病的 ADHD 的症状，其疗效与治疗不伴孤独症谱系障碍的 ADHD 患儿疗效相比无显著差异。在不良反应方面，共病孤独症谱系障碍的 ADHD 组和未共病孤独症谱系障碍的 ADHD 组均无抽动症状或重复行为的加重，但不伴孤独症谱系障碍的 ADHD 组有明显多的恶心、头疼、睡眠困难等不良反应，而孤独症谱系障碍共病 ADHD 患者对该药耐受良好，仅有的副作用是睡眠困难。但是其他研究则显示哌甲酯治疗孤独症谱系障碍共病的 ADHD，疗效差于未病孤独症或孤独症谱系障碍的 ADHD，患者的不良反应也多于未共病孤独症或孤独症谱系障碍的 ADHD 患者。如在美国儿童精神药理学研究单位孤独症协作网进行的哌甲酯治疗广泛性发育障碍共病的 ADHD 的随机安慰剂对照交叉研究中，哌甲酯治疗广泛性发育障碍共病的 ADHD 有效率为 49%，明显低于美国国立精神卫生研究院多中心 ADHD 患儿多模式治疗研究中报道的有效率（70%～80%）[49]。研究退出率为 18%，明显高于 ADHD 多模式研究（MTA）中的 1.4%。此外，还有研究显示哌甲酯可能加重孤独症谱系障碍共病 ADHD 患儿的易激惹症状，而对于未共病孤独症谱系障碍的 ADHD 患儿的易激惹症状，则有改善作用。因此，关于哌甲酯治疗孤独症谱系障碍患者共病的 ADHD，其疗效和不良反应有待进一步研究探讨。

尽管存在上述不一致的研究结果，但是美国儿童精神药理学研究单位研究显示哌甲酯对共病 ADHD 的孤独症谱系障碍患儿的社交交流技能和自我调节方面有改善作用，可增进患儿的共同注意、情感表达和自我调节。近几年也有研究探讨长效哌甲酯治疗孤独症谱系障碍患儿共病的ADHD的症状的疗效及耐受性，结果显示长效哌甲酯可有效改善患儿在学校和家庭中的多动和冲动行为，它可明显减少注意力不集中和对抗行为，并可增进社交技能；刻板行为无加重；不良反应与治疗发育正常的ADHD患儿相似。

Reichow等[50]2013年还对哌甲酯治疗广泛性发育障碍患儿共病的ADHD的疗效等进行了meta分析，结果显示哌甲酯对广泛性发育障碍患儿共病ADHD的治疗有效，不良反应主要为食欲下降、失眠、抑郁、易激惹、社交退缩。

b. 托莫西汀：已有多个研究表明该药可有效治疗孤独症或孤独症谱系障碍患者共病的ADHD症状，减少其多动，提高注意力，患者对该药耐受良好。Harfterkamp等[51]2012年对97例6～17岁孤独症谱系障碍患儿共病的ADHD进行托莫西汀随机双盲安慰剂对照研究，结果显示，托莫西汀可中等程度地改善孤独症谱系障碍患儿共病的ADHD的症状，患儿对该药总体耐受性良好，没有严重不良事件发生。主要不良反应为恶心、食欲下降、疲劳和早醒。Handen等[52]2015年进行了托莫西汀治疗孤独症谱系障碍共病的ADHD的随机双盲安慰剂对照研究。结果也显示，托莫西汀可有效改善ADHD症状，患儿对该药耐受良好，没有严重不良事件出现，主要不良反应为食欲下降。Harfterkamp等[51]对托莫西汀治疗孤独症谱系障碍共病的ADHD的长期疗效进行了探讨，88例6～17岁孤独症谱系障碍共病ADHD的患儿在结束8周随机双盲安慰剂研究后，继续服用托莫西汀1.2 mg/（kg·d）20周，结果显示患儿在长期治疗中继续获益，ADHD症状继续改善，不良反应逐渐减小，尤其是恶心和疲劳，且没有严重的不良事件。以上研究均显示该药可有效治疗孤独症谱系障碍患儿共病的ADHD症状，且患儿对该药物耐受良好。但是，该药治疗严重孤独症谱系障碍患儿共病的ADHD的症状，疗效和耐受性尚不清晰。Charnsi[53]2011年用托莫西汀治疗小样本严重孤独症谱系障碍患儿共病的ADHD的症状，没有显示出疗效。还有研究显示严重的孤独症谱系障碍患者可能对托莫西汀的不良反应更加敏感。此方面还需要进一步研究和探讨。

c. 可乐定：该药为α_2肾上腺素能受体激动剂，已被美国FDA批准用于治疗6～17岁ADHD患儿，我国食品药品监督管理局（State Food and Drug Administration，SFDA）批准该药用于治疗抽动障碍。对于孤独症或孤独症谱系障碍共病的ADHD，如其他药物治疗效果不好、共病抽动，或不适合其他药物治疗，可考虑选择该药进行治疗。用药方法可参见本书中相关内容。目前关于该药治疗孤独症或孤独症谱系障碍共病的ADHD的研究报道很少，其疗效和不良反应还有待于进一步研究探讨。

2）抗精神病药：对于智力落后明显、孤独症症状严重的孤独症或孤独症谱系障碍患者共病的ADHD的症状，或经ADHD治疗药物治疗，症状改善不明显的孤独症或孤独症谱系障碍共病的ADHD的症状，可以选择该类药物进行治疗。目前研究显示，传统抗精神病药氟哌啶醇等和多种新型抗精神病药均可有效改善孤独症患儿的多动症状，其中，新型抗精神病药因不良反应相对小而使用日益广泛。具体治疗时，可根据患者的具体情况选择阿立哌唑、利培酮，也可考虑选用奥氮平、喹硫平、氟哌啶醇等。宜从小剂量起始，逐渐增加剂量，注意监测和及时处理不良反应。

（4）其他治疗：父母培训、感觉统合训练、脑电波生物反馈治疗、执行功能训练等均有助于改善孤独症或孤独症谱系障碍患者共病的ADHD，可根据患者的年龄、智力水平、合作程度等加以考虑和选择，具体详见本书中相关内容。

（刘　靖编，潘美蓉　杨　莉校）

参考文献

[1] Fombonne E. Epidemiology of autistic disorder and other pervasive developmental disorders [J]. J Clin Psychiatry, 2005, 66 Suppl 10: 3-8.

[2] 余明, 刘靖, 李雪, 等. 学龄期儿童孤独障碍共患病研究 [J]. 中华精神科杂志, 2013, 46: 142-146.

[3] Gjevik E, Eldevik S, Fjæran-Granum T, et al. Kiddie-SADS reveals high rates of DSM-Ⅳ disorders in children and adolescents with autism spectrum disorders [J]. J Autism Dev Disord, 2011, 41: 761-769.

[4] 余明, 刘靖, 李雪, 等. 高功能与低功能学龄期孤独症儿童共患病研究 [J]. 中国实用儿科杂志, 2014, 29: 865-870.

[5] St Pourcain B, Mandy WP, Heron J, et al. Links between co-occurring social-communication and hyperactive-inattentive trait trajectories [J]. J Am

Acad Child Adolesc Psychiatry, 2011, 50: 892-902.
[6] Kristen L, Julie B S, Rebecca J S, et al. Inattention and hyperactivity in association with autism spectrum disorders in the CHARGE study [J]. Res Autism Spectr Disord, 2017, 35: 1-12.
[7] Hartley SL, Sikora DM, McCoy R, et al. Prevalence and risk factors of maladaptive behaviour in young children with autistic disorder [J]. J. Intellect Disabil. Res, 2008, 52: 819-829.
[8] Snow AV, Lecavalier L. Comparing autism, PDD-NOS, and other developmental disabilities on parent-reported behavior problems: little evidence for ASD subtype validity [J]. J. Autism DevDisord, 2011, 41: 302–310.
[9] Berenguer-Forner C, Miranda CA, Pastor Cerezuela G, et al. Comorbidity of autism spectrum disorder and attention deficit with hyperactivity. A review study [J]. Rev Neurol, 2015, 60: S37-43.
[10] 吴宝铮, 李雪, 刘靖. 门诊孤独症患儿感觉统和失调与注意缺陷多动障碍症状调查 [J]. 中国实用儿科杂志, 2011, 26: 203-206.
[11] Yoshida Y, Uchiyama T. The clinical necessity for assessing attention deficit/hyperactivity disorder (AD/HD) symptoms in children with high-functioning pervasive developmental disorder (PDD) [J]. Eur child Adolesc Psychiatry, 2004, 13: 307-314.
[12] Mukaddes NM, Hergüner S, Tanidir C. Psychiatric disorders in individuals with high-functioning autism and Asperger's disorder: similarities and differences [J]. World J Biol Psychiatry, 2010, 11: 964-971.
[13] Hofvander B, Delorme R, Chaste P, et al. Psychiatric and psychosocial problems in adults with normal-intelligence autism spectrum disorders [J]. BMC Psychiatry, 2009, 9: 35.
[14] Sikora DM, Vora P, Coury DL, et al. Attention-deficit/hyperactivity disorder symptoms, adaptive functioning, and quality of life in children with autism spectrum disorder [J]. Pediatrics, 2012, 130: S91-97.
[15] Holtmann M, Bölte S, Poustka F. Autism spectrum disorders: sex differences in autistic behavior domains and coexisting psychopathology [J]. Dev Med Child Neurol, 2007, 49: 361-366.
[16] Sinzig J, Walter D, Doepfner M. Attention deficit/hyperactivity disorder in children and adolescents with autism spectrum disorder: symptom or syndrome [J]? J Atten Disord, 2009, 13: 117-126.
[17] Hanson E, Cerban BM, Slater CM, et al. Brief report: Prevalence of attention deficit/hyperactivity disorder among individuals with an autism spectrum disorder [J]. Autism Dev Disord, 2013, 43: 1459-1464.
[18] Kochhar P, Batty MJ, Liddle EB, et al. Autistic spectrum disorder traits in children with attention deficit hyperactivity disorder [J]. Child Care Health Dev, 2011, 37: 103-110.
[19] Grzadzinski R, Di Martino A, Brady E, et al. Examining autistic traits in children with ADHD: does the autism spectrum extend to ADHD [J]?J Autism Dev Disord, 2011, 41: 1178-1191.
[20] Grzadzinski R, Dick C, Lord C, et al. Parent-reported and clinician-observed autism spectrum disorder (ASD) symptoms in children with attention deficit/hyperactivity disorder (ADHD): implications for practice under DSM-5 [J]. Mol Autism, 2016, 19: 7.
[21] Reiersen AM, Constantino JN, Volk HE, et al. Autistic traits in a population-based ADHD twin sample [J]. J Child Psychol Psychiatry, 2007, 48: 464-472.
[22] Jessica Leigh Green, Nicole Rinehart, Vicki Anderson, et al. Autism spectrum disorder symptoms in children with ADHD: a community-based study [J]. Res Dev Disabil, 2015, 47: 175-184.
[23] Goldstein S, Schwebach AJ. The comorbidity of pervasive developmental disorder and attention deficit hyperactivity disorder: results of a retrospective chart review [J]. J Autism Dev Disord, 2004, 34: 329-339.
[25] Hofvander B, Delorme R, Chaste P, et al. Psychiatric and psychosocial problems in adults with normal-intelligence autism spectrum disorders [J]. BMC Psychiatry, 2009, 9: 35.
[26] Holtmann M, Bölte S, Poustka F. Attention deficit hyperactivity disorder symptoms in pervasive developmental disorders: association with autistic behavior domains and coexisting psychopathology [J]. Psychopathology, 2007, 40: 172-177.
[27] Yerys BE, Wallace GL, Sokoloff JL, et al. Attention deficit/hyperactivity disorder symptoms moderate cognition and behavior in children with autism spectrum disorders [J]. Autism Res, 2009, 2: 322-33.
[28] Linda Sprenger, Eva Buhler, Luise Poustka, et al. Impact of ADHD symptoms on autism spectrum disorder symptom severity [J]. Res Dev Disabil, 2013, 34: 3545-3552.
[29] Rao PA, Landa RJ. Association between severity of behavioral phenotype and comorbid attention deficit hyperactivity disorder symptoms in children with autism spectrum disorders [J]. Autism, 2014, 18: 272-280.
[30] Gadow KD, Pinsonneault JK, Perlman G. Association of dopamine gene variants, emotion dysregulation

and ADHD in autism spectrum disorder [J]. Res Dev Disabil, 2014, 35：1658-1665.

[30] Matsushima N, Miyawaki D, Tsuji H, et al. Evaluation of attention-deficit/hyperactivity disorder symptoms in male children with high-functioning pervasive developmental disorders [J]. Osaka City Med J, 2008, 54：1-10.

[31] Goldin RL, Matson JL, Tureck K, et al. A comparison of tantrum behavior profiles in children with ASD, ADHD and comorbid ASD and ADHD [J]. Res Dev Disabil, 2013, 34：2669-2675.

[32] Montes G, Halterman JS. Bullying among children with autism and the influence of comorbidity with ADHD：a population-based study [J]. Ambul Pediatr, 2007, 7：253-257.

[33] Gadow KD, DeVincent CJ, Schneider J. Comparative study of children with ADHD only, autism spectrum disorder + ADHD, and chronic multiple tic disorder + ADHD [J]. J Atten Disord, 2009, 12：474-485.

[34] Andersen PN, Hovik KT, Skogli EW, et al. Symptoms of ADHD in children with high-functioning autism are related to impaired verbal working memory and verbal delayed recall [J]. PLoS One, 2013, 8：e64842.

[35] Brieber S, Neufang S, Bruning N, et al. Structural brain abnormalities in adolescents with autism spectrum disorder and patients with attention deficit/hyperactivity disorder [J]. J Child Psychol Psychiatry, 2007, 48：1251-1258.

[36] Geurts HM, Ridderinkhof KR, Scholte HS. The relationship between grey-matter and ASD and ADHD traits in typical adults [J]. J Autism Dev Disord, 2013, 43：1630-1641.

[37] Di Martino A, Zuo XN, Kelly C, et al. Shared and distinct intrinsic functional network centrality in autism and attention-deficit/hyperactivity disorder [J]. Biol Psychiatry, 2013, 74：623-632.

[38] Christakou A, Murphy CM, Chantiluke K, et al. Disorder-specific functional abnormalities during sustained attention in youth with attention deficit hyperactivity disorder (ADHD) and with autism [J]. Mol Psychiatry, 2013, 18：236-244.

[39] O'Dwyer L, Tanner C, van Dongen EV, et al. Decreased left caudate volume is associated with increased severity of autistic-like symptoms in a cohort of ADHD patients and their unaffected siblings [J]. PLoS One, 2016, 11：e0165620.

[40] Van Steijn DJ, Richards JS, Oerlemans AM, et al. The co-occurrence of autism spectrum disorder and attention-deficit/hyperactivity disorder symptoms in parents of children with ASD or ASD with ADHD [J]. J Child Psychol Psychiatry, 2012, 53：954-963.

[41] Musser ED, Hawkey E, Kachan-Liu SS, et al. Shared familial transmission of autism spectrum and attention-deficit/hyperactivity disorders [J]. J Child Psychol Psychiatry, 2014, 55：819-827.

[42] Ronald A, Simonoff E, Kuntsi J, et al. Evidence for overlapping genetic influences on autistic and ADHD behaviours in a community twin sample [J]. J Child Psychol Psychiatry, 2008, 49：535-542.

[43] Reiersen AM, Constantino JN, Grimmer M, et al. Evidence for shared genetic influences on self-reported ADHD and autistic symptoms in young adult Australian twins [J]. Twin Res Hum Genet, 2008, 11：579-585.

[44] Bakker SC, van der Meulen EM, Buitelaar JK, et al. A whole-genome scan in 164 Dutch sib pairs with attention-deficit/hyperactivity disorder：suggestive evidence for linkage on chromosomes 7p and 15q [J]. Am J Hum Genet, 2003, 72：1251-1260.

[45] Nikolac Perkovic M, Nedic Erjavec G, Stefulj J, et al. Association between the polymorphisms of the selected genes encoding dopaminergic system with ADHD and autism [J]. Psychiatry Res, 2014, 215：260-261.

[46] Cross-Disorder Group of the Psychiatric Genomics Consortium. Identification of risk loci with shared effects on five major psychiatric disorders：a genome-wide analysis [J]. Lancet, 2013, 381：1371-1379.

[47] Miodovnik A, Harstad E, Sideridis G, et al. Timing of he diagnosis of attention-deficit/hyperactivity disorder and autism spectrum disorder [J]. Pediatrics, 2015, 136：e830-e837.

[48] Santosh PJ, Baird G, Pityaratstian N, et al. Impact of comorbid autism spectrum disorders on stimulant response in children with attention deficit hyperactivity disorder：a retrospective and prospective effectiveness study [J]. Child Care Health Dev, 2006, 32：575-583.

[49] MTA Cooperative Group. National Institute of Mental Health Multimodal Treatment Study of ADHD follow-up：24-month outcomes of treatment strategies for attention-deficit/hyperactivity disorder [J]. Pediatrics, 2004, 113：754-761.

[50] Reichow B, Volkmar FR, Bloch MH. Systematic review and meta-analysis of pharmacological treatment of the symptoms of attention-deficit/hyperactivity disorder in children with pervasive developmental disorders [J]. J Autism Dev Disord, 2013, 43：2435-2441.

[51] Harfterkamp M, van de Loo-Neus G, Minderaa

RB, et al. A randomized double-blind study of atomoxetine versus placebo for attention-deficit/hyperactivity disorder symptoms in children with autism spectrum disorder [J]. J Am Acad Child Adolesc Psychiatry, 2012, 51: 733-741.

[52] Handen BL, Aman MG, Arnold LE, et al. Atomoxetine, Parent Training, and Their Combination in Children With Autism Spectrum Disorder and Attention-Deficit/Hyperactivity Disorder [J]. J Am Acad Child Adolesc Psychiatry, 2015, 54: 905-915.

[53] Charnsil C. Efficacy of atomoxetine in children with severe autistic disorders and symptoms of ADHD: an open-label study [J]. J Atten Disord, 2011, 15: 684-689.

附 录

附录一 第六章英文原文

Tina Gurnani, MD
Staff Child Psychiatrist
Meridian Behavioral Healthcare, Inc.
4300 SW 13th Street
Gainesville, FL 32608
Email: tina_gurnani@mbhci.org

Kurt P. Schulz, PhD
Assistant Professor of Psychiatry
Icahn School of Medicine at Mount Sinai
One Gustave L. Levy Place, Box 1230
New York, NY 10029
Email: kurt.schulz@mssm.edu

Jeffrey H. Newcorn, MD
Associate Professor of Psychiatry and Pediatrics
Icahn School of Medicine at Mount Sinai
One Gustave L. Levy Place, Box 1230
New York, NY 10029
Email: Jeffrey.newcorn@mssm.edu

1. Introduction: Neurobiology and Neuroimaging of ADHD

Attention-deficit/hyperactivity disorder (ADHD) is one of the most widely diagnosed and thoroughly studied disorders in psychiatry; yet, the pathophysiology of ADHD and the neural mechanisms that underlie treatment response remain elusive. The advent and application of neuroimaging techniques to the study of ADHD over the past two decades have resulted in substantial progress. We now have evidence that several inter-communicating neural networks are implicated in the pathophysiology of ADHD, including networks regulating attention, inhibitory control, reward/motivation, and the default mode network (DMN). This expanded conceptualization of ADHD reflects both the complexity of the disorder itself, and the multiple pathways that are potentially implicated in the pathogenesis and maintenance of pathology. Although the emerging data challenges existing models of the neurobiological profile of ADHD, they are extremely informative regarding the observed issues related to inter- and intra-individual variability in neurocognitive and behavioral profiles in individuals with ADHD[1].

The most consistently replicated findings from neuroimaging studies are abnormalities of regions within the fronto-striatal network, but deficits are also seen in fronto-parieto-temporal, fronto-cerebellar, and fronto-limbic networks[2]. Findings from structural imaging techniques have converged to indicate global and regional cortical thinning; regional grey matter (GM) and/or volumetric reductions in cerebellum, amygdala, thalamus, and right basal ganglia in children, the latter of which may attenuate in adolescence; decreased white matter integrity may persist into adulthood in prefrontal cortex (PFC) and striatum but not sensorimotor areas. Hypo-activation and functional deficits have been consistently observed in networks related to executive functions, cognition, and emotion, as well as in the DMN- a group of structures on the medial surface of the brain that is active at rest and considered to be involved in self-referential processes[3]. On a more basic level, dopaminergic and noradrenergic, and to a lesser extent serotonergic, cholinergic, and other neurotransmitter systems have been implicated in the pathophysiology of ADHD. Though it may be challenging to integrate the above information into a unitary conceptualization of ADHD, it is clear that the large number of neurotransmitters, receptors, and neural networks implicated in ADHD offers many potential treatment targets.

Although relatively fewer studies have used

neuroimaging to study the impact of treatment, this has increasingly become a priority. A variety of techniques have been used, either alone or in combination. Multimodal imaging techniques can demonstrate acute and chronic changes in brain structure and function. To the extent that ADHD medications may attenuate known or hypothesized deficits in underlying neurobiology, the results of such studies can also serve to validate pathophysiological mechanisms of the disorder. Importantly, given the variability in phenotypic expression across the disorder, neuroimaging studies of pharmacological treatment may prove to be an integral method for determining biomarkers of ADHD treatment response. In addition, results of such studies may be instructive in directing the use of different medications in specific sub-populations of individuals with ADHD.

2. Neuroimaging Methods

There is an expanding array of imaging methods available and it is important to recognize the different types of information each is able to provide. Over the past two decades, structural magnetic resonance imaging (MRI) has been used to delineate differences in brain structure between affected individuals and healthy controls in a number of psychiatric disorders, including ADHD. MRI has excellent soft tissue resolution and can be used to visualize neuroanatomical structures. Structural MRI is best suited to assess brain volume globally or regionally; the related measure of cortical thickness provides a more nuanced view of regional volume. Region of Interest studies (ROIs) are useful for testing a priori hypotheses in regional anatomy, though they potentially introduce bias by restricting the search area of analysis to predetermined regions of importance (thereby eliminating other regions that may potentially emerge in analyses). Nevertheless, ROI studies are valuable because voxel-based morphometry (VBM) whole-brain studies are time-consuming, can only appreciate large differences, and can be sensitive to various artifacts. Diffusion tensor imaging (DTI) uses specialized MRI sequences to visualize white mattermicrostructure and connecting pathways, and can provide anatomical information on density and integrity of white matter tracts which connect brain regions. An advantage of MRI is that it does not involve ionizing radiation and can be safely used in children. However, structural MRI is not dynamic by nature; thus, it may be more useful in detecting changes associated with chronic use than acute changes. Other limitations include cost, time, the need for patient cooperation, and the fact that claustrophobia in some individuals may be prohibitive. Lastly, metal implants and devices are a definite contraindication, while pregnancy may be a relative contraindication[4].

There are several neuroimaging techniques which can be used to study brain function. The most often used is functional MRI (fMRI); other methods include Positron Emission Tomography (PET) and Single-Photon Emission Computed Tomography (SPECT). fMRI measures the blood oxygen level-dependent (BOLD) signal to assess neurophysiological activity. Neuronal activity expends blood oxygen levels, precipitating a rapid flow of oxygenated blood, which changes the local magnetic properties that are measured by the BOLD signal. fMRI pairs more traditional MRI with neuropsychological tasks as probes of brain function; thus, fMRI is able to provide mechanistic information about the disease state and how it is affected by treatment. Resting state connectivity examines oscillations in activations which occur in synchrony across multiple brain regions when the brain is not performing a task (i.e., at rest – though some would argue that the brain is never "at rest"). Resting state fMRI is best suited to illustrate network function; an additional advantage is that it requires a shorter amount of time in the scanner. While connectivity analyses are most frequently conducted using resting state fMRI, they are also possible using task-based fMRI; this is especially instructive for examining network activity in association with specific brain functions. fMRI is a dynamic measure and can be used to measure acute changes with medication, although findings are sensitive to task performance and head motion, with motion a particular concern for resting-state fMRI. fMRI is non-invasive and safe (i.e., there is no ionizing radiation), and has excellent spatial resolution, but it is plagued by poor temporal resolution (i.e., on the order of seconds). Thus, subjects can be scanned repeatedly over time, facilitating treatment studies, which require scanning on multiple occasions.

Magnetic resonance spectroscopy (MRS) is a MRI-based imaging approach that uses signals from hydrogen protons (1H) to quantify tissue relative concentrations of certain metabolites. For example, MRS can be used to measure N-acetyl aspartate (NAA), a potential marker for neuronal integrity and myelination, which may change with neuropathological processes or normal development[5]. MRS has the potential to measure in vivo neurochemical changes with different medication treatments, but only in restricted ROIs during each scan. Also, MRS has low sensitivity for chemical compounds that are present in very low concentrations, which poses limitations related to spatial resolution[6].

PET and SPECT use positron-emitting and gamma-emitting radionuclide tracers, respectively, to measure regional glucose metabolism or the density of specific proteins, such as neurotransmitter receptors and transporters. However, examination of protein binding is limited to neurotransmitters and receptors for which there are suitable radioligands. Both PET and SPECT use radioactive materials, and although these materials have short half-lives, the impact of radiation on study design and implementation is not negligible. Thus, for ethical reasons, PET and SPECT are less often used in individuals for non-diagnostic purposes, are infrequently used to assess treatment, and are not used in children. The above issues, together with the frequent need for arterial catheters, makes it more difficult to recruit subjects for research studies using PET and SPECT; in addition, the need to create or purchase expensive radioligands makes PET and SPECT more costly than MRI techniques, and may limit research to centers which have access to a cyclotron. Nevertheless, PET and SPECT have been used in seminal studies of ADHD and its treatment[7-10]. Of note, PET is often significantly more costly than SPECT, but usually has better spatial and temporal resolution[5]).

3. Pharmacological Treatment of ADHD: Purported Mechanisms of Action and Implications for Neuroimaging Studies

Medication treatment of ADHD is dominated by the psychostimulants, although there are several FDA-approved non-stimulants and other medications which are used "off-label" [11-12]. It is thought that all of these medications exert their therapeutic actions by enhancing the function of central catecholamines, i.e. norepinephrine (NE) and DA, and functioning in the catecholamine-rich fronto-striatal circuits implicated in ADHD. More recently, the effects of these medications on other brain regions and neural circuits have been demonstrated; for example, high levels of DAT are found in limbic structures[13-14] and the effects of stimulant and non-stimulant medications on limbic activity have also been investigated[15]. In particular, the dopaminergic system has long been a central area of investigation in ADHD imaging research; however, the reasons for this are numerous and complex. Interest in the DA system relates not only to the recognized importance of dopaminergic activity in relation to stimulant medication[16], but also to the availability of ligands to study the DA system. In contrast, ligands for noradrenaline transporters and receptors have only recently been developed[17] and the binding characteristics of these ligands are still not optimal; hence, there has been much less study of noradrenergic activity in ADHD.

Stimulants are highly effective treatments for ADHD; there are numerous controlled clinical trials which have established effect sizes in the range of 0.8-1.0, and sometimes higher. There are two main classes of stimulants: methylphenidate (MPH) and amphetamine (AMP), and there are immediate and extended release formulations for both classes. MPH and AMP both block the reuptake of DA and NE into the presynaptic terminal, and AMP also activates release of DA and NE into the extraneuronal space. The alpha-2 adrenergic (α-2A) agonists, clonidine and guanfacine, likely exert their catecholaminergic effects through stimulation of post-synaptic α-2 A receptors in the PFC, though they also have pre-synaptic effects. Both medications are available in the US in immediate release and extended release forms; the long acting α-2 agonists are FDA-approved in the US in children and adolescents as monotherapy or adjunctive to stimulants. Atomoxetine (ATX), also FDA-approved in the US and many countries world-wide, is a first or second-line treatment for ADHD. ATX blocks the NE transporter, which also is responsible for DA reuptake in the PFC; therefore, ATX has direct effects which increase synaptic DA (in PFC) as well as NE (diffusely).

Imaging of medication treatment can be conducted in humans and animals, and each of the available approaches has its relative advantages and disadvantages. Human studies provide the most immediate information regarding treatment, but not all approaches are possible in all age groups. For example, PET cannot be used in children and adolescents because the ligands that are used are radioactive. MRI can be used in both children and adults, but fMRI can only be accomplished successfully in children old enough to complete the tasks and stay in the scanner without moving for long enough to complete the session. Due to their high degree of efficacy, and their availability as clinical treatments for over 75 years (in the US), stimulants have most often been the focus of research. Because stimulants generally exert their effects immediately, they are particularly amenable to study. Of note, and for reasons that are not entirely clear, the overwhelming majority of studies of stimulant mechanisms of action has focused on the effects of MPH.

Pharmacological imaging in animals provides an excellent opportunity to examine the extent to which medications affect a wide variety of brain regions (i.e., where do the medications go?). While these studies are less well suited to identifying the neural circuitry abnormalities underlying ADHD, they are particularly well suited to examine the extent to which different medications for ADHD are characterized by a common neural signature (i.e., whether they work in similar brain regions), or whether the effects are relatively unique.

This review will attempt to clarify the ways in which the different neuroimaging methods are used to study the different classes of ADHD medications, and the implications of treatment on underlying neurobiology. We will organize this review by grouping studies that use similar neuroimaging methods together, and discuss the effects of different medications on relevant brain regions and neural networks.

4. Issues in Imaging Drug Treatment

Imaging medication treatment in humans is challenging for several reasons. Ongoing treatment using a sequential dose titration approach typically requires 4-8 weeks, especially if non-stimulants are studied (due to the longer time required to titrate). In addition, recruiting subjects for randomized, controlled treatment studies, which include pre- and post-treatment fMRI, is difficult-especially if the medication being studied is commercially available; time-locking the scan to a particular week of treatment can also be challenging. Because of this, various other approaches have been utilized. The most frequent is single-dose challenge - in which the "on drug" scan is obtained after a single dose of medication. This approach is relatively well suited to stimulants, since it is well known that the effects of stimulants are immediate when the right dose is used. However, treatment produces adaptive changes in receptor function[10,18-20], and these changes are not likely to be picked up after single dose challenge. Further, single dose challenge may be less well-suited to non-stimulants, which require weeks to exert their pharmacological effects. Another way to circumvent the inherent difficulties in prospective treatment studies is the randomized discontinuation design. This method recruits subjects who are already on medication and randomizes them to continued medication or placebo.

The discontinuation period is usually only several days (often over a weekend, so the child will not be off medication during school), and it might be questioned whether this is enough time for the system to "re-set" to its pre-treatment level. Another key issue is whether to obtain the post-treatment scan while on or off medication. Measuring acute changes with medication is best realized when the drug is taken the day of the scan; on the other hand, longer term changes might be better visualized if medication is not taken the day of the scan. If medication is to be given the day of the scan, it is important to make sure that the scan is obtained when the medication is active, and ideally when the blood level is at or near its peak.

5. Neuroimaging studies of ADHD Pharmacological Treatments

(1) Animal Studies

Pharmacologic fMRI in animals has been an important method for demonstrating the neural signature of different drugs for ADHD. Easton et al[21]. studied the BOLD signal effects of MPH (2 mg/kg) intraperitoneally in control rats ($n = 9$). Increased signal, indicating increased blood flow and activation of brain areas, was found in the medial orbital cortex, as well as the entorhinal cortex, nucleus accumbens, and substantia nigra; these effects are likely attributable to MPH-induced alterations in DA and/or NE release. These acute actions of MPH may underlie the effects of treatment on attention, behavioral control, mnemonic processes, and reward valuation.

Of note, negative BOLD effects were more widespread in these studies, especially in DA-rich areas, i.e. in the caudate, putamen, lateral globus pallidus, and motor and somatosensory cortices. Although the meaning of these negative effects is less certain, it is thought that enhanced activation in frontal cortex may be a primary effect of the medication, which then causes indirect downstream inhibition in striatal activity, via frontostriatal inhibitory projections from the orbital cortex to the caudate and putamen[22-23]. These secondary striatal effects may help explain the observed reduced hyperactivity, while inhibitory effects in the somatosensory cortices may contribute to filtering unnecessary stimuli and decreasing hyperarousal. Another hypothesis posits that MPH evokes auto-inhibition of DA firing by pre-synaptic DA receptors, which produces negative BOLD effects.

Interestingly, the decreased activation seen primarily in basal ganglia, the extended amygdaloid area and somatosensory cortices is consistent across several studies by Easton et al. of ADHD treatments (e.g., ATX, AMP, MPH, and guanfacine) in control rats[21,24-26]. This suggests the possibility of a common mechanism which may perhaps underlie the beneficial effects of these medications, despite their unique pharmacological mechanisms. In support of the findings from these pharmacological MRI studies, other studies have found decreased regional cerebral blood flow in striatum in children and adults with ADHD treated with MPH[27-28]. In addition, the finding of increased activation and release of DA and NE in the medial orbital cortex/ventral OFC in rats treated with either ATX or MPH is suggestive of abnormalities in corresponding areas in the human brain-i.e., the PFC and anterior cingulate cortex (ACC)[29-30] -in individuals with ADHD. Of note, guanfacine also led to increased signal in the frontal association cortex and prelimbic cortex of the PFC during pharmacologic MRI, presumably via its effect at alpha-2A post-synaptic receptors[26]. There are also SPECT data which indicate that guanfacine produces improved working memory performance and increased blood flow in the PFC in rhesus monkeys[31], and PET data suggesting that guanfacine produces increased blood flow in frontal lobes in humans[32].

In addition to these findings, ATX and MPH led to positive BOLD signal in the subthalamic nucleus and ventral tegmental area, which may affect BG output to the cortices - i.e. the PFC (via the thalamus), and reward/motivation circuitry, respectively. Negative BOLD effects were also produced by both medications, as well as by guanfacine, in the globus pallidus and amygdaloid areas, regions which are implicated in attention for classical conditioning, visuospatial attention, and acquisition of associations. With regard to AMP (adderall XR, 3∶1 mixture of dextroamphetamine/levoamphetamine), although there were some overlapping effects between the d- and l-amphetamine isomers (i.e., in nucleus accumbens, medial entorhinal cortex, colliculi) differential effects were often found[24]. The l-isomer produced more widespread and positive BOLD effects, whereas the d- isomer produced more negative changes, sometimes in the same region (e.g., dorsal striatum), potentially reflective of isomeric differences in DA/NE action. There are few fMRI studies of AMP in rats, most of which utilized the d-isomer only. A ROI PET study in baboons showed greater DA release in response to AMP in the ventral striatal region than in the dorsal striatum[33].

These studies provide a basis for understanding common and unique therapeutic effects of ADHD medications in humans, but there are obvious limitations. First of all, the studies mainly utilized control rats, which were also under anesthesia. In addition, brain anatomy in rats and humans is not identical. Thus, the results cannot be easily and directly extrapolated to human subjects with ADHD. In addition, the non-stimulant medications ATX and guanfacine may take weeks to achieve maximal benefit in the treatment of ADHD, whereas these studies only examined the effects of acute drug administration.

Other studies have examined the effects of MPH over a more extended time[34]; for example, van der Marel et al[34]. administered oral MPH at 5 mg/kg for 3 weeks to adolescent and adult (healthy control) rats. Several imaging modalities were used (i.e., MRI, fMRI, resting state fMRI, and DTI); however, the only differences found were that adolescent rats showed reduced striatal volume and myelination with treatment (but no adverse effects on striatal functional activity were seen) and higher white matter structural integrity was seen in the anterior corpus callosum. In humans, by contrast, MPH has been found to increase white matter tissue volume and cortical thickness in several studies[35-36]. Although the small but significant effects of MPH in the striatum of rats warrant further investigation in children, they are in line with results from Nakao et al.[37], who found that the most prominent MPH effects in ADHD patients occur in basal ganglia, and Sobel et al.[38], who found some normalization of caudate nuclei deformations after stimulant treatment.

Several studies have used imaging techniques to examine pathophysiology and treatment effects in the spontaneously hypertensive rat (SHR), which is a well-established model for ADHD. SHR rats exhibit several of the classic behavioral and neurochemical features of ADHD, including hyperactivity, inattention, impulsivity, and disturbances in cholinergic systems[39]. SHRs have been found to have smaller regional brain volumes similar to that in ADHD, i.e. in the PFC, occipital cortex, and hippocampus[40]. ADHD symptoms in SHR may, at least in part, be due to abnormalities in DAT[41], and MPH and other ADHD medications have been shown to reduce these symptoms[42-44]. However, there have been few pharmacological imaging studies in SHR. Somkuwar et al. used in vivo voltammetry to determine the effect of MPH treatment in adolescence on NET function in the mPFC and OFC of SHRs[45]. Chronic treatment in adolescence led to normalization of an abnormally high NE uptake rate in adulthood, suggesting that the treatment effects of MPH persist long after treatment discontinuation. However, this has not been verified in clinical studies, possibly due to the lack of appropriate NET radioligands for PET studies, despite evidence of NET gene polymorphisms being associated with ADHD. In a different animal model, PET has been used to investigate longitudinal effects of oral MPH on D2/D3 receptor availability in the striatum of highly-impulsive rats, finding that MPH modulated high impulsivity and D2/D3 receptor availability in the left ventral striatum[46].

(2) Human Studies

a) Structural imaging of medication effects

Structural imaging studies have generally

compared "typically developing" non-ADHD controls, treatment naive ADHD subjects, and naturalistically medicated (most for at least one year) ADHD subjects. In many cases, scans were conducted after medication washout. Two VBM meta-analytic reviews analyzing the effects of medication, primarily stimulants, on brain volume found a positive effect of medication on gray matter volume. The first reviewed 14 studies including datasets with both children and adults with ADHD who were taking stimulants, and in some cases other medications, and found the right basal ganglia (including the right caudate) to be increased in size as a function of treatment - i.e., closer to that of healthy controls - as compared to unmedicated subjects[37]. The second review included 11 studies, and retrospectively evaluated brain volumes in individuals treated with stimulants and other medications. Children receiving medication similarly showed relatively normal basal ganglia size, while adults showed relative normalization (i.e., increase in size) of the ACC in medicated subjects[47]. However, findings have not been consistent across studies. One large cross-sectional study found no difference in gray matter volumes (total cerebral, cerebellar, four major lobes, or caudate) in medicated vs. medication-naïve ADHD subjects, with both groups showing relatively equivalent lower volumes compared to controls, but did find cerebral white matter volume reductions to be attenuated[35]. A recent study of white matter tract microstructure found that structural connectivity was reduced in ADHD subjects, but this was not modified by MPH treatment or the duration of treatment[48].

Several studies using an ROI approach have examined medication effects in a variety of pre-identified regions, often including the caudate. Semrud-Clikeman et al. found lower volume in caudate and ACC in ADHD patients than normal controls, but patients who had been treated with stimulants had comparable (in caudate) or near comparable (in ACC) volume to controls[49]. In a smaller, uncontrolled study, previously medicated children with ADHD and CD showed smaller caudate volumes than those who had never been medicated[50]. However, Sobel et al. found that while global caudate volume was unchanged with stimulant treatment, the low *regional* caudate volumes seen in untreated children were attenuated, and inward surface deformations of basal ganglia were attenuated as well, in chronically stimulant-treated patients[38]. Sobel et al. also demonstrated parallel symptom improvement in these patients correlating with increases in striatal volume.

Structural changes have been observed in other regions as well. For example, youth with ADHD were found to have reduced thalamic pulvinar volumes bilaterally, and those who had received stimulants had enlargement, i.e. normalization, in this area (but note that this was a post-hoc analysis)[51]. Additionally, chronically-treated ADHD children had comparable morphology of the cerebellar vermis to controls, while unmedicated children had significantly smaller posterior inferior vermis[52-53]. A similar positive association between treatment history and grey matter volume in the nucleus accumbens has been observed[54]. In a longitudinal study measuring cortical thickness over four years, Shaw et al. found that children who received stimulants showed less cortical thinning of the global cortex, especially in frontal and parieto-occipital regions[36]. However, in the corpus callosum and its subregions, i.e. splenium, there were minimal group differences[55].

In summary, these studies suggest that stimulant treatment may have a neuroprotective effect on brain morphology, with increased volume in treated youth in key brain regions such as basal ganglia and ACC, which more closely approximates what is seen in healthy controls. However, there are several limitations to consider, the most important of which is that none of the studies examined long-term effects on brain structure using a randomized prospective design. Also, the methodology varied widely across studies; the majority used cross-sectional, naturalistic designs, and consequently, within-subject pre- to post-treatment analyses were not possible. Additionally, studies using ROI analyses potentially bias the results toward hypothesized regions, restricting the search volume as compared to VBM studies.

b) Functional Imaging of Medication Effects

A plethora of functional imaging studies have emerged in the past 2 decades, the earliest of which used SPECT and PET imaging, primarily investigating fronto-striatal regions. These studies were based on the recognition that all of the primary medications which treat ADHD strongly inhibit NET and DAT, increasing extracellular NE and DE levels in widespread regions of the brain, especially in the frontal cortex-an area that has been associated with conflict-processing/interference-suppression, time estimation, and selective and sustained attention. Additionally, the striatum is a critical component of the motor and reward systems, rich in endogenous opioids and gamma-aminobutyric acid (GABA), and the target of robust DA and glutamatergic inputs. Two very early PET studies did not show any brain activation differences with AMP or MPH, which may be due to low signal strength of the particular tracer that was used[56-57]. More recently, however, acute AMP administration has been linked with increased striatal dopamine release in ADHD adults, while MPH has been linked with depressed dopamine activity in the caudate. One caveat is that these findings were not associated with clinical improvement. This may be due to sample characteristics, such as including only adults or including only males, since the dopamine system undergoes changes with age and there may also be sex-based differences[15,58]. In long-term SPECT studies, MPH has been shown to increase regional cerebral blood flow in the caudate and thalamus[59], and PFC[28]. Additionally, a SPECT discontinuation study using a go-nogo test suggested that long-term MPH exposure leads to decreased ACC activity, although this study was insufficiently powered[60]. The ACC has been implicated in control of volitional behavior and is a critical component of the cingulo-fronto-parietal cognitive/attention network.

Del Campo et al. used PET to study the effects of MPH using a single-dose, double blind, crossover design with a computerized sustained attention task in adult ADHD males versus healthy controls[61]. After a medication washout, subjects were given either MPH or placebo prior to PET scanning (with at least 1 week between scans). When MPH was given, D2/D3 receptor availability and synaptic DA increased in both subject groups. However, when those who performed poorly on the task in both groups were analyzed separately, reduced DA activity in the left caudate and midbrain was demonstrated, which was reversed by MPH treatment[61]. This is in line with findings from Rosa-Neto et al. in adolescents who were mostly medication-naive[62], which suggest that the mechanism of action of stimulants likely extends beyond potentiation of DA release, and that midbrain autoreceptors may play an important role as well. Higher DA levels cause feedback inhibition of DA release, mediated by midbrain autoreceptors (or presynaptic striatal autoreceptors), but whether or not midbrain abnormalities themselves contribute to the pathology of ADHD remains to be determined[63]. Of note, individuals with ADHD show elevated levels of striatal DAT in retrospective PET and prospective 1-year studies, suggesting compensatory upregulation of DAT. Several weeks of MPH treatment has been found to downregulate striatal DAT towards levels seen in healthy controls[18]. Stimulant treatment appears to ameliorate the baseline increase in DAT density initially, but not long-term-although there have been conflicting data and viewpoints on this issue. For example, Wang et al. reported up-regulation of striatal DAT density with stimulant treatment[10].

In recent years, far more fMRI studies have been performed, with the majority focusing on stimulants, especially MPH. Rubia, Cubillo, et al. conducted several single-dose fMRI studies, using both whole-brain and ROI analytic approaches, showing that acute doses of MPH in treatment-naïve subjects upregulated (and in some cases normalized) under-activations not only in fronto-striatal regions, but also in temporo-parietal and cerebellar regions during cognitive control tasks[64].

Several of these studies used a double-blind, crossover, case-controlled design in which either immediate-release MPH or placebo was given an hour prior to the fMRI scan, and a concurrent task was performed, such as rewarded vigilance, time discrimination, and inhibition tasks. For example, a single dose of MPH in medication-naïve boys during interference inhibition upregulated activity in prefrontal, premotor, and striato-thalamic regions when compared to healthy controls[65]. Increased cerebellar activation was found during attention, time discrimination, and interference inhibition tasks in whole-brain analyses[66-68].

A 2013 review by Spencer et al. identified 20 case-controlled and/or placebo-controlled studies which examined the effects of stimulants on functional brain activity[69]. However, study methods, imaging techniques used, and sample characteristics varied (i.e. acute effects of one-time stimulant dose vs. naturalistic and chronic treatment, treatment naïve vs. medication history, males only vs. inclusion of females, children and adolescents vs. adults, and ROI studies vs. whole brain effects). Despite this, stimulants were often found to attenuate underactivity in the striatum and ACC, with mixed findings in the PFC. The review included a number of whole brain studies, i.e. Prehn-Kristensen et al., in which MPH treatment normalized fronto-cingulate and parietal activation, and also upregulated activation in striatal regions while subjects performed working memory tasks[70]. In another whole brain study, acute stimulant administration in medication naïve ADHD youth did not produce any effects on brain activation during a working memory task, compared to scans obtained off medication[71]. However, neither this study nor the Prehn-Kristensen study included a placebo condition. Using a divided attention task in a double-blind, placebo-controlled and case-control crossover study with another naturalistically medicated experimental group, MPH attenuated the decreased activation in the dorsal striatum[72]. Another study found that acute doses of MPH in chronically medicated ADHD patients led to enhanced bilateral medial frontal activation during an emotional Stroop task[73]. Of note, some whole brain studies in the Spencer review evaluated long-term effects. For example, one year of MPH helped partially ameliorate low ACC activation in cognitive control tasks[74], but effects were not seen in the PFC in this sample. Interestingly, one whole brain study measuring resting state perfusion in adults found that stimulants attenuated overactive resting perfusion in frontal/parietal regions and caudate; however, this finding was not consistent with the results of many of the other studies. In another study of long-term treatment, Peterson et al. investigated ADHD youth chronically treated with stimulants, and found significantly improved suppression of posterior cingulate (a key region in the default mode network) during a cognitive Stroop task[75]. Both the Peterson and Posner studies also demonstrated normalization of hypoconnectivity between the ventral ACC and the lateral PFC[75], and between the amygdala and lateral PFC[73], seen during medication washout. Additionally, during working memory tasks in a randomized, placebo-controlled study, stimulants increased activity in various fronto-striatal and fronto-parietal networks[76]. However, findings in studies using working memory tasks have been inconsistent[70-71,77-78]. One resting-state fMRI connectivity study of ATX in medication-naïve adults supports the effects of this medication on strengthening connectivity between the DMN and attention and control networks (i.e. between precuneal and frontoparietal areas)[79]. Thus, there appear to be some overlapping effects with stimulants. There are also data illustrating changes in functional connectivity between the right and left amygdala and the PFC with guanfacine[80].

Nine fMRI studies in the Spencer review used ROI analyses, mostly focusing on frontal brain areas, the cerebellum, the ACC, and striatum, but also often correlated with the task at hand. For example, in Pliszka et al.[81], youth with a history of drug treatment were given an inhibitory control task either while 'on' or 'off' medications, while activation in several specific hypothesized regions of interest were examined. In that study, stimulants produced downregulation of over-activity in the ACC, but not in the lateral PFC. In an early study also utilizing an inhibitory (go/no-go) task, an acute MPH dose was found to increase activity in frontal, caudate, and ACC regions, in males with ADHD who had been previously medicated, although not to the level of typically-developing controls[82]. Epstein et al. showed similar results[83]. An acute dose of MPH in treatment-naïve youth improved activity in parieto-temporal regions during vigilant attention, and in orbitofrontal and cerebellar regions during the rewarded task component[67]. In a sample of ADHD adults, a trial of OROS-MPH for 6 weeks enhanced inhibitory-related activation mainly in the dorsolateral PFC and dorsal ACC, but also in parietal regions, with the PFC changes also relating to clinical improvement[84]. These regions appear to mediate suppression of interference, and this study was the only one in which subjects were randomly assigned. Two ROI studies were resting-state fMRI studies of spontaneous brain activation (using T2 relaxometry to indirectly measure cerebral blood volume). In one of these studies, either MPH or placebo was given for 1 week prior to the scan, which appeared to increase and normalize blood perfusion rates in the cerebellar vermis, dependent upon baseline levels of hyperactivity[85]. In the other, similar effects were found in the striatum[86]; however in both studies, no information was given on subjects' prior history of medication and only males were included. Lastly, in this review, two other fMRI studies of unmedicated male adults with a history of childhood stimulant treatment found lasting effects in the ACC and ventral striatum during emotional processing[87] and in the inferior frontal gyrus and insula during reward processing[88].

Several other studies have found fMRI effects in frontostriatal regions. ROI studiesinvestigating acute changes after MPH have generally found greater activation in the right inferior frontal cortex (IFC) during inhibition and time discrimination tasks, but not working memory[2].Other studies have demonstrated similar lateralized effects in the PFC during inhibition and conflict-related tasks[65,89]. In a resting-state fMRI study, acute MPH administration led to activation in the IFC and orbitofrontal cortex (OFC)[90].Consistent effects of MPH on striatal activation were demonstrated in Hart et al.'s meta-analysis[91], which showed long-term stimulant usage to be associated with more normalized basal ganglia function; these findings were more prominent during attention tasks than inhibitory control tasks.

A smaller literature base has investigated the effects of ATX in both animal and human brain studies. In monkeys, ATX has been shown to enhance PFC activity via α2 adrenoceptors and dopamine D1 receptors during spatial working memory[92]. In healthy adults, ATX appears to upregulate IFC activity during inhibitory tasks[93-94]. In treatment-naïve youth with ADHD, randomized, double-blind, placebo-controlled crossover studies directly comparing functional imaging effects of ATX vs. MPH have found many shared effects, especially in frontal regions, though the findings are dependent on the task studied[64,95-96]. Common effects were seen in upregulating and/or normalizing right IFC activation during time discrimination, activation of bilateral IFC during inhibition, fronto-striato-thalamic activation during working memory, and deactivation of the DMN. Differential effects in these studies were also found, in that ATX normalized right DLPFC under-activation during working memory, and MPH increased activation in the left IFC and basal ganglia during response execution and one of the working memory conditions.This is noteworthy because the DLPFC is a key region involved in working memory[97].These findings suggest ATX and MPH may have different laterality effects on prefrontal regions mediating working memory. Schulz et al. also studied MPH and ATX using fMRI in youth with ADHD, in which 6-8 weeks of medication was given with pre-and post-scans conducted during a go-no go inhibitory control task[98]. Both treatments decreased bilateral motor cortex activation in association with symptomatic improvement. On the other hand, differential activation profiles were seen in the right

IFG, left ACC/supplementary motor area and bilateral PCC (activity enhanced by ATX, reduced by MPH) in association with clinical improvement. In a recent study testing focused attention and cognitive interference, 12 weeks of treatment with ATX resulted in decreased dorsal ACC and DLPFC activation, while MPH increased IFG activation[99]. Finally, Bush et al. investigated the effects of 6 weeks of ATX treatment using an ROI analysis, finding increased activity in DLPFC, parietal cortex, and cerebellum, but not dorsal anterior ACC, while performing a Multi-Source Interference Task[100]. Considering these data collectively, it is possible that MPH and ATX have overlapping effects in the IFC, but this interpretation is complicated by task and laterality considerations. Atomoxetine also appears to have several drug-specific effects in other regions as well, supporting its complementary role in ADHD treatment.

Several studies have examined the effects of the α-2 agonist guanfacine on brain function. PET data have demonstrated increased blood flow in frontal regions in response to guanfacine in humans, while antagonism of α-2 adrenergic receptors in the PFC leads to motor hyperactivity in monkeys[32,101]. In vivo pharmacological studies in rats show activation in the frontal cortex, but inhibition in basal ganglia and entorhinal cortex[26]. Guanfacine has direct effects on post-synaptic α-2A adrenergic receptors in the PFC, closing attached ion channels which leads to strengthened PFC functional connectivity. This cascade of events results in improved cognitive function, i.e. attention and working memory, as demonstrated in animal studies[102-105]. In healthy adults, single-dose guanfacine improved working memory in a double-blind, placebo-controlled trial[106], and improved emotional biasing in cognitive control via altered functional connectivity between the PFC and amygdale[80]. Guanfacine's mechanism of action may be via altering connectivity (increased in some cases; decreased in others), improving working memory, suppression of glutamate transmission, and perhaps even enhanced dendritic spine plasticity[107]. Recently, 25 youth performed the Go-no go task after either 6-8 weeks of guanfacine or placebo; fMRI results show that clinical improvement was associated with reduced PCC and mid-cingulate activation—preliminary evidence that effects may in fact extend beyond frontal cortex[108]. The finding of altered mid-cingulate activation with guanfacine in this study was similar to the finding of Bush et al. with MPH[84], suggesting that there may be common effects between guanfacine and stimulants; differences in the direction of the findings (up in Bush et al. and down in Bedard et al.) likely reflects differences in the tasks used or the analytic methods.

Although imaging studies have mainly focused on effects in brain regions subserving attention and inhibitory control, several other brain regions have been implicated in ADHD drug treatment. For example, results of several studies suggest that stimulants may enhance activation in the temporal and occipital lobes[69], and strengthen plastic connections in the hippocampus and amygdala[109-111]. However, data are limited.

Overall, functional imaging studies have provided great insight into psychopharmacological effects of ADHD treatments. These studies extend our data base beyond surface and structure morphology, demonstrate how signaling is affected by neurocognitive tasks, and how medications can modulate regional activation within various brain networks. While evidence regarding the effects of AMP, ATX and α-2 agonists are still emerging, the results show some important similarities to MPH, as well as important differences. The most consistent finding produced by these medications is upregulation (and in some cases normalization) of activation in frontal regions and basal ganglia, although there is evidence for involvement of the ACC and cerebellum as well. However, while the majority of fMRI studies did find MPH and other treatments to have positive effects on brain activation, only a few had concurrent behavior or performance measures to link imaging changes with clinical improvement. In addition, most of the studies did not control for comorbidity (i.e. oppositional defiant disorder or conduct disorder), many were underpowered, the vast majority were retrospective, and the medication dosages given varied. Long-term plastic changes need to be confirmed in prospective studies with randomized controlled designs.

c) Imaging the Neurochemical Effects of Medication

MRS examines changes in brain metabolism and can therefore be used to assess medication effects on brain physiology. Most of the MRS studies assessing ADHD medications to date have been limited by small sample size, i.e. preliminary studies and case series. In a long-term investigation of 14-18 weeks of MPH vs. ATX in 4 children, both drugs led to reduced glutamate activity in the striatum, with ATX additionally suppressing activity in the PFC[23]. Another study found that both ATX and MPH can influence neurometabolite levels in areas of the DLPFC, including glutamate, choline, and NAA[112]. Carrey et al. reported short- and long-term striatal glutamate effects in response to MPH[113-114]. Findings regarding the effects of treatment on glutamate are of interest, since glutamate and its metabolite glutamine are involved in excitatory neurotransmission and interact significantly with dopamine, with each playing a major role in regulating release of the other. Dopaminergic circuitry is known as a primary player in the pathogenesis of ADHD, and there has been some indication that altered glutamate signaling contributes as well, at least in some types of ADHD[115-116]. Attenuation of glutamatergic tone in the ACC has also been described with 6-8 weeks of OROS MPH, though ADHD subjects were not necessarily medication-naïve[117]. Lastly, treatment-naive subjects given 6-8 weeks of MPH demonstratedincreased NAA concentrations in frontal and ACC regions, and reduced choline concentration; however, this study did not find any change in glutamate levels[118]. In summary, though findings from MRS studies are interesting and suggestive, their clinical implications are not fully understood. Dopamimergic influence over glutamate signaling may be a significant mechanism of action of ADHD medications, although this is likely an oversimplification. Moreover, MRS data in ADHD should be considered in context of limitations of generally low sample size, lack of controlled treatment in some studies, and differing lengths of treatment. Finally, the glutamate/glutamine/glycine signal, which is the MRS signal of most interest in studies of ADHD treatments, is difficult to ascribe to neurotransmission given the ubiquity of these amino acids in cellular structures (e.g., membrane) and processes (e.g., KREB cycle).

6. Summary

While the pharmacological profile of stimulants and other approved ADHD medications are relatively well-studied, their mechanisms of action are less well understood. The past few decades have given rise to a burgeoning neuroimaging literature investigating how ADHD treatments affect both brain morphology on a broad level, as well as how they affect regional functional activation - with a smaller data base exploring how medications affect network connectivity, modulation of neural membrane proteins (i.e. receptors), and brain neurochemistry. Thus far, the data strongly support fronto-striatal structures and networks as primary contributors in ADHD, which are at least partially modulated by medications, although other brain networks and regions have been implicated as well. These findings are consistent with long-standing models of ADHD; frontal regions are known to subserve executive and attentional functioning, striatal regions are highly integral to motor and reward systems, and these regions are intimately connected.

Human structural imaging studies have thus far indicated that over time, stimulants may attenuate cortical thinning, as well as volumetric reductions in regions such as the caudate (perhaps in specific subregions) and possibly in other key regions such as the ACC, thalamus, and cerebellum. Results of functional imaging studies have converged to show drug effects in similar regions, although with some mixed findings. In general, ADHD medications appear to enhance and/or normalize under-activation in the caudate and PFC/IFC, with additional activation found in the ACC, cerebellum, and temporo-parietal regions. These effects were seen across several cognitive tasks measuring attention, inhibition, reward, and time discrimination. Additionally, neuroimaging of DA transmission and neuroreceptors suggest that autoreceptors in the midbrain and striatum may play a role in the potentiation of psychostimulant effects, and that DAT and/or D2/D3 receptors may be up- or down-regulated with chronic treatment. While structural studies of ATX and α-2A adrenergic agonists are unavailable, a few functional imaging studies have investigated their effects. The findings are complex, and at times contradictory; however, ATX, guanfacine, and MPH all appear to enhance activation in frontal subregions during working memory. Similar frontal activations are seen in functional neuroimaging studies of healthy rats in response to MPH, AMP, ATX, and guanfacine. Lastly, although neurochemical imaging data are still preliminary - even with regard to stimulants-they appear to suggest a potential significant role of glutamatergic neurotransmission, which is finely modulated by the dopaminergic system.

Though the existing imaging studies of ADHD treatments are extremely informative, there are significant limitations in the literature. Priorities for future studies include: ① larger scale investigations which utilize prospective, randomized controlled designs, when possible; ② including measures of task performance and symptom improvement to better associate clinical and neural findings with treatment; and ③ more extensive study of non-stimulants. Coupling these studies to genetic markers would also provide important insight into gene-drug effects. Another area for future development is the investigation of possible biomarker predictors of medication response. To date, only a few studies have examined differences in imaging findings in medication responders versus non-responders, in order to delineate possible indicators of response. For example, individuals with lower parietal cortex activity, or lower ventral frontostriatal functional connectivity, were more likely to respond to MPH in several studies[90,119-120], and those with higher baseline striatal activation during an inhibitory task responded more robustly to MPH than to ATX[121].

In summary, neuroimaging of ADHD medication treatments is a promising, rising frontier which may further clarify the neurobiology of this disorder, leading to better application of existing treatments as well as potential for discovery of novel agents. It is further hoped that delineating biomarkers of response to the different ADHD treatments will result in improved response and more highly developed algorithms for treatment selection.

附录二 第八章英文原文

Scientific research over the past 30 years has brought a major change in our understanding of the disorder currently known as attention deficit disorder (ADD) or attention-deficit/hyperactivity disorder (ADHD). Findings from clinical and neuroscience studies have brought a fundamental shift from the earlier notion of ADHD as a disruptive behavior disorder of young children to a substantially new model. This new paradigm recognizes that ADHD affects not only young children, both boys and girls, but also many adolescents and adult men and women. It portrays ADHD as a complex, often inherited, syndrome of impairments of the brain's cognitive management system, its executive functions.

Some who hear this description of ADHD as "impaired executive functions" think that ADHD is caused by impaired executive functions. That is a misunderstanding. When we say that ADHD is a syndrome of impairments of executive functions, we mean only that the essential difficulties, the impairments, that characterize the disorder, are a cluster of chronic difficulties with the brain's self-management system. Those difficulties are the characteristics of ADHD, not the causes of the disorder, just as severe chest pain, irregular heart rate, and shortness of breath may be characteristics of a heart attack, but are not the cause of a heart attack.

Recent scientific research has brought evidence that, for many, the problems of ADHD are associated with inherited differences in the development, structure and functioning of the brain. It is likely that there are a variety of different physiological factors that can contribute to various profiles of executive function impairments that characterize ADHD.

Impairments of ADHD sometimes become apparent during very early childhood, in preschoolers who are far more restless and impulsive than most others of the same age. Frequently those children have chronic sleep difficulties, excessive irritability and, in some cases, are exceptionally aggressive toward peers and younger siblings. They are much more difficult for parents and other caretakers to take care of and to keep safe than are most other children of similar age.

For many others with ADHD, their impairments do not become apparent until they meet the challenges of early years of schooling where they are expected to participate in structured group activities and are challenged to learn new concepts and skills while also learning to relate to new adults and peers of various ages. Still others do not demonstrate impairments of ADHD until they advance further in their schooling and have to deal with multiple teachers, frequent changing of classes, and increasing demands for more independent work in middle and high school. For some, their parents provide such effective scaffolding support that their ADHD impairments are seen only as they move away from home to meet the challenges of college, getting and sustaining a job, and other demands of adult life.

This new model asserts that ADHD is a syndrome of impairment of executive functions, clusters of dynamic, interacting cognitive functions of the brain that are critical for most aspects of self-management. Many components of the brain are essential infrastructure for executive functions. These include the prefrontal cortex in the front of the brain, the limbic circuits deep in the midbrain, the cerebellar region near the back of the brain, and many others. Data from recent neuroscience research has shown that the impairments of ADHD are not so much malfunctions in any one specific area of brain, but in communications between widely distributed neural networks that support instantaneous interactions of various regions of the brain that activate and rapidly coordinate countless thoughts, memories and actions[1].

In many instances ADHD appears as a developmental impairment of EF. This means that for many who have ADHD, their executive functions do not mature, do not come "on-line," to function consistently as would be expected for most others of similar age. Sometimes their developmental delay in executive functions catches up with peers within a few years; in other cases, it persists much longer or, if not treated adequately, it may persist throughout the individual's lifetime[2-3].

Developmental delay is not the only way executive functions can become impaired. These cognitive functions can become impaired by trauma in a head injury or by disease as in Alzheimer's disorder, but most persons whose EF are damaged by injury or disease already have adequate EF and lose it as a result of damage to brain tissue. For many of those with ADHD, the executive functions have not developed within the usual time frame. Those with ADHD are very significantly delayed in these specific, but important functions, when compared to the vast majority of their peers. They may have many impressive talents, but they have significant impairments in important aspects of self-management.

Executive functions are those capacities of the brain that allow a person to recognize tasks that they need to do, to be adequately motivated for doing those necessary tasks, to plan and get organized for getting these tasks done, to activate and get themselves started to do the various components of the task without excessive delay, and to sustain effort and actions needed to complete the necessary tasks. Neuropsychologist Muriel Lezak notes that "…Questions about executive functions ask *how or whether* a person goes about doing something (e.g. Will you do it and, if so, how and when?)" [4].

In early childhood, only very elementary aspects of executive functions are developed, for example, learning to brush one's own teeth, to dress oneself, or to pick up one's toys, without direct step-by-step instruction from an adult each time. Throughout childhood, adults, older siblings or others provide considerable direct instruction in each instance to help the child successfully execute such task sequences. Initially they facilitate this learning by doing the task for the child; they then progress into talking the child through the task, assisting as needed. Eventually, typically developing children gradually learn to do such tasks with a simple reminder to start the start the sequence. With similar parental guidance most children gradually learn to interact appropriately with others, to safely to cross a street, to ride a bike, and, eventually to drive a motor vehicle.

Similar sequences of learning within the scaffolding of direct modeling, close supervision, and practice can enable most children to develop their capacities to self-manage a rapidly expanding progression of tasks for self-care, social interaction, and academic skills required for daily life. As the child develops the capacity to initiate, self-manage and adequately execute the progression of such tasks, he or she is demonstrating development of very elementary stages of executive functions and is building the foundation for progressively more learning to self-manage tasks of daily life.

Various models have been offered to describe the cognitive functions involved in executive functions. The figure8-1-1is one such model. It includes six clusters of related cognitive functions that interact dynamically for self-management. The boxes of the diagram do not represent parts of the brain, they show various types of functional activities of the mind, each of which involves multiple aspects and neural networks of the brain. Explanation and elaboration of these clusters is provided on the following pages.

1. Activation: Organizing, Prioritizing, and Activating to Work

Many with ADHD report chronic difficulty in organizing their stuff. Students with ADHD often have excessively disorganized notebooks, desks, lockers and living space, unless someone

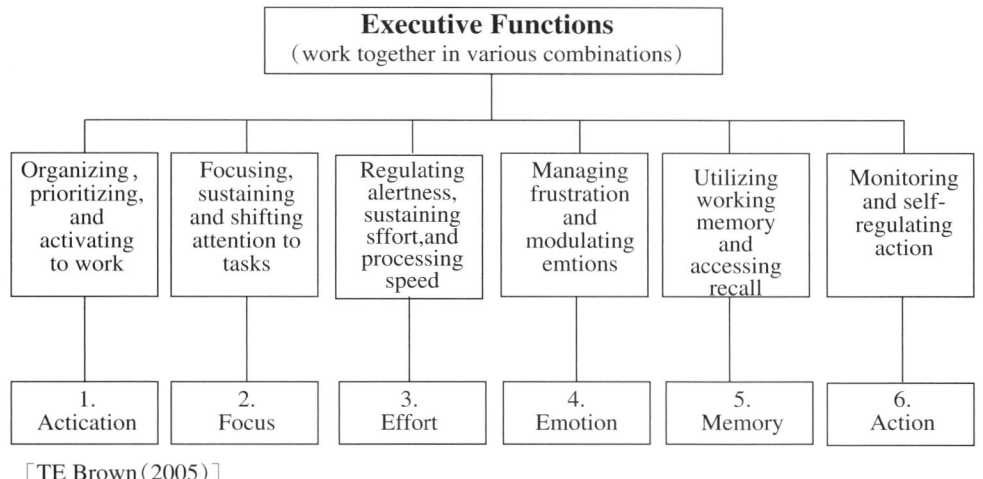

[TE Brown (2005)]

Figure 8-1-1 Executive Funections Impaired in ADHD

else is helping them keep it organized. Adults with ADHD often report chronic difficulty in keeping track of their appointments, bills, correspondence, financial records, clothing and household supplies.

Others with ADHD have no difficulty in organizing their stuff, but they have chronic problems in prioritizing and organizing their time and their work. A young student may spend hours on a Tuesday evening making an elegant cover for a social studies report due on the next day, without attention to the fact that the report itself has not yet even been started. Often those with ADHD say that if they have many tasks to do, all those tasks seem equally important; they find it very difficult to assign priorities so that this needs to be done first, that needs to be done second, and this other task should be done third. They find it difficult to set priorities between cleaning out a cluttered closet and getting started on preparations for a dinner they need to have ready for guests in less than hour.

Even when they are able to get their priorities clearly established, those with ADHD too often delay in getting themselves started on tasks they need to do. One example is an attorney who sought consultation saying "All my life, I've had trouble getting started on my work when I have to work by myself. I have no trouble in talking with clients or working with our secretaries or other attorneys, but whenI have paperwork to do, I have great difficulty in getting started."

Twice each week I set aside several hours to do paperwork that I want to get done and need to get done because I'm not going to get paid until it's completed. I'm in my office with the door closed. Nobody is bothering me and the secretary can cover the phone. I have all the stuff I need right in front of me and I don't touch it. I turn on my computer and check my emails. Then I write a few notes to various people. Then I get on a couple of news sites to see what's going on in the world. Then magically a video game appears on my screen and I spend several hours playing that. Then I go home and my work is still not done. I get home, get something to eat, watch a little TV, and then, about 10 pm, it occurs to me: "Oh, my God. I've got that report to get done tonight. If I don't get that in by 8 am tomorrow morning, I'm going to be in very serious trouble at work tomorrow morning. Then I finally get started on my home computer, work consistently until 2 or 3 in the am, and I produce an excellent report. But that's a hell of a way to live."

Everybody struggles with deadlines once in a while; those with ADHD often can't get themselves started on a task until it is becoming an emergency. They have much difficulty in motivating themselves to get started on many tasks unless that specific task is especially interesting to them, or if they expect that something very unpleasant will be happening to them very soon unless they get the task done right here, right now.

2. Focus: Focusing, Sustaining Attention to Tasks, and Shifting Attention When Needed

For persons with ADHD it is often difficult to focus on a specific task and sustain their attention to that task. When reading or writing or participating in a conversation, class, or meeting, their mind repeatedly drifts off to think of something else that has nothing to do with the focus they are trying to keep. They work at the task or follow the conversation for a bit and then someone drops a pencil and they have to look to see where the pencil landed, and then they get back to the task. A few moments later, they are thinking about some TV show they recently watched, then after a few minutes they get back to whatever they were doing. After a few more minutes they are remembering a telephone conversation they had a few hours ago. After a few minutes they regain focus on the task and then their eyes drift over to look out the window as anyone else does from time to time, but they are likely to look longer to check out the traffic and the cloud formations and pedestrians walking down the street. They resume their focus on the task and they then start wondering "When is this damn thing going to be over?" as they start thinking about what they are going to do when this task is finished, "I need to call Helen when I get home," Or, "I wonder what we're having for supper tonight." Or, "I still haven't heard anything back from Jack about the email I sent him last week. Wonder what's up with him? When was the last time I saw him. Oh, yeah, we went to see that movie together. That was a pretty good movie, When I get home I should check out what's playing this weekend, maybe we can go catch another good one". Those with ADHD often say that in their mind it is as though they have five different TV stations, all coming in on one channel at the same time. It's very difficult for them to separate the signal they are trying to focus on from the mental "noise" that accompanies it.

Yet this focusing problem in ADHD does not mean locking attention continually to just one specific item. It is not like holding a camera still to focus on just one object to take a picture. It is more like what we do when we focus on our driving.

When driving a car we do not simply stare at the bumper of the car in front of us. We look at that car, but we also are looking down the street to notice that the traffic light is changing from green to red and we move a foot from the accelerator to the brake. We are also gazing frequently at the rear view mirror to see what is coming up from behind and we are watching a truck that is backing out of a driveway into the street. At the same time we are noticing a few pedestrians running across the street to catch an approaching bus and we are planning to get into the next lane so we can prepare to make a left turn at the next corner. While doing all this we may be thinking about what we are going to buy when we get to the grocery store.

When focusing on our driving we are shifting the focus of our vision and attention across multiple aspects of what is around us as we move along the street, keeping in mind what we notice as potentially important and ignoring potential distractions that are not currently significant. If we notice any objects or movements that are unusual or may create a problem, our attention focuses instantly to reassess that situation while still keeping in mind the larger shifting picture of where we are and what we are doing as we drive the car down the street. The executive function of focus is not so much like holding a camera still to take a photograph of an unmoving object. It is more like the complex shifting, focusing, and refocusing we do when focusing on our driving.

3. Effort: Regulating Alertness, Sustaining Effort, and Adjusting Processing Speed

Many persons with ADHD complain of chronic difficulties in regulating their sleep and alertness. They say "Often I stay up a lot later than I really want to or should because I've found that if I try to go to bed before I'm really exhausted, I can't shut my head off, I just keeping thinking about stuff." So I stay up late reading, or watching TV or using the computer until I'm fully exhausted, and then I get in bed and fall asleep without much trouble.

Yet these same people often complain that once they fall asleep, they tend to sleep like dead people and have much difficulty in waking up. Often they report that they are unable to hear and respond to an alarm clock or that they keep hitting the snooze button repeatedly or simply turn it off and then go back to sleep, unless they have someone who is available and willing to help them get themselves up and out of bed. Without such help, they are quite likely to show up late or completely miss school, work or any other commitments they actually wanted and needed to attend.

During the day they are usually OK so long as they are walking around or talking a lot. But if they have to sit still for a long time to read or to listen to a lecture or attend a meeting, their eyelids tend to get heavy and they feel drowsy as they fight off falling asleep.

Another struggle for many with ADHD is illustrated by a university student who was a runner on the track team. He said, "My mind is a great sprinter, but it's a lousy distance runner. If the task I have to do is something where you can go all out and finish it in one quick chunk, I'm fine. But if it's a longer term project, something you can't complete in one quick chunk, something you have do a bit at a time, day after day, that's much more difficult for me. Typically, I either rush to get the damn thing done as quickly as possible or I just put it aside saying I'll get to it when it becomes more of an emergency."

One particular dilemma for many with ADHD involves expository writing. If they have to write a book report or an essay or a long letter or report, they often get stuck. They may have many good ideas to write about, but they have a lot of trouble in organizing what they are trying to write, in figuring out which are the most important points, which are more subordinate, which are supportive and which are irrelevant. They have much trouble getting their ideas organized and they tend to be very slow in getting them arranged into sentences and paragraphs. One described this as somewhat like having a good computer and a very slow internet connection. Their processing speed for writing is snail-like. It's painfully slow for them to get their ideas out on a page. Often what they finally write is quite well-done, but, for many, the completion of the writing task is so burdensome that they keep putting it off until the very last minute, and may miss the deadline or not complete it at all.

This difficulty in doing expository writing is just one particular example of slow information processing speed. Many with ADHD find that it takes them much longer than others of comparable age to process and output information. A first grader with ADHD may need twice as long as classmates to copy two simple sentences off the blackboard. High school or college students with ADHD may have much more difficulty than classmates in taking adequate notes from a teacher's lecture. They may be struggling to write down important points from the first sentence they heard while others are already completing notes on the third or fourth point being mentioned.

Some of these students are very quick, perhaps even "hyper" in their action and physical movements, yet they tend to be quite slow in transforming information they have heard or even their own thoughts into sentences and paragraphs. They may process information very well, but quite slowly.

4. Emotion: Managing Frustration and Modulating Emotions

Although current diagnostic criteria for ADHD do not include any items related to managing emotions, there is an increasing body of research indicating that many people with ADHD have much difficulty in managing their emotions. Often they complain of chronic difficulties in managing frustration, anger, disappointment, desire or worry. They speak about how these emotions, when experienced, take over their thinking as a computer virus invades a hard drive, making it impossible for them to think of anything else. Some with ADHD struggle to manage a wide range of emotions; others are more vulnerable to difficulties with just one or two. In the following pages are four different examples of persons with ADHD who reported chronic difficulties with managing specific types of emotion.

A salesman told of his experience having a late lunch in a local diner.

"There weren't many people in the diner; it was late afternoon. I was in a good mood eating my soup when a guy sitting in the booth behind me began chewing his sandwich very loudly, chomp, chomp, chomp! There was something about that noise that was driving me nuts. It invaded my mind like a computer virus invades a hard drive-taking up all of the space. All I could think of was that noise! My fist clenched and I was seriously thinking about smacking this guy in the mouth. I didn't do it; I didn't want to get arrested. Then, after a few minutes, he was still making the same noise, but then, at that point, it didn't bother me anymore. That sort of thing happens to me often. Some little frustration that on a scale of 0 to 10 most people would rate as a zero or a 1 can hit me like a 7 or an 8 or a 9! I feel like punching somebody or breaking something. Then in just a couple of minutes it usually goes away.

Then he went on to say, "It's not always like that. Today I was walking down the hall at work and a friend of mine who works in another department came around the corner and was walking toward me while he was reading some papers. I hadn't seen him for a long time so I stopped and said Hi, how've you been? He looked up, said Hi and then put his head down and kept on walking. Most people would blow that off in a second. They'd just say, He's probably in a hurry to get to a meeting or something. We can talk later. Not me! That happened at lunch time and I didn't get anything done all afternoon. I spent the whole afternoon thinking Did I do something to piss him off? Or maybe I offended somebody in his department and they're all mad at me. Or maybe I'm just a person nobody likes and nobody will tell me about it."

Others don't have problems with those emotions, but do have problems when they get an idea of something they want to get, or something they want to buy, or something they want to do. They get this feeling— "I have to have it NOW!" And they do everything they possibly can to get it now. At that point it doesn't matter to them how much it costs, or how much it's going to make a problem for them or for someone else, or whether they are using time or money now for this item they want when they know they need to use that time or money tomorrow for something else that's important for them. They just do everything they can to get whatever it is they feel they have to have. And they keep that up until they either get it or hit a brick wall. But even if they get it, often they are not satisfied because soon they're off on something else they want.

Some others don't have that problem, but they worry a lot. One woman described an experience driving on an expressway. "I was in the left lane driving along next to the Jersey barrier and there was a 18 wheeler truck cruising right beside me. He started to move over a little toward me; he didn't get into my lane, but it got me to thinking— what would happen if he didn't see me and pulled into my lane and squished me and my car? Soon I wasn't just thinking about it, I was running a very vivid movie in my head. I pictured how he could smash into my car and squish me against the Jersey barrier. I thought of how my car would be crumpled and sharp pieces of metal would be sticking into me and I would be bleeding to death. And then the truck would be dragging my car along against the barrier and then it would jackknife and we'd be getting hit repeatedly by other cars and trucks. And there would be a massive traffic jam and it would take a long time for the rescue squad to get there to cut me out of the car. And by the time they got me out I would have bled to death and they would have to call my family and tell them I was dead. And all this was running in my head while I was trying to drive my car 65 miles an hour down the expressway! That sort of thing happens to me a lot, where everything is going along fine and I start thinking What if this happened? Or what if that happened? Often I'm not just thinking about that what if? I get too much into it."

It's not that everyone with ADHD has all of these problems with emotions, but many have at least one or a couple of them. Whether it's getting really irritated about some little thing, or thinking too much about having had one's feelings hurt by someone, or getting that intense feeling of "I've got to have it now!" or wondering "What if this or that might happen?" In each case that emotion can gobble up all the space in the person's thoughts like the computer virus can gobble up a hard drive. And it's very hard for those people to put the emotion into perspective, into the back of their mind and move on with whatever they need to do. For a while the problematic emotion just floods their brain.

This flooding with an uncomfortable feeling is not the only way emotions are problematic for persons with ADHD, but managing such emotions is one aspect of executive functions that tends to present chronic difficulties for many with ADHD.

5. Memory: Utilizing Working Memory and Accessing Recall

When asked, "How is your memory?" people with ADHD often answer that they have a very good memory, the best in their family, that they can remember things that no one else in the family can recall. They may be able to tell in detail the entire story line of a movie they saw just once more than ten years ago. Or they may recall almost every play that was run when they watched the Super Bowl five years ago. Or they may be able to recall all the music and all the words of every verse of hundreds of songs that were popular many years ago. Yet, despite their having excellent recall of some things from a long time ago, often they are unable to recall something that happened just a few minutes ago.

The problem with memory in ADHD is generally not with long-term storage memory. The difficulty is usually with short-term working memory. This is the aspect of memory that may make it difficult when one calls the telephone operator to get a phone listing and doesn't have paper or pencil to write it down. In that situation, many persons with ADHD tend to mix up the numbers, unable to keep them in mind long enough to dial the call correctly. Working memory is what fails us when we go into another room to get something and then cannot remember what we came to get. It is what causes a problem when we go downstairs to get something needed to do a project and then see something down there that is interesting or that needs doing, and soon one gets involved in project #2, completely forgetting that she had been working on project #1 upstairs and needed to get it done.

Working memory failure is involved when a student raises his hand to give an answer to a question his teacher has asked the class and then has to wait because the teacher has called on someone else first. Moments later, when the teacher then asks, "Yes, what were you going to say?" the student has to say, "Sorry, I forgot what I was going to say, and now I've even forgotten what you were asking us. Could you say the question again, please?" This is the same problem that may afflict a person who is thinking of five things he needs to take with him when he goes out and then, half an hour later, is able to remember only one of the 5 items and can't recall the other four, even to save his life.

Many with ADHD have memory problems with reading, especially if what they are reading is not especially interesting to them. They can read pages of text and understand every word as they read it, yet a few minutes later they don't have the foggiest idea of what they just read. Working memory is what helps us to keep one thing in mind while we are doing something else.

But there is also another way in which working memory often fails persons with ADHD.

Working memory is the search engine for the brain, pulling up instantaneously various thoughts, memories and images that may be relevant to what we are noticing or thinking about or doing. Often students with ADHD will study the night before an exam and then have someone quiz them on what they have studied. They may know all the answers quite well that night and go to class the next day expecting to get a very good grade on the exam. But as they are taking the exam, a lot of what they knew so well the night before has just evaporated and they can't pull it out of their head when they need it for the exam. Yet a few hours or a few days later, something may jog their memory and all that they were unable to recall earlier comes back without any further studying. It is as though their brain's search engine was simply unable to recall what was needed at the time it was needed. The problem is not that they had failed to learn the information. They had learned the information, but were unable to retrieve it when they needed it. Working memory is the search engine of the brain.

6. Monitoring and Self-Regulating Action

Activity level varies a lot among persons with ADHD. Some are quite hyperactive and impulsive when they are quite young, constantly wiggling around, finding it hard to sit still or to remain seated, or to stop talking and making various noises. For most, that hyperactivity and impulsivity gradually settles down as they get into late childhood or early adolescence. There are some who remain very hyper even into adulthood. It is as though they have only two speeds: full speed ahead or asleep, without much in between. Many with ADHD are like most others of the same age, sometimes active, sometimes not. There are some who are quite sluggish and tend to be like "couch potatoes". It takes dynamite to get them moving to do anything.

Being too fast or too slow in moving around is not the only type of action often problematic in persons with ADHD. Other problems include excessive physical activity, excessive verbal activity, or excessively impulsive activity, jumping into taking some action without adequate considering the potential consequences. Many tend also to be too quick to speak or too fast to jump to conclusions. Often they act impulsively without considering potential consequences or speak out as though they have no filter or are simply rude. This may take the form of interrupting others who are speaking or otherwise occupied, blurting out whatever one wants to say regardless of how impolite or intrusive. Sometimes it might involve being harshly critical of another person's appearance or making comments without considering how that comment might be hurtful or provocative.

For children it may mean crossing a busy street without first looking for oncoming traffic. For adults, it may involve driving too fast for road conditions or frequently exceeding posted speed limits simply because one is in a hurry, or passing other cars in a dangerous way because one is impatient with their driving slowly. Or it may be shooting one's mouth off with a harsh criticism of someone else without considering how those words may hurt them. For adults, it may be making a quick decision to buy something that looks appealing without considering whether one can really afford to pay for it.

Often what is lacking in this situation is adequate monitoring of oneself and one's situation-noticing when someone else is busy, or paying attention to road conditions and traffic rules while driving-not looking at the context, the bigger picture, rather than simply acting on whatever feeling or inclination is in one's mind at the moment. Often those with ADHD report that they are told by others that they don't know when to stop monopolizing a conversation or that that they come across as though the words they want to speak are always more important than those of anyone else. In other situations, the problem may not be so much in monitoring the present situation, but simply acting without sufficient forethought about what effects may follow later.

This self-monitoring involves not only the moment-by-moment monitoring required in crossing a busy street, participating in a conversation, or driving a car. It also involves longer term self-monitoring such as filling the gas tank of the car before it is running on fumes, keeping track of how much money one has in the checking account before writing a check, and considering how many commitments one has for the coming week before deciding whether or not to accept an invitation or take on an additional errand or project. It involves remembering to respond to a phone call or to thank someone for a gift received. For students, self-monitoring includes keeping track of when a longer term assignment will be coming due so it is not left undone until the last minute; it includes making the time to begin studying for an exam early enough to become adequately prepared. Many of these examples illustrate how monitoring one's actions is closely intertwined with other executive functions such as utilizing working memory, setting priorities, and getting started.

(1) Dynamic interactions of executive functions: Although the model of executive functions shown earlier in this chapter shows six separate boxes, each with its own label, these functions are not separate unitary functions. They are not like height, weight or blood pressure where one can have more or less of the same thing. Labels on the boxes of that diagram should be thought of as more like labels on baskets of related cognitive functions that interact in various ways simultaneously. Think of carrying on a conversation, or driving an auto or preparing a meal. Each of those tasks requires a flow of quickly recalling, organizing and prioritizing thoughts and plans, aims and actions, getting started while monitoring what is going on, and while also making small or substantial changes in timing and actions according to the quickly changing needs of the moment.

Most of the time, these dynamic processes are not separately deliberated and thought out piece by piece. They flow unconsciously-unconscious not in the psychoanalytic sense of repressed, but in the more modern sense of "automaticity." They move so quickly that there is no time for deliberating unless the action must be stopped because of some unforeseen problem or interference which disrupts the process and requires more deliberation before further action. Examples are when a conversation takes a totally unexpected turn or is interrupted by some unrelated event. Another example might be when an auto driver is suddenly confronted with another vehicle cutting into the traffic or unexpectedly slowing down, or an emergency vehicle's siren requires pulling to the side of the road. Or the cook suddenly notices that a pot is boiling over while a ringing telephone demands attention and something on the stove needs continuing stirring.

This "automaticity" is seen in the seamless movements of a basketball player who dribbles the ball down the court and approaches the basket to attempt a layup shot. That player is not saying to himself, "Now I move my left foot forward, next I move my right foot forward, now I move to the left around this defender, now I drop my left shoulder and lift the ball with my right hand, now I turn my head slightly and push the ball up to make the shot." Those movements and many others are integrated and executed quickly and smoothly in sequence, while, at the same time being adjusted to changing positions and movements of other players encountered in the approach to the basket. Executive functions operate in dynamic interaction, usually without much conscious thought or deliberation.

(2) The central mystery of ADHD: Among children and adults with ADHD, there is one common similarity shared by virtually all of them. Although they have considerable chronic difficulty in getting organized and getting started on many tasks, in focusing their attention, sustaining their efforts, and utilizing their short-term working memory, all of those diagnosed with ADHD tend to have at least a few specific activities or tasks for which they have no difficulty in exercising these very same functions quite well.

Many children with ADHD who struggle painfully to focus on their schoolwork and daily chores are able effortlessly to focus very well for playing a favorite sport or video games. Many college students with ADHD earn top grades in one or two courses for which they have strong interest, yet they fail out of college because they are unable to sustain their attention and effort for many other courses required for their curriculum. Many adults with ADHD are not promoted at work or repeatedly lose their jobs not because they do not do many aspects of their job quite well or very skillfully, but because they are consistently unable to awaken themselves to get to work on time or because they are excessively forgetful about attending to important assignments or fail to hand in required reports accurately done before established deadlines.

Many of all ages with ADHD demonstrate amazing ability to recall all the details of the storyline of a movie seen years earlier, or words and music of countless songs they once heard, or random details of long ago incidents they observed, yet they are often incapable of recalling what they have read or have heard just a few minutes ago. All those with ADHD tend to have a few tasks or situations where they demonstrate impressive or, at least, quite adequate competence in exercising various cognitive management skills that they are unable to exercise with consistency in most other activities of daily life, even though they see the importance of doing those tasks and very much want to perform them successfully. Symptoms of ADHD are chronic, but in each person they appear with notable exceptions, usually in situations where the person has strong personal interest in that particular task or activity, or when they believe that something very unpleasant for them is likely to occur very quickly if they do not attend to this specific activity right here, right now. Clinical observations and empirical research have consistently demonstrated that ADHD symptoms are situationally variable, that there is much intra-individual variability in the symptoms of this disorder. This is the central mystery of ADHD.

A classic example of this puzzling paradox of ADHD is Larry, a sturdy, sandy-haired high school junior who was the goalie for his school's ice hockey team. It happened that the day before his evaluation, Larry had helped his team win the state championship in hockey by blocking 34 shots on goal. He was an extraordinarily fine goalie and he was also a very bright student who scored in the very superior range on IQ tests. He wanted to get good grades because he was hoping eventually to go to medical school. Yet he was chronically in trouble with his teachers. Often they said to him, "Once in a while you make very perceptive comments in class that show how smart you are, but most of the time you're out to lunch-looking out the window or staring at the ceiling. Occasionally you turn in a really good homework paper, but most of the time you don't even know what the homework is supposed to be." The teachers kept asking Larry, "If you can pay attention so well when you're playing hockey, why can't you pay attention when you are in class? If you can work so hard to practice and stay in shape for hockey, why can't you show some consistent effort for your schoolwork?"

After hearing his parents tell me about these recurrent complaints from his teachers, Larry quietly responded, "I don't know why this keeps happening. I'm just as frustrated and even more worried about this than you are…I know what I need to do and I really want to do it because I know how important it is for all the rest of my life…I know I should be able to do it; I just can't! I just can't make myself pay steady attention to my work for school anywhere near the way I pay attention for hockey."

This inconsistency in motivation and performance is the most puzzling aspect of ADHD. It appears that the child or adult with ADHD who can show strong motivation and focus very well for some tasks should be able to do the same for most other tasks that they recognize as important. It appears that this is a simple problem of lacking "willpower". If you can do it for this, why can't you do the same for that and that which are even more important? Yet ADHD is not a matter of "willpower". It is problem with the dynamics of the chemistry of the brain.

One of my patients once told me, "I've got a sexual example for you to show what it's like to have ADHD. It's like having erectile dysfunction of the mind. If the task you are faced with is something that turns you on, something that is really interesting for you, you're up for it and you can perform. But if the task is not something that's intrinsically interesting to you, if it doesn't turn you on, you can't get up for it and you can't perform. It doesn't matter how much you tell yourself, 'I need to, I ought to'. It's just not a willpower kind of thing!"

Recent research offers considerable evidence that ADHD is not a "willpower thing", even though, in many ways, it appears to be a simple lack of willpower. The missing piece for most people trying to understand this is the fact that when a person is faced with a task that is really interesting to him or her, not because someone told them that it ought to be interesting, but just because it *is* interesting-either because *to them at that moment* it appears to offer appealing pleasure or seems to warn of some imminent unpleasantness that they want to avoid, *that perception, conscious or unconscious* changes the chemistry of the brain instantly. But this process is not under voluntary control.

Another important characteristic of ADHD is that it is a dimensional diagnosis; it is not a categorical diagnosis. It comes in small, medium and large levels of severity. All characteristics of ADHD are problems everyone has sometimes; those with ADHD simply have much more chronic and impairing difficulty with these problems. ADHD is not an all-or-nothing like pregnancy-where one either is or not pregnant. It is more like depression. Everyone feels down sometimes, but a person who is simply unhappy for a couple of days does not warrant a diagnosis of clinical depression. Likewise, the diagnosis of ADHD is reserved for those who are significantly and persistently impaired by their ADHD-related symptoms of executive function impairment.

Given that impairments associated with ADHD occur in everyone sometimes, it is important to consider how to determine which individuals suffer from these impairments sufficiently to warrant a diagnosis of ADHD. Other chapters in this book describe details of what constitutes an adequate diagnosis for ADHD in children or adults. Yet here in this discussion of the neuropsychology of ADHD it is important to consider the integrated and dynamic quality of executive functions and how that impacts the process of assessment for EF.

Just as the associative networks of the cortex interact instantaneously with one another not as isolated compartments but dynamic, rapidly shifting arrangements of interacting cortical networks, so the executive functions of the brain emerge from dynamic interactions which cannot readily be isolated for assessment and static measurements.

This might be illustrated by thinking of the executive functions with the metaphor of a symphony orchestra[5-6]. Regardless of how well the musicians in a symphony orchestra may play their instruments, they are not likely to produce very good symphonic music if they do not have a conductor to select what piece is to be played, to start their playing together, to keep them on time, to modulate the pace and volume of each section, and to introduce or fade out various instruments at appropriate times. Although each musician may play his or her instrument skilfully, the subtle, dynamic, integrated functioning of the orchestra depends crucially upon the coordinating and managing functions of the conductor. In a similar way the brain's complex functioning requires and has dynamic integrated management of its component networks. All neural networks are not created equal; some networks manage other networks. Certain neural networks—some in the prefrontal cortex, some in the limbic region, and others in the cerebellum—serve to coordinate and integrate cognitive functions of the brain much as the conductor manages the symphony orchestra.

Efforts to assess these executive functions with neuropsychological "tests of executive function" have produced mixed results. Willcutt, Doyle, Nigg, Faraone, and Pennington[7] provided a meta-analysis of 83 studies that administered executive function measures such as the Stop-Signal Task, Porteus Mazes, Tower of Hanoi, and the Wisconsin Card Sorting Task, to groups of children and adolescents with ($n = 3\,374$) and without ($n = 2\,969$) ADHD. Their analysis indicated that groups with ADHD exhibited significant impairment on neuropsychological measures of response inhibition, vigilance, working memory, and planning. Effect sizes from meta-analytic analysis of these studies were generally in the medium range (0.46 ~ 0.49). Yet such impairments were not found in all who had ADHD.

What is clear from the data on children with ADHD, and from similar data reviewed in Hervey, Epstein, and Curry's[8] meta-analysis of executive function tests administered to adults with ADHD, is one fact: If executive function impairment is defined as getting very low scores on neuropsychological tests of executive function, many, but not even a majority, of those with ADHD show significant impairment.

When such so-called "executive function tests" are used with samples of persons diagnosed with ADHD, only about one-third of those with ADHD are found to be impaired. There are few false positives, but many false negatives.

A person's ability to perform the complex, self-managed tasks of everyday life provides a much better measure of his or her executive functioning than can neuropsychological tests. Shallice and Burgess[9] demonstrated this in a study where patients with frontal lobe damage were not able to adequately perform everyday errands that required planning and multi-tasking, even though they achieved average or well-above-average scores on traditional neuropsychological tests of language, memory, perception, and "executive functions." Similar efforts to assess executive functions in more "real life" situations have been reported by Alderman, Burgess, Knight, and Henman[10], who assessed adults doing tasks in a shopping mall, and by Lawrence et al.[11], who monitored children as they followed a series of directions during a trip to a zoo. These contrived situations are likely to be more useful than laboratory tests of executive functions, although they lack the flexibility and scope needed to assess adequately the wider range of executive function impairments in real life.

Barkley[12-14] and Brown[6,15-16] argue that 100% of those with ADHD suffer from executive function impairments and that the essence of ADHD is a developmental impairment of executive functions. Barkley[14] has provided a thoughtful description of executive functions and the relative usefulness of neuropsychological "tests of EF" versus self-report rating scales that query about patterns of EF in daily life. He argues that "tests of EF" assess only very brief samples of behavior, typically over time frames of just 5 to 30 minutes and presume to extrapolate to assess longer term patterns of functioning. Barkley points out that rating scales can raise queries over patterns of behavior across weeks or months, thus eliciting data regarding longer term patterns of functioning. He also notes that EF tests simply do not assess important aspects of EF such as self-motivation, awareness of context, ability to sustain effort over time, etc.

Essentially, Barkley and Brown argue that neuropsychological tests of EF lack ecological validity; they do not adequately capture patterns of self-management in the realities of daily life. A study by Biederman and colleagues[17] provides support for the superiority of self-report rating scale data for assessing EF impairments similar to those included in the model described earlier in this chapter. In a sample of 194 adults diagnosed with ADHD, Biederman's study compared self-report ratings of EF with data from assessments using a battery of neuropsychological tests of EF. Results showed just modest overlap between the two measures. Neuropsychological tests identified primarily participants with lower IQ and achievement test scores. Self-report measures of EF impairment identified individuals with higher levels of ADHD symptoms, psychiatric comorbidity, and interpersonal deficits.

Consideration of theoretical arguments and empirical data leads to the conclusion that self-report rating scales of EF impairment associated with ADHD should routinely be included with clinical interviews in assessments of ADHD.

Neuropsychological "tests of EF" are not ecologically valid, not readily accessible to many patients, and are generally not useful in assessment of ADHD. Those tests may be useful for assessing brain damage associated with stroke, dementia, traumatic brain injuries, etc.[16].

Persons seeking more "objective" measures for assessment of ADHD have made claims for the use of computerized EEG measures, computerized tests of attention and vigilance, and neuroimaging for diagnosis of ADHD. However, over the past 20 years there has been little basis on which to challenge the statement on these matters in the treatment guidelines published by the American Academy of Child and Adolescent Psychiatry[18]:

There are insufficient data to support the usefulness of computerized EEG measures (neurometrics or brain mapping), event-related potentials, or neuroimaging as clinical tools, though they have promise in research. Computerized tests of attention and vigilance (CPTs) generally are not useful in diagnosis because they suffer from low sensitivity and specificity. They are useful, however, as research tools (p. 87S and in Brown, 2013, p. 94) [16].

Imaging studies have yielded useful research data about longitudinal and cross-sectional development and functioning of the brain in children and adults with ADHD compared to controls, but tools such as SPECT, MRI, PET, FMRI, and DTI are not yet developed to the point where they can be effectively utilized for assessment of ADHD. Part of this is due to the same problem as was discussed above regarding neuropsychological tests of EF. Such snapshots of the brain cannot pick up variability in brain functioning in multiple situations over extended periods of time. Neuroimaging researcher Bush[19] wrote:

Currently there are no accepted uses for imaging in diagnosing ADHD······Using brain imaging to study the pathophysiology of ADHD is intrinsically important, but it is another matter to try to translate that type of research (which can be done with group-averaged brain data) into development of a clinically useful diagnostic imaging test (with) the capability to reliably to identify unique imaging biomarkers of ADHD in single subjects······It must be remembered that colorful brain images can be dramatic, and this fact (when combined with brain imaging's highly technical nature) can unfortunately lead to a situation for misinterpretation or worse—outright misuse and deliberate exploitation (pp. 386-387 and Brown (2013) p. 95.

It should also be noted that the impairments of executive function that constitute ADHD are not the same as general intelligence. Delis and colleagues (2007) did a large correlational study comparing measures of EF and measures of IQ using data from 470 normal developing children and adolescents. Their data demonstrated that IQ and EF are divergent cognitive domains and that IQ tests do not provide a sufficient or comprehensive assessment of higher-order executive functions. IQ measures accounted for only 0% to 18% of the variance on various measures of EF administered in that study. Similar conclusions about the inadequacies of IQ test for measuring executive functions were reported by Ardila et al[20] in their study of 50 students aged 13 to 16 years.

This view of IQ and Ef as independent of one another is also supported by data from Rommelse et al,[21] whose large study of children with ADHD versus controls found that group differences on EF were not explained by group differences on IQ and vice versa. In principal component analysis that study also demonstrated that EF and IQ are relatively independent of each other in the same child. This is consistent with the argument of Schuck and Crinella[22] that children with ADHD do not necessarily have low IQ; they demonstrated that correlations between EF measures and IQ scores account for less than 5% of the variance. Their data are consistent with clinical findings that some individuals with extremely high IQ suffer from significant impairments of executive function associated with ADHD[23-26].

Conclusions

- Research has provided a new paradigm for understanding of ADHD as developmental impairment of executive functions of the brain.
- Impairments of ADHD are sometimes seen in early childhood, but may not

- become apparent until middle childhood, adolescence, or adulthood.
- Infrastructure for executive functions includes multiple regions of the brain and distributed neural networks linking those regions.
- Current models of executive function impairments associated with ADHD typically involve multiple cognitive functions that dynamically interact to manage activation, focus, effort, emotion, working memory, action, and related functions.
- Impairments of EF involved in ADHD vary according to age of the individual and current environmental demands.
- Executive functions impaired in ADHD usually operate unconsciously, in the sense of automaticity.
- Persons with ADHD typically have a few specific activities or tasks for which they do not suffer from EF difficulties that impair them for most other daily activities.
- Impairments of EF occur in all persons sometimes, but do not warrant diagnosis unless there is significant and persistent impairment in daily life.
- ADHD impairments are best evaluated with clinical interviews and normed rating scales, not by neuropsychological "tests of EF", computerized measures, or imaging studies of the brain.
- ADHD is independent of IQ. It can occur in persons across the full range of intelligence as measured by IQ tests.

(Thomas E. Brown)